药源性疾病
诊治教程

主 编 王育琴 李玉珍 任 红

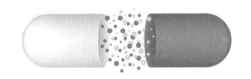

人民卫生出版社
·北 京·

图书在版编目（CIP）数据

药源性疾病诊治教程 / 王育琴，李玉珍，任红主编
. —北京：人民卫生出版社，2024.4
ISBN 978-7-117-35582-7

Ⅰ.①药… Ⅱ.①王…②李…③任… Ⅲ.①药源性
疾病 – 诊疗 – 医学院校 – 教材　Ⅳ.①R595.3

中国国家版本馆 CIP 数据核字（2023）第 216084 号

| 人卫智网 | www.ipmph.com | 医学教育、学术、考试、健康，购书智慧智能综合服务平台 |
| 人卫官网 | www.pmph.com | 人卫官方资讯发布平台 |

药源性疾病诊治教程
Yaoyuanxing Jibing Zhenzhi Jiaocheng

主　　编：王育琴　李玉珍　任　红
出版发行：人民卫生出版社（中继线 010-59780011）
地　　址：北京市朝阳区潘家园南里 19 号
邮　　编：100021
E - mail：pmph @ pmph.com
购书热线：010-59787592　010-59787584　010-65264830
印　　刷：北京顶佳世纪印刷有限公司
经　　销：新华书店
开　　本：889×1194　1/16　印张：32
字　　数：925 千字
版　　次：2024 年 4 月第 1 版
印　　次：2024 年 6 月第 1 次印刷
标准书号：ISBN 978-7-117-35582-7
定　　价：98.00 元

打击盗版举报电话：**010-59787491**　E-mail：**WQ @ pmph.com**
质量问题联系电话：**010-59787234**　E-mail：**zhiliang @ pmph.com**
数字融合服务电话：**4001118166**　E-mail：**zengzhi @ pmph.com**

《药源性疾病诊治教程》编者名单

主　编:

王育琴	首都医科大学宣武医院
李玉珍	北京大学人民医院

任　红	重庆医科大学附属第二医院

副主编:

宋海庆	首都医科大学宣武医院
杨　莉	北京大学第一医院
纪立农	北京大学人民医院
邹和建	复旦大学附属华山医院

梅　丹	中国医学科学院北京协和医院
翟所迪	北京大学第三医院
蔡晧东	首都医科大学附属北京地坛医院
王淑洁	首都医科大学宣武医院

编　委: (按姓氏笔画排序)

丁玉峰	华中科技大学同济医学院附属同济医院
卫　华	首都医科大学宣武医院
王　清	山东第一医科大学第一附属医院
王红星	首都医科大学宣武医院
王伽伯	首都医科大学中医药学院
王凯戎	北京市律理律师事务所
王育琴	首都医科大学宣武医院
王海宁	北京大学第三医院
王淑洁	首都医科大学宣武医院
牛子冉	中国医学科学院北京协和医院
毛　薇	首都医科大学宣武医院
孔祥毓	上海长海医院
帅　晓	四川大学华西医院
田　泾	上海长海医院
史录文	北京大学药学院
司　霞	北京大学人民医院
吕迁洲	复旦大学附属中山医院
朱以诚	中国医学科学院北京协和医院
乔　梁	首都医科大学宣武医院
任　红	重庆医科大学附属第二医院
刘　杨	北京大学人民医院
刘　铎	哈尔滨医科大学附属肿瘤医院
刘　悦	北京大学人民医院
刘　爽	北京大学第三医院

刘映聪	北京大学人民医院
齐晓涟	首都医科大学宣武医院
闫佳佳	中山大学附属第一医院
牟　燕	山东第一医科大学第一附属医院
纪立伟	北京医院
纪立农	北京大学人民医院
李　林	首都医科大学宣武医院
李　慧	北京医院
李玉珍	北京大学人民医院
李宏建	山东第一医科大学第一附属医院
李明明	广州医科大学附属第一医院
李厚敏	北京大学人民医院
李晓宇	复旦大学附属中山医院
杨　勇	四川省医学科学院·四川省人民医院
杨　莉	北京大学第一医院
杨　雅	上海交通大学医学院附属瑞金医院
杨茂鹏	哈尔滨医科大学附属肿瘤医院
杨婉花	上海交通大学医学院附属瑞金医院
连　石	首都医科大学宣武医院
连立飞	华中科技大学同济医学院附属同济医院
邱雨婕	首都医科大学宣武医院
邱晓燕	复旦大学附属华山医院
何玉文	广州医科大学附属第一医院
何治尧	四川大学华西医院

何素珍　广州医科大学附属第一医院
邹和建　复旦大学附属华山医院
宋海庆　首都医科大学宣武医院
张　波　中国医学科学院北京协和医院
张　倩　首都医科大学宣武医院
张清媛　哈尔滨医科大学附属肿瘤医院
陈　孝　中山大学附属第一医院
陈　杰　中山大学附属第一医院
陈　蓉　苏州大学附属第一医院
陈超阳　北京大学第一医院
范倩倩　中国医学科学院北京协和医院
林　华　首都医科大学宣武医院
周　颖　北京大学第一医院
郑茜子　北京大学第一医院
孟冬梅　广州医科大学附属第一医院
封宇飞　北京大学人民医院
赵荣生　北京大学第三医院
钟明康　复旦大学附属华山医院
侯　月　首都医科大学宣武医院
敖海莲　北京和睦家医院
袁　媛　首都医科大学宣武医院
夏培元　陆军军医大学西南医院

徐跃峤　首都医科大学宣武医院
高　申　上海长海医院
高岱佺　首都医科大学宣武医院
席宇飞　上海交通大学医学院附属第一人民医院
唐筱婉　中国医学科学院北京协和医院
黄　琳　北京大学人民医院
梅　丹　中国医学科学院北京协和医院
梅　劼　四川省医学科学院·四川省人民医院
董　梅　哈尔滨医科大学附属肿瘤医院
韩　英　空军军医大学西京医院
韩　晟　北京大学药学院
韩　毅　山东第一医科大学第一附属医院
谢　慧　广州医科大学附属第一医院
甄健存　北京积水潭医院
詹士鹏　陆军军医大学西南医院
詹思延　北京大学公共卫生学院
褚燕琦　首都医科大学宣武医院
蔡大川　重庆医科大学附属第二医院
蔡晧东　首都医科大学附属北京地坛医院
翟所迪　北京大学第三医院
魏　理　广州医科大学附属第一医院

前言

什么是疾病?

在古汉语中,"疾"表示不严重的病情,"病"表示大病或者重病;而在现代汉语中,两者已混同,合称"疾病"并简称"病",不再根据病情轻重区分。

《不列颠百科全书》关于疾病的定义是:人体在致病因素的影响下,器官组织的形态、功能偏离正常标准的状态。从病因上看,疾病可作如下分类:①遗传因素所致疾病。②先天性异常。③物理化学损伤。④免疫保障所致的疾病。⑤生物源性疾病。⑥细胞异常生长所致的疾病。⑦代谢-内分泌疾病。⑧营养性疾病。⑨精神疾病。⑩增龄引起的疾病。

疾病名称很多,按世界卫生组织(WHO)2010年颁布的《疾病和有关健康问题的国际统计分类》第十次修订本(ICD-10)记载的疾病就有2万多类,系统收录了疾病记录约26 000条。新的疾病还在发现中。国际疾病分类(International Classification of Diseases,ICD)是依据疾病的某些特征,按照规则将疾病分门别类,并用编码的方法来表示的系统。ICD依据疾病的4个主要特征,即病因、部位、病理及临床表现(包括:症状体征、分期、分型、性别、年龄、急慢性发病时间等)。根据ICD-10,人类的疾病,概略说来有下述两大类:传染性疾病和非传染性疾病,后者包括以下几类:遗传病,物理化学损伤(药源性疾病也是一种化学损伤),免疫原性疾病,异常细胞生长,内分泌、营养和代谢病,精神失常疾病,老年性疾病等。将ICD-10与《不列颠百科全书》对疾病的分类来比较,虽然ICD-10缺少了先天性异常和生物源性疾病两种分类,但是二者都把物理化学损伤列入其中,可以认为,药源性疾病是一种特殊的物理化学损伤引起的疾病。

因此,药源性疾病(drug-induced disease,以下简称DID)是人体疾病的一种,系指使用药物后发生治疗目的以外的非预期作用,导致用药者就医和/或住院,甚至死亡的疾病。即药物用于预防、诊断、治疗疾病过程中,因药物本身的作用、相互作用以及用药差错或者药品质量缺陷等因素导致机体组织或器官发生功能性或器质性损害而出现的各种非预期的异常状态,导致用药者就医和/或住院,有的可能造成不可逆性损害,甚至死亡。

鉴于药源性疾病系一类疾病的认识,为了与临床诊断保持一致,便于查阅、研究和实践参考,我们特别使用了ICD-10编辑了本书目录。

在人类与疾病的斗争过程中,药物发挥了重要的作用。然而,药物在发挥防治疾病作用的同时,也会作为致病因子诱发人体的功能或组织损伤而导致药源性疾病。药源性疾病的来源主要是三方面,即药品不良反应、用药差错和药品质量缺陷。典型的药品不良反应导致的药源性疾病如20世纪60年代震惊世界的沙利度胺即"反应停"致海豹肢畸形灾难;20世纪90年代发生的含有马兜铃酸的中草药导致肾损害事件等。用药差错导致的药源性疾病如我国近年发生的将维库溴铵(肌肉松弛药)误当成化痰药(氨溴索)处方并使用,导致患儿死亡等事件。药品质量缺陷导致的药源性疾病如我国 2006—2007 年发生的齐齐哈尔第二制药厂的"亮菌甲素事件"、安徽华源生物药业有限公司的"欣弗事件"和上海医药(集团)有限公司华联制药厂的"甲氨蝶呤事件"等药害事件,都属于药源性疾病范围。

药源性疾病学属于医学、药学相互交叉的新兴边缘学科,它涉及医学和药学的很多分支学科,如药理学、毒理学、免疫学、遗传学、流行病学、诊断学等。其研究内容包括:临床表现、流行规律、发病机制、危险因素、诊断及鉴别诊断、治疗和预防。多年来,临床医学和临床药学在这一领域的实践与研究已经发生根本性变化,尤其是 2019 年我国实施的《中华人民共和国药品管理法》已将药物警戒纳入法律的层面,给药源性疾病的研究和发展以更广阔的空间。因此,药源性疾病学理应按照临床专业学科来建设,包括药源性疾病学的学科定位设计、学科体系构建、学科人才培养等。

作为药源性疾病和安全用药这一领域的引领者和辛勤耕耘的老一辈药学专家程经华先生,是中华医学会《药物不良反应杂志》创刊人和第一、二、三届主编。程老先生终生致力于药源性疾病和安全用药,近三十多年来,聚集了一大批在这一领域砥砺前行的专家学者,越来越多的青年学者加入其中,推动我国药品不良反应监测从无到有地建设和发展起来。中国药理学会药源性疾病学专业委员会(Committee of Drug-induced Disease of Chinese Pharmacological Society,中国药理学会 DID 专委会),简称为 DID 专委会,它的成立,标志着我国药源性疾病学科的发展上了一个新台阶,为我国人民安全用药保驾护航。

2019 年,WHO 将每年的 9 月 17 日设立为"世界患者安全日",为患者安全发声。WHO 认为患者安全是一项全球卫生优先事项,是加强卫生保健系统并促进全民健康覆盖的先决条件,提出避免患者用药伤害,将可避免的严重用药伤害降低 50% 的目标,2020 年更提出"患者零伤害"的宏伟愿景。

综上所述,学习和掌握药源性疾病的意义在于提高临床医师和临床药师等医务人员对药源性疾病的认知水平,同时为评估药物安全性提供科学依据,有利于维护患者安全和节约宝贵的医疗资源。

为此,我们专门编撰了这本《药源性疾病诊治教程》,供临床医学、临床药学相关领域的在校生、住院医师/住院药师及其师资学习使用。

本书共分为两大部分:前三章包括概论、药源性疾病的预防与监测以及诊断、治疗与法律界定;后十五章则较为详细地描述了临床常见的药源性疾病,包括药源性心血管系统疾病、药源性消化系统疾病、药源性肾及膀胱损伤、药源性神经系统疾病、药源性精神疾病、药源性呼吸系统疾病、药源性内分泌及代谢系统疾病、药源性血液系统疾病、药源性出血和血栓栓塞性疾病、药源性全身系统性疾病、药源性运动系统疾病、药源性免疫系统疾病、药源性生殖障碍与胚胎异常、药源性皮肤及五官疾病和药源性感染性疾病。对常见药源性疾病的撰写内容统一为:教学目的与要求;简介或定义;流行病学;病因(致病药物);发病机制;临床表现及分型;诊断及鉴别诊断;预防与监测;治疗原则;预后及随访;患者教育;典型病例。

作为教材,我们特别在每章每节前面编写了"教学目的与要求",一般将药源性疾病的常见致病药物列为掌握内容;临床表现、诊断、治疗、预防和患者教育列为熟悉内容;而将流行病学、发病机制、鉴别诊断等列为了解内容。

本教程系由中国药理学会药源性疾病学专业委员会和药物不良反应杂志社组织编写,特别得到了《药物不良反应杂志》编委会总编辑/副总编辑、DID 专委会主任委员/副主任委员和 11 个分委会主任委员等的鼎力帮助。来自复旦大学附属华山医院的邹和建书记(《药物不良反应杂志》副总编辑)、重庆医科大学附属第二医院的任红院长(DID 专委会副主任委员)、北京大学第一医院的杨莉副院长(DID 专委会副主任委员)、首都医科大学宣武医院神经内科副主任宋海庆教授(DID 专委会主任委员)、北京大学人民医院药学部李玉珍教授(《药物不良反应杂志》副总编辑)、中国医学科学院北京协和医院药学部梅丹教授(DID 专委会副主任委员)等国内知名临床医学和临床药学专家倾情付出!各位编者不仅因其丰富的临床经验、多年的积累和严谨的工作态度为本教程增色,更重要的是他们都具有对患者用药安全高度负责的大爱情怀和担当精神。他们在临床紧张繁忙的工作之余抽暇笔耕不辍,保证了本教程的科学性、专业性和准确性。本教程的特点之一就是编著者都是来自临床一线、具有丰富临床实践经验和药源性疾病相关研究背景的临床医学专家与临床药学专家,内容上涵盖了我国药源性疾病的特点,同时借鉴了国际该领域的经典研究成果和最新进展。

本教程的编撰得到了教育部高等学校药学类专业教学指导委员会主任委员、中国药科大学副校长姚文兵教授,首都医科大学药学院党委书记赵明教授,首都医科大学药学院临床药学系主任赵志刚教授,所有编者和秘书王淑洁主任药师(药物不良反应杂志社办公室主任、DID 专委会副秘书长)的支持和帮助,特别是中国医学科学院北京协和医院病案科刘爱民教授对于 ICD-10 在本书的使用给予了特别的指导和帮助,在此一并致谢。

鉴于药源性疾病是在临床实践中诞生并不断发展,加之编者的认知水平有限,本教程难免有遗漏或不足之处,诚邀读者不吝赐教。

王育琴

2024 年 4 月 20 日于北京

目录

第一章　概论

第一节　药源性疾病的基本概念与历史回顾

教学目的与要求

1. 掌握药源性疾病、药品不良反应的概念。
2. 熟悉药源性疾病分类。
3. 了解历史重大药害事件及警示意义。

一、药源性疾病的基本概念及分类

(一) 药源性疾病与药品不良反应的定义

药源性疾病(drug-induced disease, DID)是指在预防、诊断、治疗疾病过程中,因药物本身的固有作用、药物之间的相互作用以及药物的不合理使用等而发生的异常生命活动过程,并引发一系列代谢、功能、结构的变化,表现为症状、体征和行为的异常。

药品不良反应(adverse drug reaction, ADR)是指合格药品在正常用法用量下出现的与用药目的无关的有害反应。主要包括副作用、毒性作用、后遗效应、变态反应、继发反应、特异质反应、药物依赖性以及致癌、致突变、致畸作用等。

DID 来源主要为 ADR、用药差错(超量、超时、误服、错用等)、药品质量缺陷所致。根据大量临床观察和研究资料证实,药物可引起约 2 000 种药源性疾病和/或综合征,有的可能造成不可逆性损害,甚至死亡。

(二) 药源性疾病与药品不良反应的联系和区别

药源性疾病与药品不良反应有着密切的联系,当药品不良反应在一定条件下由量变转化到质变,致使肌体某个器官或局部组织由于功能性或器质性损害而出现一系列临床症状与体征时,就成为药源性疾病。药源性疾病相对药品不良反应来说反应程度更严重,持续时间更长;药源性疾病既包括药品在正常用法用量下所致的疾病,也包括因超说明书用药、误服药品等不恰当使用药物所引起的疾病,以及由药品质量缺陷所引起的疾病。

(三) 药源性疾病的分类

药源性疾病有多种分类方法,常用的有按损伤器官系统分类、按病因分类、按病理特征分类和按发生率分类等。

1. 按损伤器官系统分类　按损伤器官系统分类,分为药源性消化系统疾病、药源性肾损伤、药源性呼吸系统疾病、药源性血液系统疾病、药源性皮肤病、药源性神经和精神系统疾病、药源性心血管系统疾病等。

（1）药源性消化系统疾病：多种药物都可能引起消化系统症状或疾病，如便秘、腹泻、恶心、呕吐、食欲缺乏、胃肠道溃疡/穿孔/出血、假膜性小肠结肠炎（又称为伪膜性肠炎）、胰腺炎、肠梗阻、肠坏死等。

非甾体抗炎药、糖皮质激素类药物可引起胃肠道溃疡与出血；假膜性小肠结肠炎多见于广谱抗生素诱发的二重感染，如氨苄西林、阿莫西林、头孢菌素类、林可霉素类、四环素类、氯霉素类等；氯丙嗪、氯氮平、阿托品、东莨菪碱、抗组胺药等可引起肠麻痹或肠坏死。

肝脏是药物代谢的主要器官，也是最大的消化器官。很多药物在肝药酶作用下被代谢，药物本身或其代谢产物可影响和损害肝脏，即药源性肝病，严重者可造成死亡。药源性肝病分为肝细胞型、胆汁淤积型和混合型3种，多表现为谷草转氨酶（GOT）升高、碱性磷酸酶（ALP）升高、黄疸、食欲缺乏、乏力、腹胀、肝区不适或隐痛等症状。

抗感染药物如四环素类、大环内酯类、磺胺类、氯霉素、抗结核药物、抗真菌药氟康唑等，非甾体抗炎药如阿司匹林、对乙酰氨基酚等，抗癫痫药如苯妥英钠、丙戊酸钠等，镇静催眠药如氯丙嗪、地西泮，以及糖皮质激素类药物等均可引起药源性肝病。

（2）药源性肾损伤：肾脏是人体主要的排泄器官，药物可通过直接或间接的毒性或者免疫学反应，对肾脏产生损害。肾损伤表现为血尿、血肌酐和尿素氮升高，肌酐清除率下降，蛋白尿，水肿，高血压和尿量减少等。

抗感染药、非甾体抗炎药、造影剂、抗肿瘤药、质子泵抑制剂等均可引起药源性肾损伤。磺胺类药可引起输尿管梗阻；四环素类可引起肾性尿崩症；丙磺舒、甲巯咪唑、保泰松等可引起肾小球肾炎与肾病综合征；氨基糖苷类、头孢菌素类可引起肾小管损害；阿昔洛韦可引起肾小管阻塞诱发急性肾衰竭；长期使用非那西丁、阿司匹林、吲哚美辛等可引起肾乳头坏死与间质性肾炎。

（3）药源性呼吸系统疾病：药物引起的呼吸系统疾病有间质性肺炎、肉芽肿肺炎、支气管哮喘、呼吸抑制和麻痹、肺动脉高压等。

胺碘酮、抗肿瘤药可引起间质性肺炎和肺纤维化；巴比妥类、氯丙嗪、镇静催眠药、镇痛药等过量使用可引起呼吸抑制；普萘洛尔可引起支气管哮喘。

（4）药源性血液系统疾病：多种药物均可引起血液系统损害，常见的有白细胞减少症、中性粒细胞减少症、血小板减少症、过敏性紫癜、溶血性贫血、再生障碍性贫血等。

抗感染药物可引起白细胞减少和血小板减少；氯霉素和抗肿瘤药可引起再生障碍性贫血，其中氯霉素引起的再生障碍性贫血病死率高达50%。

（5）药源性皮肤病：大多数药物都可引起皮肤病，多发生于皮肤黏膜表面，也可能是全身严重反应的外在表现，易被发现。药源性皮肤病是与药物的药理作用和剂量无关的一种免疫反应，通常分为以下4种类型。

Ⅰ型变态反应（速发型超敏反应）：药物或其代谢产物与组织肥大细胞和嗜碱性粒细胞的 IgE 抗体结合后释放的活性介质，如组胺、5-羟色胺和花生四烯酸衍生物等导致的变态反应。临床表现为鼻炎、荨麻疹、血管性水肿、支气管哮喘和过敏性休克。致病药物有青霉素、局麻药、含碘造影剂等。

Ⅱ型变态反应（细胞毒型超敏反应）：药物与体内 IgG、IgM 或 IgA 抗体结合后，再与细胞膜蛋白质形成抗原-抗体复合物，在补体作用下使细胞溶解。临床表现为血小板减少症、溶血性贫血、白细胞减少症等。

Ⅲ型变态反应（免疫复合物型超敏反应）：药物与体内 IgG 抗体结合后，在补体参与下损伤内皮细胞的变态反应。临床表现为发热、关节炎、淋巴结肿大、荨麻疹、皮疹、支气管哮喘等。引起Ⅲ型变态反应的药物有青霉素、链霉素、磺胺类、抗甲状腺药等。

Ⅳ型变态反应（迟发型超敏反应）：药物与蛋白质形成抗原免疫复合物致敏T淋巴细胞，再与相应抗原结合后产生炎症反应。临床表现为皮炎。

（6）药源性神经和精神系统疾病：临床常见听神经损害、锥体外系反应、周围神经炎、视神经炎、神经-肌肉疾病、精神障碍、情感和行为异常等。

氨基糖苷类抗生素可引起第Ⅷ对脑神经损害；长春新碱等可引起周围神经炎；氯丙嗪、奋乃静、氟奋乃静、氟哌啶醇等可引起锥体外系反应；抗结核药物可引起视神经炎；巴比妥类、苯妥英钠等可引起眼球震颤或复视；水合氯醛可引起精神错乱；咖啡因、麻黄碱可引起焦虑、精神不安或失眠。

（7）药源性心血管系统疾病：药物使用不当会诱发或加重心脏病变，如有些药物可引起心肌缺血和急性冠脉综合征、心律失常、心功能抑制、心肌病、心脏瓣膜损害、心包炎等，甚至猝死。

罗格列酮有导致或加重充血性心力衰竭（简称"心衰"）的危险。使用氟喹诺酮类药后2个月内，尤其是在老年患者中，主动脉瘤和主动脉夹层风险增加。氨茶碱可致心动过速、心室颤动。洋地黄类、胺碘酮、氯化钾、肾上腺素可引起室性期前收缩；新斯的明可引起心动过缓、血压下降或休克。

2. 按病因分类

（1）A型药源性疾病：为剂量相关的药源性疾病，是致病药物本身的药理作用增强和持续发展的结果，能够预测，其发生率高，死亡率低。例如，苯妥英钠引起的药源性神经系统毒性。常用的抗菌药物大多数都有不同程度的肾毒性，其损害作用随着剂量增大、疗程延长而加重，尤其是大剂量联合用药或不合理临床应用等。抗菌药物应用广泛，由抗菌药物引起的急性、慢性肾损害很常见，停药或减量后症状减轻或消失。

（2）B型药源性疾病：为剂量不相关的药源性疾病，与药品本身药理作用无关的异常反应。其特点是与用药剂量无关、难以预测，常规的毒理学筛选不能发现，发生率较低但死亡率高。临床表现包括变态反应（又称为过敏反应）、特异质反应。有些人肝细胞内缺乏乙酰化酶，这类人群服用异烟肼后出现多发性神经炎。此类药源性疾病属于量效关系不密切型，在使用常用量的药物或低于常用量药物时均可发生。这类药源性疾病与药理作用无关，在正规药物筛选过程中也不易发现，一旦发生常常会很严重，例如青霉素注射引起的休克等。

（3）C型药源性疾病：是由长期用药所引起的药源性疾病，还包括停药反应。多发生在患慢性病，需要长期服用治疗药物的患者中。如长期应用糖皮质激素类药物的患者可诱发多种药源性疾病，包括皮质功能亢进综合征感染、消化性溃疡、高血压、动脉粥样硬化、精神病和癫痫、骨质疏松和股骨头坏死等，以及长期应用糖皮质激素类药物后减量过快或突然停药，可引起肾上腺皮质功能不全。长期应用镇痛药物可导致药源性的肾脏疾病。肾病患者服用阿司匹林等解热镇痛药导致肾盂癌及脾脏癌的发生率高于一般人群。

（4）D型药源性疾病：由药物致癌、致畸作用导致的药源性疾病。某些药物可能作用于DNA导致细胞突变，甚至癌变。国际癌症研究机构对多种可能对人体有致癌危险的化合物进行评估，发现有30多种化学药物可能会导致肿瘤的发生，如己烯雌酚、苯丁酸氮芥、环磷酰胺、羟甲烯龙等；有些药物有发现致癌作用的文献报道，如利血平、多巴胺、氯霉素、苯巴比妥、苯妥英钠等。致畸作用的发生率与药物的剂量一般呈正相关，一般发生在妊娠早期。有些致畸药物对某一器官有选择性，有的在胎儿发育特定阶段产生作用。在胎儿快速发育期内，使用一次药物有时也会影响胎儿的体形结构，如沙利度胺所致的"海豹肢"畸形发生于孕后第4~7周，这一时期正是四肢发育的时期。另外，致畸性的药源性疾病还有可能发生于用药后很长一段时间。有些药物对胎儿的致畸作用不表现在新生儿期，而是在若干年后才表现出来，如孕妇服用己烯雌酚致青春期少女阴道腺癌。目前已发现有30多种药物有致畸作用，如甲氨蝶呤、环磷酰胺、氯霉素、甲苯磺丁脲、氯磺丙脲、格列本脲、华法林、阿司匹林、可的松、异维A酸、丙米嗪、苯丙胺、氯丙嗪、硫嘌呤、白消安、雄激素、孕酮、氯氮草、地西泮、苯巴比妥、氟哌啶醇、奎宁、四环素、链霉素、乙胺嘧啶等。

3. 按病理特征分类 按病理特征分类，可分为中毒型、炎症型、畸形发育型、发育不全型、增生型、萎缩型、变性和浸润型、血管水肿型、血管栓塞型、赘生与癌变型。具体如下：

（1）中毒型：常见的细胞生长抑制剂有严重的细胞毒性作用，有些药物对酶有毒性；有些则作用于纺锤体抑制细胞分裂，如甲氨蝶呤和秋水仙碱。

（2）炎症型：多见于各型药物性皮炎。如卡马西平、别嘌醇等引起的剥脱性皮炎；青霉素、链霉素引起的药物性皮炎。

（3）畸形发育型：指妊娠2周到3个月期间用药不当引起的胎儿畸形。如性激素引起胎儿生殖器或子宫畸形；糖皮质激素类药物引起腭裂；氨基糖苷类引起先天性耳聋；口服降血糖药引起唇腭裂；甲氨蝶呤引起无脑儿、腭裂；环磷酰胺引起肢体、外耳畸形；地西泮、氟哌啶醇引起四肢畸形。

（4）发育不全型：如四环素引起的牙齿釉质发育不全。

（5）增生型：如苯妥英钠引起的牙龈增生，多见于儿童。

（6）萎缩型：如注射糖皮质激素类药物后，注射部位的皮肤发生萎缩性变化，表皮变薄、乳突消失等。

（7）变性和浸润型：某些药物性皮炎的表现形式，组织学显示此时表皮有嗜酸性粒细胞坏死及多形核细胞浸润。如D-青霉胺引起天疱疮样皮炎，组织学显示表皮细胞有浸润性变性。

（8）血管水肿型：多见于药物变态反应时发生的血管神经性水肿。

（9）血管栓塞型：如多次反复使用血管造影剂可引起某些血管栓塞。

（10）赘生与癌变型：长期使用砷剂时，掌跖部可产生疣状损害并可演变成鳞癌或基底细胞癌。大剂量使用萘氮芥治疗时可引起膀胱癌。

4. 按发生率分类　国际医学科学组织委员会推荐用以下术语和百分率表示药品不良反应发生的频率：十分常见（≥10%）、常见（≥1%，且<10%）、偶见（≥0.1%，且<1%）、罕见（≥0.01%，且<0.1%）、十分罕见（<0.01%），其中有些不良反应符合药源性疾病特征，属于药源性疾病；另外其他原因引起的不少药害事件最终演化为药源性疾病。因此，可参照国际上药品不良反应发生的频率，将药源性疾病分为十分常见、常见、偶见、罕见、十分罕见5种类型。

二、国内外重大药害事件

（一）氨基比林致严重白细胞减少和粒细胞缺乏

氨基比林是1893年合成的一种解热镇痛药，1897年开始在欧洲上市，约1909年进入美国市场。1922年以后，德国、英国、丹麦、瑞士、比利时和美国等国家逐渐发现，许多服用过此药的人出现口腔炎、发热、咽喉痛等症状，临床检验结果为白细胞和粒细胞减少，经调查证明氨基比林可导致粒细胞缺乏。1931—1934年，因服用氨基比林引起白细胞减少症致死的病例中，美国有1 981人、欧洲有200余人。1938年，美国将氨基比林从合法用药目录中取消，丹麦从20世纪30年代起就完全禁用该药。1982年，我国卫生部文件（82）卫药字第21号文公布淘汰氨基比林针剂、氨基比林片剂、复方氨基比林(含乌拉坦)针剂和复方氨基比林片剂(商品名：凡拉蒙)。

（二）非那西丁致肾损伤

1953年以后，许多欧洲国家，特别是瑞士、原联邦德国(今德意志联邦共和国)和捷克等国发现肾脏病患者大量增加，经过调查证实，是服用"非那西丁"所致。这种病例欧洲报告了2 000例，美国报告了100例，加拿大报告了45例，有几百人死于慢性肾衰竭。有关国家政府采取紧急措施，限制含非那西丁的药物出售。此后，这类肾脏损害患者的数量明显下降。

（三）己烯雌酚致女性后代阴道癌

1966—1969年，美国波士顿市妇产科医院在短时间里遇到8个十多岁的女性患者患有阴道癌，比同年龄组20世纪以来报道的阴道癌总数还多。流行病学调查证明这种情况与患者母亲在妊娠期服用己烯雌酚保胎有关,服药妇女所生的女性后代患阴道癌的发病率比不服药者高132倍。到1972年,各地共报告91名8~25岁的阴道癌患者,其中49名患者的母亲在妊娠期确定服用过己烯雌酚。

(四)沙利度胺致婴儿短肢畸形

沙利度胺1957年首先在联邦德国(或西德)上市,因能治疗妊娠期呕吐,上市不久就被推广到十几个国家。1961年10月,3位联邦德国医生在当时的妇产科会议上报告了一些海豹肢畸形儿的病例,引起了大家的重视。以后其他地方也有报告。此后长时间的流行病学调查证明这种畸形与患者母亲在妊娠期间服用沙利度胺有关。该药在17个国家共报告海豹肢畸形1万多人。此外,该药还引起可能威胁生命的多发性神经炎1 300多例。

(五)西立伐他汀致横纹肌溶解死亡

西立伐他汀于1997年上市,1999年进入中国市场。美国食品药品管理局(Food and Drug Administration, FDA)收到31例因西立伐他汀引起横纹肌溶解导致死亡的报告,其中12例报告中患者联合使用了吉非罗齐。据FDA资料记录,西立伐他汀引起致死性横纹肌溶解反应显著多于已经上市的其他类产品,且多发生在大剂量及与吉非罗齐等其他调血脂药的联合使用中。2001年8月8日,拜耳公司宣布主动从全球市场(除日本外)撤出该药。

(六)马兜铃酸肾病

1993年,比利时当地一些妇女因服用含广防己(含马兜铃酸)的减肥丸后导致严重肾病。后经政府调查,发现大约10 000名服用该药的妇女中至少有110人罹患了晚期肾衰竭,其中66人进行了肾移植,部分患者并发尿道癌症。1999年,英国又报道了2名妇女因服用含关木通的草药茶治疗湿疹导致晚期肾衰竭的事件。这两起事件在国际上引起轩然大波,美国FDA、英国药品管理机构(MCA)和比利时政府等采取了严厉措施,对中草药和中成药进行强烈抵制。欧美媒体曾将这种情况渲染为"中草药肾病";因广防己、关木通等中药含有共同的致病成分马兜铃酸,后来国际上将此类情况改称为"马兜铃酸肾病"。据不完全统计,2000—2007年,我国文献报道"马兜铃酸肾病"120余例。2003年4月1日,国家药品监督管理局印发《关于取消关木通药用标准的通知》,决定取消关木通的药用标准,龙胆泻肝丸等"关木通制剂"必须凭医师处方购买;责令该类制剂的生产企业用木通科木通替换关木通。后来的2005年版《中华人民共和国药典》已不再收载关木通、广防己、青木香3个品种(均含马兜铃酸)。

(七)亮菌甲素事件

2006年4月22日、23日,广州中山大学附属第三医院传染科2例重症肝炎患者先后突然出现急性肾衰竭症状;29日和30日,又有患者连续出现该症状。5月2日,院方基本认定这起事件由亮菌甲素注射液引起。后广东省药品检验所经液质联用、气相和红外等仪器检测及反复验证,确证齐齐哈尔第二制药厂生产的亮菌甲素注射液含高达30%的二甘醇。二甘醇在体内会被氧化成草酸引起肾损害,导致患者急性肾衰竭,而正常药品不应该含有该成分。经调查,不法商人伪造产品注册证等证件,将工业原料二甘醇冒充药用辅料丙二醇出售给齐齐哈尔第二制药厂。假冒原料进厂后,化验室未将检测图谱与标准图谱进行对比鉴别,并在发现检验样品相对密度与标准严重不符的情况下,将其改为正常值,签发合格证,致使假冒辅料投入生产,最终导致13人死亡,部分患者肾损害。

(八)鱼腥草注射剂事件

鱼腥草注射剂于20世纪70年代开发上市,是临床常用的抗菌药物,被称作"中药抗生素",被视为传统中药发展为现代中药制剂的成功典范之一。随着生产鱼腥草注射剂的企业数目大量增加,鱼腥草注射剂相关不良事件日渐增多。国家药品不良反应监测部门从1988年1月到2006年4月共收到鱼腥草注射剂不良反应报告222例。2006年,北京市药品监督管理局发布的数据显示,2005年2例患者因鱼腥草注射剂致过敏性休克并死亡,其他多个省市也有死亡案例报道,引起社会广泛关注。2006年6月1日,国家食品药品监督管理局印发《关于暂停使用和审批鱼腥草注射液等7个注射剂的通告》，随即启动了对7个鱼腥草注射剂安全性的鉴定评价工作，并形成综合鉴定意见。同年9月5日，国家食品药品监督管理局印发《关于鱼腥草注射液等7个注射剂有关处理决定的通知》，有条件地恢复肌内注射用鱼腥草类注射剂的使用。此后几年，通过审查的生产企业陆续恢复生产。

（九）"欣弗"事件

2006年7月24日，青海省西宁市部分患者使用安徽华源生物药业有限公司（简称"安徽华源"）生产的克林霉素磷酸酯葡萄糖注射液（即"欣弗"注射液）后，出现胸闷、心悸、心慌、寒战、肾区疼痛、腹痛、腹泻、恶心、呕吐、过敏性休克、肝肾功能损害等临床症状。随后，黑龙江、广西、浙江、山东等省区也分别报告发现类似症状。国家食品药品监督管理局调查结果显示，"安徽华源"于2006年6—7月生产的"欣弗"注射液未按批准的工艺参数灭菌，擅自降低灭菌温度、缩短灭菌时间、增加灭菌柜装载量，影响了灭菌效果。经原中国药品生物制品检定所（今已更名为中国食品药品检定研究院）对相关样品进行检验，无菌检查和致热原检查不符合规定。该事件最终导致全国16个省区共报告"欣弗"病例93例，死亡11例。

（十）甲氨蝶呤事件

2007年7月6日，国家药品不良反应监测中心陆续收到广西、上海等地部分医院的药品不良反应报告。一些白血病患儿使用上海医药（集团）有限公司华联制药厂生产的部分批号的注射用甲氨蝶呤后，出现下肢疼痛、乏力，进而还有行走困难等症状。后经调查显示，该药厂在生产过程中，由于现场操作人员疏忽将硫酸长春新碱尾液混入注射用甲氨蝶呤及阿糖胞苷药品中，导致了多个批次的药品被硫酸长春新碱污染，造成重大的药品生产质量责任事故。混入长春新碱尾液（严禁鞘内注射）的甲氨蝶呤及阿糖胞苷经鞘内途径注入体内后，对身体的中枢神经系统造成严重损害，导致大多数使用问题药品的患者下肢疼痛、麻木，继而萎缩，无法直立和正常行走。最后共造成全国多地区共计130多位患者受到严重的神经系统和行走功能的损害。

（褚燕琦）

第二节　药源性疾病的风险来源

教学目的与要求

1. 掌握药源性疾病的药物风险因素。
2. 熟悉药源性疾病的人为风险来源。
3. 了解导致药源性疾病风险增加的生活方式类型。

一、与药物相关的风险因素

（一）药物本身的风险

药物本身的风险是药物风险因素的重要方面，包括药物的选择性、药物的杂质和辅料、注射剂赋形剂问题、药物相互作用、药物的剂量和剂型、服药时间等。

1. 药物的选择性　药物对作用受体的低选择性可引起患者产生不期望的或有害的反应，造成损害。如非甾体抗炎药氟比洛芬作用于环氧合酶（cyclooxygenase，COX），环氧合酶有 COX-1 和 COX-2 两种同工酶，它作用于 COX-2 时发挥止痛作用，而作用于 COX-1 导致消化道黏膜损伤甚至消化道出血。如果使用选择性较高的 COX-2 抑制剂塞来昔布，则发挥止痛治疗作用的同时，可降低消化道出血风险。

2. 药物的杂质和辅料 药物的主要成分及其降解产物、副产物、溶剂、色素、赋形剂、增效剂、稳定剂及杂质等的毒性作用或作为抗原、半抗原引起机体的免疫反应,也可对机体造成伤害。此外,药物变质、污染、混淆、过期失效、贮存条件不符合规定等,也常是导致药源性疾病的因素。例如,使用阿司匹林引起哮喘实则是副产物乙酰水杨酰水杨酸和乙酰水杨酸酐所致;阿司匹林的分解产物游离水杨酸可引起腹痛;输液中的颗粒物(污染物及异物因素)可引起肺部肉芽肿。

3. 药物相互作用 药物相互作用分为药效学相互作用和药动学相互作用,包括药物与药物,药物与食物。药物不良相互作用会造成药物治疗作用减弱,导致治疗失败;也会使毒副作用增加或治疗作用过度增强,产生药源性疾病。

据上海 10 家医院统计,先后应用 5 种以下药物者 ADR 的发生率为 4.2%,而先后应用 20 种以上药物者 ADR 发生率为 45%。如异烟肼引起肝炎的发生率为 0.1%,但与利福平合用后,由于诱导其水解酶的作用使具有肝毒性作用的代谢产物乙酰肼释放增加,肝炎的发生率上升 10 倍。

药物相互作用对药效学的影响主要表现在影响受体水平、相同作用位点或相同生理系统、改变体液水电解质平衡等方面。例如莫西沙星和多潘立酮合用引起 QT 间期延长;多种抗高血压药(又称为降压药)合用引起血压过低等。

药动学相互作用对药动学的影响体现在药物的吸收、分布、代谢、排泄各环节。具体如下:

(1)药物吸收:药物吸收与多种因素有关,如剂型、药物脂溶性、内脏血流量、胃肠道 pH、排空能力和肠道菌群等。能改变上述因素的药物都可以改变另一种药物在胃肠道的吸收,包括吸收速度和程度。对治疗窗较窄的药物,加快药物吸收可能造成峰浓度过高而产生毒副作用。例如,甲氧氯普胺、多潘立酮、莫沙必利等胃肠促动药能加速胃排空,促进其他药物的吸收。

(2)药物分布:药物相互作用对分布的影响主要是药物与血浆蛋白结合的竞争。药物被吸收后需与血浆蛋白结合,才能分布到体内各有关组织。大部分药物以不同程度与血浆蛋白可逆性结合。结合型的药物无药理活性,只有游离型的药物分子才呈现药理作用。不同药物在蛋白结合部位发生竞争性置换,蛋白结合力较强的药物可将另一种蛋白结合力较弱的药物从血浆蛋白结合部位上置换出来,使蛋白结合力低的药物游离型增多,药理活性增强。例如格列齐特与布洛芬合用,因布洛芬的蛋白结合力较强,使与蛋白结合的格列齐特游离出来,增强格列齐特的降血糖作用,增加低血糖风险,并可能出现眩晕、出汗、心动过速及各种神经、精神症状。合用时,应加强血糖和低血糖症状监测,并相应调整剂量。

(3)药物代谢:药物代谢的主要场所是肝脏,肝脏进行生物转化依赖微粒体中的多种酶系,其中最重要的是细胞色素 P450 混合功能氧化酶系统,可受遗传、年龄、机体状态、营养、疾病、吸烟、饮酒等多种因素影响,尤其是药物,能够显著影响肝药酶的活性。例如,酶诱导剂苯巴比妥可使口服抗凝血药代谢增快,增加血栓风险。酶抑制剂伊曲康唑可使阿托伐他汀代谢减慢,增加横纹肌溶解的风险。酶抑制剂奥美拉唑可使氯吡格雷代谢减慢,增加血栓风险。

(4)药物排泄:药物排泄环节的相互作用主要是通过影响胆汁排泄、影响肾功能、竞争性肾小管主动分泌、改变尿液 pH 等产生。例如奎尼丁、胺碘酮、维拉帕米能减慢地高辛的胆汁排泄;碱化尿液可促进酸性药物排泄等。

(二)人为因素所致药物风险

人为因素可导致药物风险,包括药物滥用误用、用药差错、药物中毒(药物过量)等。药源性疾病与药物使用不当有关。药物选择不当、用药剂量过大、疗程过长、滴注速度过快、给药途径错误、配伍不当、重复用药,忽视用药注意事项和禁忌证等,均可诱发药源性疾病。

1. 药物选择不当 药物选用是安全用药、避免药害风险的关键环节,不适当地选用药物不仅达不到预期效果,相反往往会贻误病情,给患者带来不必要的伤害。例如对一个有青霉素严重过敏史的患者,在收集信息时没有询问药物过敏史,而给予青霉素类药物可导致严重的剥脱性皮炎等。

2. 用药剂量过大　用药剂量过大通常为超说明书的用量,或者对于肝、肾功能损害的患者,应该降低给药剂量而使用了常规的剂量。

3. 给药间隔或滴速控制不当　给药间隔或滴速控制不当不仅影响用药效果,而且可能会导致药源性疾病。例如莫西沙星注射液 0.4g 要求滴注时间不少于 90 分钟,滴速过快可能导致患者癫痫或者心脏不适。万古霉素静脉滴注 0.5g 需要 1 小时,输注过快可能导致红人综合征。

4. 给药疗程不合理　疗程不合理包括疗程过长或过短,直接影响治疗结果。如长期使用广谱抗菌药物后,敏感菌群被消灭,而不敏感的菌群或真菌(如念珠菌)大量繁殖,导致继发性感染;前列腺癌患者长期应用雌激素治疗,引起男性乳腺癌。

5. 给药途径不合理　根据患者病情,按合理用药原则选择给药途径,能口服不注射,能肌内注射不静脉注射。临床治疗可根据给药途径选择不同药物剂型品种。抗肿瘤药长春新碱严禁鞘内注射,如果鞘内注射会引起神经毒性导致患者下肢瘫痪。

6. 重复用药　多科就诊,或原有疾病治疗期间出现新的病症,患者在自我药疗时易出现重复用药的情况,给患者造成损害。如复方感冒药大多含非甾体抗炎药,当患者同时服用 2 种复方感冒药时,存在非甾体抗炎药过量引起肝损伤的风险。

7. 不合理联合用药　合理地联用药物可增强药物疗效、减少药品不良反应或药害损伤、避免抗药性或者耐药性产生等。不合理联合用药会产生不良后果,甚至产生药源性疾病。例如螺内酯与血管紧张素 Ⅱ 受体阻滞剂(ARB)类抗高血压药氯沙坦联合使用可出现高钾血症,必须联用时应密切监测血钾。

二、与患者机体相关的风险因素

药源性疾病与患者机体因素密切相关,相关因素包括种族、性别、年龄、个体差异,用药者病理状况、遗传因素、高敏性、特殊人群(如孕产妇),以及不良生活方式,如饮酒、吸烟、吸毒等。

1. 性别　一般而言,女性的药品不良反应发生率高于男性。例如,血管紧张素转化酶抑制剂(ACEI)引起的咳嗽,女性发生率为男性的 2 倍;氯霉素引起的再生障碍性贫血,女性发生率为男性的 2 倍。而药物性皮炎,男性发生率高于女性。

2. 年龄　年龄是诱发药源性疾病的重要因素之一。儿童,特别是新生儿和婴幼儿各系统器官功能不健全,肝脏对药物的解毒作用及肾脏对药物的排泄能力低下,肝药酶系统及血脑屏障发育尚未完善,因而易发生药品不良反应。例如,新生儿应用氯霉素后易出现灰婴综合征,表现为呕吐、厌食、腹胀、面色苍白、发绀、血管性虚脱以及循环、呼吸衰竭等,这是由于新生儿肝药酶发育不完善,葡糖醛酸的结合力差,以及肾脏排泄能力较低,致使氯霉素在体内蓄积。此外,新生儿体表面积相对较大,皮肤角化层薄,局部用药过多或用药时间过久易致毒性反应。例如,新生儿局部应用新霉素滴耳剂过多或过久可致耳聋。儿童的药物蛋白结合率较成人低,游离药物浓度高,可导致更强的药理作用,甚至引起中毒。

老年人的药品不良反应发生率较青年人高,且随着年龄增长而增加。经口服用药消化道吸收率呈现降低趋势,高蛋白结合率的药物游离浓度增加。老年人肝、肾功能减退,表现为肾小球滤过率和肾小管分泌能力降低,肾血流量明显减少而影响体内药物的排泄;肝血流量降低,肝药酶活性减弱而致解毒能力下降。此外,老年人组织器官功能减退,靶器官对某些药物作用的敏感性增高。据统计,在我国 70 岁以上老年患者患药源性疾病的百分比为 25%,61~70 岁为 15.4%,51~60 岁为 6.3%,而40~50 岁为 1.2%。因此,美国老年医学会于 2015 年、2019 年分别更新了老年人潜在不适当用药的目录;中华医学会、中国药学会于 2017 年发布了《中国老年人潜在不适当用药目录》,以提醒老年患者用药的风险。

3. 种族、遗传因素及个体差异　中国汉族人群中,*HLA-B*1502* 阳性率高,服用卡马西平后发生严重皮肤反应(如重症多形红斑,即 Stevens-Johnson syndrome,可简写为 SJS;中毒性表皮坏死松解症即 toxic epidermal necrolysis,可简写为 TEN)的风险增加。非洲裔人群使用 ACEI 后更易发生血管性水肿。红细胞葡萄糖-6-磷酸脱氢酶缺乏引起还原型谷胱甘肽缺乏的患者,如果服用具有氧化作用的药物如磺胺类药物,就可能引起溶血。长期服用异烟肼,快乙酰化型易使异烟肼转化为烟肼,后者可产生肝损害;慢乙酰化型则易发生周围神经炎,我国乙酰化代谢异常人群占全部遗传异常人群的 20%。此外,药物代谢酶的多态性是能导致药物个体差异的一个重要来源。

4. 用药者的病理状况　药物在体内的代谢和清除速率受肝、肾功能的直接影响,当肝、肾处于疾病状态时,代谢延缓,清除速率降低,药物半衰期延长,血药浓度增高,诱发药源性疾病。心脏疾病可引起血流分布、流速等血流动力学的改变,影响药物的消除。胃肠功能的变化可影响药物吸收。

5. 高敏性　有些患者属于高敏体质,对某些药物特别敏感,同等剂量的药物可引起比其他患者更强烈的反应,需要引起特别注意。

6. 人类白细胞抗原　药物基因组学研究表明,人类白细胞抗原(human leukocyte antigen,HLA)基因被认为在异质性的药品不良反应中起着重要作用。主要组织相容性复合体区域位于 6 号染色体上,含有对人体免疫系统功能起重要作用的 Ⅰ 类(HLA-A、-B 和-C)和 Ⅱ 类(HLA-DR、-DP 和-DQ)基因。多项研究表明,人类白细胞抗原(HLA)等位基因与药品不良反应之间存在多种关联,其中最常见的是肝损伤和变态反应。抗菌剂氟氯西林、三环类抗抑郁药、双氯芬酸、阿莫西林克拉维酸和阿巴卡韦所致的肝损伤已明确与 HLA 基因多态性相关。

与人类白细胞抗原(HLA)多态性相关的最严重的不良反应是严重的皮肤变态反应。变态反应分为速发型和迟发型。速发型(Ⅰ型变态反应)由 IgE 介导,基因多态性在这类反应中的作用尚不清楚。迟发型(Ⅳ型变态反应)依赖于 T 淋巴细胞,临床表现包括从轻度皮疹到非常严重的超敏反应综合征。卡马西平是诱发 SJS/TEN 最常见的处方药,与 *HLA-B*1502* 等位基因密切相关。亚洲人群患卡马西平诱发的 SJS/TEN 的风险较高,这是因为亚洲人群该等位基因表达的频率较高。

7. 特殊人群　妊娠早期使用的药物会显著影响器官形成,妊娠晚期使用的药物会显著影响新生儿生长、认知功能和器官功能。孕妇对药物的吸收速度和程度下降,血浆分布容积增加,经肾脏清除的药物清除速度增加,药物代谢酶活性增强。孕妇应禁用喹诺酮类、维 A 酸、利巴韦林等药物。因为这些药物有明确的致畸作用,可引起子代畸形。

8. 生活方式　人们的生活方式包括吸烟、饮酒、吸毒、饮食、运动等均可对药物效果产生影响,影响较大的主要有饮酒、吸毒、吸烟等。具体如下:

(1)饮酒:许多药物在饮酒后可出现双硫仑样反应,又称戒酒硫样反应,是由于应用药物(如头孢类)后饮用含有酒精的饮品(或含酒精的药物)导致体内“乙醛蓄积”的中毒反应。主要表现为用药后饮酒出现四肢无力、软弱、嗜睡、眩晕、幻觉、头痛、恶心、呕吐、胸闷、全身潮红、虚脱、惊厥,甚至血压下降、呼吸抑制、休克甚至死亡。

(2)吸毒:大麻有很高的蛋白结合率,可与其他高蛋白结合率的药物产生相互作用,如华法林、苯妥英。此外,大麻经 CYP2C9 和 CYP3A4 代谢,并可诱导 CYP1A2。当大麻与 CYP1A2 底物如氯氮平、奥氮平、氟哌啶醇、他莫昔芬合用时,这些药物均需要更大剂量以达到疗效。可卡因、苯丙胺与抗抑郁药合用时,可增加心血管事件、神经系统不良反应的发生风险。

(褚燕琦)

第三节　药源性疾病的流行病学及对公共卫生的影响

教学目的与要求

1. 掌握药源性疾病的流行病学特征。
2. 熟悉药源性疾病流行病学研究方法。
3. 了解药源性疾病对公共卫生的影响。

药源性疾病的流行病学特征是药源性疾病研究中的重要方面,通过流行病学研究方法能研究药物和药源性疾病之间的相关性和因果关系,包括药源性疾病的发病率,疾病分布特征、致病药物、致病器官系统等。药源性疾病的流行病学研究有助于药源性疾病的预防、诊断和治疗,减轻社会经济负担,也能在一定程度上减轻公共卫生的压力。

一、药源性疾病的流行病学特征

(一)药源性疾病的发病率

药源性疾病的发病率是指新发药源性疾病的人数除以使用了药物的总人数。2021 年,我国医疗卫生机构入院人数 24 732 万人,同比增长 7.5%。研究表明,约 10% 的患者会出现药品不良反应,而在住院患者中,这个比例增加到 10%~20%。此外,约 6.5% 的患者是由于药品不良反应而住院,甚至少部分患者因用药不当导致死亡。因药源性疾病种类繁多,很多时候甚至难以识别和确诊,再加上药源性疾病的监测方法和报告制度的相对不统一和不完善,或者调查研究方法、样本量的大小和研究对象的不同选择等原因,导致药源性疾病的发病率较难统计,只能作出粗略的估计。《国家药品不良反应监测年度报告(2022 年)》中显示,2022 年国家药品不良反应监测系统收到《药品不良反应/事件报告表》202.3 万份;1999—2022 年,全国药品不良反应监测网络累计收到《药品不良反应/事件报告表》2 085.6 万份。我国药品不良反应监测制度的不断完善和监测覆盖面的不断扩大,对更准确地估计药源性疾病发病率将大有帮助。

(二)药源性疾病的疾病分布特征

药源性疾病的疾病分布特征主要是指不同人群、不同时间和不同地区药源性疾病发生率的分布特征。

不同人群的分布特征是指不同性别、年龄、种族等人群中药源性疾病发生率的差异。一般来说,女性较男性更敏感,更易患药源性疾病,常见的疾病如药源性红斑狼疮、氯霉素引起的粒细胞缺乏症、肝素引起的出血等。60 岁以上的老年人、婴幼儿、新生儿等人群比青壮年人群药源性疾病的发生率相对更高,例如老年人服用抗高血压药较年轻人更易发生直立性低血压、服用抗胆碱药更易发生尿潴留等,可能是由老年人对药物的代谢速度更慢、血浆浓度更高、药物的半衰期更长所致;此外,婴幼儿或新生儿人群对氯霉素、磺胺类药物和某些抗菌药物等较年轻人更为敏感,更容易发生严重药源性疾病,甚至引起毒性反应,可能是由于药物代谢酶发育不全,对药物代谢相对缓慢等原因,导致耐受性相对更差。此外,不同种族的某些药源性疾病发生率也有一定差异,这和个体的遗传易感性有关,例如,葡萄糖-6-磷酸脱氢酶(G-6-PD)缺乏症是酶缺乏的一种遗传性疾病,服用某些磺胺类、呋喃类药物等易引起溶血性贫血,而不同种族人群 G-6-PD 缺乏症的发生率不同,导致不同种族药源性疾病的发生率也相应不同。

有些药源性疾病的发生呈现出不同服药时间其发生率有所不同的特征。一些药物对人体的毒性作用存在昼夜节律性,如心脏病患者在夜间服用洋地黄药物,若剂量稍大更易发生中毒,是因为夜间心脏病患者对洋地黄药物的敏感性远高于白天;此外,肾上腺皮质激素建议最好清晨服用,如此,致药源性肾上腺皮质萎缩的副作用会相对更小。药源性疾病多数发生在用药后第 1~11 天,有些是用药 1次后发生,有些是用药 2 次后发生,这与药物种类、给药途径、药物剂型等有着密切关系。

不同地区某些药源性疾病的发生率也存在一定差异,药源性疾病的地区分布特征同时也反映了不同地区的用药特点和用药倾向性,这对于制定地区的药物监测政策或措施有一定的指导意义。比如疟疾具有明显的地域分布特征,常用抗疟药伯氨喹和氯喹引起的药源性疾病如溶血性贫血、药源性粒细胞减少的发生率也相应地存在地区分布特征,在疟疾流行地区发生率增高。此外,治疗血吸虫病的六氯对二甲苯(血防 846)是一种广谱抗寄生虫药,可引起中毒性神经症等药源性疾病,在血吸虫病流行地区,药源性中毒性神经症的发生率增高。

(三)药源性疾病的致病药物

药源性疾病的致病药物多种多样,甚至能达到成百上千种,涉及不同药物类别、不同给药途径和不同药物剂型等。药源性疾病的常见致病药物有抗感染类、抗肿瘤类、解热镇痛类、镇静催眠类药物等。《国家药品不良反应监测年度报告(2022 年)》中显示,药品不良反应报告中,静脉注射给药者占90.6%,与 2021 年(90.5%)相比变化不大。此外,就药品类别来说,化学药品占82.3%,中药占12.8%,生物制品占 2.6%。近年来,中药及中成药引起的药源性疾病备受研究者关注,且发生率增高,尤其是注射剂类,因其经静脉注射,人体吸收快,但是其制作过程等相对复杂,若其成分不纯或混入其他杂质,则导致的药源性疾病不可忽视。

(四)药源性疾病的致病器官和系统

药源性疾病种类繁多,可发生于机体的各器官和各系统,常见的包括心血管系统、血液系统、消化系统、内分泌系统、呼吸系统、生殖系统、神经系统、皮肤等,甚至有可能导致肿瘤或死亡。2022 年报告的药品不良反应/事件中,累及器官系统排名前 5 位的分别为胃肠系统疾病、皮肤及皮下组织类疾病、全身性疾病及给药部位各种反应、各类神经系统疾病和各类检查。此外,不同器官和系统的药源性疾病发生率不同,例如,药源性胃肠系统疾病发生率约占各类药品不良反应的 27.2%,皮肤及皮下组织类疾病发生率约占 22.6%,药源性全身性疾病及给药部位各种反应发生率占 10.1%。

二、药源性疾病流行病学研究方法

药源性疾病学和流行病学有着密切的关系,在药源性疾病研究中,常需要用到流行病学研究方法,主要研究方法分为两大类,包括实验性研究和非实验性研究,非实验性研究又称为观察性研究,具体包括描述性研究和分析性研究。

(一)描述性研究

描述性研究是流行病学研究方法中最基本的方法,也是最重要的方法之一,是指利用常规监测资料或调查资料数据,按照不同时间、地区和人群等因素进行分组,描述疾病的发生情况和分布特征。

描述性研究是分析性研究的基础,能为进一步的研究提供重要线索。它通过记录和观察各种相关内容,研究用药后发生药品不良反应或药源性疾病的分布特征并进行比较,并为提出病因假设提供线索。在药源性疾病的研究中,描述性研究可为确定药源性疾病的致病药物提供重要线索,并进一步有助于确定致病药物。主要的研究方法类型有横断面调查、个案报告、生态学研究等,常见的研究内容有药品不良反应的发生率、药源性疾病的发生时间特征、地区分布特征和人群分布特征等。

(二)分析性研究

分析性研究也属于观察性研究,不实施干预措施,与描述性研究最大的不同就是设立了可供对比的对照组,可以验证或检验病因假设。分析性研究包括病例对照研究和队列研究。

病例对照研究为回顾性研究,是分析性研究中最基本也是最重要的研究方法之一。在药源性疾病研究中,它是以确诊的具有某种药源性疾病的患者作为病例,以不具有某种药源性疾病且可比的患者作为对照,通过记录、复查或询问,搜集研究对象既往可能的危险因素的暴露史(这里的暴露史指拟研究的某种可疑药物),再对两组的暴露情况进行比较,从而达到检验病因假说的目的。这是一种由果及因的研究方法,缺点是因为是回顾性研究,比较容易产生偏倚,主要的偏倚有选择偏倚、信息偏倚和混杂偏倚,其检验病因假设的能力也不如队列研究,最大的优点是节约时间成本、人力成本和经济成本。

队列研究又称为前瞻性研究、随访研究、发生率研究等,也是分析性研究中最重要的研究方法之一,是指将研究人群按照是否暴露或暴露程度不同分组,然后随访各自的研究结局,再比较组间各结局指标的差异。在药源性疾病学中,则是指比较拟研究的某种药物组和对照组在药物引起的药源性疾病在统计学上的差异。其优点是检验病因假说的能力较强,因为是前瞻性研究,由果及因,收集的资料较可靠,偏倚相对更小,一般不存在回忆偏倚,且能直接计算发生率;缺点是研究本身比较耗费人力、财力、物力和时间等,对研究的设计要求相对较高,且因为需要前瞻性随访,在研究实施过程中,患者容易产生失访,导致失访偏倚,从而对结果有可能产生一定偏倚。

(三) 实验性研究

实验性研究为干预性研究,又称流行病学实验,与描述性研究和分析性研究这两种观察性研究都有着本质的区别,是指将研究对象随机分组,实验组予以干预措施,随访并比较组间的疾病结局。具体类型有随机对照研究、临床试验和社区试验。实验性流行病学为前瞻性研究,具有均衡可比的对照组,其优点是能检验和验证病因假设,且验证能力比队列研究和病例对照研究都更强;其缺点是,因需给研究人群施加干预措施,比较容易产生伦理道德问题,所以一般需进行伦理审查、确保患者知情同意,通过后进行研究方可实施,且研究的设计和实施要求高且相对复杂,耗费人力、物力、财力等,在研究实施过程中,需对患者进行随访收集资料和追踪疾病结局,也容易产生失访偏倚。

在实际操作中,由于随机对照临床试验对于试验条件的严格要求和伦理学方面的考量,以特定治疗领域的药物如罕见病用药、儿童药物、抗肿瘤药等作为研究药物的试验,往往面临实验设计局限、数据收集困难等多方面的问题和挑战。

真实世界研究(real world study,RWS)是近年来兴起的研究方法之一,与传统的随机对照临床试验可以互为补充和支撑。在药源性疾病学中,真实世界研究是指收集真实世界环境中与患者有关的数据,通过分析,获得研究药物和药源性疾病之间相关性和因果关系的临床证据。其主要研究类型为观察性研究,使用真实世界数据作为对照的单臂试验,也可用于干预性的实用临床试验(pragmatic clinical trial,PCT)。真实世界研究既可以使用药品不良反应监测系统、医院电子病历系统、药品和疾病登记系统等多种来源的历史数据,开展基于数据库的回顾性研究,又可以在前瞻性研究设计中主动收集患者用药信息、不良事件、药源性疾病相关健康结果等真实诊疗数据,建立研究型数据库开展相关研究。

真实世界研究的优点是数据来源于各种日常医疗过程,接近临床真实的医疗环境。数据来源广泛,可获取大量研究样本。相比随机对照研究,真实世界研究可操作性更高、人力成本更低,且相对更容易通过伦理审查。采用真实世界研究,或者在传统随机对照临床试验中纳入真实世界研究的设计元素,可以提高研究效率、扩充研究证据。真实世界研究的主要困难在于因果推断中需要考虑各种混杂因素和潜在偏倚的影响,研究结论具有较大的不确定性。高质量的真实世界研究需要按照相应的研究技术规范,进行科学严谨的研究设计,充分考虑各种已测量和未测量混杂因素的影响,通过应用恰当的统计模型和分析方法、合理的数据处理操作、充分的敏感性分析,有效降低偏倚风险,提高因果推断的真实性。

三、药源性疾病对公共卫生的影响

患者因药源性疾病而就诊、住院,很多药源性疾病在某种程度上是可以预防的,如果不使用药物,就不会发生药源性疾病。因此,临床医生应根据患者具体疾病的严重程度选择是否用药,如果在不使用药物的情况下患者能自愈,就尽量不使用药物,以减少药源性疾病的发生;必须使用药物进行治疗的,医生应仔细评估使用药物后的利和弊并结合患者的个体情况,选择药物进行治疗。

因药源性疾病不容易明确诊断,其发生率较难统计,因此,因药源性疾病带来的经济负担较难评估,只能作出粗略的估计。一般来说,评估药源性疾病的经济成本主要包括以下方面,首先是直接医疗成本,比如患者因药源性疾病而看门诊的费用和住院费用等;其次是直接非医疗成本,比如患者因药源性疾病就诊产生的交通费、住宿费及陪护家属的交通费和住宿费、护工费等;此外还有间接成本,比如患者因药源性疾病请假或旷工的时间、工作效率下降等。除了经济成本之外,还有因药源性疾病耗费的直接医疗资源,由此产生的门诊就诊次数、住院次数和住院天数等,这些都会增加社会的公共卫生成本。

(韩晟　史录文)

第二章 药源性疾病的预防与监测

第一节 药源性疾病的预防

教学目的与要求

1. 掌握安全用药相关法律和国家基本药物制度的基本内容。
2. 熟悉临床合理用药的监管情况。
3. 了解新药上市前研究在药源性疾病预防中的意义。

一、安全用药的法律法规及国家基本药物制度

一般认为,除了合理使用药物出现的不良反应外,如果用药没有对机体造成明显伤害,一般认为用药是安全的,属于安全用药范畴。安全用药就是要尽量减少和防范药品(物)不良反应/事件的发生,主要涉及使用质量合格的药品、防范用药差错的发生和确保合理用药。

一直以来,我国政府和社会公众十分重视安全用药,《中华人民共和国药品管理法》(以下简称《药品管理法》)作为我国药事管理的基本法,第一条明确规定:"为了加强药品管理,保证药品质量,保障公众用药安全和合法权益,保护和促进公众健康,制定本法。"可见,《药品管理法》以保障公众用药安全、保护和促进公众健康为立法宗旨,是基于保护公众用药权益而制定的法律。随着国家法治体系建设、治理能力不断提升,经过几十年药事管理政策的不断发展和逐步完善,目前我国围绕安全用药,已经形成了以宪法为依据,《药品管理法》为主干,数量众多的药事管理法律、行政规章、地方性法规共同组成的法律体系。这些法律法规相互配合、补充、协调和制约,从药品的设计、研制、生产、流通、使用和监督管理等各方面,全流程、全方位地保障公众安全用药。

(一)《中华人民共和国药品管理法》

党和人民政府历来十分关心人民群众的身体健康,1984 年 9 月 20 日第六届全国人民代表大会常务委员会第七次会议通过了《中华人民共和国药品管理法》,自 1985 年 7 月 1 日起施行。基于药品管理的新特点和现实要求,《药品管理法》先后历经多次修订。

新修订的《药品管理法》将药品领域改革成果和行之有效的做法上升为法律,为公众健康和安全用药提供更有力的法治保障。坚持重典治乱,去疴除弊,围绕疫苗案件暴露的突出问题,及时回应社会关切,明晰药品监管职责,完善药品全过程监管制度和措施,加大对违法行为的处罚力度,解决违法成本低、处罚力度弱的问题。落实中共中央办公厅、国务院办公厅《关于深化审评审批制度改革鼓励药品医疗器械创新的意见》(厅字〔2017〕42 号),总结试点经验,全面实施药品上市许可持有人制度,改革完善药品审评审批制度,鼓励药品创新。

《药品管理法》是保障用药安全的基础。新修订的《药品管理法》要求，药品研制、生产、经营、使用活动的全过程，都要保证信息真实、准确、完整和可追溯。药品上市许可持有人、药品生产企业要对药品全生命周期担责，一旦违法将进行严厉处罚和追责，违法成本大大增加。在总体思路上贯彻习近平总书记"四个最严"的要求，坚决守住药品安全和公共安全的底线。

(二)《中华人民共和国疫苗管理法》

2018年7月，吉林长春长生生物科技有限公司违法违规生产冻干人用狂犬病疫苗的行为被曝光，整个社会都为之愤怒和震惊。以此事件为导火索，我国制定出台了首部《中华人民共和国疫苗管理法》(简称为《疫苗管理法》)。事实上，我国在《药品管理法》《中华人民共和国传染病防治法》《疫苗流通和预防接种管理条例》等法律法规中，已经对疫苗管理作出了相关规定。但长春长生事件的发生，却让疫苗管理制度中的不足之处显现出来。把分散在法律和行政法规中的有关规定整合成一部法律，有利于发挥制度顶层设计的权威性，彰显法律的权威性，同时也利于疫苗活动的各参与方严格执行疫苗法律，遵守疫苗管理的相关规定。2019年6月29日，第十三届全国人民代表大会常务委员会第十一次会议表决通过了《中华人民共和国疫苗管理法》，自2019年12月1日开始施行。《疫苗管理法》在总结《药品管理法》《疫苗流通和预防接种管理条例》的基础上，系统规定了疫苗研制、生产、流通、预防接种管理制度，强化全过程、全链条监管。这一制度主要体现在实施最严格的研制管理，进行严格的生产准入管理、严格的过程控制、严格的流通和配送管控以及严厉的处罚。法律责任落实处罚到人，并进一步严格责任追究，对履职不力的地方人民政府和不履行或者不有效履行监管和检查职责的药品监督管理部门、卫生健康主管部门的责任人员，也规定了非常严厉的处理措施。

(三) 其他法律法规

虽然《药品管理法》是对药事管理领域进行全面系统调整的主要法源，但是药学事业的复杂性也使其与其他社会活动存在着交叉，所以在其他法律如《中华人民共和国中医药法》中也包含着许多用药安全方面的法律规定，这些规定是药事管理法律体系不可分割的组成部分，与《药品管理法》具有同等法律效力。

除此之外，政府相关部门根据《中华人民共和国宪法》和法律制定的药事管理的法规条例，如《麻醉药品和精神药品管理条例》《医疗机构药品监督管理办法(试行)》《医疗机构药事管理规定》《抗菌药物临床应用管理办法》等均会涉及安全用药的内容。这些法律、行政法规、部门规章涵盖了药品研制和注册管理、药品生产领域管理、药品流通领域管理、药品使用领域管理、特殊药品管理和药师管理等药事管理的各方面，共同保障着公众用药的安全。

药品研制和注册是其质量形成的第一个阶段，很大程度上决定药品使用的安全性和有效性程度。《药物非临床研究质量管理规范》(GLP)、《药物临床试验质量管理规范》(GCP)、《药品注册管理办法》以及一系列我国药物研究的规定和技术指导原则，对药品研制和注册的关键环节进行系统的法律控制，以规范药品研制过程，保证药品研制环节药品质量可靠性和质量稳定性，为安全用药提供基础支持。

《药品生产质量管理规范》(GMP)、《药品经营质量管理规范》(GSP)、《药品生产监督管理办法》《药品流通监督管理办法》等法规是我国药品生产、经营和流通监管的重要执法依据，对药品标准、原辅料、生产记录及工艺管理、药品分类与保管、进货查验与出入库管理、处方调配和药品购销记录管理等方面进行了原则性规定，以保证药品在生产和流通环节质量可控，安全有效。

药品使用是安全合理用药的核心环节。《中华人民共和国医师法》《处方管理办法》《医疗机构药事管理规定》以及一系列的药物临床应用指导原则或指南等，为医疗机构药事管理，包括处方管理、药品供应和调剂、药品使用监管等提供了管理指引。为有效控制药品风险，保障公众用药安全，《药品不良反应报告和监测管理办法》《药品召回管理办法》等规定为控制药品不良反应危害提供了基本法律依据。

我国针对特殊管理药品,包括麻醉药品、精神药品、放射性药品和毒性药品,以及易制毒化学药品等均制定了相应的管理条例和部门规章,其核心目的是保障用药安全;药学技术人员管理,包括岗位责任、从业资质、业务素质、实践技能、继续教育等均是合理用药、安全用药的支撑要素。除此之外,国家基本药物制度是合理用药、安全用药的制度性保障和根本举措,必须高度重视。国家医疗保障制度对合理用药和安全用药会产生重大影响。

（四）国家基本药物制度

国家基本药物制度是药品供应保障体系的基础,是医疗卫生领域基本公共服务的重要内容,关系医药卫生事业健康发展,关系人民群众切身利益。作为一项重大民生工程,基本药物制度为保障人民群众基本用药发挥了基础作用,对助力深化医疗体制改革、降低药品价格、减轻患者用药负担、缓解"看病贵"问题等发挥了积极作用。

国家基本药物制度的总体要求坚持以人民健康为中心,强化基本药物"突出基本、防治必需、保障供应、优先使用、保证质量、降低负担"的功能定位。从基本药物的遴选、生产、流通、使用、支付、监测等环节完善政策,全面带动药品供应保障体系建设,着力保障药品安全有效、价格合理、供应充分。促进上、下级医疗机构用药衔接,助力分级诊疗制度建设,推动医药产业转型升级和供给侧结构性改革。

二、新药上市前研究在药源性疾病预防中的意义

通过早期仔细观察和精心设计新药试验,很多新药潜在的安全问题有可能被及时观察到。合理、强大的实验设计,可以在新药上市前研究阶段,有效识别药品是否会有不良反应,从而避免药品对公众健康产生不良影响,甚至导致严重的药源性疾病或药害损伤。

（一）临床前研究

药物临床前安全性评价主要通过体外试验和动物实验进行。体外试验可以测试一种药物在以细胞为基础的体外系统中的突变性和致癌性,有助于增加更多相关数据。动物实验包括多种动物物种(如大鼠、小鼠、兔、猴),可为确定急性、长期毒理作用和某些特定器官的药物毒理学研究提供相关数据,且被广泛用于确定某种药品是否有致癌或者致畸作用。应该指出的是,动物实验不能被应用于评估免疫或者血液毒性。各种事件中的"问题信号",如在动物实验过程中出现眩晕和其他神经系统问题,则提示在人体临床试验中,需要仔细观察是否有同样的问题。大部分动物实验数据,除致癌性和生殖毒性外,不能用于推测其在人体中的效果。

根据人用药品技术要求国际协调理事会［The International Council for Harmonisation of Technical Requirements for Pharmaceuticals for Human Use,简称为国际协调理事会（ICH）］发布的药品临床前安全性评价指南,药品的临床前安全性评价内容主要包括遗传毒性、致癌性、生殖毒性、毒物代谢动力学等。合理设计临床前试验的内容,能在药品研发早期充分暴露相关安全性问题。

遗传毒性研究（genotoxicity study,GS）是药物临床前安全性评价的重要内容之一。其通过一系列体外和体内试验检测受试物的 DNA 损伤,来预测药物是否有遗传毒性,在降低临床试验受试人员和药品上市后使用人群药源性疾病风险方面有着重要作用,是药物进入临床试验及上市的重要环节之一。2007 年 5 月,某公司研制的治疗人类免疫缺陷病毒（HIV）感染的药物甲磺奈非那韦（nelfinavirmesylate）因导致 6 名患者服用后出现 DNA 序列检测异常而被暂停销售。该公司根据遗传毒性研究结果,迅速确定了该药源性疾病是由原料中遗传毒性杂质甲磺酸乙酯引起,在对工艺进行修正并在生产过程中增加对甲磺酸乙酯的控制后,该公司重新获得此药的上市许可。

遗传毒理学通过体外和体内试验,一般可以早期识别对人类 DNA 的潜在危险。虽然生殖细胞突

变与人类疾病具有明确的相关性,具有引起潜在可遗传性效应的风险,但是由于尚未建立在人体中致突变/遗传毒性化合物的暴露和遗传性疾病之间的关系,故遗传毒性试验主要用于致癌性预测。遗传毒性研究通常和其他安全性评价(尤其是致癌性研究、生殖毒性研究等)联合使用,在遗传毒性研究中评价结果为阳性的药物,提示存在染色体损伤,常被认为是潜在的致突变剂和/或致癌剂。

致癌性研究的目的是考察药物在动物体内的潜在致癌作用,评价和预测其可能对人体造成的危害。20世纪初,由于新药或新的治疗方案缺乏科学的评价标准,导致药源性疾病频现,其中一个著名案例就是"己烯雌酚阴道癌"事件。己烯雌酚是一种人工合成的雌激素药物,妊娠期妇女服用己烯雌酚用于防治先兆性流产。该药于20世纪60年代上市后颇受欢迎,当时人们完全没有意识到己烯雌酚的危害性。直到服药妇女所生女儿在8~25岁时陆续诊断为阴道癌,人们才追悔莫及。己烯雌酚的致癌性在几年、十几年甚至更久才在子代中表现出来。

目前对任何体外试验、动物毒性实验和人体应用中出现了潜在致癌性因素的药物均需要进行致癌试验。国际上,对于预期长期使用的药物已经要求进行啮齿动物致癌实验。在研究药物的潜在致癌作用中,致癌试验比遗传毒性试验和系统暴露评价技术更有意义。

生殖毒性研究(reproductive toxicity study,RTS)是通过动物实验反映受试物对哺乳动物生殖功能和发育过程的影响,预测其可能产生的对生殖细胞、受孕、分娩、哺乳等母代生殖机能的不良影响,以及对子代胚胎-胎儿发育、出生后发育的不良影响。20世纪的"反应停"事件(沙利度胺致"海豹肢"畸形)就是药物生殖毒性所致。毒物代谢动力学研究(toxicokineticsstudy,TKS)是指结合生殖毒性研究进行的药物系统暴露的代谢动力学研究,可以对受试药物在动物体内的暴露剂量、暴露时间和毒理学结果之间的关系进行评价。通过该研究可在不同的毒理学试验结果间进行科学合理的比较,为临床安全用药提供参考。

(二) I 期临床试验

I 期临床试验是在少数健康志愿者中进行的短期研究,旨在确定合适的药品剂量。相关研究非常有针对性,但是无法确定试验药品是否具有致癌性或者生殖毒性。但有时候可以发现与剂量相关的器官毒性。I 期临床试验定量研究涉及药品的药动学研究,确定药品在健康志愿者中的吸收、分布、代谢和排泄情况,使药品研发单位得以考量正在使用的、针对目标疾病的药品的药动学特性,且可以鉴定在受试健康志愿者中发现的某些(不是全部)不良反应,帮助鉴别禁忌证、药品吸收方面的问题,以及是否可以与食物同时服用等其他因素。

BIA10-2474 为葡萄牙 Bial 制药公司研发的新型可逆性脂肪酸酰胺水解酶抑制剂,拟用于神经性疼痛的治疗。在法国进行的 I 期临床试验中,共有 6 名受试者接受最高累积剂量,5 名受试者出现不同程度的快速进行性神经综合征。最后,1 名受试者身故,其余 4 名受试者均为永久性脑损伤。该药物的临床试验立即被终止,避免了更多药源性损伤的发生。

(三) II 期临床试验

II 期临床试验是针对目标疾病患者,主要是针对药品有效性的短期研究。和 I 期临床试验一样,II 期临床试验也可以鉴别受试的、小样本的目标疾病患者出现的某些(不是全部)不良事件,包括过敏,以及对胃肠道、肾、肝、新陈代谢、神经系统、心理和其他方面的影响。

(四) III 期临床试验

II 期临床试验是针对药品有效性与安全性的单中心研究,III 期临床试验则是在 II 期临床试验的基础上增加样本量,是多中心的药物有效性与安全性评价。III 期临床试验一般用来确定药品对目标适应证患者的有效性和安全性,通常针对大样本量患者,如果是罕见病则可以减少患者数量。在大多数情况下,监管机构要求至少要有两个中心的试验,并且需要使用双盲法进行随机对照临床试验。除非有明确的伦理限制,一般情况下在对照试验中,一组使用安慰剂,另外一组使用受试药品。III 期临床试验一般会持续一个比较长的时间,从而可鉴别出一些治疗后期的不良事件。因通常有安慰剂作为对照,两组受试人群都是在同样的监测环境下进行,所以可得到非常有价值的数据。这种平行对照为确定患者是否有药品相关不良事件提供了有力证据。

通过Ⅱ期与Ⅲ期临床试验,通常可以发现常见的、短期内用药即可出现的药品不良反应,为药品上市提供重要的临床安全性资料。

药品上市前的早期研发、体外试验、动物实验以及临床研究,可以有效预测、分析和发现研发过程中的药品安全风险,发现更多可能导致安全问题的因素,最终促进药品的安全使用,包括优化患者使用药品的行为,以及促进临床医务人员选择和监测药品使用的安全信息。患者和医生对药品安全风险的了解,有助于权衡药物治疗方法的风险和收益,以便有效地监控药品不良反应/事件,减少药源性疾病的发生,更好地保障用药安全。

三、药物上市后的安全性研究与再评价

(一)开展上市后安全性研究与再评价的原因

任何新药在上市前都必须经过严格的3期临床试验来评价其安全性和有效性,但药品上市前开展的人体临床试验观察时间较短,观察对象的样本量有限(500~3 000人),多数情况下排除老年人、孕妇和儿童,对治疗方案的适应证和给药剂量都有严格控制,因此一些罕见的不良反应、迟发的不良反应和发生在某些特殊人群的不良反应难以发现。此外,一种药物往往具有多重药理作用,药物的剂量、剂型,给药途径,药物的相互作用和赋形剂,用药者的种族、年龄、性别、胖瘦程度、营养状况、血型、遗传因素、病理生理状况,以及环境因素等,都会使每个人的反应不同,对药物的敏感性不一样,而产生不尽相同的不良反应。因此,仅仅依靠严格的新药审批是不够的,为了保障人群的用药安全,必须开展药品上市后安全性研究与再评价。

(二)上市后研究的数据来源

上市后研究通常需要收集3组数据:药物使用、健康相关结局(不良事件、效果指标、经济学指标等)、分析药物使用与健康结局关系时需要考虑的混杂因素信息。这些数据可以通过专题调查获得,也可以通过常规工作获得,尤其是各种电子数据库。

进行专题研究收集资料时,应保证数据的真实性、完整性、代表性和可比性。专题资料的收集方式与一般流行病学研究一样,有问卷调查、实验室检查等多种方式。

近几十年来,随着计算机科学技术的发展,许多大型的医药卫生数据库逐步建立,为上市后研究提供了丰富的资料来源。

1. 药品不良反应自发报告系统 自发报告系统基本涵盖以下主要内容:患者的基本信息;引起不良反应的药品信息;药品不良反应的表现、临床检查;药品与不良反应之间因果关系分析判断。

2. 医保数据库 医保数据库是指在医保行政管理系统中,通过支付信息整合而形成的数据库。这种类型的数据库可实时记录患者信息,时效性较强,且包含患者基本人口学信息、疾病诊断、完整的用药记录和费用信息,尽管缺乏症状、体征等记录,但有较高的结构化和标准化程度,尤其包含了患者纵向的、在不同医疗机构就诊的记录,有利于进行数据挖掘和分析。

3. 电子病历数据库 医院电子病历记录了患者的诊断、处方、症状、体征和实验室检查结果等信息,是开展药物流行病学研究的重要数据来源,可广泛应用于上市后药品安全性评价、疗效比较研究等领域。但电子病历的结构化和标准化程度不够,有时会制约研究者的使用,随着自然语言处理和自由文本挖掘技术的进步,非结构化数据将可能越来越多地用于药品不良反应研究。

(三)上市后安全性研究的内容和设计方法

药品上市后研究可根据研究目的使用流行病学的各种研究方法(图2-1-1),尤其在上市后监测和重大药害事件的调查中,可以灵活运用多种流行病学研究方法确定药物与不良事件的关系。但要注

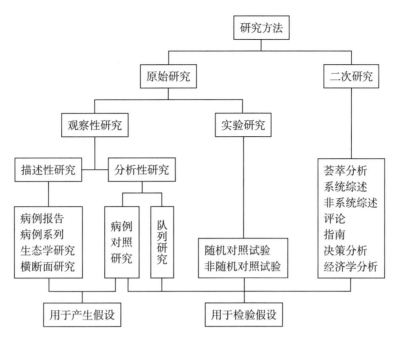

图 2-1-1 常用的研究方法（按设计类型分类）

意的是,不同的研究方法在因果关系论证上的能力不同。

1. 发现安全信号

（1）病例报告和病例系列:药物上市后发生罕见不良反应的初次报道多来自医生的病例报告（case report）。因此,病例报告对发现这些可疑的 ADR 具有重要的信号作用。但病例报告没有对照组,不能用于确定因果关系;而且一旦对某种药物的怀疑被公布,医生和患者常会由此过度解读,导致偏性结论。此外,对于药物与常见或迟发的 ADR 的联系,在个体水平很难探测。因此,病例报告在这方面的作用较小。

病例系列（case series）研究是通过收集所有单一暴露因素的病例,对其临床结局进行评价的描述性研究方法。这些病例通常来自同一家医院或接受相同的治疗。药物上市后,通过病例系列可以定量研究某种不良反应/事件的发生率;还可以发现某些特殊的不良反应。但这种方法同样没有对照组,无法排除背景事件的影响,因果关系论证的力度较弱。

（2）生态学研究:ADR 调查中,生态学研究主要是描述某种疾病和具有某些特征者,例如服用某种药物者,在不同人群、时间和地区中所占的比例,并从这两类群体数据中分析某种疾病是否与服用某种药物有关,为进一步确定不良反应的原因提供研究线索。生态学研究又可以分为生态比较研究和生态趋势研究两种类型。1959—1962 年的"反应停"销售量与短肢畸形例数的关系,就是典型的生态趋势研究。

生态学研究只是分析群体的平均药物暴露水平和人群总的发病率、死亡率之间的关系,我们并不知道每个个体的药物暴露与疾病状况,也无法控制可能的混杂因素;因此,这种方法只是粗线条的描述性研究,在结果解说时必须慎重。生态学上,某疾病与药物暴露的分布一致可能是该药物与疾病之间确有联系,但也可能在个体水平上二者毫无联系。例如,美国在 20 世纪 70 年代早期,随着口服避孕药的使用增加,同期育龄妇女中冠心病的死亡率下降,生态学分析提示口服避孕药与致死性冠心病的发生有关。但大量以个体资料为基础的分析性研究否定了这一结论。由此可见,生态学研究只是为病因分析提供线索,因果关系的确定必须采用分析性研究和实验性研究方法。

（3）数据挖掘和药品不良反应信号的探索与分析:数据挖掘（data mining）就是从一些大型的计算机数据库中提取一些以前未知的、有效的信息资源。药品不良反应信号是指从发展的趋势看,有可能发展为药品不良反应的不良事件,是在以往发生过的药品不良反应/事件报告基础上产生的,用来揭示可疑药物使用和可疑不良反应发生之间可能存在的某种因果关系。在药物流行病学中,数据挖掘可以理解为在医药卫生相关的数据库中,应用一些传统的流行病学和统计学知识,描述、分析在一定时间内,用药人群中可疑药物使用和不良事件发生的情况,进而探索两者之间可能存在的关联。例如,比值失衡测量法(measure of disproportionality)对 ADR 监测数据库进行挖掘和分析,处方序列对称分析(prescription sequence symmetry analysis,PSSA)对处方数据库进行挖掘和分析。

2. 检验因果关系假设

(1)病例对照研究:病例对照研究是指以现在患有某病的人为一组(称为病例组),以未患该病但其他条件与患者接近的人为另一组(称为对照组),通过询问、体检化验或复查病史,搜集既往各种可疑致病因素的暴露史,测量并比较两组对各种因素的暴露比例,经统计学检验若判为有意义,则可认为因素与疾病间存在着统计学关联。在估计各种偏倚对研究结果的影响之后,再借助病因推断技术推断出危险因素,从而达到探索和检验病因假说的目的。

ADR 研究由于病例数较少,且经常须迅速作出结论,因此病例对照研究特别适用。如孕妇服用沙利度胺与婴儿短肢畸形,早产儿吸入高浓度氧与早产儿视网膜病变综合征(俗称为晶体后纤维增生症),经期使用月经棉与中毒性休克综合征,口服避孕药与心肌梗死,母亲早孕期服用雌激素与子代少女阴道腺癌等,均是应用病例对照研究的典型范例。

在 ADR 的病例对照研究中,病例、对照的选择,药物暴露信息的真实性,以及偏倚的控制是关键环节。

病例的选择要排除已知病因者。如研究药源性肝病时,所选肝炎病例必须排除已知的各种病毒性肝炎和寄生虫引起的肝损害。否则,病例中可能混入非患者或不同型别的患者,从而影响研究结果的真实性。要尽可能使用新发病例,保证回忆信息的准确。但由于 ADR 的发生率一般都很低,若选新发患者可能需要多年才能收集足够数量的病例,因此现患病例相对可能更适用,此时不能单纯依靠患者的回忆,应尽量查找客观的用药记录如病历资料等,以获得准确的药物暴露和混杂因素的信息。

选择对照时要注意排除潜在用药者。如研究水杨酸制剂和脑病合并内脏脂肪变性综合征(又称为瑞氏综合征,Reye syndrome)的关系,应当排除那些因类风湿关节炎或其他风湿性疾病而入院的儿童,因为这些儿童使用阿司匹林的机会增加。为了增加研究的把握度,可以增加对照人数,如采用1∶2~1∶4 的研究。一般而言,应当将已知的危险因素进行匹配,但要避免匹配过度。

药物流行病学观察性研究中最常遇到的偏倚之一是"适应证混杂"(confounding by indication)。适应证混杂指具有一定医学问题的人往往更易于接受某种药物从而造成偏倚。例如在一项结肠纤维化与服用高效胰酶关系的病例对照研究中,几乎所有人都服用了药物,但存在结肠纤维化高度危险者可能由于某种原因更易于被医生开具含高效胰酶的处方,例如这些人可能更常去看医生,从而造成了结肠纤维化与高效胰酶相联系的假象。这种情况处理起来非常棘手,因为适应证混杂还可能与研究的结局(如 ADR)有关,例如处于高危的患者更容易暴露于某种药物下,而使用该药物反过来又加重危险的程度。

对暴露和结局的测量偏倚也是常存在的问题。在设计阶段小心仔细,在分析时采用合适的分析技术可以在一定程度上减少测量造成的偏倚。由于患者对许多药物的依从性并不好,与测量偏倚相关的另一个问题是处方剂量或记录的剂量与实际消耗的剂量可能不同。此时如果要作出"什么剂量范围更适于患者"的结论,对于特定剂量水平的推论可能会发生错误。可以采用不同来源的数据,在分析阶段对测量偏倚进行校正。

(2)队列研究:队列研究(cohort study)的研究对象是加入研究时未患所研究疾病的一群人,根据是否暴露于所研究的病因(或保护因子)或暴露程度而划分为不同组别,在一定期间随访观察不同组别的该病(或多种疾病)的发病率或死亡率。若暴露组(或大剂量组)的发病率或死亡率显著高于未暴露组(或小剂量组)的发病率或死亡率,则可认为这种暴露与疾病存在联系,并在符合一些条件时有可能是因果联系。

队列研究主要用于检验病因假设。在药物流行病学研究中,可追踪观察服药组与未服药组某种疾病(即 ADR)的发生情况,以判断药物与不良反应之间的关联,如沙利度胺与短肢畸形,左旋咪唑与脑炎综合征等的关联就是通过队列研究确证的。

队列研究可以是前瞻性的,也可以是回顾性的。前瞻性队列研究是根据研究对象目前是否服药分为 2 组,随访观察一段时间获得不良结局的发生情况并加以比较。例如,对口服避孕药和使用其他避孕措施的两组育龄妇女进行随访,观察静脉血栓的发病率。但对于不常见的药物暴露或罕见、迟发的不良反应,因其需要很长时间、观察很大数量的人群才能获得结局资料,前瞻性方法不是很适用。此外,如果已经高度怀疑某种药物可能有害,为了研究还使用前瞻性队列研究,就违背了伦理学原则。回顾性队列研究是根据已掌握的历史记录确定研究对象是否服药,并从历史资料中获得不良结局的发生情况。这样,服药与不良结局虽然跨越时间较长,但资料搜集与分析却可在较短时期内完成,而且没有伦理学问题,因此比较适用于 ADR 研究。需要注意的是,服药与不良结局的历史资料必须完整、可靠。随着药物上市后监测的完善和大型数据库链接的实现,"计算机化"的队列会在 ADR 研究中发挥日益重要的作用。即使这样,大多数研究通常还是需要通过调查补充一些数据库中没有的资料,并对来自各种数据库的信息的真实性加以评价。

队列研究是在知道结局之前确定药物暴露与非暴露组,不仅可以计算出与药物相关事件的发生率,直接估计相对危险度,与病例对照研究相比,还减少了信息偏倚的发生,因此,提供的因果证据更有说服力。

3. 汇总证据,强化因果关系论证的力度　随着循证医学的兴起,如何系统地总结既往的研究成果,为循证决策提供高质量的证据日益受到重视,系统综述(systematic review,SR)和荟萃分析(meta-analysis,MA)已被公认为客观评价和合成针对某一特定问题的研究证据的最佳手段,通常被视为最高级别的证据。自 2000 年起,这种合成证据的方法在医学研究领域得到了广泛的应用,尤其对药物疗效或安全性存在疑问,又缺乏大样本的研究时,系统综述,尤其是荟萃分析更能起到增强统计学检验效能的作用。例如,治疗糖尿病的药物罗格列酮(rosiglitazone;商品名:文迪雅,Avandia)可能增加心脏病发病率和相关疾病死亡率的结论就来自一项荟萃分析。

作为对既往研究结果的回顾,系统综述和荟萃分析实际上是一种观察性研究,它不仅不能排除原始研究中存在的偏倚,当原始研究质量不高时,合并的结果会遭受"垃圾进、垃圾出"的质疑;而且在文献查找、选择、资料提取和统计分析过程中,如果处理不当还会引入新的偏倚,导致合并后的结果歪曲了真实的情况。因此,必须科学设计和严格实施系统综述和荟萃分析,其中有几个环节尤其要注意:①研究选题要有比较重要的临床意义,而且目前没有肯定一致的结论;②要多途径、多渠道、最大限度地收集相关文献;③要根据研究目的确定文献的入选和排除标准;④复习每项研究并进行质量评估;⑤重视异质性检验,不盲目追求统计学合并;⑥尽可能进行敏感性分析和亚组分析;⑦努力识别和减少证据合并过程中的偏倚;⑧采用标准、规范的格式撰写总结报告;⑨重视荟萃分析过程的质量控制。

4. 开展真实世界的研究,综合权衡"药品的风险-效益"　上市前临床试验通常要求研究对象患单一疾病,采用标准治疗和单一干预措施,从而评价干预措施在理想状态下所能达到的最大效果,即理论疗效(efficacy)。而在临床实际中,患者经常罹患多种疾病,同时接受多种治疗措施,最终的疗效是欲研究的干预措施与其他各种处理因素(如治疗方式、管理、辅助治疗等)的综合效果。为了帮助临床医生、患者和管理者更好地进行诊疗决策,仅有理论疗效是不够的,还需要提供这些疗法在"真实世界"中的效果(effectiveness),以及安全性、经济性、可及性。因此,近年来疗效比较研究(comparative

effectiveness research,CER)受到了前所未有的重视。CER 就是系统研究预防、诊断、治疗和监测健康状况的不同干预和策略在真实世界中的风险和效益,它通过开发、扩充和使用各种数据来源和方法,评价不同患者群的健康相关结局,从而告知患者、医务人员、决策者哪种干预最安全、有效、易得。可以对比的策略或措施可以是药物与药物、疫苗与疫苗、手术与观察等待或药物治疗、住院与门诊治疗、介入装置与药物治疗、护理模式(病例管理、技能培训)等,研究方法可以采用系统综述/荟萃分析、决策模型、对现有临床或管理数据库的回顾性观察分析、前瞻性观察性研究,包括未将患者分配入特殊研究组的登记试验,以及大规模、整群、实用性试验等。毫无疑问,CER 的提出为拓展药物流行病学的研究视野提供了更广阔的平台。当然,方法学上的挑战也随之而来,如何处理观察性研究中普遍存在的混杂、偏倚,就是当前迫切需要解决的方法学问题,倾向评分(propensity score)和工具变量(instrument variable)等调整混杂的统计学技术已经被开发出来,但还需要更多的实践积累和方法上的改进。

四、药物在临床中的合理使用与监管

推行合理用药,首先必须正视临床不合理用药的现状,探究影响合理用药的因素,分析产生临床不合理用药的原因,然后有针对性地寻求解决方法。绝大多数的药物不合理使用都源自选药不当。临床上,选用药物不当以抗菌药物的滥用最为严重;大处方、过度医疗是深受百姓诟病的医疗乱象。其他如联合用药不合理、用药疗程过长、给药途径不合理、用药剂量不准确等问题,也是不合理用药的主要表现。临床用药问题一直是医疗机构长期以来未能得到很好解决的问题,不同程度的不合理用药现象影响了药物的有效性,增加了用药安全风险,加重了患者、社会和国家的经济负担,有时不合理用药甚至还会引发严重社会问题。

合理用药必须建立在正确诊断、充分了解疾病的病理生理状况、掌握药物及其代谢产物在正常与疾病时的药理学和生物化学性质、制订正确的药物治疗方案和目标、正确实施药物治疗、获得预期治疗效果的临床基础之上,是有关人员、药物和环境相互作用的结果。与用药有关的各类人员的行为失当和错误会导致不合理用药,某些药物本身具有高风险-效益比特性也是导致用药安全风险的潜在因素。除此之外,国家卫生保健体制、药品政策、经济发展水平、文化传统、社会风气等多方面问题均会对不合理用药产生影响。

(一)合理用药的管理体系

国家非常重视临床用药的管理。早在 2008 年 10 月,卫生部组建了合理用药专家委员会。负责组织相关专家拟定全国合理用药管理的工作目标和工作方案,对全国合理用药管理工作提出建议,研究拟定我国临床合理用药的相关管理措施和管理规范,指导合理用药的教育培训等。

合理用药专家委员会先后成立了抗菌药物专业组、抗肿瘤药专业组、心血管药物专业组、内分泌与代谢药物专业组、临床药学专业组和儿童用药专业组,开展了一系列合理用药的宣传、教育、指导和普及工作,对促进我国临床合理用药,保障医疗质量和医疗安全发挥了重要作用。

《处方管理办法》第六章第四十四条规定医疗机构应当建立处方点评制度,对处方实施动态监测及超常预警,并对不合理用药及时予以干预。为加强医疗机构药物临床应用的管理,建立统一、规范的药物使用管理机制,推进临床合理用药,保障医疗质量和医疗安全,2009 年 1 月卫生部、总后勤部卫生部和国家中医药管理局联合印发了《关于加强全国合理用药监测工作的通知》(卫办医政发〔2009〕13 号)并附《加强全国合理用药监测工作方案》,又于 2010 年 3 月下发了《关于印发〈全国合理用药监测方案(技术部分)〉和监测点医院名单的通知》(卫办医政发〔2010〕33 号),委托中国医院协会负责"全国合理用药监测系统"的建设与运行,成立了全国合理用药监测办公室。2010 年 10 月,全国合理用药监测办公室初步完成了全国合理用药监测系统的组织建设与管理体系,开始对药物临床应用情况、用药相关医疗损害事件情况、病案首页和处方医嘱以及重点单病种药物治疗情况4个方面的数据和信息进行监测。监测点医院涉及东、中、西部地区的大、中、小城市,选定的医院包括中央级、省级、市级、区县级医院及行业、军队医院6种类型,主要以三级医院为主。

根据法规要求,医疗机构必须建立合理的临床用药的监督管理组织、工作制度和程序,对临床合理用药过程中出现的重点问题进行公示、通报和奖惩。在临床合理用药方面,医疗机构的药事管理部门要真正承担起部门合理用药的领导责任,决不能缺位。尤其是医疗机构药物使用的监管部门,在医院合理用药政策推进、制度制定和落实干预措施、促进合理用药以及防范用药风险工作中应起主导作用。

药学技术人员在医疗服务中的作用越来越重要,药师的介入与干预对于有效提高医院合理用药水平意义重大。随着临床药学的不断发展,临床药师在规范临床不合理用药方面发挥了越来越重要的作用。药师在药学专科领域具有明显的优势,加强临床药学专科建设、促进合理用药,加强药师的临床介入与沟通,可弥补医生基于药学专科领域的知识结构缺陷,及时对无适应证用药或适应证不适宜、遴选药品不适宜、联合用药不适宜、重复给药、用法用量不适宜、溶媒的选择不合理等临床不合理用药现象进行处理。此外,药师对患者宣传合理用药知识,提供用药信息与药学咨询服务,可有效促进临床合理用药。

(二) 抗菌药物的管理

当前抗菌药物管理是我国合理用药管理的重点之一。《抗菌药物临床应用管理办法》(2012年)以及《抗菌药物临床应用指导原则》(2015年版)是各级各类医疗机构落实抗菌药物合理使用监管的指导性文件。

(三) 从处方点评到审方前置

2007年5月1日新《处方管理办法》实施,要求各级医院实行处方点评制度。为规范医院处方点评工作,2010年卫生部印发《医院处方点评管理规范(试行)》(卫医管发〔2010〕28号)。处方点评制度在执行过程中存在很多困难和问题,但经过十余年处方点评实践,药师队伍得到了充分历练,医生的处方质量有所提高,合理用药和医疗安全管理工作水平已经登上一个新台阶。

2018年,国家卫生健康委员会等三部门联合制定了《医疗机构处方审核规范》(国卫办医发〔2018〕14号),确定了处方审核的基本要求、审核依据和流程、审核内容、审核质量管理、培训等规定;要求二级以上医院、妇幼保健院和专科疾病防治机构应当遵照执行,其他医疗机构参照执行。该规范第四条规定,所有处方均应当经审核通过后方可进入划价收费和调配环节,未经审核通过的处方不得收费和调配。明确了处方药必须进行前置审核,而且药师是处方审核工作的第一责任人。

为了适应监管要求,各家医院陆续上线了审方系统。借助于软件系统对大多数医生处方完成初筛,软件无法审核的再由药师人工审核。将审核程序前置,更有利于降低处方风险。但处方前置审核对药师专业知识提出了更高的要求,药师的审核要落到实处,必须不断提升自身审核处方的能力,确实把好用药安全关。处方前置审核的实施,对提升门诊患者合理用药及安全用药水平,规范医生医疗行为,具有十分重要的意义。

(四) 辅助用药(重点监控药品)的管理

我国药品市场上存在着大量"安全无效"的辅助用药,很多医院销售量排名前十的大都是辅助用药,有的甚至占医院用药比例的60%~70%。2015年,国家卫生和计划生育委员会、国家发展改革委、财政部、人力资源社会保障部和国家中医药管理局5个部门联合发布《关于印发控制公立医院医疗费用不合理增长的若干意见的通知》(国卫体改发〔2015〕89号),提出落实辅助用药等产品管理制度及跟踪监控制度;《国务院办公厅关于完善公立医院药品集中采购工作的指导意见》(国办发〔2015〕7号)提出"建立处方点评和医师约谈制度,重点跟踪监控辅助用药、医院超常使用的药品"。2016年4月,国务院办公厅发布《深化医药卫生体制改革2016年重点工作任务》,明确提出公立医院改革试点城市要列出具体清单,对辅助性、营养性等高价药品不合理使用情况实施重点监控,初步遏制医疗费用不合理增长势头。

2016年3月22日,国家卫生计生委办公厅、国家中医药管理局办公室发文《关于加强肿瘤规范化诊疗管理工作的通知》(国卫办医发〔2016〕7号),指出要严格控制抗肿瘤药和辅助用药的品规数量,明确抗肿瘤药和辅助用药的分类使用原则,不断降低辅助用药的使用比例。肿瘤患者一直是辅助用药的大户,由于肿瘤患者在化疗过程中会出现多种副作用,临床医生在抗肿瘤治疗的同时往往会开具辅助用药,用于止吐、增强免疫力等。虽然几乎无一进入相关肿瘤临床治疗指南,但不少辅助用药的使用规模同样"相当可观",甚至已经"喧宾夺主",费用总额超过了抗肿瘤药。国家从抗肿瘤治疗环节着手干预,无疑直接封堵了"辅助用药"的后路。

2018年12月12日,国家卫生健康委办公厅发布《关于做好辅助用药临床应用管理有关工作的通知》(国卫办医函〔2018〕1112号),明确要求按照年度使用金额排序,制订全国、省级和各医疗机构辅助用药目录。2019年6月11日,国家卫生健康委和国家中医药局联合发布了《关于印发第一批国家重点监控合理用药药品目录(化药及生物制品)的通知》(国卫办医函〔2019〕558号),国家卫生健康委会同国家中医药局,在各地报送的省级推荐目录的基础上,形成了第一批国家重点监控合理用药药品目录,供各地在加强合理用药管理中使用,进一步加强了辅助药品临床应用的全程管理。

(五)医疗服务监管平台

2017年2月20日,国家财政部、人力资源社会保障部和国家卫生计生委联合发布的《关于加强基本医疗保险基金预算管理发挥医疗保险基金控费作用的意见》(财社〔2016〕242号)明确指出,将重点对药品、高值医用耗材使用情况及大型医用设备检查等医疗行为进行跟踪监测评估,及时发现违规行为,并依据《中华人民共和国社会保险法》《执业医师法》《医疗机构管理条例》等有关法律法规和定点协议,对相关医疗机构及医务人员作出相应处罚,促进诊疗行为规范,防止发生不合理医疗费用支出。

2017年底,湖北省率先推出"医疗服务智能监管平台"在部属、省属医院推广试用,并于2018年在全省推行。该平台与医院信息系统(HIS)对接,制定了依法执业、不合理用药、不合理诊疗、数据质量监控四个大项的28条规则。其中不合理用药包括药品超量、重复用药、频繁取药、中成药联用审核、超适应证用药、非常规诊疗用药、儿童用药安全问题、药物禁忌证、药物相互作用、单张单据药品种类异常等10项行为。医生在开具处方时,数据会同步上传到智能监管平台,如有违反规则的行为,平台将自动报警提醒。

2019年8月,福州市"医疗服务行为监控平台"正式上线,实时采集人员机构、医疗行为、疾病诊断、收费项目、财务往来和医保结算6类数据,助力医保治理。这类医疗服务监管平台陆续上线,有助于规范医生的诊疗行为,控制医疗费用不合理增长,提高医疗资源利用率,推动健康中国战略的实施。

(六)临床不合理用药风险的防范措施

医疗机构的风险防范措施是减少临床不合理用药的重要环节,一般可从以下几个步骤来加强临床用药的管理。综合如下:①制定医疗机构合理用药的目标和要求,根据法律法规确定本单位抗菌药物、高危药品、重点监控药品等特殊管理药品的目录。②加强医务人员合理用药的知识培训,必要情况下对目录内的特殊管理药品实行处方权限分级管理,医师扩大药品说明书规定的适应证或越级开具药品时,必须经上级医师批准。③医师、护师和药师的工作站能够对安全风险较高的药品进行明显的警示,高风险药品有专用药柜或专区,贮存、发放和执行时有明显的专用标识或专用药袋。④对含有高风险药品的处方应进行审核和点评,严格按照法定给药途径和浓度给药,超出标准给药浓度的医嘱须有医师签名。⑤及时报告可疑的不良反应,当出现新的安全信息或已有的安全信息改变时,立即采取行动降低风险。⑥对临床药物使用情况进行检查和评价,向临床科室反馈临床用药中存在的问题,定期公布全院药品的使用情况并通报医师合理用药评价情况,推动不合理用药风险防范措施的持续改进。

五、医疗团队在药源性疾病预防中的作用

(一)药师在药源性疾病预防中的作用

药师作为接受过药学专业高等教育并在医疗预防机构、药事机构中长期从事药品调剂、评价、研究、制备、检定和生产等工作的药学专业技术人员,熟悉药物特性,在药源性疾病的预防中发挥着极为重要的作用。

1. 加强新药管理　药品上市前的临床试验,由于受试人员有限及各种条件的限制,试验药物的某些不良反应当时无法显露,经过一段时间甚至几十年的临床应用,其不良反应才会被发现,因此应加强新药上市后的安全性重点监测。

2. 重视药品质量监管　药师通过严格把好药品质量关,在药品采购、储存、养护等方面保证药品质量,从源头上避免药品质量问题引起药源性疾病。

3. 强化药学监护及不良反应监测　药学监护是患者获得最佳的药物治疗、保证人民用药安全、提高医疗质量的关键。根据《中华人民共和国药品管理法》的有关规定,开展药品不良反应监测报告工作,有利于尽早察觉各类药源性疾病,使药品监督管理部门和广大医务人员及时了解有关情况并采取必要的预防措施。药师在药学监护和药品不良反应/事件监测工作中可起到关键性作用。

4. 加强处方审核,保障临床安全用药　不合理用药现象极为普遍,药物使用存在很多问题,必须加以解决。药师审查处方,发现问题及时与医师沟通,有利于规范医师的用药行为,从源头上预防或减少药源性疾病的发生。据报道,临床药师对不合理用药的有效干预能降低致死性药源性疾病发生率38%,降低致残性药源性疾病发生率34%,并能有效提高药源性急症抢救的成功率。

5. 提供药物信息情报、循证药学和药品再评价证据　药师可通过对医、护、患进行合理用药宣教,促进临床合理用药,可预防因用药技术问题引起的药源性疾病。药师通过设立"安全用药咨询"窗口,以指导患者安全用药,普及安全用药知识,避免因患者用药依从性不足引起药源性疾病。

临床医生对新药知识的了解需要更新,其已有知识不能够满足对新发药源性疾病的认知;相较而言,药师更关注药品信息,更熟悉各种药品特性,包括药品性能强弱、药效学、药动学,以及药品不良反应、禁忌证、相互作用等,必要时可通过药学研究来寻找证据。因此,药师参与药源性疾病的诊治过程,能够提供更新的药物信息情报,弥补医师在药学知识方面的欠缺,提高药源性疾病确诊与治疗的成功率。

药师运用循证药学手段,在总结个体案例的基础上,筛选出具有普遍性、最为有效的用药证据,制定一个较为系统的评价指南,为临床用药提供可靠依据,以避免出现用药不合理现象,较好地预防药源性疾病的发生。

药师通过收集和整理药品不良反应病例报告,以及药物经济学评价、治疗药物监测、药品质量评价等综合性评价手段,开展上市后药品的综合评价,提供上市药品安全、有效、经济的评价证据,促进合理用药、保障用药安全,可以在一定程度上预防药源性疾病的发生。

6. 参与个体化药物治疗　药师通过开展血药浓度监测和基因检测服务,定时观测和掌握药物在体内的血药浓度变化情况,协同医师随时调整剂量,降低药品不良反应的发生率,减少或避免药源性疾病的发生。

7. 提供药物治疗管理　药物治疗管理(medication therapeutical management,MTM)包括5项基本内容:患者用药治疗评估;患者个人用药记录;起草一份用药相关的监护计划;提出干预措施或转诊患者;做好患者疾病治疗的记录和随访评估。当前,同时患有多种慢性疾病、服用多种药品的人越来越多,重复用药、超剂量用药、违反配伍禁忌用药现象大量存在,这既严重危害患者健康安全,又造成用

药费用严重浪费。药师通过提供全程化的药物治疗管理服务,及时了解和追踪患者健康状况和用药情况,发现和纠正用药差错,主动为患者提出调整用药方案和转诊建议,确保患者能够得到合理的药物治疗,从而很大程度上避免或减少药源性疾病的发生。

(二) 护理人员在药源性疾病预防中的作用

护理人员是医生医嘱的直接执行者和患者药物治疗的直接实施者,其在药源性疾病的预防中作用重大。护理人员在药源性疾病预防中的作用主要体现在以下方面:①通过对患者的健康宣教工作,指导患者正确服用药物和规律饮食,避免因药物-药物之间和药物-食物之间的不良相互作用引发药源性疾病;②执行医嘱前对医嘱用药问题进行再次审核,内容包括药物适应证、给药途径、使用顺序、配伍禁忌等,可以进一步预防药源性疾病的发生;③通过严密监测药品不良反应,收集药物疗效和毒副作用,及时将监测数据和收集的信息反馈给临床医师和药师,积累药品不良反应的处理经验,以减少药源性疾病的发生;④通过患者心理护理,及时疏导和安抚患者情绪,解释患者用药问题,提醒和督导住院患者正确用药,提高患者用药依从性,避免因患者依从性差引起药源性疾病;⑤通过药物分发、配液、输液、护理等医疗过程中的规范操作,严格执行"四查八对",可避免因操作不当导致的药源性疾病;⑥通过及时处理变态反应等药品不良反应/事件,可减轻药源性疾病的不良后果。

(三) 医师在药源性疾病预防中的作用

医师是疾病诊治最核心的医学专业技术人员,在药源性疾病预防中发挥着极为重要的作用。医师通过正确诊断、合理用药,可从根本上避免因用药失误引起的药源性疾病。医师对严重或者意外不良反应/事件及时发现、有效处理和快速上报,并对已发生的药品不良反应进行科学总结,有利于积累该类药品不良反应防治经验,避免类似药害事件再次发生;通过普及药源性疾病的有关知识,使患者能及时发现、报告和简单处理某些药源性疾病,以避免药源性疾病造成更严重的后果。医师及时识别和治疗药源性疾病,也可降低药源性疾病对患者造成的危害。医师利用自身丰富的临床经验和药理学知识,充分了解患者的既往史、用药史以及药品不良反应史和临床表现以及必要的实验室检查和病理学检查资料,可及时识别药源性疾病。调整药物剂量或换药、停药等手段可降低药源性疾病的危害,预防药源性疾病的进一步发展。

(丁玉峰　詹思延)

第二节　药源性疾病的监测与报告

教学目的与要求

1. 掌握药品不良反应的监测方法与报告制度。
2. 熟悉国内外疫苗不良事件的监测现状与报告流程。
3. 了解用药差错和药品质量缺陷的监测与报告制度。

一、药品不良反应监测与报告

(一) 药品不良反应监测发展史及报告制度的形成

药品不良反应监测和报告是指药品不良反应的发现、报告、评价和控制过程,是加强药品管理、提高药品质量、促进医疗水平提高的重要手段,其主要目的是:①尽早发现药品不良反应的信号;②寻找药品不良反应的诱发因素;③探究药品不良反应的发生机制;④定量对药品进行利弊分析;⑤反馈、宣传药品不良反应监测方面的信息,为政府管理的决策提供依据,有效保障人民用药安全和身体健康的目标。

目前,常见的药品不良反应的监测方法包括:

(1)自愿呈报制度(voluntary reporting system):是医务人员将在临床实践过程中发现的可疑 ADR 报告给药品生产、经营企业、ADR 监测专业机构或药品监督管理部门。目前,WHO 国际药物监测合作中心的成员国大多采用这种方法。该方法监测范围广泛,包括上市后的所有药品,且没有时间的限制,参与人员多,不受时间、空间的限制,是 ADR 的主要信息源,也是药品上市后 ADR 监测最简单、最常用的方式,在 ADR 监测中起着极其重要的作用。该系统最大的缺陷是漏报,不能准确计算出某种 ADR 的发生率。另外,由于报告本身的随意性,报告信息不够完善,会导致报告偏倚,从而影响因果关系的确定。

(2)处方事件监测(prescription-event monitoring,PEM):由英国首先实施,其方法是选定一种研究药品后,通过处方计价识别出开过的处方,由药物安全研究小组把这些处方资料贮存起来,在 ADR 报告方面发现某种药品问题值得深入调查时,就向开具过该药处方的医生发出调查表(绿卡),询问暴露于该药后患者的结果。相对于前瞻性队列研究,PEM 的费用较低且不影响医生处方习惯和处方药品,偏倚性小,可以研究潜伏期较长的 ADR,缺点是该研究的可信性取决于医生绿卡的回收率。

(3)医院集中监测系统:是指在一定的时间、一定范围内对某一医院或某一地区所发生的 ADR 及药品利用情况进行详细记录,来探讨 ADR 的发生规律。这种监测既可以针对患有某种疾病的人,也可以针对某种药品来进行。该系统的优点是资料详尽,数据准确可靠,能够计算出 ADR 的相对发生率,并探讨其危险因素;缺点是由于监测得出的数据代表性差,缺乏连续性,且费用较高,应用受到一定限制。

(4)药物流行病学研究:自愿报告系统建立以后,虽然能够及时、广泛收集到较大量的 ADR 信息,但大多数病例的因果关系难以确定,同时难以计算相应 ADR 的发生率。在这种情况下,不少国家纷纷利用流行病学的原理和方法,对可疑的 ADR 进行深入调查研究,常用方法包括病例对照研究、队列研究等。

(5)计算机监测:通常指用计算机收集、贮存和处理与可疑 ADR 有关的患者的临床信息、实验室检查结果、用药情况,或提出一些警告性的信号,再由专业人员对计算机筛选的药品不良事件(adverse drug event,ADE)进行分析、评价,最后确定是否为 ADR,可以明显提高 ADR/ADE 报告率。

药品不良反应报告和监测工作是世界各国药品监督管理体系的重要组成部分,也是保证人民用药安全的有效管理方式,而药品不良反应报告与监测体系的建立和完善却是一个漫长且艰辛的过程。早在 1938 年,即磺胺酏事件发生的第二年,美国国会通过《联邦食品、药品和化妆品法案》,规定药品上市前必须进行毒性试验,药品生产者必须把安全性资料报告美国食品药品管理局(FDA)审批,提高了药品上市后的安全性。20 世纪 60 年代"反应停事件"被看作是药品不良反应监测史上的里程碑。事件发生后,各国政府提高了对药品安全性的重视程度,纷纷建立药品不良反应报告制度。1962 年,美国国会通过《联邦食品、药品和化妆品法案》修正案,规定所有药品不良反应必须报告美国 FDA。1963 年,澳大利亚专家自发成立了澳大利亚药品评估委员会(ADEC),并建议澳大利亚卫生部要关注药品的安全性和有效性;1964 年,英国卫生部成立了药品安全委员会(CSM),并实施"黄卡"制度。瑞典于 1965 年建立了药品不良反应监测报告制度。法国、西班牙、日本、比利时、捷克等国在"反应停事件"后,也都建立了药品不良反应报告制度。目前,大多数国家将监测机构直接设在政府部门内,也有部分国家将具体技术工作设在非政府机构。例如,新西兰、南非、巴基斯坦等设在医科大学或其附属医院,德国、波兰、捷克、印度、罗马尼亚、越南等设在药品检验及研究机构。多数国家采取中央集中管理模式,对卫生专业人员主要采用自愿报告方式,部分国家是强制性报告,如法国、德国、奥地利、西班牙等,而对制药企业大多数是要求强制性报告。对新药要求报告所有药品不良反应,对老药则仅要求报告严重的、新的以及发生率增加的药品不良反应。有关病例报告的因果关系评价尚没有国际公认的方法,迄今仅是对一些术语进行了统一和规范,例如药品名称代码、药品不良反应名称代码、疾病分类代码等。

在多数国家建立药品不良反应报告制度的基础上,WHO 组织实施了国际药品监测计划,组建国际监测组织,包括:

（1）WHO 国际药品监测计划——乌普萨拉监测中心（Uppsala Monitoring Center,UMC）:1968 年,WHO 以澳大利亚、加拿大、新西兰、美国、英国、瑞典等 10 个国家为基础,开始实施“国际药品监测计划”,在美国弗吉尼亚州的亚历山大城成立 WHO 协作组;1970 年迁至日内瓦,改名为世界卫生组织药品监测中心;1978 年再迁至瑞典乌普萨拉,改名为世界卫生组织国际药物监测合作中心,1997 年再次更名为乌普萨拉监测中心。按照 WHO 规定,各成员国国家中心定期向 UMC 报告本国收集的药品不良反应病例,该中心汇总分类后,每 3 个月通过多种方式把信息反馈给各成员国。

（2）国际医学科学组织委员会（Council for International Organizations of Medical Sciences,CIOMS）:是由 WHO 和联合国教科文组织于 1949 年联合建立的非营利性国际组织,从 1987 年开始着手建立另一套药品不良反应报告制度。其主要特点是:强制性要求制药企业报告,同时必须向所有销售该产品的国家的药品监督管理部门报告;不仅收集正常用法用量下的药品不良反应,也收集超剂量用药、药物混用、滥用情况下的不良反应;不仅收集有一定因果关系的药品不良反应,也收集没有明显因果关系的药品不良事件;要求对程度不严重、说明书中已列入的药品不良反应,也要定期汇总报告;同时特别重视药品与可疑药品不良反应之间因果关系的分析评价和药品流行病学的调查与研究,主张对药品进行综合的利弊评价。

（3）国际协调理事会（ICH）:ICH 本身不是常设机构或组织,也没有单独建立上市后药品的药品不良反应报告制度,但为解决和协调 WHO 与 CIOMS 两大报告制度在许多问题上的不一致,统一和协调 ICH 成员国在药品审批管理方面的具体技术要求,提高药品不良反应监测工作的质量和水平,ICH 做了大量工作,也得到了 WHO 和 CIOMS 的认同。

（二）我国药品不良反应监测的发展现况

1984 年,《中华人民共和国药品管理法》颁布,规定药品管理部门、卫生行政部门、药品生产企业、药品经营企业和医疗单位要经常考察并组织调查药品的质量、疗效和不良反应,将药品不良反应监测工作列为药品生产、经营、使用单位和监督管理部门的法定任务。

1988—1990 年,卫生部药政管理局在北京、上海、湖北、广东等省市组织药品不良反应报告制度的试点,制定了《试点工作方案》《药品不良反应报告表》及填表说明,为建立我国药品不良反应报告制度奠定了基础。

1989 年 11 月,我国组建卫生部药品不良反应监察中心,机构设在卫生部中国生物制品检定所内;1999 年 1 月,国家药品监督管理局药品评价中心成立,统一承担药品上市后再评价的技术业务组织工作。同时,原“卫生部药品不良反应监察中心”更名为“国家药品不良反应监测中心”,设在药品评价中心(一套机构,两块牌子),同时,各省、自治区、直辖市也迅速建立药品不良反应监测机构,显示我国药品不良反应监测的专业机构自此诞生。

1999 年 11 月,国家药品监督管理局与卫生部联合发布《药品不良反应监测管理办法(试行)》,对药品不良反应监测工作的报告单位、报告范围、报告程序、报告时限等内容均进行了详细的规定,有力地促进了药品不良反应监测工作的快速发展。2004 年 3 月 4 日,国家食品药品监督管理局和卫生部公布《药品不良反应报告和监测管理办法》正式实施,2011 年 7 月 1 日卫生部发布实施新的《药品不良反应报告和监测管理办法》。

2001 年 12 月 1 日正式施行的新修订的《中华人民共和国药品管理法》第七十一条明确规定,“国家实行药品不良反应报告制度”,标志着我国的药品不良反应监测工作正式步入了法制化的轨道。

2002 年 12 月,我国 31 个省、自治区、直辖市全部组建成立了药品不良反应监测中心,许多省、自治区、直辖市还成立了本地区的二级药品不良反应监测机构。至此,国家药品不良反应监测技术体系框架基本建成,推动了我国药品不良反应监测与管理工作进入一个快速发展的新阶段。

2001—2002 年,国家药品不良反应监测中心完成信息网络的一期建设,为各省级中心提供了初级的电子报告手段。2003 年 11 月,国家药品不良反应信息网络二期建设进入试运行阶段,实现了全国药品不良反应病例报告在线录入目标。

2003 年初,国家药品不良反应监测中心制定了《药品不良反应病例报告规范分级标准》,实现了对病例报告进行规范分级并定期统计分级情况。

2010—2011 年,全国药品不良反应信息网络进行全面改版,增加了统计、信息挖掘等功能。

2019 年修订的《中华人民共和国药品管理法》,强调药品不良反应监测管理模式的同时,进一步明确国家在药品追溯制度方面的责任,建立药物警戒制度,促进药品研发、生产、流通、使用等环节监管的完善和加强。药物警戒从用药者安全出发,发现、评估、预防药品不良反应。要求有疑点就上报,无论药品的质量、用法、用量正常与否,更多地重视以综合分析方法探讨因果关系,容易被广大报告者接受。药物警戒的主要工作内容包括:①早期发现未知药品的不良反应及其相互作用;②发现已知药品不良反应的增长趋势;③分析药品不良反应的风险因素和可能的机制;④对风险/效益评价进行定量分析,发布相关信息,促进药品监督管理和指导临床用药。因此,药品不良反应监测只是药物警戒中一项主要的工作内容。药物警戒工作不仅涉及不良反应监测,还涉及与药物相关的其他问题。

通过 30 余年的努力,药品不良反应报告和监测工作已由起步阶段迈入快速发展阶段,药品安全监管工作逐步与国际接轨,已逐步构建药品不良反应报告和监测体系,并努力将药物警戒和药品风险管理的理念逐渐渗透到药品监管的各领域,但仍有待进一步完善。

(三) 药品不良反应的报告

1. 报告程序　依照《药品不良反应报告和监测管理办法》的有关规定,药品不良反应报告实行逐级、定期报告制度,必要时可以越级报告。

基层单位(包括药品生产、经营企业和医疗卫生机构)发生、发现的可疑不良反应病例均应填写《药品不良反应/事件报告表》,报告省级药品不良反应监测中心,省级药品不良反应监测中心进行核实,给出客观、科学、全面的分析,提出关联性评价后上报国家药品不良反应监测中心,国家药品不良反应监测中心按规定向国家药品监督管理局和国家卫生健康委员会报告。

个人发现药品引起新的或严重的不良反应,可直接向所在地的市级工作站,省、自治区、直辖市药品不良反应监测中心或药品监督管理局报告。

进口药品(包括进口分包装药品)在其他国家或地区发生新的或严重的不良反应,其代理经营单位(或国外制药厂)应直接报告国家药品不良反应监测中心。

进口药品的定期汇总报告上报国家药品不良反应监测中心,国产药品的定期汇总报告上报省级药品不良反应监测中心。

2. 报告范围和时限　医疗卫生机构和经营企业应报告发现的所有可疑药品不良反应。一般的药品不良反应自发现之日起一季度内报告,新的或严重的药品不良反应 15 天内报告,死亡病例须立即报告。

生产企业应报告监测期内药品发生的所有可疑不良反应,非监测期内的药品报告新的或严重的药品不良反应/事件。一般的药品不良反应自发现之日起一季度内报告。新的或严重的药品不良反应 15 天内报告,死亡病例须立即报告。同时,定期对本单位具有批准文号的所有国产药品以《药品不良反应/事件定期汇总表》的形式进行年度汇总,于当年的 1 月前向所在地的省、自治区、直辖市药品不良反应监测中心报告。对新药监测期内的药品每年汇总报告一次,对新药监测期已满的药品,在首次药品批准证明文件有效期届满当年汇总报告一次,以后每 5 年汇总报告一次。医疗卫生机构或生产企业如果发现群体不良反应/事件,应立即向所在地的省、自治区、直辖市药品监督管理局、卫生厅(局)和药品不良反应监测中心报告。

3. 报告形式　我国《药品不良反应报告和监测管理办法》针对药品不良反应/事件的不同报告类型提供了 3 份表格,并对填写要求进行了详细说明,分别是《药品不良反应/事件报告表》(表 2-2-1)、《药品群体不良事件基本信息表》(表 2-2-2)和《境外发生的药品不良反应/事件报告表》(表 2-2-3)。

表 2-2-1　药品不良反应/事件报告表

首次报告□　跟踪报告□　　　　　　　　　　　　　　　　　　　　　　　编码:____

报告类型:新的□　严重□　一般□　报告单位类别:医疗机构□　经营企业□　生产企业□　个人□　其他□

患者姓名:	性别:男□女□	出生日期: 　年　月　日 和年龄:	民族:	体重(kg):	联系方式:

原患疾病:	医院名称: 病历号/门诊号:	既往药品不良反应/事件:有□_____无□不详□ 家族药品不良反应/事件:有□_____无□不详□

相关重要信息:吸烟史□　饮酒史□　妊娠期□　肝病史□　肾病史□　过敏史□_____　其他□_____

药品	批准文号	商品名称	通用名称(含剂型)	生产厂家	生产批号	用法用量(次剂量、途径、日次数)	用药起止时间	用药原因
怀疑药品								
并用药品								

不良反应/事件名称:	不良反应/事件发生时间:　年　月　日

不良反应/事件过程描述(包括症状、体征、临床检验等)及处理情况(可附页)

不良反应/事件的结果:痊愈□　好转□　未好转□　不详□　有后遗症□　表现:_____
　　　　　　　　　　死亡□　直接死因:_____　死亡时间:　年　月　日

停药或减量后,反应/事件是否消失或减轻?　　　　　　是□　否□　不明□　未停药或未减量□
再次使用可疑药品后,是否再次出现同样反应/事件?　是□　否□　不明□　未再使用□

对原患疾病的影响:不明显□　病程延长□　病情加重□　导致后遗症□　导致死亡□

关联性评价	报告人评价:　肯定□　很可能□　可能□　可能无关□　待评价□　无法评价□　签名: 报告单位评价:肯定□　很可能□　可能□　可能无关□　待评价□　无法评价□　签名:

报告人信息	联系电话:		职业:医生□　药师□　护士□　其他□_____	
	电子邮箱:		签名:	

报告单位信息	单位名称:	联系人:	电话:	报告日期:　年　月　日

生产企业请填写信息来源	医疗机构□　经营企业□　个人□　文献报道□　上市后研究□　其他□_____

备注	

表 2-2-2　药品群体不良事件基本信息表

发生地区：		使用单位：				用药人数：
发生不良事件人数：		严重不良事件人数：				死亡人数：
首例用药日期：　　年　月　日				首例发生日期：　　年　月　日		

怀疑药品	商品名	通用名	生产企业	药品规格	生产批号	批准文号

器械	产品名称	生产企业	生产批号	注册号

本栏所指器械是与怀疑药品同时使用且可能与群体不良事件相关的注射器、输液器等医疗器械

不良事件表现：

群体不良事件过程描述及处理情况（可附页）

报告单位意见	
报告人信息	电话：　　　　　　　　电子邮箱：　　　　　　　　签名：
报告单位信息	报告单位：　　　　　　联系人：　　　　　　　电话：

报告日期：　　　年　月　日

表 2-2-3　境外发生的药品不良反应/事件报告表

商品名(中文：　　　　英文：　　　　)通用名(中文：　　　　英文：　　　　)剂型：

编号	不良反应/事件名称	不良反应/事件发生时间	不良反应/事件结果	用药开始时间	用药结束时间	用法用量	用药原因	性别	年龄	初始/跟踪报告	报告来源	来源国家	国内接收日期	备注

注：编号请填写本单位的编号；不良反应结果请填写痊愈，好转，未好转，后遗症，死亡或不详；报告来源请填写自发报告，研究，文献等。

4. 评价 国家和省、自治区、直辖市药品不良反应监测中心应及时对药品不良反应报告进行核实,并作出客观、科学、全面的分析,提出关联性评价意见。对已确认发生严重不良反应的药品,国家药品监督管理局或省、自治区、直辖市药品监督管理局可以采取停止生产、销售、使用的紧急控制措施,并应当在5日内组织鉴定,自完成鉴定结论之日起15日内依法作出行政处理决定。

根据分析评价结果,国家药品监督管理局可以采取责令修改药品说明书,暂停使用、销售和生产的措施。对不良反应严重或者因其他原因危害人体健康的药品,应当撤销该药品的批准证明文件,并予以公布。已经撤销批准证明文件的药品,不得生产、销售、使用或者进口,已经生产或者进口的,由当地药品监督管理部门监督销毁或者处理。

(四)疫苗不良事件的监测与报告

1. 国外疫苗不良事件的监测概况 疫苗是用病原微生物(如细菌、立克次体、病毒等)及其代谢产物,经过人工减毒、灭活或利用基因工程等方法,制成的用于预防传染病的自动免疫制剂。它有效地预防、控制传染病的发生和流行,捍卫着个体和公众的健康。疫苗接种作为20世纪最伟大的公共卫生成就之一,因其经济、有效而被世界各国广泛推荐。20世纪出现了一些涉及疫苗安全事故的公共案例,如1955年的Cutter实验室事件。Cutter实验室制备的脊髓灰质炎疫苗,由于在用甲醛溶液灭活相应病毒时不够彻底,未能杀死所有病毒,12万名儿童接种了Cutter实验室的疫苗后,造成了4万名儿童因此染病,其中260人瘫痪,110人死亡。疫苗的接种对象是健康人群,特别是儿童占较大比重,因此对疫苗安全性的要求通常高于一般药品。部分疫苗的接种属于国家或者地方的免疫规划,具有一定的强制性,一旦出现突发、群发、重大不良事件,不仅危害接种对象的身体健康,还可能造成重大的社会影响,甚至影响公众对于免疫接种的信心。因此,与其他药品相比,社会各界对疫苗的安全性监测方面提出更高的要求。近年来,建立健全疫苗不良事件监测体系已受到世界卫生组织(WHO)及各国政府部门的高度关注。

世界卫生组织(WHO)将预防接种不良事件(adverse event following immunization,AEFI)定义为预防接种疫苗后发生的、被认为由预防接种引起的任何不良反应。根据不同原因,WHO将AEFI分为①疫苗反应:是指因疫苗固有性质引起,在正常的用法用量下出现的不良反应;②实施差错:是指由疫苗储运、准备或接种实施过程中失误导致的副作用;③偶合症:是因受种者在接种时正处于某种疾病的潜伏期或前驱期,接种偶合发病的情况;④注射反应:是指因受种者对注射的恐惧或疼痛而引起的生理或心理反应,也称心因性疾病;⑤不明原因的反应:是指发生的原因难以确定的反应。

目前世界上大多数国家采用操作成本低的自愿报告系统,其中美国已建立了较为完整的监测体系,取得了很多成功的经验。

2. 我国疫苗不良事件的监测 我国分别于2011年首次、2014年再次通过了世界卫生组织开展的国家监管体系(national regulatory authority,NRA)评估,这意味着中国疫苗国家监管体系已达到或超过世界卫生组织按照国际标准运作的全部标准,中国疫苗生产过程、安全性、有效性均符合国际标准。2012年2月,世界卫生组织发布了《全球疫苗安全蓝图》,着眼于疫苗上市后的安全性监测,旨在通过制定全球统一的行动框架,提升全球疫苗安全监测水平。

2019年6月29日,第十三届全国人民代表大会常务委员会第十一次会议经表决通过了《中华人民共和国疫苗管理法》。这部法律包括总则、疫苗研制和注册、疫苗生产和批签发、疫苗流通、预防接种、异常反应监测和处理、疫苗上市后管理、保障措施、监督管理、法律责任、附则共11章,100条,自2019年12月1日起施行。《中华人民共和国疫苗管理法》不仅对疫苗安全进行全程监管,还对疫苗救济方式予以了全面革新,通过建立健全异常反应补偿、损害赔偿制度,实行疫苗强制责任保险制度,着力构建对受种者完善的保障机制,更好地维护公众的合法权益。

在药品不良反应监测系统内,对疫苗监测没有特殊的要求,而是与其他药品等同对待,监测工作也是随药品不良反应监测整体工作向前推进的。我国目前疫苗不良事件监测工作在疾病预防控制系统和药品不良反应监测系统内分别开展,AEFI 报告也主要来源于两部分:一是全国 AEFI 监测系统,二是全国药品不良反应监测网。尚未建立 AEFI 监测系统的省份则是通过药品不良反应监测网进行在线呈报。

总体而言,我国疫苗上市后安全性监测工作虽然经过十多年的发展,已经取得了相当大的成绩,被动监测系统已达到国际水准,并得到世界卫生组织专家认可,但仍存在许多不足,尚未建立主动监测体系,尚未将计算机辅助的信号挖掘工具应用在疫苗风险信号发现中,同时验证信号的能力也是我国的薄弱环节,需要进一步借力,推动我国疫苗上市后监测迈上新的台阶。

二、用药差错监测与报告

(一) 我国用药差错监测

用药差错(medication error,ME)是指药品在临床使用及管理全过程中出现的、任何可以防范的用药疏失,这些疏失可导致患者发生潜在的或直接的损害。用药差错可发生于处方/医嘱开具与传递;药品储存、调剂与分发;药品使用与监测;用药指导及药品管理、信息技术等多环节。其发生可能与专业医疗行为、药品、给药装置和工作流程等有关。

用药差错与医疗技术水平、科学管理水平有关,也涉及文化、伦理、心理和法律等诸多学科领域。全球各国出现用药差错的现象是普遍存在的,调查显示,用药差错占所有医疗事故的 30%~50%,被认为是医疗事故中最大的组成部分。可见,用药安全已经成为威胁患者安全的重要因素。2001 年全球的调查数据表明,在医疗失误中用药差错所占的比例约为 24.7%,其中英国约为 22.2%,荷兰为21.4%,澳大利亚为 19.7%,加拿大约为 17.3%,美国约为 20%。因此,每年增加医疗机构成本费用达几十亿美元。截至 2022 年 12 月 31 日,我国 26 个省市 1 040 家医疗机构参与了安全用药监测,用药差错的报告累计收到 114 231 例。因此,世界范围内各国政府均高度重视用药差错的管理与防范。

完善的用药差错管理体系包括监测、报告、评价及防范等多个环节。目前,美国、英国、加拿大和澳大利亚等发达国家均已建立较成熟的用药差错报告系统,在用药差错的报告、监测、评价和防范等方面已有系列工具和措施出台。我国政府也高度重视用药安全,2011 年卫生部颁布的《医疗机构药事管理规定》中明确定义了用药差错,并提出医疗机构应当建立用药差错监测报告制度。2012 年卫生部颁发的《三级综合医疗机构评审标准实施细则》中,要求医疗机构应实施用药差错报告制度、建立调查处理程序和采取整改措施。2014 年合理用药国际网络(INRUD)中国中心组临床安全用药组、中国药理学会药源性疾病学专业委员会和中国药学会医院药学专业委员会,为更好地落实《医疗机构药事管理规定》等法规,推进各级医疗机构用药差错监测报告体系的构建,最大程度地减少用药差错、保障患者用药安全,汇集临床医学、药学、护理学、循证医学/流行病学、管理学及法学等多学科专业人士,发布了《中国用药错误管理专家共识》,在此基础上制定了一系列各环节用药差错防范指导原则。

(二) 我国的用药差错报告系统

2012 年,INRUD 中国中心组临床安全用药监测网(http://inrud.cdidin.com)建立,采取自愿上报原则,接收各级医疗机构的用药差错报告。现监测网每年发布年度报告,对报告数据进行统计分析,提出相关建议。

三、药品质量缺陷监测与报告

药品质量缺陷也称为药品损害,定义为药品质量不符合国家标准造成的对患者的损害,可对患者健康造成严重威胁。近年来,全球范围内药品质量缺陷事件的数量和发生率均有明显增加。因此,各国政府机构均加大了对药品质量的监管力度。

美国食品药品管理局(FDA)的不良事件报告系统(AERS)涵盖所有药品不良事件(ADE),包括药品不良反应、用药差错和药品质量缺陷,三者均采用 MedWatch 网络系统进行报告,建立中央报告体系捕捉和辨别药品质量问题并对管理规则作出调整,为上市后药品的安全监测提供支持。药品损害事件的报告范围包括细菌污染、包装不良、产品混淆、治疗失败、任何原因所致标签错误、明显理化改变、产品变质和批号不对应等。如果药品在设计、质量和流通储存等方面存在问题,FDA 会与生产厂家进行沟通,要求其召回产品并对其设计和生产流程进行修改,包括修改药品说明书等,严重时会要求药品撤市。同时,FDA 会公布每一个被召回药品的召回等级、召回原因和处理状态等详细信息。药品召回分为 3 个级别:1 级召回,药品缺陷可能会引起严重不良事件甚至死亡;2 级召回,药品可能引起暂时的不良事件或只构成轻微威胁;3 级召回,药品不会引起不良事件,但是不符合 FDA 的生产要求。

我国目前已建立全国范围的药品损害报告体系,但尚未完善。医疗机构临床科室发现药品不良反应、用药差错和药品损害事件后,在积极救治患者的同时,应立即向药学部报告,并做好观察与记录。自愿报告系统能够广泛收集药品损害事件,但是出于对隐私和责任追究等方面的顾虑以及对药品损害辨别不清等方面的原因,信息存在局限性,评估者可能需要通过联系报告者来获取进一步的信息。

（丁玉峰）

第三节　药物安全信息的来源、收集、评价和利用

教学目的与要求

1. 掌握药物安全信息的来源。
2. 熟悉药物安全信息的收集方法。
3. 了解我国药物安全信息评价和利用现状。

一、药物安全信息的来源

药物安全问题可能涉及具体药品的设计、生产、流通、处方、调剂、使用和存储等诸多环节,因此药物安全信息来源多样,主要包括:药政药监管理部门、药品生产和流通企业、医疗卫生机构和患者自身等。目前,世界各国的药品安全报告体系构成不同,总体而言分为自愿报告和强制报告两类。

(一) 药品企业

药品企业作为药品安全的第一责任人,是药物警戒的主体,承担药物安全信息的监测、汇总、报告等责任,目前大多数国家对药品企业制定了强制报告的要求。根据药品不良事件的性质,分为紧急报告和定期报告。通常,对于严重的和非预期的不良事件,药品企业应紧急报告,例如:美国和欧盟均要求在 15 日内报告。对于非严重的不良事件,药品企业也须定期报告。药品定期安全性更新报告(periodic safety update report,PSUR)是目前国际通用的药品安全监测管理手段。PSUR 最早由国际医学科学组织委员会(CIOMS)提出,于 1996 年被人用药品技术要求国际协调理事会(ICH)采纳并列入指导原则 E2C 临床安全性数据管理中,要求药品生产企业提交 PSUR。美国、欧盟、日本等的 PSUR制度发展较为完善,但各国对报告频率的要求有所不同。例如:美国规定药品企业应在药品获批上市后 3 年内每季度汇总报告一次,此后每年汇总报告一次;欧盟规定药品企业应在药品批准上市后 2 年内每 6 个月报告一次,上市后的第 3 年和第 4 年每年报告一次,自第 5 年起每 3 年报告一次。

我国药品不良反应监测工作始于 1998 年,2004 年卫生部和国家食品药品监督管理局(SFDA)颁布了《药品不良反应报告和监测管理办法》(以下简称为《管理办法》)并于 2011 年进行了修订。新

《管理办法》修订的要点之一即是切实加强药品生产企业第一责任人的意识,其中明确指出药品生产企业(包括进口药品的境外制药厂商)、药品经营企业均应当按照规定报告所发现的药品不良反应。对于个例药品不良反应而言,药品生产、经营企业获知新的、严重的不良反应应当在 15 日内报告,其中死亡病例须立即报告,其他药品不良反应应当在 30 日内报告。对于药品群体不良事件,药品生产、经营企业发现后应当立即报告并开展调查,在 7 日内完成调查报告;同时迅速开展自查,分析事件发生的原因并采取相应措施。药品生产企业还应当对本企业生产药品的不良反应报告和监测资料进行定期汇总分析,其中设立新药监测期的国产药品应当自取得批准证明文件之日起、首次进口的药品自取得进口药品批准证明文件之日起,每满 1 年提交一次定期安全性更新报告,直至首次再注册,之后每 5 年报告一次;而其他国产药品,每 5 年报告一次。2012 年,国家食品药品监督管理局印发了《药品定期安全性更新报告撰写规范》,以期规范和指导药品企业的报告撰写并提高其分析评价药品安全问题的能力。PSUR 制度在我国逐步施行。

该报告制度体现了药品企业对社会和民众所承担的法定责任与义务。目前,在欧美国家已成为药物安全信息的主要来源;而在我国,药品企业报告比例总体较低,例如:2017 年药品企业不良反应报告数仅占总报告数的 11.7%,这种现状可能与药品企业对不良反应监测工作的重视不够、能力不足,以及存在思想顾虑等诸多因素有关。2018 年 9 月 29 日,国家药品监督管理局发布了《国家药品监督管理局关于药品上市许可持有人直接报告不良反应事宜的公告》并于 2019 年 1 月 1 日起实施,落实了药品上市许可持有人(包括持有药品批准文号的药品生产企业)不良反应报告主体责任,同时对不履行责任者明确了处罚措施,体现了我国药品不良反应监测制度的逐步完善。

(二) 医疗卫生机构

医疗卫生从业人员,包括医生、护士、药师等,一方面具备医药专业知识,另一方面具备与患者直接接触的机会,因此常常是药物安全问题最直接的发现者。在美国和欧盟,医疗卫生从业人员为自愿报告;而在我国,新《管理办法》中明确指出医疗卫生机构必须指定专(兼)职人员承担本单位的药品不良反应报告和监测工作,与药品生产、经营企业相同,为强制报告。

医疗卫生从业人员,特别是临床医生,不应仅仅是发现某种非预期的、令人不快的或不幸的事件并怀疑其与某种药物的使用有关,更重要的是需要进行严格的鉴别诊断,分析除药物外是否存在其他疾病因素或诱发因素,逐项排除后才应考虑药物在导致该事件中的潜在作用。然而,据国外学者报道,大多数医疗卫生从业人员认为他们在药品不良反应的发现、管理、报告以及如何更好地发挥自身作用方面没有接受过足够的培训。在我国,医疗卫生机构历来是药品不良反应报告的主要来源,长期稳定在 80% 左右。根据 2022 年《国家药品不良反应监测年度报告》,按照报告来源统计,医疗卫生机构的不良反应报告数占总报告数的 87.6%;按报告人职业统计,医生占 55.9%,药师占 25.8%,护士占 112.5%。但据统计分析,医疗卫生机构仍存在漏报现象。以住院患者为例,世界卫生组织(WHO)专家认为住院患者药品不良反应发生率约为 20%,而目前我国报告比例不及 1%,这一方面可能与医疗卫生从业人员工作繁忙、不够重视有关,另一方面可能与担心造成医患纠纷有关。从国内外情况来看,在医/药学生和医疗卫生从业人员中开展药物警戒相关课程或培训是非常有必要的。

(三) 患者

患者是药品不良反应的亲身经历者,也是发现和鉴别该类事件的核心。患者自身的药品安全意识以及与医生、药师等的配合和坦诚程度(如:充分告知潜在的危险因素、药物相互作用等完整医疗信息)至关重要。此外,患者因其用药后的经历和感受,自身就可能成为药品不良反应的上报者。在大多数国家如美国、欧盟等,患者个人均为自愿上报;在我国亦是如此,然而各国患者报告的比例差异较大。在美国,不良反应监测系统每天都会接收到来自患者、消费者或其代言人的药品不良反应报告,患者或消费者报告比例约占 20%。与其他国家相比,我国来自患者的药品不良反应报告比例很低。2017 年患者个人及其他报告仅占总报告数的 0.3%,可能与患者自身意识和上报途径有限相关。尽管新《管理办法》第二十三条指出:个人发现新的或者严重的药品不良反应,可以向经治医师报告,也可以向药品生产、经营企业或者当地的药品不良反应监测机构报告。然而,由于目前我国主要通过国家药品不良反应监测系统进行上报,而该系统只有药品上市许可持有人报告、医疗机构/经营企业报告、监测机构管理3个入口。换言之,患者仅能通过其他人员间接上报而并不能直接上报,而在间接上报过程中的漏报、瞒报情况也并不少见。因此,拓展患者个人上报途径、加强公众教育,使其充分意识到药品不良反应监测的重要意义,均是药物监测工作有待完善的内容。

二、药物安全信息的收集

药品不良反应/事件病例报告表是当前收集药品上市前和上市后安全信息的重要途径。国际组织和各国药品安全监管部门主要依靠报告表来收集药物安全信息,再经过分析、评价后对相关事件做出有效处理。目前已有的药物安全信息收集方法主要包括自发报告系统、处方事件监测和集中监测系统等。

(一)自愿呈报制度

自愿呈报制度(voluntary reporting system)是指医疗卫生从业人员、其他专业人员或消费者自愿地向国家或地区的药物警戒中心、国家管理机构或药品企业报告药品不良反应或事件的系统,在药物上市后安全性问题的发现中发挥着重要作用。目前,全球许多国家和组织都建立了自愿呈报制度,例如:美国的 Food and Drug Administration Adverse Event Reporting System(FAERS)、欧盟的 EudraVigilance、世界卫生组织的 VigiFlow、中国的国家药品不良反应监测系统等。尽管不同国家或地区的自愿呈报制度收集的报告表内容和形式有所不同,但报告原则大致相同,即"可疑即报"。自愿呈报制度的基本特点为"自发",即具有一定的"随意性",因此存在自身局限,例如:漏报率高、报告率不稳定、无法计算发生率、因果关系难以确定等。尽管如此,自愿呈报制度的优点也是显而易见的,例如:监测范围广、监测花费少、监测人员多、监测效果好、高度依赖信息手段等,已成为当前各国药品监督管理部门开展药品安全性监测所依赖的一种形式。

(二)处方事件监测

处方事件监测(prescription-event monitoring,PEM)是英国学者于1965年因"反应停事件"而提出并于1982年正式运行,主要在英国实施,其他国家如日本、新西兰也在实施此项监测工作。PEM 方法是指通过收集处方来积累数据,从中找出药品不良反应信号,计算其发生率和报告率,是监测新上市药品使用安全性的有效方法。由于信息的收集是在医生为患者开具处方之后,因此 PEM 采用的是非干预性、观察性队列研究的方法,研究资料均来自实际的临床用药患者,而非经过筛选的人群,因此具备真实用药的代表性。PEM 的局限性在于治疗分配无系统性,随机,故随机临床研究中资料处理的统计方法不适用于该项研究;此外,该方法的可信性取决于医生的"绿卡"(所使用的调查表为绿色)回收率。PEM 的开展要求医疗从业人员高度的职业使命感和充足的经费,因此目前仅在少数几个国家开展。目前我国没有类似计划。

(三)集中监测系统

集中监测系统是在指定领域(例如:以医院为单位)的记录整理系统。管理部门既可在方案制订阶段介入,也可在监测开始时介入。对于某些药品准备进行上市申请的情形,管理部门可以强制要求处方此药的医生必须上报严重或非预期的不良反应,并将此作为允许其上市的一个条件。监测中心应当规定药物安全信息以正确、适宜的格式进行上报。该类系统同时具备优势和局限,以医院为例,医院集中监测系统收集到的资料准确度高,但往往存在资料存储、管理、统计、分析工作量大,监测范围分散、监测规模较小、连续性差、资料再利用率低等问题。

除此之外,药物安全信息的收集方式还有病例对照研究、队列研究、横断面研究、临床试验、登记注册等。

三、药物安全信息的评价和利用

考虑到自发报告系统的基本原则为"可疑即报",而可疑药品不良反应或事件可能会受到多种因素影响而产生偏倚,例如:数据来源、详细程度、可靠程度、各种混杂因素等,因此存在信号不稳定的问题。这就需要在这些原始数据的基础上,采用规范的方法进一步开展评价研究,所得到的结果才能够成为药政管理决策的有效依据。

美国的药物警戒体系建立得相对较早且较完善,下面以其为例进行介绍。美国主管药物警戒的机构为 FDA,FDA 内负责药物警戒工作的主管机构为药品评审与研究中心(Center for Drug Evaluation and Research,CDER),管理包括除血液、血液组分和疫苗等传统生物制品之外的处方药和非处方药(含生物制品和仿制药)。其下属的监测与流行病学办公室(OSE)是中心内药物警戒的主要负责部门。OSE 评审人员根据新药审评等部门的请求或主动发现不良反应信号,从 FAERS 数据库以及更广泛的数据库(例如:签订合约的商业数据库、联邦政府机构的其他数据库、世界卫生组织以及外国药品管理结构数据库等)中提取数据进行审评以及开展流行病学分析。常采用的研究方法包括:①采用数据挖掘技术检测药品不良反应信号,如报告比值比法、比例报告比值比法、贝叶斯可信传播神经网络法、多项伽马泊松缩量估计法等;②采用药物流行病学方法评估药品安全性风险因素,如队列研究、病例对照研究、病例交叉对照等;③采用药品登记记录管理收集药品风险信息。经研究后,最终生成评审报告,提交给相关部门进行处理,例如:建议药厂进行药品标签更改、撤市等。FDA 药物安全信息评价及利用流程见图 2-3-1。

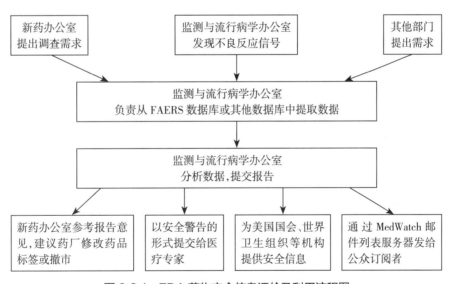

图 2-3-1　FDA 药物安全信息评价及利用流程图

我国目前对药品不良反应的评价模式为报告者、省级中心专业人员、国际中心专业人员三级评价,有的医院还会在上报前作院内评价。评价方法为分级标准,即将因果关系的确实程度分为肯定、很可能、可能、怀疑、不可能五级。该种方法存在一定局限性,例如:对所有报告采用同一种评价方法,而无法检验该方法的可靠性;缺乏完善的药品不良反应/事件报告评价标准和规范,不同评价人对报告属性的判断可能不同;评价过程较为复杂,无法通过简单易行的标准操作规程进行大量报告的评价等。此外,我国的药品不良反应报告数据库统计功能尚不完善,庞大的数据尚未被有效利用。我国的药物警戒工作起步较晚,然而目前国内已有不少学者开始致力于研究药物警戒信息的利用方法,例如:广东省药品不良反应监测中心利用贝叶斯可信传播神经网络法,实现了药品不良反应信号的监测与自动预警。

(范倩倩　赵彬　梅丹)

第三章 药源性疾病的诊断、治疗与法律界定

第一节 药源性疾病的诊断

教学目的与要求

1. 掌握药源性疾病的发病特点和诊断方法。
2. 熟悉药源性疾病的因果关系判定方法。
3. 了解药源性疾病严重程度分级方法。

一、药源性疾病的发病特点

药源性疾病已成为误诊率较高的疾病之一。造成误诊的主要原因是药源性疾病的诊断困难。这首先是由于药源性疾病的继发性,也就是说药源性疾病是在一种或多种原发病治疗的基础上发生的。无论是患者叙述病史还是医师询问病情,常常容易将药物引起的损害误认为原有疾病的加重或并发症,因而造成病史的准确性和全面性欠缺,遗漏或忽略药源性疾病最重要的诊断依据——用药史。其次是由于药源性疾病的非特异性,药物几乎可以损害全身各器官系统,其临床表现大多无特异性,病理损害与其他致病因子引起的病理改变类型相同。第三是临床用药的多样性,在药物治疗中,特别在多科就诊或原有疾病治疗期间出现新的疾病时,往往需要多种药物联合使用,从多种药物中锁定致病药物是极为困难的。

二、药源性疾病诊断的难点

药源性疾病在临床表现、病理组织改变及实验检查等方面与其他疾病很少有特异性不同。对药源性疾病的诊断,很大程度上取决于医生细致和认真的工作态度、丰富的临床经验和药理学知识,以及对药源性疾病的认识。正确的诊断是对药源性疾病进行处理的基础,是研究药源性疾病的关键。药源性疾病的诊断方法包括:

(1)追溯用药史:包括现用药史、既往用药史、药物过敏史和家族史,了解是否有类似的反应。

(2)确定用药时间和/或剂量与临床症状发生的关系:药源性疾病发生于用药之后,用药时间与发病时间的关系密切,根据不同药物的药动学和药效学及其特点和患者症状,确认发病在用药之后的相关时间段内。有些药源性疾病的轻重随剂量变化,剂量加大时症状加重,剂量减少时症状减轻。

(3)排除药物以外的因素:由于药源性疾病的继发性,通过一定的诊疗方法除外原发疾病和其所致的并发症、继发症,以及患者的营养状况和环境因素的影响,才能确立药源性疾病的诊断。

（4）确定致病药物：根据用药顺序确定最可疑的致病药物。对于联合用药，还需设法从多种用药中找到致病药物。

（5）进行必要的实验室检验和病理组织学等检查：依据药源性疾病的临床特征检查患者嗜酸性粒细胞计数、皮试、致敏药的免疫学检查、监测血药浓度或 ADR 的激发试验等；根据病情检查患者受损器官系统及其受损程度，如体格检查、血液学和生物化学检查、器官系统的功能检查、心电图、超声波、X 线等理化检查。

（6）进行流行病学调研：有些药源性疾病在单个病例发生时很难得出正确的诊断，而是要依据许多病例报告，或经流行病学的调研后方能确定。

（7）采用"除激发"与"再激发"方法确定：停药可使疾病停止发展；再次用药又可使疾病再发。但再激发可能给患者带来危险，应慎用。

在诊断任何疾病时，不仅要寻找与某种疾病相符合的线索，还要寻找与某种疾病不相符合的线索，在顺其线索追源的同时，要把药源性疾病的诊断贯穿于所有疾病诊断的始终，认真询问用药史。这样才能提高药源性疾病的诊断率，减少漏诊。

三、药源性疾病的因果关系判定方法

药源性疾病因果关系判定是药物警戒研究的通用程序，目前尚无统一的判断标准与分类标准。借鉴不良反应的因果关系判定方法，遵循其时间性、一致性、特异性、反应程度等基本原则，药源性疾病的因果关系评价方法大致可分为标准化算法、专家判断法、贝叶斯法。

1. 标准化算法　标准化算法是结构化与标准化的评价方法，以问卷的形式提出一系列特定的问题，将因果关系的可能性进行分级评定，是不良反应因果判定最常用的方法。国际比较常用的 2 种方法是 1977 年提出的 Karch 与 Lasagna 评定法以及 1981 年提出的 Naranjo 评定法。Karch 与 Lasagna 评定法主要考虑 5 个方面的内容：反应的发生是否与可疑药物有时间先后关系，是否为已知的不良反应类型，去激发试验，再激发试验，是否能为其他原因所解释。Naranjo 评定法则是根据所罗列的 10 条细则的评分结果分为"肯定""很可能""可能"和"可疑" 4 个等级，用来描述不良反应因果关系的程度。"肯定"≥9 分，"很可能"5~8 分，"可能"1~4 分，"可疑"≤0 分（表 3-1-1）。

表 3-1-1 Naranjo 评定法

评价标准	是	否
该不良反应之前是否有结论性报告	+1	0
该不良事件是否在使用可疑药物后出现	+2	−1
停药或使用拮抗剂，不良反应是否改善	+1	0
再次用药，不良反应是否复现	+2	−1
其他原因是否也可引起该不良反应	−1	+2
给予安慰剂，不良反应是否复现	−1	+1
血药浓度是否为中毒浓度	+1	0
不良反应轻重程度是否与剂量增减有关	+1	0
患者之前使用该药或相似药物是否发生类似的不良反应	+1	0
该不良事件是否经过客观检查证实	+1	0

上述 2 种方法对于"肯定相关"的不良反应因果关系的评价是一致的，包括与药物有合理的时间序列关系，并且药物浓度在体液或组织内已被证实；反应是可疑药物已知的不良反应类型；撤药时不

良反应改善或消失,再次用药不良反应复现。

除普适性的标准化算法外,国外学者提出了针对急性药源性肝病的不良反应因果关系评价方法(Roussel-Uclaf causality assessment method,RUCAM)。该方法考虑到肝细胞型、胆汁淤积型或混合型不同的肝损伤特点,从反应发生时间的一致程度、演变过程的一般程度、危险因素、合并用药、非药物原因引起的可能性、该药已知信息、再激发的反应等7个方面来进行判断,总分范围为 -9~15分,分为"极可能""很可能""可能""可疑""不可能"5个等级。

2. 专家判断法 专家判断法是临床医生或者临床药理学家根据可疑不良反应的所有数据,估计其相对重要性和权重,推断药物与发生不良事件之间因果关系的方法。最具代表性的是 WHO 乌普萨拉监测中心提出的因果关系判断方法(简称为 UMC 评定法)。UMC 评定法将可疑不良反应的因果关系分成6个等级,包括"肯定(certain)""很可能(probable/likely)""可能(possible)""不可能(unlikely)""待评价(conditional/unclassified)""无法评价(unassessible/unclassifiable)",详见表 3-1-2。

表3-1-2 UMC 评定法

评价标准	因果关系等级
临床事件发生在药物使用后合理的时间范围内,并且不能用并发疾病或者同时使用其他药物的作用来解释;对于去激发试验的反应是合理的;事件有明确的药理学或者生物学性质(客观的特异的疾病或者可识别的药理学现象);必要时给予再激发试验	肯定
临床事件发生在药物使用后合理的时间范围内,并且不能归因于并发疾病或者同时使用其他药物的作用;对于去激发试验的反应是合理的;尚不需要再激发试验的信息	很可能
临床事件发生在药物使用后合理的时间范围内,但可以用并发疾病或者同时使用其他药物的作用来解释;可以缺少去激发试验的信息	可能
临床事件发生在与药物使用无因果关系的时间,其他药物或并发疾病的作用能够进行解释	不可能
实验室检查异常等临床事件,安全性数据需要进一步补充和评价	待评价
安全性信息不足或存在矛盾,尚无法评价	无法评价

UMC 评定法重视临床事件与可疑药物使用的时间序列关系,并且考虑了临床与药理学方面的信息,对"不可能"的病例进行了定义。该方法为了观察未知的或者未期望的不良反应,在因果关系评价内容中并未考虑之前药物所发生的不良反应信息。

中国国家药品不良反应监测中心参照 UMC 评定法,于1994年制定了相应的因果关系判断准则(简称为卫生部评定法),见表 3-1-3。卫生部评定法遵循了不良反应因果关系判断的基本原则,考虑了不良反应发生的时间性、一致性、发生强度、特异性方面的因素,其内容类似于 Karch 与 Lasagna 评定法。卫生部评定法对于判断不良反应因果关系的权重和先后应用次序并不相同,前3项是因果关系成立的必要条件。当第1、3项符合而第2项不符合时,需要考虑是否为新的不良反应类型。

表3-1-3 卫生部评定法

内容	因果关系等级				
	肯定有关	很可能有关	可能有关	可疑	无关
反应在用药后,是否符合合理时间顺序	是	是	是	是	是
是否符合已知的不良反应类型	是	是	是	否	情况不明
非药物其他原因是否能解释	否	否	难以判定	难以判定	情况不明
减量或停药后不良反应是否转归	是	是	难以判定	难以判定	情况不明
重复用药反应是否再现	是	情况不明	情况不明	情况不明	否

3. 贝叶斯法 贝叶斯法是运用概率论语言进行可疑不良反应因果关系评价,考虑到所有可利用的流行病学背景以及病例信息,目标是计算药物 D 引起特定不良事件 E 的后验比(posterior odd),即支持药物是不良事件原因的后验比。澳大利亚首次将概率论的方法运用于因果关系评价中。该方法评价可能影响药物引发特定不良反应可能性的 5 个要素,包括用药史、发作时间、症状特征、去激发试验结果、再激发试验结果。通过后验比说明在几种可能的原因中,某种原因导致该事件的可能性大小。其中贝叶斯法的实施步骤主要分为:确定病例的参数,收集病例有关资料,估算先验比,估算似然率,计算后验比。

综合国内外不良反应因果关系判断方法,虽然不同的方法间存在差异,但是也有共同的特点。几乎每一种方法均对不良反应因果关系进行分级,通过分级来判断可疑药物与发生的不良事件之间的因果关系。每一种因果关系评价方法均有其优缺点,现有文献尚无证据证明某一种方法可作为因果关系判断的"金标准",因此在临床实际中应遵循因果关系判断的基本原则,考虑患者的实际情况和可操作性,选择较为常用、能够基本反映药源性疾病特征的评价方法。

四、药源性疾病严重程度分级

药源性疾病目前尚无统一的严重程度分级标准,由于药源性疾病就是药品不良反应在一定条件下产生的较为严重的后果,药品不良反应严重程度分级标准可作为药源性疾病严重程度分级中判定的依据,常见严重程度分级如下:

世界卫生组织提供的 ADR 分级标准将 ADR 根据其严重程度分为 I、II、III和IV级:I 级,致命或有生命威胁,须立即撤药并作紧急处理者,或不良反应持续 1 个月以上者;II 级,患者不良反应症状明显,有各器官病理生理改变或检验结果异常,被迫撤药并作特殊处理,对患者康复已产生直接影响,或者不良反应持续 7 天以上者;III 级,患者难以忍受,被迫停药或者减药,经过一般的对症处理后可好转,且对患者的康复没有直接影响者;IV 级,患者可以忍受,不需要停药或者减量,经过一般的对症处理或者不需要处理即可较快恢复,且对患者的康复没有直接影响者。

2009 年,美国卫生与公共服务部与美国国家癌症研究所共同发布《常见不良反应事件评价标准(CTCAE)》,将各系统的不良反应分为 5 个等级。其中,1 级为轻度;2 级为中度;3 级为重度或有重要医学意义;4 级为危及生命,需紧急治疗;5 级为死亡。

我国《药品不良反应报告和监测管理办法》以"一般的"和"严重的"来区分 ADR 造成的损害严重程度,对严重的 ADR 和新的 ADR 进行了描述性定义。国家药品监督管理局的网上 ADR 呈报系统据此将 ADR 分为新的 ADR 或旧的 ADR,每类又分为一般的 ADR 和严重的 ADR。

2019 年 12 月,国家药品监督管理局发布的《预防用疫苗临床试验不良事件分级标准指导原则》中,将不良反应分为 4 个等级:1 级为轻度,2 级为中度,3 级为严重,4 级为有潜在的生命威胁。

(丁玉峰)

第二节　药源性疾病的实验室检查与监测方法

―― 教学目的与要求 ――

1. 掌握常见药源性疾病的实验室检查与监测方法。

2. 熟悉治疗药物浓度与基因检测的临床意义及应用。

3. 了解药源性疾病的实验室检查与监测方法发展趋势。

一、血药浓度的检测

血药浓度能反映药物在人体内吸收、分布、代谢以及排泄的一个动态变化平衡,是判断药物治疗效果及其毒性的重要指标。治疗药物监测(therapeutic drug monitoring,TDM)是一门新兴的医学边缘分支学科,是近代药物治疗过程中具有跨时代意义的医学进展之一;是临床药物治疗学、临床药理学、药物代谢理论与药物浓度测定技术有机结合的过程。TDM 是以药动学原理为指导,通过各种现代化的测试手段和技术,分析测定药物及其代谢产物等在血液中的浓度,探索药物浓度的安全、有效范围;并应用各种药物动力学方法、群体药动学模型来计算最佳的给药剂量及其给药间隔等,用于评价疗效或确定给药方案,使给药方案个体化,以提高药物治疗水平,达到临床安全、有效、合理使用药物的目的。

临床上血药浓度监测通常用于一些治疗窗窄、毒性强、副作用大、服药周期长、服药后个体差异大的药物。目前,国内开展治疗药物监测的药物有:丙戊酸钠、苯巴比妥、卡马西平、苯妥英钠、氨茶碱、地高辛、环孢素、甲氨蝶呤等。随着检测技术以及人才的发展,治疗药物监测技术日新月异,监测的药物品种也日益增加(表 3-2-1),这为临床患者的个体化用药治疗提供了一定的基础。血药浓度监测的临床实践已充分肯定了其对于药物治疗的指导与评价作用,以及提高合理用药水平所起的作用。例如,通过治疗药物监测和个体化给药方案,使癫痫发作的控制率从 47% 提高到了 74%。

表 3-2-1　临床上常见血药浓度监测药物

药物分类	药物名称
强心苷	地高辛、洋地黄毒苷
抗癫痫药	苯妥英钠、苯巴比妥、卡马西平、扑米酮、丙戊酸钠、乙琥胺
抗心律失常药	利多卡因、普鲁卡因胺、奎尼丁等
β 受体拮抗剂	普萘洛尔、阿替洛尔、美托洛尔等
平喘药	氨茶碱
抗抑郁药	丙米嗪、地昔帕明、阿米替林、多塞平等
抗躁狂症药	碳酸锂
免疫抑制药	他克莫司、环孢素
抗生素	氨基糖苷类、万古霉素、氯霉素等
抗肿瘤药	甲氨蝶呤、环磷酰胺、多柔比星等

尽管分析技术发展很快,但并不是所有的药物都需要监测血药浓度。如血药浓度和疗效相关性不强的药物、安全范围宽的药物以及疗效显而易见的药物,则无须监测。

二、基因检测

基因是 DNA 分子上的功能片段,是遗传信息的基本单位,是决定一切生物物种最基本的因子。像血液分为不同血型一样,人体中正常基因也分为不同的基因型,即基因多态性。不同的基因型对环境因素的敏感性不同,敏感基因型在环境因素的作用下可引起疾病。另外,单独由异常基因直接引起的疾病,被称为遗传病。引发疾病的根本原因有 3 种:基因的后天突变;正常基因与环境之间的相互作用;遗传的基因缺陷。

绝大部分疾病都可以在基因中发现病因。健康的身体依赖身体不断更新,保证蛋白质数量和质量的正常,这些蛋白质互相配合以保证身体各种功能的正常执行。每一种蛋白质都是一种相应基因的产物。基因可以发生变化,有些变化不引起蛋白质数量或质量的改变,有些则会引起。基因的这种改变叫作基因突变。蛋白质在数量或质量上发生变化,可能会引起身体功能的不正常以致造成疾病。

基因检测在疾病的治疗过程中有着不可取代以及越来越重要的地位。基因检测是通过血液、其他体液或细胞对 DNA 进行检测的技术,是取被检测者脱落的口腔黏膜细胞或其他组织细胞,扩增其基因信息后,通过特定设备对被检测者细胞中的 DNA 分子信息进行检测,预知身体患疾病的风险,分析它所含有的各种基因情况,使人们能了解自己的基因信息,从而通过改善自己的生活环境和生活习惯,避免或延缓疾病的发生。基因检测可以诊断疾病,也可以用于疾病风险的预测。目前应用最广泛的基因检测是新生儿遗传性疾病的检测、遗传疾病的诊断和某些常见病的辅助诊断。目前有 1 000 多种遗传性疾病可以通过基因检测技术作出诊断。预测性基因检测即利用基因检测技术在疾病发生前就发现疾病发生的风险,提早预防或采取有效的干预措施。目前已经有数百种疾病可以用基因检测的方法进行预测。基因检测的方法主要有:荧光定量聚合酶链式反应(PCR)、基因芯片、液态生物芯片与微流控技术等。

(丁玉峰)

第三节　药源性疾病的治疗

教学目的与要求
1. 掌握药源性疾病的处理原则。
2. 了解药源性疾病的应急管理措施。

一、药源性疾病的处理原则

发生药源性疾病应紧急处置,避免处理不及时导致药害事件进一步加重,引起患者器官功能损害、机体失能,甚至导致患者死亡。药源性疾病的处理原则如下:

(1)及时停药,祛除病因:怀疑或发现出现的病症是由药物所引起,临床治疗允许时,首先是停止应用的所有药物。这样做不仅可能及时制止药物继续损害机体,而且有助于诊断。

(2)加强排泄,延缓吸收:多数药源性疾病具有自限性,通常停药后无须进行特殊处理。但对于剂量相关型的药源性疾病,可采取静脉输液、催吐、洗胃、导泻、灌肠、利尿、碱化或酸化尿液、人工透析等手段加快排泄,延缓和减少药物的吸收。

(3)拮抗剂的应用:利用药物的相互拮抗作用来降低药理活性,减轻药品不良反应。例如,利用鱼精蛋白来拮抗肝素的抗凝活性,用于治疗肝素过量引起的出血。

(4)变态反应的治疗:对于一般变态反应可使用异丙嗪、氯苯那敏、苯海拉明等抗组胺药治疗;对于过敏性休克,治疗的关键是迅速缓解呼吸道阻塞和循环衰竭,首选肌内注射肾上腺素。

(5)对受损器官的治疗:对药物引起的各种器官系统损害的治疗方法与其他病因引起的相应器官损害的治疗方法相同。如药源性高血压在停药后血压仍高者,可参考原发性高血压患者降压策略,选择抗高血压药治疗。

(6)对症处理:对过敏性皮肤损害可对症局部用药,缓解瘙痒的症状;对恶心、呕吐等消化道反应可给予止吐治疗;对药物引起的发热可用解热镇痛药治疗。需要注意的是,有部分患者可能对多种药物敏感,在进一步治疗和选择药物时应简化治疗措施,避免使用同类药物。

二、药源性疾病的应急管理

面对近年来频频发生的用药差错事件,相关管理部门要求药品监管稽查要转变工作思路,坚持预防与处置并重的原则,防止并减少用药差错事件的发生。在预防用药差错中,严格执行查对制度,确保药物质量、用药剂量、浓度准确无误;注意输注速度应根据患者的年龄、病情、身体状况及药物性质调节。对年老体弱、心肺功能不全等患者应控制滴速,重点关注高危药品的输入速度;确保正确的用药时间及顺序:一般情况下,依据患者病情的缓急或病情变化、药物的药理性质、药物半衰期决定给药时间,安排输液顺序,在规定时间给药。当发现用药差错后,应立即停止继续用药并立即报告值班医生;密切监护患者的神志、体温、呼吸、血压等生命体征的变化并配合医生采取相应措施,如发生严重变态反应,参照过敏性休克的处理程序;如反应较轻或暂时无反应,则遵医嘱给予相应处理。

目前我国在国家层面上还没有特定统一的用药差错事件应急预案。随着近年来用药差错事件的不断出现,通过一系列事件的应急处理,各职能部门也在不断地摸索着用药事件应急处理的规律和特点,对于用药差错事件的认识反思与处理逐渐完善。

(丁玉峰)

第四节 药源性损害的法律界定与补偿

教学目的与要求

1. 掌握药源性损害可能产生的法律责任,责任主体、责任形式以及责任的分类。
2. 熟悉《药品管理法》《疫苗管理法》《民法典》等法律对药源性损害法律责任的相关规定。
3. 了解《医疗纠纷预防和处理条例》关于药源性损害的责任认定程序和受损害人主张权利的途径。

一、药源性损害及其法律责任概述

本书中使用了药品不良反应、药源性疾病等若干概念,而在本节我们使用"药源性损害"这个概念。药源性损害,是指药品不良反应以及因不合理用药所致的药物毒副作用,重点在于考察用药行为的合法性、不良用药行为与损害后果之间的因果关系,以及由此产生的法律责任。

本书讨论的"药品不良反应""药源性疾病""药源性损害",从其定义和概念来看,用药行为与患者损害后果之间的因果关系存在,但不涉及用药行为是否存在过错。法律责任的产生并不以损害后果作为唯一依据,不是所有的药源性损害都涉及法律责任。是否需要承担法律责任,由谁承担法律责任,承担什么样的法律责任,要以《中华人民共和国刑法》(以下简称《刑法》)、《中华人民共和国药品管理法》(以下简称《药品管理法》)、《中华人民共和国疫苗管理法》(以下简称《疫苗管理法》)、《中华人民共和国民法典》(以下简称《民法典》)等有关的法律法规作为依据。

构成法律责任的相关要件,首先要有损害事实,还要有法律责任主体、违法行为或违约行为、主观过错、因果关系4个方面的构成要件。

1. **损害事实** 即受到的损失和伤害的事实,包括对人身、财产、精神的损失和伤害。

2. 法律责任主体 指违法主体或者承担法律责任的主体。责任主体不完全等同于违法主体。

3. 违法行为或违约行为 指违反法律所规定的义务、超越权利的界限行使权利以及侵权行为的总称,包括犯罪行为和一般违法行为。

4. 主观过错 即承担法律责任主体的主观故意或者过失。

5. 因果关系 即行为与损害之间的因果关系,它是存在于自然界和人类社会中各种因果关系的特殊形式。

二、药源性损害的责任主体

纯粹意义上的药品不良反应不存在法律责任(各方无过错的预防接种异常反应除外),受害人自己滥用药物导致的不良后果由其自行承担,需要重点讨论并且难以界定的是药品(疫苗)质量问题、伪劣药品(疫苗)、药品(疫苗)临床试验、医疗护理过错,以及涉及多种行为共同导致的药源性损害的责任主体。

1. 药品(疫苗)上市许可持有人制度 2019 年 12 月 1 日起施行的《药品管理法》第六条规定:国家对药品管理实行药品上市许可持有人制度。药品上市许可持有人依法对药品研制、生产、经营、使用全过程中药品的安全性、有效性和质量可控性负责。

药品上市许可持有人是指取得药品注册证书的企业或者药品研制机构等,对药品的非临床研究、临床试验、生产经营、上市后研究、不良反应监测及报告与处理等承担责任。其他从事药品研制、生产、经营、储存、运输、使用等活动的单位和个人依法承担相应责任。药品上市许可持有人的法定代表人、主要负责人对药品质量全面负责。发生药品质量问题或者伪劣药品所致的药源性损害,由"药品上市许可所有人"承担法律责任。

疫苗上市许可持有人,是指依法取得疫苗药品注册证书和药品生产许可证的企业。《疫苗管理法》第五条规定:疫苗上市许可持有人应当加强疫苗全生命周期质量管理,对疫苗的安全性、有效性和质量可控性负责。

2. 药物(疫苗)临床试验的申办者 国家药品监督管理局、国家卫生健康委发布并于 2020 年 7 月 1 日起施行的《药物临床试验质量管理规范》明确临床试验的申办者,是指负责临床试验的发起、管理和提供临床试验经费的个人、组织或者机构。该规范第三十九条规定:"申办者应当采取适当方式保证可以给予受试者和研究者补偿或者赔偿:(一)申办者应当向研究者和临床试验机构提供与临床试验相关的法律上、经济上的保险或者保证,并与临床试验的风险性质和风险程度相适应。但不包括研究者和临床试验机构自身的过失所致的损害。(二)申办者应当承担受试者与临床试验相关的损害或者死亡的诊疗费用,以及相应的补偿。申办者和研究者应当及时兑付给予受试者的补偿或者赔偿。(三)申办者提供给受试者补偿的方式方法,应当符合相关的法律法规。(四)申办者应当免费向受试者提供试验用药品,支付与临床试验相关的医学检测费用。"

药物(疫苗)临床试验中发生医疗事故或医疗过错的,研究者(医疗机构、医务人员)依法承担医疗事故和/或医疗损害责任。

3. 医疗机构及其医务人员 因医疗过错(差错、事故、未按规定方法用药等行为)导致患者药源性损害的,医疗机构和医务人员分别承担行政责任和/或刑事责任,对受害人的民事(赔偿等)责任,按照《民法典》的规定进行。

三、药源性损害法律责任的种类

药源性损害涉及的法律责任种类有 3 种:刑事责任、行政责任和民事责任。

1. 刑事责任　刑事责任适用刑法。刑法第三百三十五条规定了医疗事故罪：医务人员由于严重不负责任，造成就诊人死亡或者严重损害就诊人身体健康的，处三年以下有期徒刑或者拘役。

特别值得注意的是，2021年3月1日起施行的刑法修正案（十一），将刑法第一百四十一条修改为："生产、销售假药的，处三年以下有期徒刑或者拘役，并处罚金；对人体健康造成严重危害或者有其他严重情节的，处三年以上十年以下有期徒刑，并处罚金；致人死亡或者有其他特别严重情节的，处十年以上有期徒刑、无期徒刑或者死刑，并处罚金或者没收财产。药品使用单位的人员明知是假药而提供给他人使用的，依照前款的规定处罚。"将刑法第一百四十二条修改为："生产、销售劣药，对人体健康造成严重危害的，处三年以上十年以下有期徒刑，并处罚金；后果特别严重的，处十年以上有期徒刑或者无期徒刑，并处罚金或者没收财产。药品使用单位的人员明知是劣药而提供给他人使用的，依照前款的规定处罚。"在刑法第一百四十二条后增加一条，作为第一百四十二条之一："违反药品管理法规，有下列情形之一，足以严重危害人体健康的，处三年以下有期徒刑或者拘役，并处或者单处罚金；对人体健康造成严重危害或者有其他严重情节的，处三年以上七年以下有期徒刑，并处罚金：（一）生产、销售国务院药品监督管理部门禁止使用的药品的；（二）未取得药品相关批准证明文件生产、进口药品或者明知是上述药品而销售的；（三）药品申请注册中提供虚假的证明、数据、资料、样品或者采取其他欺骗手段的；（四）编造生产、检验记录的。有前款行为，同时又构成本法第一百四十一条、第一百四十二条规定之罪或者其他犯罪的，依照处罚较重的规定定罪处罚。"

2. 行政责任　行政责任适用《药品管理法》和《疫苗管理法》等法律、行政法规。《药品管理法》明确了药品上市许可持有人的全面责任；规定了生产、销售、运输、建立交易平台、使用假药劣药的行政法律责任；规定了药品临床试验的行政责任。《药品管理法》专设了第六章"医疗机构的药事管理"。

除了规定"药品上市许可持有人、药品生产企业、药品经营企业或者医疗机构违反本法规定，给用药者造成损害的，依法承担赔偿责任"以外，《药品管理法》还特别规定了药品上市许可持有人、药品经营企业和医疗机构未按照规定开展药品不良反应监测或者报告疑似药品不良反应的法律责任。

《疫苗管理法》亦明确规定了违反该法的法律责任。值得注意的是，与从重追究刑事责任相一致，《疫苗管理法》规定的行政责任亦远大于《药品管理法》。例如关于制售假药的行政责任的罚款金额，《药品管理法》规定的是"违法生产、销售的药品货值金额十五倍以上三十倍以下的罚款；货值金额不足十万元的，按十万元计算"；而《疫苗管理法》规定的是"违法生产、销售疫苗货值金额十五倍以上五十倍以下的罚款，货值金额不足五十万元的，按五十万元计算"。

疾病预防控制机构、接种单位、医疗机构未按照规定报告疑似预防接种异常反应、疫苗安全事件等，或者未按照规定对疑似预防接种异常反应组织调查、诊断等的，依法承担行政责任。

对于法律责任，《疫苗管理法》还规定："本法未作规定的，适用《中华人民共和国药品管理法》《中华人民共和国传染病防治法》等法律、行政法规的规定。"

3. 民事责任　《民法典》第七编侵权责任编规定：行为人因过错侵害他人民事权益造成损害的，应当承担侵权责任。依照法律规定推定行为人有过错，其不能证明自己没有过错的，应当承担侵权责任。行为人造成他人民事权益损害，不论行为人有无过错，法律规定应当承担侵权责任的，依照其规定。侵权行为危及他人人身、财产安全的，被侵权人有权请求侵权人承担停止侵害、排除妨碍、消除危险等侵权责任。侵害他人造成人身损害的，应当赔偿医疗费、护理费、交通费、营养费、住院伙食补助费等为治疗和康复支出的合理费用，以及因误工减少的收入。造成残疾的，还应当赔偿辅助器具费和残疾赔偿金；造成死亡的，还应当赔偿丧葬费和死亡赔偿金。侵害自然人人身权益造成严重精神损害的，被侵权人有权请求精神损害赔偿。受害人和行为人对损害的发生都没有过错的，依照法律的规定由双方分担损失。

药源性损害的民事责任包括产品责任和医疗损害责任两种侵权责任，《民法典》分别在第七编的第四章和第六章中予以规定。

第四章"产品责任"规定,因产品存在缺陷造成他人损害的,生产者应当承担侵权责任。因产品存在缺陷造成他人损害的,被侵权人可以向产品的生产者请求赔偿,也可以向产品的销售者请求赔偿。产品缺陷由生产者造成的,销售者赔偿后,有权向生产者追偿。因销售者的过错使产品存在缺陷的,生产者赔偿后,有权向销售者追偿。因运输者、仓储者等第三人的过错使产品存在缺陷,造成他人损害的,产品的生产者、销售者赔偿后,有权向第三人追偿。因产品缺陷危及他人人身、财产安全的,被侵权人有权请求生产者、销售者承担停止侵害、排除妨碍、消除危险等侵权责任。产品投入流通后发现存在缺陷的,生产者、销售者应当及时采取停止销售、警示、召回等补救措施;未及时采取补救措施或者补救措施不力造成损害扩大的,对扩大的损害也应当承担侵权责任。依据规定采取召回措施的,生产者、销售者应当负担被侵权人因此支出的必要费用。明知产品存在缺陷仍然生产、销售,或者没有依据前条规定采取有效补救措施,造成他人死亡或者健康严重损害的,被侵权人有权请求相应的惩罚性赔偿。

第六章"医疗损害责任"规定:"患者在诊疗活动中受到损害,医疗机构或者其医务人员有过错的,由医疗机构承担赔偿责任。医务人员在诊疗活动中应当向患者说明病情和医疗措施。需要实施手术、特殊检查、特殊治疗的,医务人员应当及时向患者具体说明医疗风险、替代医疗方案等情况,并取得其明确同意;不能或者不宜向患者说明的,应当向患者的近亲属说明,并取得其明确同意。医务人员未尽到前款义务,造成患者损害的,医疗机构应当承担赔偿责任。因抢救生命垂危的患者等紧急情况,不能取得患者或者其近亲属意见的,经医疗机构负责人或者授权的负责人批准,可以立即实施相应的医疗措施。医务人员在诊疗活动中未尽到与当时的医疗水平相应的诊疗义务,造成患者损害的,医疗机构应当承担赔偿责任。患者在诊疗活动中受到损害,有下列情形之一的,推定医疗机构有过错:(一)违反法律、行政法规、规章以及其他有关诊疗规范的规定;(二)隐匿或者拒绝提供与纠纷有关的病历资料;(三)遗失、伪造、篡改或者违法销毁病历资料。因药品、消毒产品、医疗器械的缺陷,或者输入不合格的血液造成患者损害的,患者可以向药品上市许可持有人、生产者、血液提供机构请求赔偿,也可以向医疗机构请求赔偿。患者向医疗机构请求赔偿的,医疗机构赔偿后,有权向负有责任的药品上市许可持有人、生产者、血液提供机构追偿。患者在诊疗活动中受到损害,有下列情形之一的,医疗机构不承担赔偿责任:(一)患者或者其近亲属不配合医疗机构进行符合诊疗规范的诊疗;(二)医务人员在抢救生命垂危的患者等紧急情况下已经尽到合理诊疗义务;(三)限于当时的医疗水平难以诊疗。前款第一项情形中,医疗机构或者其医务人员也有过错的,应当承担相应的赔偿责任。"

四、预防接种异常反应的补偿原则

"预防接种异常反应",是指合格的疫苗在实施规范接种过程中或者实施规范接种后造成受种者机体组织器官、功能损害,相关各方均无过错的药品不良反应。

下列情形不属于预防接种异常反应:

1. 因疫苗本身特性引起的接种后一般反应。

2. 因疫苗质量问题给受种者造成的损害。

3. 因接种单位违反预防接种工作规范、免疫程序、疫苗使用指导原则、接种方案给受种者造成的损害。

4. 受种者在接种时正处于某种疾病的潜伏期或者前驱期,接种后偶合发病。

5. 受种者有疫苗说明书规定的接种禁忌,在接种前受种者或者其监护人未如实提供受种者的健康状况和接种禁忌等情况,接种后受种者原有疾病急性复发或者病情加重。

6. 因心理因素发生的个体或者群体的心因性反应。

《疫苗管理法》第五十六条规定:国家实行预防接种异常反应补偿制度。实施接种过程中或者实施接种后出现受种者死亡、严重残疾、器官组织损伤等损害,属于预防接种异常反应或者不能排除的,应当给予补偿。

疫苗分为两类:免疫规划疫苗和非免疫规划疫苗。免疫规划疫苗,是指居民应当按照政府的规定接种的疫苗,包括国家免疫规划确定的疫苗;非免疫规划疫苗,是指由居民自愿接种的其他疫苗。

两类疫苗发生异常反应的,补偿费用的来源有所不同。接种免疫规划疫苗所需的补偿费用,由省、自治区、直辖市人民政府财政部门在预防接种经费中安排;接种非免疫规划疫苗所需的补偿费用,由相关疫苗上市许可持有人承担。国家鼓励通过商业保险等多种形式对预防接种异常反应受种者予以补偿。

五、超说明书用药的法律责任

1. 药品说明书是法定文件　药品说明书是载明药品的重要信息的法定文件,《药品管理法》第四十九条规定:"药品包装应当按照规定印有或者贴有标签并附有说明书。标签或者说明书应当注明药品的通用名称、成分、规格、上市许可持有人及其地址、生产企业及其地址、批准文号、产品批号、生产日期、有效期、适应证或者功能主治、用法、用量、禁忌、不良反应和注意事项。麻醉药品、精神药品、医疗用毒性药品、放射性药品、外用药品和非处方药的标签、说明书,应当印有规定的标志。"

2. 药品说明书的法律地位　《药品管理法》将"药品临床应用指导原则""临床诊疗指南"和"药品说明书"三种文件,并列作为医疗机构应当遵循的合理用药依据。第七十二条规定:"医疗机构应当坚持安全有效、经济合理的用药原则,遵循药品临床应用指导原则、临床诊疗指南和药品说明书等合理用药,对医师处方、用药医嘱的适宜性进行审核。医疗机构以外的其他药品使用单位,应当遵守本法有关医疗机构使用药品的规定。"

3. 超说明书用药的现状　目前,超说明书用药的情况非常普遍,甚至出现在各学科的"指南"中。造成这一现象的根本原因是药品说明书的更新滞后于临床实践的发展。新药批准时往往基于有限的临床数据,而药品上市后经过临床实践会有很多新的发现和经验。由于更新药品说明书内容的审批过程复杂,制药公司需要花费大量时间、消耗巨额费用,才能完成符合注册要求的临床研究证据,药品说明书的更新往往滞后于临床医学实践的发展。此外,一些罕见病、儿童用药等因无法得到充分的循证医学证据,而更易出现超说明书用药的情况。

4. 超说明书用药的合法性　超说明书用药风险很大,比遵循说明书用药更容易导致药源性损害。然而,超说明书用药不等于不合理用药。2022年3月1日起实施的《中华人民共和国医师法》明确规定了符合一定条件的超说明书用药的合法性。该法第二十九条规定:医师应当坚持安全有效、经济合理的用药原则,遵循药品临床应用指导原则、临床诊疗指南和药品说明书等合理用药。在尚无有效或者更好的治疗手段等特殊情况下,医师取得患者明确知情同意后,可以采用药品说明书中未明确但具有循证医学证据的药品用法实施治疗。医疗机构应当建立管理制度,对医师处方、用药医嘱的适宜性进行审核,严格规范医师用药行为。

5. 超说明书用药所致的药源性损害的法律责任　根据《中华人民共和国医师法》对超说明书用药的规定和有关专家共识的意见,在以下条件都具备的情况下,不属于医疗过错,医疗机构及其医务人员无须承担民事责任。①临床诊疗过程中,无其他合理的可替代药物治疗方案时,为了患者的利益选择超说明书用药;②充分考虑药品不良反应、禁忌证、注意事项等,权衡患者获得的利益和可能带来的风险,保证该药物治疗方案是可供选择的最佳方案;③有充分的文献报道、循证医学研究结果等证据支持;④经所在医疗机构药事管理与药物治疗学委员会批准并备案后实施;⑤实施已备案的超说明书用药,应向患者或家属告知用药理由、治疗方案、预期效果以及可能出现的风险,征得患者或其家属的明确(书面)同意。

六、药源性损害的责任认定程序和主张权利途径

1. 责任认定程序　发生药源性损害,受害人提出权利主张,首先要对责任进行认定。责任认定的程序与当事人主张权利的方式有关。根据 2018 年 10 月 1 日开始实施的《医疗纠纷预防和处理条例》,发生医疗纠纷,医患双方可以通过下列途径解决:双方自愿协商;申请人民调解;申请行政调解;向人民法院提起诉讼;法律、法规规定的其他途径。

发生药源性损害相关医疗纠纷时,医疗机构应当按照法律规定,告知患者或者其近亲属解决医疗纠纷的合法途径;有关病历资料、现场实物封存和启封的规定;有关病历资料查阅、复制的规定。患者死亡的,还应当告知其近亲属有关尸检的规定。

医疗纠纷人民调解委员会调解、卫生健康行政部门调解,人民法院审理医疗损害责任纠纷案,需要专业认定以明确责任的,都需进行鉴定。目前正在建立的鉴定体系是:设区的市级以上人民政府卫生、司法行政部门共同设立医疗损害鉴定专家库,专家库中包含医学、药学、法学、法医学等领域的专家。任何机构委托的药源性损害鉴定,都应从该专家库中抽取鉴定事项所涉专业的临床医学、药学、法医学等专业人员进行鉴定,以保证对药源性损害准确认定责任。

《疫苗管理法》规定的对预防接种异常反应的认定程序是:对疑似预防接种异常反应,疾病预防控制机构应当按照规定及时报告,组织调查、诊断,并将调查、诊断结论告知受种者或者其监护人。对调查、诊断结论有争议的,可以根据国务院卫生健康主管部门制定的鉴定办法申请鉴定。

2. 受害人主张权利的方式和途径　《药品管理法》规定:"因药品质量问题受到损害的,受害人可以向药品上市许可持有人、药品生产企业请求赔偿损失,也可以向药品经营企业、医疗机构请求赔偿损失。接到受害人赔偿请求的,应当实行首负责任制,先行赔付;先行赔付后,可以依法追偿。"

《民法典》规定:"因药品、消毒产品、医疗器械的缺陷,或者输入不合格的血液造成患者损害的,患者可以向药品上市许可持有人、生产者、血液提供机构请求赔偿,也可以向医疗机构请求赔偿。患者向医疗机构请求赔偿的,医疗机构赔偿后,有权向负有责任的药品上市许可持有人、生产者、血液提供机构追偿。"

(王凯戎)

第四章　药源性心血管系统疾病

第一节　药源性心律失常 ^{ICD-10:T46.0-T46.2}

教学目的与要求

1. 掌握药源性心律失常的定义、主要致病药物、临床表现及治疗。
2. 熟悉药源性心律失常的诊断、鉴别诊断及预防。
3. 了解药源性心律失常的发病机制。

药源性心律失常 ^{ICD-10:T46.0-T46.2}（drug-induced arrhythmia），即药物引起的心律失常，主要可分为室上性和室性两大类。发生药源性心律失常的患者可伴有各种症状，例如可导致血流动力学不稳定、卒中，有时增加死亡风险，甚至可能带来致命的威胁。药源性室上性心律失常主要包括心动过缓、房室传导阻滞、心房颤动或心房扑动、房性心动过速、房室结折返性心动过速（阵发性室上性心动过速）。与药源性室上性心律失常相比，药源性室性心律失常带来的风险更大，包括单形性室性心动过速、多形性室性心动过速如尖端扭转型室性心动过速（torsade de pointes，TdP）和布鲁加达（Brugada）综合征。

一、流行病学

目前，药源性心律失常的总体发病率尚不明确，也没有关于各种类型的药源性心律失常发病率的研究。常见的致病药物及引起各类心律失常的发生率见表 4-1-1。

（一）药源性室上性心律失常

胺碘酮、地高辛、索他洛尔、伊伐布雷定均可能引起窦性心动过缓。静脉给予低剂量胺碘酮（1~2g/24h）时其引起窦性心动过缓的发生率与口服胺碘酮相仿，但使用高剂量胺碘酮（3g/24h）时，其发生率可高达 10%。患者地高辛血药浓度过高时极易出现窦性心动过缓、窦性停搏、房室结传导阻滞，分别有 26%、19% 和 33% 地高辛中毒的患者可出现上述心律失常。在使用索他洛尔治疗心房颤动的患者中，17.2% 的患者会出现窦性心动过缓或窦性停搏。使用足量或不能耐受 β 受体拮抗剂的心率>70 次/min 的心力衰竭（简称为心衰）患者使用伊伐布雷定，高达 16% 出现窦性心动过缓。β 受体拮抗剂和非二氢吡啶类钙通道阻滞剂（如地尔硫䓬、维拉帕米）也可引起房室传导阻滞，但有研究认为，在服用这两类药物出现房室传导阻滞的患者中，仅 15% 与药物有关。

药源性心房颤动或心房扑动较为少见。使用 I c 类抗心律失常药（如氟卡尼、普罗帕酮）、胺碘酮的患者偶有药源性心房扑动的报道。

地高辛中毒的患者中有 2% 可能出现阵发性房性心动过速。茶碱中毒时可出现多源性房性心动过速。茶碱血药浓度为<10μg/ml、10~20μg/ml 及>20μg/ml 时,房性心动过速的发生率分别为 0、8%、16%。

药源性阵发性室上性心动过速也较为少见,有报道认为沙丁胺醇、多巴酚丁胺、异丙托溴铵可能与这种心律失常的发生有关。

(二)药源性室性心律失常

地高辛中毒是药源性室性心动过速常见的原因,7% 地高辛中毒的患者会发生单形性室性心动过速。尖端扭转型室性心动过速(TdP)是在经心率校正的 QT(QTc)间期过度延长时发生的一种会危及生命的室性心动过速,分为特发性和获得性两类,后者最常见的原因是使用延长 QTc 间期的药物。QTc 间期延长在住院患者中尤其是重症患者中十分常见。有研究发现,28% 的入住 ICU 患者合并 QTc 间期延长,其中 18% 的患者 QTc 间期>500 毫秒。然而无论是否合并 QTc 间期延长,这些患者住院后 35% 会给予具有延长 QTc 间期作用的药物。虽然在不同的研究中,ICU 患者 QTc 间期延长的发生率不同,但大多在 24%~52%。尚未有住院患者中 TdP 的确切发生率,一项小规模短期的研究报道,在重症患者中药源性 TdP 的发生率约为 0.6%。

通常认为 Brugada 综合征为遗传性离子通道疾病,其主要特征为:①心脏结构及功能正常;②特征性右胸导联(V₁~V₃)ST 段抬高,伴或不伴右束支传导阻滞;③伴有因致命性室性快速型心律失常或心室颤动发作而引起的反复晕厥和猝死。不同地区发病率不同,男性的发病风险是女性的 8 倍。近年来认识到,除原发性 Brugada 综合征外,仍存在药源性 Brugada 综合征,但具体发病率尚不明确。

二、致病药物和发病机制

有很多药物可引起窦性心动过缓、房室传导阻滞甚至窦性停搏(表 4-1-1)。药物引起传导阻滞的机制包括抑制窦房结的自律性和传导、延长窦房结的复极从而导致窦房结的传导阻滞;抑制房室结的传导、延长房室结的复极从而导致房室传导阻滞。窦房结和房室结均受交感和副交感神经支配,因此抑制交感神经的药物如 β 受体拮抗剂和激活副交感神经的药物如毒扁豆碱均可能导致窦房结和房室结阻滞。硝酸酯类药物可以引起一种伴有低血压和窦性心动过缓的综合征,但具体机制尚不清楚,可能与激活中枢 α₂ 受体引起交感神经阻滞有关。伊伐布雷定通过阻滞超极化环核苷酸门控阳离子通道,减慢收缩期心力衰竭患者的心率,因此也具有窦性传导阻滞的作用。此外,钙钠通道的阻滞剂通过影响窦房结和房室结的动作电位而诱发传导阻滞。除了口服和静脉滴注的药物外,滴眼液、外用 β 受体拮抗剂甚至也可以造成这类心律失常。因为卡替洛尔具有内在拟交感活性,因此与噻吗洛尔相比,外用时传导阻滞的发生率较低。长期使用可卡因也可以引起房室传导阻滞。

表 4-1-1 常见引起药源性心律失常的药物

药物	发生率	证据分级
常见引起窦性心动过缓的药物		
腺苷	1%~8%	A
布比卡因	2%~32%	A
可乐定	5%~17.5%	A
右美托咪定	4.4%~55%	A
多奈哌齐	0.6%~48%	A
	HR 1.4(95% CI 1.1~1.6)	
决奈达隆	0.7%~2.3%	A
	OR 1.45(95% CI 1.02~2.08)	
芬戈莫德	0.5%~37%	A
格拉司琼	NK	A

续表

药物	发生率	证据分级
氟烷	11%~24%	A
甲哌卡因	5%~13%	A
米力农	0~13%	A
紫杉醇	3%~29%	A
瑞芬太尼	0~39%	A
七氟烷	0~53%	A
琥珀胆碱	0~50%	A
沙利度胺	3.2%~54%	A
丙泊酚	0~50%（在结合分析中为 14.7 %）	A
伊伐布雷定	3.7%~15.7% OR 6.54（95% CI 3.3~12.9）	A
地尔硫䓬	4.2%~16%	A
维拉帕米	0~11%	A
胺碘酮	3%~20%	A
尼卡地平	10%~12%	A
β 受体拮抗剂	0.6%~25%	A
索他洛尔	1.5%~17.2%	A
常见引起房室传导阻滞的药物		
腺苷	3%~15% RR7.88（95%CI 4.15~14.9） RR6.78（95%CI 2.15 ~21.38）	A
胺碘酮	0~14.8%	A
β 受体拮抗剂	0.15%~2.4%	A
地尔硫䓬	0~2%	A
芬戈莫德	0.2%~0.5%	A
普罗帕酮	0.30%	A
维拉帕米	0~8%	A
常见引起心房颤动或心房扑动的药物		
阿仑膦酸钠	0.5% OR1.86（95%CI 1.09~3.15） RR1.58（95%CI 1.07~2.33,治疗开始 4~8 周） OR1.97（95%CI 1.59~2.43）	A
多巴酚丁胺	0~18%	A
伊伐布雷定	1.3% OR1.35（95%CI 1.19~1.53） RR1.15（95%CI 1.07~1.24） RR1.24（95%CI 1.08~1.42）	A
左西孟旦	0~9.1%	A
甲巯咪唑	8.30%	A

药物	发生率	证据分级
奥西那林	2.50%	A
米力农	2.9%~5%	A
唑来膦酸	0.8%~2.2%	A
常见引起房性心动过速的药物		
地高辛	0~4%	B
茶碱	0~16%(随着血药浓度的增加,发病率增加)	B
常见引起室性心动过速的药物		
多巴酚丁胺	0~15.7%(在严重心衰患者中超过29%)	A
氟卡尼	0~13%	A
伊布利特	0~9.8%	A
锂盐(长期使用)	NK	A
特布他林	0~15%(在室性心律失常史患者中发生率为15%)	A
常见引起尖端扭转型室性心动过速的药物(以下为已知存在尖端扭转型室性心动过速风险的药物)		
多非利特	心衰或肾功能不全患者1.5%~10%	A
伊布利特	1.2%~11.5%	A
普鲁卡因胺	0~3.6%	A
奎尼丁	2%~12%	A
索他洛尔	0.2%~5%	A
凡德他尼	NK	A

注:CI,置信区间;HR,风险比;NK,未知;OR,优势比;RR,相对风险。

证据级别:A来源于一个以上的随机对照临床试验;B来源于非随机临床试验,前瞻性观察研究,队列研究,回顾性研究,案例对照研究,荟萃分析和/或上市后调查研究;除常见引起房性心动过速的药物外,本表仅列出A级证据的药物。

抗心律失常药可能诱发药源性心房颤动或心房扑动,许多用于治疗心房颤动和心房扑动的药物也可能诱发这类心律失常。例如氟卡尼使传导速度减慢、缩短折返波长可诱导心房颤动。胺碘酮具有甲状腺毒性,有时可导致心房颤动。多巴酚丁胺缩短有效不应期,茶碱增加心房的自律性,因此可能导致心房颤动。乙醇、双膦酸盐、肾上腺皮质激素和抗肿瘤药也可能与此有关。伊伐布雷定引起心房颤动的机制尚未明确。腺苷通过直接刺激肺动脉组织异位起搏、缩短心房的有效不应期,诱发心房颤动。双膦酸盐诱发心房颤动的机制尚未明确,可能与促进炎症因子释放有关,也有研究表明此类药物可以直接缩短动作电位时程和有效不应期,但本类药品是否与药源性心房颤动有关仍需进一步研究。

房性心动过速的机制可能与药物增加心房组织的自律性有关。沙丁胺醇和特布他林通过激动β受体激动剂,咖啡因和茶碱抑制磷酸二酯酶导致血浆环磷酸腺苷(cAMP)增加,从而导致心房自律性增加。洋地黄类药物,尤其是洋地黄中毒时,抑制钠-钾泵(Na^+-K^+-ATP酶),导致心肌细胞钠浓度显著增加,钠钙交换后,心肌内钙浓度增加使动作电位4期复极延迟从而导致心房自律性增加,可引起阵发性房性心动过速伴房室结阻滞。

药源性房室结折返性心动过速的具体机制尚不明确,心脏手术后的婴幼儿和儿童长期使用呋塞米造成的血管内液体快速减少,易造成电解质的紊乱,从而出现药源性房室结折返性心动过速。其他的机制可能与心房过早去极化,房室结传导速度或复极改变有关。

表4-1-1列出了与室性心动过速有关的药物。Ⅰc类抗心律失常药(氟卡尼、普罗帕酮)、胺碘酮会诱发正弦波样的单形性室性心动过速。这些药物因为抑制钠通道,导致心室传导速度减慢,继而影响

了心室的不应期,如果心室组织存在折返通路就会出现折返性室性心动过速。心肌梗死患者心肌梗死区域的电生理特性可能发生了改变,而收缩功能减低的心衰患者心室肥大、结缔组织增多,心室组织中存在折返通路的可能性更大,应用这类药物更容易出现室性心动过速。与此相反,乌头碱类药物通过激活心肌钠通道、延迟心室复极、增加心室的自律性引起室性心动过速。腺苷可以刺激动脉的化学和压力感受器导致交感神经兴奋,同时与双嘧达莫一样具有"窃血"的作用,这可能是其诱发室性心动过速的机制。地高辛中毒时严重抑制了 Na$^+$-K$^+$-ATP 酶,使心肌细胞内钙离子水平显著增高,从而刺激了去极化和异位起搏的发生。多巴胺也会引起非持续性或持续性室性心动过速。

有 300 多种药物被认为与 QTc 间期延长、TdP 的发生相关。甚至一部分药物(如加替沙星)因此撤市或在药品说明书上增加黑框警示。但支持这些药物与 TdP 关联的证据充分性并不一致。常见的引起 TdP 的药物见表 4-1-1。药物引起 QT 间期延长的机制与特定钾通道的阻滞导致复极延迟有关,如 I$_{kr}$,快速激活的延迟整流钾电流。其他不太常见的机制包括增加钠离子的内流、功能离子通道在细胞表面表达减少。因为药物导致心室的复极延迟并不同步,很容易出现折返,导致 TdP 的发生。

Brugada 综合征与患者的遗传因素有关,目前已识别与其相关的 23 种基因型。其引起心电图和心律失常的具体机制尚未明确。Brugada 综合征出现的 ST 段抬高,可能与快钠通道和/或 L 型钙通道电流减少或 I$_{to}$ 增加使心外膜动作电位缩短,导致局部传导异常、部分心室肌去极化或早期复极延迟有关。这将使心外膜和心内膜的复极时间出现差别,因此会发生折返性心律失常。所有抑制心肌钠通道的药物可能诱发 Brugada 综合征,包括Ⅰ类抗心律失常药和非心脏疾病治疗药物。有学者对 Brugada 综合征国际数据库进行回顾(http://www.brugadadrugs.org),在 72 例药源性 Brugada 综合征的案例中,有 62 例由 27 种非心脏疾病治疗药物导致,49% 由抗精神病药导致,27% 由麻醉药物导致,最常见引起 Brugada 综合征的药物是静脉用丙泊酚,口服药物中锂制剂和阿米替林最为常见。

三、临床表现及分型、诊断及鉴别诊断

所有药源性心律失常均应根据患者的心电图表现以及与药物相关性进行诊断。

正常人群的心率为 60~100 次/min,当心率低于 60 次/min 时为心动过缓。需药物治疗的有症状的心动过缓心率通常为 30~50 次/min。当出现具有临床意义的窦性心动过缓或窦性停搏,患者可能有头晕目眩、虚弱、嗜睡、呼吸困难、乏力、晕厥前期或晕厥、胸痛或心衰的症状。Ⅰ度房室传导阻滞通常是无症状的,因此不认为属于药源性疾病。Ⅱ度、Ⅲ度房室传导阻滞往往伴有需进一步治疗、住院的症状,其症状与窦性心动过缓相似。老年患者窦性心动过缓和房室传导阻滞的发病率较高。在诊断药源性窦性心动过缓或房室传导阻滞时需排除非药源性原因。当患者因窦性心动过缓、窦性停搏、房室传导阻滞就医时,应停用任何可疑药物,如果停用药物 5 个半衰期后窦房结和房室结的功能仍未恢复,可排除药物的因素。在停药期间,应针对非药源性因素进行详细检查,如电解质等。在不能停用可疑药物并同时考虑药源性窦房结或房室结功能异常时,例如使用 β 受体拮抗剂的心肌梗死患者和收缩性心力衰竭患者出现了房室传导阻滞,可考虑可疑药物减量或加用提高心率的药物以减轻症状,必要时可考虑安装永久起搏器。

药源性心房颤动或心房扑动、药源性房性心动过速、药源性房室结折返性心动过速、药源性室性心动过速(包括单形性室性心动过速、多形性室性心动过速、TdP)等患者均具有快速型心律失常的临床表现,患者可能有心悸、眩晕、虚弱、目眩、气短、胸痛(如合并冠状动脉疾病)、晕厥前期或晕厥的症状,尤其是当影响每搏输出量和血压时。

不同药物导致的药源性心房颤动和心房扑动的出现时间有所不同,不同药物引起的心房颤动和心房扑动持续时间也不一致。药源性心房颤动和心房扑动需与窦性心动过速、非药源性心房颤动或心房扑动、房性心动过速、交界性心动过速、房室结折返性心动过速和室性心动过速进行鉴别诊断。

药源性房性心动过速需与心房颤动或心房扑动、非药源性房性心动过速、窦性心动过速、交界性心动过速、房室结折返性心动过速和室性心动过速进行鉴别诊断。当发生药源性房室结折返性心动过速时，心室率可至 150~300 次/min，当影响每搏输出量时，需与心房扑动、心房颤动、房性心动过速、窦性心动过速、交界性心动过速、非药源性房室结折返性心动过速和室性心动过速进行鉴别诊断。

室性心动过速心率可超过 100 次/min，患者可能有气短、胸痛（如合并冠状动脉疾病）、眩晕、晕厥前期、晕厥、目眩、低血压、心动过速、癫痫（脑缺氧所致）、心电图表现为单形性室性心动过速或正弦性室性心动过速、心源性猝死（如果为无脉搏室性心动过速）的症状。药物诱导的室性心动过速的症状根据心律、血压、心脏输出量的不同而有所不同。但如果室性心动过速进展至心室颤动可能导致心源性死亡。因药物过量或血药浓度增加出现的单形性室性心动过速可能在服用药物或血浆浓度增加几分钟至几小时后出现，但大多数在首次给药后几小时或几天后出现。诊断药物诱导的单形性室性心动过速，需与心房颤动、心房扑动、房性心动过速、房室结折返性心动过速、原发性室性心动过速、交界性心动过速、非尖端扭转型多形性室性心动过速、窦性心动过速、尖端扭转型多形性室性心动过速进行鉴别。对于之前未有室性心动过速病史的患者，且没有引发新室性心动过速出现的明显基础因素如缺血性心脏病、心衰、低钾血症、低镁血症等相关因素，经可疑药物治疗后才出现室性心动过速，应当考虑药源性因素。对于之前有室性心动过速病史的患者，经可疑药物治疗后出现以下特征之一，均应考虑与药物使用有关：①室性心动过速的形态与之前室性心动过速的临床表现不同；②室性心动过速的频率总体加快；③非持续性室性心动过速进展为持续性室性心动过速；④正弦曲线样的；⑤与用药前的室性心动过速相比难以中止。

患者发生 TdP 时的症状与其他的室性心动过速相似，可能有胸痛（如合并冠状动脉疾病）、眩晕、低血压、目眩、晕厥前期、晕厥、心悸、癫痫（脑缺氧所致）、气短、心动过速、尖端扭转、心源性猝死（如果为无脉搏室性心动过速）的症状。TdP 以 QT 间期延长为特征，但 QT 间期与心室率有关，因此使用校正的 QT 更为准确，通常使用 Bazett 校正公式：

$$QTc = QT 间期 / \sqrt{RR} 间期$$

TdP 的特点包括：①QRS 波群的振幅和形态沿着等电位线发生周期性改变。②TdP 发作通常有温醒现象，即室性心动过速开始时的心动周期比之后的长。③TdP 常自行终止，但也可诱发晕厥，部分患者可以进展为持续性室性心动过速或蜕变为心室颤动，进而导致心源性猝死。药物诱发的 TdP 通常在静脉用可疑药物的血药浓度峰值发生，而口服可疑药物在开始服药后 72 小时内、30 天内、30 天后均有可能。在诊断时需与心房颤动、心房扑动、房性心动过速、房室结折返性心动过速、原发性室性心动过速、交界性心动过速、非尖端扭转型多形性室性心动过速、单形性室性心动过速、心室颤动相鉴别。

Brugada 综合征可能出现胸痛、夜间呼吸困难、心悸、晕厥、心室颤动、原发性室性心动过速、单形性室性心动过速、心源性猝死。药物诱导的 Brugada 综合征通常会于药物暴露后的几周至几年才出现。当怀疑患者为非药源性的 Brugada 综合征时，给予氟卡尼等钠通道阻滞药物可以诱发 Brugada 综合征。在诊断药源性的 Brugada 综合征时，需与心房颤动、心房扑动、房性心动过速、房室结折返性心动过速、原发性室性心动过速、交界性心动过速、非 Brugada 综合征性室性心动过速、非 Brugada 综合征性单形性室性心动过速、非 Brugada 综合征性心室颤动、TdP、窦性心动过速相鉴别。

四、预防、监测和治疗原则

药源性窦性心动过缓的危险因素包括基线心率低于 60 次/min 的患者、基础窦房结功能异常、并用多种可致窦性心动过缓药物或可致窦性心动过缓药物血药浓度升高。此外，应用硝酸甘油的压力感受器功能异常的患者，使用西酞普兰的大于 65 岁的患者，使用胺碘酮的女性患者或胺碘酮日剂量大于 200mg、使用七氟烷的唐氏综合征患者易出现窦性心动过缓。房室传导阻滞的危险因素包括使用至少一种房室传导阻滞药物或药物血药浓度升高、基线 PR 间期>0.2 秒、基础房室结功能异常。此外,使用胺碘酮的甲状腺功能减退患者、同时使用阿司匹林和腺苷的患者更易出现房室传导阻滞。对于使用能导致窦性心动过缓和房室传导阻滞药物的患者,为预防窦性心动过缓和房室传导阻滞,建议每天监测心率,如心率低于 50 次/min 应就诊;使用药物剂量不可超过最大日剂量;除非临床确有必要或获益大于风险,不建议使用 2 种以上能导致窦性心动过缓和房室传导阻滞的药物;窦房结或房室结功能异常的患者只有在具有相应功能的起搏器保护下才可使用这些药物。使用地高辛的患者,如果肾功能出现变化,使用与地高辛有相互作用的药物应进行地高辛浓度监测,除此之外应每 6 个月进行地高辛浓度监测。

尚未明确药源性心房颤动或心房扑动的危险因素,但使用腺苷的房性期前收缩患者,每天饮酒大于 30g 或戒酒的患者,高龄或有心房颤动史或合并心衰的患者,使用多巴酚丁胺更易发生心房颤动或心房扑动。因此,为预防药源性心房颤动或心房扑动,应限制饮酒,日乙醇摄入量应低于 30g;有报道使用大剂量甲泼尼龙治疗多发性硬化时,给予普罗帕酮 300mg,一天 3 次可预防甲泼尼龙导致的药源性心房颤动或心房扑动;在使用其他药物时尽量使用有效的最低剂量。

预防地高辛导致的房性心动过速,应使血清地高辛浓度低于 2ng/ml,肾功能不全、联用与地高辛具有相互作用的药物时应当调整剂量,并使血清镁浓度在正常范围内。此外,应使茶碱浓度低于 20μg/ml 以预防茶碱中毒导致的房性心动过速。

静脉给予沙丁胺醇速率>60μg/min 的患者,使用多巴酚丁胺的男性患者、高龄患者、心肌梗死患者,使用呋塞米的心外科术后的婴儿或儿童且持续输注强化利尿[8~10ml/(kg·h)],使用茶碱浓度大于 20μg/ml,茶碱联合沙丁胺醇的患者更易出现房室结折返性心动过速。为预防折返性心动过速,沙丁胺醇静脉滴注速率应避免超过 60μg/min,避免沙丁胺醇联合使用茶碱,避免心脏术后的婴儿和儿童使用呋塞米的利尿速度>2.5ml/(kg·h)的时间超过 3~7 小时,此外应使茶碱浓度低于 20μg/ml。

药源性室性心动过速的危险因素包括冠心病、心力衰竭、低钾血症、低镁血症和高钙血症、近期发生心肌梗死。地高辛血清浓度>2ng/ml,茶碱浓度>20μg/ml 亦容易出现室性心动过速。除此之外,如果患者为男性或有心律失常史,使用多巴酚丁胺更容易出现室性心动过速,而有室性心律失常史的患者,使用特布他林易出现室性心律失常。通过尽量避免高危患者使用可致室性心动过速的药物可以最大程度降低相关风险。预防药源性室性心动过速的方法还包括肾功能不全的患者应调整地高辛、普鲁卡因胺和索他洛尔的用量,避免冠心病、射血分数降低的心力衰竭(HFrEF)患者使用 I a 类(奎尼丁)或 I c 类抗心律失常药(氟卡尼,普罗帕酮),避免经肝药酶代谢的可导致室性心动过速的药物与肝药酶抑制剂联用。

TdP 的风险因素包括高龄、房室传导阻滞、使用能延长 QTc 间期或导致 TdP 的药物大于一种,或能延长 QTc 间期药物的血药浓度增加、女性、心力衰竭、药源性 TdP 史、低钙血症、低钾血症、低镁血症,QTc 间期较基线延长>60 毫秒、QTc 间期>500 毫秒、快速静脉注射能延长 QTc 间期的药物、败血症。预防 TdP 的方法包括肾功能不全患者应当调整经肾消除的能延长 QTc 间期药物的用量,肝功能不全患者使用经肝代谢的能延长 QTc 间期的药物应当调整用量,避免经肝药酶代谢的能延长 QTc 间期的药物联合肝药酶抑制剂,避免同时使用多种能延长 QTc 间期的药物、避免先天性 QT 间期延长的患者使用能延长 QTc 期的药物,避免有药源性 TdP 史的患者使用能延长 QTc 间期的药物,避免 QTc 间期超过 450 毫秒的患者使用能延长 QTc 间期的药物,对 QTc 间期超过 500 毫秒的患者应当停止使用能延长 QTc 间期的药物,使血清电解质(钙、镁、钾)水平在正常范围,如果使用能延长 QTc 间期的药物后,QTc 间期比基线延长超过 60 毫秒应当减量,尽量避免 HFrEF 患者尤其是左室射血分数(LVEF)<20% 的患者使用能延长 QTc 间期的药物。

药源性 Brugada 综合征的危险因素包括:发热、使用大剂量可引起 Brugada 综合征的药物、男性。对于曾诊断 Brugada 综合征的患者,应当避免使用可引起 Brugada 综合征的药物。但是对于既往无

Brugada 综合征病史的患者,很难预防药源性 Brugada 综合征。

当确诊药源性心律失常后,无论何时均应考虑停用可疑药物。对于血流动力学稳定的患者,可以应用相应的抗心律失常药对症处理。例如,窦性心动过缓时可以使用 β 受体激动剂如多巴酚丁胺、多巴胺或异丙肾上腺素,传导阻滞可用阿托品或肾上腺素,心房颤动可以通过药物进行室率控制或药物转复,房性心动过速、房室结折返性心动过速可以使用腺苷、β 受体拮抗剂、地尔硫革或维拉帕米,单形性室性心动过速(不适于直流电转复时)可以使用普鲁卡因胺、胺碘酮或索他洛尔,TdP 时可以使用硫酸镁、异丙醇,Brugada 综合征可以谨慎使用胺碘酮。如果药物治疗无效或患者血流动力学不稳定,窦性心动过缓或房室传导阻滞的患者可植入临时或永久的起搏器,其他快速型心律失常应当考虑直流电转复。因钙通道阻滞剂或 β 受体拮抗剂造成的窦性心动过缓或房室传导阻滞,可在服药后 1 小时内进行洗胃、口服 25~50g 活性炭(分散于 120~240ml 水中),静脉给予葡萄糖酸钙治疗。胰高血糖素可绕过 β 受体激活腺嘌呤环化酶,可用于 β 受体拮抗剂过量的解救。给予大剂量胰岛素和葡萄糖可用于钙通道阻滞剂过量的解救。对于地高辛中毒的患者,应当根据血清地高辛浓度给予地高辛免疫抗体片段;茶碱中毒的患者可以口服活性炭。对于因 Brugada 综合征等引起的心室颤动,应根据心肺复苏指南进行处理。

对于药物引起的 QT 间期延长及 TdP 发作的患者,应静脉注射硫酸镁。无论血镁水平如何,静脉注射硫酸镁均是终止 TdP 的一线药物。可以将硫酸镁 1~2g 稀释后缓慢静脉注射,如果 TdP 发作仍持续,必要时可再重复缓慢静脉注射硫酸镁 2g。以后可以采用硫酸镁持续静脉滴注(2g 硫酸镁加入 100~250ml 液体中),直至 TdP 消失。使用硫酸镁时一般无须监测血镁的水平。对心动过缓和明显长间歇依赖者可考虑经静脉心房或心室临时起搏,起搏频率维持在 80 次/min 左右。药物和低钾血症协同可使 TdP 的发生率增加。因此积极补钾也是治疗措施之一,建议将血钾水平维持在 4.5~5.0mmol/L。抗心律失常药在获得性长 QT 间期综合征和 TdP 中的治疗价值有限。在心动过缓但已经接受起搏的患者,可以考虑使用 β 受体拮抗剂。

五、预后及随访

尚未确定药源性心动过缓或房室传导阻滞的发病率、住院率和死亡率。药源性心动过缓或房室传导阻滞的患者可能需要植入临时或永久性起搏器,但很少会因此死亡。

尚未有药源性心房颤动和心房扑动预后的确切研究,但其可能导致病情加重、住院或住院时间延长,也有导致卒中发生率增加的可能性。

因茶碱、地高辛中毒出现的药源性房性心动过速或药源性阵发性房性心动过速合并房室传导阻滞很可能需要患者急诊、住院治疗,但不太可能导致患者死亡。

药源性房室折返性心动过速很可能需要患者急诊、住院治疗、导致病情加重,但不太可能导致患者死亡。

药物诱导的室性心动过速可能进展为心室颤动进而导致猝死。药源性 TdP 患者通常有临床症状,并且可能导致猝死。

Brugada 综合征与猝死相关,非药源性 Brugada 综合征的患者平均随访 32 个月心血管事件的发生率约为 5%。药源性 Brugada 综合征致死性心律失律的发生率尚未明确。

六、患者教育

1. 服用可引起快速型心律失常药物的患者应每天监测心率,如患者的心率增快大于 100~120 次/min,或有心悸、目眩、眩晕、疲乏、虚弱、气短或胸痛,应及时就诊。

2. 服用可引起缓慢型心律失常药物的患者应每天监测心率,如患者的心率低于 50 次/min,或有目眩、眩晕、疲乏、虚弱、气短、胸痛或失去意识时应及时就诊。

3. 如果患者服用可能导致 TdP 的药物,应告知其未咨询药师或医师时不可服用非处方药,以避免药物相互作用。在就诊时应告知医师或药师正在服用的所有药物品种。

七、典型病例

患者 72 岁,女性。主诉:发作性胸闷 30 余年,加重伴胸痛 3 天,于 2012 年 11 月入院。入院诊断:冠心病;心力衰竭,美国纽约心脏病协会(NYHA)分级为Ⅲ级;病态窦房结综合征起搏器植入术后;抑郁症 10 年;2 型糖尿病;胆囊炎,患者 3 个月前无明显诱因出现低热,持续 1 个月余,怀疑药品不良反应,对症处理后自行缓解。

长期口服如下药品:

阿司匹林片	100mg	q.d.
瑞舒伐他汀片	10mg	q.n.
美托洛尔缓释片	47.5mg	q.d.
缬沙坦/氢氯噻嗪	1 片(80mg/12.5mg)	q.d.
阿卡波糖片	0.05g	t.i.d.
呋塞米片	20mg	b.i.d.
奥氮平片	10mg	q.d.
半年前加用西酞普兰片	20mg	q.d.

继往多次使用胺碘酮、奥美拉唑无不良反应。

入院第 3 天患者因进食生食后腹泻。

加用:头孢哌酮/舒巴坦 3g 静脉滴注 q.12h.

奥美拉唑肠溶片 20mg p.o. q.d.

入院第 6 天:患者发热,双手震颤。

体温 38.5℃,血常规、降钙素原、C 反应蛋白、肺 CT、肺部听诊、尿常规、大便检查正常,痰培养、血培养正常。

入院第 7 天:恶性高热、淤血性肝功能不全,蔡尔德-皮尤改良评分(Child-Pugh 改良分级评分或 CTP 评分)分级为 B;心房颤动,室率 100~120 次/min,药师发现患者自行加服西酞普兰 20mg p.o. b.i.d.。

加服:胺碘酮 0.3g q.d.。

入院第 9 天:心房颤动室率 150 次/min,患者出现长 QT 间期综合征,QTc 间期 560 毫秒,尖端扭转型室性心动过速、心室颤动,大抢救电除颤,行基因检测示患者为 CYP2C19 中代谢患者。

入院第 10 天:患者停用西酞普兰、胺碘酮、奥氮平。

入院第 11~20 天:患者体温正常。

入院第 21 天:患者加用奥氮平,体温正常。

入院第 22 天:患者加用西酞普兰,体温 38.2℃,再次出现震颤。

入院第 24 天:西酞普兰减量后,患者体温正常。

讨论:

1. 患者出现长 QT 间期综合征、TdP,与患者使用的哪种药物可能有关,该患者使用此药物的风险有哪些?

答:西酞普兰。风险如下。

(1)患者是 CYP2C19 中代谢,对本药的代谢减低。

（2）自行加服药物。

（3）肝功能不全。

（4）药物相互作用：奥美拉唑为 CYP2C19 强抑制剂，胺碘酮为 CYP2D6 的抑制剂，可抑制西酞普兰的代谢消除（西酞普兰经 CYP2C19、CYP3A4、CYP2D6 代谢）。

（5）药品不良反应叠加效应：胺碘酮、奥氮平和西酞普兰均有心动过速、QT 间期延长的不良反应，须谨慎合用。

2. 该患者出现长 QT 间期综合征、TdP 的风险因素有哪些？

答：高龄；女性；使用利尿药；房室传导阻滞（或病态窦房结综合征）；能延长 QT 间期的药物过量；肝代谢抑制；心力衰竭。

点评：《国家药品监督管理局关于修订胺碘酮注射剂说明书的公告》（2018 年第 10 号）中指出，禁止胺碘酮与容易导致尖端扭转型室性心动过速的药物联用（抗寄生虫药、抗精神病药和美沙酮除外），包括：Ⅰa 类抗心律失常药（奎尼丁、双氢奎尼丁、丙吡胺）；Ⅲ类抗心律失常药（多非利特、伊布利特、索他洛尔）；其他药物如砷化合物、苄普地尔、西沙必利、西酞普兰、依他普仑、二苯马尼、静脉用多拉司琼、多潘立酮、决奈达隆、静脉注射红霉素、左氧氟沙星、甲喹吩嗪、咪唑斯汀、静脉注射长春胺、莫西沙星、普卢卡必利、托瑞米芬、静脉注射螺旋霉素、舒托必利。因联用易增加室性心律失常的危险，特别是尖端扭转型室性心动过速。但这个禁忌不适用于在体外电除颤无效的心室颤动相关心脏停搏的心肺复苏急诊治疗时。

（牟燕　韩毅）

第二节　药源性心力衰竭 ICD-10:I50.9

教学目的与要求

1. 掌握药源性心力衰竭的定义、主要致病药物、临床表现及治疗。

2. 熟悉药源性心力衰竭的诊断、鉴别诊断及预防。

3. 了解药源性心力衰竭的发病机制。

心力衰竭是多种原因导致心脏结构和/或功能的异常改变，使心室收缩和/或舒张功能发生障碍，从而引起的一组复杂临床综合征，主要表现为呼吸困难、疲乏和液体潴留（肺淤血、体循环淤血及外周水肿）等。《2018 中国心力衰竭诊断和治疗指南》根据左心室射血分数（left ventricular ejection fraction，LVEF），将心力衰竭（简称为心衰）分为射血分数降低的心衰（heart failure with reduced ejection fraction，HFrEF）、射血分数保留的心衰（heart failure with preservedejection fraction，HFpEF）和射血分数中间值的心衰（heart failure with mid-range ejection fraction，HFmrEF）。本类疾病是各种心脏疾病的严重表现或晚期阶段，死亡率和再住院率居高不下。缺血性心肌病，包括心肌梗死、冠状动脉病变、冠状动脉微循环异常、内皮功能障碍是引起心衰最常见的病因。此外由药物或毒物引起的心脏毒性损伤、免疫及炎症介导的心肌损害、心肌浸润性病变、内分泌代谢性疾病、心脏负荷异常、心律失常也可导致心衰。识别这些病因并给予针对性治疗是心衰诊断和治疗的重要部分，本节主要介绍药源性心力衰竭 ICD-10:I50.9（drug-induced heart failure）的流行病学、致病药物、临床表现及治疗等。

一、流行病学、致病药物和发病机制

表 4-2-1 列出了可导致心力衰竭的药物，主要包括抗心律失常药、抗肿瘤药、抗高血压药、降血糖

药等。这些药物可因为本身具有负性肌力的作用、对心肌的直接或间接（如导致电解质紊乱）毒性、突然停药导致原发病急性加重导致心衰。

表 4-2-1 导致心力衰竭的药物

药物	发生率
α_1 受体拮抗剂	
多沙唑嗪	RR 2.04，95% CI 1.79~2.32
蒽环类药物	
多柔比星	0~16%
柔红霉素	20%
抗心律失常药	5%~10%
丙吡胺	16%
决奈达隆	3.2%
恩卡胺	2.6%
氟卡尼	（NYHA class Ⅲ HF） 13.5%
利多卡因	9%
劳卡尼	0.7%
美西律	0.9%
莫雷西嗪	2.4%
普罗帕酮	4.7%
妥卡尼	1.6%
免疫检查点抑制剂	
贝伐珠单抗	RR 4.74，95% CI 1.66~11.18
英夫利西单抗	RR 2.84，95% CI 1.01~7.97
曲妥珠单抗	14% vs 10%（对照） 单药治疗 0~3% NYHA class Ⅲ or Ⅳ：0~3.9% LVEF decrease >10%：3%~34%
钙通道阻滞剂	
地尔硫䓬	20.5%
硝苯地平	24%~26%
DPP-4 抑制剂类降血糖药	
西格列汀	HR 1.27，95% CI 1.07~1.51
噻唑烷二酮类降血糖药	RR 1.72，95% CI 1.21~2.42
罗格列酮	OR 2.1，95% CI 1.08~4.08 vs. 安慰剂 HR 1.8，95% CI 1.4~2.2
吡格列酮	0.1%~14.1% HR 2.15~7.03 RR 2.09，95% CI 1.52~2.88 11% HR 1.41，95% CI 1.14~1.76

续表

药物	发生率
COX-2 抑制剂	
塞来昔布	0.4%~1.9%
罗非昔布	0~1.9%
	RR 1.4,95% CI 1.17~1.80

注:CI,置信区间;COX,环氧合酶;DPP-4,二肽基转肽酶4;HF,心力衰竭;HR,风险比;LVEF,左心室射血分数;NYHA分级,纽约心功能分级;OR,优势比;RR,相对风险。本表仅列出来源于1个以上的随机对照临床试验的相关药物。

(一)降血糖药

1. 噻唑烷二酮类 罗格列酮等噻唑烷二酮类降血糖药除降低患者的血糖水平外,还具有抗炎、改善内皮功能和纤溶状态的作用,最初认为对糖尿病合并心衰的患者有利。但临床前研究发现本类药物具有水钠潴留的作用,可导致水肿和体重增加,因此会引起心衰加重。噻唑烷二酮类联用胰岛素可增加心衰风险与扩张动脉、增加血浆容量负荷有关。上市后研究发现无心衰病史的患者使用噻唑烷二酮类药也可能出现心衰的症状。多项研究证实,与其他降血糖药相比(格列本脲、二甲双胍),使用罗格列酮和吡格列酮患者的心衰发生率增加(新发心衰或症状加重),此外有资料显示罗格列酮与心肌梗死发生率增加有关,但两药均不增加心血管事件的死亡率。基于此,《2018中国心力衰竭诊断和治疗指南》认为噻唑烷二酮类(罗格列酮和吡格列酮)应避免用于慢性心衰患者。

2. 二肽基肽酶4抑制剂 在一项多中心随机双盲安慰剂对照的上市后研究(SAVOR-TIMI53)中发现,沙格列汀较安慰剂可增加2型糖尿病患者因心衰住院风险(3.5% vs. 2.8%,HR:1.27,P=0.007)。另一项多中心随机双盲安慰剂对照的上市后研究(EXAMINE)显示,阿格列汀治疗不增加2型糖尿病患者的主要不良心脏事件(MACE)的总体风险(全因死亡,非致死性心肌梗死,非致死性休克,因不稳定型心绞痛采取的紧急血流重建,因心衰入院),但心衰入院风险较安慰剂组有升高趋势。此外一项包括7 620例患者的回顾性队列研究显示西格列汀可使因心衰住院风险增加84%,但随后一项多中心随机双盲安慰剂对照的纳入14 724例伴心血管疾病的2型糖尿病患者的研究(TECOS)于2015年正式公布结果,西格列汀不增加心衰住院风险,西格列汀组与安慰剂组的心衰住院率均为3.1%。因此,2015年FDA要求沙格列汀和阿格列汀更新心衰风险安全提示。目前本类药物引起心衰风险增加的机制尚未明确。

(二)抗心律失常药

许多抗心律失常药具有负性肌力的作用,但这些药物最终的临床效果取决于其对所有血流动力学方面药理作用的综合结果。已有很多对心衰患者使用抗心律失常药安全性的研究,仅有胺碘酮、多非利特、维纳卡兰负性肌力作用较弱而不增加此类患者的死亡率,例如丙吡胺、氟卡尼、普罗帕酮和非二氢吡啶类钙通道阻滞剂等负性肌力作用较强,增加原有器质性心脏病患者的患病率和死亡率。Pfisterer等对除伊布利特和多非利特之外的抗心律失常药致心衰的发生率进行统计,约有5%的患者因使用抗心律失常药发生心衰,而有心衰病史的患者中10%因使用这些抗心律失常药出现心衰。决奈达隆具有与胺碘酮相似的电生理特性,然而在ANDROMEDA研究中发现与安慰剂相比其显著增加心衰患者因心衰加重的死亡率(3.2% vs. 0.6%),因此HFrEF的患者应避免应用决奈达隆。《心房颤动:目前的认识与治疗建议(2018)》推荐伴有中等程度的器质性心脏病患者可以选择静脉使用伊布利特、维纳卡兰。维纳卡兰可用于轻度心衰的患者(NYHA I或Ⅱ级),包括缺血性心脏病患者,但要除外伴有低血压或严重主动脉瓣狭窄的患者。上述方法无效则可选用胺碘酮,伴有严重器质性心脏病、心衰患者以及缺血性心脏病患者应选择静脉使用胺碘酮。钙阻道阻滞剂(calciumchannel blocker,CCB)并不常规用于心衰的治疗,因为本类药物并不能降低心衰患者的死亡率,甚至有研究表明硝苯地平、地尔硫䓬和维拉帕米对心衰患者不利。此外,两项随机临床试验分别比较了氨氯地平和非洛地平对于心衰患者的安全性,结果表明心衰患者使用这两种钙通道阻滞剂既不会对存活率带来获益,也不会有严重的不良影响。因此,《2018中国心力衰竭诊断和治疗指南》仅推荐HFrEF的患者合并高血压,当使用其他抗高血压药如ACEI/ARB、β受体拮抗剂、利尿药和醛固酮受体拮抗剂后血压仍未达标时,方可联合使用氨氯地平或非洛地平;禁用地尔硫䓬和维拉帕米。

(三)蒽环类药物

蒽环类药物的心脏毒性作用可能与药物导致过氧化损伤、毒性代谢物生成、氧自由基生成、干扰心肌β受体的激活、细胞内钙转导异常、抑制腺苷二磷酸(ADP)激活的呼吸作用或释放过量的血管活性物质(如组胺和儿茶酚胺)等机制有关。蒽环类药物引起的心肌损伤通常不可逆转,虽然有个别报道使用多柔比星出现心衰的患者完全恢复。多柔比星的心脏毒性作用通常是呈剂量依赖性的,但对于高危者低浓度亦可产生。多柔比星所致药源性心力衰竭的发生率为0~16%。在一项包含830名儿童患者的队列研究中,累计使用288mg/m² 蒽环类药物,其所致药源性心力衰竭的发病率约为2.5%。

(四)免疫检查点抑制剂

1. 曲妥珠单抗 曲妥珠单抗是一种用于靶向治疗人类表皮生长因子受体-2(Her-2)阳性的乳腺癌的人源化人-鼠嵌合型单克隆抗体,其心衰的作用主要与降低心肌收缩力有关。因曲妥珠单抗出现心衰的患者,心肌活检并未在电镜下见到典型的超微结构损伤,表明本药的机制与蒽环类不同。Her-2在心肌细胞中表达,起到维持心肌细胞功能、修复心肌细胞损伤等重要作用。曲妥珠单抗与心肌细胞的Her-2受体结合,可以导致Bcl-xL和Bcl-sL这两种抗凋亡蛋白失衡,激活线粒体凋亡途径,使心肌细胞凋亡。本药可能通过对Her-2的直接阻断作用,破坏了心脏表皮生长因子信号系统。曲妥珠单抗致心功能不全与累积剂量无关,且多数患者停药后心功能可以恢复且再次使用可以耐受。曲妥珠单抗与蒽环类药物、环磷酰胺联合使用,心功能不全(NYHA分级Ⅰ级)的发生率高达27%。一项回顾性研究表明,单用曲妥珠单抗至少1年,10.9%的患者出现有症状心衰或心功能降至20%~40%。2016年由中国台湾地区研究团队发表在 *JAMA Oncology* 上的队列研究表明,台湾地区女性患者曲妥珠单抗联合蒽环类药物治疗乳腺癌,出现心衰或心肌病的发生率较欧美人群低5倍。该队列研究为现有指南和说明书指导下接受治疗的亚洲乳腺癌患者提供了关于心脏安全性的关键信息,但其临床意义仍需进一步研究。

2. 贝伐珠单抗 本药直接抑制血管内皮生长因子(VEGF)受体,从而抑制心脏的血管生长和心肌组织的生长,可能导致左心室功能降低和HFrEF。两项Ⅲ期临床研究表明,贝伐珠单抗治疗条件下心力衰竭的发生率为2.2%~3%。

3. 英夫利西单抗 英夫利西单抗可以与肿瘤坏死因子(TNF-α)特异性结合,拮抗TNF-α与其受体结合。这种作用可诱导合并其他危险因素(糖尿病、高血压、心血管事件史)的风湿性关节炎患者出现HFrEF。与5mg/kg的剂量相比,中至重度的HFrEF患者如使用更高的剂量(10mg/kg)其心衰加重更严重,死亡率和因心衰住院率更高。

(五)酪氨酸激酶抑制剂

1. 舒尼替尼 本药直接抑制心肌细胞内腺苷一磷酸(AMP)活化蛋白激酶,造成线粒体能量合成障碍,引起心肌细胞损伤;介导对VEGF信号的永久性抑制可能会削弱正常的血管生成反应,使血管生长速度慢于心肌生长速度,导致心肌收缩障碍和心力衰竭。

2. 伊马替尼 美国FDA于2006年10月19日对伊马替尼致充血性心力衰竭和左心室功能障碍发出警告。伊马替尼为苯氨嘧啶衍生物,属新型蛋白酪氨酸激酶抑制剂,主要用于治疗慢性髓细胞性白血病。伊马替尼可引起小鼠左心室收缩功能障碍,也可导致单纯心肌病患者心肌细胞的死亡,这可能与其 *ABL* 酪氨酸激酶(指携带癌基因片段 *ABL* 的非正常酪氨酸激酶)的抑制作用有关。

（六）非甾体抗炎药

非甾体抗炎药（NSAID）具有水钠潴留的作用，能使全身血管的顺应性降低，因此具有导致心衰的潜在作用。当肾素-血管紧张素-醛固酮系统激活时，心衰加重，机体通过合成前列腺素促进血管扩张，从而进行对抗。但 NSAID 抑制环氧合酶（COX）而阻滞前列腺素的合成，从而抑制了心衰加重时的这种代偿作用，使水钠潴留加剧。NSAID 还可降低心衰主要治疗药物利尿药的疗效。与双氯芬酸、布洛芬、吲哚美辛、酮咯酸、萘普生、尼美舒利以及吡罗昔康相似，选择性 COX-2 抑制剂依托考昔和罗非昔布治疗也可能会增加心力衰竭住院风险。此外，患者使用大剂量双氯芬酸、依托考昔、吲哚美辛、吡罗昔康和罗非昔布，因心力衰竭住院风险升高接近 1 倍。

（七）β 受体拮抗剂

β 受体拮抗剂通过竞争性拮抗 $β_1$ 受体，对心肌具有负性肌力作用。起始使用大剂量 β 受体拮抗剂或过快增加剂量可能导致心衰加重。但是长期使用卡维地洛、美托洛尔和比索洛尔可以改善心衰患者的左心室功能，并降低住院率和死亡率。这与这些药物可上调 $β_1$ 受体、降低心室肌重量和容量、改善心室形状，使心肌重构延缓或逆转有关。

（八）糖皮质激素类药物

糖皮质激素类药物具有水钠潴留的作用，可增加细胞外液体容量，因此对于高危患者可能增加心衰的症状。但是对于这类药物与心衰相关性的研究较少。一项纳入 50 000 名患者的病例对照研究发现，分别长期使用氢化可的松日剂量<7.5mg、7.5~20mg 和>20mg 的患者，其心衰的风险随日剂量增加而增加。因此，长期使用糖皮质激素类药物是心衰进展的一个危险因素，但是由于糖皮质激素类药物具有广泛的适应证，在一些特定临床情况下短期使用可能对患者有利，需要根据患者的临床情况进行利弊权衡。

（九）氯氮平

氯氮平可以导致心肌炎或心肌病，对氯氮平所致心肌炎的患者行心肌活检可见中性粒细胞浸润，表明其机制可能与超敏反应有关。氯氮平所致心肌病可由未经诊断的心肌炎发展而来，此外本药对心脏具有类似蒽环类药物的直接毒性。氯氮平所致心肌炎和心肌病的具体发生率尚未明确，但有学者估计约为 3%。

二、临床表现

与其他原因导致的心力衰竭类似，药源性心力衰竭患者临床表现可具有无力、咳嗽、咯血、呼吸困难、阵发性夜间呼吸困难、端坐呼吸、恶心、腹痛、食欲减退等症状，干啰音、湿啰音、胸腔积液、第三心音（S3）、奔马律、颈静脉充盈、肝颈静脉回流征、腹水、下肢水肿等体征。

三、诊断及鉴别诊断

1. 诊断依据
（1）具有心力衰竭的临床表现。
（2）对于大多数可导致心衰的药物，在开始用药后较短时间就可能出现心衰加重。通过液体潴留诱发心衰的药物，可能需要几天增加血浆容积患者才会表现出呼吸困难的症状。
（3）排除其他导致心力衰竭的因素。
2. 实验室检查
（1）二维超声心动图及多普勒超声。
（2）心电图。

（3）生物学标志物：血浆利尿钠肽［B型利尿钠肽（BNP）或N末端B型利尿钠肽原（NT-proBNP）］；心肌损伤标志物，如心脏肌钙蛋白。

3. 判断心衰的程度

（1）对于慢性心力衰竭有NYHA心功能分级；急性心力衰竭包括Killip法，Forrester法和临床程度分级。

（2）6分钟步行试验：6分钟步行距离<150m为重度心衰，150~450m为中度心衰，>450m为轻度心衰。

在诊断药源性心力衰竭时需要与其他引起心衰或使心衰加重的原因鉴别，如饮酒、水钠摄入过多、用药依从性差、患有缺血性心肌病、高血压急症、未控制的高血压、心脏瓣膜病、心律失常（特别是心房颤动）、全身感染、肾功能损伤、贫血、甲状腺功能亢进症、肺栓塞和呼吸衰竭。

四、预防、监测和治疗原则

虽然最有效的预防药源性心力衰竭的方法是避免使用可致心衰的药物，但是在一些临床情况下，使用这些药物患者可能获益。因此掌握不同药物引起药源性心力衰竭的危险因素，并进行预防和监测更为重要。

既往有心衰病史的患者是地尔硫草、维拉帕米、丙吡胺、氟卡尼、普罗帕酮致药源性心力衰竭的高危因素，因此对于合并心力衰竭或无症状的左心室功能不全（LVEF<40%）的患者应当禁用此类药物。非洛地平和氨氯地平可以替代非二氢吡啶类钙通道阻滞剂和硝苯地平，用于合并心力衰竭的患者的治疗。

噻唑烷二酮类药物诱发心衰的高危因素包括左心室功能不全、心肌梗死史、有症状的冠心病史、高血压、左心室肥厚、严重的主动脉瓣或二尖瓣疾病、高龄（>70岁）、糖尿病病史>10年、继往存在水肿、正在使用袢利尿药、水肿进展或体重增加、同时使用胰岛素、慢性肾脏病。慢性心衰患者应避免使用噻唑烷二酮类药物，可以使用胰岛素促泌剂、二甲双胍、α葡糖苷酐酶抑制剂进行替代。合并其他高危因素的患者在无可替代的情况下使用噻唑烷二酮类药物应密切监测心力衰竭的体征。因为评估DPP-4抑制剂心血管安全性的临床试验仅纳入了心血管事件高危的患者，包括合并急性冠脉综合征，>40岁发生动脉粥样硬化事件，血脂异常，高血压/吸烟且男性年龄>55岁或女性年龄>60岁，因此仅发现既往有心衰病史与DPP-4抑制剂所致心力衰竭相关。本药与心衰的关联性尚未明确，仍需进一步研究。

成人患者使用蒽环类药物心脏毒性的高危因素包括累积使用蒽环类药物剂量≥550mg/m²，三周的化疗方案，高龄，同时行心区放疗，同时使用环磷酰胺、安吖啶、氟尿嘧啶、放线菌素、长春碱、丝裂霉素。儿童使用蒽环类药物心脏毒性的高危因素包括更高的蒽环类累积剂量，心区放疗，治疗时年龄<4岁，一周内最大剂量>45mg/m²，治疗后1周内使用柔红霉素（与多柔比星相比），联用安吖啶，女性，唐氏综合征。因为蒽环类药物的适应证是恶性肿瘤，因此很多情况下不能"避免应用"。很多其他药物可能可以减少蒽环类药物引起的心肌病的发生，如辅酶Q₁₀、卡尼汀、抗组胺药物（预先给予）、色氨酸钠、普罗布考、右雷佐生、N-乙酰半胱氨酸、维生素E、氨磷汀、卡维地洛、ACEI、维生素A、维生素C、谷胱甘肽。右雷佐生（60~900mg/m²联合60mg/m²多柔比星或500mg/m²联合50mg/m²多柔比星）的适应证包括降低使用多柔比星累积剂量达到和超过300mg/m²以上但仍需继续使用多柔比星的女性患者心肌病的发生率和严重程度，但在多柔比星初始治疗时并无使用右雷佐生的适应证。还可以通过减少蒽环类药物的剂量，以缓慢静脉滴注替代静脉注射给药，使用脂质体剂型替代传统剂型来预防蒽环类药物的心脏毒性。

免疫检查点抑制剂导致心衰的高危因素包括高龄、高体重指数、降压治疗、使用曲妥珠单抗前左心室功能较低、同时使用蒽环类治疗、同时使用紫杉醇和卡培他滨、累积蒽环剂量较高、类风湿关节炎和冠心病病史。对所有使用免疫检查点抑制剂的患者,在治疗前应进行基础心脏评估,包括病史和危险因素评估、心电图、心肌肌钙蛋白、BNP 或 NT-proBNP、超声心动图,在治疗期间应监测是否出现新的心脏症状(如胸痛、呼吸困难、心悸、晕厥),如出现心脏症状应检查心电图、超声心动图、肌钙蛋白、BNP 或 NT-proBNP。对于高危患者无论是否有心脏症状出现,前 4 次给药前应评估心电图、肌钙蛋白、BNP,如果第 4 次评估正常,则至第 12 次给药前,每 2 周期评估一次;仍正常,改为每 3 周期评估一次,并需考虑在第 3 次给药前对高危患者行超声心动图检查;如果基线时左心室或右心室功能异常,考虑患者每个月 3~6 次超声心动图检查。无论是对所有患者还是高危患者,如出现肌钙蛋白或脑钠肽升高、心电图或超声心动图异常,患者应由肿瘤心脏病学专家进行进一步评估和治疗。

有很多药物可以替代非甾体抗炎药和 COX-2 抑制剂。例如心衰患者如合并关节炎,可以采用理疗或使用对乙酰氨基酚或糖皮质激素类药物关节腔注射、氨基葡萄糖等方式治疗。同时,相对来说短期使用低剂量非甾体抗炎药的非处方品种,不良反应和药物相互作用的发生可能性较低。

对于开始使用 β 受体拮抗剂的心衰患者,低剂量起始并用 6~8 周时间缓慢小心滴定至最佳剂量,可以最大程度降低 HFrEF 急性发作。

药物诱导的新发心衰和心衰急性加重的治疗与其他原因导致的心衰一样,需要积极使用利尿药、支持治疗并停用可导致心衰加重的药物。通常心功能的恢复与导致心衰加重药物的半衰期有关(如多柔比星,给予最后一次剂量 30 天后才能恢复)。在急性期后应当给予有效的治疗,包括 ACEI 或 ARB、脑啡肽酶抑制剂、β 受体拮抗剂,对某些患者可以使用螺内酯和地高辛。通常不建议患者再次使用导致心衰加重的药物,在大多数情况下可以选择相应的替代治疗方案。

五、预后及随访

心衰的死亡率很高,轻症患者每年的死亡率高达 5%~10%,重症患者的死亡率可达 30%~40%。此外,每年 20%~50% 的心衰患者出院 6~12 个月后再次入院。关于药源性心力衰竭患者的预后研究非常有限,仅有多柔比星的相关报道,其导致的心衰死亡率为 30%~60%。

六、患者教育

(1)对于必须使用可致心衰药物的 HFrEF 患者,应告知患者心衰的体征和症状。如果能在早期监测到药源性心力衰竭,可以避免入院治疗或患者死亡。

(2)应告知心衰患者使用一些非处方药物如非甾体抗炎药、含甘草的中成药、含麻黄的感冒药可能会导致心衰加重。

(3)患者应密切监测体重的变化,如日增体重超过 1kg,应警惕是否出现液体潴留。

(4)可以教育患者如何根据体重和症状的改变调整利尿药的用量。

七、典型病例

患者女,40 岁,因反复胸闷、气短半年余入院。患者约 1 个月前出现胸闷、气短伴乏力,活动和夜间平卧时加重,伴频繁咳嗽,咳白色泡沫样痰。既往急性淋巴细胞性白血病史 11 个月,曾多次使用多柔比星、环磷酰胺等抗肿瘤药。多柔比星累积剂量 565mg/m²。近期无上呼吸道感染史,无发热、盗汗、消瘦及关节痛等症状。

查体:体温 36.2℃,脉搏 102 次/min,呼吸 27 次/min,血压 88/62mmHg。轻度贫血貌,全身皮肤轻度黄染、呼吸急促、颈静脉充盈,双肺底闻及湿啰音。心界向左扩大,心尖搏动位于第 5 肋间左锁骨中线外 0.5cm,可闻及 S_3 心音。

心脏彩超示:全心扩大,室间隔运动幅度减弱,LVEF 32%,双侧心包积液。

腹部 B 超提示:肝淤血。

诊断:药源性心力衰竭。

给予培哚普利 2.5mg q.d.、呋塞米 20mg q.d.、螺内酯 20mg q.d. 治疗后,患者症状渐好转,但 LVEF 仍小于 50%。

讨论:患者使用蒽环类药物累积剂量≥550mg/m²,具有蒽环类药物相关心力衰竭的高危因素,临床表现为典型的心力衰竭症状(心率加快、血压降低、颈静脉充盈、双肺底闻及湿啰音,影像学示全心扩大、心功能降低、肝淤血),停药、对症治疗后缓解,因此患者很可能为蒽环类相关药源性心力衰竭。

点评:蒽环类药物导致的心脏毒性通常呈现进展性和不可逆性,并且具有累积性,往往影响抗肿瘤治疗和患者生活质量,严重者甚至可能危及患者的生命,因此早期监测和早期预防显得尤为重要。

(牟燕　韩毅)

第三节　药源性高血压 ^{ICD-10:I15.8}

教学目的与要求

1. 掌握药源性高血压的定义、常见致病药物、临床表现及治疗。
2. 熟悉药源性高血压的诊断、鉴别诊断及预防。
3. 了解药源性高血压的发病机制。

高血压作为一种慢性非传染性疾病,是我国患病率较高、致残率较高及疾病负担较重的慢性疾病。临床上将未使用抗高血压药情况下的诊室收缩压≥140mmHg 和/或舒张压≥90mmHg 诊断为高血压。

由于使用某种药物引起患者血压升高超过正常范围,称为药源性高血压 ^{ICD-10:I15.8}(drug-induced hypertension),是由药物的药理或毒副作用、药物相互作用所致,也可由用药方法不当引起,是继发性高血压的发生原因之一。作为引起血压升高的原因之一,医务工作者在诊疗活动中,必须评估可能导致患者血压升高的药物。这些药物的存在,如果没有得到适当的处理,可能会导致一些后果,使本无高血压的人被诊断为原发性高血压,接受了不必要的降压治疗,或者拮抗抗高血压药的治疗效果,使之前血压控制良好的高血压患者病情恶化,增加了治疗成本。

一、流行病学

2012—2015 年,我国 18 岁及以上人群高血压粗患病率为 27.9%,与之前进行过的 5 次全国范围内的高血压抽样调查相比,患病率总体呈增高的趋势,详见表 4-3-1。高血压是心血管疾病的首要危险因素,其主要并发症如卒中、心肌梗死、心力衰竭及慢性肾脏病的致残致死率高,严重消耗医疗和社会资源,给家庭和社会造成沉重负担,已成为我国一项重要的公共卫生问题。药物引起的高血压通常以药品不良反应的形式报告,但由于不良反应报告系统的局限性,很难统计药源性高血压的发病率。

表 4-3-1 我国六次高血压患病率调查结果

年份/年	调查地区	年龄/岁	诊断标准	患病率/%
1958—1959	13 个省、市	≥15	不统一	5.1*
1979—1980	31 个省、自治区、直辖市	≥15	≥160/95mmHg 为确诊高血压,140~159/90~95mmHg 为临界高血压	7.7*
1991	31 个省、自治区、直辖市	≥15	≥140/90mmHg 和/或 2 周内服用抗高血压药者	13.6*
2002	31 个省、自治区、直辖市	≥18	≥140/90mmHg 和/或 2 周内服用抗高血压药者	18.8*
2012	31 个省、自治区、直辖市	≥18	≥140/90mmHg 和/或 2 周内服用抗高血压药者	25.2#
2015	31 个省、自治区、直辖市	≥18	≥140/90mmHg 和/或 2 周内服用抗高血压药者	27.9*

注:* 粗患病率,# 综合调整患病率。

二、致病药物和发病机制

高血压的主要致病药物见表 4-3-2。涉及的药物包括:激素类药物、影响交感神经兴奋的药物、非甾体抗炎药、中草药等。这些药物可能引起高血压,或加重以前控制良好的高血压,或拮抗抗高血压药的治疗效果,也被认为是难治性高血压的潜在原因。

表 4-3-2 药源性高血压的常见致病药物、作用机制及治疗

分类	常见致病药物	作用机制	治疗和注意事项
激素类			
雌激素	雌二醇、尼尔雌醇、孕三烯酮、去氧孕烯炔雌醇	水钠潴留;肾素-血管紧张素-醛固酮系统(RAAS)激活;胰岛素抵抗	利尿药;血管紧张素转化酶抑制剂(ACEI);血管紧张素Ⅱ受体阻滞剂(ARB);β 受体拮抗剂
孕激素	炔诺酮、甲羟孕酮	大剂量用药会产生肾上腺皮质激素反应	
糖皮质激素类药物	氢化可的松、泼尼松龙、甲泼尼龙、地塞米松	皮质醇和皮质酮均有盐皮质激素活性	利尿药、钙通道阻滞剂(CCB)、ACEI、ARB 注意血钾变化
盐皮质激素	9α-氟氢皮质素、醋酸去氧皮质酮油剂	增加钠的重吸收和促进钾的排泄	利尿药 注意血钾变化
影响交感神经兴奋			
麻醉药	氯胺酮、地氟烷、七氟烷、盐酸纳洛酮	交感神经兴奋性增高	α 受体拮抗剂、可乐定、地尔硫草
	哌甲酯、苯丙胺、可卡因、咖啡因	促使多巴胺和去甲肾上腺素(NE)从神经末梢释放并阻断其回收,使相应的突触部位含量增高和作用时间延长	α 受体拮抗剂、维拉帕米、硝酸甘油
肾上腺素受体激动药	去氧肾上腺素、伪麻黄碱	直接激动肾上腺素 α、β 受体	α 受体拮抗剂、β 受体拮抗剂
非甾体抗炎药	吲哚美辛、布洛芬、保泰松、双氯芬酸	水钠潴留;减少循环中前列腺素的含量	CCB、ACEI、ARB 肾脏损伤

续表

分类	常见致病药物	作用机制	治疗和注意事项
中草药			
甘草类	甘草酸二铵、胆酸、甘珀酸钠	抑制 11β-羟基类固醇脱氢酶的活性;皮质醇介导的盐皮质激素产生过多而发生血压升高;阻止前列腺素合成;抑制组胺合成及释放	利尿药、CCB、ACEI、ARB
其他			
单胺氧化酶抑制剂	异烟肼、苯乙肼、三环类抗抑郁药	拮抗单胺氧化酶及其他酶类,不利于细胞内外儿茶酚胺的灭活而使血管收缩作用增强	α 受体拮抗剂
苯乙胺类新型抗抑郁药	文拉法辛	阻断 NE 的再摄取	
噻唑烷二酮类	罗格列酮、吡格列酮	水钠潴留	严重心衰者慎用
重组人促红素		血管收缩与细胞内的钙浓度及交感神经兴奋性增加;刺激血管内皮细胞内皮素合成;红细胞增多症;遗传学机制	首选 CCB 或 α 受体拮抗剂。利尿药和 ACEI 降压不敏感
血管内皮生长因子抑制剂	贝伐珠单抗、雷莫西尤单抗、阿帕替尼等	减少 NO 的产生;微血管会变薄;内皮素-1 水平增高	
神经钙调蛋白抑制剂	环孢素、他克莫司	交感神经系统激活;血容量扩张时利尿反应迟钝;NO 介导的血管舒张功能受损和内皮素释放增加;阻断神经钙蛋白后,肾交感神经传入神经被激活	CCB(可能增加环孢素血药浓度)多种抗高血压药联用(含可乐定)

(一)交感神经系统的激活

去氧肾上腺素、伪麻黄碱等,可以通过去甲肾上腺素或去甲肾上腺素样作用激活交感神经系统。作用于外周 α 肾上腺素受体引起血管收缩,当作用于心肌 β 肾上腺素受体,则增加心率和心肌收缩力,以上作用均会升高血压。

咖啡因引起血压升高的机制包括增加交感神经兴奋性和儿茶酚胺的释放,并拮抗内源性腺苷,而腺苷是导致冠状动脉血管扩张的原因。咖啡因引起血压升高往往出现在首次摄入的第 1 小时,并且最多持续 3 小时,长期摄入咖啡因对血压升高的作用会出现耐受现象。

可卡因抑制外周去甲肾上腺素的再摄取,使突触中的神经递质过度兴奋肾上腺素能受体,导致血管收缩和血压升高。

单胺氧化酶抑制剂,如异烟肼、苯乙肼等,其抑制单胺氧化酶活性,使突触间儿茶酚胺类物质和 5-羟色胺蓄积,从而产生拟交感作用,使血压升高。同时服用大剂量单胺氧化酶抑制剂及含高酪胺食品,因为肠道中的单胺氧化酶被抑制,削弱肠道等组织对酪胺的降解作用,促使酪胺转化为去甲肾上腺素,从而导致高血压危象。

三环类药物,如丙米嗪、阿米替林、氯米帕明、多塞平等药物,由于阻断 α 受体导致血压降低。但三环类药物与单胺氧化酶抑制剂合用时,由于三环类药物抑制去甲肾上腺素再摄取,而单胺氧化酶抑制剂可减少去甲肾上腺素的灭活,导致去甲肾上腺素的浓度增高,可以引起血压明显升高、惊厥和高热。另外,三环类药物阻断中枢 α₂ 受体,可对抗可乐定和 α-甲基多巴的降压作用。

文拉法辛可选择性阻断 5-羟色胺的再摄取,高剂量时能够阻断去甲肾上腺素的再摄取,会造成血压升高。

(二) 体循环容量增多

液体潴留导致体循环容量增多是药物引起血压升高的重要原因之一,有相关作用的药物包括非甾体抗炎药(nonsteroidal anti-inflammatory drug,NSAID)、性激素类药物和糖皮质激素类药物等。

NSAID 抑制环氧合酶-1(COX-1)和环氧合酶-2(COX-2),减少前列腺素 E_2(PGE$_2$)和前列腺素 I_2(PGI$_2$)的合成,导致血管收缩,增加水钠潴留,升高血压。此外,NSAID 还可以拮抗 β 受体拮抗剂、利尿药和血管紧张素转化酶抑制剂等抗高血压药的降压作用。

口服避孕药中的雌激素类药物是血压升高的主要原因,其机制为雌激素类药物使肝脏合成血管紧张素原增加,血管紧张素Ⅱ增多,从而使醛固酮分泌增多,激活盐皮质激素受体,引起水钠潴留。

肾上腺皮质激素包括盐皮质激素和糖皮质激素。盐皮质激素作用于远端肾小管,促进水钠重吸收,从而导致血压升高。糖皮质激素类药物如泼尼松、甲泼尼龙和氢化可的松,也具有一定的盐皮质激素的作用,长期大量使用会激活盐皮质激素受体,增加水钠潴留,导致血压升高。

其他能够导致水钠潴留的药物还有噻唑烷二酮类,如罗格列酮、吡格列酮等。

(三) 直接血管收缩作用

血管内皮生长因子(VEGF)抑制剂包括血管内皮生长因子单克隆抗体(如贝伐珠单抗、雷莫西尤单抗)或酪氨酸激酶抑制剂(如阿帕替尼),减少 NO 的产生引起血管收缩,进而导致外周血管阻力增加,引起高血压。另外,使用 VEGF 抑制剂的患者内皮素-1 水平增高,内皮素-1 通过与血管平滑肌细胞上的内皮素受体结合而引起血管收缩,导致循环血压的升高。

神经钙调蛋白抑制剂,如环孢素和他克莫司可减少 NO 的产生,从而抑制血管扩张,导致血管收缩及水钠潴留。

(四) 停用药物

高血压患者使用 β 受体拮抗剂或中枢 α 受体激动剂降压治疗时,如突然停药可引起反跳性血压升高。

(五) 其他

促红素(erythropoietin,EPO)引起高血压的机制包括血管平滑肌细胞胞质内钙含量升高,局部 RAAS 系统激活,内皮素-1 生成增加,NO 合成减少,血管收缩增加等。

甘草是一种常见的中药,所含的甘草皂苷在体内可水解为甘草次酸,甘草次酸在化学结构上类似皮质酮,可引起水钠潴留、血压升高。

三、临床表现及分型

高血压的临床表现:1 级和 2 级高血压通常没有症状,血压进一步升高后,可能会引起头痛、头晕、心悸、失眠、乏力、下肢水肿。当血压突然显著升高,通常超过 180/120mmHg,症状与高血压急症、亚急症相一致,会出现胸痛、焦虑、恶心、呕吐、出汗过多、神志不清等。

血压水平的分类和定义见表 4-3-3。

表 4-3-3　血压水平分类和定义

分类	收缩压/mmHg		舒张压/mmHg
正常血压	<120	和	<80
正常高值	120~139	和/或	80~89

续表

分类	收缩压/mmHg		舒张压/mmHg
高血压	≥140	和/或	≥90
1级高血压(轻度)	140~159	和/或	90~99
2级高血压(中度)	160~179	和/或	100~109
3级高血压(重度)	≥180	和/或	≥110
单纯收缩期高血压	≥140	和	<90

注：当收缩压和舒张压分属于不同级别时，以较高的分级为准。

四、诊断及鉴别诊断

(一)诊断依据或诊断要点

1. 血压升至正常值范围(120~130mmHg/80~90mmHg)以上。

2. 有头痛、头晕、心悸、失眠、乏力甚至伴有水肿等临床表现。

3. 血压升高和临床症状与所用药物有合理的时间关系。

4. 从该药药理作用推测有致高血压的可能。

5. 国内外有使用该药或该药与其他药物合用致高血压的报道。

6. 撤药后血压恢复至用药前水平，高血压临床症状消失。

7. 进行药物激发试验，血压再次升高。

当满足以上任意3项或具备6、7项中一项的同时满足其他任意一项时，可以高度怀疑为药源性高血压。

(二)实验室及辅助检查

1. 常规检查项目　包括尿常规、血糖、血脂、肾功能、血尿酸等，有助于发现相关的危险因素和靶器官损伤。

2. 心电图　心电图上左心室肥大兼有劳损是新发心力衰竭和心力衰竭死亡的不良预后指标，见于5%~10%的高血压患者。

3. 超声心动图　高血压可引起左心室肥大，超声心动图诊断左心室肥厚敏感和可靠，还能诊断高血压引起的左心室收缩期和舒张期顺应性的减退。

4. 动态血压　监测本检查有助于明确高血压的诊断，尤其是"白大衣高血压"和"隐匿性高血压"；了解血压昼夜变化；反映一定时间内血压波动的程度；观察抗高血压药的疗效。

5. 眼底检查　评估高血压对眼底的损害。

(三)鉴别诊断

1. 排除原发性高血压。

2. 排除非药物引起的继发性高血压，包括皮质醇增多症、嗜铬细胞瘤、原发性醛固酮增多症、肾动脉狭窄、主动脉缩窄、阻塞性睡眠呼吸暂停低通气综合征。

五、预防与监测

预防药源性高血压最理想的方法是尽量避免服用可引起血压升高的药物，如必须服用，可采用尽可能小的剂量或选择升压作用较小的药物，同时应密切监测血压。对于那些可能会引起血压升高的药物，如患者必须使用这些药物进行治疗，应该建议他们改变生活方式，包括饮食中限制钠的摄入，接受富含蔬菜、水果和低脂乳制品的健康饮食,并适当锻炼,以适度和有规律的有氧运动为主,以上措施均可以有效地降低血压。

六、治疗原则

1. 处理拟交感神经药引起的高血压最合适的方法是尽量避免使用。如缓解鼻充血剂,通常只是在急性的情况下使用,应告诉患者尽可能缩短其使用的疗程,有高血压的患者应慎用此类药物,或者在血压得到良好控制的情况下使用。虽然长期摄入咖啡因对血压升高的作用会出现耐受现象,但高血压患者饮用含咖啡因的饮料时仍应适量。对于抗抑郁药物引起的高血压,一方面,可以首选交感神经激活作用较弱的 5 -羟色胺再摄取抑制剂(SSRI);另一方面,所有服用抗抑郁药物的患者都应进行常规血压监测。

2. 处理容量增多引起的高血压时,可以使用利尿药,降低循环容量。除了利尿药,还可以使用 CCB 或中枢抗高血压药进行治疗。对于使用避孕药引起高血压的女性,可以使用 ACEI 和 ARB,但必须注意患者因为避孕失败而受孕时,ACEI 和 ARB 对胎儿的不利影响。对于肾上腺皮质激素引起的高血压,除利尿治疗外,可以考虑针对 RAAS 系统使用 ACEI、ARB 或醛固酮抑制剂。

3. 对于 VEGF 抑制剂所引起的高血压,ACEI 类抗高血压药可作为优先选择,硝酸酯类药物也有较好的降压效果,其他可选择药物包括 β 受体拮抗剂、利尿药和血管紧张素受体拮抗剂。由于二氢吡啶类钙通道阻滞剂可引起 VEGF 释放,所以不应与 VEGF 类药物合用。考虑到排斥反应相关的严重风险,无法中断移植患者的免疫抑制治疗,高血压患者在使用环孢素或他克莫司时,可以使用尽可能低的剂量,同时使用或加强抗高血压药治疗。钙通道阻滞剂和 ACEI 类抗高血压药是心脏移植患者使用神经钙调蛋白抑制剂所致高血压的一线治疗药物。但应注意,地尔硫草既降低了血压,又降低了环孢素在患者体内的血清浓度。对于肾移植患者来说,由于 ACEI 对肾功能有影响,因此首选 CCB。

4. 停用 β 受体拮抗剂,应尽可能采用逐步撤药的方案,整个撤药过程至少用 2 周时间,剂量逐渐减低,直至最后减至 25mg。同样,中枢性 α 受体激动剂逐渐减量可以避免血压反跳,如可乐定停药必须在 1~2 周内逐渐减量,同时加以其他降压治疗。

5. 对需要用 EPO 治疗的患者,可将目标血红蛋白水平设定为低于 110g/L,并增加当前抗高血压药的剂量,如增加利尿药治疗。对高血压不能控制的患者应禁用 EPO。

七、预后及随访

研究表明,从 115/75mmHg 的血压开始,收缩压每增加 20mmHg,舒张压每增加 10mmHg,未来患心血管疾病的风险就会增加 1 倍。药物引起的血压升高,也可能增加心血管疾病的发病率和死亡率。

八、患者教育

服用已知会引起血压升高药物的患者应认识到这种潜在的风险。如患者的血压升高到了可以诊断为高血压的程度,应建议他们对血压进行监测,并向医生或药师咨询。如出现与高血压急症相符的症状,应立即就医。

应鼓励所有有高血压危险的患者,特别是接受可能导致高血压的药物治疗的患者保持健康的生活方式。

对于使用 β 受体拮抗剂或中枢性 α 受体激动剂患者,应告知不能突然停药。

最后,应告知患者服用任何药物之前最好向医生或药师咨询,从而避免新增的药物或药物相互作用引起血压升高的风险。

九、典型病例

患者女性,76 岁,因血压升高来院就诊。门诊心率 65 次/min,血压 178/118mmHg。患者既往高血压病史 20 余年,长期服用厄贝沙坦氢氯噻嗪片,每天 1 片,美托洛尔缓释片,每天半片。患者自述血压控制较好,平时血压控制在 130/80mmHg 上下。追问病史,患者 2 周前肩关节疼痛,自行服用布洛芬缓释片,一天 2 次,每次 1 粒,服用约 1 周。考虑布洛芬可能影响降压疗效,继续使用厄贝沙坦氢氯噻嗪片,每天 1 片,加用氨氯地平片,每天 1 片,停用美托洛尔缓释片。患者目前关节疼痛好转,给予停用布洛芬。2 周后患者血压 135/85mmHg。

讨论:

1. 为什么判断是布洛芬缓释片导致该患者血压控制不佳?

答:该患者诊断为高血压,长期服用厄贝沙坦氢氯噻嗪片和美托洛尔缓释片,血压控制良好。服用布洛芬后患者血压升高,停用布洛芬后患者血压恢复之前的状态,因此考虑患者血压升高为服用布洛芬缓释片引起的。

2. 如何预防药源性高血压? 发生后应如何处理?

答:高血压患者应尽量避免使用拮抗降压疗效的药物,如必须使用应该谨慎选择并严密监测血压,必要时调整抗高血压药治疗方案。需要注意的是,患者撤药后应再次评估其血压,决定是否调回原来的降压治疗方案。

点评:当遇见使用抗高血压药后血压控制仍不理想的高血压患者时,除了要考虑血压测量是否准确、降压方案是否合理、患者服药依从性等因素外,还应考虑患者是否使用了拮抗降压疗效的药物,这些药物主要包括激素类药物、抗抑郁药、非甾体抗炎药、部分中草药等。这个案例提示我们,高血压患者应谨慎使用上述药物。

(席宇飞)

第四节　药源性低血压 ICD-10:I95.2

教学目的与要求

1. 掌握药源性低血压的定义、常见致病药物、临床表现及治疗。
2. 熟悉药源性低血压的诊断、鉴别诊断及预防。
3. 了解药源性低血压的发病机制。

低血压是指体循环动脉压力低于正常的状态。但与高血压不同,低血压的诊断尚无统一标准。一般认为成年人上肢动脉血压低于或等于 90/60mmHg 即为低血压。此外,有一种特殊的低血压,是由于体位的改变,如从平卧位突然转为直立,或长时间站立发生的脑供血不足引起的低血压称为直立性低血压。通常患者由卧位在 15 秒内转为直立位,收缩压较平卧位时下降 40mmHg 和/或舒张压下降 20mmHg,即可诊断为直立性低血压。

低血压根据病因可分为生理性和病理性低血压,根据起病形式可分为急性和慢性低血压,此外还可分为原发性和继发性低血压。其中因药物引起的继发性低血压称为药源性低血压^{ICD10:I95.2}（drug-induced hypotension）。

一、流行病学

一般情况较好的患者并不常出现药源性低血压。药源性低血压常见于术后患者和重症患者。脊椎麻醉后低血压是剖宫产后母亲最常见的并发症，如果不使用升压药物进行预防，接近 60% 的剖宫产术后女性会发生脊椎麻醉后低血压。而在重症监护室（ICU）使用心血管药物和镇静麻醉药物的患者药源性低血压的发生率可达 34.5%。直立性低血压的发生与年龄、合并症以及药物均有关。老年患者直立性低血压的发病率升高可能与随着年龄增长压力感受器的敏感度下降和自主神经退行性病变发病率的升高有关。小于 65 岁的患者很少发生直立性低血压。

社区动脉粥样硬化风险（atherosclerosis risk in communities，ARIC）是一项对社区患者进行的前瞻性队列研究，直立性低血压的发生率为 5%。糖尿病患者直立性低血压的发生率更高，可达 25%~30%，而住院患者的发生率可高达 64%。具有病理生理基础（高龄、自主神经退行性病变、糖尿病等）的患者中，使用具有扩张外周血管作用的药物很可能会增加直立性低血压的发生率。

二、致病药物和发病机制

具有降低血压、扩血管、利尿作用和降低交感神经兴奋性的药物均有可能引起药源性低血压（表 4-4-1）。虽然抗高血压药降低血压的机制（表 4-4-2）各有不同，但是这些药物最终会对机体的某些应激反应产生拮抗，例如肾素-血管紧张素-醛固酮系统释放醛固酮和血管紧张素Ⅱ，使神经元释放去甲肾上腺素，影响多种血管内皮舒张因子、利钠激素的释放，使细胞内钠升高。这类药物引起低血压的其他机制包括通过释放组胺、α_1 受体拮抗作用、溶剂的直接效应、阻滞钙通道的作用和减少血管内容量。

表 4-4-1　导致药源性低血压的药物

药物	发生率/%	药物	发生率/%
贝那普利	0.3~0.4	氯沙坦	0.5~7
卡托普利	3.6	奥美沙坦	0.1
依那普利（尤其静脉给药）	0.9~6.7	缬沙坦	6.9
福辛普利	2.4~4.4	阿夫唑嗪	0.4~2
赖诺普利	高达 11	多沙唑嗪	0.3~10
莫西普利	0.5	哌唑嗪	1~4
培哚普利	0.3~0.8	坦洛新	0.2~0.4
雷米普利	2~11	特拉唑嗪	1.3~7
喹那普利	2.9	阿替洛尔	4~25
群多普利	0.6~11	倍他洛尔	<2
阿奇沙坦	0.4	比索洛尔	高达 12
坎地沙坦	18.8	卡维地洛（尤其是速释制剂）	2~20
依普沙坦	<1	艾司洛尔	20~50
厄贝沙坦	0.1~5.4	拉贝洛尔	口服：1　静脉注射：5

续表

药物	发生率/%	药物	发生率/%
美托洛尔(尤其是速释制剂)	27.4	达格列净	0.6~0.8
纳多洛尔	1	阿米替林 [a,f]	5~20
吲哚洛尔	2	地昔帕明 [a,f]	高达 15
奈比洛尔	0.5	丙米嗪 [a,f]	20~37
氨氯地平	<1	苯妥英(仅静脉给药时)	4.9
地尔硫䓬(尤其是静脉给药)	6~11	磷苯妥英(仅静脉给药时) [b,c]	7.7
尼卡地平(尤其是静脉给药)	0.9~5.6	万古霉素(仅静脉给药时)	0~63
硝苯地平(尤其是速释制剂)	0.5~5	溴隐亭 [a,b]	0.2~0.7
尼莫地平	高达 8.1	卡比多巴+左旋多巴 [a,b]	1
尼索地平	<1	培高利特 [a]	2.1
可乐定	高达 44.8	普拉克索 [a]	<5
胍法辛	15	罗匹尼罗 [a]	2~25
胍那苄	<1	司来吉兰 [a]	9.8
利血平	16	雷沙吉兰 [a]	7~44
硝酸甘油	4	恩他卡朋 [a]	1.2
布美他尼	0.8	托卡朋 [a]	13~14
氯噻酮	2.2	阿立哌唑 [a]	0.2~4
呋塞米	20	月桂酰阿立哌唑	0.2~0.5
氢氯噻嗪	12.5~60	依匹哌唑	0.1~0.4
吲达帕胺	<5	氯丙嗪(尤其是静脉给药) [a]	0~10
托拉塞米	0~7	氯氮平 [a,b]	9~13
非诺多泮 [a,c]	2~18.5	氟哌啶醇 [a]	0~2
阿利吉仑	0.1	洛沙平 [a,b]	0.4~3
沙库巴曲缬沙坦	18	鲁拉西酮	0.3~2.1
加兰他敏 [a,b]	1~3.6	奥氮平 [a]	2
多奈哌齐 [a,b]	1~3	喹硫平 [a]	高达 7
丙泊酚 [a]	3~10	利培酮 [a]	口服:1~2 肌内注射:<4
硝酸异山梨酯	16	硫利达嗪 [a]	16
单硝酸异山梨酯	<5	替沃噻吨	4
硝酸甘油 [a,b]	1~48	齐拉西酮 [a,b]	1.3~18
胺碘酮(仅静脉给药时)	10~20	高剂量多巴酚丁胺 [b]	20
溴苄胺 [c]	50	白介素-2 [b]	71
伊布利特	2	鼠源 CD3 单克隆抗体	25
索他洛尔	5~9	去纤苷	37
妥卡尼	3	氨磷汀 [c]	3~62
维纳卡兰 [c]	5~6	卡培他滨	7

药物	发生率/%	药物	发生率/%
依托泊苷[c]	1~2	氢吗啡酮	静脉注射20,口服<2
氟达拉滨	1~2	米力农	2.9
长春新碱[a,b]	4	伐地那非	<2
波生坦	7	西地那非	<2
曲前列环素	4	他达拉非	2
镁[b]	4	依前列醇[c]	13~16
奈西立肽[c]	4~17	伊洛前列素	11~76
芬太尼(尤其是静脉给药)[c]	2.8~4	利奥西呱	10

注:本表仅列出来源于1个以上的随机对照临床试验的药物;[a]可能会导致直立性低血压;[b]与剂量有关;[c]与给药速度有关。

表 4-4-2　常见的药源性低血压的发生机制

药物种类	机制
α_1 受体拮抗剂	抑制儿茶酚胺对 α_1 受体的激活
ARB、ACEI、肾素拮抗剂	阻滞血管紧张素Ⅱ的作用或产生
β 受体拮抗剂	抑制 β 受体的激活
钙通道阻滞剂	阻滞血管平滑肌的 L 型钙通道
硝酸酯类	引起 NO 介导的血管扩张
利尿药	减少血管内容量
阿片类	释放组胺引起血管扩张
万古霉素、替考拉宁	释放组胺引起血管扩张
维库溴铵	释放组胺引起血管扩张
米力农	抑制磷酸二酯酶-3,引起血管扩张
多巴酚丁胺	激活 β_2 受体引起血管扩张
左西孟旦	未知
抗精神病药	抑制儿茶酚胺对 α_1 受体的激活
α_2 受体激动剂(可乐定)	激活突触前 α_2 受体,抑制儿茶酚胺释放
胺碘酮	抑制心肌,溶剂效应(聚山梨酯80,苯乙醇)
苯妥英	溶剂效应(丙二醇)
前列腺素类	前列腺素类介导的血管扩张
多巴胺受体激动剂	多巴胺受体-1 介导的血管扩张
丙泊酚	直接的血管舒张作用,丙泊酚相关的输注综合征
静脉注射电解质	输注相关的反应

三、临床表现

引起药源性低血压的不同药物可导致患者的临床表现存在差异,但患者常因血压过低引起低灌注,从而使心、脑、肾等重要脏器缺血而出现头晕、黑矇、肢软、冷汗、心悸、少尿等症状,严重者表现为急性脑梗死、急性肾功能不全甚至晕厥或休克。

四、诊断及鉴别诊断

1. 诊断依据
（1）符合低血压或直立性低血压的诊断。
（2）用药后出现低血压的典型临床表现。
（3）所用药物有致低血压的不良反应。
（4）停用或减量使用药物时血压下降不明显或临床表现减轻或消失。
（5）再次使用可疑药物，低血压或临床表现再现。
（6）排除低血糖、脑血管疾病、出血等其他原因所致的低血压情况。
2. 实验室检查　主要包括诊室血压检测和动态血压监测等。
3. 鉴别诊断　药源性低血压需与原发或继发的自主神经病变如帕金森综合征、糖尿病外周神经病变等鉴别，还需明确患者是否患有其他引起低血压的内分泌系统疾病，如嗜铬细胞瘤、醛固酮减少症、肾血管高血压。此外还应与贫血、血容量减少、出血、神经性厌食症、腹泻、透析过度引起的容量减少，短暂性神经性晕厥，病理性血管功能不全或血管舒张（如静脉曲张、心源性休克、类癌综合征），过敏、营养不良、妊娠等引起的血压下降区别。

五、预防、监测和治疗原则

在开始使用具有降压作用的药物之前，医师应当熟悉这些药物的药理学、药动学和这些药物的不良反应差别，通过选择合适的用药人群，严格掌握适应证，选择合适的药物、剂量与用药途径，注意药物的相互作用来预防药源性低血压的发生。对于高危人群，在联合使用多种有降压作用的药物或药物增加剂量时，应密切观察患者的用药反应，进行动态血压监测或心电监护。一旦确认患者出现了严重的药源性低血压，应当立即停药、就地救治，且患者应取平卧位或头低脚高卧位，监测生命体征（尤其是血压），患者未脱离危险不宜搬动，更不能走动。根据引起患者低血压的药物进行对症处理，如果需要可以考虑使用特异性的拮抗剂。其他辅助的治疗措施还包括补充血容量、纠正电解质紊乱，必要时输入血浆或其代用品。

例如对肾功能不全患者加用药物时，应当特别注意是否需要调整药物的剂量，例如阿替洛尔和某些血管紧张素转化酶抑制剂。特别需要注意的是地尔硫䓬和维拉帕米与肝药酶（CYP3A4）抑制剂（如红霉素、伏立康唑）或 P 糖蛋白抑制剂（他克莫司、环孢素和红霉素）联用时很容易出现药物蓄积，从而导致患者出现低血压。另外还需要考虑患者的肝功能情况，有些药物在正常患者中会由于肝脏的首过效应降低药效，但对肝血流减少的肝硬化患者，血药浓度很可能增加，因此需要减低剂量，例如美托洛尔、维拉帕米和普萘洛尔。在使用这些抗高血压药时出现药源性低血压，通常减低剂量或停用药物后，患者的血压可以恢复。

对于重症心衰或心源性休克的患者，使用多巴酚丁胺、左西孟旦或米力农等正性肌力药物很容易出现药源性低血压。对于基础血压较低的患者使用这类药物时应当减慢泵速，尤其使用左西孟旦或米力农的基础血压较低的患者，应当考虑不给予负荷剂量，直接使用最小维持滴速，尽可能使患者耐受该不良反应。如果采取上述措施，患者的血压仍不可耐受，应当停止使用这类药物。这些正性肌力药物中，多巴胺药源性低血压较为少见。另外，通过诱导组胺释放引起低血压的许多静脉药物如吗啡、可待因、哌替啶、维库溴铵和万古霉素（可引起红人综合征）也可通过减慢滴速或泵速来预防和改善低血压事件。抗精神病药利培酮、氯氮平、喹硫平和 α 受体拮抗剂如特拉唑嗪通过 α_1 受体拮抗剂引起低血压尤其是直立性低血压的症状,睡前服用药物或避免体位的快速改变对改善患者对于此类药物的耐受性有益。丙泊酚作为全麻的诱导剂、镇静剂引起低血压的发生率非常高,可高达26.5%~42%。为了预防丙泊酚相关的低血压,对于手术患者临床常用去氧肾上腺素、肾上腺素、麻黄碱进行预防或治疗。如何在术前进行有效评估从而判断患者发生麻醉相关的低血压的概率,也是近年的研究热点之一。

六、预后及随访

药源性低血压属于继发性低血压,如果及时发现并处理低血压,患者的预后通常较好。但如果发现不及时或处理不当,也可造成重要器官损害或死亡。长期发生直立性低血压可导致老年人意外伤害及认知功能下降,已有因药源性低血压引起肾功能不全或致死的病例报道。另外,患者可能因为药源性低血压而对药物治疗产生抵触,降低治疗的依从性,从而影响进一步治疗。因此,对于发生药源性低血压的患者应及时监测并随访患者的血压情况、认知功能、肝肾功能和用药依从性。

七、患者教育

对于发生药源性低血压的高血压患者进行必要的患者教育十分重要。患者教育的重点是告知此次不良事件发生的原因,预防此类事件的措施,如果再次出现如何处理,并提高患者的用药依从性。理想的患者教育应当包括如下几方面:

1. 低血压的判断标准及临床表现。

2. 本次药源性低血压事件的发生原因,如服用剂量不当、首剂低血压效应、直立性低血压等。

3. 针对本次事件治疗用药方面的改变,是否停用或减量服用某种药物,现在服用药物的剂量和频次,漏服药物如何处理。

4. 如果再次出现低血压的症状应当如何处理,包括立即进行血压测定判断是否出现了低血压;平卧位;适当补充水分;严重或持续不缓解时拨打 120 急救。

5. 服用抗高血压药对患者的必要性。

八、典型病例

患者男性,83 岁,因"排尿困难 10 年"入住泌尿外科,既往冠心病病史 15 年,糖尿病病史 20 年。入院后给予"非那雄胺片 5mg q.d.,坦洛新缓释胶囊 0.2g q.d."治疗后效果不佳,坦洛新缓释胶囊加量至 0.2g b.i.d.。加量后第 3 天,患者起床时出现头晕、面色苍白,伴胸前区疼痛,急行心电图示 ST 段抬高心肌梗死,血压为 86/54mmHg,给予肾上腺素静脉输入后血压 67/35mmHg,患者抢救无效死亡。

讨论:患者给予了大剂量坦洛新治疗,该药物为选择性 α 受体拮抗剂,但大剂量时对 α 受体选择性下降。该患者为高龄老人,合并糖尿病病史,是直立性低血压的高危人群,在给予大剂量坦洛新后,体位变化时发生了药源性直立性低血压,导致心脏灌注不足,进一步导致心肌梗死。

点评:肾上腺素是常见的升压药物,但该患者正在服用 α 受体拮抗剂坦洛新,α 受体拮抗剂可能会选择性地与 α 肾上腺素受体结合,其本身不激活或较少激活肾上腺素受体,却能阻碍去甲肾上腺素能神经递质及肾上腺素受体激活药与 α 受体结合,从而产生抗肾上腺素作用。它们能将肾上腺素的升压作用翻转为降压作用,这个现象称为"肾上腺素作用翻转"(adrenaline reversal)。因此该患者使用肾上腺素后血压未恢复,反而继续下降,这是导致患者死亡的重要原因。此外,具有心血管基础疾病的患者使用坦洛新,应当避免超过说明书批准的剂量。对于已经使用 α 受体拮抗剂出现低血压的患者,应当考虑使用去甲肾上腺素或血管升压素进行升压治疗。

(韩毅　王清)

第五节　药源性心肌缺血^{ICD-10:I42.7}、急性冠脉综合征^{ICD-10:I24.9}

教学目的与要求

1. 掌握药源性心肌缺血、急性冠脉综合征以及库尼斯综合征的定义、常见致病药物、临床表现及治疗。

2. 熟悉药源性心肌缺血、急性冠脉综合征以及库尼斯综合征的诊断、鉴别诊断及预防。

3. 了解药源性心肌缺血、急性冠脉综合征以及库尼斯综合征的发病机制。

心肌缺血是由心肌供氧减少或耗氧增加或两者兼而有之所造成的。心绞痛是冠状动脉供血不足,心肌急剧、暂时的缺血与缺氧所引起的临床综合征,但无心肌坏死。由药物引起的心肌缺血,我们称为药源性心肌缺血^{ICD-10:I42.7}(drug-induced myocardial ischemia)急性冠脉综合征^{ICD-10:I24.9}(acute coronary syndrome,ACS)为冠状动脉严重狭窄和/或易损斑块破裂或糜烂所致的急性血栓形成,伴或不伴血管收缩、微血管栓塞,引起冠状动脉血流减少和心肌缺血。急性冠脉综合征有 3 种临床表现:ST 段抬高心肌梗死、非 ST 段抬高心肌梗死和不稳定型心绞痛。药物加快动脉粥样硬化进程,导致斑块破裂或药物引起冠脉痉挛导致的急性心肌缺血或使用药物治疗时因突然停药而导致患者心肌缺血、心绞痛等称为急性冠脉综合征,使用药物后引起过敏反应所导致的急性冠脉综合征也称为库尼斯综合征(kounis syndrome)。

一、流行病学

药物引起的心肌缺血和急性冠脉综合征大多为药品不良反应报告系统报告的。由于该系统的局限性,在一般人群中,药物引起的心肌缺血和急性冠脉综合征的发病率未知。目前已知的药物,包括可卡因、口服避孕药/激素替代疗法、部分非甾体抗炎药、部分胰岛素增敏剂等药物,可增加无心血管危险因素人群的心肌缺血和急性冠脉综合征的发病风险。

使用可卡因后的第 1 小时内,发生心肌梗死的危险是基线危险的 24~31 倍。长期使用可卡因者一生中急性心肌梗死的风险是非吸毒者的 6~7 倍。

口服避孕药者通常为健康的年轻女性,她们患冠状动脉疾病的风险较低。根据所使用的口服避孕药种类和剂量以及人群的不同,与口服避孕药相关的心肌缺血和心肌梗死风险的差异很大,可以是 0~5 倍。吸烟、高血压、糖尿病、血脂异常或年龄超过 35 岁的女性患病风险更高。激素替代疗法也可能增加冠状动脉事件风险。

选择性 COX-2 抑制剂和非选择性非甾体抗炎药会增加心肌梗死的风险。心血管风险最高的是罗非昔布,其次是塞来昔布和双氯芬酸,萘普生和布洛芬相对风险较小。罗非昔布因此在 2004 年退出了全球市场。

噻唑烷二酮类药物罗格列酮和吡格列酮为胰岛素增敏剂,可用于治疗 2 型糖尿病。罗格列酮与心肌梗死风险增加有关,但吡格列酮不会增加缺血性事件的风险。

变态反应导致心血管疾病的报道最早可以追溯到 20 世纪 50 年代。1991 年,被 Kounis 和 Zavras

第一次报道为"过敏性心绞痛"和"过敏性的心肌梗死"。目前把炎症细胞和炎症因子参与,由肥大细胞和血小板激活引起变态反应所导致的急性冠脉综合征称为库尼斯综合征(Kounis syndrome,KS)。

二、致病药物和发病机制

药物如可卡因、口服避孕药、罗格列酮、选择性 COX-2 抑制剂和非选择性非甾体抗炎药、麦角生物碱、蛋白酶抑制剂等有发生动脉粥样硬化性冠状动脉疾病及相关心肌缺血、梗死的风险。一些药物停用,也可能导致心肌缺血或急性冠脉综合征。表 4-5-1 列出了可引起心肌缺血、急性冠脉综合征的药物。

表 4-5-1　引起心肌缺血和/或急性冠脉综合征的药物和机制

药物	药物诱发的疾病及其机制	
药物引起心肌缺血		
直接作用:可卡因、β 受体激动剂、拟交感的 β 受体拮抗剂突然停药 间接作用:强效血管扩张剂(硝苯地平,米诺地尔,肼屈嗪)	增加心率	
直接作用:可卡因、β 受体激动剂、β 受体拮抗剂突然停药 间接作用:强效血管扩张剂(硝苯地平,米诺地尔,肼屈嗪)	增加心肌收缩性	
增加前负荷:非甾体抗炎药 增加后负荷:升高血压的药物(可卡因、肾上腺素、苯丙胺等)	左心室壁收缩张力增加,前负荷增加或后负荷增加	
可卡因、去氧肾上腺素、苯丙胺、抗偏头痛药物(麦角生物碱、曲坦类)	诱发疾病:暂时性的、非完全闭塞心肌供氧减少	血管痉挛、血栓形成从而增加冠状动脉血管阻力
依那普利、硝苯地平、米诺地尔、肼屈嗪、硝普钠、腺苷、双嘧达莫		降低冠状动脉舒张压
药物引起急性冠脉综合征		
可卡因,口服避孕药,雌激素,非甾体抗炎药	冠状动脉血栓形成,叠加在受损的动脉粥样硬化斑块上	
可卡因、抗偏头痛药(麦角生物碱、曲坦类)	冠状动脉血管痉挛,合并或不合并冠状动脉血栓形成	
可卡因,雌激素,非甾体抗炎药,抗艾滋病药/蛋白酶抑制剂,口服避孕药,罗格列酮	增加心血管事件发生风险	
其他		
抗肿瘤药(氟尿嘧啶、顺铂、贝伐珠单抗、厄洛替尼、长春新碱、柔红霉素等)	血管内皮损伤、血栓形成、血管痉挛	
引起过敏的药物	变态反应	

(一)药源性心肌缺血

心肌缺血是冠状动脉血流、心肌供氧和心肌耗氧量不平衡,心肌耗氧量超过心肌供氧所造成的。决定心肌耗氧量的 3 个主要因素是:①心率,它的增加导致心肌耗氧量的增加;②心肌收缩力,反映在等容收缩过程中心室内压力的上升速率,并受到自主神经系统、心率、血钙浓度和体温等因素的影响;③心肌收缩时的张力,它与心室收缩压力和心室壁半径直接相关,与心室壁厚度成反比。心脏前负荷和后负荷对上述 3 个因素有着重要的影响,如降低收缩压可减轻后负荷,最终减少心肌耗氧量。药物通过改变这些因素中的任何一个就可能引起心肌缺血。

1. 增加心肌耗氧　增加心肌耗氧的药物,包括直接增加心率的药物,如可卡因、β 受体激动剂,以及 β 受体拮抗剂突然停药;间接通过反射机制增加心率的药物,如强效血管扩张剂硝苯地平、米诺地尔和肼屈嗪,均可能诱发心肌缺血。能升高收缩压的药物,如可卡因、去氧肾上腺素也可引起心肌缺血。

2. 增加血管阻力引起心肌供氧减少 可卡因不仅通过增加心率和血压,还通过冠状动脉血管收缩引起心肌缺血,这是由于可卡因阻断去甲肾上腺素的再摄取,导致血浆去甲肾上腺素浓度增加,增强了肾上腺 α_1 受体介导的血管收缩。另外,可卡因增加了血浆内皮素-1 的浓度,内皮素-1 是一种强大的血管收缩剂,可导致冠状动脉血管痉挛。可卡因还能促进血小板聚集,增加血栓形成的风险。这些机制均可导致可卡因诱导的血管阻力增加和心肌供氧减少。麦角生物碱及其衍生物可引起冠状动脉血管收缩,其机制是收缩脑血管和引起冠状动脉的收缩。曲坦类药物用于治疗偏头痛,这类药物是选择性5 -HTIB/ID 受体激动剂,可引起冠状动脉血管收缩或血管痉挛,或两者兼而有之,增加冠脉缺血。

3. 循环血量降低 短效的二氢吡啶类钙通道阻滞剂,如硝苯地平可以通过降低血压,减少心肌供氧,导致舒张压和冠状动脉血流降低,增加冠心病患者缺血事件和心肌梗死的风险,冠心病患者应避免使用。另一种药物是依那普利。对急性心肌梗死的患者早期静脉注射依那普利,然后口服依那普利治疗,可能引起低血压,降低冠状动脉灌注压,导致更大面积的心内膜下组织损伤。磷酸二酯酶-5 抑制剂,如西地那非与硝酸盐同时使用,也可能引起明显的低血压,导致心肌供氧量减少,使患者发生心肌缺血或梗死。因此不建议联合使用这类药物。

4. 冠状动脉“窃血” 腺苷和双嘧达莫主要有扩冠状动脉的作用,特点为扩张正常冠状动脉较病变部分更多,从而导致病变血管供血的那部分心肌更加缺血,通常称为冠状动脉“窃血”。因此这类药物通常会引起心肌缺血,应在监护下使用,但心肌梗死并不常见。

5. 突然停药 某些药物在治疗突然中断时可引起心肌缺血或急性冠脉综合征,如 β 受体拮抗剂突然停药可导致心肌耗氧量增加。在急性冠脉综合征的短期治疗后,停用肝素、阿司匹林或氯吡格雷会导致冠状动脉血栓形成,不良心血管事件发生率增加。

6. 其他 抗代谢药氟尿嘧啶引起冠状动脉痉挛被认为是引起药源性心肌缺血的主要致病机制。顺铂作为广谱抗肿瘤作用的烷化剂,可以导致心房颤动、室上性心动过速、心肌梗死等。血管内皮生长因子抑制剂贝伐珠单抗联合化疗显著增加动脉血栓发生的风险,在使用该方案的患者中心绞痛和心肌梗死的发生率更高。表皮生长因子受体(EGFR)抑制剂厄洛替尼单药治疗可导致胸痛,与吉西他滨联合使用的心血管事件发生风险更高,包括心肌梗死、脑血管事件和深静脉血栓。长春新碱、长春碱、多柔比星、柔红霉素等肿瘤治疗药物有心脏毒性,易诱发心肌缺血,通常在静脉使用后数小时至十几小时内发生。

(二)药源性急性冠脉综合征

典型的急性冠脉综合征的发病机制是基于动脉粥样硬化斑块破裂导致的血栓形成,从而引起冠状动脉闭塞。冠状动脉血管痉挛也可引起急性冠脉综合征,但较少见。如可卡因引起的冠状动脉痉挛导致的急性冠脉综合征;选择性 COX-2 抑制剂导致血管收缩、血小板聚集、血栓形成,最终形成急性冠脉综合征。

蛋白酶抑制剂和可卡因可以加速冠状动脉粥样硬化发展。可卡因通过引起内皮膜结构变化,从而增加对低密度脂蛋白的渗透性,加速动脉粥样硬化的发展。此外,可卡因已被证明可以增强白细胞迁移和增加内皮细胞中黏附分子的表达。其他可加速冠状动脉粥样硬化的药物包括口服避孕药、COX-2 抑制剂和罗格列酮。

库尼斯综合征是过敏反应引起冠脉痉挛导致急性心肌缺血,甚至心肌梗死。药物引起的库尼斯综合征是药源性急性冠脉综合征的一种。能引起库尼斯综合征的变应原可以是药物,也可以是对比剂、乳胶、食物、昆虫毒液等。库尼斯综合征患者的肥大细胞被变应原激活,发生脱颗粒,各种炎症介质在局部释放并进入循环系统,可导致冠脉痉挛和急性心肌梗死。

三、临床表现及分型

药源性心肌缺血患者的临床表现类似于动脉粥样硬化性冠状动脉疾病相关的心绞痛或缺血患

者。最明显的区别是,药物引起的心肌缺血可能发生在没有冠心病风险的人身上。

心绞痛表现为突发胸闷、胸痛、胸骨后窒息感或紧缩感、乏力、气短、血压升高或降低。患者通常感觉迟钝,只持续几分钟,通过休息或舌下含服硝酸甘油可以缓解疼痛。

急性心肌梗死的胸闷或胸痛的症状、性质及持续时间较心绞痛为重,疼痛更剧烈,持续时间更长,通常大于 30 分钟,不能通过休息或舌下含服硝酸甘油缓解。可有血压下降、大汗、面色苍白或发绀,严重者合并心源性休克。急性心肌梗死可出现室性心动过速、心室颤动等恶性室性心律失常及心动过缓,心脏传导阻滞甚至猝死。另外,可卡因引起的急性冠脉综合征胸痛症状不明显,给鉴别诊断带来了困难。

库尼斯综合征分为 3 个亚型。Ⅰ型患者既没有心血管危险因素,也没有冠状动脉的病变,变态反应导致冠脉痉挛,同时伴心肌酶升高或正常。Ⅱ型患者通常已有动脉粥样硬化性疾病,变态反应使斑块糜烂和破裂,从而导致急性心肌梗死。Ⅲ型被定义为药物洗脱支架内血栓,抽吸的血栓样本中存在嗜酸性粒细胞和肥大细胞。库尼斯综合征除了与心绞痛、急性冠脉综合征类似的临床表现外,通常还同时有皮肤瘙痒、皮疹、荨麻疹、喉头水肿等过敏症状。

四、诊断及鉴别诊断

(一) 心绞痛

1. 诊断依据和要点　心肌缺血引起的胸部不适通常位于胸骨后,可波及心前区,有手掌大小范围。常放射至左肩、左臂内侧达无名指和小指,或至颈、咽或下颌部。胸痛常为压迫、发闷、紧缩或胸口沉重感,有时被描述为颈部扼制或胸骨后烧灼感,但不像针刺或刀扎样锐痛。可伴有呼吸困难,也可伴有乏力或虚弱感、头晕、恶心、坐立不安或濒死感。呼吸困难可能为唯一临床表现,有时与肺部疾病引起的气短难以鉴别。胸痛发作时,患者往往被迫停止正在进行的活动,直至症状缓解。通常持续数分钟至十余分钟,很少超过 30 分钟。与劳累或情绪激动相关是心绞痛的重要特征。含服硝酸酯类药物常可在数分钟内使心绞痛缓解。

药源性心肌缺血患者的临床表现类似于任何与动脉粥样硬化性冠状动脉疾病相关的心绞痛或缺血患者。最明显的区别是,药物引起的心肌缺血可能会发生在没有冠心病风险的人身上。例如,无任何心血管危险因素的年轻患者出现心肌缺血的症状,医务人员必须了解患者是否服用可能诱发心绞痛的药物,并给予评估。

2. 实验室及辅助检查

(1) 心脏 X 线检查:心脏有无异常发现,如已伴发缺血性心肌病可见心影增大、肺充血等。

(2) 心电图:是发现心肌缺血最常用的检查方法。绝大多数患者可出现暂时性心肌缺血引起的 ST 段移位,有时出现 T 波改变,但特异性不如 ST 段。

(3) 动态心电图和心脏负荷试验:静息时 50% 以上的心绞痛患者心电图在正常范围,可考虑进行动态心电图记录和/或心脏负荷试验。

(4) 磁共振显像:可同时获得心脏解剖、心肌灌注与代谢、心室功能及冠状动脉成像的信息。

(5) 放射性核素心肌显影:判断心肌是否存活。

3. 鉴别诊断

(1) 排除急性心肌梗死。

(2) 排除心脏神经症。

(3) 排除其他疾病引起的心绞痛,包括严重的主动脉瓣病变、风湿热或其他原因引起的冠状动脉炎、梅毒性主动脉炎引起的冠状动脉口狭窄或闭塞、肥厚型心肌病肥厚心肌相对缺血、先天性冠状动脉畸形等引起的心绞痛。

（二）急性心肌梗死和库尼斯综合征

1. 诊断依据和要点　急性心肌梗死的诊断通常基于 3 个要点：症状、心电图、血清心肌损伤标志物。急性心肌梗死的典型症状为胸骨后或心前区剧烈的压榨性疼痛，疼痛持续时间通常超过 10~20 分钟，可向左上臂、下颌、颈部、背或肩部放射，常伴有恶心、呕吐、大汗和呼吸困难等。含硝酸甘油不能完全缓解。心电图和血清心肌损伤标志物的内容见后面实验室及辅助检查部分。

药源性和非药源性急性冠脉综合征的诊断方法相似，医务人员初次接诊时应详细询问患者发病前有无服用已知的可引起心肌缺血的药物，或突然停药导致心肌缺血的情况，这有助于判断是否为药物引起。

库尼斯综合征的诊断主要依靠临床症状和体征，以及实验室检查、心电图、超声心动图和冠脉血管造影。如果患者有变态反应的临床表现并且心电图和化验检查发现急性心肌缺血，应该高度怀疑库尼斯综合征。

2. 实验室及辅助检查

（1）心电图：典型的 ST 段抬高心肌梗死的早期心电图表现为 ST 段弓背向上抬高伴或不伴病理性 Q 波、R 波减低。超急性期心电图可表现为异常高大且两支不对称的 T 波。左束支阻滞患者发生心肌梗死时，心电图诊断困难，需结合临床情况仔细判断。非 ST 段抬高心肌梗死的特征性心电图包括 ST 段下移、一过性 ST 段抬高和 T 波改变。

（2）超声心动图：有助于了解室壁运动和左心室功能，诊断乳头肌功能丧失或诊断室壁瘤和乳头肌功能失调。

（3）心肌损伤标志物：肌钙蛋白（cTn）是诊断心肌坏死最特异和敏感的首选心肌损伤标志物，通常在症状发生后 2~4 小时开始升高，10~24 小时达到峰值，并可持续升高 7~14 天。肌酸激酶同工酶（CK-MB）对判断心肌坏死的临床特异性较高，心肌梗死时其测量值超过正常上限并有动态变化。肌红蛋白测定有助于心肌梗死的早期诊断，但特异性较差。

（4）放射性核素心肌显影：判断心肌是否存活。

3. 鉴别诊断

（1）排除急性心包炎。

（2）排除急性肺动脉栓塞。

（3）排除主动脉夹层。

（4）排除非药物引起的急性冠脉综合征。

五、预防与监测

有心血管高危因素或冠心病病史的患者应避免使用可能导致心肌缺血或梗死的药物。由于西地那非与硝酸酯类药物联合使用时，冠状动脉事件和死亡的风险增加，因此不建议磷酸二酯酶-5 抑制剂用于长期硝酸盐治疗劳力性心绞痛的患者。对于有冠状动脉疾病的患者，也应避免使用麦角生物碱。由于临床数据显示心血管事件增加，对非甾体抗炎药的使用应加强监测。妇女口服避孕药之前应评估其心血管风险，包括高血压、糖尿病、肾病以及吸烟等。通过积极宣传让大众了解滥用毒品可能引起的危害，避免可卡因引起的心肌缺血和急性冠脉综合征。

六、治疗原则

对于可卡因引起的胸痛，可首选阿司匹林和苯二氮䓬类药物治疗，如果疼痛无缓解，再加用硝酸甘油。如患者同时有高血压，也可选用硝普钠或酚妥拉明。除此之外，针对其他药物引起的心肌缺血或急性冠脉综合征患者的治疗数据很少。

接诊的医务工作者应该意识到,患者是否正在服用可能引起心肌缺血的药物,最有效的治疗方法是停止相关药物。如不能停药,例如正在接受抗肿瘤药治疗的患者,则应对这些心肌缺血高危患者进行最大限度的药物治疗。

针对库尼斯综合征患者的治疗,要同时紧急救治急性过敏性反应和急性心肌缺血。Ⅰ型患者经抗过敏治疗后可取得较好的疗效;Ⅱ、Ⅲ型患者要同时进行抗急性心肌缺血治疗。

七、预后及随访

有冠状动脉疾病和缺血性心脏病病史的患者,在经历药物引起的胸痛和心绞痛时,往往表明疾病的加重,需要进一步治疗。没有冠状动脉疾病史而发生药物引起的急性冠脉综合征患者,无论是否有潜在的冠状动脉疾病,都需要立即就医。

八、患者教育

正在服用可能导致心肌缺血或急性冠脉综合征药物的患者应被告知,在某些情况下,特定药物可能导致胸痛。对于有潜在冠状动脉疾病且有心绞痛症状史的患者,药物引起心绞痛症状与非药物引起的心绞痛处理方式是相同的。没有冠状动脉疾病史的患者应该意识到,他们正在服用的特定药物可能会诱发冠状动脉事件,患者应该被告知可能导致的症状。告诉患者如果发生胸痛、心悸、头晕、呼吸急促等症状,应尽快就诊。

九、典型病例

患者男性,61 岁,因突发意识不清入院治疗。患者自述当日因中耳炎自行服用莫西沙星片400mg,约 30 分钟后,患者手掌及腹部出现红疹,有针刺样疼痛,并伴腹泻,之后患者出现意识不清,二便失禁。转运至医院途中,患者神志渐清晰,自觉头晕不适,无明显胸闷胸痛。入院后体格检查:体温 36.7℃,血压 110/75mmHg,心率 72 次/min,呼吸 20 次/min。两肺呼吸音粗,未及明显干湿啰音。节律齐,无杂音,腹部有红疹,双下肢无水肿。查心电图无异常。心脏超声报告:左心增大,左心室壁节段性运动异常,轻中度二尖瓣反流,左心功能降低。查心肌损伤标志物:肌钙蛋白Ⅰ 102.00ng/ml,肌酸激酶同工酶 304.00ng/ml,肌红蛋白 514.50ng/ml。患者既往有高血压病史十余年,有吸烟和饮酒史。平时服用替米沙坦降血压。入院诊断:冠心病,急性非 ST 段抬高心肌梗死,高血压。行冠状动脉造影,术中见前降支近段 80% 狭窄,远段 50% 狭窄;回旋支中段完全闭塞;右冠状动脉中段80% 狭窄。行回旋支介入治疗,植入支架 1 枚,手术顺利。入院第 2 天患者红疹自行消退。住院期间患者无胸闷、胸痛,未再发作皮疹等症状,血常规、尿常规、肝肾功能、电解质、凝血功能等未见异常,给予出院。

讨论:如何判断该患者为莫西沙星引起的库尼斯综合征?

答:本例患者服用莫西沙星后发生了变态反应,之后突发意识不清,入院诊断为急性非 ST 段抬高心肌梗死发作,冠脉造影证实患者 3 支病变,其中回旋支中段完全闭塞,考虑到患者心肌梗死发作与药物过敏有时间上的先后关联性,因此判断为莫西沙星引起的库尼斯综合征。

点评:目前已发现了众多引发库尼斯综合征的病因,包括疾病、环境、药物因素等。其中药物因素包括镇痛药、麻醉剂、抗菌药物、抗肿瘤药、非甾体抗炎药、对比剂、糖皮质激素类药物、质子泵抑制剂、心血管药物等。国外库尼斯综合征的报告病例主要集中在欧洲南部,但在中国却鲜有报道。

其原因究竟是中国人群的发病率较低还是医务人员对该疾病的认识不足,还需要更多的调查研究才能确定。期望通过该病例能提高医务人员对该疾病的认识,建立更多具有临床指导意义的预防和诊治措施。

(席宇飞　李宏建)

第六节　药源性心瓣膜病 ^{ICD-10:I34-I38}

教学目的与要求

1. 掌握药源性心瓣膜病的定义、常见致病药物、临床表现及治疗。
2. 熟悉药源性心瓣膜病的诊断、鉴别诊断及预防。
3. 了解药源性心瓣膜病的发病机制。

心脏瓣膜病是由炎症、黏液样变性、先天性畸形、缺血性坏死、创伤、药物等多种原因引起的心脏瓣膜狭窄和/或关闭不全所致的心脏疾病。在我国,瓣膜性心脏病仍以风湿性心脏病最为常见,随着生活及医疗条件的改善,风湿性心脏病的人群患病率正在降低,黏液样变性及老年瓣膜钙化退行性改变所致的心脏瓣膜病日益增多。使用药物后导致的心瓣膜结构异常改变称为药源性心瓣膜病 ^{ICD-10:I34-I38}(drug-induced cardiac valvular disease),当药物引起瓣膜关闭不全时,心腔容量负荷增加;药物引起瓣膜狭窄时,心腔压力负荷增加。这些血流动力学改变可导致心房或心室结构改变及功能失常,最终出现心力衰竭、心律失常等临床表现。药物引发的心瓣膜病在临床上易被忽视或难以识别,因此,对于药物引发的心瓣膜病相关知识的熟悉和掌握具有重要的临床意义。限于篇幅,本节将重点介绍药物引发的二尖瓣、主动脉瓣和三尖瓣狭窄与关闭不全等疾病形式。

一、流行病学

目前尚不清楚药物引起的心瓣膜疾病或心包疾病的总体发病率。最早报道药源性心瓣膜病发生于 20 世纪 60 年代,与麦角胺和美西麦角的使用有关,在帕金森病患者中,中至重度心脏瓣膜反流性疾病与麦角生物碱类药物具有较强的关联性。尽管多年来已知应用麦角生物碱治疗会引起心瓣膜疾病,但其发生率较低。与通过超声心动图探测心瓣膜病相比,早期通过听诊发现的敏感性较低,Graham 等发现二甲麦角新碱相关的心瓣膜病发病率仅为 1/5 000。

最典型的药源性心瓣膜病是由食欲减退药芬氟拉明和右芬氟拉明引起的二尖瓣反流和主动脉瓣反流。1997 年,FDA 表示中至重度二尖瓣反流、轻至中度主动脉瓣反流均可通过超声心动图监测到。有研究表明,芬氟拉明和右芬氟拉明导致的心瓣膜病的发生率在 0.1%~38%。对照试验的数据分析表明,FDA 支持的与食欲减退药有关的心瓣膜疾病发病率在 1%~15%,显著高于对照组(3%~6%)。主动脉瓣反流的发生率较二尖瓣反流高。前瞻性研究并未发现苯丁胺(未服用芬氟拉明或右芬氟拉明)与心瓣膜病之间具有相关性。

二、致病药物

1. **麦角生物碱类(治疗偏头痛)**　美西麦角和麦角胺是 5-羟色胺拮抗药,用于治疗偏头痛,长期应用可引起二尖瓣、主动脉瓣和三尖瓣狭窄与关闭不全。本类药物引起增生性病变,与心脏类癌相似,原因为 5-羟色胺能刺激成纤维细胞增长和纤维化,构成了相关心脏瓣膜病的基础。美西麦角和麦角胺也具有 5-HT 激动剂样作用,这可以解释其心脏毒性与类癌综合征病变相似。

2. 麦角衍生多巴胺受体激动剂(治疗帕金森病) $5-HT_{2B}$ 受体广泛存在于心瓣膜上,是心脏正常发育所必需的。然而异常激动 $5-HT_{2B}$ 受体可以使正常情况下处于静止状态的心瓣膜细胞有丝分裂增加,从而导致过度增生性心瓣膜病。目前的研究认为激动 $5-HT_{2B}$ 受体是导致药源性心瓣膜病的关键步骤。作为 $5-HT_{2B}$ 受体的激动剂,培高利特和卡麦角林可能是通过激动 $5-HT_{2B}$ 受体而导致心瓣膜损害的,但具体的信号转导通路目前还不是很清楚。

3. 食欲抑制药 减肥用 5-HT 再摄取抑制剂如芬氟拉明、右芬氟拉明、氟拉明、芬特明,其中芬氟拉明是一种拟交感胺,可以促进 5-羟色胺释放并阻断神经元对其摄取。由此引起的 5-羟色胺能活性增加具有抑制食欲的效果,右芬氟拉明是芬氟拉明的右旋异构体。该药活性对脑的 5-羟色胺能通路具有相对选择性,但食欲抑制作用和芬氟拉明类似。芬氟拉明、右芬氟拉明、氟拉明可增强 5-羟色胺活性,刺激成纤维细胞增长和纤维化。芬特明是一种去甲肾上腺素能的中枢神经系统兴奋剂,在 1959年被 FDA 批准作为一种食欲抑制剂。单独使用时,该药与心脏瓣膜病的发病机制无关。但联合使用芬氟拉明和芬特明会导致瓣膜疾病,芬特明通过干扰肺对 5-羟色胺的清除,促进芬氟拉明瓣膜病的发生。

4. 米诺环素 米诺环素用量 200mg/d,用药 5 年后手术中发现主动脉瓣和二尖瓣均有蓝黑色素沉着,但无功能结构上的异常。主动脉瓣组织学检查发现,巨噬细胞和结缔组织内有色素颗粒,与皮肤活检的结果相同。

5. 非法药物摇头丸(3,4-亚甲二氧基甲基苯丙胺) 3,4-亚甲二氧基甲基苯丙胺激活 $5-HT_{2B}$ 受体,使瓣膜间质细胞有丝分裂反应延长,这一作用类似于芬氟拉明引起的作用。

可致药源性心瓣膜病的药物,列于表 4-6-1。

表 4-6-1 可致药源性心瓣膜病的药物

药物	证据级别	药物	证据级别
主动脉瓣反流		麦角胺	C
溴隐亭	B	芬氟拉明	B
卡麦角林	B	芬氟拉明-苯丁胺	B
右芬氟拉明	B	3,4-亚甲二氧基甲基苯丙胺	B
右芬氟拉明-苯丁胺	B	二甲麦角新碱	B
麦角胺	C	培高利特	B
芬氟拉明	B	**三尖瓣反流**	
芬氟拉明-苯丁胺	B	溴隐亭	C
3,4-亚甲二氧基甲基苯丙胺	B	卡麦角林	B
二甲麦角新碱	B	麦角胺	C
培高利特	B	3,4-亚甲二氧基甲基苯丙胺	C
二尖瓣反流		二甲麦角新碱	B
溴隐亭	C	培高利特	B
卡麦角林	B	**二尖瓣狭窄**	
右芬氟拉明	B	麦角胺	C
右芬氟拉明-苯丁胺	B	二甲麦角新碱	B

三、发病机制及病理改变

(一)发病机制

目前,引起药源性心瓣膜病的药物的共同发病机制与5-羟色胺活性增加有关,5-羟色胺能刺激成纤维细胞增长和纤维化,构成了相关心脏瓣膜病的基础。5-HT$_{2B}$受体广泛存在于心瓣膜上,是心脏正常发育所必需的。然而异常激动5-HT$_{2B}$受体可以使正常情况下处于静止状态的心瓣膜细胞有丝分裂增加,从而导致过度增生性心瓣膜病。目前的研究认为激动5-HT$_{2B}$受体是导致药源性心瓣膜病的关键步骤。激动5-HT$_{2B}$受体后,可导致异源三聚体G蛋白的解离,从而激动β-磷脂酶C(PLC-β)。PLC-β激活后,可以通过胞内Ca^{2+}的流动和二酰甘油(DAG)从细胞膜解离从而激活蛋白激酶C(PKC)。G蛋白还可能引起Src的磷酸化(Src-P)和活化,G蛋白还可能激活胞外信号调节激酶(ERK)。而且Src-P可能介导并增强转化生长因子-β(TGF-β)活化,增加了5-HT$_{2B}$受体介导的有丝分裂。对于许多G蛋白偶联的受体,β-制动蛋白(β-arrestin)结合可能会易化ERK1和ERK2激活,最后的共同通路是通过成视网膜母细胞瘤蛋白磷酸化(Rb-P),导致细胞有丝分裂增加,瓣膜过度增生而引起瓣膜功能不全。

(二)病理

药源性心瓣膜病可出现二尖瓣、主动脉瓣和三尖瓣狭窄与关闭不全等病理改变,但以轻度至中重度瓣膜关闭不全为最常见,如主动脉瓣关闭不全、二尖瓣关闭不全等。

FDA对药源性心瓣膜病的定义:低程度的瓣膜关闭不全(轻微或轻度二尖瓣关闭不全或轻微主动脉瓣关闭不全)在一般人群中相对常见,可以在没有瓣膜疾病时发生。因此,1997年版FDA有关芬氟拉明或右芬氟拉明相关瓣膜病的病例定义排除了这些程度较轻的瓣膜关闭不全。FDA的药源性心瓣膜病定义要求,经检查存在轻度及以上程度的主动脉瓣关闭不全或者中度或以上程度的二尖瓣关闭不全。

四、临床表现及分型

药源性心瓣膜病主要表现为轻度及以上程度的主动脉瓣关闭不全或者中度或以上程度的二尖瓣关闭不全引起的血流动力学异常,如主动脉瓣、二尖瓣反流引起的血流动力学异常。

药源性心瓣膜病患者可出现心脏听诊杂音、心房或心室扩大或功能障碍引起的疲劳、运动不耐受、劳力性呼吸困难、外周或肺部水肿以及心功能不全的表征。大多患者无症状或明显的身体表征。

三尖瓣反流患者可有右心功能不全,症状有外周水肿、腹水、颈静脉怒张等。药源性心瓣膜病患者也可出现心内膜炎。药源性心包炎患者的胸片可出现心脏轮廓增大,提示有心包积液,还可有特征性呼吸困难、心包摩擦音、奇脉、肝淤血继发的腹水和放射到肩胛骨或下颌的特征性胸膜炎性胸痛。12导联心电图可出现PR段压低(除aVR导联,此导联可出现PR段抬高)和弥散性ST段凹面向上抬高,由其他原因引起的急性心包炎也可观察到。

(一)二尖瓣反流

急性轻度二尖瓣反流仅有轻微劳力性呼吸困难;严重反流时心输出量减少,可出现疲乏无力,肺淤血导致的呼吸困难出现较晚。严重反流时则很快发生急性左心衰竭,甚至出现急性肺水肿或心源性休克。

(二)主动脉瓣反流

主动脉瓣反流严重程度不同,表现为左心衰竭表现,包括活动后气促、端坐呼吸、夜间阵发性呼吸困难等。许多患者都有胸部或头部强烈的搏动感,是由高动力循环所造成的。若有效心输出量降低,患者的主要症状为疲劳、乏力、直立性头晕,重度主动脉瓣反流可引起晕厥甚至猝死。

(三)三尖瓣反流

三尖瓣反流症状不明显。严重的三尖瓣关闭不全查体可见颈静脉怒张伴明显的收缩期搏动,吸气时增强,反流严重者伴颈静脉收缩期震颤。重度反流时,胸骨左下缘有第三心音,吸气时增强。沿胸骨左缘可清楚闻及高调、吹风样全收缩期杂音,可伴肝淤血。

五、诊断及鉴别诊断

(一) 诊断

详细询问患者的病情变化、用药史等,结合患者的用药及心脏瓣膜病诊断标准,建立药源性心瓣膜病的诊断。

1. 诊断依据或诊断要点

(1) 如果突然发生呼吸困难、各瓣膜听诊区出现新的收缩期杂音、X 线心影不大而肺淤血明显和有病因可寻,通过超声心动图可确诊。

(2) 瓣膜病变和临床症状与所用药物有合理的时间关系。

(3) 从该药药理作用推测有致瓣膜病变的可能。

(4) 国内外有使用该药或该药与其他药物合用致瓣膜病变的报道。

(5) 撤药后,临床症状消失,或经治疗瓣膜病变改善。

(6) 进行药物激发试验,瓣膜病变再次出现。

当满足以上任意 3 项或具备第 6 项同时满足其他任意一项时,可以高度怀疑为药源性心瓣膜病。

2. 实验室及辅助检查

(1) X 线检查:不同的心瓣膜疾病出现不同的影像学表现,轻度的主动脉瓣关闭不全或者二尖瓣关闭不全可无明显的异常发现,严重者可见心影不大或左心房稍增大,可伴有肺淤血及肺间质水肿征。

(2) 心电图:轻度的主动脉瓣关闭不全或者二尖瓣关闭不全可正常,严重者可见窦性心动过速等。

(3) 超声心动图:彩色多普勒血流显像诊断二尖瓣关闭不全的敏感性可达 100%,并可对二尖瓣反流进行半定量及定量诊断。半定量诊断标准为若反流局限于二尖瓣环附近为轻度,达到左心房中部为中度,直达心房顶部为重度。彩色多普勒超声显示主动脉瓣下方(左心室流出道)探及全舒张期反流,为诊断主动脉反流高度敏感及准确的方法,与心血管造影术有高度相关性,可定量判断其严重程度。

(二) 鉴别诊断

怀疑有药源性心瓣膜病的患者应进行诊断以排除类癌的可能。应当排查导致二尖瓣反流的非药源性病因,包括二尖瓣黏液瘤性变性、感染性心内膜炎、风湿性心脏病、特发性系统性红斑狼疮、淀粉样变性、先天性心脏病、乳头肌断裂、马方综合征和肥厚型心肌病。导致主动脉反流的非药源性病因也应当排查,包括先天性主动脉瓣异常、钙化、风湿病、黏液瘤增殖、感染性心内膜炎、主动脉夹层、马方综合征以及损伤。

应考虑致三尖瓣反流的其他疾病,包括左心室功能障碍、心功能不全(射血分数降低或射血分数保留性)、心脏肿瘤、肺动脉高压、二尖瓣狭窄、先天性心脏病[如三尖瓣下移畸形、风湿性心脏病、胶原血管病和肺部疾病(如慢性阻塞性肺疾病)]。二尖瓣狭窄的患者应诊断是否有风湿性心脏病和其他退行性瓣膜病(除类癌综合征,还包括法布里病、黏多糖贮积症、惠普尔病、痛风和类风湿关节炎)。

1. 风湿性心瓣膜病　风湿性心瓣膜病根据下列情况可作出鉴别诊断:①链球菌感染史,或急性风湿热病史,或已知风湿性心脏病病史。②抗链球菌抗体滴度升高。③心脏超声检查可见心脏结构和功能异常,如二叶瓣、主动脉瓣瓣缘回声增强、瓣叶变形或僵硬、瓣叶开放幅度或瓣口面积减小,具有诊断意义。

2. 感染性心瓣膜病　感染性心瓣膜病如感染性心内膜炎根据下列情况可作出鉴别诊断:①长期应用广谱抗菌药物、大量肾上腺皮质激素和化学药物,或滥用静脉注射药。②出现原因不明的发热 1 周以上,并有进行性贫血、红细胞沉降率快、脾大、心脏杂音和动脉栓塞等表现。③心脏超声检查可见赘生物,血液培养致病菌阳性具有决定性诊断意义。

六、预防与监测

预防药源性心瓣膜病最理想的方法是尽量避免服用可引起心瓣膜病变的药物,如必须服用,可采用尽可能小的剂量,同时应密切监测。

建议谨慎使用非处方食欲抑制西药、食欲抑制类草药,甚至膳食补充剂。因使用某些麦角衍生物也已显示与瓣膜病相关。

对于所有暴露于相关药物的患者,均需要心脏病史采集和体格检查(重点为心脏听诊)。如果没有异常发现,可在6~8个月后再次进行病史采集和体格检查。

对于既往服用过任何与心脏瓣膜病相关的药物,并且存在心脏杂音、心脏瓣膜病症状或听诊检查无法确诊的患者,需要使用超声心动图来评估瓣膜形态和瓣膜关闭不全。

七、治疗原则

药源性心瓣膜病或心包疾病的治疗应根据心脏病的具体类型和严重程度进行。如果怀疑是与药物有关的瓣膜病,应停止使用该药物进行治疗。如果在基线检查时发现重大疾病,应每6~12个月进行一次连续超声心动图检查,以监测瓣膜疾病的进展。对所有接受芬氟拉明、右芬氟拉明、培高利特或卡麦角林治疗的患者进行超声心动图检查。

对于原发病,应权衡利弊是否停用或替代致病药物,目前尚无药源性心瓣膜病特异性治疗药物,仅以对症治疗为主,心衰者应限制钠盐摄入,使用血管紧张素转化酶抑制剂、利尿药和洋地黄。

外科治疗为恢复瓣膜功能的根本措施。手术适应证:若合理药物治疗后仍有心功能不全和/或症状尚轻但超声心动图检查显示左心室功能进行性恶化;心脏扩大,左心室收缩末期容积>30ml/m²;或心功能Ⅲ~Ⅳ级者,经内科充分治疗后应及时手术。手术前应行心导管检查和心血管造影检查,以了解血流动力学情况、二尖瓣关闭不全的程度及冠状动脉病变,便于指导手术治疗。

八、预后及随访

组织纤维化的病理变化是一个不可逆病损,抗震颤麻痹药中的一些麦角碱类多巴胺(DA)受体激动剂如培高利特、卡麦角林等造成心瓣膜纤维化是一个重要脏器的不可逆性损害,应尽量避免应用此类药物治疗帕金森病。由于长期与L-左旋多巴合用治疗者若突然停服麦角碱类DA受体激动剂,可出现幻觉和精神错乱,因此建议准备停用此类药物的患者应逐渐减量停药,并采取适宜的替代治疗措施。对于长期和/或大剂量服用麦角碱类DA受体激动剂的患者应严密监测其临床症状,及时检查红细胞沉降率和心脏彩超等,以便早期发现心瓣膜方面的不良反应,并进行长期随访,减少不良反应的发生。

九、患者教育

服用已知会引起药源性心瓣膜病药物的患者应教育其认识到这种潜在的风险。如患者突然出现活动后气促、端坐呼吸、夜间阵发性呼吸困难等临床表现时,应建议他们及时向医生或药师咨询。如出现与心衰急症相符的症状,应立即就医。

对于所有暴露于相关药物的患者,均需要心脏病史采集和体格检查(重点为心脏听诊)。如果没有异常发现,可在6~8个月后再次进行病史采集和体格检查。

建议谨慎使用非处方食欲抑制西药、食欲抑制类草药,甚至膳食补充剂。对出现药源性心瓣膜病患者,告知患者心瓣膜病的疾病知识,保持健康的生活方式。

十、典型病例

患者男性,75 岁,因行动迟缓 10 年,幻觉 1 年,加重 1 周入院。无风湿性心脏病、冠心病等病史,患者 10 年前无明显诱因出现走路小碎步、身体向前倾,字越写越小,诊断为帕金森病。当时给予多巴丝肼片 125mg b.i.d. 治疗,效果可。此后症状逐渐加重,2 年前发现双下肢抖动,以左脚为主,走路时启动困难,其间多巴丝肼片剂量逐渐增加到 250mg b.i.d. 治疗。曾加用苯海索、吡贝地尔缓释片,因眼干、摔倒等不良反应而停用,3 周前加用甲磺酸培高利特片 0.1mg q.d.,出现气短、呼吸困难、心区不适感等,行心脏彩超示二尖瓣严重反流。经过多学科会诊,考虑培高利特不良反应,予以停用培高利特及强心、利尿等对症处理,2 周后逐渐好转。

讨论:患者出现二尖瓣严重反流与患者使用的哪种药物可能有关,其发病机制是什么?

答:

(1)甲磺酸培高利特。

(2)发病机制:培高利特为麦角碱类多巴胺受体(5-HT$_{2B}$ 受体)激动剂。5-HT$_{2B}$ 受体广泛存在于心瓣膜上,是心脏正常发育所必需的。然而异常激动 5-HT$_{2B}$ 受体可以使正常情况下处于静止状态的心瓣膜细胞有丝分裂增加,从而导致过度增生性心瓣膜病。作为 5-HT$_{2B}$ 受体的激动剂,培高利特可能是通过激动 5-HT$_{2B}$ 受体而导致了心瓣膜损害。

点评:目前引起药源性心瓣膜病药物的共同发病机制与 5-羟色胺活性增加有关。5-羟色胺能作用于 5-HT$_{2B}$ 受体,进而刺激成纤维细胞增长和纤维化,构成了相关心脏瓣膜病的基础。5-HT$_{2B}$ 受体广泛存在于心瓣膜上,是心脏正常发育所必需的。然而异常激动 5-HT$_{2B}$ 受体可以使正常情况下处于静止状态的心瓣膜细胞有丝分裂增加,从而导致过度增生性心瓣膜病。药物激动 5-HT$_{2B}$ 受体后,可导致异源三聚体 G 蛋白的解离,引起 β-磷脂酶 C、蛋白激酶 C、胞外信号调节激酶(ERK)及转化生长因子-β(TGF-β)一系列的蛋白激酶及信号分子活化,导致细胞有丝分裂增加,瓣膜过度增生而引起瓣膜功能不全。

目前的研究认为激动 5-HT$_{2B}$ 受体是导致药源性心瓣膜病的关键步骤。该患者二尖瓣严重反流考虑为培高利特引起的,因此应用培高利特药物时需谨慎选择并严密监测,以避免药物引起的心瓣膜病,提高药物使用安全性。

(陈杰　闫佳佳)

第七节　药源性心包炎 ICD-10:I31.9 和心包积液 ICD-10:I31.8

教学目的与要求

1. 掌握药源性心包炎和心包积液的致病药物及防治措施。

2. 熟悉药源性心包炎和心包积液的临床表现、诊断及鉴别诊断。

3. 了解药源性心包炎和心包积液的流行病学及发病机制。

心包疾病除原发感染性心包炎症外,尚有肿瘤、代谢性疾病、自身免疫性疾病、尿毒症、药物或化合物等所致的非感染性心包炎。按病情进展,可分为急性心包炎(伴或不伴心包积液)、慢性心包积液、粘连性心包炎、亚急性渗出性缩窄性心包炎、慢性缩窄性心包炎等。心包疾病或其他病因累及心包可造成心包渗出和心包积液,当积液迅速或积液量达到一定程度时,可造成心输出量和回心血量明

显下降而产生临床症状,即心脏压塞。

由药物所致的心包炎和心包积液,分别称为药源性心包炎 ICD-10:I31.9（drug-induced pericarditis）和药源性心包积液 ICD-10:I31.8（drug-induced hydropericardium）。药源性心包炎和心包积液在临床上易被忽视或难以识别,有时伴随发生,前者可呈狼疮样综合征、过敏性心包炎、心肌病合并心包炎、出血性心包炎等多种表现形式,因此,对于药物所致心包炎和心包积液相关知识(常见致病药物、临床表现、诊断和处理)的熟悉和掌握具有重要的临床意义。限于篇幅,本节将重点介绍以下药物引发的心包炎和心包积液等疾病形式。

一、流行病学

目前尚不清楚药物引起的心包炎和心包积液的总体发病率,但是已有研究报道不同药物所致的心包疾病的发病情况。米诺地尔治疗期间的心包积液发病率范围是 3.8%（1 919 例患者中发病 73 例）~20%（15 例患者中发病 3 例）,兼具肾脏疾病的患者发生率更高。在特发性 SLE 患者中,急性心包炎的发生率为 30%~45%,已报道的药源性 SLE 与特发性 SLE 的急性心包炎发病率相近,异烟肼和普鲁卡因胺引起的急性心包炎发病率分别为 30% 和 18%~57%。SLE 样综合征患者继发于肼屈嗪和甲基多巴的心包炎不常见,发生在特发性或药源性 SLE 患者的心脏压塞罕见。

在临床上,纤溶治疗后发生心包积血的危险因素包括并发心包炎和心包积液,链激酶治疗的 80 例患者中发生率为 8.75%,阿替普酶治疗的 112 例患者中发生率为 24%。研究表明,192 例患者在第 1、5、10、21 天进行连续超声心动图监测,心包积液总体发生率为 43%,其中接受溶栓的患者（42%）和未接受溶栓患者（50%）相近。

任意一种药物进行单剂量治疗或初始疗程的癌症化疗时,可能会在初始治疗后的早期(数小时至 1 个月内)发生心包炎。高剂量的抗肿瘤药与更大的心脏毒性风险相关。与 87mg/kg 累积剂量相比,环磷酰胺平均总剂量为 174mg/kg 时心包炎的发生率增高。高剂量阿糖胞苷（2~3g/m²）在首次用药后便与心包炎和心力衰竭症状的出现有关。

二、致病药物

药源性心包炎可分为 3 个临床类型。

1. 药物的特异反应　药源性 SLE 样综合征患者的急性心包炎和心包积液病理学上与特发性 SLE 并无差异。常见的药物是普鲁卡因胺和肼屈嗪。普鲁卡因胺诱发系统性红斑狼疮患者,合并心包炎的发生率为 18%,占药源性心包炎的 25‰。肼屈嗪用量>400mg/d 时,75% 的患者发生系统性红斑狼疮,合并心包炎者虽不常见,仅占药源性心包炎的 2%,但常可持续到停药后 6 个月以上。其他能引起系统性红斑狼疮的药物有柳氮磺吡啶、利血平、甲基多巴、异烟肼和苯妥英钠等。特异质反应性心包炎可由米诺地尔、美西麦角以及青霉素变态反应引起。

2. 药源性心肌病变合并心包炎　多柔比星、柔红霉素、环磷酰胺等可引起充血性心衰或心律失常,部分患者累及心包时可有心包炎表现。大量应用环磷酰胺可致出血性心肌-心包炎,约 33% 的患者出现心包积液,约 19% 的患者发生心脏压塞。蒽环类药物均可导致化疗性心包炎。青霉素、保泰松、氨苄西林、链霉素、色甘酸钠等引起变态反应或过敏性心肌炎,均可同时合并心包炎。其他药物如美沙拉秦、柳氮磺吡啶、米诺地尔、丹曲林及保泰松均有引起心包炎的报道。氯氮平引起心包炎的同时常引起心肌炎。另外,麦角胺、二甲麦角新碱可引起限制性心包炎。

3. 凝血障碍所致心包炎　急性心肌梗死或者脑卒中患者使用溶栓药物、白消安化疗合并血小板减少症以及口服维生素 K 拮抗剂华法林时,可能造成心包积血。急性心包炎治疗不宜应用抗凝血药,因抗凝治疗常可导致急性出血性心包炎,严重者可致心脏压塞,晚期可形成缩窄性心包炎。

导致药源性心包炎和心包积液的药物,列于表 4-7-1。

表 4-7-1　导致药源性心包炎和心包积液的药物

药物	证据级别	药物	证据级别
急性渗出性心包炎		保泰松	C
阿达木单抗	C	苯妥英(继发于类系统性红斑狼疮综合征)	C
金刚烷胺	C	普鲁卡因胺(继发于类系统性红斑狼疮综合征)	C
巴柳氮钠	C	柳氮磺吡啶	C
白消安	C	维 A 酸	C
氯氮平	B	**缩窄性心包炎**	
色甘酸钠	C	环磷酰胺	C
环磷酰胺	C	阿糖胞苷	C
阿糖胞苷	C	麦角胺	C
丹曲林	C	二甲麦角新碱	C
柔红霉素	C	普鲁卡因胺(继发于类系统性红斑狼疮综合征)	C
多柔比星	C	**心包积血**	
氟尿嘧啶	C	阿哌沙班	C
肼屈嗪(继发于类系统性红斑狼疮综合征)	C	白消安	C
异烟肼(继发于类系统性红斑狼疮综合征)	C	达比加群酯	C
甲基多巴(继发于类系统性红斑狼疮综合征)	C	纤维蛋白溶解药	C
美沙拉秦	C	利伐沙班	C
甲氨蝶呤	C	口服维生素 K 拮抗剂	C
米诺地尔	C		

三、发病机制

药源性心包炎发病机制可能与下列因素有关:

1. 与药物的特异反应有关　如能引起系统性红斑狼疮的药物均可引起心包炎,即药物诱发狼疮样综合征机制,药源性 SLE 样综合征患者的急性心包炎和心包积液病理学上与特发性 SLE 并无差异。

2. 药物对心肌-心包的间接或直接毒性　如青霉素类过敏性心包炎伴嗜酸性粒细胞增多症;美沙拉秦所致的心包炎为Ⅳ型超敏反应。丹曲林所致的胸膜积液和心包积液也为变态反应。与癌症化疗相关的心包炎和心包积液是由继发于直接细胞毒性的炎症反应、免疫调控的变态反应,或二者共同引起。

3. 药物引起凝血机制障碍　应用抗凝血药时,常可导致急性出血性心包炎。因纤溶药物具有抗血栓作用,治疗急性心肌梗死时常发生心包积血,同时也会造成心包炎发生。个例报道发现患者具有急性缺血性脑卒中但无心肌梗死,经阿替普酶治疗后出现心包积血伴心脏压塞。在心包炎或心脏手术后,口服维生素 K 拮抗剂华法林造成心包积血也经常发生,因此认为心包积血与药物的抗凝作用有关。

四、临床表现及分型

药源性心包炎患者的临床表现:心前区及胸骨后疼痛、呼吸困难、干咳、腹胀、奇脉,心脏听诊(心包裸区)可能闻及心包摩擦音,伴有大量心包积液者较少见。合并过敏性反应时可伴有发热、皮疹等表现。

药源性心包炎患者的心电图:60%~80% 患者有特征性心电图改变:ST 段抬高;随后出现 ST-T 演变而无 Q 波出现。

药源性心包炎患者的心肌血清酶学检查:可正常,累及心外膜下心肌时可轻度升高,但这些酶的升高不如心肌梗死时明显。

药源性心包炎患者的心包积液也可伴有胸腔积液。炎症标志物如 C 反应蛋白、红细胞沉降率和白细胞数可增加。若心肌炎伴随出现,则血浆肌钙蛋白浓度可能提高。怀疑有心肌炎的患者应进行磁共振成像(MRI)检查。心包炎的其他病因,如感染、自身免疫失调(如系统性红斑狼疮、结节病或淀粉样变性)或恶性肿瘤,采用心脏磁共振影像、心包穿刺术和细胞学检查可排查。经皮心包活检常与心包穿刺术连用,以诊断纤维化和非特异性炎症。继发于系统性红斑狼疮样综合征性的心包炎和心包积液的患者也可出现系统性红斑狼疮的症状。由麦角胺引起的心脏瓣膜病和心包疾病可伴随出现腹膜后纤维化。心脏压塞患者可出现心动过速、呼吸急促、奇脉、12 导联心电图弥散性低压以及血流动力学不足(如低血压)的典型症状。此外,患者还可出现心源性休克或有无脉性电活动的心脏停搏。

五、诊断及鉴别诊断

(一) 诊断

详细询问患者的病情变化、用药史等,结合患者的用药及心包炎或心包积液诊断标准,可能建立药源性心包炎或心包积液的诊断。

1. 药源性心包炎诊断依据或诊断要点

(1)如果急性起病,突然发生胸痛、各瓣膜听诊区出现新的心包摩擦音、特征性心电图表现,通过超声心动图可确诊。

(2)药源性心包炎病变和临床症状与所用药物有合理的时间关系。

(3)从该药药理作用推测有致药源性心包炎的可能。

(4)国内外有使用该药或该药与其他药物合用致药源性心包炎的报道。

(5)撤药后,临床症状消失,或经治疗药源性心包炎改善。

(6)进行药物激发试验,药源性心包炎再次出现。

当满足以上任意 3 项或具备第 6 项同时满足其他任意一项时,可以高度怀疑为药源性心包炎。

2. 实验室及辅助检查

(1)X 线检查:胸部 X 线检查可无异常发现,如心包积液较多,则可见心影增大,通常成人液体量少于 250ml、儿童少于 150ml 时,X 线难以检出其积液。

(2)心电图:90% 以上的患者心电图都有异常,主要表现为除 aVR 和 V_1 导联以外的所有常规导联可能出现 ST 段呈弓背向下型抬高,aVR 及 V_1 导联 ST 段压低,这些改变可于数小时至数天后恢复。

(3)超声心动图:超声心动图可确诊有无心包积液,判断积液量,协助判断临床血流动力学改变是否由心脏压塞所致。超声引导下行心包穿刺引流可以增加操作的成功率和安全性。

(二) 鉴别诊断

1. 排除用药前患有心包疾病。在治疗过程中或疗程结束之后出现特征性的心前区疼痛,心包摩擦音及典型的心电图演变,或后期出现渗出、缩窄性心包病变,而无其他病因可查。疑有心包积液时,心脏超声检查是最简便的方法,还应与肺栓塞、夹层动脉瘤、纵隔气肿和急腹症等鉴别。

2. 对于首次使用抗肿瘤药,如白消安、环磷酰胺、阿糖胞苷、甲氨蝶呤、多柔比星及维 A 酸,可能在用药早期(用药后数小时到 1 个月)即出现心包炎。高剂量的抗肿瘤药可进一步加重心脏毒性作用。大剂量的阿糖胞苷($\geq 3g/m^2$)可在第一次给药后即出现心包炎及心力衰竭的症状。高剂量环磷酰胺(174mg/kg)较低剂量环磷酰胺(87mg/kg)心包炎发生率可明显增加。在使用上述药物时,应密切观察患者用药后是否出现心包炎及心包积液的相关临床表现。对于使用溶栓药物的急性心肌梗死或者脑卒中患者以及口服华法林的患者,应注意心包积血及心脏压塞的发生。

3. 怀疑有药源性心脏瓣膜病和心包疾病的患者,应进行经胸超声心动图和瓣膜多普勒超声检查。若胸廓检查无法诊断,应当采用经食管超声心动图。一般来说,正常的瓣膜没有钙化、狭窄和风湿性增厚。

六、预防与监测

尽量避免使用对心包有害的药物。如必须使用,则宜选用合适的剂量,在用药过程中严密观察,定期复查心电图和超声心动图,对使用可能造成心包炎的药物的患者,应提前告知其药物可能出现的不良反应,若出现气促、胸痛、水肿等症状应及时与医师联系。所有服用上述可能导致心包炎药物的患者都应该严密监测。发现不良反应时应及早停药。急性心包炎患者应慎用抗凝血药。

七、治疗原则

原发病治疗应权衡利弊,是否停用或替代致病药物。药源性心包炎的治疗需要诊断病因,强调个体化治疗。患者应卧床休息至胸痛消失;非甾体抗炎药治疗,如吲哚美辛、阿司匹林等可配合秋水仙碱进行治疗,与非甾体抗炎药单药相比,可进一步缓解症状及减少心包炎复发;对于严重的系统性红斑狼疮相关的心包炎患者,应接受全身糖皮质激素类药物治疗,但是糖皮质激素类药物治疗可延长药源性心包炎的恢复;出现大量心包积液或心脏压塞时,行心包穿刺放液或心包切开引流。少数发展为慢性缩窄性心包炎,则宜及早作心包切除术。

八、预后及随访

大多数药源性心包炎患者在接受药物治疗后的2~4周内自行缓解。虽然罕见,但药源性心脏压塞患者心源性休克以及药源性心瓣膜病患者的瓣膜置换手术后可能会继发死亡。

九、患者教育

对使用可能造成心包炎药物的患者,应告知定期复查心电图和超声心动图的重要性,告知药物可能出现的不良反应,若出现气促、胸痛、水肿等症状应及时与医师联系。

十、典型病例

患者女性,35 岁。因"反复胸闷、心悸、气紧 2 年,进行性加重 3 个月"入院。之前曾经多家医院诊断为"风湿性心脏病,二尖瓣重度狭窄并关闭不全",入院前 6 个月在某医院行二尖瓣换瓣术,植入机械瓣,术后一直口服华法林 3mg q.d. 抗凝,地高辛 0.25mg q.d. 强心,症状明显缓解,日常起居及轻体力活动可以耐受,未规律监测国际标准化比值(INR)。入院前 3 个月再发轻度胸闷不适感,休息不能缓解,曾到当地县人民医院心内科门诊就诊,医生嘱加大华法林剂量 1 倍,即 6mg/d,服药 1 周后胸闷、心悸、乏力、气紧逐渐加重,由活动后气促发展为卧床后翻身出现呼吸困难,送至入院时已是大汗淋漓,张口呼吸。监护仪显示:HR 160 次/min,R 40 次/min,BP 90 /55mmHg。查体示:发育正常,体质适中,神清,急性病容,痛苦表情,语声无力,断续,强迫坐位。两肺可闻及中等量细湿啰音,心前区听诊可闻及金属瓣撞击声,较响亮,节律整齐,HR 160 次/min,双下肢凹陷性水肿。诊断为:风湿性心脏病、二尖瓣换瓣术后、心衰Ⅳ级。

入院后急查凝血四项示 INR 6.0,查床边胸正位 X 线片,见心影呈圆球形,心胸比 0.68,心脏彩超示大量心包积液,急行心包穿刺抽出暗红色不凝血,证实为心包积血,予以引流,相关实验室检查如心包液常规、生化排除结核、肿瘤等疾病。入院后予以维生素 K$_1$、凝血酶原复合物止血,毛花苷 C 注射液强心,呋塞米利尿,硝酸甘油静脉滴注扩张血管减轻心脏负荷,患者症状逐渐改善,拔出心包引流管,好转出院。

讨论:患者出现心包积血与使用的哪种药物可能有关,其发病机制是什么? 该患者主要风险因素是什么? 应如何预防与监护?

答:

(1)华法林。

(2)发病机制:华法林主要在肝微粒体内抑制维生素 K 依赖性凝血因子Ⅱ、Ⅶ、Ⅸ、Ⅹ的合成,从而达到抗凝作用,但其治疗窗窄,剂量差异大,易受药物、食物及疾病状态等影响,可能导致作用增强诱发凝血障碍而导致出血,若出血累及心包可表现为心包积血。

(3)风险因素:华法林易受遗传和环境等因素影响,需定期监测 INR 指导剂量调整,而该患者服药期间未规律监测 INR,当地医院予剂量加倍后,导致 INR 6.0,明显高于目标范围,出现心包积血主要考虑与服用华法林过量、未监测 INR 密切相关。

(4)该患者二尖瓣机械瓣置换术后,目前尚无新型口服抗凝血药可替代,需要长期应用华法林抗凝以预防血栓形成,使用时应定期规律监测 INR,避免强度过高导致出血。

该患者入院前在县医院门诊治疗时,若因 INR 不达标,华法林需加量,可按如下方法:①若 INR<1.5,每周剂量增加 10%~20%;②若 INR 在 1.5~1.8,每周剂量增加 10%~15%。不宜因 INR 未达标而盲目增加剂量幅度,增加剂量初期应密切监测 INR,以免造成出血。

患者本次出院后,若重启华法林,通常前 2 剂可继续选用 3mg/d,第 3 剂起根据监测 INR 结果调整剂量,一周后华法林维持治疗方案可按如下方法调整:①若 INR<1.5,每周剂量增加 10%~20%;②若 INR 在 1.5~1.8,每周剂量增加 10%~15%;③若 INR 在 2.0~3.0,继续当前剂量;④若 INR 在 3.0~4.0,每周剂量减少 5%~15%;⑤若 INR 在 4.1~5.0,暂停 1~2 次给药并将每周剂量减少 10%~20%;⑥若 INR 在 5.1~9.0,暂停 3 次华法林给药并将每周剂量减少 15%~20%,如果考虑出血风险可以给予口服维生素 K 1~2.5mg;⑦若 INR>9.0,暂停华法林并且给予口服维生素 K 2.5~5mg,在 INR 恢复至 2.0~3.0 时重启华法林治疗,并且每周剂量较前减少 15%~20%。

调整剂量初期应加强 INR 监测,通常第 1 周监测 3~4 次 INR 以指导剂量调整,第 2 周监测 2 次并调整剂量,第 3 周开始监测 1 次并调整剂量直至稳定,稳定后应每个月监测 1 次 INR。

点评:药源性心包积血是药源性心包疾病常见类型之一,抗栓治疗可导致急性出血性心包炎,而维生素 K 拮抗剂华法林是常见报道药物之一,其有效性和安全性同其抗凝效应密切相关,而华法林剂量-效应关系在不同个体差异较大,需规律监测 INR 以指导剂量。调整剂量时应谨慎,频繁调整剂量会使 INR 出现明显波动。不同血栓相关疾病的 INR 目标范围有所不同,通常高于 3.0 时出血风险增高,当 INR 异常升高或出血时应及时给予相应处理。服用华法林患者的出血风险除与抗凝强度有关外,还与患者是初始用药还是长期抗凝以及是否监测凝血有关。此外,与患者相关的最重要的出血危险因素为出血病史、年龄、肿瘤、肝和肾功能不全、卒中、酗酒、合并用药尤其是抗血小板药等,合并上述情况的患者长期服用华法林时更应密切加强监测。此外,急性心包炎治疗时不宜应用抗凝血药。

除华法林外,因凝血机制障碍所致出血性心包炎的药物报道还包括急性心肌梗死或者脑卒中患者使用溶栓药物、合并血小板减少症患者使用白消安化疗等,使用上述药物时应严密监测,以减少心包出血。

(闫佳佳　陈杰)

第五章　药源性消化系统疾病

第一节　药源性肝病 ICD-10:K71.901

---------- 教学目的与要求 ----------

1. 掌握药源性肝病的定义、临床分型及主要临床表现。

2. 熟悉药源性肝病的临床诊断依据及因果关系评价要点。

3. 了解药源性肝病的病理学特点,防控措施及常见致病药物。

药源性肝病 ICD-10:K71.901（drug-induced liver disease）,是指由药物本身和/或其代谢产物等所导致的肝脏损伤或其他类型的肝脏疾病。临床上药源性肝病也包括由各种毒物、化学物质以及中药、保健品、有毒动植物等引起的肝损伤。药源性肝病通常也可称为药物性肝损伤（drug-induced liver injury,DILI）,但药源性肝病的范畴略广一些,还包括药物引起的肝脏肿瘤等。

药物性肝损伤通常可分为固有型和特异质型两类。一般来说,固有型肝损伤与药物剂量、疗程等密切相关,个体差异不显著,具有可预测性;特异质型肝损伤与药物剂量、疗程等常无明显的相关性,与免疫、代谢、遗传等机体因素关联密切,个体差异较大,常常难以预测。

一、流行病学

在发达国家,药源性肝病的发病率估计在 1/100 000~20/100 000 或更低,如法国报道年发病率约为 13.9/100 000,冰岛报道约为 19.1/100 000。而我国基于住院患者的多中心大规模流行病学调查表明,药源性肝病的年发病率约为 23.8/100 000,高于发达国家。

二、发病机制及致病药物

(一) 药源性肝病的发病机制

药源性肝病的发病机制复杂,往往是多种机制先后或共同作用的结果,迄今尚未充分阐明。通常可概括为药物的直接肝毒性和特异质型肝毒性作用,其过程包括药物及其代谢产物导致的"上游"事件以及肝脏靶细胞损伤通路和保护通路失衡构成的"下游"事件。药物的直接肝毒性是指摄入体内的药物和/或其代谢产物对肝脏产生的直接损伤,往往呈剂量依赖性,通常可预测,也称固有型肝损伤。药物的直接肝毒性可进一步引起免疫和炎症应答等其他肝损伤。临床上很多药物引起的肝损伤仅发生在个别或少数使用者身上,称为特异质型肝损伤。根据机体对药物特异质反应的主要决定因素,可分为代谢特异质型和免疫特异质型。

从损伤细胞器来看,药物及其活性代谢产物可能诱导肝细胞线粒体受损和氧化应激,进一步可通过多种分子机制引起肝细胞损伤和死亡。内质网应激也可能参与药物性肝损伤的发生或加重。药物及其代谢产物可活化多种死亡信号通路,促进细胞凋亡、坏死和自噬性死亡的发生。适应性免疫攻击可能是药物性肝损伤的最后共同事件。首先,细胞损伤和死亡所产生的危险信号可活化抗原提呈细胞而诱导适应性免疫攻击。其次,许多药物代谢产物可能作为半抗原与宿主蛋白结合形成新抗原。若适应性免疫应答针对新抗原中的宿主蛋白,将导致自身免疫应答;识别新抗原中药物代谢产物,将导致抗药物免疫应答及引起损伤。

(二) 常见可引起药源性肝病的药物

已知全球有 1 100 多种上市药物具有潜在肝毒性,常见的包括非甾体抗炎药(NSAID)、抗感染药物(含抗结核药物)、抗肿瘤药、中枢神经系统用药、心血管系统用药、代谢性疾病用药、激素类药物、生物制剂和中药、民间草药、有毒动植物等。常见可引起药源性肝病的药物见表 5-1-1。

表 5-1-1　常见可引起药源性肝病的药物

	药物分类	具体药物举例
化学药	抗生素(含抗结核药物)	红霉素,青霉素类抗生素,异烟肼,利福平
	抗肿瘤药(含免疫检查点抑制剂)	吉西他滨,氟尿嘧啶,卡培他滨,阿糖胞苷,甲氨蝶呤,顺铂,紫杉醇,奥沙利铂,伊立替康,培唑帕尼,尼洛替尼,拉帕替尼,舒尼替尼,纳武利尤单抗,帕博利珠单抗
	消化系统用药	青霉胺,柳氮磺吡啶,硫普罗宁,氟尿嘧啶
	心血管系统用药(含调血脂药)	胺碘酮,奎尼丁,普鲁卡因胺,丙吡胺,卡托普利,依那普利,氯沙坦,氨力农和心可定
	精神系统用药	氯丙嗪,氨氯平,奥氮平,苯二氮䓬类
	中枢神经系统用药	巴比妥类
	激素类药物	甲状腺素,雌激素,雄激素,肾上腺皮质激素
	抗糖尿病药物	格列本脲,格列齐特,双胍类,胰岛素类
	其他类	麻醉药,如氟烷;非甾体抗炎药,如阿司匹林,吲哚美辛
中草药和膳食补充剂	民间草药、植物和真菌	菊三七(土三七)、千里光、黄药子(黄独)、狼毒、毒蘑菇
	祛风湿类中药	雷公藤
	补益类中药	何首乌,补骨脂
	清热解毒类中药	番泻叶,大黄
	活血化瘀类中药	紫草
工业化学物质	金属及金属化合物	黄磷,磷化氢,三氧化二砷,砷化氢,锭,铅,锑
	卤烃类	四氯化碳,三氯甲烷,二氯乙烷,三氯乙烷,四氯乙烷,氯乙烯,三氯乙烯,四氯乙烯
	芳香族氨基及硝基化合物	苯胺,甲苯胺,氯苯胺,甲氧基苯胺(氨基苯甲醚),乙氧基苯胺(氨基苯乙醚),二甲苯胺,硝基苯,硝基氯苯
	其他	乙醇,氯乙醇,五氯酚,1,1-二甲基肼,二甲基甲酚胺,有机磷农药,有机氯农药

(三) 影响因素

1. **机体因素**　①潜在的肝脏疾病患者:由于肝脏本身的代谢功能降低,而增加药源性肝病的危险性。②性别:女性发生率大于男性。③年龄:老年患者发生率大于其他年龄患者。④遗传因素:遗传因素被认为是药源性肝病潜在的重要决定性因素。其中肝脏中细胞色素 P450 同工酶的组成起决定性作用,对细胞色素 P450 同工酶的诱导也可增加药物对肝脏损害的危险性。如具有酶诱导作用的抗惊厥药就能增加丙戊酸钠肝毒性的发生率。⑤其他疾病:严重的生理和病理状况可能增加药源性肝病发生的危险性,如妊娠、营养不良、吸烟、肾病和糖尿病等。

2. 药物因素　药物的化学性质、剂量、疗程,以及药物相互作用常可影响 DILI 的潜伏期、临床表型、病程和结局。一种药物可改变其他药物的吸收、分布、代谢、排泄和药理作用。药物相互作用是临床上 DILI 风险增加不容忽视的因素,如当抗结核药物与唑类抗真菌药、甲氨蝶呤、抗痉挛药、氟烷或对乙酰氨基酚等药物同时使用时,DILI 的发生率将增加。中药材种植和炮制等过程中的污染也是增加 DILI 发生风险的重要因素。

3. 其他因素　过量饮酒可能增加度洛西汀、对乙酰氨基酚、甲氨蝶呤及异烟肼等引起药源性肝病的风险。

三、临床表现和分型

(一) 临床症状及体征

药源性肝病临床表现轻重不一,部分患者可无明显的临床不适。常见的临床表现包括乏力、食欲减退、恶心、厌油、小便深黄或褐色、上腹部胀痛、肝区不适等,有时可伴发热、皮疹,病情严重者可有凝血功能障碍(如柏油便),甚至昏迷等表现;病情轻者可无明显体征,病情严重者可出现皮肤及巩膜黄染、面色晦暗、肝掌、腹水征、腹壁静脉曲张等。

(二) 病理学特点

药源性肝病的肝组织病理表现包括肝细胞变性坏死、炎症细胞浸润、纤维组织增生、胆管损伤和血管病变等非特异性病理改变。

1. 急性型

(1) 肝细胞型:即肝炎型,轻者呈点状或灶性坏死,重者可呈急性或亚急性重型肝炎病理表现。

(2) 肝内淤胆型

1) 单纯淤胆型:病理变化主要为肝小叶中心区的肝内淤胆,一般无肝实质细胞损伤,无炎症反应。

2) 淤胆伴炎症:病理变化为毛细胆管、肝细胞和星状细胞内有胆汁淤积,在小叶中心更为显著,伴有门管区炎症细胞浸润及坏死。

(3) 混合型:不少药物所致的肝损害不易明确分类。病理改变以肝实质损害为主,有灶性中央区甚至带状或大片坏死等,有时可伴有轻度淤胆。

2. 慢性型

(1) 慢性肝炎肝细胞坏死。

(2) 肝硬化。

(3) 慢性肝内胆汁淤积。

(4) 肝血管病变:①肝紫斑病;②肝静脉血栓形成。

(5) 肝肿瘤:①肝细胞腺瘤;②肝血管肉瘤。

(6) 肝肉芽肿。

(三) 临床分型

药源性肝病可模拟临床上几乎所有的肝损伤类型,包括急性肝炎型、急性脂肪肝型、急性肝内淤胆型肝损伤,还包括慢性肝炎型、慢性肝内淤胆型、慢性脂肪肝型、肝血管病变型、肝硬化及肝脏肿瘤等。

常见的临床分型包括肝细胞损伤型、胆汁淤积型和混合型,其中肝细胞损伤型是药物性肝损伤最常见的临床类型。临床上主要根据临床表型及血清谷丙转氨酶(GPT)、碱性磷酸酶(ALP)和 R 值进行判断,其中 R=(GPT 的实测值/GPT 的 ULN)/(ALP 的实测值/ALP 的 ULN),ULN 是指健康人群高限。

(1)肝细胞损伤型:$R \geqslant 5$。

(2)胆汁淤积型:$R \leqslant 2$。

(3)混合型:$2 < R < 5$。

近年趋向于应用新 R 值(new R,nR),亦即取"GPT 的实测值/GPT 的 ULN"和"GOT 的实测值/GOT 的 ULN"中较高值作为被除数计算的比值(GOT 是指谷草转氨酶)。

2015 年中华医学会肝病学分会药物性肝病学组的《药物性肝损伤诊治指南》增加了肝血管损伤型。其典型代表是服用菊三七等引起的肝窦阻塞综合征(hepatic sinusoidal obstruction syndrome,HSOS),又称肝小静脉闭塞病(hepatic veno-occlusive disease,HVOD),损伤靶细胞可为肝窦、肝静脉及门静脉的内皮细胞。

(四)临床分期

根据病程的不同可分为急性和慢性,其中急性肝损伤起病急,肝功能恢复较快,通常发病 6 个月内肝功能可恢复到发病前水平;慢性肝损伤指发病 6 个月后,肝功能未恢复到发病前水平,或出现慢性肝损伤或门静脉高压的症状、体征、影像学和组织学证据。

(五)严重程度分级

药物性肝损伤的严重程度分级见表 5-1-2。

表 5-1-2 药物性肝损伤严重程度分级

分级	程度	定义
0	无肝损伤	患者对暴露药物可耐受,无肝毒性反应
1	轻度肝损伤	血清 GPT 和/或 ALP 呈可恢复性升高,TBil<2.5×ULN 且 INR<1.5
2	中度肝损伤	血清 GPT 和/或 ALP 升高,且 TBil≥2.5×ULN 或虽无 TBil 升高但 INR≥1.5
3	重度肝损伤	血清 GPT 和/或 ALP 升高,TBil≥5×ULN,伴或不伴 INR≥1.5
4	急性肝衰竭	血清 GPT 和/或 ALP 升高,且 TBil≥10×ULN 或每天上升≥17.1μmol/L,且 INR≥2.0,或 PTA<40%。可同时出现:腹水或肝性脑病;或与药物性肝损伤相关的其他器官功能衰竭
5	致命	因药物性肝损伤死亡,或需接受肝移植才能存活

注:GPT 代表谷丙转氨酶(glutamic-pyruvic transaminase),TBil 代表总胆红素(total bilirubin),INR 代表国际标准化比值(international normalized ratio),PTA 代表凝血酶原活动度(prothrombin activity)。

四、诊断及鉴别诊断

药物性肝损伤缺少特异性诊断指标,主要采取排除性诊断。可参照中华医学会《药物性肝损伤诊治指南》和中华中医药学会《中草药相关肝损伤临床诊疗指南》,通过细致了解病史(特别是用药史)、体格检查、病原学检查、免疫学检查、遗传学检查、生物化学检查及影像检查等,以与其他原因引起的肝病进行鉴别。肝脏病理组织学检查对药物性肝损伤的诊断及鉴别诊断,特别是与自身免疫性肝病的鉴别诊断,具有重要意义。

(一)鉴别诊断

需要注意鉴别的肝病主要有:各型病毒性肝炎(特别是散发性戊型肝炎)、非酒精性脂肪性肝病、酒精性肝病、自身免疫性肝炎、原发性胆汁性胆管炎、原发性硬化性胆管炎、免疫球蛋白 G_4(IgG$_4$)相关疾病,以及肝豆状核变性(Wilson 病)、α1-抗胰蛋白酶缺乏症、血色病等遗传代谢性肝病。胆汁淤积型药物性肝损伤患者应注意与肝内外胆管阻塞如结石、肿瘤、肝吸虫病等疾病进行鉴别。

需要注意鉴别的其他易混淆疾病主要有:EB 病毒、巨细胞病毒、单纯疱疹病毒等非嗜肝病毒感染,巴德-基亚里综合征(Budd-Chiari syndrome)、急性小叶中心细胞缺氧坏死(缺氧性肝炎)等血管疾病,以及甲状腺功能亢进等。应排除细菌等其他病原体感染、心力衰竭、低血压或休克、血管闭塞以及肺功能不全等引起的全身组织器官缺氧性损伤。

(二) 生物化学检查

血清 GPT、ALP、谷氨酰转移酶(GGT)和总胆红素(TBil)等改变是目前判断是否有肝损伤和诊断药物性肝损伤的主要实验室指标。血清 GPT 的上升较谷草转氨酶(glutamic-oxaloacetic transaminase,GOT)对诊断药物性肝损伤意义可能更大。药物性肝损伤的生物化学诊断可参考 2011 年国际严重不良反应协会(iSAEC)建议的药物性肝损伤的生物化学诊断标准:①GPT≥5×ULN;或者②ALP≥2×ULN,特别是伴有 5'-核苷酸酶或 GGT 升高且排除骨病引起的 ALP 升高;或者③GPT≥3×ULN 且 TBil≥2×ULN。

(三) 影像学检查

急性药物性肝损伤患者,肝脏超声多无明显改变或仅有轻度肿大。药物性急性肝功能衰竭(acute liver failure,ALF)患者可出现肝脏体积缩小。少数慢性药物性肝损伤患者可有肝硬化、脾大和门静脉内径扩大等影像学表现,肝内外胆道通常无明显扩张。影像学对肝窦阻塞综合征(hepatic sinusoidal obstruction syndrome,HSOS)又称肝小静脉闭塞病(hepatic veno occlusive disease,HVOD)的诊断有较大价值,CT 平扫见肝大,增强的门静脉期可见地图状改变(肝脏密度不均匀,呈斑片状)、肝静脉显示不清、腹水等。超声、CT 或 MRI 等常规影像学检查和必要的逆行胰胆管造影对鉴别胆汁淤积型药物性肝损伤与胆道病变或胰胆管恶性肿瘤等有重要价值。

(四) 病理检查

病理检查不是药物性肝损伤诊断的必需要求。经临床和实验室检查仍不能确诊药物性肝损伤或需进行鉴别诊断时,行肝活组织病理检查有助于进一步明确诊断和评估病损程度。

(五) 生物标志物

目前尚未有公认的可用于药物性肝损伤鉴别诊断的生物标志物,但特异性生物标志物的筛选和开发是药物性肝损伤临床评价值得期待和鼓励的。研究较多且有一定价值的生物标志物有:细胞角蛋白 18(CK-18)、高速泳动族蛋白 B1(HMGB1)、微小核糖核酸 122(miR-122)、谷氨酸脱氢酶(GLDH)、肾损伤分子 1(KIM-1)以及集落刺激因子 1(CSF-1)等。对乙酰氨基酚-半胱氨酸加合物对对乙酰氨基酚引起的肝损伤具有特异性,可用于掺杂有对乙酰氨基酚的中药复方制剂肝毒性成分的鉴别,但临床检测不便,目前仅限研究应用。

(六) 因果关系评价

药物性肝损伤因果关系评价常用的方法有 RUCAM 评分法,也可采用整合证据链法。考虑到中药相关药物性肝损伤的混杂影响因素多,建议采用整合证据链法(图 5-1-1)。

RUCAM 评分法采用评分量表(表 5-1-3),根据评分结果将药物与肝损伤的因果相关性分为 5 级:>8 分,极可能(highly probable);6~8 分,很可能(probable);3~5 分,可能(possible);1~2 分,不太可能(unlikely);≤0 分,可排除(excluded)。

五、治疗原则

药源性肝病的治疗原则是:①及时停用可疑的致肝损伤药物,尽量避免再次使用可疑或同类药物;②应充分权衡停药引起原发病进展和继续用药导致肝损伤加重的风险;③根据药源性肝病的临床类型选用适当的药物治疗;④ALF/亚急性肝功能衰竭(SALF)等重症患者必要时可考虑紧急肝移植。

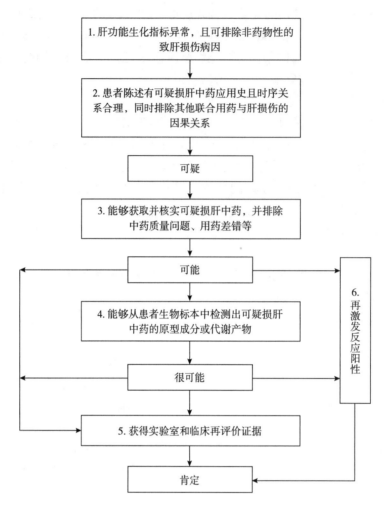

图 5-1-1 基于整合证据链的中药药物性肝损伤因果关系评价流程图

表 5-1-3 RUCAM 因果关系评分量表

计分项目	肝细胞损伤型			胆汁淤积型或混合型			分值
	初次用药	非初次用药		初次用药	非初次用药		
服药至起病时间	5~90 天	1~15 天	+2	5~90 天	1~90 天		+2
	<5 天或>90 天	>15 天	+1	<5 天或>90 天	>90 天		+1
停药至起病时间	≤15 天	≤15 天	+1	≤30 天	≤30 天		+1
停药后病程	GPT 自峰值的降幅			ALP 或胆红素自峰值的降幅			
	8 天内下降≥50%ULN		+3	<180 天内下降≥50%ULN			+2
	30 天内下降≥50%ULN		+2	<180 天内下降<50%ULN			+1
	>30 天后下降≥50%ULN		0	持续存在或升高或无资料			0
	>30 天后下降<50%ULN		−2				
危险因素	有饮酒		+1	有饮酒或妊娠			+1
	无饮酒		0	无饮酒或妊娠			0
年龄/岁	≥55		+1	≥55			+1
	<55		0	<55			0

续表

计分项目	肝细胞损伤型			胆汁淤积型或混合型			分值
	初次用药	非初次用药		初次用药	非初次用药		
其他药物	无合并用药或缺少相关资料		0	无合并用药或缺少相关资料		0	
	有合并用药且时间有提示性		−1	有合并用药且时间有提示性		−1	
	肝毒性药物且时间有提示性		−2	肝毒性药物且时间有提示性		−2	
	有其他致肝损伤证据的药物 （如再刺激反应阳性）		−3	有其他致肝损伤证据的药物 （如再刺激反应阳性）		−3	
其他原因	完全排除组 I* 及组 II**		+2	完全排除组 I* 及组 II**		+2	
	完全排除组 I		+1	完全排除组 I		+1	
	排除组 I 中 4~5 项		0	排除组 I 中 4~5 项		0	
	排除组 I 中不足 4 项		−2	排除组 I 中不足 4 项		−2	
	非药物性因素高度可能		−3	非药物性因素高度可能		−3	
既往信息	药签中有相关记载		+2	药签中有相关记载		+2	
	有文献报告，但药签中无说明		+1	有文献报告，但药签中无说明		+1	
	未知		0	未知		0	
药物再刺激	阳性		+3	阳性		+3	
	可疑阳性		+1	可疑阳性		+1	
	阴性		−2	阴性		−2	
	未判断或无法判断		0	未判断或无法判断		0	
总分							

判断标准：>8,极有可能有关；6~8,很可能有关；3~5,可能有关；1~2,可能无关；≤0 无关

资料来源：ROCHON J, PROTIVA P, SEEFF L B, et, al. Reliability of the Roussel Uclaf Causality Assessment Method for assessing causality in drug-induced liver injury. Hepatology, 2008, 48（4）: 1175-1183.

注：* 组 I 包括甲型肝炎病毒、乙型肝炎病毒、丙型肝炎病毒（急性）、胆道梗阻、酗酒、新近发生过低血压（休克肝）；** 组 II 包括：自身免疫性肝病或巨细胞病毒、EB 病毒、疱疹病毒感染。

（一）及时停药

及时停用可疑的致肝损伤药物是最为重要的治疗措施。有资料显示，怀疑药源性肝病诊断后立即停药，大部分患者可自行改善甚至痊愈；少数发展为慢性，极少数进展为肝衰竭。由于机体对药物肝毒性的适应性在人群中比较普遍，GPT 和 GOT 的暂时性波动很常见，真正进展为严重的药源性肝病和肝衰竭的情况相对少见。所以多数情况下，血清 GPT 或 GOT 升高 ≥3×ULN 且无症状者并非立即停药的指征，但出现 TBil 和/或 INR 升高等肝脏明显受损情况时，若继续用药则有诱发肝衰竭的危险。

美国 FDA 于 2013 年制定了药物临床试验中出现药源性肝病的停药原则：出现下列情况之一应考虑停用肝损伤药物：①血清 GPT 或 GOT>8×ULN；②GPT 或 GOT>5×ULN，持续 2 周；③GPT 或 GOT>3×ULN，且 TBil>2×ULN 或 INR>1.5；④GPT 或 GOT>3×ULN，伴逐渐加重的疲劳、恶心、呕吐、右上腹疼痛或压痛、发热、皮疹和/或嗜酸性粒细胞增多。上述原则适用对象为药物临床试验受试者，因此在临床实践中仅供参考。

（二）药物治疗

1. 保肝药物　可减轻肝损伤、促进肝细胞再生、改善肝功能。常用药物包括：①抗炎保肝药物，甘草酸制剂、水飞蓟宾、双环醇等；②抗氧化药物，谷胱甘肽、硫普罗宁等；③促进胆汁排泌药物，熊去氧胆酸、腺苷蛋氨酸等。尽管上述药物已有一些临床试验证实其对于药物性肝损伤的有效性，但仍缺乏高级别循证医学研究证据。

2. 中医辨证论治 目前中医药治疗药物性肝损伤有一些文献报道，但多见于单中心、小样本的病例对照研究，尚缺少高级别的循证医学证据。中医治疗药物性肝损伤以辨证论治为原则。黄疸湿热型治则为清热利湿退黄，寒湿瘀阻型治则为温化寒湿、活血化瘀，气滞血瘀型治则为疏肝理气、活血化瘀，肝肾阴虚型治则为滋补肝肾。治疗宜选用安全性好、疗效确切的中药汤剂或中成药制剂。也可采用辨证与辨病相结合的方法进行诊治。

3. 糖皮质激素类药物 尚缺乏随机对照研究，应严格掌握治疗适应证，可用于超敏反应，或自身免疫征象明显，或停用肝损伤药物后生化指标继续恶化的患者，应充分权衡治疗获益和可能的不良反应。

4. 其他方法 人工肝支持治疗可应用于重度药物性肝损伤或肝衰竭患者，但有待高级别循证医学证据支持。对于急性和/或亚急性肝衰竭患者，应考虑紧急肝移植治疗。

六、预防与监测

对有肝损伤风险的药物，根据其临床治疗价值以及肝损伤发生率或报告例次、损伤程度、临床分型、预后情况等，结合患者体质、治疗目的、可替代药物情况等，开展临床和实验室再评价，进一步确证肝损伤风险信号和肝损伤类型，阐明易感人群、风险物质、损伤机制及影响因素，系统考察药物风险与获益情况。针对药物上市前和上市后的特点及要求，分别制订其风险控制措施，包括密切观察、调整治疗方案或停药、临床试验终止、修改说明书、限制流通和使用、药品撤市等，以实现药物安全性风险全生命周期监测与管控。

（一）上市前药物性肝损伤风险的主要防控措施

1. 密切观察 药物临床试验中一旦出现药物性肝损伤相关风险信号，应进行严密观察，初次检查应包括 GPT、GOT、ALP、GGT、TBil、PTA 和/或 INR 等。根据药物性肝损伤的严重程度，确定好监测指标和监测频次（每周、每半月、每个月等）以持续监测肝脏生化指标变化，监测指标如无变化或停药后症状消失，监测频次可酌情减少。建议随访至全部异常指标恢复正常或达到基线水平后半年。长时间随访发现患者在停药后出现肝脏生化指标反复异常，提示可能进展为慢性药物性肝损伤。

2. 停药 当患者或受试者健康利益受损，参考美国 FDA 关于药物临床试验中因肝损伤而需要立即停药的建议标准，符合下列情形之一，应立即停药：

（1）血清 GPT 或 GOT>8×ULN。

（2）GPT 或 GOT>5×ULN，且持续 2 周。

（3）GPT 或 GOT>3×ULN，且 TBil>2×ULN 或 INR>1.5。

（4）GPT 或 GOT>3×ULN，伴逐渐加重的疲劳、恶心、呕吐、右上腹痛或压痛、发热、皮疹和/或嗜酸性粒细胞>5%。

临床试验中出现上述情况时，需采取紧急揭盲，受试者应退出该临床试验，接受治疗和随访。研究者依据《药物临床试验质量管理规范》，第一时间上报临床试验的申办方、伦理委员会和/或国家药品监督管理部门。

3. 调整研究方案、研究者手册和知情同意书 申办方、临床研究者和伦理委员会应根据药物临床试验期间的安全性风险，结合新药研制前景和拟定适应证的治疗现状，综合评估其风险与获益，如果风险因素可控，当前用药风险小于潜在获益时，可以通过调整研究方案、研究者手册和知情同意书进一步加强受试者保护，如更加严格地限制受试人群或采取减小剂量、缩短疗程等措施改变给药方案以最小化已知风险。同时，还应基于所暴露出的风险信号，及时完善研究者手册和知情同意书，提请所有临床研究者和即将参加临床试验的受试者注意临床试验期间的可能风险。申办方应将调整后的研究方案、研究者手册和知情同意书及时上报国家药品审评机构备案。

4. 终止临床试验　当药物性肝损伤程度较重和/或发生频次较高,对受试者的健康可能造成严重损害时,建议申办方、临床研究者、伦理委员会等相关机构,可结合新药研制前景和拟定适应证的治疗现状,综合评估其风险与获益。当风险大于潜在获益时应及时终止该临床试验。国家药品审评机构也会根据药物研发期间的安全性监测情况,责令研制者立即终止新药临床试验。

(二)上市后药物性肝损伤风险的主要防控措施

新药上市后使用人群广泛,用药情况复杂,药品上市许可持有人、药品生产企业、药品经营企业等参照 2011 年发布的《药品不良反应报告和监测管理办法》(卫生部令第 81 号),针对临床前安全性评价和/或新药上市前临床试验中出现的肝损伤风险信号,进行大规模人群观察与确认。针对新药上市前临床试验周期短、风险信号未充分暴露的不足,可通过上市后长时间和大规模人群监测,收集其可能的肝损伤风险信号,并及时确认信号和处置风险。对于上市后药物,还应加强药物质量安全性控制、临床合理用药指导等。

1. 避免超药品说明书使用　新药上市后,应避免超适应证使用、超剂量使用、超疗程使用以及超人群用药。尤其应注意特殊人群(妊娠期妇女、儿童、老年人等)以及超临床试验受试者年龄范围人群的用药安全性风险。此外,要注意防止用药差错。

2. 开展安全性相关的上市后评价与研究　针对确有肝损伤风险的药物,药品上市许可持有人、生产经营企业等应持续开展药品不良反应监测,并按规定及时上报。

3. 修改药品说明书　当该药的获益大于风险时,最常见的风险管理手段是修改药品说明书,增加药品可能导致肝损伤的高风险人群、临床表现及严重程度等相关信息,并建议对用药者进行定期或不定期的肝功能监测。对于明确可诱发肝损伤的药品,视其肝损伤发生率或频次、严重程度,在其药品说明书中增加必要的黑框警示、注意事项或禁忌证,并制订相应的风险预防措施,如加强医护人员、药师或患者对风险产品的安全性教育,以增强风险意识。

4. 暂停生产销售或直接撤市　如果发生严重药品不良事件,通过上述措施依然不能有效解决药品安全性风险,且该产品从市场退出不会明显影响到相关适应证领域的治疗现状,国家药品监督管理机构可以依法暂停其生产销售或直接取缔产品批准文号。

七、患者教育

对药源性肝病的患者,应该从临床表现、治疗、预后及防控等方面进行教育与指导。临床表现方面:需告知患者若在服药过程中或停用某种药物后 15 天内(肝细胞损伤型)或 30 天内(胆汁淤积型和混合型),出现乏力、食欲减退、腹胀、尿色加深以及巩膜和皮肤发黄等表现,则提示可能发生药源性肝病,应及时到医院检查 GPT、ALP、INR 或凝血酶原活动度等肝功能或肝脏生化指标,并排查其他原因引起的肝损伤。临床治疗方面:应教育患者,如果引起肝损伤的药物对原发疾病的治疗不是非常必要或唯一选项,原则上应当及时停用该药物。如果肝损伤药物对治疗原发疾病有效且不可替代,则在肝损伤并非十分严重的情况下可以继续谨慎应用该药;一旦发现该药对患者的伤害超过原发疾病进展的风险,即应果断停用伤肝药物。

心理指导也是药物性肝损伤医疗和护理的重要内容。许多药物性肝损伤患者会产生焦虑不安和情绪低落等不良心理状态,医护人员应及时掌握其心理动态,给予相应的心理护理。对于文化程度较高、心理素质较好、接受能力较强的患者,宜据实告知病情,用相对专业的理论知识回答患者提出的疑问,使其认识治疗的有益性、必要性和合理性,从而积极主动地配合治疗;对于文化程度不高、心理素质较差、认知能力较弱的患者,应循序渐进,深入浅出,用通俗易懂的语言释疑解惑,使其正确认识自身病情。

合理的饮食调理有助于药物性肝损伤病情的恢复。药物性肝损伤急性期常有食欲缺乏、恶心、厌油等症状,应告知患者此时应以清淡易消化的流质或半流质饮食为主,适量进食水果、蔬菜等富含维生素的物质,少量补充蛋白质,必要时可酌情给予静脉营养,以免加重肝脏和胃肠负担。对于重症患者伴有肝性脑病时,则应限制蛋白质摄入。在肝功能好转、食欲改善后,应逐渐改进饮食结构和增加饮食量,增加蛋白质饮食。

对于严重肝损伤患者,应告知急性期卧床休息的必要性。卧床休息可使肝脏的血流量较站立时增加8倍左右,有助于改善肝组织的血液循环和供氧,为肝细胞修复创造条件。随着病情的好转,患者可逐渐适度增加活动时间和范围。

在预后及防控方面:应让患者知晓,绝大多数急性药物性肝损伤预后良好,均能顺利康复,不必过于焦虑。同时应教育患者从以下几方面做好药物性肝损伤的预防:①无病不要乱用药,包括中草药在内的各种保健品;②病情不严重的疾病如轻度上呼吸道感染时,不要滥用抗生素和解热镇痛药;③确需应用药物治疗原发疾病时,应优先考虑疗效好、肝毒性风险小的药物;④不要超剂量、超疗程用药;⑤注意观察个人体质状况,有针对性地避免接触某些药物或化学物质;⑥戒除烟、酒等不良嗜好;⑦科学锻炼,增强体质。

八、典型病例

患者男性,36岁,主因"乏力、尿黄1周"于2016年4月20日入院。否认药物过敏史,否认饮酒史,无特殊疾病史。既往曾因脱发在药店购买并服用"××胶囊(含制何首乌,按说明书服用)",共约服用1个月后发现目黄就诊,化验肝功能异常,停药并给予输液治疗后肝功能恢复正常,行肝穿刺病理考虑:药物性或环境类药物所致慢性肝损伤,病变程度相当于G2-3S2。此次发病前为改善脱发情况,于2016年3月27日在某网站购买××牌制何首乌,每天3~4g泡水饮,共服用5天约13g。2016年4月14日出现乏力,同日夜间发现尿黄,化验:GPT 1 064U/L,GOT 1 076U/L,直接胆红素(DBil)/总胆红素(TBil)20.41/39.1μmol/L,ALP 174U/L[肝细胞损伤型(R值22.93)],4月15日于门诊就诊,予复方甘草酸苷、复合辅酶、苦黄等药物治疗5天,仍有乏力、尿黄。20日化验提示:GPT 850U/L,GOT 301U/L,DBil/TBil 70.5/86.8μmol/L,ALP 215U/L,并出现目黄,当日收入病区住院治疗。根据患者为青年男性,急性起病;此次发病前服用制何首乌泡水,服药5天后出现乏力、尿黄症状;化验肝功能异常,实验室化验排除病毒、免疫、酒精等肝损伤因素;超声检查未见明显异常;既往曾发生何首乌肝损伤等情况,可判定该患者为何首乌所致肝损伤。给予注射用还原型谷胱甘肽、复方甘草酸苷注射液、注射用丁二磺酸腺苷蛋氨酸静脉滴注,并给予双环醇片、熊去氧胆酸胶囊口服治疗后,患者肝功能恢复正常,治愈出院。

讨论:患者出现肝功能异常前有可疑肝损伤药物(何首乌)应用史,既往无特殊疾病史,入院后化验检查排除病毒、免疫、遗传代谢、血管等因素导致肝损伤,无饮酒史。RUCAM评分8分。患者仅服用了制何首乌一种药物,可排除与其他损肝药物联合应用;将患者所服制何首乌送检实验室进行生药学检测,经鉴定基原准确、符合《中华人民共和国药典》质量标准,且排除了中草药混伪品及有害物质污染。结合既往曾发生制何首乌导致药物性肝损伤情况,此次为再激发事件阳性。依据药源性疾病(ADR)因果关系评价,该病例最终诊断为:中草药相关肝损伤确定诊断,肝细胞损伤型,急性,重度。

点评:药物性肝损伤再激发通常为患者无意或不知情情况下再次发生,对药物性肝损伤的诊断尤为重要。该患者两次肝损伤均为何首乌诱发,且无其他肝损伤因素,何首乌导致的肝损伤诊断明确。需要强调的是,从伦理角度出发,临床上并不推荐主动诱导再激发事件。

(王伽伯　马致洁　何婷婷　景婧　郭玉明)

第二节　药源性消化道出血

教学目的与要求

1. 掌握药源性消化道出血的定义、常见致病药物、临床表现及治疗。
2. 熟悉药源性消化道出血的诊断、鉴别诊断及预防。
3. 了解药源性消化道出血的发病机制。

药源性消化道出血是药物常见的消化道不良反应，是由于药物破坏了消化道黏膜攻击因子与防御因子之间的平衡或者改变体内凝血机制，引起消化道黏膜损伤甚至引起溃疡、出血所致。与消化道出血相关的药物主要可分为两类：一类是通过抑制凝血级联和血小板聚集途径而影响止血的药物，另一类是药物刺激性、毒性或恶心呕吐等副作用可破坏消化道黏膜引起损伤的药物。无论何种机制，均为药物影响细胞的结构或功能，因而引起炎症、溃疡等病变，从而导致出血。药物引起的出血有多种表现，包括过度瘀伤、流鼻血、月经过多和消化道出血。药物性出血最常见于使用非甾体抗炎药（NSAID）引起的胃肠道出血。药物引起的出血被许多药物和药物相互作用强化，其高危因素包括患者年龄的增长；使用药物剂量过大，疗程过长；空腹用药；伴有基础胃肠道疾病，如消化性溃疡、慢性胃肠炎等；过敏体质等。特别是对原有消化性溃疡的患者，引起出血的危险性更大，严重者可致死亡，应引起高度重视。本节将重点讨论药物引起的消化道出血。

一、流行病学

非甾体抗炎药（NSAID）是引起消化道出血的典型药物，早期的文献报道所有消化性溃疡中有15%~35%由NSAID引起。有研究显示，下列药物发生上消化道出血的风险比值比（OR）分别为：阿昔芬酸1.4（95% CI 0.6,3.3），塞来昔布0.3（95% CI 0.03,4.1），右酮洛芬4.9（95% CI 1.7,13.9），美洛昔康5.7（95% CI 2.2,15.0），尼美舒利3.2（95% CI 1.9,5.6），罗非昔布7.2（95% CI 2.3,23.0），阿司匹林4.0（3.2~4.9），氯吡格雷2.3（0.9~6.0），双嘧达莫0.9（0.4~2.0），吲哚布芬3.8（1.2~12.2）、噻氯匹定3.1（1.8~5.1）、三氟柳1.6（0.9~2.7）。将抗血小板药作为一个整体的话，可以占所有上消化道出血病例的14.5%，亦即是每年每百万人中有58人（70岁以上人群每年每百万人中有334人）。一项在78 133名美国退伍军人［98.6%是白种人，平均年龄72.3岁（标准差为7.7）］的研究表明，64%的患者使用阿司匹林+抗血小板药或抗凝血药+抗血小板药，6%使用阿司匹林+抗血小板药+抗凝血药组合。上消化道出血发生率为20.1/1 000人年，下消化道出血发生率为70.1/1 000人年。所有这些药物组合均可增加40%~60%的上消化道出血风险。抗凝血药+抗血小板药组合导致下消化道出血增加30%。

二、发病机制及致病药物

（一）药物引起消化道出血的机制

1. 药物对消化道防护机制的破坏　许多药物可通过不同途径改变消化道黏膜防御因子与攻击因子之间的平衡，引起黏膜损伤、糜烂。

（1）抑制环氧合酶（COX）的活性，减少内源性前列腺素（PG）的合成：NSAID对内源性PG合成代谢中所必需的 COX 活性有明显的抑制作用,从而可使内源性 PG 合成减少,削弱了后者对胃肠黏膜的保护作用及对胃酸的抑制作用,降低了黏膜对外来侵袭因子的防御能力,使黏膜在受到损伤因子的影响时发生糜烂、溃疡和出血等。

COX 可分为 COX-1 和 COX-2。COX-1 生成 PG,参与人体的各项生理活动,如胃黏膜完整性,血小板稳态和调节肾血流量,COX-2 合成 "促炎性 PG",在组织损伤部位介导疼痛和炎症。因此,NSAID 治疗性的消炎作用主要是由于抑制 COX-2,而不良的副作用是由于抑制了 COX-1。

（2）对胃肠道黏膜的直接作用:有些药物可对胃肠道黏膜产生直接的细胞毒作用,干扰胃黏膜上皮细胞代谢,破坏上皮细胞完整性。如 NSAID、四环素类药物。

（3）其他:某些药物可刺激胃酸分泌和胃蛋白酶原的合成,从而损伤消化道黏膜导致出血。有些药物可抑制胃黏液分泌,改变胃黏液的质和量,削弱胃、十二指肠黏膜的防御功能。某些药物可通过抑制蛋白质合成,使黏膜上皮细胞更新率降低,影响胃、十二指肠黏膜的修复过程,诱发或加剧溃疡。

2. 药物对凝血机制的抑制作用　急性消化道出血多是凝血因子含量显著减少;而慢性消化道出血多与以下因素有关:

（1）凝血因子生成减少或消耗增加:一些药物,如抗肿瘤药门冬酰胺酶会造成肝脏损害,而肝脏是合成大多数凝血因子的器官。

（2）血小板数量减少或功能异常:如果药物抑制了骨髓巨核细胞系统,使血小板生成减少或影响了血小板的聚集、黏附和趋化功能,可引起出血。

（3）毛细血管功能异常:一些药物会损害毛细血管的完整性,使之通透性增加而引起出血。

（4）抗血小板聚集作用:部分 NSAID 具有抗血小板聚集作用,主要是抑制了血栓素 A_2（TXA_2）的合成,干扰血液凝固,诱发消化道出血。

（5）常见的抗凝血和抗血小板药包括阿司匹林、依诺肝素、氯吡格雷、肝素、华法林,以及新型口服抗凝血药阿哌沙班、达比加群酯、利伐沙班和艾多沙班。华法林可抑制肝脏中维生素 K 依赖因子 Ⅱ、Ⅶ、Ⅸ和Ⅹ,其作用可通过服用维生素 K 逆转。新型口服抗凝血药是Ⅹa 因子(利伐沙班、阿哌沙班、艾多沙班)和凝血酶(Ⅱa 因子,达比加群酯)的直接抑制剂。有胃肠道出血史的患者应考虑阿哌沙班或华法林,因为达比加群酯和利伐沙班可能具有更高的出血风险。对于炎症性肠病或憩室病患者,应谨慎使用达比加群酯和利伐沙班,因这些药物与消化道出血有关。

3. 其他因素　药物间相互作用、机体的特异质反应,亦可通过上述 2 种方式间接引起药源性消化道出血。建议服用华法林的患者开始使用抗生素和使用抗生素后 5 天检查国际标准化比值(INR)。

（二）常见致消化道出血药物

1. 非甾体抗炎药（NSAID）　阿司匹林引起的胃肠道反应最常见。布洛芬与其他非选择性 COX 抑制剂相比,引起消化道不良反应的发生率较低,吲哚美辛为强效非选择性 COX 抑制剂,具有强大的抗炎镇痛和解热作用,不良反应发生率高且严重,可引起恶心、厌食、腹痛,诱发或加重胃、十二指肠溃疡。双氯芬酸对 COX 抑制强度大于吲哚美辛,消化道不良反应主要为上腹部不适、胃肠出血和穿孔等。

选择性 COX-2 抑制剂美洛昔康、塞来昔布、氯诺昔康等,主要抑制 COX-2 而发挥抗炎、镇痛作用,对胃肠道黏膜 COX-1 作用很小或无抑制作用,因此胃黏膜损伤及溃疡、出血的发生率明显低于阿司匹林等非选择性 COX 抑制剂。

2. 糖皮质激素类药物　能改变胃黏膜的量与成分,从而减弱胃黏膜的自身保护作用,使胃黏膜易受胃酸的侵蚀。

3. 抗肿瘤药　恶心、呕吐是抗肿瘤药最常见的不良反应,除因药物直接刺激胃肠黏膜外,还与其作用于呕吐中枢及催吐化学感受区有关。抗肿瘤药可损害消化道黏膜组织,引起口腔溃疡、食管炎、胃肠黏膜溃疡、出血等广泛消化道反应,包括氟尿嘧啶、甲氨蝶呤、巯嘌呤、阿糖胞苷等。

4. 抗菌药物　头孢菌素类、喹诺酮类、甲硝唑、伊曲康唑、利福平、两性霉素 B、四环素类、多黏菌素 B 等抗菌药物可能引起消化道出血。多黏菌素 B 能损害胃黏膜上皮细胞而干扰细胞膜功能，并可导致胃黏膜局部缺血，使其通透性改变，促进组胺释放，引起消化性溃疡。目前较少用于口服。复方磺胺甲噁唑可阻碍维生素 K 的利用而导致凝血障碍，引起消化道出血。

5. 可增加胃酸分泌的药物　磺酰脲类降血糖药，酚妥拉明等 α 受体拮抗剂，肾上腺素能神经阻滞药等促进胃酸分泌，并可加重溃疡和诱发胃肠道出血。

6. 抗凝血药　肝素、双香豆素、华法林等应用过量可致自发性出血，其中胃肠出血最常见。

7. 其他药物　利尿药螺内酯可引起恶心、呕吐、上腹部不适等，也有发生胃肠道不良事件风险；大剂量静脉应用甘露醇可引起机体渗透性脱水，继而反射性引起血管升压素释放，血管收缩，导致胃黏膜缺血坏死。

增加出血风险的药物，列于表 5-2-1；影响血小板聚集的天然药物和保健品，见表 5-2-2；可能增加出血风险的药物相互作用，见表 5-2-3。

表 5-2-1　增加出血风险的药物

药物分类	具体药物
抗凝血药	阿加曲班、比伐卢定、地西卢定、肝素、来匹卢定、华法林
抗血小板药	阿司匹林、西洛他唑、氯吡格雷、双嘧达莫、普拉格雷、噻氯匹定
NOA	阿哌沙班、达比加群酯、艾多沙班、利伐沙班
NSAID	低风险：塞来昔布、依托度酸、布洛芬、美洛昔康、萘丁美酮、双水杨酯 高风险：氟比洛芬、吲哚美辛、酮咯酸、甲氯芬那酸钠、萘普生、奥沙普秦、吡罗昔康
SNRI	地文拉法辛、度洛西汀、文拉法辛
SSRI	西酞普兰、艾司西酞普兰、氟西汀、氟伏沙明、米那普仑、帕罗西汀、舍曲林

注：NOA，新型口服抗凝血药；NSAID，非甾体抗炎药；SNRI，选择性去甲肾上腺素再摄取抑制剂；SSRI，选择性 5-羟色胺再摄取抑制剂。

表 5-2-2　影响血小板聚集的天然药物和保健品

药物	反应
山金草	与其他抗凝/抗血小板药同时使用可能会增加出血风险
软骨素	与其他抗凝/抗血小板药同时使用可能会增加出血风险
辅酶 Q_{10}	与华法林同时使用可降低抗凝作用
鱼油	使用>3g/d 可能增加出血风险；与其他抗凝/抗血小板药同时使用可能增加出血风险
大蒜	使用可能增加出血风险。与其他抗凝/抗血小板药同时使用可能会增加出血风险
银杏	与其他抗凝/抗血小板药同时使用可能会增加出血风险
维生素 E	高剂量可能增加出血风险。与其他抗凝/抗血小板药同时使用可能会增加出血风险

表 5-2-3　可能增加出血风险的药物相互作用

药物	增加出血风险的药物
西酞普兰	替伊莫单抗、戊糖多硫酸钠、托西莫单抗
氯吡格雷	CYP2C19 抑制剂：唑类抗真菌药、西咪替丁、依曲韦林、非尔氨酯、氟西汀、氟伏沙明、质子泵抑制剂（PPI）
达比加群酯	替伊莫单抗、阿托珠单抗、高三尖杉酯碱、前列环素类似物、替格瑞洛、托西莫单抗、沃拉帕沙
肝素	右旋糖酐、双嘧达莫、羟氯喹、糖蛋白Ⅱb/Ⅱa 拮抗剂、全身性（应用）水杨酸/NSAID

续表

药物	增加出血风险的药物
酮咯酸	己酮可可碱、泼尼松
吡罗昔康	地拉罗司、阿托珠单抗、高三尖杉酯碱、托西莫单抗、曲前列环素
利伐沙班	地拉罗司、替伊莫单抗、前列环素类似物、托西莫单抗、沃拉帕沙
文拉法辛	阿托珠单抗、戊糖多硫酸钠
华法林	阿卡波糖、对乙酰氨基酚(连续服用>2g/d 最可能引起)、胺碘酮、阿莫西林克拉维酸、唑类抗真菌药、环丙沙星、西酞普兰、克拉霉素、非诺贝特、氟尿嘧啶、氟伐他汀、氟伏沙明、吉非罗齐、异烟肼、奥利司他、蛋白酶抑制剂、辛伐他汀

三、临床表现和分类

(一) 常见临床表现

一般来说,消化道出血有下列 5 种表现形式。①呕血:呕吐红色血液或咖啡样物;②黑便:黑色柏油便;③便血:直肠排出鲜红色或暗红色血液;④隐性消化道出血:粪便隐血试验阳性,可伴有或不伴有缺铁性贫血;⑤仅有血液丢失或贫血症状:头晕、晕厥、心绞痛或呼吸困难等。这些表现可单独或合并存在。一般将呕血、便血和黑便定义为显性出血,粪便隐血试验阳性定义为隐性出血。

药物引起的急性消化道黏膜损伤主要表现为胸骨后灼热痛、吞咽疼痛、呕吐、黑便、腹痛、反酸嗳气等。在老年患者中,其主要临床表现有上腹部疼痛、烧灼感、呕血、黑便及头晕无力等全身表现及原发病表现。

(二) 临床分类和分型

根据出血部位,一般以十二指肠悬韧带(又称为屈氏韧带,ligament of Treitz)为界,将消化道出血分成上消化道出血和下消化道出血,前者包括食管、胃、十二指肠和胆/胰等病变引起的出血,后者包括小肠、结直肠等疾病引起的出血。

按内镜检查可到达部位,将消化道出血分成上、中和下消化道出血。胃镜检查可窥视至十二指肠壶腹,其近端出血属上消化道出血;壶腹至末端回肠应用胶囊内镜和/或双气囊小肠镜检查窥视最佳,该肠段出血属中消化道出血。结肠镜检查可窥视全部结直肠,该肠段出血属下消化道出血。这一分类不再将小肠作为下消化道,而是进一步细分为中消化道。其意义在于不明原因消化道出血的病变部位多位于小肠,即中消化道,这一分类便于不明原因消化道出血临床处理的描述和相关资料的对比,因而更显合理。为了准确描述消化道出血的全貌,一般将消化道出血的内容分为上消化道出血、下消化道出血和不明原因消化道出血(包括上、中、下消化道出血)三部分。

从发病时间上,一般将新近发生的显性出血称为急性消化道出血;反复发生的黑便或隐性出血称为慢性消化道出血。

按出血量来分,一次出血量超过 800~1 000ml 称为消化道大出血。

四、诊断及鉴别诊断

(一) 临床诊断

诊断参考依据:①急性上/下消化道出血为主要临床表现;②起病前有明确服用相关药物史;③就诊 24 小时内胃镜检查符合急性胃黏膜病变(acute gastric mucosal lesion,AGML);④就诊 24 小时内肠镜检查符合肠黏膜病变;⑤排除其他上消化道出血疾病。

（二）内镜诊断

食管黏膜表现为纵行的条索状充血、浅糜烂、浅溃疡、溃疡。病变多为弥漫性，多发生于食管生理狭窄处；胃黏膜病变多为广泛弥漫性充血、糜烂、水肿、浅表溃疡形成；末端回肠与结肠均为弥漫性黏膜下点状渗血，黏膜毛细血管脆性增加。

Forrest 分级可用于对出血病灶的描述：Ⅰa，喷射状出血（动脉性）；Ⅰb，活动性渗血（静脉性或微小动脉性）；Ⅱa，血管显露；Ⅱb，附着血凝块；Ⅱc，黑色基底；Ⅲ级，基底洁净，无近期出血迹象。

（三）实验室诊断

对于消化道出血的患者，应进行以下实验室检查：血红蛋白、血细胞比容、血小板计数、凝血酶原、活化部分凝血活酶时间（APTT）、国际标准化比值（INR）、肝肾功能生物化学指标、交叉配血试验等。

（四）鉴别诊断

1. 严重的肝肾疾病、胃癌、活动性消化性溃疡。

2. 血液系统疾病。

（五）因果关系分析

全身性用药诱发的出血多为正常用法用量下产生的药品不良反应。不合理用药，包括用药方法不对，用药剂量过大，用药差错等，也是诱发出血的因素。

五、预防与监测

（一）预防

药物诱发的出血，轻者可造成患者不适，重者能危及患者生命。全身用药在正常用法用量下可诱发出血；错误用药或用药不当更是诱发出血的重要因素。因此，临床用药时应了解哪些药物易诱发出血；或向患者交代用药时应详细，避免错误或用药不当带来的危害。这一点对于消化性溃疡患者、老年患者及有出血倾向的患者尤为重要，从而要求临床应注意合理用药，采用正确的给药方法。

用药前要了解患者既往用药情况，有无溃疡病及慢性病史。用药指征要明确，严格掌握适应证。NSAID 不宜大剂量、长期使用，避免重复用药。对胃肠道有刺激的药物，应嘱患者餐后服用。尽量不要多种药品同时服用，特别是对胃有刺激的药物。长期使用 NSAID、糖皮质激素类药物，应监测消化道反应，定期检测血常规，大便隐血试验等，必要时行内镜检查。酌情使用抗酸药、抑酸药，黏膜保护药等，以减少药物对胃肠道黏膜的损害。

（二）监测

预防药物相关出血的一个关键步骤是衡量患者的出血风险。适当的实验室监测也很重要。活化部分凝血活酶时间是最常用的监测出血的方法，抗血小板药、溶栓药或 SSRI 没有特定的治疗性药物监测参数，应评估实验室值（如血红蛋白、血细胞比容、血小板等）。INR 是监测维生素 K 拮抗剂（VKA）治疗的"金标准"。在医院，使用华法林的患者应每天接受 INR 监测，直到患者进入稳定状态可以减少监测次数。

六、治疗原则

1. 立即停止怀疑导致出血的药物，使用抑酸剂、止血剂、胃黏膜保护剂、抗幽门螺杆菌以及纠正贫血和支持治疗等。

2. 对症治疗。

3. 注意事项　①在任何时候都不要将 2 种或 2 种以上的 NSAID 联用；②使用 NSAID，剂量不要超过最大的推荐剂量；③除非同时使用预防药物，有胃肠疾病者不要使用 NSAID；④反复或长期使用 NSAID 者，应定期监测相关指标，避免不必要地延长治疗时间，尤其是高龄者；⑤如果发生带血的呕吐、黑便或其他内出血症状,应立即就诊;⑥老年人应考虑预防用药;⑦米索前列醇可以预防 NSAID 引起的包括胃和十二指肠在内的溃疡,雷尼替丁和奥美拉唑用于 NSAID 引起的消化性溃疡疗效确切。

七、预后及随访

药源性消化道出血患者若能及时发现消化道出血并给予及时治疗,其预后大多良好。对于术后抗凝和抗血小板需要进行长期治疗的患者,除了严格掌握相关药物适应证并使用正确的剂量外,临床医生和患者均需注意监测和观察消化道不适及出血等不良反应,尤其是在用药最初 12 个月内。指导患者监测粪便颜色,及时发现柏油便,每 1~3 个月定期检查粪便隐血及血常规。

八、患者教育

患者教育对预防药物相关性出血至关重要。患者应熟悉各种药物如何影响他们的日常生活活动,并应学会发现大出血或微量出血的迹象和症状。患者必须了解何时寻求治疗。对于接受抗凝治疗的患者,医生可以考虑推荐患者在抗凝治疗中心休养,抗凝治疗中心的患者接受华法林治疗后会有发生不良事件的可能,提供者应与患者讨论多药联合用药的风险。应对患者的药物清单进行教育(包括营养补充剂和非处方药),针对患者的饮食习惯和作息进行宣教。

九、典型病例

1 例 66 岁男性患者经皮冠脉介入术(PCI)术后服用阿司匹林肠溶片(100mg、1 次/d)和替格瑞洛片(90mg、2 次/d),约 2 周后出现黑便,初期量少但逐渐加重,伴头晕、乏力等不适,给予抑酸、护胃、止血、反复输血等治疗 2 周,症状无明显缓解。停用阿司匹林肠溶片和替格瑞洛片,禁食,给予悬浮红细胞输注,艾司奥美拉唑(80mg、1 次/8 h)静脉泵入,铝镁加混悬液(1.5g、3 次/d)口服及营养支持治疗。第 8 天,患者间断解柏油样大便约 1 000g,血压 92/62mmHg,Hb 43g/L,胃镜检查示浅表性胃炎,肠镜检查因直肠被柏油样物质覆盖未能完成,考虑消化道仍持续出血,加服云南白药和凝血酶;第 13 天,患者 Hb 降至 37g/L,血压降至 85/59mmHg,呈重度贫血貌;第 25 天,行剖腹探查术,术中见小肠明显扩张,肠腔呈暗黑色,黏膜上有大量弥漫性出血点,以距 Treitz 韧带 100~200cm 处为重,切除小肠出血肠段,并给予抑酸止血、营养补液支持治疗。其后患者未再出现黑便,贫血逐渐好转。小肠部分切除术后第 16 天,患者腹部切口愈合佳,RBC 2.7×10^{12}/L,Hb 88g/L。

讨论:该病例 PCI 术后"双抗"治疗引发消化道出血。提示我们,①严格把控"双抗"适应证:只有在临床获益大于出血风险时方推荐使用。②识别消化道出血高危人群:65 岁以上老年人;既往有溃疡病、消化道出血史者;有消化不良或胃食管反流的患者;合用华法林等抗凝血药的患者;合用 NSAID 或糖皮质激素类药物患者;此外,还包括幽门螺杆菌(*Helicobacter pylori*,Hp)感染、吸烟、饮酒等危险因素。③消化道出血的高危人群应该避免联合抗血栓治疗,如需进行 PCI 应尽量选择裸金属支架,以减少双联抗血小板治疗的时间。④预防性应用 H₂ 受体拮抗剂(H₂RA)或 PPI:PPI 是预防抗血小板药相关性消化道损伤的首选药物,建议根据患者具体情况,决定 PPI 联合应用的时间,高危患者可在抗血小板药治疗的前 6 个月联合使用 PPI,6 个月后改为 H₂RA 或间断服用 PPI。⑤出血后是否停用或调整抗血小板药和抗凝血药,需要权衡出血和再发缺血事件风险,进行个体化评价。

点评:当出现威胁生命的严重消化道出血时,需要停用所有的抗凝和抗血小板药。在停药 3~5 天后如情况稳定,可重新开始使用"双抗",尤其是心血管病高危风险的患者。阿司匹林导致的消化道出血在经过 PPI 治疗和/或内镜下止血后,在严密监测下至少观察 24 小时,如未发生再出血,可重新开始抗血小板治疗,但需与 PPI 联合用药,同时密切监测患者出血复发的可能。对于下消化道出血目前尚无有效预防措施,应注意监测患者症状、腹部体征、粪便隐血以及血常规。

(蔡大川　牛子冉)

第三节　药源性消化不良

教学目的与要求

1. 掌握药源性消化不良的临床表现及诊断、预防和治疗。
2. 熟悉药源性消化不良的常见致病药物。
3. 了解药源性消化不良的发病机制。

消化不良(dyspepsia)是指起源于胃十二指肠,位于上腹部的一种或一组症状,主要包括上腹部疼痛、上腹部烧灼感、餐后饱胀感及早饱,也包括上腹部胀气、嗳气、恶心和呕吐等。根据其病因可分为器质性消化不良和功能性消化不良(functional dyspepsia,FD)。FD 的诊断主要依靠世界胃肠病学会制定的罗马Ⅳ标准,定义为起源于胃十二指肠区域的症状,而且排除可以解释这些症状的任何器质性、全身性或代谢性疾病。药物引起的消化不良很常见,但大多难以确诊,临床上多采取经验性治疗。

一、流行病学

全球大概有 20% 的人口有消化不良的症状,消化不良患者的预期寿命正常,但症状会对患者生活质量、国家卫生服务和社会经济负担产生负面影响。最近一项疾病负担研究估计,FD 致使美国每年损失 180 亿美元。在英国 FD 每年导致的直接成本高达 5 亿英镑,间接成本 10 亿英镑。因此有效地控制 FD 的病情至关重要。关于药源性消化不良,2006 年出版的最新版国际药物副作用百科全书——《Meyler 药物副作用》,将消化不良列为 46 种药物或药物类别的副作用。有研究显示,在老年人群中 NSAID 引起消化不良的患病率为 10%~20%,是导致药物停用的常见原因。

二、致病药物与危险因素

(一)致病药物(表 5-3-1)

表 5-3-1　诱导消化不良的药物

药物名称	发生率	药物名称	发生率
非甾体抗炎药 *	4.8%~50%	甲氨蝶呤	50%
罗非昔布	3.5%	他克莫司 *	7.6%
萘普生	4.9%~14%	来氟米特	NK
双膦酸盐	NK	麦考酚酸钠	NK
四环素 *	8%~15%	柳氮磺吡啶	17%
西地那非 *	5%~15%	阿卡波糖	1%~10%
茶碱	NK	伊马替尼	0~27%

续表

药物名称	发生率	药物名称	发生率
司维拉姆 *	12%~16%	甲吡唑	NK
辛伐他汀	0.6%~4.5%	阿尼芬净	6.67%~6.98%
酮洛芬	11%~11.5%	依替巴肽	0.096 2%
沙丁胺醇	0~2.7%	醋丁洛尔	1%~6%
塞来昔布	8.8%~12.8%	阿仑膦酸钠	0~4.2%
莫西沙星	1%	氨磺必利	0~1%
米索前列醇	2%	阿塞那平	4%
毛果芸香碱	7%	阿司匹林	20%
利巴韦林	1%~24%	比伐卢定	4.63%~5.16%
来曲唑	3%~6%	阿坎酸	1.27%
麦考酚酸	13.8%~23%	戈舍瑞林	1%~10%
氯吡格雷	0.1%~2%	雌激素 *	5%~11%
拉帕替尼	0~3%	雷公藤甲素	1.7%
拉贝洛尔	0~3%	阿德福韦	3%
卡马西平	10%	阿那曲唑	5.46%~6.66%
布洛芬	1.32%~12%	硼替佐米	0~13.2%
布地奈德	3.41%~11.7%	布比卡因	1.96%~2.43%
奥美沙坦	0.189%~1.26%	头孢克肟	3%
奥氮平	3%~11%	西维美林	7.8%
阿托伐他汀	1.3%~4.7%	塞来昔布 *	8.8%~12.8%
多柔比星	0~14%	环丙沙星	1%
5-氨基水杨酸 *	0.8%~9%	克拉霉素	2%~3%
阿扎胞苷	0~6.82%	氯氮平	8%~14%
倍他洛尔	3.9%~7.4%	地尔硫草	0~6.12%
贝普地尔	6.81%	双嘧达莫	1%
阿奇霉素	1%~9%	依格司他	1.89%~6.6%
对乙酰氨基酚 *	1.3%		

注:* 表示证据级别为 A 级;NK,not known,即未知。

服用 NSAID 后患者最常见的胃肠道副作用是消化不良,大约有 75% 的患者在服用 NSAID 后引起消化不良症状。患者服用阿司匹林后较常出现的消化系统不良反应主要为上腹部不适、上腹部疼痛、恶心呕吐等,若长时间服用大剂量的阿司匹林,会导致消化性溃疡及消化道出血现象。

(二)危险因素

消化不良已知和可能的危险因素包括:女性,胃肠道感染、外出旅行者,服用抗生素,服用非甾体抗炎药,儿童期被虐待,早期环境微生物暴露和其他早期生活因素,吸烟,超重和肥胖以及个体感知的社会心理状态和特质(如焦虑和抑郁)等。

虽然目前尚未明确药物引起消化不良的特定风险因素,但女性发生药源性消化不良的风险更高,可能的因素包括:在胃肠功能中具有性别特异性的生物学差异(例如,性激素驱动的肠蠕动),在中枢神经系统对于(内脏)疼痛的处理方式上,还有针对性别不同的医疗保健行为等。高剂量的非甾体抗炎药和吲哚美辛,甲氯芬那酸酯和吡罗昔康与消化不良的风险增加相关。另外,在消化不良患者中合并精神疾病的可能性很高,在关于消化不良的研究中,有学者提出了消化不良的症状可能引起患者发生精神方面的疾病,同时长期观察的数据表明,这个原因-效应关联可以是双向的,即精神方面的疾病,如焦虑同样可以增加患消化不良的风险。在因病服用药物而引起消化不良的患者中,发生精神方面疾病的可能性更高。多重用药在老年人中非常普遍,同时由于老年人的消化功能减退,对于药物的耐受性差,所以在老年患者中发生消化不良的风险也很高。因此我们可以合理地假设:当存在一种或多种一般风险因素或同时使用已知能引起消化不良的多种药物时,患者患药源性消化不良的风险将会大大增加。

三、发病机制

消化不良的病因和发病机制至今尚未清楚,导致没有最终疗法对所有患者都有效。其可能的发病机制与下列多种因素有关:

(1)胃肠动力障碍:包括胃排空延迟、胃十二指肠运动协调失常。

(2)内脏感觉过敏:FD患者胃的感觉容量明显低于正常人。内脏感觉过敏可能与外周感受器、传入神经等水平的异常有关。

(3)胃底对食物的容受性舒展功能下降:常见于有早饱症状的患者。

(4)精神和社会因素:FD患者存在个性异常,嗜酸性粒细胞和黏膜完整性的改变等可能与心理压力有关。

(5)部分患者的症状可能与胃酸、Hp感染等因素有关:与健康人相比,FD患者对酸的清除能力下降,Hp感染率高。Hp可能通过影响胃部炎症反应、胃酸分泌、胃肠激素等途径引起消化不良症状。Hp相关的消化不良被认为是单独的一类。但是,胃肠道感染通过减少胃的容量(餐后发生的可能的反射,引起平滑肌张力降低;胃放松,并为食物提供储藏空间)和削弱可能的免疫机制引起功能性消化不良而成为该病的诱因。

(6)遗传、饮食、生活方式等因素:已经有一部分功能性胃肠道疾病患者中有遗传倾向的证据,如GNβ3 TT基因型可能与消化不良相关。但尚未有某个特定基因被证实与FD的发病之间有确切的关联性。有研究提示Hp感染和GNβ3之间存在特定的相互作用,遗传因素与FD发病之间的关系有待进一步研究。烟酒、咖啡、浓茶和高脂食品都会刺激胃肠黏膜而引起消化不良。与健康人相比,FD患者有运动少、睡眠不足、进食不规律和压力大等特点,各发病机制之间并非完全独立,而是相互影响、相互作用的。

药源性消化不良的发病机制包括以下6个方面:药物的直接毒性作用、药物继发反应、药物变态反应、药物的特异质反应、致癌作用和药物的相互作用。

(1)药物的直接毒性作用:药物的直接毒性作用可以造成细胞、组织和器官的功能性或器质性损害,多呈一过性,停药后可逐渐消退。如非甾体抗炎药(NSAID)可直接刺激胃黏膜及抑制前列腺素的合成,从而导致胃黏膜炎症、坏死及溃疡。NSAID对黏膜损害的程度与服药的剂量、疗程以及年龄均有关。20%或更多服用NSAID的患者被证明患有糜烂性食管炎,可能与局部化学效应、抑制血小板聚集和加剧先前存在的胃食管反流病有关。食管损伤可能与食管黏膜长期接触药片和胶囊有关。药物酸碱度、分离率、渗透率和内在化学毒性也参与其中。但也有研究称NSAID通过直接细胞毒性和对黏膜屏障的直接破坏(局部效应),而不是通过抑制前列腺素合成(全身效应)造成食管损伤。局部效应部分取决于片剂的颗粒大小、溶解度和胃吸收速率,其中最为重要的因素是胃pH。

（2）药物继发反应：继发反应不是药物本身的作用，而是服用药物后所诱发的反应。激素能改变胃黏液的成分和分泌量，使胃酸和胃蛋白酶的分泌增加，另外激素通过影响蛋白质的代谢而延缓胃黏膜表层细胞的更新，从而削弱胃自身的保护作用，导致胃黏膜损伤，出现胃溃疡，进而引起消化不良。诱导性胃酸反弹也属于药物激发反应引起的消化不良症状的机制之一，如 H_2 受体拮抗剂和 PPI 一旦停药均可诱导胃酸分泌能力增强，可能的机制是长期抑酸导致促胃液素引起胃窦 pH 的改变。促胃液素在泌酸黏膜上已经建立了良好的营养效应，可能促使嗜铬细胞和壁细胞的增生或肥大，促使细胞泌酸增加，导致部分患者在停用抑酸药后，出现反弹性酸分泌过多引起的消化不良和反流。具有抗胆碱能特性的药物可通过对食管下括约肌的舒张作用引起反流性食管炎。钙通道阻滞剂可放松食管平滑肌，并在食管炎患者和正常人中均会引起反流症状。其他机制相似的药物包括硝酸盐、西地那非、尼古丁、茶碱和具有抗毒蕈碱效应的药物。

（3）药物变态反应：药物引起肝损伤后也可出现消化不良症状，药物引起的肝损伤其发病机制除了药物及其中间代谢产物对肝脏的直接毒性作用外，还和患者对药物的变态反应有关。药物作为半抗原进入人体，与药物载体蛋白结合形成获得性抗原，引起机体产生抗原-抗体反应，攻击肝细胞导致肝损害。

（4）药物的特异质反应：指极少数具有过敏体质或特异体质的患者，在服用常用量或低于常用量药物时发生的变态反应，其症状包括消化不良。如个体对异烟肼的代谢能力不同，分为快乙酰化和慢乙酰化者。当服用相同剂量的异烟肼时，快乙酰化者由于药物在体内代谢快，生成较多具有肝毒性的代谢物乙酰肼而较易引起肝损害，出现消化不良症状。

（5）药物的致癌作用：一些药物可使细胞染色体发生改变，引起细胞组织的不正常生长（包括癌变）。如长期应用环丙孕酮可致肝肿瘤产生，出现消化不良、黄疸及肝功能受损。

（6）药物的相互作用：2 种或 2 种以上药物联合作用时，药物相互作用亦是药源性消化不良的发病机制之一。

（7）其他：NSAID 引起消化不良的发病机制并不完全了解，仅用消化性溃疡不能解释 NSAID 使用者遇到的大多数消化不良症状。NSAID 继发的糜烂性食管炎可能是导致 NSAID 使用者消化不良的普遍因素之一，其引起的胃机械感觉功能和肠道通透性改变的变化也可能是一个促成因素。

四、临床表现和鉴别诊断

功能性消化不良的罗马Ⅳ诊断标准：

（1）有上腹痛、上腹灼热感、餐后饱胀和早饱症状之一或多种，呈持续性、反复发作性，影响正常生活和工作，病程超过 6 个月，近 3 个月每周至少 3 天出现症状，在准确采集病史和体格检查后缺乏报警症状和体征的患者。

（2）上述症状排便后不能缓解（排除肠易激综合征的可能），根据罗马Ⅳ诊断标准的一项流行病学研究提示：根据主要症状 FD 的 3 个主要的诊断类别是：餐后不适综合征（postprandial distress syndrome，PDS），以餐食引起的消化不良症状为特征（例如餐后饱腹和早饱，约占 61%）；上腹痛综合征（epigastric pain syndrome，EPS，约占 18%），并不单独在饭后发生的上腹痛或上腹灼痛是其主要症状；合并 PDS 和 EPS（约占 21%），其特点是进餐引起的消化不良症状，并伴有上腹部胃痛或烧灼。FD 分类后有助于进一步确定临床管理。

在全面病史采集和体格检查的基础上，应先判断患者有无下列提示器质性疾病的"报警症状和体征"：40 岁以上，近期出现消化不良症状；有消瘦、贫血、呕血、黑便、吞咽困难、腹部肿块、黄疸等；消化不良症状进行性加重，治疗后无缓解。有"报警症状和体征"者，需全面检查直至找到病因。在临床实践中，医师应考虑内镜检查排除引起消化不良的原因，尤其是在存在危险因素或报警症状的患者中。除非患者有提示胆道病变的特征,否则超声检查的诊断价值尚不清楚。由于 70% 以上患有消化不良(无论是器质性还是功能性消化不良)的患者的内镜检查结果均为阴性,所以在体重减轻的患者中,十分重要的一点是用横断面成像(例如超声检查)补充内镜检查以寻找癌变、胆石症或慢性胰腺炎。由于我国 Hp 感染率和上消化道肿瘤患病率高,推荐初诊的消化不良患者及时进行胃镜检查。《中国功能性消化不良专家共识意见》认为将 40 岁作为我国未经检查的消化不良患者的警报年龄较为合适。

报警症状:①40 岁以上的新发消化不良;②明显的胃肠道出血,例如黑便(深色柏油便)或呕血(呕吐血);③吞咽困难,尤其是进行性或吞咽痛(吞咽时疼痛);④持续呕吐;⑤意外体重减轻;⑥胃癌或食管癌家族史;⑦可触及的腹部或上腹部肿块;⑧缺铁性贫血的证据。

鉴别的疾病包括:食管、胃和十二指肠的各种器质性疾病,如消化性溃疡等;各种肝胆胰疾病;全身性或其他系统疾病引起的上消化道症状,如糖尿病、肾病、心血管疾病、风湿免疫性疾病和精神神经性疾病等;其他功能性胃肠病和动力障碍性疾病,如胃食管反流、肠易激综合征等。但应注意,消化不良患者常同时与胃食管反流、其他功能性胃肠病等并存。

鉴别诊断:药源性消化不良须与消化性溃疡疾病(有或没有感染 Hp)、食管癌或胃癌、胆石症、奥迪(Oddi)括约肌功能障碍、胆道运动障碍或胆囊癌、慢性胰腺炎或胰腺癌、寄生虫感染[例如,蓝氏贾第鞭毛虫(*Giardia lamblia*)、圆线虫属等]、慢性肠系膜缺血、克罗恩病、浸润性疾病(如嗜酸性肠胃炎和结节病)和肝细胞癌等疾病鉴别。

辨别药物引起的消化不良与非药物引起的消化不良可能有一定的困难。应明确患者最近发生的药物治疗的任何变化以及所服用的任何新药(处方药、非处方药、草药和营养补充剂)。由于药物治疗与出现药源性消化不良症状之间存在一定的时间间隔,因此必须仔细探讨药物治疗后发病与变化之间的时间关系。还必须考虑可能的药物相互作用。需要排除消化不良的常见非药物原因。

五、预防与监测

消化不良的辅助检查包括血常规、血生物化学、粪便隐血、上腹部超声等,根据需要还可行结肠镜、上腹部 CT 或 MRI 检查。在寄生虫感染流行区域,建议行相应的病原学检测。内镜仍然是作为消化不良研究的“金标准”仪器,并且优于放射成像。内镜检查可以观察到胃肠道的宏观结构。如果发现异常,可以进行及时活检、组织病理学评估。此外,活检可以使我们获得用于快速尿素酶检测(CLO)、Hp 培养和 PCR 的样本。

六、治疗原则

消化不良因其为自限性疾病,以缓解症状、提高患者生活质量为主,强调综合治疗和个体治疗共用原则。

1. 消化不良的常用治疗药物

(1)抑制胃酸药:H_2 受体拮抗剂和 PPI 可能有效治疗 NSAID 相关的消化不良。PPI 和 H_2 受体拮抗剂可作为 FD 尤其是 EPS 的首选经验性治疗,疗程为 4~8 周。如症状改善不理想,可考虑调整治疗药物,但大剂量的 PPI 治疗并不优于标准剂量,反而会增加小肠细菌过度生长等药物不良风险。

(2)胃肠促动药:适用于餐后饱胀、早饱症状的患者,如多潘立酮、莫沙必利或伊托必利等。

(3)助消化药:消化酶制剂等可作为辅助用药,改善腹胀等症状。

(4)抗焦虑药和抗抑郁药:对于上述治疗疗效差的患者可试用精神类药物,如阿米替林、帕罗西汀等,注意从小剂量开始用药,密切观察药品不良反应。除具有止痛作用和对情绪的有利影响外,包括三环类抗抑郁药(TCAD)、选择性5-羟色胺再摄取抑制剂(selective serotonin-reuptake inhibitor, SSRI)、5-HT$_{1A}$受体激动剂在内的精神类药物,例如丁螺环酮、苯甲酰胺、左舒必利等都被证明对胃运动功能有效,包括增加胃容量,改善餐前胃松弛和改变胃排空率,因此这些药物已被提议作为FD的潜在疗法。

(5)其他:预防性使用抗分泌类药物或使用COX-2抑制剂的措施可能不能改善NSAID引起的消化不良的所有症状,但可能有益于"腹部疼痛/不适"的消化不良患者。对于幽门螺杆菌(Hp)感染的FD患者,根除Hp能使部分患者受益,除了改善FD的症状外,根除Hp还能降低日后发生消化性溃疡、胃癌和胃黏膜相关淋巴瘤的风险。对于常规西医治疗效果不佳的患者,可以尝试采用中医药治疗。NSAID引起的消化不良的管理涉及多种方法,如果可能的话,停用药物将是最理想的选择,其他选择包括使用最低有效剂量,改为具有更安全的胃肠道风险特征的非甾体抗炎药,避免与其他非甾体抗炎药同时使用。

2. 药源性消化不良的治疗

(1)确诊后停药:大多数轻症者呈自限性,消化不良症状停药后缓解。同时或先后服用多种药物的患者可能无法及时确定致病药物,可以先停用最可疑的药物逐一排查,若患者症状持续且无法确定致病药物,应立即停用全部药物。如因患者病情需要而无法停药,应权衡利弊后作出最佳选择,并与患者沟通,获得其配合。

(2)日常饮食及支持治疗:日常饮食以适量、清淡、易消化、流质温食为宜,积极补充液体、维生素和营养物质,维持水、电解质和酸碱平衡。有时饮食调节、纠正营养不良对于消化不良患者来说也是一项有效的措施。

(3)对症药物治疗:治疗药源性消化不良的药物主要包括胃肠动力调节剂,如胃肠促动药、抑动力药(解痉药)及协调胃肠运动的药物。制酸药也是常用药之一,其主要作用为中和胃酸和受体拮抗(H$_2$受体拮抗剂、质子泵抑制剂),抗精神病药如三环类抗抑郁药或选择性5-羟色胺再摄取抑制剂也可用于消化不良的治疗。

(4)抗感染治疗:药源性胰腺炎及抗生素、激素等所致的真菌性食管炎继发的消化不良症状,应给予抗生素或抗真菌药治疗。

(5)手术治疗:对由于药物应用而引起的器质性消化不良症状,应采取手术治疗,祛除病因。

七、预后

大多数药物引起的消化不良都呈自限性,可在停药后几天内消退,有些患者甚至无法发现自己曾患有消化不良。药物引起的消化不良的发病率因药物特性和患者个体敏感性差异而不同,消化不良多为轻症,极少引起患者死亡,死亡率方面的研究极少。大多数患者在常规经验性治疗后即能得到消化不良症状的缓解,极少数呈慢性持续性病程,可试用其他治疗方案,如手术治疗等。

八、患者教育

对于药源性消化不良,主要是帮助患者认识病情,理解疾病,督促患者建立良好的生活习惯和饮食习惯,关注患者心理健康,焦虑、失眠患者可适当服用抗焦虑药等药物。对于服用可能引起药源性消化不良药物的患者,应在开始治疗前告知患者可能产生的不良反应并督促患者如不良反应严重或呈慢性时及时就医。为了更好地预测并避免并发症,应仔细询问患者以前所发生的任何药品不良反应以及既往病史。患者应该明白,药物引起的消化不良都是自限性的,可在停药后消退。但是,如果症状在停药后呈慢性或进行性加重,应及时就医,以免贻误病情。

药源性消化不良的预防可归纳如下:

(1)高风险患者减量治疗或药物替代治疗,合理联合用药。

(2)患者口服阿司匹林治疗的过程中应选择最为合理的服用时间,一般为上午服用,且应保持饱腹状态,避免空腹服用,敏感患者可采取逐步增量的方法。

(3)建议患者低脂膳食,适量运动,充足睡眠。

(4)常规治疗后无缓解患者可试用益生菌、中药或精神类药物治疗。

九、典型病例

患者男性,63岁,主因腹胀、嗳气2年余就诊。患者无恶心、呕吐,无反酸、胃灼热,无明显胸闷、气短,排便2~3天一次,大便性状可。自诉既往食欲可,无腹痛、腹泻症状,既往有不稳定型心绞痛病史,劳累后加重,一般尚可,服用阿司匹林100mg/d 3年余,预防心血管疾病。无高血压、糖尿病、肝炎等病史。查体:血压120/75mmHg,心肺听诊基本正常,腹平软,无明显压痛、反跳痛及肌紧张。实验室检查:血常规 WBC 6.5×10^9/L,RBC 4.7×10^{12}/L,PLT 211×10^9/L,Hb 138g/L。尿常规正常。大便常规正常,大便隐血阴性。术前四项乙肝抗体阳性。肝功能 GPT 41U/L,GOT 27U/L,白蛋白(ALB)45g/L。肾功能正常。血糖5.11mmol/L。心肌酶谱系列正常。进一步检查:ECG正常,心脏B超正常,肺部CT正常。胃镜:慢性萎缩性胃炎轻度;肠镜:未见异常。肝胆胰脾、双肾、膀胱、前列腺、输尿管B超:肝胆胰脾未见异常,前列腺略增大。^{13}C呼气试验:3.1(Cutoff值=4),幽门螺杆菌阴性。心内科评估不稳定型心绞痛与劳累相关,患者退休后无明显劳累,心血管疾病风险较小。清淡饮食,适当增加活动,酌情考虑停用阿司匹林。患者停药后,增加活动,清淡饮食,放松情绪,腹胀、嗳气明显缓解。偶尔劳累后自行加用阿司匹林,症状反复,补充消化酶、促动力药治疗后好转。

讨论:根据患者主诉、查体、实验室检查等结果,排除患者消化系统器质性疾病,患者停用阿司匹林后,腹胀、嗳气等症状明显缓解,因此患者很可能为阿司匹林相关的功能性消化不良。

点评:应嘱患者出院后继续生活饮食及精神情绪调节,定期随访评估心血管疾病风险,定期胃肠镜、肝胆胰脾等检查。该患者因无高血压、糖尿病病史,且已退休,生活精神压力小等,心血管疾病风险较小,可以停用阿司匹林。但若患者心血管疾病风险较大,需要阿司匹林治疗,针对消化系统症状应酌情给予对症治疗,也可考虑换用对消化系统影响较小的其他抗血小板药。

(韩英)

第四节 药源性腹泻

教学目的与要求

1. 掌握药源性腹泻的临床表现及诊断、预防和治疗。
2. 熟悉药源性腹泻的常见致病药物。
3. 了解药源性腹泻的发病机制。

腹泻是一种相对常见的药品不良反应。症状可能是轻微和短暂的,在几天内消失,但严重者有危及生命的风险。健康人也可能出现腹泻症状,因此确定药源性腹泻具有挑战性。

一、流行病学

腹泻的流行病学因发达国家和发展中国家而异。在美国,估计每年有 3.75 亿例急性腹泻,其中包括大多数 5 岁以下儿童。腹泻占儿童入院人数的 4%。药源性腹泻约占所有不良药物事件的 7%。超过 700 种药物与腹泻相关,其中约 25% 是抗菌药物。老年人和儿童更易罹患药源性腹泻,并且由于胃肠吸收功能下降和不完善而导致严重并发症的风险更高。

二、致病药物和危险因素

(一)致病药物(表 5-4-1)

表 5-4-1　致药源性腹泻的药物

药物	发生率	证据等级	药物	发生率	证据等级
阿苯达唑	NK	C	头孢他啶	<1%	C
阿立必利	12%~50%	A	头孢呋辛	<1%	C
阿莫西林	5%~29%	A	头孢氨苄	<1%	C
阿莫西林克拉维酸拉维酸	10%~25%	A	头孢噻吩	NK	C
氨苄西林	5%~21%	A	头孢匹林	<1%	C
氨苄西林舒巴坦	<1%	C	头孢拉定	<1%	C
金诺芬	15%~50%	A	西妥昔单抗	19%~39%	A
硫唑嘌呤	10%~39.4%	A	氯霉素	<1%	C
阿奇霉素	5%~11.6%	A	氯磺丙脲	NK	C
氨曲南	<1%	C	西洛他唑	12%~19%	A
贝伐珠单抗	2%~34%	A	环丙沙星	<1%	C
硼替佐米	32%~57%	A	西沙必利	4%~18%	A
白消安	1%~75%	A	顺铂	NK	C
降钙素	>10%	A	克林霉素	2%~31%	A
卡培他滨	55%~61.7%	A	可卡因	NK	C
羧苄西林	<1%	C	秋水仙碱	8%~10%	A
头孢孟多	<1%	C	环磷酰胺	10%~50%	A
头孢克肟	15%~20%	A	阿糖胞苷	10%~12%	A
头孢唑林	<1%	C	达巴凡星	2.5%~21.2%	A
头孢美唑	<1%	C	达依泊汀 α	16%~22%	A
头孢尼西	<1%	C	达芦那韦	2.3%~12%	A
头孢哌酮	<1%	C	达沙替尼	23%~37%	A
头孢噻肟	<1%	C	柔红霉素	>10%	A
头孢替坦	<1%	C	地西他滨	17%~34%	B
头孢西丁	<1%	C	右雷佐生	11%	B

续表

药物	发生率	证据等级	药物	发生率	证据等级
双醋瑞因	37%	A	镁	5%~46%	A
双氯芬酸	<1%	C	甲氯芬那酸	10%~33%	A
去羟肌苷	17.2%~34%	A	二甲双胍	12.5%~30%	A
多西他赛	32.8%~42.6%	A	甲氧氯普胺	>10%	A
多柔比星	20.9%~46%	A	甲氨蝶呤	11%	A
度洛西汀	7%~13%	A	甲硝唑	NK	C
表柔比星	7%~25%	A	米格列醇	15%~49%	A
红霉素	>10%	A	米索前列醇	14.6%~50%	A
促红素	6%~21%	A	丝裂霉素	10%~52%	A
厄洛替尼	55%~68%	A	米托蒽醌	20%	A
艾司奥美拉唑	1%~10%	A	霉酚酸	27.6%~51.3%	A
依替膦酸	NK	C	纳曲酮	13%	A
依托泊苷	1%~13%	A	奈拉滨	22%	B
艾塞那肽	13%	A	奈非那韦	61%	A
夫拉平度	50%	A	奈韦拉平	37%~41%	A
氟尿嘧啶	10%~80%	A	尼洛替尼	19%~22%	A
氟伏沙明	11%~18%	A	奥沙拉秦	16%~35%	A
加兰他敏	6%~12%	A	奥利司他	11%~20%	A
吉非替尼	40%~60%	A	苯唑西林	NK	C
庆大霉素	<1%	C	紫杉醇	8%~14%	A
羟基脲	10%~13%	A	帕尼单抗	21%~58%	A
伊达比星	9%~22%	A	聚乙二醇干扰素 α-2a	19%~31%	A
异环磷酰胺	>10%	A	青霉素 V	NK	C
伊马替尼	3%~70%	A	哌拉西林他唑巴坦	10%~12%	A
亚胺培南西司他丁	<1%	B	泊沙康唑	2%~12%	A
干扰素 α-2b	2%~45%	A	丙卡巴肼	5%~25%	A
伊立替康	60%~90%	A	奎尼丁	8%~30%	A
伊曲康唑	NK	C	利福平	1%~10%	C
伊沙匹隆	22%~44%	A	复方阿苯达唑	29%~59%	A
兰瑞肽	26%~65%	B	索拉非尼	33%~55%	A
兰索拉唑	NK	C	螺旋霉素	NK	C
拉帕替尼	40%~60%	A	柳氮磺吡啶	NK	C
来氟米特	17%~32.6%	A	舒他西林	NK	C
左旋咪唑	13%	A	舒尼替尼	20%~58%	A
左卡尼汀	9%~35%	A	他克莫司	NK	C
林可霉素	NK	C	替地沙米	3.6%~59%	A

药物	发生率	证据等级	药物	发生率	证据等级
泰利霉素	11%~20%	A	替拉那韦	15%	A
替莫唑胺	16%	A	拓扑替康	14%~36%	A
西罗莫司	27%	A	曲妥珠单抗	25%	A
睾内酯	1%~25%	B	曲伏前列素	25%	A
四环素	1%~10%	A	复方新诺明	NK	C
硫鸟嘌呤	1%~51%	A	万古霉素	NK	C
替加环素	12.7%~21.3%	A	长春瑞滨	20%	A
噻氯匹定	12.5%~20%	A	伏立诺他	52.3%	B

注:NK,未知。

此列表不是详尽无遗的,因为很多药物都会导致药源性腹泻。常用处方药物引起的腹泻发病率较低,包括葡糖苷酶抑制药、抗抑郁药、H$_2$受体拮抗剂、调血脂药和非甾体抗炎药。抗肿瘤药是一类致药源性腹泻发病率较高的药物,称为癌症治疗引起的腹泻(cancer treatment-induced diarrhea,CTID)。单个抗肿瘤药引起的药源性腹泻的实际发病率比较难以鉴别,因为大多数化疗方案使用组合疗法。随着抗肿瘤药使用次数的增加和使用放射治疗,CTID 的可能性增加。抗菌药物也是一类致药源性腹泻发病率较高的药物,称为抗菌药物相关性腹泻(antibiotic-associated diarrhea,AAD)。口服和肠外抗菌药物治疗发生 AAD 的概率相似。AAD 是由艰难梭菌(*Clostridium difficile*)引起的一种常见的并发症。艰难梭菌结肠炎和假膜性结肠炎同为由艰难梭菌引起的疾病。然而,假膜性结肠炎特别描述的是结肠中膜状分泌物的形成和增殖导致的腹泻。艰难梭菌导致的腹泻或假膜性结肠炎相关的腹泻被称为艰难梭菌相关性腹泻(*Clostridium difficile* associated diarrhea,CDAD)。克林霉素,头孢菌素和青霉素是导致 CDAD 最常见的抗菌药物。CDAD 经常导致住院治疗,如果不及时治疗,则会导致患者死亡。

众所周知,草药和保健药可诱导腹泻,在评估患有药源性腹泻的人时必须予以考虑。然而,许多患者并不认为草药是药物,专门针对草药和保健品的问题可能是识别的必要条件。可诱发腹泻的草药和保健品包括硫酸软骨素、氨基葡萄糖硫酸盐、辅酶 Q$_{10}$、肌酸、紫锥花、亚麻籽油、牛奶蓟、锯棕榈和圣·约翰草。

(二)危险因素

腹泻的一般危险因素包括:年龄(儿童和老年人);饮食(高脂肪,高纤维);女性;营养不良;疼痛;恶劣/不卫生的生活环境。

三、发病机制

发生腹泻的机制有两种:水和电解质的吸收减少或胃肠道中分泌物增加。药物引起的渗透性腹泻和分泌性腹泻水的吸收可能减少。乳果糖、甘露醇、山梨糖醇和镁等药物会影响肠腔,促进水和电解质的保留。药物引起的分泌性腹泻发生在药物增加分泌物或减少肠腔内大量水和电解质的吸收时。能减少食糜暴露于肠上皮时间的药物会导致吸收和分泌的异常,从而导致腹泻。包括甲氧氯普胺和抗菌药物红霉素在内的能促进胃肠运动的药物就是这种对肠道的直接作用引起的腹泻。药物引起的腹泻还可能由脂肪吸收不良或脂肪泻导致。药物可以防止小肠中脂肪酸的吸收,当未吸收的脂肪酸到达结肠时,它们抑制液体吸收,并且随之发生腹泻。高效抗逆转录病毒治疗会引起脂肪泻。奥利司他是一种胃肠道脂肪酶抑制剂,它利用这一原理来抑制膳食脂肪的吸收,以达到减肥的目的。增加分泌的药物会改变肠道蠕动,并可能引起腹泻。药物改变肠道运动的原因是小肠接触时间缩短,结肠过早排空或细菌过度生长。活性分泌的增加与破坏小肠和大肠黏膜的药物(例如抗肿瘤药)有关。这种渗出过程导致黏液、血清蛋白和血液排入肠道。抗肿瘤药还可以抑制正常的肠道菌群,导致微生物过度生长和肠道病原菌的定植(例如艰难梭菌)。此外,抗肿瘤药可影响肠道的吸收、分泌或运动功能。AAD 是由耐药性细菌、真菌或产生毒素的艰难梭菌的过度生长而发生的。艰难梭菌分泌肠毒素 A 和细胞毒素 B。肠毒素 A 黏附在肠细胞的刷状膜上,诱发病变和炎症反应;细胞毒素 B 可能也会引起胃肠道黏膜损伤。两种毒素都是与 CDAD 相关的全组织损伤的因素。

四、临床表现和鉴别诊断

腹泻的定义是排便次数增加(≥3 次/24h),粪便稠度下降和/或粪便重量增加(>200g/24h)。由于个体和人群的排便习惯,大便特征和每天大便产量差异很大,因此应始终根据患者的年龄、体重和合并症情况评估腹泻,包括药物引起的腹泻。患有长期、大量、血性腹泻或腹泻引起严重腹痛的患者应仔细评估。患者可出现体重减轻、虚弱、直立性低血压、心动过速、电解质紊乱和酸碱紊乱。药物引起的腹泻体征和症状如下:腹痛、酸碱失调、厌食症、寒战、痉挛、脱水、电解质不平衡、发热、头痛、过度活跃的肠鸣音、低血压、头晕目眩、局部压痛、麻痹、恶心、呕吐、心动过速、口渴、体弱、体重下降。

腹泻的临床表现分为急性和慢性,并且药物可以导致急性或慢性腹泻。急性腹泻一般指在发病后 72 小时内消退的腹泻。急性腹泻患者可能会突然出现恶心、呕吐、腹痛、头痛、发热、寒战等不适。可能存在全身或局部腹部压痛,肠鸣音过度活跃。排便很频繁,通常不会流血,发作可持续 12~72 小时。慢性腹泻包括长时间地频繁发作,其识别更加困难。慢性腹泻时体格检查往往无明显异常,诊断检查能发挥更大的作用。脂肪的吸收导致粪便苍白和体积大,粪便脂肪含量>6g/d,粪便重量>200g/d。粪便样品是诊断粪便脂肪含量和重量所必需的。如果可能的话,选 3~5 天的收集期以减少错误和变异性。因为难以获得 3~5 天的大便,所以经常使用其他诊断测试。苏丹Ⅲ染色和近红外反射分析提供准确和简化的诊断脂肪泻的替代方案。

碳水化合物吸收不良与水样腹泻和胃肠胀气增加有关。用于鉴定碳水化合物吸收不良的诊断测试包括酸性粪便 pH,粪便渗透间隙和增加的呼吸氢。D-木糖试验和乳糖耐量试验也可用于鉴定吸收不良和乳糖不耐受。含有蔗糖、乳糖或果糖的药物制剂可能会导致或加剧碳水化合物吸收不良患者的腹泻。

AAD 和 CDAD 可能会在抗菌药物治疗开始的几天内至停药 8 周后发生。CDAD 患者出现大量腹泻(很少有血液),包括黏液状绿色、恶臭、水样便、腹痛、腹胀、低热、白细胞增多以及明显改变的一般状况。虽然内镜检查是最明确的诊断 CDAD 的方法,但是因为非常昂贵,通常不应该用作诊断大多数患者的一线测试。在内镜检查中,艰难梭菌病变表现为白色至黄色斑块,覆盖正常或中度红斑性结肠黏膜。诊断测试最初应包括测试粪便标本中的艰难梭菌及其毒素。艰难梭菌的实验室诊断标准是用于检测毒素 B 的特定细胞病变效应的细胞培养物。此外,许多机构使用酶免疫测定(EIA)来检测毒素 A 或 B。然而,这些测试的准确性不是最佳的,毒素 A 或 B 的阴性 EIA 结果不能排除 CDAD 的诊断。当初步结果为阴性但腹泻持续时,应将第二或第三粪便标本送至实验室。

区分药物引起的腹泻和非药物引起的腹泻可能有一定的困难。应确定最近发生的药物治疗的任何变化以及患者所接触的任何新药(处方药、非处方药、草药和营养补充剂)。由于药物治疗可能在症状出现前 4 周开始,停药后 8 周开始出现腹泻,因此必须仔细、彻底地探讨药物治疗的发病与变化之间的时间关系。还必须考虑可能的药物相互作用的附加或协同效应。需要排除能导致腹泻的常见非药物原因,包括饮食习惯、酒精、咖啡因、非法药物使用以及可能影响患者的心理社会因素等。必须确定患者家中或办公室的任何环境变化,最近旅居史或是否接触了可疑的细菌或病毒病原体,疾病过程或并发症。

需要与药源性腹泻鉴别的疾病有：腹腔疾病、克罗恩病、憩室炎、胃肠炎、传染性腹泻/旅行者腹泻、肠易激综合征、缺血性肠病、吸收不良综合征、微生物食源性疾病、精神疾病、心理社会/心理障碍、溃疡性结肠炎。

五、预防与监测

药源性腹泻的预防可归纳如下：

（1）根据患者特定参数（如年龄、体重、肾/肝功能）调整给药剂量。

（2）避免食用含有人造甜味剂的食物（如山梨糖醇、甘露醇、果糖）。

（3）鼓励饮水，适当饮食。

（4）鼓励合理使用抗菌药物；只在必要时使用抗生素。

（5）确定以前经历的任何药物不耐受或过敏。

（6）识别具有山梨醇高含量的液体药物，并尽可能替换为片剂/胶囊形式。

（7）实施益生菌治疗（需要进一步调查）。

（8）指导患者进食低残留饮食（如香蕉、米饭、苹果酱、吐司）。

（9）指导患者经常进食，少量多餐。

（10）指导患者在进餐时服用药物（如果没有禁忌）。

（11）逐步增加剂量（如果可行）。

（12）如果可行，使用具有较低腹泻风险的替代药物。

不是所有的药源性腹泻患者都可以实施特定的预防措施。对于有不耐受药物史的患者或接受与腹泻发生率高的有关药物的患者，实施预防措施更为有效。除了一般措施外，有时还提供针对药物的预防措施。服用奥利司他的患者可以通过食用低脂肪膳食来减少腹泻的发生；铁剂治疗或多种维生素相关的胃肠痉挛和腹泻的患者可以通过与膳食一起服用这些制剂来缓解胃肠痉挛和腹泻；少食多餐可能对化疗引起的腹泻有帮助；益生菌用于预防 AAD。

六、治疗原则

约 90% 的急性腹泻病例不需要干预，并且是自限性的。药物引起的腹泻通常是自发性的，停药后几天内可消退；在某些情况下，即使继续使用药物，腹泻也会逐渐消退。当腹泻持续存在时，确定引起腹泻的药物对于指导适当的治疗是必不可少的。应特别询问患者使用的新药物，包括在过去 4 周内服用的抗菌药物、任何非处方药物、草药，以及毒品、酒精和咖啡因接触史等。应确定液体药物或"无糖"配方中的山梨醇或其他糖替代品的含量，识别出产品标签中高张力的成分。在可能的情况下，应停用或更换致腹泻药物。当含山梨醇的液体药物或高张力的制剂与腹泻相关时，可考虑使用固体口服剂型或用水稀释液体药物。一般不应将止泻药物视为药源性腹泻的一线治疗；但如果致腹泻的药物不能停药，预防措施也不能解决腹泻，可以使用止泻药。

CTID 被认为是一种严重且危及生命的并发症，需要警惕监测和积极治疗。ESMO 临床实践指南于 2018 年发布的 *Diarrhoea In Adult Cancer Patients:ESMO Clinical Practice Guidelines* 指出，CTID 的治疗药物包括以下几种：

1. 洛哌丁胺　洛哌丁胺抑制由肌间神经丛激活的胃肠纵向平滑肌收缩，肌间神经丛使用乙酰胆碱作为主要神经递质。它能降低急慢性腹泻患者的大便重量、排便次数，抑制大便失禁。用于治疗 1~2 级轻症腹泻（表 5-4-2）的推荐初始剂量为 4mg，随后每 2~4 小时服用 2mg，或每排未成形粪便后服用,连续 12 小时无腹泻发生后可停止用药,洛哌丁胺使用最高不应超过 48 小时,单日最高剂量不超过 16mg。

2. 奥曲肽 奥曲肽是一种合成的生长抑素类多肽类似物,具有多种抗腹泻的作用,例如抑制胰岛素、胰高血糖素、血管活性肠肽及胃酸分泌,降低胰腺外分泌功能,以及增加胃肠道对水、电解质、营养物质的吸收。奥曲肽被推荐使用于洛哌丁胺治疗效果不佳的难治性腹泻及 3~4 级腹泻(表 5-4-2),推荐起始剂量通常为 100~150μg/次,3 次/d。由于其抗腹泻作用存在剂量-反应关系,剂量可增至不超过 500μg/次,或以 25~50μg/h 的速度持续静脉滴注。

3. 尿苷三乙酸酯 在氟尿嘧啶或卡培他滨治疗后 96 小时内出现严重甚至危及生命的腹泻症状,是尿苷三乙酸酯的使用适应证。尿苷三乙酸酯的推荐剂量和疗程为每 6 小时口服 10g,共 20 次。

4. 布地奈德 布地奈德是一种非卤代糖皮质激素类药物,具有局部抗炎活性,口服给药可在回肠末端和升结肠中靶向释放,常用于炎症性肠病,特别是克罗恩病急性期腹泻症状的治疗。布地奈德在肝脏中具有 90% 的首过效应,可将系统活性降至 10%。用于支持布地奈德治疗 CTID 有效性的数据相对较少,因此布地奈德仅被推荐作为 CTID 的二线治疗药物,在洛哌丁胺治疗效果不佳时可考虑使用。

5. 胆汁酸螯合物 考来烯胺是常用的胆汁酸螯合物,推荐初始剂量为 2~4g/d,餐时服用,最高剂量为 24g/d。

6. 抗菌药物 广谱抗菌药新霉素可以通过减少细菌分解至其生物活性物质从而减少 CTID。此外,在出现潜在复杂病程表现时,应预防性使用抗菌药物。潜在复杂病程表现包括发热、低血压、中性粒细胞减少、肛周脓毒症及血性腹泻,提示可能有中性粒细胞性小肠结肠炎、艰难梭菌感染等感染情况的发生。CTID 中使用口服抗菌药物来预防隐窝干细胞广泛坏死的超级感染,特别是对于免疫抑制或中性粒细胞减少的患者。超级感染可通过对肠黏膜的直接分泌作用和肠上皮的破坏而使腹泻加重。抗菌药物治疗应针对机会性病原体,并受当地细菌耐药性指导。

表 5-4-2 腹泻严重程度评定标准

患者情况	评定标准			
	1 级	2 级	3 级	4 级
没有结肠造口术的患者	与治疗相比,排便增加 <4 次/d,没有其他症状	排便增加 4~6 次/d 或夜间排便。适度痉挛,不干扰正常活动	排便增加≥7 次/d。严重痉挛和尿失禁,干扰日常活动	排便增加>10 次/d。严重的血性腹泻和需要肠外支持
有结肠造口术的患者	与预处理相比,松散,水样结肠造口输出轻度增加	与预处理相比,松散,水样结肠造口输出适度增加,但不干扰正常活动	与预处理相比,松散,水样结肠造口输出严重增加,干扰正常活动	需要重症监护的生理后果;血流动力学崩溃

口服甲硝唑或万古霉素应用于治疗患有艰难梭菌感染和 CDAD 的人。甲硝唑被认为是一线治疗,应该以 250mg/d 的剂量口服给药,或者每天 3 次,每次 500mg,连续 7~10 天;当口服途径不可用时,可以使用静脉注射甲硝唑。万古霉素可用作二线药物或作为严重疾病的一线药物,口服剂量为 125~500mg,每天 4 次。静脉注射万古霉素不适用于 CDAD 的治疗。用于治疗 CDAD 的其他抗菌药物包括利福昔明口服给药 400~800mg,每天 2~3 次;硝唑尼特口服给药 500mg,每天 2 次。两种抗生素都被认为是复发性艰难梭菌感染的辅助治疗。

针对有艰难梭菌毒素的治疗包括使用胆汁酸螯合剂考来烯胺,也是对抗菌药物无反应患者的辅助治疗,考来烯胺 4g,每天 3~4 次给药。如果联合给予万古霉素,给药应间隔 2 小时。

静脉注射免疫球蛋白(IVIG)已被用于加强对艰难梭菌毒性的免疫反应。虽然病例报告已经显示了其有效性,但随机试验尚未进行。IVIG 的常规给药方案为每天 300~500mg/kg,直至治愈,或者每天最高 6 剂。IVIG 作为严重难治性或复发性艰难梭菌感染的抗生素治疗的辅助手段。

益生菌也被用于治疗腹泻,特别是治疗感染性腹泻。有研究提示,益生菌被用作抗生素的辅助剂时,仅对布拉氏酵母菌有一定的益处,没有证据支持单独使用益生菌治疗 CDAD。在 CDAD 患者中,抑制肠蠕动的止泻药物(如地芬诺酯)是禁忌的,因为这些药物可能延长病程并且可能导致中毒性巨结肠的严重并发症。如果需要止泻治疗,则 CDAD 患者优选诸如碱式水杨酸铋等药物。

严重的腹泻最常见的并发症是脱水。轻度或中度脱水患者可以用口服补液。轻度脱水患者的补液量约为 50ml/kg,中度脱水者约为 75ml/kg。对于严重脱水或口服补液禁忌的患者,建议使用静脉输液。补液可能需要 100ml/kg 或更多。快速补充液体和电解质损失是必要的,用以防止休克和随后的死亡。推荐林格氏乳酸盐。不推荐生理盐水,因为它不能纠正可能由严重腹泻引起的酸中毒或低钾血症。

七、预后

大多数药物引起的腹泻都是自限性的,并能在几天内好转。药源性腹泻的发病率和死亡率尚不清楚。严重腹泻可能导致脱水、电解质异常和休克,导致患者住院甚至死亡。

八、患者教育

对于可能发生药源性腹泻的患者,应在开始治疗前警告可能产生这种不良反应。应仔细询问患者以前所发生的任何药品不良反应。

对于任何可能出现药源性腹泻的患者,建议给予足够的液体摄入量和适当的饮食。酒精本身可能导致腹泻,应告知患者戒酒。若无禁忌,可以建议患者药物与食物一起服用。应告知患者大多数药物引起的腹泻都是自限性的,并在几天内消退。但是如果症状是慢性或严重的(如合并出血、发热或者难以忍受的疼痛),患者应立即告知医生。

九、典型病例

患者男性,84 岁,70kg,2010 年 5 月 17 日因"右腹股沟包块 3 年,不能还纳 10 小时"入院。患者 3 年前无明显诱因出现右腹股沟包块,卧位可消失,无腹痛腹胀,无恶心呕吐。10 小时前右腹股沟包块再次出现,不能用手还纳,伴下腹痛,无发热,入急诊。患者既往有高血压、冠心病、脑栓塞病史,血压最高 170/110mmHg,服药控制在 150/90mmHg 左右。入院查体:体温(T)36.3℃,脉率(P)76 次/min,呼吸频率(RR)16 次/min,血压(BP)150/90mmHg。腹软,右腹股沟可见大小约 10cm×8cm 包块,质韧,压痛(+),无反跳痛,下腹部压痛(+),无反跳痛,肌紧张。腹部平片示:腹部肠管多发气液平;B 超示:右腹股沟可见肠管及液性暗区。实验室检查:白细胞计数(WBC)8×10⁹/L,中心粒细胞计数 7.10×10⁹/L,血红蛋白(Hb)146g/L。入院诊断为右腹股沟嵌顿疝。患者入院当天行"右腹股沟嵌顿疝松解+疝环充填式无张力修补术"。后又因"小肠穿孔、急性弥漫性腹膜炎"于 2010 年 5 月 19 日行"部分小肠切除、肠吻合术"。术后转入普外 ICU。术后患者禁食,予中心静脉营养等对症支持治疗。

5 月 20 日患者发热 T 38℃,考虑可能为术后吸收热,予物理降温。5 月 21 日患者仍发热,T 38.7℃,诉腹痛,血常规示:WBC 6.31×10⁹/L,淋巴细胞(LYMPH)3.8%,单核细胞(MONO)8.14%,中性粒细胞百分比 88.1%,考虑腹腔感染重,予抗感染治疗,给予头孢曲松 2g,q.d.,奥硝唑 0.25g,q.12h.,静脉滴注。5 月 24 日患者发热,查体 T 38.7℃,双肺呼吸音粗,双下肺少许湿啰音,胸片示"双下肺感染可能",考虑合并肺部感染,继续抗炎等治疗。大便次数增多,为 9 次,密切观察,治疗不变。5 月 25

日大便 7 次/d,为深褐色黏稠便,继续观察。加用肠内营养治疗,余治疗不变。

5 月 27 日患者神清,精神可,仍发热,T 38℃。双肺呼吸音粗,双下肺可闻及少许痰鸣音。患者合并肺部感染,停用头孢曲松,更换抗生素为头孢哌酮舒巴坦 3.0g,q.12h.。昨日大便 8 次,为黄色稀便,注意观察。5 月 28 日患者仍发热,T 37.5℃。双肺呼吸音粗,未及干湿啰音。腹部伤口愈合好。大便次数仍多,昨天为 14 次,排便为稀便。血常规示:WBC 13.8×10⁹/L,LYMPH 4.4%,MONO 8%,中性粒细胞百分比 85.5%。查粪便球杆比例:绝大部分为革兰氏阳性球菌,偶见革兰氏阴性杆菌。

5 月 29 日患者 T 36.7℃,双肺呼吸音清。昨天大便 18 次,为水样便。加用口服双歧三联活菌 0.42g,t.i.d.,甲硝唑片 0.4g,t.i.d.。5 月 30 日患者 T 36.2℃,双肺呼吸音清。患者昨天排便 15 次,总量约为 1 180ml,水样便。考虑患者排便次数增多为抗生素相关性,故停用奥硝唑及头孢哌酮舒巴坦,继续调节肠道菌群及肠内外营养支持治疗。5 月 31 日患者 T 36.6℃,双肺呼吸音清。患者昨天排便 14 次,水样便。查粪便球杆比例为:绝大部分为革兰氏阳性球菌及链球菌,少部分为革兰氏阳性杆菌及革兰氏阴性杆菌。

6 月 1 日患者 T 37℃,双肺呼吸音清。患者昨天排便 10 次,为成形软便。血常规示:WBC 10.6×10⁹/L,LYMPH 7.6%,MONO 9.1%,中性粒细胞百分比 80.2%。

6 月 3 日患者 T 36.8℃,双肺呼吸音清。患者昨天排便 4 次,为成形软便。转出 ICU。

6 月 4 日患者转入普外 3 病区,查体 T 36.7℃,昨天排便 1 次,为成形软便。

讨论:该患者使用抗生素后第 4 天出现腹泻、第 8 天粪便实验室检查示球杆比例失衡,加用益生菌,第 10 天腹泻加重,停用抗生素。停用抗生素后腹泻症状逐渐减轻,第 6 天该患者排便恢复正常。上述过程符合抗生素相关性腹泻的诊断。

点评:该病例是典型的抗生素相关性腹泻。在患者感染性疾病不得不继续使用抗生素的情况下,需权衡利弊并密切监护,必要时加用益生菌。

（田泾　高申）

第五节　药源性便秘

教学目的与要求

1. 掌握药源性便秘的临床表现及诊断、预防和治疗。
2. 熟悉药源性便秘的常见致病药物。
3. 了解药源性便秘的发病机制。

药源性便秘(drug-induced constipation)是指患者使用药物后,通过抑制肠壁自主神经、减少肠道平滑肌运动、增加水和电解质重吸收等机制,导致排便次数减少,排便不畅,粪便太硬或者量少。药源性便秘多为功能性,常见的诱发药物包括:胆碱能受体拮抗剂、抗精神病药、麻醉类镇静药、排钾利尿药等。

便秘为常见的胃肠道症状,无论健康人或是疾病患者,生活中都会不时受到便秘的袭扰,使得药源性便秘的诊断存在一定困难。此外,便秘的症状和体征千差万别,轻者仅影响生活质量,重者影响药物的使用,甚至危及患者生命。

一、流行病学

便秘是最常见的困扰人类生活的消化系统症状之一,北美地区的患病率为 1.9%~27.2%,欧洲地区为 0.7%~19%,亚洲为 1.4%~32.9%,大洋洲为 4.4%~33.7%,南美洲为 26.8%~28.0%。国内有调查显示我国便秘的发生率为 3%~17%,北方地区便秘患病率高于南方地区,农村患病率高于城市,城乡患病率分别是 18.2% 及 23.0%。尽管药物的不当使用是导致便秘的重要因素之一,但药源性便秘的发病率目前并不清楚。

二、致病药物

药物在预防、诊断和治疗疾病的过程中,因药物本身作用、药物相互作用以及药物使用引起机体组织或器官发生功能性或器质性损害,均可能导致便秘的发生。①抗胆碱药是导致便秘的重要药物之一,例如,阿托品、山莨菪碱等胆碱能受体拮抗剂大剂量使用时可引起便秘。具有抗胆碱作用的药物,包括抗精神病药中的氯丙嗪、奋乃静等,抗抑郁药中的阿米替林、多塞平等,抗焦虑药中的地西泮、氯氮草等,患者在服用过程中可出现胃肠蠕动缓慢、腹胀和便秘等,如合用抗胆碱药症状会更严重,甚至引起麻痹性肠梗阻。②麻醉类镇静药(如吗啡等阿片类受体激动剂)可直接作用于胃肠道平滑肌,使括约肌收缩而使纵向肌张力减弱,导致胃肠分节增加而蠕动减慢,同时可减少胃肠消化液的分泌,使胃肠内容物干燥而导致便秘。③排钾利尿药(如呋塞米、氢氯噻嗪等)可导致低钾血症,引起胃肠蠕动减弱而形成便秘,以老年人最为突出。④长春新碱等抗肿瘤药具有神经毒性,在部分患者中呈现自主神经病,进而导致便秘甚至发生麻痹性肠梗阻。⑤抗高血压药如钙通道阻滞剂等,可降低肠壁平滑肌张力,抑制肠道蠕动,从而导致便秘,如维拉帕米、硝苯地平等。⑥含阳离子的制剂如铝剂、钙剂、铁剂、钡剂、铋剂等,具有较强的吸附能力,可与食物纤维形成团块,阻塞肠道进而造成便秘,严重时可导致肠梗阻。由于便秘过于常见,无法面面俱到地列出所有致便秘相关药物。

三、发病机制

便秘相关机制可分为两类:解剖性及功能性。解剖改变相关便秘(如肿瘤或肠扭转引起的)多与药物无关。功能性便秘是由结肠神经调节或运动功能异常引起的,药源性便秘通常与功能性便秘相关。正常情况下,结肠中粪便的排空时间不会超过 4 天,结肠功能异常可延长其排空时间。药源性便秘常常由多种因素引起。表 5-5-1 列出了药源性便秘的常见机制。

表 5-5-1 药源性便秘的发病机制

	机制	药物
结肠神经调节异常	抑制肠壁自主神经,导致肠蠕动减慢,延迟肠内容物在肠道的转运时间,增加肠道部分水分及电解质的吸收	阿片类药物、抗胆碱药、抗组胺药、抗抑郁药、抗震颤麻痹药、抗痉挛药和抗精神病药等
	损害肠壁自主神经,导致肠蠕动减慢	抗肿瘤药(长春新碱、长春瑞滨)、刺激性泻药
肠运动功能异常	松弛肠道平滑肌,降低平滑肌张力	钙通道阻滞剂(硝苯地平、维拉帕米)
	低钾血症,胃肠蠕动减慢	排钾利尿药
肠内环境改变	肠腺体分泌减少	阿片类药物
	肠道菌群失调	抗生素
	阳离子与食物纤维结合成团,阻塞肠道	铝剂、钙剂、铁剂、铋剂、钡剂、考来烯胺

四、临床表现

便秘可表现为大便干结,排便次数减少(每周小于 3 次)或者结肠排空障碍。患者常抱怨排便次数太少,粪便太硬或者太小,以及结肠排空不完全。排便障碍也往往会伴随不适、疼痛及精神紧张。尽管药源性便秘多为功能性,缺乏器质性表现,但在评估便秘病情时,需充分考虑精神紧张、大便干结、大便不尽感对患者生活带来的不适感。

药物诱发便秘的相关症状及体征包括:腹痛、肛门或肛周疼痛、肛门脱垂、痔、厌食症、食欲减低、腹胀、早饱感、肠道运动减弱、肠鸣音减低或消失、局部肌紧张、乏力、恶心、呕吐、缺乏排便冲动、排便不尽感、大便干结、体重减轻等。药源性便秘一般不需要特殊治疗,但在极少数情况下,患者会发生肠梗阻及穿孔等严重并发症,需及时到医院就诊。

五、诊断及鉴别诊断

由于药源性便秘多为功能性,因此对可疑为药源性便秘的患者,首先应排除解剖性便秘,在此基础上,符合下列 2 条以上罗马Ⅲ标准即可诊断为功能性便秘:①超过 25% 的排便感到费力;②超过 25% 的排便为干球状便或硬便;③超过 25% 的排便伴有不尽感;④超过 25% 的排便伴有肛门直肠梗阻感/阻塞感;⑤至少 25% 的排便需要手法辅助(如用手指帮助排便、盆底支持等);⑥排便次数<3 次/周,或者不使用泻药的情况下很少出现稀便。患者症状的首发时间至少在诊断前 6 个月,且近 3 个月患者症状符合上述诊断标准。

在确定为功能性便秘的条件下,符合下列 3 点可考虑为药源性便秘。①有明确的服药史:有明确的服用易导致便秘药物的服药史。②临床表现:用药后排便次数较原有次数明显减少,排便习惯明显延迟,排便困难,粪便硬如羊粪且减少;腹部检查可有腹部胀气;直肠指诊可触及大的坚硬粪块;除外其他如肠道疾病、全身性疾病及精神疾病引起的便秘。③再激发试验阳性:停用药物配合对症治疗多可缓解,再用药物可重新诱发。

由于便秘在普通人群中过于常见,医生在考虑药源性便秘时,需要评估患者的饮食习惯、体液丢失情况及运动能力变化及其他因素,例如:生理社会因素、家庭或办公环境的变化,其他疾病的演进等,以鉴别排除其他情况对便秘发生的影响。诊断过程中,应仔细询问病史,明确患者的用药史,如处方药、非处方药、中药以及其他一些营养用品,分析用药过程与便秘症状间的时间关系。另外,必须考虑并排除潜在的药物相互作用引起的添加或协同效应。对于伴有严重腹痛、消瘦、发热、大便隐血阳性、贫血或有结肠癌家族史的患者,应警惕肠易激综合征、炎症性肠病、肠穿孔、肠梗阻及结肠癌的风险。

六、预防

对于有发生药源性便秘风险的患者,应适度锻炼,养成良好的生活习惯和排便习惯,避免过度劳累和抑郁情绪,保持乐观的生活态度,同时不应忽视肠道的排便冲动,建立良好的排便规律。医生应减少易致便秘药物的使用,根据患者的排便反应来调整药物剂量,逐渐增加用药量,摸索患者所能耐受的最高用药量,必要时可更换其他导致便秘风险较低的药物。尝试不同的给药途径也可能降低便秘的发生率。患者应增加水分摄入,维持体内水分平衡,防止大便干燥。同时应增加膳食纤维的摄入,使得大便膨胀,刺激结肠蠕动,有利于减少便秘的发生。

七、治疗原则

药源性便秘一经确诊,在允许的条件下,应及早停用诱发便秘的药物,而改用其他致便秘作用相对较小的药物。如果无法停药,可尝试降低药物剂量,以缓解便秘症状。在患者采取多食用富含纤维食物、多饮水和适当运动等生活方式调整的情况下仍无法缓解便秘,可考虑药物治疗:容积性泻药、润滑性泻药、渗透性泻药等是药源性便秘的首选治疗药物,可增加粪便容积,降低其黏稠度,促进粪便从胃肠道排出。部分患者对上述药物反应欠佳,此时应考虑合用(也可单独使用)刺激性泻药,以软化粪便。在临床使用中,应逐渐增加刺激性泻药以达到缓解便秘的有效剂量。少数患者服用刺激性泻药后会出现腹部绞痛等不适,应及时到医院就诊。

八、预后及随访

大多数药源性便秘患者在停用致病药物,必要时服用轻泻药的条件下,便秘症状可有效缓解。尽管如此,药源性便秘对患者生活质量的影响不容忽视:44%的患者会变得郁郁寡欢,37%的患者活动能力受到影响,42%的患者无法正常工作。在接受姑息性治疗的肿瘤患者中,50%~60%的患者会受到阿片类药源性便秘的困扰。此外,严重的便秘会导致小肠梗阻、嵌顿、胃肠道穿孔等,患者需住院,甚至接受外科手术治疗。

九、患者教育

在对抗药源性便秘的治疗中,需要医师、药师和患者三方的共同努力。临床医师合理选药处方,药师指导患者正确使用药品,患者遵照医嘱,切忌擅自加大药物剂量或延长用药时间,特别不要自行盲目用药。只有三者共同努力,才能真正有效减少药源性便秘的发生。

十、典型病例

患者女性,68岁,因"上腹部痛伴黑便10余天"入院。胃镜及病理检查提示:胃窦腺癌(T3N2M1 IV期)。入院后予吗啡滴定对症止痛治疗,以奥沙利铂+替吉奥化疗。病情好转后出院,继续口服吗啡缓释片30mg q.12h.,后患者逐渐出现便秘、恶心等不适。患者曾自行服用多种市面上的保健品如碧生源肠润茶、双歧杆菌活菌、日本酵素,均无良好效果。临床医师给出如下建议:①如有便意,立即排便;②养成定时排便习惯;③清晨空腹饮温开水一杯,以刺激便意;④每天适量运动,如散步、慢跑等;⑤反复进行鼓胀和收腹运动,或者顺时针、有规律地加强腹部按摩,促进肠蠕动;⑥多食用富含纤维食物,如全麦、苹果等,促进肠道排泄。后患者便秘症状逐渐好转。

讨论:患者化疗所用的奥沙利铂和替吉奥对消化系统的不良反应多表现为腹泻,便秘是吗啡等阿片类药物常见的不良反应,因此该患者逐渐出现的便秘可能为吗啡所致。

点评:阿片类药源性便秘的处理是比较棘手的问题,通常情况下患者无法停用导致便秘的阿片类镇痛药,因此需要采取生活方式干预等综合措施,必要时加用容积性泻药或润滑性泻药以减轻患者的痛苦。

(孔祥毓)

第六章　药源性肾及膀胱损伤

第一节　药源性急性肾损伤^{ICD-10:N14.0~N14.2}

教学目的与要求

1. 掌握药源性急性肾损伤的常见致病药物、发病机制及临床表现。
2. 熟悉药源性急性肾损伤的诊断、鉴别诊断及预防。
3. 了解药源性急性肾损伤的治疗。

急性肾损伤(acute kidney injury,AKI)是由多种病因引起的临床综合征,表现为肾功能急剧恶化,水、电解质及酸碱平衡紊乱。《KDIGO 急性肾损伤的临床实践指南》将 AKI 定义为:48 小时内血肌酐(Scr)上升 ≥0.3mg/dl(26.5μmol/L),或 7 天内 Scr 升至≥1.5 倍基线值,或连续 6 小时尿量<0.5ml/(kg·h)。需要注意的是,单独用尿量改变作为诊断标准时,必须考虑到影响尿量的因素如尿路梗阻、利尿药使用等影响。肾脏是药物代谢和排泄的重要器官,药物可通过降低肾灌注、直接毒性、结晶梗阻和免疫反应等损伤肾脏,导致 AKI。药源性急性肾损伤^{ICD-10:N14.0~N14.2}(drug-induced acute kidney injury)临床及病理表现复杂多样,病程早期可无症状,常常难以确定致病药物。了解其发病机制和常见临床表现是合理用药、防治该病的重要基础。

一、流行病学

药源性急性肾损伤是临床常见的药品不良反应之一,占所有药品不良反应的 3%。一项中国多中心 AKI 大型流行病学调查显示,70% 的患者在 AKI 发生前或过程中使用肾毒性药物。这些数据提示,药源性 AKI 其临床防治不容忽视。然而目前国内外药源性 AKI 的发生率难以明确,主要原因在于:药源性 AKI 早期临床表现可不突出,需要系统监测血肌酐,以评估药物暴露患者中 AKI 的发生,而我国住院患者中重复血肌酐测定的患者比例不足 30%,且不同医院均存在较高的 AKI 漏诊率及延误诊断率;此外,尽管大多数住院患者曾接受肾毒性药物治疗,但很难准确地将药物判断为 AKI 的病因。目前世界范围内报道的药源性 AKI 占所有 AKI 患者的 17%~26%,在住院儿童患者中药源性 AKI 的发生率为 19%~31%,老年患者中则高达 66%。我国近 20 年来药源性 AKI 在全部 AKI 患者中所占比例从12% 上升至 40%。由此可见,药物已成为我国 AKI 患者的主要致病原因之一,应该引起高度重视。

二、发病机制及致病药物

(一)发病机制

药源性 AKI 发病机制复杂,不同的药物可分别通过导致肾脏低灌注、直接毒性损伤、免疫反应、直接或间接肾脏梗阻等作用,或者通过上述某些因素的共同作用导致 AKI。

1. **肾脏低灌注** 肾脏血流灌注减低或者入球/出球小动脉收缩扩张失衡,导致肾血流量下降,肾小球处于血流低灌注状态。如大量利尿药降低有效血容量而减少肾血流量下降;血管紧张素转化酶抑制剂/血管紧张素 Ⅱ 受体阻滞剂(ACEI/ARB)通过扩张出球小动脉降低肾小球滤过压;非甾体抗炎药(NASID)及钙调蛋白抑制剂通过引起入球小动脉收缩导致肾小球灌注减低。此类药源性 AKI 在早期仅表现为功能改变,未累及肾实质,如果及时停药并改善肾脏灌注,肾功能可以很快恢复。如未及时处理,则可以发生缺血性急性肾小管坏死。

2. **直接毒性损伤** 直接毒性损伤指药物或其代谢产物直接作用于肾小管上皮细胞,通过细胞毒性损伤导致肾小管上皮细胞发生不同程度的凋亡或坏死。损伤机制包括细胞膜损伤、线粒体等亚细胞损伤、氧化应激损伤、细胞内钙稳态失调、细胞功能或代谢失调等。药物直接肾毒性通常与药物作用的时间和剂量有关,时间越长、剂量越大,则毒性越强。在某些情况下,机体脱水、其他脏器功能障碍及遗传异常等均可导致药物代谢发生改变,在一般药物剂量下也可导致肾小管上皮受损。常见的致病药物包括造影剂、万古霉素、庆大霉素、两性霉素 B、多种中草药等。此外,部分药物可以通过横纹肌溶解(如他汀类)或血管内溶血(如利福平、葛根素),产生游离肌红蛋白、血红蛋白,经肾小球滤过后对肾小管造成损伤。

3. **肾小管梗阻** 药物及代谢产物可在肾小管腔内形成结晶,堵塞远端肾小管和集合管。如磺胺、阿昔洛韦、甲氨蝶呤、乙酰唑胺等在用量过大、静脉给药速度过快或患者水化不充分的情况下,本身可形成结晶;乙二醇、大量维生素 C 等在体内代谢后可形成草酸结晶;过量应用钙剂、维生素 D 制剂等引起钙质沉积等。

4. **免疫介导损伤** 免疫反应诱发的肾损害多与药物剂量不相关。某些药物本身、药物的代谢产物或赋形剂等可以作为抗原或半抗原,诱导机体产生抗体,形成原位免疫复合物或循环免疫复合物,通过Ⅲ型免疫反应累及肾小球和血管系统,导致新月体性肾小球肾炎与小血管炎,或者通过 T 淋巴细胞介导的细胞免疫反应引起急性间质性肾炎。常见的致病药物包括 β-内酰胺类抗生素、质子泵抑制剂、丙硫氧嘧啶、甲巯咪唑、肼屈嗪、苯妥英钠等。

5. **血管内皮损伤** 药物通过免疫/非免疫机制导致血管内皮损伤,临床表现为血栓性微血管病(thrombotic microangiopathy,TMA)。常见的致病药物包括环孢素、他克莫司、奎宁、氯吡格雷、丝裂霉素、吉西他滨等。

(二)致病药物

在致病药物中,抗感染药物居首位,占药源性 AKI 的 30%~40%;此外,利尿药、肾素-血管紧张素-醛固酮(RAAS)抑制剂、非甾体抗炎药(NSAID)、质子泵抑制剂(proton pump inhibitor,PPI)、中药、新型抗肿瘤药以及造影剂也是重要的引起 AKI 的药物。

1. **抗感染药物** 抗感染药物可基于不同作用机制,引发不同类型肾损伤,以急性肾小管损伤和急性间质性肾炎最为常见,少数可同时影响肾小球和肾血管。国内外报道中以 β-内酰胺类所致最多,其次为氨基糖苷类、喹诺酮类、磺胺类等。

(1)**β-内酰胺类**:β-内酰胺类抗生素是最常见的致敏药物,其导致的肾损伤主要与超敏反应有关,病理类型表现为急性间质性肾炎。药物热、药疹、外周嗜酸性粒细胞增多等变态反应较为常见。部分患者因用药剂量过大或静脉滴注速度过快导致血药浓度急剧升高,药物可直接以原型随尿液排出而损伤肾小管上皮细胞,导致急性肾小管损伤。

(2)**磺胺类**:磺胺类抗生素引起变态反应的发生率仅次于 β-内酰胺类,可表现为超敏反应介导的急性肾间质炎症。此外,磺胺类在酸性尿液(pH<5.5)中溶解度不高,在高剂量使用、尿液减少的条件下,形成晶体堵塞肾小管腔,引起急性肾小管损伤。

(3)**氨基糖苷类**:氨基糖苷类几乎都经肾小球自由滤过,5%~10% 被近端肾小管细胞重吸收。不同的氨基糖苷类分子均有肾毒性,强度依次为新霉素>妥布霉素>庆大霉素>阿米卡星>链霉素,其毒性与药物剂量及疗程成正比。此类药物对肾脏的毒性主要表现在近端肾小管损害,病理典型表现为少尿型急性肾小管坏死,用药数天即可发病。休克、血容量不足、未就诊的低钾、低镁血症等可增加其肾毒性的发生率。

(4)喹诺酮类:喹诺酮类药物本身虽无明确的肾毒性,但临床上肾损伤的病例报告不少见,致病机制至今仍不清楚。大多数喹诺酮类药物经过肾和肝双重排泄(如环丙沙星),氧氟沙星、左氧氟沙星主要经过肾脏清除,而莫西沙星主要通过肝脏代谢清除。除了经过肾小球自由滤过之外,环丙沙星、氧氟沙星等还经过肾小管分泌而进一步增加尿液中的药物浓度,易于肾小管腔内结晶形成。肾损害多于用药后数小时至数周内出现,以非少尿型急性肾小管损伤最为常见。

2. 非甾体抗炎药(NSAID) NSAID 在世界范围内应用广泛,为最常被报道引起 AKI 的药物。其肾脏不良事件发生率为 1%~5%,约占药源性 AKI 的 37%。NSAID 可通过不同机制诱发肾损伤,如血流动力学紊乱,急性间质性肾炎伴肾病综合征或肾乳头坏死等。NSAID 相关 AKI 起病隐匿,临床表现不典型,肾损伤可发生在用药后的任意时间,多见于用药后 3~7 天,因为此时 NSAID 血药浓度达到峰值,对 PG 的合成达到最大抑制效应。近期研究显示,合并使用肾素-血管紧张素-醛固酮抑制剂及利尿药可显著增加 NSAID 导致 AKI 的发生率。

3. 肾素-血管紧张素-醛固酮(RAAS)抑制剂 包括血管紧张素转化酶抑制剂(ACEI)、血管紧张素Ⅱ受体阻滞剂(ARB)及肾素直接抑制剂。通过肾小动脉收缩,造成肾小球内血流量下降。危险因素包括孤立肾或双侧肾动脉狭窄、存在弥漫肾实质病变、低钠、低血容量、充血性心衰以及同时应用利尿药或 NSAID 等。临床上此类功能性 AKI 仅发生在易感人群,常用剂量即可在用药 1~2 周时出现肾前性氮质血症,通常及时停药后肾功能可于 1~2 个月内逐渐恢复。

4. 质子泵抑制剂(PPI) 长期以来,临床医生对 PPI 相关性 AKI 的认识不足,导致病情被误诊或漏诊。近年来,已有一些大样本临床研究开始探讨 PPI 与 AKI 的关系,在不同人群的相关性研究得到了较为一致的结论。2015 年一项纳入 58 万名老年患者的队列研究发现,短期使用 PPI 的患者因 AKI 住院风险上升 2 倍。PPI 相关 AKI 的病理主要表现为急性间质性肾炎(AIN),其发病机制仍不清楚,目前认为是由 PPI 或其代谢产物引起的异质性免疫反应。临床表现多不典型,很少病例出现典型三联征(发热、皮疹和嗜酸性粒细胞增多),从开始服药到出现临床肾损伤症状的间隔时间个体差异性较大,时间波动在 1 周至 9 个月。相比抗生素,PPI 引起 AIN 的药物接触时间较长,病情较轻,但 6 个月内的恢复率却较低,30%~70% 的患者不能完全恢复至肾功能基线水平。

5. 抗肿瘤药 抗肿瘤药大致分为 3 类:传统抗肿瘤药、靶向药物、新型免疫疗法药物。各类抗肿瘤药导致 AKI 的发病机制亦存在不同。

(1)传统抗肿瘤药:传统抗肿瘤药主要包括烷化剂、抗代谢药、抗癌抗生素等。代表药物如铂类、异环磷酰胺、培美曲塞、唑来膦酸等,可通过肾小管上皮细胞直接毒性、激活细胞凋亡及氧化应激反应、线粒体损伤等机制介导肾损伤。部分抗肿瘤药如吉西他滨、丝裂霉素、顺铂可损伤血管内皮,发生血栓性微血管病。此外,抗叶酸代谢类药物(甲氨蝶呤)容易在肾小管形成结晶,导致肾小管阻塞及间质损伤。

(2)靶向药物:抗肿瘤靶向药物可针对肿瘤生长的特异信号途径阻断肿瘤的发生发展。此类药物阻断的肿瘤生长通路与肾功能相关通路存在重合,如抗血管生成类靶向药物如贝伐珠单抗、索拉非尼、舒尼替尼等,其治疗靶点是血管内皮生长因子(VEGF),易造成肾血栓性微血管病。

(3)新型免疫疗法药物:免疫治疗是肿瘤治疗的重要组成部分,尤其是免疫检查点抑制剂(ICPI)近几年不断发展,成为最重要的抗肿瘤药。近两年研究发现,ICPI 导致的 AKI 并不少见,发生率为 2%~5%,病理多表现为急性肾小管间质性肾炎。

6. 造影剂 随着影像学诊断技术及介入治疗的快速发展,造影剂的应用越来越普遍,造影剂 AKI

发生率也日益增加,发病率为 4%~20%。其发生机制包括直接导致肾小管上皮细胞毒性;调节内皮素、一氧化氮和前列腺素引起血管舒缩功能障碍,导致缺血性损伤;肾髓质氧分压相对较低,而造影剂导致代谢增加,使肾髓质更易受损伤;肾髓质血流量减少;氧自由基生成增加,诱导氧化应激损伤;增加血液黏稠度等。典型表现为使用造影剂 1~2 天后血肌酐升高,3~5 天达峰,7~10 天恢复正常。部分患者可遗留慢性肾损害。造影剂 AKI 发生最突出的危险因素是基础肾功能减退。造影剂可分为高渗、等渗和低渗造影剂,渗透浓度越高则碘原子数越多,显影效果越佳,渗透毒性也越大。与高渗造影剂相比,低渗造影剂(600~850mOsm/kg)相对风险较低。而与某些低渗造影剂相比,等渗造影剂(与血浆渗透压一致)可降低 AKI 的发生。此外,造影剂用量较大(>350ml 或>4ml/kg)或者 72 小时内重复使用也更容易发生肾损伤。造影剂肾损伤预防策略主要是围手术期输注晶体液(水化)。预防性透析及使用药物(碳酸氢钠、乙酰半胱氨酸、维生素 C、茶碱等)仍存在争议。

(三) 危险因素

药源性 AKI 患者相关危险因素包括:药物长时间高剂量应用,同时使用多种肾毒性药物,高龄,药物过敏史,慢性肾脏病及其他基础疾病等。以上危险因素越多,发生药源性 AKI 的风险越高。患者自身的一些潜在特征使其易受药物的影响。老年患者各脏器功能进行性衰退,小儿器官发育不成熟,影响对药物的吸收、分布、代谢、排泄等,容易造成药物蓄积,且老年患者常合并其他基础疾病,使其更易发生药源性 AKI。此类疾病包括慢性肾脏病、糖尿病、肝硬化、心力衰竭、肾动脉狭窄等。此外,研究发现在相同人群中每增加 1 种肾毒性药物,发生 AKI 的概率约增加 50%,且 AKI 严重程度随着肾毒性药物使用增加而增加。因此,早期识别危险人群,限制使用肾毒性药物可以有效降低药源性 AKI 的发生。

三、临床表现和分类

药源性 AKI 临床表现各异,但具有一些共同特点。通常表现为一次或连续用药多日后出现的肾功能减退,表现为血肌酐、尿素氮升高,肌酐清除率下降,根据病情程度可伴其他消化道、心血管系统表现。临床病理特征主要表现为急性间质性肾炎(AIN)或急性肾小管坏死(ATN),二者可以同时存在。有些药物累及肾小球或微血管则可以导致血管炎,药物结晶导致梗阻性肾病等。不同药物可导致同样的病理改变,同一药物也可导致不同的病理类型。肾脏病变及常见的致病药物种类关系见表 6-1-1。

表 6-1-1　肾脏病变与常见致病药物种类的关系

临床病变特征	常见致病药物
急性肾小管坏死(ATN)	氨基糖苷类、头孢菌素类、四环素、两性霉素 B、NSAID、造影剂、利福平、顺铂、甘露醇、部分中药
急性间质性肾炎(AIN)	青霉素及头孢菌素类、磺胺类、万古霉素、利福平、喹诺酮类、NSAID、ACEI、ARB、别嘌醇、利尿药、苯妥英钠等
功能性急性肾损伤	ACEI、ARB、NSAID、利尿药、两性霉素 B 等
血管炎	丙硫氧嘧啶、肼屈嗪、抗肿瘤坏死因子药物、柳氮磺吡啶、青霉胺、米诺环素等
血栓性微血管病(TMA)	丝裂霉素、环孢素、他克莫司、奎宁、氯吡格雷、吉西他滨等
肾后梗阻性急性肾损伤	磺胺、阿昔洛韦、甲氨蝶呤、乙酰唑胺等

注:NSAID,非甾体抗炎药;ACEI,血管紧张素转化酶抑制剂;ARB,血管紧张素Ⅱ受体阻滞剂。

1. 急性间质性肾炎　应用上述可疑药物后,出现全身变态反应,可表现为发热、皮疹、外周嗜酸性粒细胞计数升高,少数可以出现轻微关节痛和淋巴结肿大,严重者可有血液、肝脏等其他脏器或系统受累。尿常规检查可见无菌性白细胞尿,可伴有轻度血尿及蛋白尿,NASID 所致可出现大量蛋白尿,同时可合并低比重/低渗尿,肾性糖尿等肾小管损伤指标。肾脏病理表现为弥漫肾间质水肿、间质炎症细胞浸润、肾小管上皮细胞变性等。

2. 急性肾小管坏死　典型的急性肾小管坏死区分为少尿期、多尿期和恢复期 3 个阶段。非少尿型可无明显的少尿期和多尿期。尿液检查可见低比重/低渗尿,肾性糖尿,尿钠排泄量增加,可发现肾小管上皮细胞及颗粒管型。临床表现根据肾损害及合并电解质、酸碱平衡紊乱严重程度而异。肾脏病理表现为不同程度的肾小管上皮细胞坏死及再生修复。

3. 血管炎　药物导致血管炎常于用药后 7~10 天出现血管炎相关症状,也可见于数个月之后,可累及各系统如皮肤、肺部、肾、神经、五官等,全身症状可以有低热、疲乏、体重减轻、肌痛和关节痛。血尿、蛋白尿突出。病理改变主要表现为肾小球毛细血管袢纤维素样坏死和新月体形成。

4. 血栓性微血管病　临床表现为发热、溶血性贫血、血小板减少和中枢神经系统症状,肾脏表现为血尿、血肌酐迅速升高。病理改变主要表现为内皮细胞受损、微血管血栓形成。详见本章第四节。

四、诊断及鉴别诊断

(一) 临床诊断

诊断参考依据:

1. 短时间出现肾功能减退,符合 AKI 诊断标准。
2. 起病前有明确服用肾毒性相关药物的用药史。
3. 具有可疑药物所致肾损害的主要临床特征。
4. 此前应用此类药物有相似表现。
5. 停药后肾脏病变可部分或完全恢复。

(二) 实验室诊断

对于怀疑药源性 AKI 患者,需进行以下检查:监测血肌酐、尿素氮等肾功能动态变化;尿液检查评估有无血尿、蛋白尿、无菌性白细胞尿等;肾脏影像学检查评估肾脏大小结构及有无尿路梗阻;有条件者监测肾小管生物学标志物有助于早期发现肾损伤;肾活检病理是药源性 AKI 分型的主要诊断依据。

(三) 鉴别诊断

临床上尤其是危重症患者,常常存在低容量、感染、多重用药、手术等多种 AKI 可能病因,部分患者缺乏典型药源性 AKI 表现,难以明确是否为药源性 AKI。需要积极寻找有无其他 AKI 潜在病因,尤其对于停药后肾功能不恢复者。

五、预防与监测

药源性 AKI 整体预后良好。如能及时诊断及正确治疗,多数患者肾功能可恢复正常。少数处理不及时、高龄、病情复杂或原有肾功能不全者常可遗留肾功能不全。预防的关键在于提高对药品不良反应的认识,对以往或近期有药物过敏的患者应避免使用类似药物。临床医生应了解药物特点,合理用药,并根据患者的具体情况进行个性化治疗,如对高龄有血容量不足或肾脏存在慢性损害等危险因素的患者,应尽可能避免或减少使用可能引起 AKI 的药物,如必须使用时,应及时与医生沟通,尽可能缩短使用时间,适度减少药物剂量或延长用药间隔。在用药过程中密切监测肾功能尤其是肾小管功能变化。

六、治疗原则

1. 立即停用可疑药物,并尽可能避免使用其他肾毒性药物。

2. 对症支持治疗,积极治疗并发症,病情危重者需要肾脏替代治疗。

3. 若停药后肾功能没有改善,需要考虑其他引发 AKI 的原因。

4. 药物相关性间质性肾炎和肾小球肾炎在严重情况下,可使用糖皮质激素类药物及其他免疫抑制剂。

七、患者教育

患者教育对预防药源性 AKI 十分重要。患者应熟悉各种药物如何影响他们的日常生活活动,并应学会发现肾损伤的迹象和症状。当患者接受可能导致 AKI 的药物治疗时,医生需要针对患者个体特征及用药情况进行监控宣教,包括:患者用药期间如同时并发任何可使循环血容量减少的疾病(如呕吐、腹泻、心力衰竭加重),或其他基础疾病加重时,应及时通知医生;患者在未咨询药师或医师时不可自行服用非处方药,以避免药物相互作用,在就诊时应告知药师或医师正在服用的所有药物品种;需要定期就诊,监测肾功能变化。

八、典型病例

患者女性,29 岁,入院前 2 年因扭伤膝盖开始服用布洛芬后出现消化不良症状,1 个月前加用质子泵抑制剂(奥美拉唑)后症状缓解。1 周前患者出现前臂红色皮疹,低热,双手小关节疼痛,无呼吸道、泌尿系统等感染症状。无既往病史及肾脏病、免疫病家族史。入院体格检查:T 37.5℃,前臂伸侧及双腿均有散在红斑及斑疹,余无异常发现。入院后查尿蛋白(++),白细胞(++),隐血(+)。血白细胞 $11.2 \times 10^9/L$,嗜酸性粒细胞 $1.2 \times 10^9/L$;血肌酐 270μmol/L,血钾 3.9mmol/L,钠 142.7mmol/L;红细胞沉降率 48mm/h,C 反应蛋白 36mg/L;B 超示双肾大小结构正常,未见肾后梗阻。行超声引导下肾活检显示肾间质单核细胞及嗜酸性粒细胞浸润,肾间质水肿,肾小管细胞坏死,部分肾小管萎缩,间质纤维化形成。考虑为急性肾小管间质性肾炎,结合该患者用药情况,考虑奥美拉唑可能性大,非甾体抗炎药不除外。予停用上述药物,加用泼尼松 40mg,1 次/d 口服,4 周开始以 5mg/周减量。服用激素后 3 天患者皮疹消退,发热、关节痛症状缓解。肾内科门诊随访 3 个月后,患者尿常规为蛋白(+),白细胞(-),血肌酐 130μmol/L。

讨论: 本患者服用奥美拉唑后出现典型药物过敏临床表现,包括发热、皮疹、关节疼痛,实验室检查提示嗜酸性粒细胞计数升高,无菌性白细胞尿及急性肾损伤,肾脏病理提示急性肾小管间质病变,综合考虑,诊断为药物所致急性肾小管间质性肾炎。治疗包括停止可疑药物及使用糖皮质激素类药物。通常来说,此类疾病预后良好,多数患者可恢复正常肾功能。预后不良指标包括老年人、少尿以及肾活检提示慢性化病变(肾小管萎缩,间质纤维化)。

点评: 药物及感染是引起急性肾损伤最常见的原因,既往药物多见于抗生素及非甾体抗炎药,近年来质子泵抑制剂的报道逐渐增多。然而在临床实践中,患者往往病史复杂,存在多种可能导致肾损伤的病因,且对于重症患者常常难以行肾活检取得病理诊断,需要临床医生和药师共同寻找线索,仔细进行鉴别诊断。

(郑茜子　陈超阳　马凌云　周颖)

第二节　药源性慢性肾损伤 ^{ICD-10:N14.0~N14.2}

肾脏由于其自身的解剖和功能特点，对很多药物，特别是亲水性药物及其代谢产物高聚集、高滤过、高排泄，从而增加了药源性肾损伤（drug-induced kidney injury，DIKI）的风险。医学的进步使人类接触到越来越多诊断和治疗的相关药物，与此同时，发生肾损伤的概率也大大提高，药源性肾损伤已成为肾功能不全的常见原因之一。本节重点阐述药源性慢性肾损伤^{ICD-10: N14.0~N14.2}（drug-induced chronic kidney injury，DICKI）。

一、流行病学

尽管药源性慢性肾损伤越来越受到关注，但其患病率尚不清楚，一方面是因为药源性慢性肾损伤往往是排除性诊断，需要先排除其他与药物无关的原因；另一方面，多数药源性慢性肾损伤起病隐匿，病史不清，用药与发病之间的因果关系难以肯定。据全国人群慢性肾脏病（chronic kidney disease，CKD）流行病学调查显示，我国普通居民中约 2.5% 曾经长期或间断服用过解热镇痛药和/或含马兜铃酸类中药，这些居民罹患 CKD 的风险增加 2 倍。药物相关慢性间质性肾炎是 DICKI 中最常见的类型之一，其确切发病率尚不清楚。根据近年来的文献报道，药物相关慢性间质性肾炎最常见的致病药物是解热镇痛药（包括 NSAID）、含马兜铃酸类中草药、环孢素或他克莫司以及锂制剂。

根据用药与发病的关系，药源性疾病通常可分为 4 种类型。①量效关系密切型（A 型）：发病与用药种类、剂量关系密切，可以预测，虽发病率高，但采取防治措施可降低死亡率。在 A 型反应中，药物消除的遗传变异可能决定药物的总体暴露和药理作用。例如，肾脏中有机阴离子转运体表达的改变可能导致某些抗生素的细胞内浓度增加，从而增加对肾小管的毒性。②量效关系不密切型（B 型）：发病与用药剂量无关，常由药物或患者个体差异造成，无法预测，虽发病率低但死亡率高；B 型反应的机制比 A 型反应更加复杂多样，临床上可能会与其他疾病的表现十分相似，难以区别。例如，肼屈嗪相关肾小球肾炎是免疫介导的 B 型反应，与狼疮性肾炎的症状相似。③长期用药致病型：常指药物慢性累积毒性及后遗作用等所致。④药后致病型：常指药物的生殖毒性及致癌性等。药源性慢性肾损伤多为前 3 类。

发生药源性肾损伤的常见危险因素包括已存在的急性或慢性肾脏疾病、年龄>65 岁、女性、遗传学因素、糖尿病、容量不足、脓毒症、其他重要脏器功能受损以及使用多种肾毒性药物。很多药物可引起 DIKI，其作用机制也不尽相同，DIKI 可表现为急性肾损伤，也可以表现为慢性肾损伤。即使是同一种药物也可能呈现不同的 DIKI 表现。例如，非甾体抗炎药可使肾脏灌注不足引发急性肾损伤，也可能引发急性间质性肾炎，还可引起肾小球损害出现蛋白尿而肾功能相对正常（慢性肾损伤）。本节重点阐述药源性慢性肾损伤，临床上主要表现为慢性肾小管间质病、肾小管转运及浓缩功能障碍以及慢性肾小球病。

对于慢性肾损伤，既往并没有统一的定义，常称为慢性肾功能不全或慢性肾衰竭，2002 年 NKF-K/

DOQI 指南公布了 CKD 定义为：

（1）肾脏损伤（肾脏结构或功能异常）≥3 个月，可以有或无肾小球滤过率（GFR）下降。肾脏损伤可表现为下面任何一条：①病理学检查异常；②肾损伤的指标：包括血、尿成分异常或影像学检查异常。

（2）GFR<60ml/（min·1.73m²）≥3 个月，有或无肾脏损伤证据。

该指南根据 GFR 的水平由高至低将 CKD 分为 1~5 期。2012 年 KDIGO 将 CKD 分期由单纯根据 eGFR 水平修改为同时考虑病因、GFR 水平和白蛋白水平的联合分期系统。本节内容中所说的 CKD 即遵循该指南的定义。

二、发病机制及致病药物

（一）药物引起慢性肾损伤的机制

1. 肾脏生理特点　由于肾脏的组织学结构和其生理功能，是人体中对药物高聚集、高代谢、高排泄的主要脏器，肾脏对药品不良反应高度易感。肾脏血流量特别丰富：占心输出量的 20%~25%。按单位面积计算是各器官血流量最大的一个，因而大量的药物可进入肾脏。因为肾脏血流丰富，药物易到达肾脏，药物和肾组织接触面积大，易发生肾小球和微血管内皮细胞的损伤，肾小管上皮细胞含有多种酶类和离子通道，参与药物吸收和代谢，药物易在肾小管上皮细胞内外聚集。肾髓质可使尿液浓缩，使得药物及其代谢产物在该部位浓度更高，且肾髓质耗氧量大，易出现缺血缺氧性损伤。

2. 药物的作用机制　总体来说，DIKI 根据发病机制可分为：①肾脏中毒性损伤（直接毒性）；②免疫反应导致的急性间质性肾炎；③肾小球内血流动力学发生改变引起缺血性肾病；④肾内或尿路梗阻。不同药物产生肾毒性的作用机制不同，同种药物也可通过多种机制造成肾损伤。下文将对引起慢性肾损伤的药物及其作用机制分别阐述。

（二）常见致慢性肾损伤的药物

1. 锂制剂　锂制剂（如碳酸锂）常用于治疗精神抑郁躁狂疾病。此类药物既可导致急性肾损伤，又可导致肾性尿崩症及慢性肾毒性损伤。据报道，高达 87% 的患者因尿浓缩功能受损而表现为肾性尿崩症。其主要机制是，锂抑制集合管腺苷酸环化酶活性而使环磷酸腺苷（cAMP）产生减少，还可以减少集合管水通道蛋白-2 的表达，并使血管升压素的 V2 型受体密度减低，从而导致血管升压素作用减弱。此外，还有学者在 50% 的应用含锂药物患者中观察到不完全远端肾小管酸中毒。长期服用锂制剂，即使无急性锂中毒，也可能发生慢性肾小管间质性肾病，临床表现为慢性肾功能减退甚至终末期肾病（ESRD），病理表现为间质纤维化、肾小管萎缩和肾小球硬化。其发生机制尚不完全清楚，应用时间和累积剂量是产生肾毒性的主要决定因素。有研究发现，用药时间短于 5 年的患者，Scr 或 GFR 水平并无明显变化；只有当用药超过 5 年，才有 6%~20% 的患者出现肾功能不全。锂引起的 AKI 主要发生在急性锂中毒期间。当锂浓度降低到治疗范围后，肾功能通常可恢复。AKI 发生的原因是锂的直接肾小管毒性以及继发于肾性尿崩症的脱水。

2. 钙调磷酸酶抑制剂（CNI）　主要包括环孢素和他克莫司，该类药物引起的慢性肾小管间质性肾病通常发生在治疗 6~12 个月后，往往是不可逆的。临床表现为血肌酐缓慢上升，病理表现包括小动脉透明变性、条带状分布的肾小球缺血性硬化、肾小管萎缩和肾间质纤维化。引起肾损伤的主要机制有：①CNI 引起血管活性物质失衡（如缩血管物质如内皮素、血栓素和血管紧张素系统的上调，以及舒张血管物质如前列腺素 E₂、前列环素和一氧化氮的下调），从而导致入球小动脉收缩、肾血流量持续减少，造成缺血性肾损伤；②通过激活氧化应激、内质网应激等途径诱导肾小管上皮细胞凋亡；③刺激肾小管上皮细胞产生 TGF-β 增多，进而导致肾间质纤维化。

3. 马兜铃酸　马兜铃酸是植物马兜铃的生物碱，也是多种中草药的常见成分，如马兜铃、关木通、广防己、青木香、天仙藤等。马兜铃酸诱导的肾毒性,多数患者临床表现为轻度蛋白尿和血肌酐不同程度升高。病理表现为肾小管萎缩伴间质纤维化,肾小管上皮细胞再生不显著是马兜铃酸肾病的一个病理特点,往往可见肾小管上皮细胞脱落而呈裸露基底膜的现象。少数患者表现为 AKI,常因短期内连续或过量服用含马兜铃酸的中药水煎剂所致。还有少数患者仅表现为肾小管功能障碍,如肾性糖尿或范可尼(Fanconi)综合征,见于间断用药且剂量较低的患者。马兜铃酸及其代谢产物的肾脏损害机制主要是对肾小管的直接毒性、抑制肾小管细胞修复、对血管内皮细胞的损伤导致肾小管间质慢性缺血缺氧、促肾小管纤维化等。此外,马兜铃酸还有致泌尿系统移行上皮癌的作用,肿瘤发病可出现在肾病前、后甚至透析后,从用药至发病的时间可能长达 10 年以上,其机制是马兜铃酸代谢产物与 DNA 形成加合物,后者可使原癌基因 *ras*、抑癌基因 *p53* 发生突变,造成细胞促增殖信号增强和分化异常。马兜铃酸还可通过激活细胞周期调节蛋白加速细胞周期进程,进而导致肿瘤发生。

4. 靶向抗肿瘤药 随着越来越多的靶向抗肿瘤药应用于临床,该类药物的肾损伤作用也逐渐受到关注。根据作用机制的不同,靶向药物主要有血管内皮生长因子(VEGF)抑制剂,表皮生长因子受体(EGFR)抑制剂,鼠类肉瘤病毒癌基因同源物 B1(BRAF)抑制剂。VEGF 抑制剂通过抑制肿瘤血管生成来抑制肿瘤生长,一类以 VEGF 为靶点,如贝伐珠单抗(结合 VEGF,阻断其与其受体结合)和阿柏西普(与 VEGF 受体结合从而阻断 VEGF 与受体的结合);另一类是阻断 VEGF 受体胞内结构域的酪氨酸激酶抑制剂(TKI,如舒尼替尼、索拉非尼、卡博替尼等),但此类药物对 VEGF 的抑制也可影响肾小球和肾微血管内皮的结构与功能,导致滤过屏障破坏。常见肾损伤表现是蛋白尿,部分患者可出现大量蛋白尿、血栓性微血管病(TMA)甚至急性肾损伤。荟萃分析提示,贝伐珠单抗发生蛋白尿的风险为 21%~41%,而高剂量时则可高达 64%;高血压的风险也分别增加 3 倍(低剂量)及 7.5 倍(高剂量)。TKI 可导致 TMA 或局灶性节段性肾小球硬化症(FSGS)。

EGFR 可促进正常上皮组织的细胞生长。EGFR 抑制剂包括 EGFR 酪氨酸激酶结构域的小分子抑制剂(吉非替尼、阿法替尼)和单克隆抗体(西妥昔单抗、帕尼单抗)。此类药物相关肾毒性包括肾小管损伤引起的电解质紊乱和肾小球疾病,前者较为常见,如吉非替尼等可损伤近端肾小管而导致 Fanconi 综合征;西妥昔单抗、帕尼单抗则通过干扰远曲小管上皮细胞的镁通道 TRPM6 向顶端膜的移动,减少了镁离子重吸收而导致低镁血症。

BRAF 抑制剂通过诱导细胞周期停滞及细胞凋亡来抑制肿瘤细胞增殖。BRAF 抑制剂导致肾损伤的证据多来源于小规模的病例报道,主要表现为 AKI。

5. 引起肾小球病的药物 相对小管间质损伤,药物引起的肾小球损伤病较为少见,作用机制主要是由于免疫机制而不是直接的细胞毒性。临床表现为中到大量蛋白尿,可伴或不伴肾功能损伤,病理表现常见肾小球微小病变、局灶性节段性肾小球硬化症和膜性肾病。

肾小球微小病变的常见致病药物是非甾体抗炎药,治疗期间最常发生,可表现为肾病范围蛋白尿(即>3.5g/d)。氨苄西林、利福平、苯妥英钠、锂和干扰素也有报道。其发病机制尚不清楚,但 NSAID 治疗引起的肾病范围蛋白尿常与 T 淋巴细胞间质浸润有关,提示细胞免疫紊乱。停药后,蛋白尿通常会迅速消失,3~4 周的糖皮质激素类药物治疗可能有助于缓解病变。

局灶性节段性肾小球硬化症(FSGS)常见于海洛因滥用者(海洛因肾病),其发病机制尚不清楚,但可能包括海洛因或掺杂物的直接毒性,以及合并的细菌或病毒感染(如 HIV 感染)的损伤。双膦酸盐(帕米膦酸二钠)通常用于治疗恶性肿瘤相关高钙血症,与塌陷型 FSGS 有关,特别是在大剂量应用的患者中。也有学者报道使用干扰素的患者发生塌陷型 FSGS,其中接受 IFN-α 治疗后短时间内(平均 3.3 个月)发生蛋白尿和肾功能损伤,而接受 IFN-β 治疗的患者则在较长时间(平均 42 个月)治疗后发病。干扰素引起的肾小球病与足细胞受损有关。

膜性肾病常与金制剂、青霉胺和非甾体抗炎药的使用有关。其发病机制可能是近端小管上皮细胞损伤引起抗原释放、抗体形成和肾小球免疫复合物沉积。

此外,某些药物可能产生自身抗体,引发自身免疫反应,导致狼疮性肾炎。药物包括:普鲁卡因胺、肼屈嗪、青霉胺、异烟肼、奎尼丁、抗 TNF-α 治疗药(常为英夫利西单抗和依那西普)、干扰素 α、甲基多巴和氯丙嗪等。

三、临床表现和分类

药源性慢性肾损伤主要表现为慢性肾小管间质性肾炎、肾小管酸中毒、单纯肾小管功能障碍等,也可表现为肾小球病。慢性肾小管间质性肾炎通常表现为肾功能不全隐匿性进展,往往尿检正常或仅有轻度蛋白尿。肾活检显示肾间质纤维化程度可能与药物治疗的持续时间和累积剂量正相关。肾小管酸中毒可导致代谢性酸中毒,常见钾浓度异常。单纯肾小管功能障碍主要表现为肾浓缩功能受损,多尿、烦渴、失水等,肾酸化功能障碍,代谢性酸中毒等。

与其他 CKD 临床表现相似,药源性慢性肾损伤患者可随着肾功能减退出现一系列症状和体征,如水肿、高血压、尿量减少等。然而,许多患者特别是早期没有临床症状。晚期 CKD 患者,可出现慢性肾衰竭的症状和体征,如乏力、疲劳、厌食、呕吐、精神状态改变等,实验室检查可见贫血、电解质紊乱、甲状旁腺功能亢进,严重者可出现重度高钾血症、心衰、呼吸衰竭等危及生命的表现。

CKD 终末期的共同病理表现是肾纤维化,它是肾组织慢性、不可逆转损伤的表现。以肾小球硬化、肾小管萎缩和间质纤维化为特征。但是,如前所述,不同药物引起的肾损伤也有一定各自的特点,如含马兜铃酸的药物所致的慢性肾病通常表现为显著的间质纤维化,但没有显著的炎症,镇痛剂肾病可出现肾乳头坏死,还有一些病例以肾小球病变为主要表现。

四、诊断及鉴别诊断

理论上,药源性肾损伤的诊断应该基于在患者体液或肾组织中检测到的特定药物、药物代谢物、药物的特异性抗体等。但由于药物体内代谢机制复杂,缺乏检出上述物质的方法。只有少数药物可以测定血药浓度,作为诊断药源性肾损伤的参考指标。

(一)诊断要点

1. 可能产生肾损害的用药史 包括药物种类、剂量、疗程、用药与肾损伤发生的间隔时间、停药后肾损伤的恢复情况等。

2. 肾损伤表现 包括尿检异常(血尿、蛋白尿、尿比重下降、尿糖等)、血肌酐升高、肾脏影像学异常(肾脏缩小)、病理学异常。总体而言,发生药源性急性肾损伤时病程较短,药物和肾损伤的因果关系较易确定;而药源性慢性肾损伤时,由于起病隐匿、病程长,需要仔细询问病史,综合实验室和影像学检查、药物的药理学特点并排除其他肾损伤病因后方可确定。

(二)鉴别诊断

慢性肾损伤需注意与急性肾损伤区分,因为后者经过适当治疗恢复的机会更大,也需要注意与非药源性慢性肾损伤区分,需要全面排查其他可能引起肾损伤的因素。

五、预防与监测

1. 用药前仔细评估患者发生药源性慢性肾损伤的风险,包括年龄、性别、高血压、糖尿病、肾功能以及其他脏器的功能状态。用药前必须询问药物过敏史。

2. 严格掌握药物适应证,避免滥用。在药物应用中注意剂量、疗程。尽量选择肾毒性小的药物。对原有肾功能不全者,根据其肌酐清除率或 eGFR 调整用药剂量及给药间隔时间。尽量避免反复、长期用药,两种以上的潜在肾毒性药物联用可能存在协同作用,应尽量避免。

3. 通过监测生物标志物的变化来判断肾脏的情况及药物安全性。用药期间应定期进行尿检并监测血肌酐、半胱氨酸蛋白酶抑制剂 C(简称为胱抑素 C)、尿酶、尿 β_2-微球蛋白等。尿比重、尿酶和肾小管性蛋白尿是诊断药源性肾损伤早期较为敏感的指标。对于晚期 CKD 患者,由于肾脏疾病进展的固有风险和心血管并发症风险的增加,需要更频繁的安全监测。

其他可以提示肾脏损伤的指标有:中性粒细胞明胶酶相关脂质运载蛋白(NGAL)、白介素-18(IL-18)、肾损伤分子-1(KIM -1)等,但这些指标的监测临床上仍开展尚少。代谢组学可以监测并分析同一时间点测量的生物标志物,得出更加可靠的生物学信息,判断肾脏的健康情况。

4. 药动学方法　对某些药物,监测血药浓度并调整其在合适的范围内有助于减少肾损伤的发生。建立群体药动学模型,进行血药浓度监测,判断给药剂量,实现个体化给药。开发药动学-药效学模型是解决特定药动学和药效学方面问题的一种有前途的方法,并且可以通过优化剂量来改善药物治疗。

六、治疗原则

1. 一旦出现肾损害,应及时停药或更换药物以防止肾损害进一步加重,部分药物导致的慢性肾损伤是可逆的。DIKI 的早期诊断、及时治疗是改善预后的关键。

2. 对于 CKD 患者,特别是已经出现肾功能不全的患者,治疗重点是保持肾功能和降低心血管疾病的发病风险。药源性肾损伤治疗原则与其他 CKD 患者一致。主要有以下几点:①生活方式管理,包括戒烟、适当的体育锻炼,达到合适的体重(BMI 20~25kg/m^2),饮食限盐(氯化钠<5g/d)和蛋白质[0.8g/(kg·d)]的摄入量。②控制血压,尿白蛋白<30mg/d 者,血压应≤140/90mm Hg;尿白蛋白≥30mg/d 者,血压应≤130/80mmHg。对于尿白蛋白≥30mg/d 者,推荐使用血管紧张素转化酶抑制剂或血管紧张素Ⅱ受体阻滞剂。③控制血糖,推荐的糖化血红蛋白目标值是 7%。④控制 CKD 的其他并发症如肾性贫血、矿物质及骨代谢紊乱、水电解质代谢异常及酸碱平衡失调。⑤CKD5 期的患者需要长期透析或肾移植。

3. 多数药源性慢性肾损伤是缓慢进展性疾病,因其临床及病理学表现不同,预后差别较大。有些患者发病时即有肾功能受损并呈进行性加重,在数年内可进展到终末期肾衰竭;而另一些患者如仅有单纯肾小管损伤或蛋白尿,肾功能可长期稳定。

七、患者教育

1. 应在医生或药师的指导下合理用药,避免擅自用药,如正在应用可能引起肾损伤的药物,应根据医嘱定期复查。

2. 对于药源性慢性肾损伤的患者应进行生活干预,包括戒烟、体育锻炼、控制体重及饮食,以延缓肾病的进展和死亡的风险。

3. 对于发生了 CKD 的患者,即使已经停用致病药物,也应根据病情每 1~3 个月定期复查。

八、典型病例

患者男性,68 岁,2 年前口服厄洛替尼后出现血肌酐升高伴轻度双下肢水肿,查 24 小时尿蛋白定量轻度升高。1 年前于当地医院口服汤药治疗,出现腹泻、水肿,血肌酐升至 600μmol/L,停用汤药后血肌酐降回至 300μmol/L,半年前于外院肾穿刺活检考虑厄洛替尼相关药源性肾损伤。患者因病情继续口服厄洛替尼,血肌酐波动于 330μmol/L。3 个月前出现尿量减少(<1 000ml/d)及双下肢轻度水肿,当地查血肌酐 543μmol/L,尿素氮 43.7mmol/L,患者拒绝透析治疗,降压、利尿、纠酸后复查血肌酐 660μmol/L。患者因"慢性肾脏病急性加重",于 2020 年 3 月 30 日经急诊收入医院肾内科。患者本次肾功能恶化前存在纳差、进食减少,合并感染及心功能不全,但病因纠正后肾功能无好转,排除肾前性肾损伤。患者无突发无尿、排尿困难等情况,影像学检查未见梗阻,排除肾后性肾损伤。患者抗中性粒细胞胞质抗体(ANCA)及抗肾小球基底膜(GBM)抗体阴性,无明显血尿、尿蛋白、高血压等肾炎表现,排除肾小球病。患者既往服用厄洛替尼前无肾脏疾病。入院查血肌酐 162.7μmol/L,尿素 4.7mmol/L。至患者出院,血肌酐 306μmol/L,尿素 15.13mmol/L。患者病情稳定,于 2020 年 6 月 1 日出院。

讨论:本患者长期间断服用厄洛替尼,服用厄洛替尼前无基础肾脏疾病,服药后出现蛋白尿、血肌酐上升,结合实验室、影像学检查,排除其他原因所致的肾脏损伤,故考虑其为厄洛替尼所致的药源性慢性肾损伤。

点评:对于不明原因肾功能受损的患者,要警惕药源性肾损伤的可能,仔细询问病史非常重要。本病例从病史、实验室检查、肾脏病理多方面均支持厄洛替尼相关慢性肾损伤的诊断。然而在临床实践中往往病史复杂,且难以取得病理诊断,需要临床医生和药师共同寻找线索,并仔细进行鉴别诊断。

(陈超阳 徐大民 马凌云 周颖)

第三节 药源性梗阻性肾病

教学目的与要求

1. 掌握药源性梗阻性肾病的定义、常见致病药物、临床表现及治疗。
2. 熟悉药源性梗阻性肾病的诊断、鉴别诊断及预防。
3. 了解药物引起梗阻性肾病的主要发病机制。

药源性梗阻性肾病(drug-induced obstructive nephropathy)是指药物引起的泌尿系统结构或功能的异常,造成尿液的机械性梗阻,从而导致急性或者慢性肾功能不全,也称为药源性肾后性肾损伤,包括肾小管内梗阻、泌尿系统结石、腹膜后纤维化和膀胱功能不良导致的梗阻。其中由药物导致的膀胱功能不良引起的尿潴留,将在后续章节中进行详细阐述。

一、流行病学

20 世纪 40 年代初,磺胺被广泛用于人类的抗菌治疗后不久,成为第一个被证实引起药源性肾结石和急性肾损伤的药物。此后的数十年间,药源性肾结石的报道均来自偶发的病例报道。直到 20 世纪 80 年代,Asper 观察到,1982—1985 年瑞士所有 14 165 份肾结石标本中,药源性肾结石占 0.1%。Rapado 等发现,1981—1985 年西班牙 1 500 例肾结石标本中 12 例(0.8%)包含药物成分,其中氨苯蝶啶为最常见的药物性结石成分。近年来,一项来自法国的跨越 40 年的 70 253 份泌尿系结石成分分析显示,1977—1986 年最常见的药物结石成分为氨苯蝶啶、格拉非宁(一种非甾体抗炎药),1987—1996 年最常见的为茚地那韦、氨苯蝶啶和磺胺类药物,1997—2006 年为茚地那韦,2007—2016 年为阿扎那韦。另外一项来自英国大型巢式病例对照研究纳入 25 981 例肾结石的患者与 259 797 例对照,分析 12 种口服抗生素与结石的关系,其中磺胺类(OR 2.33,95%CI 2.19~2.48)、头孢菌素类(OR 1.88,95%CI 1.75~2.01)、氟喹诺酮类(OR 1.67,95%CI 1.54~1.81)、呋喃妥因(OR 1.70,95%CI 1.55~1.88)以及广谱青霉素（OR 1.27,95%CI 1.18~1.36）的使用均增加泌尿系统结石的风险。

腹膜后纤维化是引起药源性梗阻性肾病的少见原因,有关其流行病学的研究较少,一项纳入 12 例腹膜后纤维化患者的研究显示,药物相关占 8.3%。一项近期来自法国药物监测数据库的回顾性研究显示,所有 722 992 例药品不良事件报告中,药源性腹膜后纤维化占 0.01%。其中最常见的引起腹膜后纤维化的药物为美西麦角（麦角生物碱的衍生物）,所有接受美西麦角治疗的患者,腹膜后纤维化发生率约为 1/5 000。

二、发病机制及致病药物

（一）发病机制

1. 肾小管内梗阻　一些药物或其代谢产物的结晶成分堵塞肾小管,轻者出现肾小管功能障碍,重者表现为急性肾损伤。容量不足、潜在的急性或慢性肾脏病、药物过量、尿液 pH 的改变,均为结晶形成的危险因素。绝对血容量不足（腹泻、纳差、恶心、呕吐、发热、肾上腺皮质功能不全、失盐性肾病等）或相对血容量不足（胰腺炎、腹水、胸腔积液、充血性心力衰竭等液体积聚在第三间隙）导致尿流速缓慢,增加远端小管的结晶沉积,如图 6-3-1 药物结晶诱导肾损伤的病理生理过程。

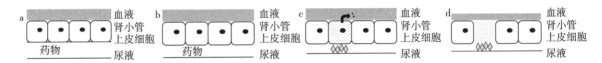

a. 药物经尿液排泄;b. 在尿液流量减少的情况下,该药物过度饱和,药物沉淀（通常为晶体）,并阻塞肾小管腔;c. 导致炎症信号释放到血液中;d. 通过管球反馈诱导细胞凋亡、减少肾血流量。

图 6-3-1　药物结晶诱导肾损伤的病理生理过程

（1）药物或其代谢产物在尿液中可溶性低,尿中排泄量较高时,可在尿液中形成结晶,直接导致肾小管堵塞而损伤肾脏。磺胺类药物、阿昔洛韦、甲氨蝶呤、乙酰唑胺等在用量过大、静脉给药速度过快或患者水化不充分的情况下,其本身可形成结晶。

（2）乙二醇、大剂量维生素 C 等在体内可代谢生成草酸结晶,减肥药物奥利司他抑制胃脂肪酶和胰脂肪酶引起脂肪吸收不良,导致高草酸尿和肾钙质沉着,造成草酸钙结晶在肾小管腔内沉淀而导致肾损伤。

（3）过量应用钙剂、维生素 D 制剂等可能引起钙质在肾小管的沉积。

（4）抗肿瘤药可引起溶瘤综合征,导致高尿酸血症及高尿酸尿症,进而产生大量尿酸结晶。

（5）肾小管管型堵塞:除了在肾小管内形成结晶外,某些药物会产生管型,堵塞肾小管。如使用抗凝血药华法林、达比加群酯出现的少见并发症,致使肾小球出血引起红细胞管型堵塞肾小管,发生急性肾损伤;应用利福平治疗结核的患者出现的管型肾病,其管型的组成成分为多克隆的 λ 和 κ 轻链,推测机制可能为免疫球蛋白合成细胞功能缺陷,导致重链合成障碍,相关的轻链溢出进入尿液。由于此类患者血清中未检测到轻链浓度的增加,推测其他机制为正常滤过的轻链在近端肾小管细胞的重吸收和分解代谢过程被利福平抑制;使用万古霉素的患者出现阻塞性肾小管管型导致的急性肾损伤,其管型成分为非结晶的万古霉素纳米球聚集物和尿调节素。

2. 泌尿系统结石　泌尿系统结石的形成机制与结晶的形成一致,主要分为两大类:一类为溶解度比较低、以尿液分泌为主的药物,药物成分就是结石成分,包括氨苯蝶啶、茚地那韦、磺胺类药物等。另一类为能够诱发结石的药物,受药物代谢影响而形成其他成分的结石,包括乙二醇、大剂量维生素

C、奥利司他等。

根据解剖结构,泌尿系统结石可分为上尿路结石(发生在肾和输尿管的结石)和下尿路结石(发生在膀胱和尿道的结石)。上尿路结石一般在肾内形成,随着尿液流动移到输尿管中。尿路结石主要由于尿内形成异常的晶体及晶体聚集物所引起,与尿中形成结石的盐类晶体浓度的过饱和、抑制物缺乏及促进物的增多有关。部分肾小管内结晶形成,可进一步发展为泌尿系统结石。

3. 腹膜后纤维化 一系列药物可导致腹膜后纤维化,即腹膜后纤维炎症组织包绕输尿管或腹内器官,导致输尿管梗阻和肾功能损害。其中最常见的为麦角衍生物,如美西麦角,为 5-羟色胺拮抗剂,能有效预防头痛;培高利特、卡麦角林、溴隐亭是多巴胺受体 D_1/D_2 激动剂,用于治疗帕金森病。药物导致腹膜后纤维化的原因可能有两种:药物发挥半抗原作用,导致促纤维化的免疫反应;或者反馈性反跳作用释放 5-羟色胺导致转化生长因子 β 瀑布级联反应,使肌成纤维细胞增殖,细胞外基质组成成分的过度产生,包括胶原、纤维粘连蛋白、肌腱蛋白、葡糖氨基葡聚糖。这一过程除累及腹膜后间隙外,也会累及胸膜、肺、纵隔、心脏瓣膜和心包膜。其他药物如左旋多巴衍生物、β 受体拮抗剂、镇痛药、肼屈嗪、铂类抗肿瘤药与腹膜后纤维化的关系具有争议。近来有报道显示,生物制剂依那西普可导致腹膜后纤维化,但其致病机制尚未明确。

(二) 常见致病药物

1. **抗病毒药** 如阿昔洛韦是核苷类抗病毒药物,可经尿液(肾小球滤过和肾小管分泌)迅速排泄,且溶解度相对较低,尤其易于远端肾小管腔内沉积。低剂量和口服剂型一般不存在肾毒性,然而静脉大剂量使用该药可能导致阿昔洛韦结晶在肾小管内沉积,尤其是容量不足的患者,从而引起肾小管腔阻塞。阿昔洛韦导致肾功能不全的发生率为 12%~48%。

2. **磺胺类药物** 磺胺类药物(磺胺嘧啶和磺胺甲噁唑)用于治疗免疫功能受损患者的肺孢子菌肺炎和弓形虫病。所有接受磺胺嘧啶治疗的患者中肾毒性约 30%,其中结晶尿发生率为 4%~49%,肾结石发生率为 4%~20%,急性肾损伤发生率高达 29%。磺胺嘧啶的剂量为 4~6g/d 以及磺胺甲噁唑的剂量为 50~100mg/(kg·d)时,结晶沉淀的风险升高。磺胺嘧啶在酸性尿液中(pH≤5.5)的溶解度相对较低。碱化尿液至 pH>7.15,可使磺胺嘧啶的溶解度升高 20 倍以上。

3. **氟喹诺酮类药物** 以环丙沙星为代表的氟喹诺酮类药物大部分以原型经肾脏排出,在肾功能不全、血容量不足以及碱性尿液时,易出现结晶尿或泌尿系统结石。因此,当使用氟喹诺酮类药物治疗产尿素酶的细菌引起的泌尿系统感染时,因该病原微生物可提高尿液 pH,需警惕梗阻性肾病的发生。

4. **甲氨蝶呤** 甲氨蝶呤是肿瘤或风湿性关节炎等结缔组织病常用的抗肿瘤药。约 90% 的甲氨蝶呤以原型从尿液中正常排出,静脉给予大剂量甲氨蝶呤可在肾小管内沉淀导致肾小管堵塞。酸性尿或容量不足时,甲氨蝶呤诱发肾毒性的风险升高,前者的原因为甲氨蝶呤在酸性尿液中溶解度较低,后者的原因为尿液流速减慢以及肾小管腔液中甲氨蝶呤浓度增加。此外,甲氨蝶呤血药浓度持久升高时肾毒性的风险也更高。

5. **蛋白酶抑制剂** 如茚地那韦是一种用于治疗人类免疫缺陷病毒感染的蛋白酶抑制剂,常发生无症状性结晶尿,并可能导致结晶沉积相关的急性肾损伤和/或肾结石。尿液 pH=6 时茚地那韦的溶解度较低(0.04mg/ml),pH=3.5 时溶解度升高(100mg/ml)。一项研究纳入了 54 例接受茚地那韦治疗的患者,尿液分析发现,尿 pH>6 的患者出现茚地那韦结晶的可能性比尿 pH 更低的患者显著升高。尽管酸化尿液可增加茚地那韦的溶解度,但难以实现且可能有害,故不推荐酸化尿液。

6. **口服磷酸钠** 泻药磷酸钠为非处方口服导泻药,用于肠镜或肠道外科手术前的肠道准备。使用常规剂量后,血磷平均上升 265.2μmol/L(3.0mg/dl),血钙平均下降 0.075mmol/L(0.3mg/dl)。Markowitz 等报道了口服磷酸钠后发生急性肾损伤的系列病例,发现一过性的高磷血症、容量不足、使用血管紧张素转化酶抑制剂/血管紧张素受体拮抗剂等降血压药物,均为急性磷酸盐肾病的危险因素,患者的肾脏病理显示磷酸钙广泛沉积并堵塞远端肾小管和集合管管腔。

7. 氨苯蝶啶　氨苯蝶啶为保钾利尿药,经肝脏代谢、肾脏排泄,在酸性尿中易沉积,与非甾体抗炎药联合使用时肾损伤加重。可产生无症状性结晶尿、肾结石。

常见引起药源性梗阻性肾病的药物及作用机制,见表6-3-1。

表6-3-1　常见引起药源性梗阻性肾病的药物及作用机制

导致药源性梗阻性肾病的作用机制	导致药源性梗阻性肾病的药物
导致肾小管内结晶或泌尿系统结石	磺胺类:磺胺嘧啶、磺胺甲噁唑、柳氮磺吡啶 氨基青霉素:阿莫西林、氨苄西林 头孢类抗生素:头孢曲松钠 氟喹诺酮类抗生素:环丙沙星、诺氟沙星 呋喃妥因 DNA多聚酶抑制剂:阿昔洛韦、更昔洛韦 蛋白酶抑制剂:茚地那韦、阿扎那韦 非核苷类转录酶抑制剂:依法韦仑 甲氨蝶呤 镇痛药:格拉非宁 非那吡啶 利尿药:乙酰唑胺、氨苯蝶啶
导致肾小管内管型堵塞	口服抗凝血药:华法林、达比加群酯 利福平 万古霉素
导致腹膜后纤维化	麦角衍生物:麦角胺、美西麦角、培高利特、卡麦角林、溴隐亭 肿瘤坏死因子拮抗剂:依那西普

(三) 病理改变

多数肾后性梗阻可通过影像学诊断,一般不需要行肾穿刺活检。肾内梗阻影像学较难诊断,如果患者使用已知可导致结晶诱导性急性肾损伤的药物时出现急性肾损伤,且特征典型,则不需要肾活检。

肾脏病理光镜下:结晶导致的肾病,扩张的肾小管中可见药物或代谢产物形成的沉淀和结晶,被多核巨细胞包绕。万古霉素管型堵塞可见到肾小管内非特异性的无颗粒蛋白管型。急性肾小管坏死可见于肾小管内堵塞或肾结石的病例,表现为不同程度的肾小管微绒毛脱落,肾小管上皮细胞坏死,细胞碎片阻塞肾小管腔,肾小管上皮细胞胞质内、细胞核、肾间质和小静脉出现钙化,同时可以看到被破坏的肾小管上皮释放出基质物质,肾乳头部有结晶形成。高钙血症患者,钙质可能在肾组织内沉着,称为肾钙质沉着症。

腹膜后纤维化的病理学表现:病理学检查有时无法区分药源性或其他病因导致的腹膜后纤维化。肉眼可见不同厚度的硬质白色斑块,通常位于腹主动脉、腹股沟区血管、下腔静脉和输尿管周围。显微镜下可见纤维化组织是Ⅰ型胶原纤维构成的细胞外基质,这些纤维排列成不规则的粗纤维束,常包裹腹膜后小血管。炎症浸润包括B淋巴细胞、T淋巴细胞、巨噬细胞和浆细胞,可能呈弥漫性分布,或以假性结节性血管周围聚集物的形式排列。

三、临床表现和分类

梗阻性肾病临床表现多样,轻者可能无明显症状,重者可能表现出多种症状,这与梗阻的部位、程度和时间都有关系。梗阻部位越高,出现肾损伤时间越早,持续时间越长,肾损伤程度越重。继发感染会加速加重肾损伤。药源性梗阻性肾病可以在用药治疗期间的任何时间内发生,甚至可以在服用单一剂量后立即发生。梗阻性肾病可根据梗阻时间分为急性、慢性,大部分药源性梗阻性肾病为急性肾损伤,通常可以逆转,但部分严重病例可能会演变为慢性肾脏病,最终需要透析治疗。

1. 肾小管内梗阻　其导致的急性肾损伤通常没有症状,通过血肌酐升高可发现肾损伤,部分患者在使用致病性药物 1~7 天时会出现肾绞痛、恶心呕吐,伴有排尿困难、尿急、尿痛的结晶尿。

2. 泌尿系统结石的临床表现

(1)疼痛:稳定的肾结石一般很少引起明显疼痛,部分患者有腰部和上腹部间歇性疼痛病史。疼痛常位于脊肋角、腰部和腹部,多呈阵发性,也可为持续性。当肾结石移行进入肾盂输尿管连接处或输尿管引起嵌顿时会引起肾绞痛,常突然发作,放射至下腹部、腹股沟或大腿内侧,女性放射至会阴部,常伴有其他结石移行和尿路梗阻相关症状,如血尿、尿量减少和胃肠道症状。严重肾绞痛发作时,患者可因疼痛而身体蜷曲、大汗淋漓、脉搏细速,甚至出现血压下降。

(2)血尿:血尿是另一个常见症状,可以是肉眼血尿或镜下血尿。

(3)排石:肾结石患者可能有从尿液中排出结石的病史,特别是在疼痛和血尿发作时;排出结石时,患者有排出异物感或刺痛感。

(4)合并感染:伴感染时可出现腰痛、发热、寒战和脓尿。

(5)泌尿系梗阻:肾结石致泌尿系梗阻时,可导致梗阻部位以上的尿路积水。一般情况下结石梗阻常为不全性梗阻,但少数情况下如双侧输尿管结石梗阻或一侧结石梗阻引起对侧输尿管痉挛则可引起突发性无尿,可表现为有尿、无尿交替出现。

(6)肾功能损害:肾结石合并尿路梗阻时,尤其是双侧尿路梗阻或在此基础上合并严重感染、未及时有效治疗时可出现肾功能损害。急性梗阻若能及时解决和有效控制感染,则肾功能可完全恢复。长期梗阻可引起慢性梗阻性肾病。

3. 腹膜后纤维化　最常见的症状为双侧或单侧腰腹痛或侧腰痛。往往为钝痛且定位模糊,不受活动或体位的影响。也可急性发作,类似肾绞痛。伴全身表现,包括不适、厌食、体重减轻、发热、恶心和呕吐等。髂动脉周围腹膜后纤维化常累及输尿管和肾脏,如果出现双侧纤维化包裹则可引起急性肾损伤。然而,许多患者表现为肾萎缩,很可能是由于之前的短暂性单侧梗阻对肾脏造成了长期损害。出现尿路梗阻时,尿量可能减少、正常甚至增加(由于继发性尿液浓缩功能缺陷)。肉眼血尿不常见。患者常诉尿急、尿频和排尿困难。

四、诊断及鉴别诊断

(一)临床诊断

1. 诊断要点

(1)可无明显症状,部分患者可发生肾绞痛、血尿、尿量改变。

(2)化验示肾功能不全,尿常规示血尿、脓尿或结晶尿。

(3)影像学检查发现肾后性梗阻,见于结石或腹膜后纤维化导致的梗阻。

(4)有相关肾毒性药物的使用史。

(5)排除其他原因所致的梗阻性肾病。

2. 实验室及辅助检查

(1)实验室检查:尿常规可出现血尿、脓尿、蛋白尿、结晶尿、尿液 pH 变化,管型检查可提示病因;血生化检查可发现血肌酐、血尿素氮升高,血尿素氮/血肌酐比值>15 有助于鉴别急性肾损伤原因,电解质(钾、钠、氯、钙、磷、镁)、血尿酸、草酸水平异常;24 小时尿量、24 小时尿液电解质、尿尿酸、尿草酸分析可异常;结石成分分析鉴别病因;监测药物血药浓度可高于参考范围。

（2）影像学检查:超声检查可以清楚显示肾脏大小、肾实质、肾盂和输尿管状态及梗阻部位,不受肾功能和造影剂过敏的限制,对梗阻性肾积水诊断敏感性极高、不受结石成分影响,且简单无创。常规 X 线检查需要注意少数透光的结石如环丙沙星、磺胺类、茚地那韦相关的结石以及尿酸性结石可不显影。CT 或 MRI 检查可进一步明确梗阻部位,尤其是对于腹膜后纤维化的患者可显示纤维化范围、引导穿刺活检等。肾功能不全患者使用造影剂需要权衡利弊。

（3）活组织病理检查:尿路梗阻引起的肾后性急性肾损伤一般不需要行肾活检病理检查。然而肾内梗阻依靠影像学检查较难诊断,肾活检发现典型的广泛肾小管内结晶或蛋白沉着有助于判断,不同结晶特点提示不同的致病药物。对于影像学检查显示腹膜后纤维化典型表现的患者,一般可不进行组织活检。

（二）鉴别诊断

1. 表现为急性肾损伤的患者,需鉴别肾前性和肾性急性肾损伤。

2. 出现血尿甚至轻度蛋白尿的患者,还应与肾小球肾炎相鉴别。

3. 表现为腹痛的患者,需与其他引起急腹症的疾病相鉴别,包括急性阑尾炎、胆囊炎、胆石症、急性胰腺炎、卵巢肿瘤蒂扭转及异位妊娠（又称为宫外孕）等,通过相应的疼痛位置判断及其他辅助检查如淀粉酶、尿常规、腹部 CT、盆腔穿刺等手段进行鉴别。

4. 腹膜后纤维化需鉴别所有恶性和非恶性腹膜后肿块,如淋巴瘤或肉瘤、腹膜后纤维瘤病、炎性假瘤、感染如结核病、埃德海姆-切斯特病（Erdheim-Chester disease,一种多系统受累的非朗格汉斯细胞组织细胞疾病）等。

五、预防与监测

1. 识别促进结晶或结石形成的药物相关危险因素,包括:每天大剂量使用药物、长期用药、药物或其代谢产物高尿液排泄率、药物或代谢产物水溶性低、药物半衰期短导致其浓度在尿液中很快达到峰值、联合用药改变某种药物的药动学或代谢过程。

2. 尽量避免潜在肾毒性药物的使用或联用,在尽可能取得相同疗效的情况下选用其他没有肾毒性的药物。必须使用易导致结晶或结石形成的药物时,尽量保证容量平衡,减少用药剂量、减慢药物输注速度,同时可静脉滴注氯化钠,促进尿液流动并限制肾小管内尿液过饱和,降低肾小管内结晶体形成的风险。并根据患者肾功能调整用药剂量。对使用相关药物的患者,需加强肾功能、尿量等的监测。

3. 识别高危人群,存在绝对或有效血容量不足、年龄>60 岁、多种肾毒性药物暴露史、糖尿病、心力衰竭、脓毒血症、潜在肾功能不全 [eGFR<60ml/（min·1.73m^2）] 的患者,在增加新药或加大药物剂量时,需密切监测肾功能。

4. 某些药物在不同尿液 pH 中的溶解度不同,可通过调节尿液 pH 预防药物的沉淀和结晶形成。如磺胺类药物和甲氨蝶呤更易在酸性尿液中形成结晶,碱化尿液可能有助于预防继发于磺胺类药物和甲氨蝶呤的结晶所诱发的急性肾损伤。

六、治疗原则

1. 早期发现并开始治疗是关键,大多数患者通过及时解除梗阻以及进行对症治疗,肾功能即可显著改善。

2. 立即停用可疑药物。治疗期间避免应用其他可能导致肾毒性的药物,并根据肾功能调整用药剂量。

3. 支持性治疗维持水、电解质、酸碱平衡,营养支持治疗,预防尿路感染,控制高血压等。必要时肾脏替代治疗清除致病药物,同时治疗急性肾功能不全的并发症。

4. 腹痛的治疗使用解痉镇痛药物处理肾绞痛;非甾体抗炎药对于缓解腹膜后纤维化所致疼痛的效果好于阿片类药物,很可能是由于病变具有炎症特性。

5. 解除梗阻

(1)对于肾内结晶患者:对已确诊的结晶诱导急性肾损伤的患者补充容量(通常使用等张盐水)以及使用袢利尿药以冲刷结晶阻塞物。注意需要补充利尿药导致的液体丢失,以防止容量不足导致肾小管腔液流速减慢;对于特定药物(如磺胺类药物和甲氨蝶呤),调整尿液 pH 以增加结晶的溶解度可能有益。

(2)对于结石患者的处理:①排石治疗,饮用水或补充容量,保证充足尿量,可食用尿路平滑肌松弛剂,促进结石排出;②溶石治疗,对于尿酸结石可碱化尿液,尿液范围在 pH6.5~7.0 时,尿酸溶解度最高;③必要时采取手术治疗,包括体外冲击波碎石、输尿管镜取石或碎石术、经皮肾镜取石或碎石术、开放手术、膀胱取石术。

(3)对于腹膜后纤维化患者:如具有严重症状和输尿管梗阻,或停用致病药物 3 个月时 CT 发现无显著改善,可加用泼尼松治疗;尿路梗阻表现为肾衰竭的患者,进行上尿路减压术,包括肾盂和膀胱留置双 J 形支架;通过经皮介入或开放性手术放置经皮肾造口管;内科治疗和介入治疗均无效时,行外科开放式手术探查加输尿管松解术。

6. 预后及随访 梗阻性肾病患者梗阻解除后的肾功能恢复与病情和病程密切相关。一般认为,完全性梗阻若在 1 周内解除,肾脏可完全恢复其原有功能;若在 2 周内解除,则在解除 3~4 个月后肾小球滤过率能恢复 70%;4 周以上的完全性梗阻即使被解除,其肾小球滤过率也仅能恢复至原来的30%;6 周以上的完全性梗阻则肾功能极难恢复;超过 8 周的梗阻者,肾功能几乎完全丧失。在几乎所有的药源性梗阻性肾病病例中,30%~70% 患者的肾小球滤过率会有所下降,肾小管的损伤会持续几个月到几年,导致患者在很长一段时间内尿液浓缩障碍,发生多尿、夜尿。

对于药物导致腹膜后纤维化的患者,停用致病药物后,可使病情在几个月内得到改善或消退。

七、患者教育

1. 患者应简单了解肾损伤的表现,如接受药物治疗期间出现尿量、尿色的变化,下肢水肿、腹痛等情况,及时联系医护人员。

2. 长期联合用药的患者,需定期监测肾功能、尿常规等。

3. 老年人由于肾功能水平随年龄增长而减退,用药需格外注意。同时老年人患有代谢性疾病的可能性更高,有长期用药的可能,会增加发生药源性肾损伤的风险。其他合并慢性肾功能不全、心力衰竭、糖尿病等基础疾病的患者,尽量避免强效利尿药、非甾体抗炎药的使用。

4. 若泌尿系统结石患者出现排石现象,排出的结石要注意收集,送医进行结石分析。

八、典型病例

患者男性,46 岁,因发热、咳嗽、咳痰诊断为呼吸道感染,2 周前予环丙沙星 400mg q.12h. 静脉滴注治疗,患者每天进食量少。3 天前患者体温正常,但恶心症状加重,出现尿量减少,排尿后可见沉淀物。既往体健。入院完善相关检查,BP 90/60mmHg,HR 110 次/min,血常规:血红蛋白 125g/L,白细胞 8.2×10^9/L,中性粒细胞百分比 81%,淋巴细胞百分比 15%,单核细胞百分比 3%,嗜酸性粒细胞百分比 1%,血小板 215×10^9/L;血生化:血肌酐 192µmol/L(2 周前 83µmol/L),尿素氮 21mmol/L,二氧化碳 19mmol/L,血钾 5.2mmol/L。尿常规:尿蛋白(+),红细胞 5~10/HPF,白细胞 2~4/HPF,尿蛋白定量 0.25g/24h。自身抗体谱、抗中性粒细胞胞质抗体阴性,补体水平正常。尿沉渣检查可见大量针状结晶,结晶为层状结构,在偏振光下呈双折光性。结晶成分分析为环丙沙星盐组成。泌尿系超声未见输尿管梗阻扩张。考虑为环丙沙星结晶引起的肾内梗阻。停用药物,监测尿量、心功能的同时补充容量,予祥利尿药冲刷结晶阻塞,后患者尿量恢复,1 个月后血肌酐回落至基线水平。

讨论:本患者使用环丙沙星后出现急性肾损伤,尿中有形成分不多,结合其存在容量不足,尿液中可见大量结晶,成分分析为环丙沙星,综合考虑,诊断为药源性梗阻性肾病。治疗包括迅速停用相关药物,以及予以补充容量等相关支持治疗。通常来说,此类疾病如能及时发现并解除梗阻,预后良好,多数患者可恢复正常肾功能。

点评:环丙沙星是临床上常用的抗感染药物,重症感染患者常同时合并发热、食欲下降等血容量不足的危险因素,易出现结晶形成,进而导致梗阻性肾病。接受此类药物治疗的患者需考虑到药源性梗阻的可能,尤其在患者同时存在容量不足,合并其他肾毒性药物等危险因素时,需密切监测,一旦出现相关症状,尽快完善相关检验、检查,明确诊断,及时治疗,有利于患者的整体预后和肾功能的恢复。

(陈超阳　赵酉璐　马凌云　周颖)

第四节　药源性血栓性微血管病导致的肾损伤

教学目的与要求

1. 掌握药源性血栓性微血管病的定义、常见致病药物、临床表现及治疗。

2. 熟悉药源性血栓性微血管病的诊断、鉴别诊断及预防。

3. 了解药源性血栓性微血管病的发病机制。

血栓性微血管病(thrombotic microangiopathy,TMA)是一种以微血管性溶血性贫血和血小板减少为特征的综合征,可出现微血栓形成导致的急性肾损伤、神经系统异常等多器官受累表现。血栓性微血管病病因多样,包括原发性血栓性微血管病综合征和全身性疾病诱发。原发性血栓性微血管病综合征包括一种酶缺陷介导的血栓性血小板减少性紫癜(thrombotic thrombocytopenic purpura,TTP)、志贺毒素介导的溶血尿毒症综合征(hemolytic uremic syndrome,HUS)、补体通路异常介导的血栓性微血管病、凝血通路异常介导的血栓性微血管病,以及药源性血栓性微血管病等。本节重点讲述药源性血栓性微血管病导致的肾损伤。

一、流行病学

药源性血栓性微血管病占所有血栓性微血管病病因不到 15%,但可引起严重的器官功能障碍如急性肾损伤,死亡率高。导致血栓性微血管病的药物多种多样,包括部分抗肿瘤药、免疫抑制剂、抗生素、饮品添加剂、违禁药物等。

Moschcowitz 于 1924 年最先描述了血栓性微血管病的病理特征,后续推测为血管性血友病因子裂解蛋白酶(vWF-cleaving protease,vWF-cp;英文名为 a disintegrin and metalloproteinase with a thrombospondin type 1 motifmember 13 即 ADAMTS13)缺陷介导的血栓性血小板减少性紫癜。1955 年,

Conrad Gasser 提出了溶血尿毒症综合征的概念,特指血性腹泻后出现肾衰竭和血小板减少的患者,与血栓性血小板减少性紫癜进行区分。1980 年,奎宁导致的药源性血栓性微血管病被首次报道。20 世纪 90 年代有研究发现,药源性血栓性微血管病的可能机制包括药物依赖性抗体介导的免疫反应或针对内皮细胞的直接细胞毒性。近年来,随着批准上市的新型药物增多,药源性血栓性微血管病的病例报道也逐渐增多,引起广泛关注。

一项来自 Oklahoma 血栓性血小板减少性紫癜-溶血尿毒症综合征(thrombotic thrombocytopenic purpura-hemolytic uremic syndrome,TTP-HUS)登记资料的研究,纳入 487 例血栓性微血管病患者,其中有确切或可能的证据支持的药物诱导血栓性微血管病约占所有病因的 5%。Al-Nouri 等在 2015 年完成的一项系统评价纳入 387 篇文章,报道了共 78 种诱发血栓性微血管病的药物,其中奎宁、他克莫司、环孢素、干扰素、吉西他滨、丝裂霉素等 9 种药物引发的药源性血栓性微血管病病例占全部药源性血栓性微血管病病例的 76%,提示其临床用药时需特别注意。药源性血栓性微血管病常见于成年人,罕见情况下儿童也可受累。这种年龄分布推测与成人接触相关毒性药物的可能性较儿童更大相关。药源性血栓性微血管病患者常见急性肾损伤,且肾脏预后不佳。Oklahoma 血栓性血小板减少性紫癜-溶血尿毒症综合征登记数据库的包含 19 例奎宁诱导血栓回顾性资料显示,所有患者均出现急性肾损伤,94% 接受透析治疗,17% 进展为维持性血液透析。Glezerman 等回顾性分析了 29 例吉西他滨相关血栓性微血管病的患者,所有患者均出现肾损伤,66% 的患者肾功能部分或完全恢复,24% 的患者进展为终末期肾脏病。

二、发病机制及致病药物

(一)发病机制

药源性血栓性微血管病的发病机制主要包括两方面:

一是毒性介导型,其潜在致病机制多样。毒性介导型为剂量依赖性的直接细胞毒作用,药物可直接造成血管内皮损伤,其损伤程度与药物使用剂量相关。损伤的内皮细胞释放炎症介质,如肿瘤坏死因子、白介素-6、白介素-8 等,诱导上皮细胞产生凝血活性,使血小板聚集、形成血栓,继发药源性血栓性微血管病。此外,其他可能机制包括血管内皮生长因子的低水平表达等。相关药物包括贝伐珠单抗、丝裂霉素、干扰素、环孢素、他克莫司、西罗莫司等。

二是免疫介导型。药物可诱导产生自身抗体并与多种细胞(包括血小板糖蛋白 Ⅰ b/Ⅸ 或 Ⅱ b/Ⅲ a 复合物、中性粒细胞和内皮细胞)发生反应,导致微血管损伤和血小板聚集、血栓形成。这些抗体为药物依赖性抗体,只在药物(或药物代谢产物)存在的情况下才与多种靶细胞紧密结合。其对机体的损伤作用、损伤程度与药物使用剂量无关,暴露于极小剂量的药物也可诱发严重的反应。常见的免疫介导型药物包括奎宁、奥沙利铂和喹硫平等。此外,吉西他滨诱导血栓性微血管病的发病机制同时具有免疫介导和毒性作用。

(二)常见致病药物

1. 奎宁　奎宁是免疫介导型药源性血栓性微血管病最常见的致病药物。奎宁的暴露较为普遍,其可用于治疗疟疾、痛性肌肉痉挛,同时也是常见饮品"汤力水"的成分之一。1980 年,奎宁引起的血栓性微血管病被首次报道并认识。近年来的研究表明,其引发血栓性微血管病的机制为奎宁诱导体内产生抗体,与血小板和内皮细胞表面的糖蛋白 Ⅱ b/Ⅲ a 表位以及白细胞和红细胞结合,导致血细胞和内皮细胞的破坏,发生微血管病性溶血。一项来自 Oklahoma 血栓性血小板减少性紫癜-溶血尿毒症综合征登记数据库的包含 19 例奎宁诱导血栓性微血管病的病例序列研究表明,其中有 ADAMTS 活性检测的 16 例患者,其 ADAMTS13 活性均大于 25%,因此不同于血栓性血小板减少性紫癜。由于奎宁的暴露较为隐匿,病史询问时需要明确列举包含奎宁的药物或饮品。

2. 抗肿瘤药　抗肿瘤药可通过免疫或者直接毒性作用导致药源性血栓性微血管病。近年来，由于靶向药物治疗肿瘤的快速发展，有关免疫毒素、免疫治疗、血管内皮生长因子抑制剂，以及伊马替尼相关血栓性微血管病的报道日趋增多。免疫毒素和免疫治疗诱发血栓性微血管病的机制包括细胞因子（如单核细胞趋化蛋白-1、肿瘤坏死因子、白介素-1β 和白介素-6）上调，产生促炎环境，刺激血管性血友病因子的分泌并促进巨噬细胞浸润肾小球。Eremina 等构建成年小鼠四环素基因表达调控模型显示，敲除足细胞血管内皮生长因子基因的小鼠肾脏病理表现为典型的血栓性微血管病样改变，据此推测应用血管内皮生长因子抑制剂可以直接引起肾小球微血管内皮损伤，导致血栓性微血管病。恶性肿瘤患者发生的血栓性微血管病，临床上有时很难区分是抗肿瘤药导致抑或为恶性肿瘤直接相关。通常情况下，肿瘤相关的血栓性微血管病多发生在肿瘤广泛转移或控制不佳期，因此常伴有弥散性血管内凝血（disseminated intravascular coagulation，DIC）的发生；抗肿瘤药相关的血栓性微血管病则主要发生在患者病情缓解期或低肿瘤负荷时。

（1）核苷类似物：如吉西他滨是一种核苷类似物，通过嵌入肿瘤细胞 DNA 发挥抗肿瘤作用。研究表明，起始吉西他滨治疗约 6 个月后，部分患者出现血栓性微血管病的临床表现，既往报道其发生率为 0.015%~0.31%。损伤机制可能为吉西他滨对血管内皮细胞的直接毒性作用和免疫介导的血栓性微血管病。

（2）丝裂霉素：丝裂霉素可抑制 DNA 的合成，被用于治疗局限性膀胱癌和腺癌，尤其是胃和胰腺起源的肿瘤。所有接受丝裂霉素治疗的患者中，血栓性微血管病的发生率为 4%~15%，产生肾毒性的患者中约 50% 发生血栓性微血管病。血栓性微血管病通常在丝裂霉素疗程结束后 6 个月发生，其发生机制为丝裂霉素对于内皮细胞的直接毒性作用，且为剂量依赖性，这一机制被 Cattell 的动物实验模型证实。其他可能的机制包括肿瘤细胞、内皮细胞、多种激素或细胞因子和丝裂霉素的交互作用。

3. 免疫抑制剂

（1）钙调磷酸酶抑制剂环孢素与他克莫司：环孢素通过抑制钙调磷酸酶，从而抑制 T 淋巴细胞活化，发挥免疫抑制作用。环孢素相关血栓性微血管病的发生率约为 13%，常与移植后血栓性微血管病相关。环孢素损伤血管内皮细胞并引起肾素的产生及释放增多，引起血管收缩，从而导致系统性高血压以及血栓性微血管病的发生。他克莫司也是常用的钙调磷酸酶抑制剂，与环孢素相比，其引发血栓性微血管病的发生率略低，约为 4.7%。他克莫司引发血栓性微血管病的机制可能与直接内皮细胞损伤相关，导致超大分子血管性血友病因子生成，以及释放较多的血栓烷引起血管收缩。

（2）干扰素：在使用干扰素治疗慢性髓细胞性白血病、毛细胞白血病、慢性丙型肝炎的患者中有报道可发生干扰素相关的血栓性微血管病，其可能的机制为干扰素 α 增加白细胞对于内皮细胞的黏附性、破坏内皮细胞，使其释放超大分子血管性血友病因子，进而促进血小板黏附与聚集，在微血管内形成广泛的血小板血栓。激活的白细胞和/或其释放的炎症因子如肿瘤坏死因子、干扰素、白介素-1 和自由基等会进一步导致组织损伤。来自 Kavanagh 等的单中心临床观察研究以及 Ajay 等的系统性综述均显示，在干扰素相关的血栓性微血管病中，药物毒性效应与其暴露的累积剂量相关。

表 6-4-1 纳入了已有证据支持与药源性血栓性微血管病明确相关或可能相关的药物。

表 6-4-1　导致药源性血栓性微血管病的药物 *

药物	机制		证据级别 [a]
	免疫	毒性	
奎宁	√		B
抗肿瘤药			
蛋白酶体抑制剂			
硼替佐米		√	B

续表

药物	机制		证据级别[a]
	免疫	毒性	
卡非佐米		√	B
伊沙佐米		√	B
血管内皮生长因子抑制剂			
贝伐珠单抗		√	B
舒尼替尼		√	B
核苷类似物			
吉西他滨	√	√	B
丝裂霉素		√	B
周期蛋白依赖性激酶抑制剂			
帕博西尼		√	B
酪氨酸激酶抑制剂			
伊马替尼		√	B
帕纳替尼		√	B
奥沙利铂	√		B
喷司他丁		√	B
多西他赛		√	B
长春新碱	√		B
抗菌药物			
复方磺胺甲噁唑	√		B
青霉素	√		B
血友病 A 治疗药物			
艾美赛珠单抗		√	B
免疫抑制剂			
钙调磷酸酶抑制剂			
环孢素		√	B
他克莫司		√	B
依维莫司		√	B
西罗莫司		√	B
1 型干扰素 α、β		√	B
莫罗单抗-CD3		√	B
血液制品			
静脉免疫球蛋白		√	B
抗惊厥药			
丙戊酸钠		√	B

续表

药物	机制		证据级别 [a]
	免疫	毒性	
抗精神病药			
喹硫平	√		B
滥用药物			
可卡因		√	B
阿片类药物			
静脉羟吗啡酮缓释剂型		√	B
羟考酮缓释剂型		√	B
羟考酮控释剂型		√	B

注:* 此表格引自 UpToDate "Drug-induced thrombotic microangiopathy" 专题,并根据文献做出调整。[a] 证据级别:A 来源于 1 个以上的随机对照临床试验;B 来源于非随机临床试验,前瞻性观察研究,队列研究,回顾性研究,案例对照研究,荟萃分析和/或上市后调查研究。这些药物均有至少 1 例具有确切或至少 2 例具有可能证据的病例报道。很多其他药物也可能与药源性血栓性微血管病有关。

(三) 病理改变(肾脏)

药源性血栓性微血管病可累及肾小球和肾小动脉。其中,儿童病例的肾脏病变主要累及肾小球;较大儿童及成人则主要累及小动脉和微小动脉,而肾小球病变则以缺血为主,表现为肾小球毛细血管襻皱缩。

光学显微镜检查显示,典型的肾小球病变为毛细血管壁增厚及基底膜内疏松层增厚导致双轨形成,内皮细胞增生明显,内皮下间隙增大和内皮细胞肿胀造成毛细血管腔减小与闭塞。内皮下增大的间隙中含有蓬松的"绒毛样"物质,加重肾小球毛细血管腔狭窄和闭塞。管腔内常见纤维素和血小板血栓、肌内膜增生。动脉主要累及小叶间动脉,表现为内膜肿胀、增生,管腔内血栓形成和血管壁坏死,管腔内可填充大量红细胞及其碎片。动脉内膜增生可形成"洋葱皮"样改变,由增生的肌内膜细胞环绕而成。

直接免疫荧光显示,以肾小球受累为主的患者肾小球有纤维蛋白原沿肾小球毛细血管襻颗粒样沉积、在系膜区呈团块状沉积。动脉受累为主者较少见。

电子显微镜检查(超微结构)显示,肾小球毛细血管内皮细胞肿胀,内皮下有不同程度的稀疏细绒毛样或细颗粒物质充填,致使毛细血管襻增厚,严重者可导致毛细血管腔闭塞。

三、临床表现和分类

药源性血栓性微血管病其疾病严重程度范围很广,常表现为多系统受累。其特征性表现为微血管病性溶血性贫血和血小板减少,大部分患者出现肾损伤,表现为肌酐升高、尿量减少和尿液检查异常。由于药源性血栓性微血管病可累及多系统的血管床,48% 的患者出现肾脏以外的器官受累疾病,包括神经和心血管系统,约 71% 的患者出现高血压,偶有心律失常和心力衰竭。

免疫介导型药源性血栓性微血管病的临床表现多以急性起病、伴严重全身症状为特征,患者常出现无尿性急性肾损伤,多发生在药物暴露后的数小时内,既往可有暴露于可疑药物后的发病病史。毒性介导型药源性血栓性微血管病常由抗肿瘤治疗、血管内皮生长因子抑制剂或钙调磷酸酶抑制剂所致,可在使用药物后迅速发病,抑或在药物应用数周至数个月期间逐渐发病,出现乏力、倦怠、高血压症状如头痛和/或肾功能逐渐减退。

四、诊断及鉴别诊断

（一）诊断

1. 诊断依据

（1）临床表现为微血管病性溶血、血小板减少、肾损伤、神经系统损伤、发热等多器官系统受累。

（2）具有血栓性微血管病相关致病药物的应用史。免疫介导型药源性血栓性微血管病可能有每天接触疑似药物不足 2~3 周的病史；抗肿瘤药相关的患者，症状可能出现于化疗几个周期后。

（3）排除其他血栓性微血管病为主要临床特征的疾病。

2. 实验室检查及辅助检查

（1）具体诊断指标为：血红蛋白<100g/L，外周血涂片发现破碎红细胞，网织红细胞升高，抗球蛋白试验（antiglobulin test，又称 Coombs 试验）阴性，乳酸脱氢酶升高；血小板<150×10⁹/L；血肌酐水平升高。

（2）尿常规可表现为蛋白尿和血尿。粪便检查中，产志贺毒素大肠埃希菌或其他腹泻病原菌检测呈阴性。

（3）凝血功能：有助于排除弥散性血管内凝血相关的血栓性微血管病。

（4）骨髓涂片：三系成熟正常伴血小板生成和红细胞生成增加。

（5）肾活检病理：儿童病例主要累及肾小球，电镜下观察可见肾小球毛细血管内皮细胞增生肿胀，内皮下间隙增大含有蓬松的"绒毛样"物质。毛细血管腔内可见纤维素性血栓。成人病例常见肾脏微小动脉和小动脉病变，表现为内皮下间隙增宽、管腔严重狭窄，管腔内常见纤维素和血小板血栓、肌内膜增生。动脉内膜增生可形成"洋葱皮"样改变。

（6）ADAMTS13 活性分析：健康成人血浆 ADAMTS13 活性水平为 50%~178%。药源性血栓性微血管病中，ADAMTS13 活性正常或仅轻度降低（即活性不低于 10%），而血栓性血小板减少性紫癜的特点是 ADAMTS13 严重缺乏（即活性低于 10%），同时血浆中可检测到该酶的抗体。ADAMTS13 的活性低于 10% 是排除药源性血栓性微血管病诊断的强有力证据。

（7）抗体检测：免疫介导型药源性血栓性微血管病可以检测到药物依赖性抗体，据此可确定病因为某种药物。但药物依赖性抗体阴性不能除外该诊断。对于长期患有慢性病、用药史复杂的人，致病药物难以确定，需要进行大量常规药物抗体的检测，其中一些药物还需要进行其代谢产物的相关检查。但在常规的临床检查中，对于用药史比较明确的患者，只需要对怀疑药物进行药物依赖性抗体的检测。

（二）鉴别诊断

1. 其他原发性血栓性微血管病综合征包括获得性或遗传性血栓性血小板减少性紫癜、志贺毒素介导的溶血尿毒症综合征、获得性或遗传性补体介导的血栓性微血管病、代谢或凝血介导的血栓性微血管病等。

2. 其他引起微血管病性溶血和血小板减少的全身性疾病包括妊娠并发症、重度高血压、全身性感染、全身性恶性肿瘤、系统性风湿病、造血干细胞或器官移植、弥散性血管内凝血、重度维生素 B₁₂ 缺乏等。

3. 其他药物诱导的肾损伤包括肾前性急性肾损伤、急性肾小管坏死、急性间质性肾炎等。

4. 其他药物诱导的贫血包括多种免疫和非免疫机制引起的贫血。免疫机制相关的贫血，患者 Coombs 试验阳性，一般不合并血小板减少、肾功能不全、微血管病性溶血等。

5. 其他药物引起的血小板减少包括药物诱导的免疫性血小板减少症和药物诱导的骨髓抑制，一般不合并微血管病性溶血和微血管血栓所致的器官受损。

五、预防与监测

1. 针对敏感人群,如正在化疗的恶性肿瘤患者,密切监测血红蛋白、血小板、血肌酐和乳酸脱氢酶水平。

2. 未经治疗的药源性血栓性微血管病患者有终身肾功能损害、终末期肾病、肾外并发症和过早死亡的风险,需长期进行肾功能监测。

3. 多药联用与日益复杂的医疗环境,导致临床医生在诊断时很难将疾病归因于单一药物的使用。所以积极进行药品上市后监测是很重要的,及时发现药物引起药源性血栓性微血管病的可能,以便在该药使用过程中可以早期识别此类疾病,及时停止使用致病药物并进行相关治疗。

4. 某些药物是治疗特定疾病的特定药物,临床上即使有出现药源性血栓性微血管病的可能性仍需要使用,因此在使用过程中应严格监测肾功能和血液相关指标,从而在药源性血栓性微血管病发生前期即能诊断,及时停止用药或调整用药剂量,并提供支持性护理和治疗。

六、治疗原则

1. 立即停止使用引起血栓性微血管病的药物。停止相关致病药物后,血液学缓解可在数天后发生,肾功能的恢复需要更长的过程,且常不能完全恢复。对于免疫介导的药源性血栓性微血管病患者,应避免再次使用致病药物;对于毒性介导的药源性血栓性微血管病患者,例如钙调磷酸酶抑制剂类药物,在血栓性微血管病缓解后可再次起始或减量使用该药物。

2. 支持治疗休息,维持容量、电解质、酸碱平衡,营养支持等。

3. 积极的对症治疗　成分输注血小板、红细胞,治疗高血压,肾脏替代治疗等。

4. 血浆置换对于药源性血栓性微血管病的作用有限,当明确诊断为药源性血栓性微血管病时,一般不使用血浆置换治疗。当不确定血栓性微血管病的病因是药源性导致还是血栓性血小板减少性紫癜时,可尽快给予血浆置换治疗。美国血浆置换学会(American Society for Apheresis,ASFA)发布的有关血浆置换的循证医学分类中,认为血浆置换对于钙调磷酸酶抑制剂相关血栓性微血管病属于Ⅲ类,即单独治疗的最佳作用尚未确定,提出治疗决策应该个体化,其证据级别为2C;推荐使用血浆置换量为1~1.5倍,建议每天置换,直到血小板计数超过$1.5 \times 10^9/L$连续2天,乳酸脱氢酶接近正常范围,神经系统症状缓解,血浆置换可以停止或降低频次。ASFA认为血浆置换对于奎宁和吉西他滨相关血栓性微血管病属于Ⅳ类(即,血浆置换是无效或有害的),证据级别为2C。此外,葡萄球菌蛋白A硅胶柱免疫吸附被证实可成功治疗丝裂霉素相关血栓性微血管病。

5. 补体抑制剂的使用　有报道依库珠单抗应用于吉西他滨引起的药源性血栓性微血管病。依库珠单抗通过与补体蛋白C5结合可抑制补体的持续激活,进一步抑制补体介导的凝血过程,改善血液学指标、肾功能。在相关研究中,依库珠单抗也被证实可以用于妊娠、哺乳期妇女和新生儿,但最近也有新的研究证实它可能具有潜在的肝毒性,需要进一步多中心、大规模的临床试验进行验证。

6. 当药源性血栓性微血管病诊断不明确、不能除外血栓性血小板减少性紫癜时,可以使用糖皮质激素类药物和免疫抑制剂。免疫抑制剂可以选用环磷酰胺或吗替麦考酚酯。免疫抑制剂的具体剂量疗程尚无统一标准。

7. 预后及随访　药源性血栓性微血管病尚无特效疗法,关键是早期诊断,及时停药并积极进行综合治疗。本病的预后一般较差,特别是在急性发作期就需要透析的患者,病情严重的患者可能在发病后数小时至数天内死亡。高血压和慢性肾病是常见的远期并发症。近期预后与急性肾损伤严重程度相关,远期预后除与肾损程度有关外,与肾脏组织学受损范围相关性更大。肾脏病理以肾小球病变为主者预后较好,而以血管病变为主则预后较差。急性期低血红蛋白和高白细胞计数,提示预后不良;存在慢性肾功能不全、高血压、蛋白尿者(随访 6 个月仍存在蛋白尿)预后不良;急性期无尿时间长于 7 天且伴高血压提示预后不良;年龄与预后呈现高度相关,年龄越大提示预后不良。

患者的预后与引发血栓性微血管病的药物种类、药物的使用时长和剂量有关,例如奎宁引发的药源性血栓性微血管病预后较好,而抗肿瘤药引起的则预后较差、死亡率较高。一旦出现某种药物致敏现象并引起药源性血栓性微血管病,尤其是免疫介导的药源性血栓性微血管病患者,将终身处于这种药物再次引发该病的危险,应尽量避免再次暴露。

七、患者教育

恶性肿瘤患者是药源性血栓性微血管病的高危人群,进行化疗时,应注意及时向医生反馈自身情况,预防药源性血栓性微血管病的发生。所有使用可能引起药源性血栓性微血管病药物的患者都需要常规监测外周血涂片和肾功能。

患者由于血小板减少,有出血风险,故在急性发作期时应卧床休息,做好安全防护,避免外出、运动等,防止外伤。密切观察全身皮肤黏膜及大便颜色,及时发现出血倾向。观察血压、呼吸、神志、瞳孔以及其他神经系统症状,注意有无颅脑出血先兆。患者日常生活也需要更加注意,比如更换软牙刷刷牙,避免用力捏鼻,防止便秘。

患者饮食应尽量营养均衡且能够满足机体热量需要,最好为易消化、高维生素、优质低蛋白软食。

八、典型病例

患者女性,50 岁,入院前因胰腺癌接受吉西他滨联合紫杉醇化疗(吉西他滨 1 000mg/m²,紫杉醇 100mg/m²,第 1、8、15 天使用,28 天为一个周期),完成 4 周期,评估肿瘤缩小伴糖类抗原 19-9(CA19-9)水平下降。患者第 5 周期化疗后出现乏力、头晕、恶心、腹胀、双下肢水肿。入院体格检查:BP 162/113mmHg,HR 99 次/min。完善相关检查,尿常规:尿蛋白(+),白细胞 3/HPF,红细胞 15/HPF,颗粒管型 3/LPF;尿蛋白定量 0.43g/24h;血生化:谷丙转氨酶 46U/L,谷草转氨酶 64U/L,总胆红素 32μmol/L,直接胆红素 5μmol/L,血肌酐 253μmol/L(基线血肌酐 65μmol/L),乳酸脱氢酶 521U/L;血常规:红细胞计数 2.28×10¹²/L,血红蛋白 78g/L(化疗前 129g/L),网织红细胞百分比 5.72%,网织红细胞计数 130.30×10⁹/L,血小板 70×10⁹/L;凝血功能大致正常;血涂片:破碎红细胞 3%;ADAMTS13 活性 80%。Coombs 试验阴性,补体水平正常范围,自身抗体谱阴性。肾脏病理可见肾小球毛细血管壁增厚、管腔狭窄。小动脉内膜肿胀、增生,血管壁纤维素样坏死,血管腔内血栓形成,部分管腔内填充红细胞及其碎片,可见小动脉呈"洋葱皮"样改变。诊断为血栓性微血管病。患者无现症感染及其他系统性疾病等所致的血栓性微血管病,结合用药情况,考虑为吉西他滨诱导的血栓性微血管病。停用吉西他滨,同时予输注红细胞、保肝、降压、利尿等支持治疗,后患者血红蛋白、血小板计数逐渐上升至正常范围。监测血肌酐稳定在 140~155μmol/L。后更换为紫杉醇联合替吉奥胶囊化疗方案,密切随访患者肿瘤未进一步进展。

讨论:本例患者接受吉西他滨化疗期间,肿瘤负荷缓解的情况下,出现微血管病性溶血、血小板减少、急性肾损伤,肾脏病理提示血栓性微血管病,综合考虑除外感染、DIC、肿瘤进展、恶性高血压等其他原因后,诊断为药源性血栓性微血管病。治疗包括停用可疑药物及对症支持治疗。

点评:随着药物使用的增加,及时准确地诊断药物相关并发症,避免危及生命情况的发生是非常必要的。药源性血栓性微血管病诊断一旦确立,须立即停药。目前治疗尚无标准化方案。可视病情给予降压、纠正水电解质紊乱、输血、改善贫血等对症治疗的基础上,视病情严重程度给予血浆置换、肾脏替代和激素等。肾活检有助于确诊,但多数患者可能因为严重低血小板、肿瘤等因素难以行肾活检,因此及时行外周血涂片检查尤为重要。一旦确诊药源性血栓性微血管病的患者应永久禁止使用此类药物。

（陈超阳 赵酉璐 马凌云 周颖）

第五节 药源性尿潴留

教学目的与要求

1. 掌握药源性尿潴留的定义、常见致病药物、防治与监测及治疗手段。
2. 熟悉药源性尿潴留的发病机制、临床表现、诊断及鉴别诊断。
3. 了解药源性尿潴留的流行病学。

尿潴留（urinary retention）是由于膀胱排空功能受限导致尿液潴留于膀胱的一种临床病症。药源性尿潴留（drug-induced urinary retention）是指由于药物作用引起膀胱内尿液不能排出，导致膀胱充盈，下腹部胀痛，患者虽然充满尿意，但是无尿排出，一般属于急性病症。

一、流行病学

药源性尿潴留的发病率难以获得确切的统计资料。由于急性尿潴留的发病具有明显的症状，相比于慢性尿潴留，大部分发病率的研究针对急性尿潴留，尤其是在男性中。美国和欧洲的大型研究发现，急性尿潴留在男性中的发生率为 2.2‰ ~ 6.8‰；女性较为少见，发生率约为 0.07‰。

药物是导致尿潴留的病因之一。Murray K 在 1984 年的一项非对照研究中，分析了 310 名男性患者在 2 年的时间里发生急性尿潴留的所有可能病因，发现约 2% 的急性尿潴留是药物相关性的。Gatti J M 在 2001 年一项关于儿童尿潴留的研究发现，在 53 例急性尿潴留中，13% 与药物相关；值得注意的是，85% 与药物有关的尿潴留患儿为男性。

二、致病药物

多种药物可诱发尿潴留，其中最常见的是抗胆碱的药物和拟交感神经药。抗胆碱的药物包括抗精神病药、I 类抗心律失常药、抗痉挛药、抗帕金森病药、阿托品、H_1 受体拮抗剂、用于治疗慢性阻塞性肺疾病或哮喘的抗胆碱药、三环类和四环类抗抑郁药、选择性 5-羟色胺再摄取抑制剂、镇痛药、α 肾上腺素受体激动剂、非甾体抗炎药、苯二氮䓬类药物、钙通道阻滞剂、无抗胆碱能活性的抗震颤麻痹药等。

1. 具有抗胆碱能活性的药物　使用具有抗胆碱能作用的药物可能引起急性尿潴留。这种抗胆碱能作用是由副交感神经通路的阻滞引起的，它能损害逼尿肌的收缩功能。

（1）抗精神病药：抗精神病药具有不同程度的抗胆碱活性，吩噻嗪类药物（主要是氯丙嗪和硫利达嗪）和硫杂蒽类药物（主要是氯普噻吨）具有很强的抗胆碱活性。在非典型抗精神病药中，氯氮平具有抗胆碱药的不良反应；利培酮（与氟西汀合用）和齐拉西酮可引起急性尿潴留。

（2）I 类抗心律失常药：丙吡胺是一种用于治疗室上性和室性心律失常的抗心律失常药。据报道，在所有接受治疗的患者中，其尿潴留发生率高达 2%，尤其是男性。丙吡胺通过对逼尿肌平滑肌细胞胆碱能受体的特异性拮抗作用，抑制逼尿肌收缩。

氟卡尼也与急性尿潴留有关，但其确切机制尚不清楚。由于 80% 的药物是在尿液中排泄，急性尿潴留也可能是由膀胱黏膜的局部麻醉作用或抗胆碱能作用引起的，如丙吡胺。

（3）抗痉挛药：如丁溴莨菪碱，能够抑制副交感神经控制的胃肠道平滑肌细胞收缩。这种抗胆碱能作用不仅局限于胃肠道平滑肌细胞，还涉及泌尿生殖系统，影响膀胱逼尿肌收缩，可能导致排尿困难。

（4）抗震颤麻痹药：用于治疗帕金森病的抗胆碱药通常用于年龄<70岁、发生静止性震颤和认知功能障碍的患者。其中金刚烷胺有较弱的抗胆碱作用，其不良反应比抗胆碱药要轻得多，有报道称尿潴留可能与其抗胆碱能作用有关。

（5）阿托品：阿托品是一种经典的抗胆碱药，具有多种适应证，全身或局部使用阿托品均有可能引起尿潴留。老年男性尤其面临风险，建议在这些患者群体中避免同时使用其他抗胆碱药。

（6）H_1受体拮抗剂：H_1受体拮抗剂用于治疗各种过敏性疾病，如荨麻疹和过敏性鼻炎。抗组胺药分为第一代H_1受体拮抗剂（苯海拉明，氯苯那敏，羟嗪，多塞平和异丙嗪）和第二代H_1受体拮抗剂（阿伐斯汀，西替利嗪，地氯雷他定，依巴斯汀，非索非那定，左西替利嗪，氯雷他定和咪唑斯汀）。第一代抗组胺药透过血脑屏障，可能引起镇静。此外，这些药物与毒蕈碱受体结合，可导致抗胆碱能不良反应，包括尿潴留。第二代抗组胺药分子较大，不会透过血脑屏障。虽然第二代H_1受体拮抗剂不与毒蕈碱受体结合，因而没有抗胆碱能副作用，但已有阿司咪唑相关尿潴留发生的病例报道。尿潴留不仅与抗组胺药的全身给药有关，局部给药物时也可能发生。

（7）用于治疗慢性呼吸道疾病的抗胆碱药：可分为两类，即短效（异丙托溴铵和氧托溴铵）和长效（噻托溴铵）抗胆碱药。短效和长效抗胆碱药均通过吸入给药。病例报道和临床试验均表明，短效和长效抗胆碱能支气管扩张剂可引起尿潴留。

2. 抗抑郁药　在与急性尿潴留相关的抗抑郁药中，更常见的是一些早期上市药物，特别是三环类抗抑郁药。然而，新一代抗抑郁药关于尿失禁和尿潴留的病例也有报道。

（1）三环类和四环类抗抑郁药：三环类抗抑郁药是毒蕈碱乙酰胆碱受体的竞争性拮抗剂。三环类抗抑郁药最常见的不良反应包括口干、视物模糊、便秘和尿潴留，这与药物的抗胆碱能活性有关。与安慰剂或选择性5-羟色胺再摄取抑制剂（SSRI）相比，接受三环类抗抑郁药治疗的患者发生尿潴留的风险更高。尽管四环类抗抑郁药对毒蕈碱受体具有较低的亲和力，因此较少表现出抗胆碱能相关的不良反应，但使用这些药物也有发生尿潴留的可能。

（2）选择性5-羟色胺再摄取抑制剂（SSRI）：单独使用SSRI氟伏沙明，或西酞普兰联合阿立哌唑使用，都有可能引起尿潴留。SSRI引起尿潴留的主要机制包括：5-羟色胺是参与排尿中枢控制的神经递质之一，它可以增强交感神经反射、抑制副交感神经反射，抑制排尿、促进尿液储存。

3. 苯二氮䓬类药物　使用苯二氮䓬类药物（氯硝西泮和地西泮）可引起尿潴留。

4. 镇痛药　急性尿潴留的发生风险与围手术期治疗和手术等因素有关系，例如麻醉类型，手术的持续时间和位置，围手术期和术后是否静脉输入大量（>500ml）注射液。

膀胱过度膨胀是急性尿潴留的重要危险因素，常见于局部麻醉手术后。术后用阿片类药物或阿片类似物治疗疼痛会部分抑制支配膀胱的副交感神经，从而降低膀胱饱和感，导致过度膨胀。此外，阿片类药物或阿片类似物也可以刺激交感神经，增加膀胱括约肌的紧张度，导致膀胱流出道阻力增加，引发急性尿潴留。

阿片类药物或阿片类似物引起的尿潴留不仅发生在手术后，也可能在非手术情况下发生。发生风险与给药方式无关，口服或舌下含服有发生尿潴留的可能。

5. α肾上腺素受体激动剂　拟肾上腺素药的适应证之一是直立性低血压，但用于治疗直立性低血压的非选择性拟肾上腺素药不仅与血管壁上的α_{1B}受体结合，而且与尿道内括约肌的$\alpha_{1A/D}$受体结合，导致内括约肌张力升高，可能会加剧排尿困难并最终导致尿潴留。

拟肾上腺素药对鼻黏膜也具有局部减充血作用，可用于缓解鼻窦炎的症状。拟肾上腺素药与抗胆碱能抗组胺药联用或其复方制剂可增加尿潴留的发生风险。使用时应特别谨慎，尤其应注意的是它们也可作为非处方药出售。

6. 非甾体抗炎药　前列腺素,尤其是前列腺素 E_2(PGE_2),在泌尿生殖系统功能中起重要作用。膀胱中合成的前列腺素通过 COX-2 起作用。PGE_2 可以导致速激肽的释放,速激肽进一步刺激传入神经和逼尿肌平滑肌上的神经激肽受体来引发排尿反射。由于 NSAID 对前列腺素合成具有直接影响,因此使用 NSAID 可能会引起急性尿潴留。

7. 钙通道阻滞剂　钙通道阻滞剂(如氟桂利嗪)通过抑制钙流入抑制膀胱平滑肌的收缩,可偶尔导致尿潴留。已有队列研究发现,使用钙通道阻滞剂的患者发生急性尿潴留的风险比非使用者高 2.2 倍。

8. 无抗胆碱能活性的抗震颤麻痹药　D_1 受体激动剂对逼尿肌有抑制作用,可能导致尿潴留。曾有左旋多巴致尿潴留的病例报道,但确切机制尚不清楚。

9. 其他药物据报道,甲氨蝶呤、阿糖胞苷和泼尼松龙鞘内化疗,奥沙利铂、顺铂和依托泊苷化疗均可导致尿潴留。

此外,尿潴留与特定条件下相关药物的使用有关,主要包括:每天 1mg/kg 异维 A 酸局部给药 3 个月,治疗严重痤疮;用于治疗痉挛性高血压的巴氯芬;用于治疗子宫肌瘤的促肾上腺皮质激素释放激素;抗多巴胺能镇吐药;卡马西平治疗神经性疼痛;茶碱用于治疗慢性阻塞性肺疾病;雷公藤多苷用于治疗化疗引起的呕吐;β 受体拮抗剂。

三、发病机制

药源性尿潴留的发病机制较复杂,可能与下列因素有关:

1. 某些药物影响排尿反射弧的传导功能而引起尿潴留,如吗啡。

2. 某些药物能使支配膀胱逼尿肌和内括约肌的交感神经兴奋或阻滞副交感神经而致尿潴留,如阿托品。

3. 某些药物可抑制膀胱逼尿肌钙离子内流,引起肌肉兴奋-收缩解耦联,从而出现肌肉麻痹,引起尿潴留,如硝苯地平。

四、临床表现和分类

尿潴留可分为急性尿潴留与慢性尿潴留。药源性尿潴留一般为急性尿潴留,典型症状为下腹胀痛,膀胱极度充盈,尿不能排出,同时伴有该药的其他副作用。

五、诊断及鉴别诊断

(一) 临床诊断

1. 有可引起尿潴留药物的用药史。

2. 具有尿潴留的临床症状,往往伴有该药所致的其他临床副作用。

3. 体检时可见耻骨上球形隆起,触诊时表面光滑且有弹性,叩诊时呈浊音。

4. 膀胱导尿术或耻骨上膀胱穿刺术可引出大量尿液,超声波探查膀胱可有大量液平波反射出现。

5. 排除其他原因所致尿潴留。

6. 停药后症状消失。

(二) 实验室诊断

B 超检查:膀胱内含有大量尿液。

(三) 鉴别诊断

注意与肾衰竭导致的无尿进行区分。

六、预防与监测

医护工作者应熟悉临床上哪些药物容易引起尿潴留,常见的药物包括 M 受体拮抗剂、抗精神病药、抗组胺药、抗震颤麻痹药等。对于常见的 M 受体拮抗剂,临床使用时应特别注意,尤其对于老年并伴有前列腺疾病的患者。在临床中常会有慢性阻塞性肺疾病伴前列腺增生的患者使用噻托溴铵时出现尿潴留的病例。对于该类患者,医生应尽可能避免使用 M 受体拮抗剂,临床药师如发现该类患者也要提醒医生,尽量使用可取代该类药物的其他药物。

尿潴留的高危人群,如老年男性,如果确实需要使用可能引起尿潴留的药物,应使用最低有效剂量,以降低发生尿潴留的风险。同时,应警惕急性尿潴留相关症状的发生,如膀胱充盈,下腹部胀痛,充满尿意但是无尿排出。一旦发生药源性尿潴留,临床药师应从众多药物中找出最可能发生尿潴留的药物,提醒医生立即停药并采取紧急措施。

七、治疗原则

由于药源性尿潴留一般为急性病症,多数情况下无须治疗,只需停药或减量即可使尿潴留缓解和消失。如果症状改善不理想,可采取局部按摩、热敷、针灸等处理方式促进排尿;或用药物治疗,如口服地塞米松,肌内注射甲氧氯普胺;紧急情况下或尿潴留严重者需插管导尿治疗。

药源性尿潴留在减量、停药或治疗后即可缓解和消失,预后良好。对于在院期间发生药源性尿潴留后留置导尿管出院的患者,除提供常规出院指导,交代患者按时回院更换尿袋及拔导尿管外,可进行电话随访,加强患者及家属的健康教育和效果观察。

八、患者教育

常见的容易引起尿潴留的药物包括 M 受体拮抗剂、抗精神病药、抗组胺药、抗震颤麻痹药等。对于应用这些药物的患者,尤其是老年并伴有前列腺疾病的高风险人群,医生及药师应积极进行患者教育,告知患者发生药源性尿潴留的风险,以及尿潴留的症状和特点。提示患者在发生尿潴留时,及时就医或咨询药师。

九、典型病例

患者男性,77 岁,体重 73kg,因高血压、前列腺增生,于 2012 年 10 月 5 日入院。入院后为治疗前列腺增生导致的尿急、尿频,给予托特罗定缓释片 4mg,每天 1 次。给药当日,出现尿潴留、排尿不畅、口干症状。停药后自愈。

讨论:托特罗定缓释片的活性成分托特罗定是一种毒蕈碱受体拮抗剂,适用于因膀胱过度兴奋引起的尿频、尿急或紧迫性尿失禁症状的治疗。可引起轻、中度抗胆碱能作用,如口干、消化不良和泪液减少。副作用一般可以耐受,停药后即可消失。本例用托特罗定缓释片 4mg,每天 1 次,引起尿潴留,可认为由托特罗定对膀胱逼尿肌松弛作用引起,并与患者个体因素有密切关系。

点评:托特罗定由于尿潴留的风险,慎用于膀胱出口梗阻的患者,医生选药时应注意药物的副作用和患者的个体情况,避免并发症的发生。

(邱雨婕　闫素英)

第七章　药源性神经系统疾病

第一节　药源性癫痫 ICD-10:G40.505

教学目的与要求

1. 掌握药源性癫痫的定义、常见致病药物及防治原则。
2. 熟悉药源性癫痫的临床表现、诊断及鉴别诊断。
3. 了解药源性癫痫的发病机制及危险因素。

癫痫发作（包括药物诱发的发作）是严重的神经系统事件，如果不能得到及时准确的识别、诊断和治疗，发作可以造成不可逆的神经系统损伤。药源性癫痫 ICD-10:G40.505（drug-induced epilepsy）可以表现为一次单独的发作事件、惊厥性癫痫持续状态或非惊厥性癫痫持续状态。因此，快速识别药源性癫痫发作并给予及时有效的治疗尤为重要。

多数药物诱发的癫痫发作（或称药源性癫痫）是由药物过量引起的，也可能是在正常治疗剂量下出现的药物副作用。一般情况下，药源性癫痫难以预测，有些药源性癫痫甚至可发生在无癫痫病史或危险因素的患者中。突然中断某些药物治疗也会导致癫痫发作。此外，乙醇、巴氯芬、抗癫痫药和苯二氮䓬类药物的戒断也可与癫痫发作有关。当使用上述药物的拮抗剂时，要警惕可能因此诱发的癫痫发作。

一、流行病学

因各种原因首次出现癫痫发作的人数为 70~100 人/10 万人年。其中，每 10 万人中有 23~61 人是单一发作事件，并不发展为癫痫。与首次无诱因癫痫发作相关的死亡率是 1%~4%。有限的数据显示，作为药物毒性并发症的癫痫发作约占新发癫痫发作的 6%，近 9% 患者的癫痫持续状态与药物毒性相关。另据报道，药源性癫痫发作在儿科病例中占 4.7%。

药物引起癫痫发作的确切发生率尚不清楚，一项波士顿合作药物监测项目首次报道药物诱发癫痫的研究显示，32 812 名患者中的发生率为 0.08%。另一项关于癫痫持续状态的急诊病例回顾显示，酒精摄入和药物过量导致的癫痫持续状态分别占 13% 和<5%，这些病例中，药物过量所致的癫痫发作有 25% 为致死性的。有研究显示，三环类抗抑郁药、兴奋剂、抗组胺药、茶碱和异烟肼是药物引起癫痫发作的最常见原因。一项关于药物诱发儿童癫痫发作的研究显示，最常见诱发癫痫发作的药物是抗抑郁药和抗胆碱药，抗组胺药是 2 岁以下儿童癫痫发作的常见致病药物。然而，这些数据仅来自到毒物中心检测或急诊就诊的病例，而没有经过统计学研究处理的药源性癫痫发作数据。所以，药物引起的癫痫发作是相对罕见、独立的事件。

二、致病药物

许多药物已被确认能导致癫痫发作。大多数药物引起癫痫发作的报道都是基于个案、流行病学研究,很少有前瞻性研究。表 7-1-1 列出了与癫痫发作可能有关的药物。

表 7-1-1 可能引起药源性癫痫发作的药物

药物	发生率	证据级别	药物	发生率	证据级别
利多卡因	20%~25%	A	羟氯喹	NK	B
美西律	NK	B	氟尿嘧啶	NK	C
氢吗啡酮	NK	C	白消安	1.8%~40%	B
哌替啶	2.1%	B	苯丁酸氮芥	NK	B
吗啡	NK	B	干扰素 α	0.16%	B
纳洛酮	NK	B	甲氨蝶呤	NK	B
奈福泮	NK	B	吩噻嗪类	2.1%	A
曲马多	13%~50%	B	氯氮平	1%~4%	B
丙泊酚	23%~40%	B	氟哌啶醇	NK	B
七氟烷	50%~100%	A	茶碱-氨茶碱	NK	B
碳青霉烯类	0.9%	B	碘化/非碘化	0.2%~0.5%	B
头孢菌素类	NK	B	麻黄	NK	B
氟喹诺酮类	NK	B	桉树	NK	C
青霉素类	NK	B	银杏	NK	C
安非他酮	0.5%~4%	A	人参	NK	C
三环/四环类抗抑郁药	0.25%~2%	A	薄荷油	NK	C
苯二氮䓬类	NK	B	鼠尾草	NK	C
卡马西平	NK	A	八角	NK	C
非尔氨酯	NK	B	杨桃	NK	C
奥卡西平	NK	C	环孢素	0.5%~3.9%	B
苯巴比妥	NK	B	托莫西汀	NK	C
苯妥英	NK	B	哌甲酯	NK	C
托吡酯	NK	B			

注:NK,未知。

三、发病机制

癫痫发作是神经元的超同步和高活性放电引起的急性神经事件。导致这类神经元活动的确切机制尚不清楚,部分原因是存在多种超同步活动。抗癫痫药包括兴奋性神经递质、离子通道(钠、钾和钙)和抑制性神经递质可以帮助我们在一定程度上了解癫痫发作的病理生理机制。然而,由于药物毒性和过量使用,其他机制亦可能参与了癫痫的发生。

虽然具体的机制仍不完全清楚,但是通过一些研究,人们还是对某些药物引起癫痫发作的潜在机制有了一定认识。例如,哌替啶是引发药源性癫痫的重要物质,其引发癫痫的最可能原因是该药代谢物去甲哌替啶的蓄积,去甲哌替啶具有中枢神经系统兴奋性;青霉素类药物引起的癫痫发作可能是药物拮抗了抑制性神经递质 γ-氨基丁酸(GABA);碳青霉烯类药物引起癫痫发作除了抑制了抑制性神经递质 GABA,还对具有兴奋性的 N-甲基-D-天冬氨酸(NMDA)受体有激动作用。氟喹诺酮类可以通过抑制 GABA 与受体激动剂的结合引发癫痫。茶碱过量导致癫痫发作可能是由于药物的肝脏代谢饱和,导致茶碱逐渐积聚。安非他酮、马普替林和三环类抗抑郁药可以通过增加去甲肾上腺素能活性诱发癫痫。氯氮平引起的癫痫发作机制可能与抗胆碱能活性和纹状体多巴胺能受体亲和力降低有关。环孢素直接的神经毒素可诱发癫痫。曲马多和干扰素 α 可以使神经元兴奋性增强而诱发癫痫。小剂量甲氨蝶呤可以通过依赖细胞膜主动转运、大剂量甲氨蝶呤可直接通过物理扩散作用进入脑脊液而引发癫痫。

四、临床表现

药源性癫痫的难点是不易准确检测和诊断。癫痫发作的临床表现可以多种多样,从意识水平降低到全面强直阵挛事件,例如可以表现为突发不能解释的意识改变,四肢抖动或抽搐,突然跌倒,突然发作的各种刻板的感觉或无意识、不受控的运动等。癫痫发作的症状可能是极其轻微的,除非照护者可以意识到各种不同的发作表现,否则这些症状很可能会被忽略或误诊。另外,癫痫发作通常是短暂和不可预测的事件,使诊断复杂化。对于具有药源性癫痫发作高风险患者的照护者,不仅需要了解能诱发发作的相关药物,也应该加强对于发作症状识别的训练,包括不同意识水平及部分或全身出现的不可控的肌肉运动。

癫痫发作一般持续数秒至几分钟,但药源性癫痫可以发展为癫痫持续状态,因此需要立即干预终止发作。癫痫持续状态患者不一定具有惊厥发作,可能仅有意识水平下降。因此,当患者出现不能解释的意识改变时,要考虑癫痫发作的可能。

五、诊断及鉴别诊断

虽然癫痫发作是首要的诊断依据,但往往在脑电图帮助下才能确诊。很多其他疾病的临床表现可以与癫痫发作相似,比如其他原因导致的癫痫发作、焦虑或惊恐发作、复杂偏头痛发作、心因性非癫痫性事件、抽动等,此时脑电图应显示与发作一致的异常神经元放电,方能确定为癫痫发作。脑电图监测最好能够记录到发作期表现,但由于发作的短暂性,捕捉到发作期脑电图一般比较困难。脑电图应该由技术熟练的技师安装完成,并由神经科医生解读。尤为重要的是,应鉴别药源性癫痫发作和由神经系统损伤或病变引起的癫痫发作。以癌症患者为例,由于抗肿瘤药引起的癫痫发作可能不会持续存在,且通常可以通过调整抗肿瘤药剂量来治疗或预防,以此可以鉴别是抗肿瘤药引发的癫痫,还是由肿瘤或其他不同原因引起的癫痫,包括在使用癌症化疗剂后不久出现脑病引起的癫痫发作、排除代谢和结构原因以及排除其他药物引起的癫痫。

药源性癫痫需要与心律失常、低血糖、卒中、短暂性脑缺血发作、晕厥相鉴别。大多数药源性癫痫是与毒性物质相关的单一事件,当停止使用药物治疗时,不会再发生癫痫发作。然而,如果患者在停药足够长一段时间后仍出现反复的癫痫发作,则要考虑特发性癫痫诊断,需要持续使用抗癫痫药治疗。

六、预防

由于药物诱发癫痫的机制和原因多种多样,药源性癫痫的预防也各有不同。其中,对于有肝、肾疾病的患者在使用具有潜在致癫痫风险的药物时,需要注意进行剂量调整,同时密切监测实验室指标(如电解质、肾功能、肝功能、血糖、血药浓度)并且避免同时使用中枢神经系统兴奋剂,以免增加引起癫痫的风险。在使用已知会导致癫痫或易引起具有癫痫病史患者出现癫痫发作的药物时需要特别谨慎,密切监测患者有无癫痫发作。增加代谢功能参数的监测可能有助于防止由于药物对血清化学和体内平衡的影响而引起的发作。癫痫患者在术前用药和联合麻醉时,需要降低七氟烷引起癫痫的风险。为了降低癫痫发作的风险,建议使用苯二氮䓬类和/或麻醉剂进行预处理,同时使用一氧化二氮。

在肾病或血脑屏障受损的患者中适当调整青霉素和碳青霉烯的剂量,是预防与这些药物相关癫痫发作的最佳方法。青霉素类、碳青霉烯类和氟喹诺酮类抗生素应谨慎使用于有癫痫病史的患者。其他如羟氯喹和抗精神病药,在有癫痫病史的患者中也应谨慎使用。

七、治疗原则

由于药物引起的癫痫可由多种机制引起,治疗策略应精确并个体化。第一步是立即停药。如果第二次急性发作的风险似乎很低,则一般不需要应用抗癫痫药进行干预。但如果另一次急性发作的风险很高,则应积极治疗。治疗的重点是预防再次急性发作。

有些药物通过改变代谢导致低血糖或低钠血症等疾病而引起癫痫。在这些病例中,在开始使用抗癫痫药治疗之前,应识别并纠正潜在的代谢异常。避免抗癫痫药的不合理应用。

药源性癫痫的治疗取决于病因,但为了减少癫痫发作给患者带来的伤害,在寻找病因的同时可采用一般的癫痫治疗方法。治疗和预防额外癫痫的关键是迅速查明病因并迅速实施适当的治疗计划。

癫痫的急性治疗通常包括提供对症护理,随后进行药物治疗以控制癫痫发作。通常静脉注射苯二氮䓬类药物,如劳拉西泮、地西泮或咪达唑仑以快速控制癫痫发作。这些措施对大多数患者有效。如果癫痫控制欠佳或复发,可重复给予苯二氮䓬或开始抗癫痫药治疗。新的证据表明,苯妥英钠在治疗药物引起的癫痫时应避免使用。在罕见的情况下,患者对额外剂量的苯二氮䓬类药物没有反应,可使用其他药物,如短效巴比妥类、全身麻醉药、特别高剂量的苯二氮䓬类或其他抗癫痫药。

苯二氮䓬类药物通常对治疗和预防碳青霉烯类引起的癫痫有效。因为苯二氮䓬类药物能增强GABA活性,对于三环类抗抑郁药诱发的癫痫患者,苯二氮䓬类药物是首选的治疗药物,此时因苯妥英钠控制药源性癫痫的有效性低,并且会提高三环类药物致心律失常的可能性。应避免使用苯妥英类药物,苯二氮䓬类药物被推荐用于治疗抗疟药引起的癫痫。茶碱可能会拮抗苯二氮䓬类药物的作用,使其作用减弱,所以苯二氮䓬类药物对茶碱诱发癫痫的治疗缺乏有效性。对于茶碱诱发的癫痫发作,巴比妥类药物是治疗的首选药物,用药时需注意给予苯巴比妥负荷剂量(5~15mg/kg),直到癫痫发作终止。在开始静脉注射巴比妥类药物前,因其对呼吸系统和心血管系统具有副作用,患者需要先完成插管并进行机械通气。

如果确定癫痫是由抗肿瘤药引起的,一般建议在可能的情况下不治疗癫痫,而是调整癌症化疗剂量和方案。还应注意处理与可能导致癫痫发作的抗肿瘤药相关的潜在代谢变化。然而,如果癫痫发作还有其他潜在原因,特别是中枢神经系统肿瘤,则应进行抗癫痫治疗。

八、预后及随访

药源性癫痫与发病的诱因和疾病损害的严重程度有关。发现病因并给予及时处理,很多患者甚至可能完全康复。

九、患者教育

因为药物引起的癫痫罕见,而且通常持续时间很短,在接受可能诱发癫痫的药物治疗时,对所有患者进行有关癫痫风险的教育,就症状和体征向癫痫发作风险增加的患者提出建议。护理者应接受关于癫痫急救的指导。如果发生癫痫,护理人员应保护患者不受自伤或伤害他人,方法是将患者侧卧,在头部下方放置枕头,确保气道畅通,并在癫痫缓解后帮助患者重新确定位置。此外,记录癫痫持续时间很重要,如果癫痫持续时间超过5分钟或没有癫痫病史者发生癫痫,应立即就医。禁止将物品强行放入患者口中或束缚患者。除了管理癫痫发作的指导外,还应建议有癫痫病史者避免使用可能导致癫痫发作的药物,尤其是非处方药和草药,并避免突然停止使用抗癫痫药。

十、典型病例

患者男性,23岁。因病毒性脑炎合并症状性癫痫收入院。入院后给予阿昔洛韦抗病毒,丙戊酸钠160mg/h静脉泵入抗癫痫等治疗。10天后监测丙戊酸钠的血药浓度为97mg/L,因症状控制欠佳,1周后给予丙戊酸钠1 000mg,静脉注射。次日,丙戊酸钠的血药浓度为80mg/L。患者WBC为20.34×10^9/L,痰培养结果为铜绿假单胞菌,对亚胺培南敏感。于是给予美罗培南0.5g抗感染治疗,在给予美罗培南2小时后,患者再次出现癫痫发作,且幅度和频率加强。停用美罗培南,给予磷霉素和依替米星抗感染治疗。立即监测丙戊酸钠的血药浓度,结果为53mg/L。于是静脉注射丙戊酸钠1 000mg,后继续给予丙戊酸钠160mg/h静脉泵入,患者症状较前好转。次日丙戊酸钠的血药浓度为124mg/L。

讨论:美罗培南的说明书提示该药可引起丙戊酸钠的血药浓度降低,使用丙戊酸钠禁用美罗培南。该患者应用美罗培南前,丙戊酸钠血药浓度为80mg/L,患者没有癫痫发作;应用0.5g美罗培南2小时后,患者丙戊酸钠血药浓度为53mg/L,出现癫痫发作。可以看出患者本次癫痫发作与应用美罗培南有密切的时间相关性。停用美罗培南,给予丙戊酸钠后,丙戊酸钠的血药浓度迅速回升,癫痫发作停止。因此认为该患者本次的癫痫发作是由应用美罗培南,导致丙戊酸钠血药浓度降低而引发的癫痫发作。

点评:碳青霉烯类分子的α位碳原子上引入与其他抗生素不同的侧链,可与中枢神经系统抑制性神经递质GABA相结合,阻断中枢抑制性递质的作用,从而增强中枢兴奋作用。亚胺培南西司他丁钠引起癫痫的发生率为1.5%~2.0%,美罗培南引起癫痫的发生率为0.08%。而丙戊酸钠与美罗培南联合使用可使丙戊酸钠在肝脏的水解增加,从而使丙戊酸钠的血药浓度降低。为此癫痫患者需要使用碳青霉烯类药物抗感染治疗时,由于亚胺培南西司他丁钠引起癫痫的发生率高于美罗培南,所以应选择美罗培南,但美罗培南不能合并使用丙戊酸钠。如果需要使用抗癫痫药,可选择除丙戊酸钠以外的抗癫痫药,如卡马西平,必要时可选择注射抗癫痫药,如地西泮或苯巴比妥等。

(侯月　任连坤　戴海斌　齐晓涟)

第二节　药源性锥体外系疾病

教学目的与要求

1. 掌握药源性锥体外系疾病的常见致病药物、临床表现及诊断。
2. 熟悉药源性锥体外系疾病的预防和治疗。
3. 了解药源性锥体外系疾病的发病机制。

锥体外系疾病(extrapyramidal disorder),也常称为运动障碍病(movement disorder),主要表现为随意运动(自主运动)调节功能的障碍,而不直接影响感觉、肌力或小脑功能。严格来说,锥体外系疾病和运动障碍病的概念并不完全相同。前者强调疾病的病理生理基础,即与锥体外系相关;后者侧重于

疾病的临床表现,其病理基础可能不局限于锥体外系(还可能涉及小脑、脑干、中脑等)。曾有学者建议用运动障碍病取代锥体外系疾病之名称,本节暂将二者通用,意义上不作严格区分。

药源性锥体外系疾病(drug-induced extrapyramidal disorder,DIED),也常称为药源性运动障碍病(drug-induced movement disorder),在临床上并不罕见,特别是在服用精神类药物或者镇吐药的患者中更为多见。药源性锥体外系疾病可以表现多样,包括静坐不能、迟发性运动障碍,肌张力障碍 ICD-10:G24.0 和帕金森综合征 ICD-10:G21.0-G21.1。药源性锥体外系疾病既影响患者的运动功能,也可能因其伴发的心理及社会功能受累,从而直接影响药物的依从性。有研究证实,在精神分裂症或情感性精神分裂症患者中,因出现药源性锥体外系疾病而导致停用抗精神病药的可能性将增加 40 倍之多。药源性锥体外系疾病在临床上易被忽视或难以识别,因此,对于该类疾病相关知识的熟悉和掌握具有重要的临床意义。限于篇幅,本节将重点介绍以下几种药源性锥体外系疾病的形式:药源性静坐不能(drug-induced akathisia,DIA)、药源性肌张力障碍(drug-induceddystonia,DID)、药源性帕金森综合征(drug-induced Parkinson syndrome,DIP)。关于其他形式的药源性锥体外系疾病(药源性震颤 ICD-10: G25.1、药源性肌阵挛 ICD-10:G25.3、左旋多巴诱导的异动症、抗精神病药恶性综合征、药源性不宁腿综合征、药源性运动性抽搐),请读者参阅相关资料及文献。

一、流行病学

传统抗精神病药导致锥体外系疾病的比例通常为 20%~30%,但也有报道高达 76%。非典型的抗精神病药(如阿立哌唑、氯氮平、伊潘立酮、奥氮平、帕潘立酮、喹硫平、利培酮、齐拉西酮)引起静坐不能的风险相对较低。选择性 5-羟色胺再摄取抑制剂(SSRI)及三环类抗抑郁药(TCA)引起药源性锥体外系疾病的具体比例尚未有系统大样本研究。某项研究中,氟哌利多、丙氯拉嗪、甲氧氯普胺和安慰剂引发短暂性静坐不能的比例分别为 71.4%、35.3%、25% 及 11.1%。

自 20 世纪 50 年代晚期和 60 年代早期以来,迟发性运动障碍(tardive dyskinesia,TD)已成为最常见的药源性锥体外系疾病的表现形式之一。尽管 TD 在起病初期可以较为轻微,但在许多患者中可能逐渐加重,甚至致残。在一项针对首发精神分裂症患者的研究中,服用精神类药物 1 年后出现 TD 的比例为 4.8%,2 年后为 7.2%,4 年后为 15.6%。此外,药源性 TD 的发生率与精神类药物剂量呈正相关,大约每增加 100mg 氯丙嗪,TD 的发生率增加 5%。综合文献报道,精神类药物引发 TD 的比例波动在 0.5%~70%,该范围较大的原因可能和诊断标准、随访时间、样本数量及研究设计等因素有关。非典型抗精神病药引发 TD 的比例较低,但在老年人群中该比例可能会有所增加。

长期服用抗多巴胺能镇吐药或者胃肠促动药也会显著增加 TD 的风险。据 Kenney 针对运动障碍病门诊中 434 例迟发性运动障碍患者的研究显示,致病药物为甲氧氯普胺、丙氯拉嗪、异丙嗪的比例分别占 39.4%、11.8% 与 9.4%。2009 年,美国 FDA 特别要求甲氧氯普胺的药品说明书需添加警示该药品可导致迟发性运动障碍的黑框警示。

使用传统抗精神病药的患者中,药源性急性肌张力障碍(drug-induced acute dystonia,DIAD)的发生率高低不一。差异度高的原因涉及多个因素,例如研究方法、研究对象(门诊患者或住院患者)、研究对象的特征(如年龄、性别)、是否同时服用抗毒蕈碱药物、神经类药物的具体种类等。一项前瞻性研究显示:在使用精神类药物而未使用抗毒蕈碱药物的患者中,DIAD 的比例达 8.5%;在二者均使用的患者中,出现 DIAD 的比例则降为 2.8%。该研究还提示:苯丁酮类(如氟哌啶醇)比吩噻嗪类(如氯丙嗪)抗精神病药引发 DIAD 的风险高。在另一项汇总分析中,服用抗精神病药而未服用抗毒蕈碱药物引发 DIAD 的比例为 14.8%;在服用强效精神类药物(如氟哌啶醇)的患者中,DIAD 的发生率高达 52.2%。一项前瞻性研究还报道,在服用氟哌啶醇而未服用抗毒蕈碱药物的年轻患者中,DIAD 的比例为 33%。

药源性迟发性肌张力障碍（DITD）在服用典型抗精神病药患者中的发生率为 2%~4%。这个概率可能比真实的概率要低。一项针对长期服用精神类药物的退伍军人住院患者的研究提示，DITD 的发生率高达 21.6%。

药源性帕金森综合征（DIP）的发生率较原发性帕金森病低，但也并不罕见，约占帕金森综合征的 15%。在一项针对老年患者的研究中，新发帕金森综合征中 51% 被认为由药物引起。

二、致病药物

一般认为，非典型的抗精神病药引发的药源性锥体外系疾病（DIED）的风险较低，但这种风险也因具体药物而异。氯氮平和匹莫范色林引发 DIED 的风险低，而鲁拉西酮、奥氮平、帕潘立酮、利培酮与齐拉西酮的风险较高。

其他一些精神类药物，例如锂剂、SSRI、精神兴奋药、TCA，也可能与 DIED 有关。锂剂可以引发震颤，有时也可能导致舞蹈症。SSRI 可能引起震颤和静坐不能，但导致异动症、肌张力障碍或帕金森综合征的可能性小。神经兴奋药（如苯丙胺、哌甲酯、匹莫林）在有的情况下能引起异动症、肌张力障碍、刻板动作或抽动。TCA 相关的 DIED 最常表现为静坐不能、肌阵挛和震颤。

抗癫痫药较少引发 DIED，但丙戊酸盐和苯妥英钠在一些患者中可能导致震颤。文献中还偶见卡马西平、乙琥胺、非尔氨酯、加巴喷丁、苯巴比妥或苯妥英钠导致异动症或肌张力障碍的报道。含雌激素或孕激素的药物（如口服避孕药）可引起舞蹈症。通过抑制中枢多巴胺受体起作用的镇吐药（如氟哌利多、甲氧氯普胺、丙氯拉嗪）与许多 DIED 有关。可能引起药源性静坐不能的药物见表 7-2-1。

表 7-2-1 可能引起药源性静坐不能的药物

药物	发生率	证据级别
氟哌利多	20%~30%	B
甲氧氯普胺	20%~30%	B
丙氯拉嗪	20%~30%	B
异丙嗪	20%~30%	B
卡马西平	NK	C
阿莫沙平	NK	C
非典型抗精神病药	5%~15%	A
传统的抗精神病药	20%~30%	A
锂剂	NK	C
选择性 5-羟色胺再摄取抑制剂	5%	B
三环类抗抑郁药	5%	C

注：NK，未知。

迟发性运动障碍（TD）可见于多巴胺受体拮抗剂使用 1 个月之后。常见引发 TD 的药物见表 7-2-2。除多巴胺受体拮抗剂与精神类药物外，有些抗癫痫药、锂剂、口服避孕药、SSRI 也可能导致 TD。

药源性急性肌张力障碍（DIAD）常见于开始使用多巴胺受体拮抗剂或剂量增高后短期内出现，也可见于更换为更强的精神类药物（特别是注射剂型）之后。药源性迟发性肌张力障碍（DITD）主要与服用多巴胺受体拮抗剂有关。可能引发药源性肌张力障碍的药物总结于表 7-2-3。可能引起药源性帕金森综合征的药物总结于表 7-2-4。

表 7-2-2 可能引起药源性迟发性肌张力障碍的药物

药物	发生率	证据级别
甲氧氯普胺	12%~40%	B
丙氯拉嗪	NK	C
阿莫沙平	NK	C
非典型抗精神病药	5%~15%	A
传统的抗精神病药	20%~30%	A

注:NK,未知。

表 7-2-3 可能引起药源性肌张力障碍的药物

药物	发生率	证据级别
甲氧氯普胺	1%~5%	B
丙氯拉嗪	1%~5%	B
非典型抗精神病药	1%~5%	A
传统的抗精神病药	1%~50%	A

表 7-2-4 可能引起药源性帕金森综合征的药物

药物	发生率	证据级别
甲氧氯普胺	1%~5%	B
丙氯拉嗪	1%~5%	B
丙戊酸	5%	B
甲基多巴	NK	C
利血平	NK	C
阿莫沙平	NK	C
非典型抗精神病药	5%~20%	A
丁苯那嗪	15%	A
传统的抗精神病药	20%~60%	A
桂利嗪	30%	B
氟桂利嗪	30%	B

注:A 级证据,证据来自一项或多项随机、对照研究;B 级证据,证据来自非随机临床试验、前瞻性观察研究、群组研究、回顾性研究、病例对照研究、荟萃分析和/或上市后监测研究;C 级证据,证据来自一项或多项病例个案报告或病例序列报告。NK:未知。

三、发病机制

DIED 的机制复杂多样,主要与锥体外系(如基底节、下丘脑)受累有关。从神经化学角度来看,药源性静坐不能可能和多巴胺及 5-羟色胺有关,这可以解释中枢性多巴胺受体拮抗剂可能引发静坐不能的现象。SSRI 诱发静坐不能的现象提示 5-羟色胺参与其中的机制。另外,文献中关于铁离子可能和静坐不能的发生有关,但仍待进一步研究。与急性静坐不能相比,研究者对迟发性静坐不能的病理过程所知更少,但普遍认为后者的机制具有独特性。

药源性 TD 的病理机制尚不明确。有研究认为，"谷期" 2 型多巴胺受体（D2）阻滞是原因之一，抗毒蕈碱药物可以加重 TD，而 GABA 能、抗谷氨酸能和抗氧化的药物可减轻 TD。其他的机制还包括：一氧化氮介导的纹状体的神经调控，多巴胺、NMDA 和 5-羟色胺受体的基因多态性，以及精神类药物诱发的神经元凋亡。动物研究还发现，D2 受体的上调和超敏也参与 TD 的发生。

药源性急性与迟发性肌张力障碍的机制尚不清楚。有研究认为可能与基底节区域多巴胺能系统抑制与继发的胆碱能系统活跃有关，这可以解释抗毒蕈碱药物减轻药源性肌张力障碍（DID）的现象。也有相反的观点认为，DID 和多巴胺能系统高活跃度有关。应该认识到，多巴胺之外的其他神经递质（如 GABA 和 5-羟色胺）也可能参与 DID 的病理过程。

多巴胺受体拮抗剂引起药源性帕金森综合征（DIP）的机制与纹状体内多巴胺受体被阻滞有关。相对于传统的抗精神病药，非典型抗精神病药对于多巴胺受体的拮抗（包括与受体的亲和力、解离等因素）相对较弱。除此之外，DIP 的机制还有待更多研究。

四、临床表现

药源性锥体外系疾病（DIED）的表现多样，形式上可以包括震颤、静坐不能、迟发性运动障碍、肌张力障碍和帕金森综合征等。按照出现时间，DIED 的临床症状又可划分为急性（acute）和迟发性（tardive）两种。前者如急性静坐不能、急性肌张力障碍，可能在致病性药物使用后的数小时至数天内出现。后者如迟发性静坐不能、迟发性运动障碍、迟发性肌张力障碍，可能出现于药物使用后的数个月甚至数年后。DIED 还常表现为多种临床形式。例如，药物诱发的迟发性运动障碍可能伴随有帕金森综合征；迟发性运动障碍可能与静坐不能同时存在。

具体而言，静坐不能（akathisia，来源于希腊语，意为无法静坐）表现为患者神经焦躁的情绪伴有（主要是下肢）不停活动（例如踱步、摆动双腿、交换双腿相对位置等）。

TD 指较迟发生的重复性、协调的、看似有意的不自主动作，可以表现在口面区、舌部、肢体或躯干。口面部的表现（例如咂嘴、咀嚼样动作、伸舌）最为常见，其次较常受累的为上下肢。舞蹈样动作多累及近端肌肉，而手足徐动多累及远端。一般来说，TD 的症状并不直接造成患者痛苦，但是可能导致患者日常动作（如咀嚼、说话和吞咽）困难，进而影响生活和社交。TD 起病通常较隐匿，起初常不被患者注意到，可随着时间逐渐加重。TD 还可能合并有其他运动障碍病。

DID 发生的部位和程度有所不同，常见的部位有口面部、背部、肢体、颈部。其具体症状表现为持续肌肉收缩或痉挛，进而导致姿势异常、扭转或重复动作，可引起患者的行走、呼吸、转头、说话或吞咽困难，导致患者的疼痛、痛苦或致残。在 DID 的各种表现形式中，比萨综合征（Pisa syndrome）是一类少见的特殊形式，表现为持续异常的身体扭曲、头偏向一侧及躯体的轴向旋转。根据出现的时间，药源性肌张力障碍（DID）又可分为急性（DIAD）和迟发性（DITD）。

DIP 的临床表现为累及双侧肢体和躯干的震颤、僵硬、行动迟缓。此外，还包括面具脸、小写征、行走缓慢拖步以及驼背。这些表现与原发性帕金森病相似，但是后者一般为单侧起病，症状呈非对称性。

五、诊断及鉴别诊断

DIED 的诊断主要依靠医生对患者临床表现的综合分析，辅助检查通常是为排除或者鉴别诊断。医生需要仔细询问病史（特别是用药史）、观察记录患者表现，必要时规律随访，从而给出相应诊断。值得说明的是，在有些病例中，药源性锥体外系疾病的形式可以不止一种，这种情况下应该给出多个联合诊断。

根据《精神障碍诊断与统计手册》第 5 版（*Diagnostic and Statistical Manual of Mental Disorders*, 5th ed, DSM-V），药源性静坐不能（DIA）包括主观成分和客观成分，其表现为主观上焦躁不安情绪，并伴有如下客观表现之一：坐立不安或坐时不停摆动双腿、站立时持续蹴步、不断交换双腿的相对位置等。患者被限制移动时感到焦虑痛苦，睡眠时或仰卧位症状可能减轻。急性与迟发性药源性静坐不能并没有严格的时间界限，但一般认为药物暴露 3 个月之后出现症状可定义为迟发性。药源性静坐不能要注意与以下情况鉴别：药物或酒精撤除/戒断、焦虑障碍、精神性激越、不宁腿综合征。

大多数病例中，迟发性运动障碍（TD）的诊断比较容易。美国国立精神卫生研究所制定的异常不自主运动量表（Abnormal Involuntary Movement Scale, AIMS）可评估身体 7 个部位的异动表现、整体的严重性、功能受损以及症状的自我意识（self-awareness）。口面部的表现可以包括不自主眨眼、咀嚼、下颌动、做鬼脸、噘嘴、咂嘴、伸舌、卷舌或面部抽动。许多患者还伴有舞蹈徐动或肢体、躯干、头颈的刻板动作。有的患者会有手指的不自主运动，仿佛弹奏吉他或者钢琴。偶有患者表现出骨盆扭转、晃动或者呼噜、呻吟。可能加重 TD 的因素包括：抗毒蕈碱药物、拟交感药物、极端情绪。TD 的症状可在短时间内主观压抑或控制。医生可借助患者未受累身体部位的主动运动（如手指敲击）或者认知任务（例如计算）分散其注意力，从而观察到潜在的异动症。同大部分异动症一样，药源性 TD 在睡眠中减轻。

唇裂综合征（cleft lip syndrome）是一种少见并有特征性的药源性 TD。唇裂综合征由 Villeneuve 于 1972 年首次报道，它表现为缓慢、节律性、口周区域的垂直性震颤，因类似兔的咀嚼动作而得名。唇裂综合征与口面部 TD 的区别在于：前者只累及颊部而不累及舌部。唇裂综合征主要与精神类药物的使用有关，发生率 2.3%~4.4%。临床医生在观察到患者有口面部异动症时，要注意和亨廷顿病、甲状腺功能亢进、左旋多巴诱发的异动症、神经棘红细胞增多症、小舞蹈病以及肝豆状核变性相鉴别。值得注意的是，口面部的异动症还可见于缺齿的老人或从未使用精神类药物的患者中。

药源性急性肌张力障碍（DIAD）常出现于药物暴露后 48 小时内，最多不超过 5 天，也可继发于多巴胺受体拮抗剂剂量增加或者抗毒蕈碱药物剂量减少之后。DIAD 在较年轻的患者中更易出现，且更常见于使用注射剂型的药物后。药源性迟发性肌张力障碍（DITD）可见于使用多巴胺受体拮抗剂后的数个月甚至数年内，或者停药后的 3 个月内，常常与 TD 同时存在。诊断 DITD 需要基于以下因素：持续的肌张力障碍（长于 1 个月）、多巴胺受体拮抗剂治疗史、排除全身或神经性可能导致肌张力障碍的因素（如 *DYT1* 基因突变、基底节区局灶性病变、僵人综合征）。DITD 与原发性扭转性肌张力障碍常难以区分。

药源性肌张力障碍（DID）应该和以下疾病相鉴别：关节炎、寰枢椎旋转半脱位、紧张症、转化型反应（conversion reaction）、多巴胺反应性肌张力障碍、亨廷顿病、原发性肌张力障碍、遗传性肌张力障碍、抗精神病药恶性综合征、骨科疾病、破伤风、肝豆状核变性。如果 DIAD 合并有发热、全身性强直、意识水平改变和自主神经系统不稳定，应该考虑到抗精神病药恶性综合征的可能。

药源性帕金森综合征（DIP）的临床表现与原发性帕金森病相似。震颤、强直和行动迟缓中至少具备两项。二者有时难以区别，鉴别的要点在于是否有明确的用药史。识别 DIP 有时候可能较为困难，因为诸如面部表情减少、精力和动机减弱、行动迟缓等表现也可见于精神分裂症和抑郁障碍。震颤是 DIP 的常见症状，并伴有强直和/或行动迟缓。行动迟缓与强直会导致面具脸、拖步、日常生活困难（例如走路、穿衣、吃饭、梳洗、写字）。一些研究者认为，DIP 的特征包括症状双侧对称性、额外表现出下颌震颤、起病即有较明显的姿势不稳（平衡困难和跌倒）。脑内多巴胺转运体 SPECT 显像可以辅助区分 DIP 与原发性帕金森病：在前者可以表现为正常。DIP 一般在致病药物暴露后的 3 个月内出现，有时候继发于增加药量之后，停药后通常可逐渐消失。DIP 的出现偶尔较为急性。

六、预防与监测

DIED 可以采取的措施有：①仔细评估长期使用药物的必要性，避免不必要或者过长、过量的药物使用，使用最低的有效剂量，当药量需要增加时遵循标准的药物滴定流程，避免加药过快或者过多。②对于可能发生药源性静坐不能的患者，注意纠正可能存在的铁代谢异常。对于既往发生过药源性静坐不能的患者，同时加用抗毒蕈碱药物或者 β 受体拮抗剂；可能出现 DID 的年轻患者使用高剂量奥氮平、帕潘立酮或利培酮时，可以考虑同时短期口服抗毒蕈碱类药物（如阿托品、苯海拉明、苯海索）；可能出现 DIP 的患者是否加用抗毒蕈碱药物仍存在争议，特别是对于老年患者。③考虑将典型的抗精神病药更换为非典型抗精神病药。④在使用可能导致 DIED 的药物前，医生应该对患者及家属做充分的告知。必要时，甚至需要签署知情同意书。医生、患者及家属都应该规律密切地观察可能出现的症状，并及时处理。⑤应该注意规律随访监测，及时发现识别并做出相应处理。

七、治疗原则

如果药源性静坐不能（DIA）是由典型抗精神病药引起，可以更换为非典型的抗精神病药；可以考虑使用抗毒蕈碱或非选择性 β 受体拮抗剂（如普萘洛尔），其他一些药物（金刚烷胺、苯二氮草类、可乐定、赛庚啶、米安色林、米氮平）可能对 DIA 也有效。相对于 DIA 的急性表现，迟发性 DIA 的控制更为困难，应该尽早处理。

迟发性运动障碍（TD）的处理通常需要停用致病药物，否则较难缓解。有研究显示：5 年持续应用抗精神病药后，只有 11% 患者的药源性 TD 可能自然改善。如果及早发现并停用致病药物，药源性 TD 缓解的概率很高，特别是在年轻的患者中。停用药物后，药源性 TD 完全消失可能需要数个月的时间。值得注意的是，停用长期服用的多巴胺能受体拮抗剂也可能引起药源性 TD，这种现象最常见于儿童患者。但一项报告指出：34% 的成人患者在精神类药物撤除后的 3 周内产生异动症。药物撤除引发的异动症一般在 3 个月内缓解。另外，如果需要维持精神类药物，可以考虑将典型的抗精神病药更换为非典型抗精神病药。

如果患者出现药源性 TD 的同时服用抗毒蕈碱类药物，那么在停用致病药物的同时，也要同时停用抗毒蕈碱类药物。如果药源性 TD 需要药物干预，首先可以考虑丁苯那嗪的氘代衍生物氘代丁苯那嗪（deutetrabenazine）或囊泡单胺转运体 2（VMAT2）抑制剂缬苯那嗪（valbenazine）；使用氯硝西泮和银杏叶提取物的证据一般，而金刚烷胺的使用证据较弱。对于药物难治性的严重病例，利用脑深部电刺激进行手术干预也是可以考虑的治疗方法之一。焦虑可能加重药源性 TD 的表现，因此在处理药源性 TD 的同时应同时处理焦虑。

唇裂综合征的处理需要减少或停用精神类药物，还可以尝试抗毒蕈碱药物。这和处理口周 TD 的措施不同，在后者的病例中加用抗毒蕈碱药物能够加重病情。

药源性急性肌张力障碍（DIAD）的处理，首先是停用致病药物及加用抗毒蕈碱药物。对于药源性迟发性肌张力障碍（DITD）可以采取停用或者减量致病药物，将典型抗精神病药更换为非典型抗精神病药，尝试抗毒蕈碱药物治疗。对于局限性肌张力障碍可以考虑注射肉毒毒素，或尝试使用肌肉松弛药（如巴氯芬）以及其他药物（如金刚烷胺、可乐定、左乙拉西坦、普瑞巴林），也可考虑（苍白球）脑深部电刺激或苍白球毁损术。

药源性帕金森综合征（DIP）的处理方法主要是停用或减量使用致病药物，由典型抗精神病药更换为非典型抗精神病药，使用治疗帕金森综合征的药物（例如金刚烷胺、抗毒蕈碱药物、卡比多巴-左旋多巴、多巴胺受体激动剂）。抗毒蕈碱药物在年轻患者比老年患者中容易耐受。

八、预后及随访

DIED 如果早期识别、诊断及正确处理,通常能够逐渐缓解至消失。然而,有多种因素可能影响 DIED 的转归和预后,如具体锥体外系疾病的种类、表现、出现及持续时间、严重程度、患者年龄、身体情况、并存疾病及其严重程度等。

九、患者教育

在对 DIED 的预防、识别和处理的教育过程中,及时、充分和完整的教育极其重要。在使用可能导致 DIED 的药物前,医生、药师应该向患者及家属进行宣教,告知其 DIED 的可能形式、出现时间、应对方法;应该嘱咐患者进行规律复诊,翔实记录并充分告知医生各种可能的表现,以利于早期发现、诊断及处理。特别对于长期使用可能导致 DIED 药物的患者,应该建立规律、完整的用药记录。在有精神症状的患者中,患者和/或家属教育具有特殊价值。此外,临床中应该考虑必要时与患者签署知情同意书。

十、典型病例

患者男性,72 岁。因"头痛"就诊,头颅 CT 示"脑积水",口服盐酸氟桂利嗪(20mg,q.n.)及阿司匹林肠溶片(100mg,q.d.)数天后头痛缓解,之后继续口服上述药物。3 个月后逐渐出现动作缓慢、行走困难。考虑"帕金森病"并给予多巴丝肼片(250mg,t.i.d.)治疗,效果不佳,行走困难加重。入院后查体示:神清、面具脸,双侧瞳孔等大等圆、对光反射灵敏,四肢肌力正常,肌张力铅管样增高,右手细微静止性震颤。患者否认长期服用其他药物史、否认毒物接触史和家族史。头颅 MRI 示半卵圆区少许散在腔隙性梗死病灶。简易精神状态检查表(mini mental status examination,MMSE)评分正常。肝肾功能、电解质、血清铜、铜蓝蛋白正常。从患者临床表现(震颤、强直、行动迟缓、症状对称性)、用药史等综合分析,诊断为药源性帕金森综合征,致病药物为盐酸氟桂利嗪。停用氟桂利嗪,口服多巴丝肼(125mg,t.i.d.),继续口服阿司匹林(100mg,q.d.)。1 周后,患者相关症状开始改善。半年后相关症状明显改善。8 个月后随访,相关症状完全消失。

讨论:帕金森综合征是氟桂利嗪固有的不良反应,患者临床症状出现、好转直至消失与氟桂利嗪用药和停药有相应的时间关联性,可以判断该患者氟桂利嗪所致的帕金森综合征诊断成立。

点评:应教育患者服用氟桂利嗪有出现锥体外系症状的可能,如果患者用药后出现运动缓慢、手抖、手颤等症状时,需要及时就医。

(乔梁　谭戈　戴海斌)

第三节　药源性脑病

教学目的与要求

1. 掌握药源性脑病的致病药物、临床表现及诊断。

2. 熟悉药源性脑病的防治原则。

3. 了解药源性脑病的发病机制、鉴别诊断和危险因素。

药源性脑病是指以功能的改变为主要特征,常常表现为谵妄(delirium)和意识错乱(confusional state)的脑部疾病。在重症患者中,药源性脑病的发生率更高。虽然多数药源性脑病是可逆的,但如果未及时治疗,一些患者可能会造成永久性的脑损伤。

一、流行病学

在住院患者中,脑病的发生比较常见,近30%的老年住院患者会发生脑病。在长期多重用药(polypharmacy)的老年人中,脑病的发生更为常见,药物因素在发生脑病患者中所占的比例很高,占12%~39%。除了药物因素,感染、水电解质平衡紊乱和环境(如强烈的视觉和听觉刺激)等其他因素也可以导致脑病的发生。

二、致病药物

药源性脑病可以由多种药物共同导致。其中有一些药物需要特别注意,尤其是具有抗胆碱能作用的药物,如抗精神病药、三环类抗抑郁药、抗组胺药、镇静催眠药、肾上腺皮质激素和麻醉剂等。

阿片类药物可能导致脑病的发生,但是术后使用阿片类药物进行镇痛治疗却可以减少脑病的发生。

一项荟萃分析评估了精神药物(psychoactive medication)与住院期间脑病的发生关系。在28项研究中,包括不同类型的抗震颤麻痹药、抗惊厥药、抗胆碱药、抗抑郁药、抗精神病药、镇吐药、苯二氮䓬类药、肾上腺皮质激素、H_2受体拮抗剂、非甾体抗炎药和阿片类镇痛药物。这些药物合用与脑病发生相关,但没有哪种药物被发现与脑病密切相关。因此,目前认为大多数药源性脑病是由多因素导致的。如服用多种药物,同时一些非药物因素也会导致药源性脑病,如视力或听力的丧失、感染和电解质紊乱等。

药源性脑病的危险因素有多种,主要包括肝肾功能损伤、心力衰竭、呼吸衰竭、电解质紊乱等。因为这些危险因素会导致机体对药物的代谢能力下降,增加发生药源性脑病的风险。另外疼痛也是导致药源性脑病的危险因素。

既往存在痴呆、认知功能障碍、合并中枢神经系统疾病(如脑血管病、癫痫、颅脑外伤、帕金森病)的人群是发生药源性脑病的高危人群。

感染和发热是引起药源性脑病的危险因素。高热会导致脑内释放兴奋性神经递质(如去甲肾上腺素、谷氨酸和多巴胺),从而增加药源性脑病发生的风险。HIV感染患者由于合并神经系统病毒感染、机会性感染和代谢紊乱,可以导致脑病的发生。使用抗生素、抗病毒药和抗真菌药同样会增加药源性脑病发生的概率。

肿瘤患者由于肝、肾功能受影响,脱水及高渗状态、缺氧、高凝状态等情况,同时又使用多种抗肿瘤药,可以增加药源性脑病的发生率。

围手术期患者由于感染、低氧、心肺功能和代谢异常、活动受限,特别是使用抗胆碱药,再加上睡眠剥夺(sleep deprivation)和感觉缺失(包括听力、视力和感觉),也会增加脑病发生的风险。

三、发病机制

正常的脑功能需要内环境的稳定,包括水、电解质、氨基酸、兴奋性和抑制性神经递质以及各种代谢底物。脑作为高代谢的器官,受到体温、血氧、血压、血流、渗透压和pH等因素影响。各种原因导致的脑病均是通过影响上行网状激活系统及其皮质投射,从而导致各种脑功能障碍的发生。

药源性脑病的发生机制复杂,存在多种假说,神经递质(neurotransmitter)失衡是最受重视的机制。

1. 乙酰胆碱(acetylcholine)是最常见的导致药源性脑病的神经递质。老年人脑内乙酰胆碱类递质的贮备减少,乙酰胆碱水平更容易发生急性改变,导致药源性脑病。很多研究发现,服用抗胆碱药与认知障碍,特别是注意力障碍和短期记忆障碍有关。

2. 其他可能导致药源性脑病的神经递质包括γ-氨基丁酸(GABA)、丙氨酸,β-内啡肽和血清素。在一些老年脑病患者的脑脊液中,发现生长抑素和β-内啡肽样物质水平下降。

3. 肾上腺皮质激素增多也会导致脑病。多项研究证明,血浆肾上腺皮质激素水平增加会导致各种疾病,包括抑郁、痴呆和皮质醇增多症。血浆肾上腺皮质激素水平轻度增加,可以导致记忆能力的下降,并导致海马容积减小。

虽然乙酰胆碱被认为是最常见的导致药源性脑病的神经递质,但是关于药源性脑病的完整的发病机制,目前还是未知。

四、临床表现

药源性脑病常见于某些特定人群,如高龄围手术期患者、ICU 患者和看护中心患者。终末期患者、老年人、肿瘤患者、儿科患者和精神疾病患者也是药源性脑病的易感人群。

药源性脑病临床表现多样,多为急性或亚急性病程,有些患者的症状可能会产生波动。药源性脑病的主要表现包括意识状态、注意力或记忆状态的变化。常见症状是嗜睡、失眠、注意力下降、记忆障碍、精神错乱、肌阵挛、幻觉、谵妄、癫痫发作等。一些患者在出现完全的脑病症状前,可以出现一段时间的前驱症状,表现为焦虑、睡眠障碍、定向力障碍、易激惹等。之后可能出现意识障碍、认知功能障碍和精神症状。

认知障碍和意识障碍是脑病的核心症状。轻症患者可以表现为时间和地点定向力下降,重症患者可以表现为昏迷。多数患者可以表现出阳性症状,但也可以是阴性症状,或者是混合性的症状。阳性症状主要为焦躁不安、坐立不宁、情绪失控、错觉、幻觉和妄想等;阴性症状则是回避、情感淡漠、睡眠增多和活动减少。以阴性症状为主要临床表现的患者更不容易被发现。在重症监护病房的脑病患者中,阳性症状型、阴性症状型和混合型的发病率分别为 1.6%、43.5% 和 54.1%。药源性脑病患者的睡眠觉醒周期常常是异常的,很多患者存在失眠、日间困倦,甚至是睡眠周期颠倒。情感障碍也很常见,表现为焦虑、抑郁、恐惧、愤怒、不安和过度兴奋。

癫痫发作是脑病的另一种常见症状。常表现为强直阵挛发作,有时也表现为局灶性或者复杂部分性发作。脑电图可监测到痫样放电。头颅 MRI 可见脑萎缩、弥漫性白质高信号、脑室扩大、皮质钙化等变化。

神经系统检查中脑神经异常可以提示药物引起的脑病,如针尖样瞳孔见于有机磷中毒等,脑干反射消失见于巴比妥类药物过量。肢体运动检查可见震颤、肌张力增加、深反射减弱或者增强。

不同药物导致的脑病的临床表现也有所不同。抗胆碱药与记忆障碍、精神错乱、幻觉、镇静和烦躁有关。抗惊厥药导致的脑病最常表现为精神运动减慢、警惕性降低及记忆和情绪障碍。使用皮质类固醇治疗的患者可以表现出情绪活跃、兴奋、失眠、不安和运动活动增加。苯二氮䓬类药物对中枢神经系统的影响包括镇静催眠、抗焦虑、肌肉松弛和抗惊厥。而且随着苯二氮䓬类药物剂量的增加,患者逐渐进入催眠甚至昏迷状态。苯二氮䓬类药物也可引起矛盾效应或去抑制反应,出现兴奋、幻觉、梦游、躁狂、敌意和愤怒等。丙戊酸盐可以导致智能下降,智力量表测试智商(intelligence quotient, IQ)下降,MRI 显示假性萎缩。

五、诊断及鉴别诊断

诊断药源性脑病主要是基于临床病史和临床检查,并且首先要排除其他原因导致的脑病。

详细的问诊可以确定患者的主要症状和发病形式,评估患者近期的用药情况,包括中药、辅助用药和非处方药物,确定患者是否存在药物滥用非常重要。在询问患者既往史和个人史中,要明确患者是否有酒精和毒品使用史。迅速、准确地查体可以评估患者的意识障碍和认知情况。一些相关量表,如意识模糊评估法(confusion assessment method,CAM)、简易精神状态检查量表(MMSE)等可以协助医生检查和确诊。

对于药源性脑病的诊断,临床医生还需要确定脑病与药物使用之间的关系。需要注意的是:由于药源性脑病常常是由急性药物中毒、长期大量使用药物或者突然停药而导致的,所以急性中毒多发生在大量使用某种药物数分钟或数小时内,例如可卡因(cocaine)或致幻剂(hallucinogen)等。有一些药源性脑病的发生是由于药物代谢和药动学的原因,这些药源性脑病的发生可能需要药物在体内蓄积到一定程度,或者是多种药物联合作用才会发病。同样,由药物半衰期导致撤药过程中出现的药源性脑病通常会持续数小时甚至数周。

在诊断药源性脑病时,需要排除其他原因导致的脑病。如电解质紊乱、肝肾衰竭等原因导致的脑病等。另外还要注意痴呆(dementia)与脑病的鉴别。痴呆患者的临床表现主要是认知功能障碍,如记忆力下降,而脑病患者更多的是表现为意识障碍和时间、地点等定向力的障碍。从发病过程也可以发现痴呆和脑病的不同,快速起病和症状波动者往往提示更可能是脑病。

六、预防与监测

由于药源性脑病发病机制多样,预防需要采用个体化的措施。具体措施包括:

1. 对于有癫痫或者抽搐发作病史的患者,要避免使用有致癫痫发作风险的药物。

2. 对于肝、肾疾病的患者,要根据肝、肾功能状况,调整用药剂量。

3. 对于药源性脑病高风险的患者,应加强监测。

在手术麻醉中,为减少七氟烷导致的癫痫发作,需要避免过度通气,并尽量减少用量,提倡联合用药。合并使用苯二氮䓬类药物能够减少一氧化二氮(笑气)相关的癫痫发作。为了减少撤药相关癫痫的风险,抗癫痫药应该在症状稳定3个月或半年后再撤除,撤药过程要缓慢。使用抗癫痫药过程中,应该定期监测血药浓度,监测血常规、肝肾功能和电解质等常见副作用。

在肾功能损害患者中,应调整青霉素类和碳青霉烯类药物的剂量,以避免癫痫的发生。在有癫痫病史的患者中,应该慎重使用氟喹诺酮类抗生素。同样抗精神病药在有癫痫病史患者中应用时也要慎重。

在与兴奋性药物如咖啡因联合使用时,麻黄类药物可能导致癫痫发生,因此使用麻黄类药物的患者,应该避免合用咖啡因。

七、治疗原则

治疗药源性脑病的关键是及时诊断和对可疑药物的判定,为此临床医生需要仔细地分析每一种近期使用的药物,包括非处方药和中药,以及服药与脑病发作的时间关系。体格检查、毒物筛查和血药浓度检查也能够有所帮助。需要注意的是,一些药物在正常治疗浓度范围内也可以导致药源性脑病。

确定可疑的致病药物后,需要尽快停用或者减少可疑致病药物的剂量,如果需要,可以使用一些致病风险小的药物替代。在调整可疑致病药物的同时,还要注意密切监测生命体征,并给予必要的生命支持治疗,如给予患者充足的氧气、补液、营养支持,预防跌倒、预防压疮和误吸的发生。

针对性治疗措施包括非药物性和药物性。

1. 非药物性治疗的具体措施　主要包括:①确保患者得到足够的看护和帮助,让患者更方便地戴眼镜、助听器等;②保证患者拥有充足的睡眠,尽可能在白天安排治疗和检查,避免夜间打扰,减少病房内噪声;③安排家属参与看护,这样能更好地减少脑病发生。

2. 用于控制明显阳性症状的最常使用的药物是非典型抗精神病药和镇静催眠药物。

(1) 苯二氮䓬类药物:可以用于治疗药源性脑病,特别是过度兴奋和躁动的患者。由苯二氮䓬类药物导致的主要副作用是呼吸抑制,尤其是在静脉使用时,因此要注意心肺功能的监测。个别使用苯二氮䓬类的患者会发生逆向反应,即在长时间持续使用过程中,患者出现过度兴奋,这种情况尤其容易在老年患者中出现,因为老年患者容易合并肝功能异常,特别是容易出现血浆白蛋白浓度低。因此在老年患者中要慎重使用苯二氮䓬类药物。除了苯二氮䓬类药物外,褪黑素和选择性褪黑素受体激动剂雷美替胺(ramelteon)也可改善脑病患者的脑功能。

(2) 氟哌啶醇:是常用抗精神病药,具有相对较小的抗胆碱活性、α 肾上腺素能阻断作用和镇静效果。在成年人中,口服 2mg 可以用于轻度躁动,5mg 用于中度躁动,10mg 用于重度躁动,老年人的剂量应相应减少。口服后药效持续 30~60 分钟。若效果不明显,剂量可以 30~60 分钟后重复一次,直到患者安静。针对重症患者和不能口服的患者,可肌内注射或静脉应用氟哌啶醇,剂量从 0.25mg 到 10mg 不等。持续静脉滴注氟哌啶醇的剂量是 2~10mg/h。静脉应用氟哌啶醇可能由于吡啶类代谢物产生较少,而有较低的锥体外系症状发生率。但静脉使用氟哌啶醇有诱发 QT 间期延长甚至出现尖端扭转型室性心动过速的风险,所以每天静脉使用的剂量应少于 35mg,并接受心电图检查确定 QT 间期,QT 间期超过 0.45 秒或比基线增加 25%,应考虑停药。使用高剂量的氟哌啶醇治疗脑病是存在争议的,因其起效原理主要是通过阻断边缘系统中的多巴胺(D_2)受体,超过 60% 的多巴胺(D_2)受体被阻断才会起效。使用高剂量氟哌啶醇的阻断效果并不会明显增加,而各种副作用却会增加,如锥体外系综合征。另外,氟哌啶醇应该避免在有机磷中毒患者中应用。

(3) 氟哌利多:相对于氟哌啶醇,氟哌利多具有作用更强,起效更快,镇静效果更强,而且发生锥体外系反应相对较少的特点。但使用时同样需要注意低血压、心动过速以及尖端扭转型室性心动过速,注意心功能和 QT 间期的监测。由于药物副作用的存在,建议氟哌利多仅在 ICU 环境中使用。

(4) 新型非典型抗精神病药:包括阿立哌唑、奥氮平、喹硫平、利培酮和齐拉西酮等,也是常用的治疗精神症状药物。一项在 21 家医院中进行的研究发现,使用阿立哌唑对阴性症状为主的脑病患者有效率是 100%,而对阳性症状为主的患者有效率是 58%,没有明显的副作用出现。奥氮平在一些临床研究中被认为有效。一项针对内科住院患者的研究,最大剂量是 8.8mg/d,平均起效时间是 3.8 天。一项前瞻性随机研究比较了奥氮平和氟哌啶醇在危重患者中的作用,两组患者的精神症状均有改善,氟哌啶醇组患者中有更多的锥体外系副作用出现,而奥氮平组患者没有锥体外系副作用出现。

总之,氟哌啶醇和非典型抗精神病药在治疗脑病患者精神症状方面有相似的效果,但还缺少大规模临床试验的证据支持;所有抗精神病药在治疗痴呆患者的精神症状时,都可能增加死亡率,因此临床医生应该权衡利弊。

八、预后及随访

药源性脑病的发生与死亡率增加相关。由于药源性脑病患者通常需要长期卧床,所以皮肤破损、跌倒和吸入性肺炎的发生率会增加,这些并发症的发生会导致患者住院时间延长、功能残疾增加和死亡率升高,同时,住院费用也会增加。

在住院期间发生药源性脑病的患者不良预后(包括死亡和功能不良)发生率明显增高。药源性脑病的发生还会增加痴呆和认知障碍的风险。

九、患者教育

药源性脑病是由药物导致的脑功能混乱,常见的症状包括:注意力障碍、思维过度跳跃、记忆力减退、语言功能障碍、定向力障碍和意识障碍等,患者可能表现为睡眠过多,也可能表现为失眠,这些症状可能持续存在,也可能出现波动性。如果患者出现这些症状,应该及时就医。

一旦老年人和伴有多种慢性疾病的患者使用药物后出现生命体征不稳定(低血压、呼吸衰竭、心力衰竭、严重感染和严重水电解质紊乱等)、酒精和药物戒断、吵闹等,需要及时就医,检查血尿常规、头颅CT、药物筛查和血药浓度。

总之,针对药源性脑病,首先的处理是停用致病药物,减少诱发因素,严密看护,维持生命体征稳定,适当的镇静和抗精神症状药物可以帮助患者,早期识别和处理能够明显改善患者预后。

十、典型病例

患者女性,27岁。患者1天前因家庭矛盾,自服"异烟肼片"约100片(10g)后出现意识不清、呼之不应,伴有反复四肢抽搐。发病4小时后家属拨打120急送入院。入院查体:体温37.4℃,呼吸26次/min,心率102次/min,血压126/84mmHg,中度昏迷,格拉斯哥昏迷评分10分(E2V4M4),双侧瞳孔等大、等圆,直径约2mm,对光反射迟钝,心、肺、腹查体阴性。肝功能:GPT 186U/L、GOT 118U/L、TBil 56.8mmol/L,血常规、肾功能、电解质、凝血功能、头颅MRI未见明显异常,脑电图检查发现双侧广泛慢波。考虑为药源性中毒性脑病。给予洗胃、0.9%氯化钠注射液4 000ml q.d.静脉滴注进行补液治疗、临时给予地西泮10mg静脉注射镇静等治疗。2天后患者病情开始好转,意识逐渐转清,给予维生素B6 100mg入0.9%氯化钠注射液500ml q.d.静脉滴注并继续给予对症支持治疗。5天后患者意识完全转清,无抽搐发作,未遗留相关神经及精神症状,复查各项指标正常,病情稳定出院。

讨论:患者有明确服用大剂量药物病史,服药之后很快出现意识障碍和抽搐发作,查体未见局灶性脑部受损的体征,脑电图呈广泛性慢波,故过量异烟肼致中毒性脑病诊断成立。

点评:临床医生充分认识和了解患者病史及用药史,对于诊断中毒性脑病,尤其是药源性中毒性脑病起着决定性作用。对于药源性中毒性脑病而言,及时停用中毒药物和洗胃补液是必需的治疗措施。对于有特异性解毒药物的药物中毒,及时应用特异性解毒药物也是非常重要的。例如,异烟肼中毒及时使用维生素B6治疗。

(高岱佺　丁超　刘宁)

第四节　药源性卒中

教学目的与要求

1. 掌握药源性卒中的临床表现及鉴别诊断。
2. 熟悉源性卒中的防治原则。
3. 了解药源性卒中的发病机制和危险因素。

卒中是我国致死致残的首位原因,主要有缺血性卒中和出血性卒中两种,两种性质的卒中用药不同。药源性卒中由药物直接引起或诱发,与患者的危险因素有关,如高血压、高脂血症或心房颤动。

一、流行病学

缺血性卒中占卒中的85%,多由血栓形成引起,而药物导致的缺血性卒中的发病率不明。一般认为药物导致的缺血性卒中发病率相对还是较低的。在50岁以下的年轻人群中,药源性卒中占缺血性卒中的15%~38%。

在美国,每年脑出血的发生率占卒中比例的8%~13%,虽然比例小,但致死性高。药源性占其中的14%~27%。

二、致病药物

有些药物既可导致缺血性卒中,也可能导致出血性卒中。如可卡因既可引起缺血性卒中,又可引起脑出血。可能引起药源性缺血性卒中的相关药物见表7-4-1。

表7-4-1 可能引起药源性缺血性卒中的药物

药物	发生率	证据级别
酒精(每天酒精含量>125g)	RR 1.69,95%CI 1.34~2.15	B
口服避孕药	0.9~10/100 000 RR 2.8,95%CI 1.2~4.4	B
绝经后妇女激素替代物	1.31,95%CI 1.02~1.68	C
非甾体抗炎药	NK	B
静脉使用免疫球蛋白	NK	C
凝血酶原复合物浓缩物	1.9%	A
Ⅶa 重组因子	NK	B
选择性 5-羟色胺再摄取抑制剂	OR1.48,95%CI 1.08~2.02	B
5-羟色胺去甲肾上腺素再摄取抑制剂	NK	B
奥氮平	NK	C
利培酮	2.88/1 000 人年	B
尼古丁	25%RR 1.8,95%CI 1.3~3.6	A
可卡因	NK	B
海洛因	6.43/1 000 人年	B
大麻	NK	C
哌甲酯	NK	C
顺铂	0.137%	B
舒马普坦	NK	C
他莫昔芬	OR1.49,95%CI 1.16~1.90	B
苯丙胺	NK	C

注:NK,未知。

　　某些药物是否可能引起缺血性脑血管病尚存在争议,其中口服避孕药就是有争议的药物之一。许多文献显示口服避孕药与卒中有关,但又出现某些自相矛盾的结果。2004年12月,美国FDA指出:非甾体抗炎药和环氧合酶会增加心肌梗死和卒中的风险。一项关于阿尔茨海默病的试验显示萘普生会增加心血管疾病风险。

　　缺血性卒中的相关危险因素有:同时使用咖啡因和酒精、痴呆、糖尿病、高龄、药物滥用、相关药物的高剂量使用、血管事件的病史、高血压、偏头痛、运动过量、多药物使用、受孕和卒中病史等,其中高血压是最常见的危险因素。吸烟和饮酒亦然。

　　脑出血是指脑实质、脑室系统、蛛网膜下腔的出血。可能导致脑出血的药物见表7-4-2。其中很多药物都是作为缺血性卒中的治疗药物。如临床常用重组组织型纤溶酶原激活剂(rt-PA)作为卒中的超早期溶栓治疗,但1%经治患者会出现脑出血。而如果出血部位在脑干,则患者的预后更差。

表7-4-2　可能引起药源性脑出血的药物

药物	发生率	证据级别
阿司匹林	12/10 000	A
华法林	(0.3%~1%)/年	A
卒中超早期的静脉溶栓药物	6.8%~15%	A
rt-PA	1.9%~10.6%	A
冠心病溶栓药物	0.46%~1.9%	A
肝素	0.3%	A
低分子量肝素	NK	A
利伐沙班	0.67%/年	A
达比加群 150mg	0.31%/年	A
达比加群 110mg	0.23%/年	A
艾多沙班	0.26%/年	A
阿哌沙班	0.33%/年	A
高剂量他汀类药物	NK	B
SSRI	0.01%/年	B
阿昔单抗	5.5%	B
酒精(60g/d 或 3 杯/d)	NK	B
可卡因	NK	B
海洛因	NK	C
尼古丁	风险增加 2~4 倍	A
含麻黄产品(32mg/d)	NK	B
糖蛋白Ⅱb/Ⅲa 拮抗剂(含肝素)	0.12%	B
糖蛋白Ⅱb/Ⅲa 拮抗剂(不含肝素)	0.07%	B
伪麻黄碱	NK	C
苯丙醇胺	NK	B
中成药	NK	C

注:NK,未知。

多年来,维生素K拮抗剂(华法林)是栓塞的标准治疗用药。新型口服抗凝血药(如达比加群、利伐沙班、阿哌沙班)的抗凝效果不亚于华法林(INR 2~3),目前也逐渐用于栓塞患者。长期服用华法林的患者中,每年有1.5%~5.2%的患者出现严重出血,而此类人群中的死亡率高达13%;其中脑出血占严重出血人群的8.7%,其致死率为46%~55%。近期一项荟萃分析显示,心房颤动和静脉血栓栓塞患者选择新型口服抗凝血药,其严重出血的发生率会降低。

酒精滥用也是脑出血的危险因素。一项研究显示,每天摄入41~120g酒精的饮酒者,其脑出血的发生率为非饮酒者的4.6倍。而饮酒量超过121g的饮酒者脑出血的发病率则升高至11.3倍。其他药物滥用亦有脑出血的风险。

流行病学和临床试验均显示,高剂量他汀类和脑出血有关。几项临床试验显示:在卒中和短暂性脑缺血发作(TIA)患者中应用辛伐他汀会升高脑出血的发生率;与安慰剂相比,阿托伐他汀引起脑出血的概率升高(HR 1.66,95%CI 1.08~2.55)。然而,他汀类对于卒中的预防作用往往大于脑出血的风险,所以医生应该全面权衡,做出最佳的选择。

理论上,许多药物都可以诱发脑出血,但现实中却缺乏相关报道。然而在临床实践中,医师需要注意常用的且能够引起颅内出血的药物,如抗血小板药糖蛋白Ⅱb/Ⅲa受体拮抗剂,相关报道显示此类药物可引起脑出血,特别是与肝素合用时,同时增加致死风险。急性缺血性卒中临床试验显示:和安慰剂相比,阿昔单抗具有增加脑出血的风险,而治疗卒中的效果则不明显。非甾体抗炎药也具有导致脑出血的风险,但近期的病例对照研究却未显示出二者的关联性。

SSRI被广泛应用于卒中后抑郁,有助于卒中恢复。有研究显示,大于65岁的患者使用SSRI类药物能够增加脑出血的风险(RR 1.42,95%CI 1.23~1.64)。

抗栓药物,如静脉溶栓药物、抗凝血药,都是导致脑出血的危险因素,高剂量和高龄都会增加脑出血发生率。因为很多药物是经过肾脏排泄且容易在肾脏蓄积,若患者肾功能不全或有肾脏疾病,低分子量肝素和糖蛋白Ⅱb/Ⅲa拮抗剂更易导致脑出血的发生,尤其是大于75岁的老年人。无论是一级预防还是二级预防,抗血小板药均增加脑出血的发生率(RR 1.35),此类药物在75岁以上老年人、高血压、血管淀粉样变性、高剂量、鼻出血病史的人群中更易发生。

对于冠心病、缺血性卒中患者,使用双联和多联抗血小板药容易诱发脑出血,阿司匹林和华法林,阿司匹林和糖蛋白Ⅱb/Ⅲa拮抗剂联用也增加脑出血的发生率。所以在脑卒中的二级预防中,双联或多联抗栓药物的联用需要慎重。但有些研究也显示双联或多联抗栓药物联用导致严重脑出血的发生率并不是很高(1.3%),且该用法的患者有一定获益,所以临床医师还是要权衡利弊使用。

虽然脑出血占全部卒中的比例不高,但致死率和致残率却很高(医院相关的致死率为34%),所以由此推断,药源性脑出血的死亡率也不低。

三、发病机制

药源性卒中的发病机制多种多样。脑栓塞主要由血块、血小板聚集物或来自体循环的其他外来物堵塞脑血管而引发。静脉注射药物的滥用也易诱发脑栓塞的发生,如海洛因的滥用。可卡因、苯丙胺、麻黄碱、哌甲酯等会导致血管收缩,从而引起(脑)缺血。可卡因导致血管收缩的可能机制是通过神经突触前膜内皮素-1的释放和多巴胺的再摄取。海洛因、可卡因、麻黄碱和伪麻黄碱均会导致血管炎症反应和血管壁坏死从而导致颅内动脉炎形成,引起缺血性脑血管病。可卡因会导致血小板聚集、抑制前列环素,吸烟会加速动脉粥样硬化增加血管壁刚性,最终可能导致血栓形成。酒精会升高血压,干扰血小板功能,长期饮酒会影响肝功能,导致凝血异常。非甾体抗炎药会导致血栓形成。一些精神类药物可能会导致直立性低血压从而导致大脑低灌注,诱发分水岭梗死。

药源性高血压所致的卒中多与药物影响神经递质有关,如肾上腺素、去甲肾上腺素等,此类药物阻止儿茶酚胺的再摄取,从而使血浆儿茶酚胺浓度升高引起血压升高。高血压导致脑组织血管破裂引发脑出血。咖啡因竞争性拮抗腺苷受体,从而阻碍腺苷介导的舒张,引起血管收缩,同时咖啡因还参与儿茶酚胺的释放。烟草能直接升高血压同时降低脑血流;酒精可导致急性和慢性高血压。

四、临床表现及分型

药源性缺血性卒中的临床表现与一般的缺血性卒中相同,主要表现为突发的神经功能缺损,如偏瘫、偏身感觉障碍、偏盲、共济失调等。

很难在临床症状上区分药源性和非药源性脑出血,主要临床表现同缺血性卒中类似,另外常伴有头痛、意识丧失和高血压。

五、诊断及鉴别诊断

从临床病因学方面分析,药物和非药物诱发的卒中是很难区分的。药物诱发卒中往往通过排除诊断法和血清中药物浓度测试来进行诊断。鉴别诊断往往是针对病因学,需与如下疾病鉴别:颅内肿瘤、脑脓肿、颅脑外伤、脑炎、脑膜脑炎、脑膜炎、代谢性脑疾病、偏头痛等。

药源性脑出血的诊断有赖于相关的病史和实验室检查,既往用药史和血清中药物浓度检查是非常重要的。相关的鉴别诊断有缺血性卒中,其余可参见缺血性卒中的鉴别诊断。

六、预防与监测

预防药源性卒中的最好手段就是避免或减少相关药物的使用,所以对于高危人群的知识普及相关药物的识别教育尤为重要。需要告诉公众,男性一天饮酒量不能超过 1 两(酒精含量<25g),非孕期女性一天不能超过半两(酒精含量<12.5g)。要控制血压,高危卒中人群应停用引起血压升高的可疑药物。对吸烟患者及其家人进行劝诫,建议戒烟。远离毒品,不要滥用麻醉剂。对于联用抗血小板药或服用新型口服抗凝血药的患者,需严密控制高血压,认真评估潜在的药物相互作用,预防出血。对于需要溶栓治疗的患者,需要根据指南严格入选纳入患者,做好风险和获益评估。对于服用华法林的患者,特别是老人,需密切监测国际标准化比值(INR),保持 INR<3,严密控制血压,避免联用抗血小板药,评估潜在的药物相互作用。

七、治疗原则

对于确诊为药源性卒中的患者应尽早收入卒中单元。超早期的静脉溶栓、机械取栓;确定病因后的抗血小板聚集、抗凝治疗;以及相关血压、血糖和并发症的处理是极其必要的。病情稳定后的康复治疗和二级预防等与一般的卒中治疗相同。

脑出血的治疗分多个阶段:预防、急性期治疗、阻止疾病恶化和康复。所有药源性脑出血的急性期患者均需留院观察,重症患者需收入重症监护室。相关的治疗措施与一般脑出血的诊疗指南相同。需要强调的是要严格控制血压。

八、预后及随访

药源性卒中急性期的病死率因病因学不同而有差别,为 5%~15%;致残率约为 50%。影响预后的因素较多,最重要的是神经功能缺损的严重程度,其他还包括患者年龄及卒中的病因等。在随访过程中应积极控制脑卒中的危险因素,避免使用引起卒中的药物,并给予全面的教育指导。

脑出血的死亡率约为40%,病情轻重主要取决于出血量和部位、全身状态、各脏器功能、治疗与护理等。药源性脑出血的随访应定期评估复发风险,筛查了解患者应用的易诱发脑出血的药物,同时积极监测血压,并针对上述情况给予患者相关建议。

九、患者教育

药源性卒中的预防有赖于危险因素的评估,因为患者对这些药物的信息是缺乏的,所以一定的告知尤为重要。比如,让高血压患者知道止咳药、感冒药或某些中草药中含有一些能够使交感神经兴奋的药物成分,会使血压控制不佳,诱发药源性卒中。同时告诫患者避免药物滥用是至关重要的。所有人都应该知晓卒中相关知识,从而能够快速识别和做出快速处理。

患者教育关键在于危险因素的评估和对导致药源性脑出血的药物尤其是相互作用的药物的识别,尽量避免这些药物的使用。特别是高危人群,在他们进行健康咨询时应给予相应的指导。同时在运动方式的选择上,应避免高强度的剧烈运动,如滑雪等。

十、典型病例

患者男性,78岁。主因"突发左侧肢体无力、言语不利1天"入院。患者既往心房颤动病史20年,2年前有脑栓塞病史,恢复好,此后予以华法林二级预防,否认高血压及糖尿病病史。口服抗凝血药华法林3mg每天1次。近3个月未监测INR。入院后体格检查显示:左侧中枢性偏瘫、偏身感觉障碍,左侧病理征阳性;头颅CT显示右侧基底节高密度影像,考虑脑出血;检测INR为4。停用抗凝血药,按照《中国脑出血诊治指南(2019)》进行正规治疗,病情逐渐好转,肢体肌力有所改善,复查头颅CT,血肿完全吸收。

讨论:华法林对于高龄老人敏感性强,尤其是容易受到食物和患者体质影响。患者INR为4,远高于华法林防治心源性栓塞的INR水平,故提示患者目前凝血功能异常,患者药源性脑出血诊断成立。

点评:高龄患者的药物选择需慎重,应全面评估患者风险和获益,临床可采用脑出血评分量表进行相关评估,根据评估结果选择合适的药物。对于患者及其亲属的教育需全面和完善,应包含定期实验室相关检测和药物相互作用的告知等。

(张倩　张婧　崔学艳　郭家梅)

第五节　药源性脊髓损伤

教学目的与要求

1. 掌握药源性脊髓损伤的临床表现。
2. 熟悉药源性脊髓损伤的防治原则。
3. 了解药源性脊髓损伤的发病机制和危险因素。

脊髓损伤是脊柱损伤最严重的并发症,往往导致损伤节段以下肢体严重的功能障碍。脊髓损伤不仅会给患者本人带来身体和心理的严重伤害,还会对整个社会造成巨大的经济负担。由于脊髓损伤所导致的社会经济损失,针对脊髓损伤的病因、预防、治疗和康复已成为当今医学界的一大课题。

药物对神经系统的危害是多方面的,既可危及中枢神经,也可侵犯周围神经;药物对中枢神经系统的侵犯既可侵犯颅脑神经,也可侵犯脊髓神经,其损害程度可能是短暂、可逆的,也可以出现长期不可逆的器质性病变。药源性脊髓损伤,至今尚未引起人们的足够重视。

一、流行病学

药源性脊髓损伤的流行病学目前尚无相关研究。

二、致病药物和危险因素

抗肿瘤药的椎管内注射是药源性脊髓损伤比较常见的危险因素。其他如反复进行化疗、椎管内注射2种及2种以上抗肿瘤药等,也是可能的危险因素。椎管内给药可引起脊髓损伤的药物有阿糖胞苷、巴氯芬、甲氨蝶呤、利多卡因、吗啡、椎管造影剂、糜木瓜酶(chymopapain)等。需要注意的是,吗啡引起脊髓损伤的同时可伴有软脊膜增厚;当椎管内给药后发生急性脊髓损伤时,应注意有无椎管内出血。全身给药可能引起脊髓病的药物有阿糖胞苷、环孢素、青霉素、顺铂、锗剂、口服脊髓灰质炎疫苗、狂犬病疫苗、乙型肝炎疫苗、一氧化氮等。

急性播散性脑脊髓炎(acute disseminated encephalomyelitis, ADEM)是一组广泛累及脑和脊髓的急性炎症性脱髓鞘性疾病。可发生于疫苗接种后或多种感染性疾病之后,与非特异性感染所致的免疫反应有关。该病发病凶险,病损波及脑及脊髓的皮质、白质及周围神经。其病理特征是小静脉周围的细胞浸润与脱髓鞘改变。长期服用减肥药,可导致机体抵抗力下降,继发非特异性感染,发生急性播散性脑脊髓炎。左旋咪唑可以诱发脑和脊髓内单核巨噬细胞等聚集于血管周围形成血管套,引起急性播散性脑脊髓炎。

抗结核药物异烟肼通常情况下疗效高、毒性小,发生中毒的情况较少。但也有常规剂量下异烟肼中毒导致脊髓炎的报道。

抗凝血药、椎管造影剂、糖皮质激素类药物等可引起椎管内出血、蛛网膜炎、蛛网膜粘连、硬膜外脂肪聚集等病理改变,继而引起脊髓损伤。其中抗凝血药不仅可诱发颅内出血,也可诱发椎管内出血,不同的是椎管内出血常为硬膜外和胸段脊髓,腰椎穿刺、外伤常为椎管内出血的诱因。蛛网膜炎、蛛网膜粘连是椎管造影剂的常见不良反应,严重者可出现脊髓压迫症状。

狂犬病疫苗、麻疹疫苗、水痘疫苗、乙脑疫苗、流感疫苗、脊髓灰质炎疫苗、乙肝疫苗、百白破疫苗等可诱发接种后脑脊髓炎。接种后脑脊髓炎发病率较高的疫苗是:狂犬病疫苗(2.9~33.3)/10万;百白破疫苗(0~1)/10万;乙脑疫苗<0.1/10万。需要说明的是,接种脊髓灰质炎疫苗后,脑脊髓炎多发生于免疫缺陷者,发病率为1/10万。除疫苗外,个别药物也可引起脑脊髓损害。如应用胸腺素预防严重急性呼吸综合征(SARS)有诱发中枢神经系统脱髓鞘病的报道。又如新型利尿药莫唑胺(muzolimine),可引起肾衰竭者发生致死性脑脊髓病。

三、发病机制

目前,药物引起脊髓损伤的可能机制包括:

1. 药物可引起轴突变性和施万细胞形态学、活性、数量的改变,并导致有髓神经纤维髓鞘的变性,引起脱髓鞘反应,脱髓鞘引起周围神经系统神经元或非神经元细胞损伤变性。

2. 药物引起免疫力低下,导致急性播散性脑脊髓炎,如减肥药物的滥用。左旋咪唑诱发脑和脊髓内单核巨噬细胞等聚集于血管周围形成血管套,引起急性播散性脑脊髓炎的病理改变,可能与左旋咪唑的免疫调节特性有关,但其确切的发病机制尚不清楚。

3. 药物引起神经生化反应相关的物质代谢障碍。如抗结核药物异烟肼,其转移或结合了磷酸吡哆醛(维生素 B_6),造成依赖维生素 B_6 为辅酶的许多生物反应过程障碍,使得神经髓鞘合成受阻,从而可以引起一系列神经系统症状。

脊髓病变的神经病理改变包括脊髓坏死、微血管病变、脊索轴突弥漫性肿胀。这些改变常在脊髓的外 1/3,根据病变程度不同,可以累及部分或整个脊髓。

四、临床表现

药物引起的脊髓损伤远较药物引起的脑损伤少见,临床表现可多种多样,如双下肢或四肢无力、肌肉萎缩、疼痛、感觉减退、直肠膀胱功能障碍等。

鞘内化疗相关的脊髓病变已受到临床医生关注。甲氨蝶呤或阿糖胞苷单独鞘内注射或联合鞘内注射均有引起脊髓病变的报道。其临床表现为进行性双下肢无力瘫痪、上升性感觉缺失以及尿便失禁。临床程度从双下肢轻瘫至发展为呼吸肌受累,严重者可在短时间内发展为四肢全瘫、脑干功能障碍死亡。鞘内注射甲氨蝶呤引起的不良反应主要包括:化学性蛛网膜炎、脊髓病变及脑白质病变,其中脊髓病变及脑白质病变虽少见,但程度严重,可导致截瘫,严重者可导致死亡。甲氨蝶呤导致的脊髓损伤包括上升性脊髓炎、横贯性脊髓病、脊髓前角腰骶神经根病、脊髓病及脑脊髓病等。主要临床表现为双下肢麻木、行走无力、不能运动和弛缓性瘫痪,多数病例伴有脊髓受损平面以下感觉异常或痛温触觉消失、膝腱反射异常、尿潴留或尿便失禁,个别病例逐渐发展为四肢瘫痪、吞咽困难、呼吸肌麻痹、神志不清及昏迷。

异烟肼中毒导致脊髓炎的临床表现是引起截瘫及感觉障碍。

药物除可引起脊髓病外,尚可引起椎管内出血、蛛网膜炎、蛛网膜粘连、硬膜外脂肪聚集等病理改变,继而引起脊髓损伤,临床表现为双下肢或四肢无力、肌肉萎缩、疼痛、感觉减退、直肠膀胱功能障碍等症状和体征。亚急性或慢性起病是蛛网膜炎、蛛网膜粘连的发病特征。长期应用糖皮质激素类药物可导致硬膜表面或硬膜外脂肪聚集,严重时也可造成脊髓压迫而出现脊髓受累的临床表现。

接种后脑脊髓炎是指接种疫苗后发生的,以中枢神经系统为主的急性脱髓鞘性疾病。该病多见于儿童及青壮年。多在接种后 10~12 天发病,个别患者可提前或推后发病。但潜伏期很少低于 2 天或超过 25 天,通常在疫苗接种反应高峰几天后。临床表现是患者突然或再度发热,伴有头痛、头晕、乏力、全身酸痛、背部强直。如果患者脑膜受累则出现呕吐,随后出现脑及脊髓实质受累的症状,如意识障碍、肢体瘫痪、共济障碍、直肠膀胱功能障碍,为急性起病的进行性多灶性神经系统障碍。

五、诊断及鉴别诊断

当患者用某种药物后迅速出现或迟发数小时至数天出现肢体麻木、行走无力、不能运动和弛缓性瘫痪以及感觉异常或痛温触觉消失、膝腱反射异常、尿潴留或尿便失禁等症状,且用其他疾病无法解释,需要考虑到药源性脊髓损伤的可能。

接种疫苗后脑脊髓炎及药物诱发的脑脊髓病多在接种后 10~12 天,患者突然或再度发热,伴有头痛、头晕、乏力、全身酸痛、背部强直。如果患者脑膜受累则出现呕吐,随后出现脑及脊髓实质受累的症状,如意识障碍、肢体瘫痪、共济障碍、直肠膀胱功能障碍。脑脊液检查压力正常或稍高,白细胞计数增高,蛋白正常或稍高,糖及氯化物正常,部分患者可见髓鞘碱性蛋白,需要考虑药物相关性脑脊髓炎的可能。如果脑脊液蛋白显著升高,提示脊神经根受累或脊髓显著水肿。

药源性脊髓损伤应与患者发生自身免疫性脊髓炎,脊髓血管疾病如血管畸形导致出血、脊髓损伤等鉴别。药源性脊髓损伤,发病症状常发生于药物使用即刻或 24 小时内,有明确的用药史。影像学检查无椎管内出血等表现。比如服用抗凝血药的患者,突然发病,受损平面以下出现感觉-运动-直肠膀胱功能障碍或脊髓半切综合征,受损平面出现根性疼痛,给予 MRI 或 CT 检查对椎管内出血诊断具有重要价值。

六、预防

用药前分析患者的个体因素,掌握可能导致脊髓损伤不良反应的药物自身因素;关注新药的不良反应,新药上市后,有可能出现一些在临床试验期间未曾出现的毒副作用。

为预防发生抗肿瘤药的脊髓毒性,应该尽量避免大剂量鞘内注射、短时间内重复注射;尽量避免甲氨蝶呤联合阿糖胞苷鞘内注射,或者放疗同时全身大剂量化疗。发生损伤需及时停药,避免再次使用,积极支持治疗。采用甲氨蝶呤鞘内注射治疗时,需监测脑脊液中甲氨蝶呤的浓度,确保在下次鞘内注射时药物浓度已经降至安全范围;避免药物浓度过高引起的神经毒性作用。

预防减肥药物引起的急性播散性脑脊髓炎,应该采用正规方法减肥,不滥用减肥药物,避免急性免疫失调。

七、治疗原则

药源性脊髓损伤一旦发生,无特殊有效疗法,一般以支持治疗为主。立即停止使用引起损伤的药物,避免再次使用。部分病例可逐渐改善。康复护理及康复治疗非常重要。

（一）康复护理

大多数脊髓损伤患者是四肢瘫或截瘫,长期卧床易发生压疮、肺部感染、泌尿系统感染三大并发症。因此做好基础护理,预防三大并发症是早期康复训练的基础。

卧床患者因为截瘫部位无感觉,体位又不能随意翻动,皮肤及皮下组织长期受压易发生压疮。因此,应坚持为患者 2 小时翻身一次,颈髓损伤患者翻身时要保持头颈躯干呈一直线并固定好颈部,使用气垫床,保持床铺平整干燥,保持患者皮肤清洁干燥。擦浴后在骨隆突处涂以滑石粉并按摩受压部位,以预防出现压疮。

脊髓损伤患者因疼痛不敢深呼吸,同时平卧位也不利于呼吸,这些可导致肺及气管内分泌物不易排出,容易发生肺炎。特别是颈髓损伤患者,肋间肌及腹肌均麻痹,仅靠膈肌作用易引发肺的膨胀不全,更容易发生肺炎。护理这样的患者时,需要帮助患者定时翻身拍背排痰,鼓励患者多饮水,痰液黏稠者可通过雾化吸入的方式稀释痰液,以利于痰液排出,保持呼吸道通畅,预防肺部感染的发生。

脊髓损伤患者多有排尿机能的暂时性或长期性改变,因此大部分患者需要给予留置导尿,加上患者长期卧床,易发生泌尿系感染,因此要帮助患者保持尿道口清洁,鼓励患者适量饮水,并行间歇导尿,以预防泌尿系感染。

（二）康复治疗

全面康复是最重要的特色。医院应采用各种有效的技术手段,使所有的患者都能够得到最合理的个性化康复治疗。不仅保证住院期间的疗效,而且致力于为患者建立终身服务的体系,确保患者得到及时的康复指导,实现最佳短期和长期康复效果。康复治疗的具体内容包括:

（1）物理治疗（PT）:包括肌力训练、平衡和协调训练、站立和步行训练、轮椅训练、体位和转移训练、减重训练、理疗、肌电生物反馈治疗等。

（2）作业治疗（OT）：包括日常生活活动能力训练、娱乐和工作训练等。

（3）矫形器应用：包括踝足矫形器、膝踝足矫形器、交互式步行矫形器、上肢矫形器等。

（4）心理治疗：包括心理疏导、生物反馈治疗等。

（5）压疮处理：包括压力处理、创面处理、理疗、营养支持等。

（6）疼痛处理：包括药物、封闭、理疗、心理疏导等。

（7）痉挛处理：包括祛除诱因、口服药物、神经阻滞、牵张训练等。

（8）大小便失禁处理：可用人工体神经-内脏神经反射弧手术治疗。另可用自行导尿、膀胱造瘘等。

（9）性功能障碍和生育处理：包括药物、器具、注射、行为治疗、心理治疗、人工生育技术等。

八、预后及随访

药源性脊髓损伤的预后与发病的诱因和疾病损害的严重程度有关。很多患者甚至可能完全康复。但是也有部分患者在药物停用后，症状改善还需要一定的时间。需要指出的是，死亡的风险相当大。

九、患者教育

医生在为患者进行化疗前、接种疫苗前或使用造影剂等易引起药源性脊髓损伤的药物之前，需要告知患者药源性脊髓损伤的体征和症状可以在用药过程中或用药后数小时，乃至数天内出现，一旦出现双下肢或四肢无力、疼痛、感觉减退、直肠膀胱功能障碍等应立即就医，以便尽早诊断，尽早干预。

十、典型病例

患者男性，58 岁。5 个月前因肝脏进行性肿大入院，经血常规及骨髓象检查确诊为急性淋巴细胞白血病（L2 型）。给予环磷酰胺+长春新碱+泼尼松（COP）及柔红霉素+长春新碱+泼尼松（DOP）方案联合化疗，取得部分缓解，并鞘内注射甲氨蝶呤 2 次，无不良反应。1 个月前因病情复发再次入院，入院查血常规及骨髓象分别见原淋巴细胞、幼淋巴细胞占 70% 及 84%。给予 VP-HDMT 方案（长春新碱和泼尼松+大剂量甲氨蝶呤并亚叶酸钙解救）再诱导治疗。甲氨蝶呤 1 500mg 加入 5% 葡萄糖溶液 1 250ml 中于 12 小时内静脉滴注完毕，12 小时后给予亚叶酸钙 25mg，肌内注射，每小时 1 次，共 4 次。次日行腰椎穿刺术，脑脊液流量 120 滴/min，潘氏试验（+），找到原淋巴细胞、幼淋巴细胞。采用"按摩式"缓慢鞘内注入甲氨蝶呤 10mg+地塞米松 5mg+生理盐水 3ml。当注入 2/3 时，患者诉下肢麻木，立即减慢注药速率，后在药液即将注射完毕时，患者双下肢失去感觉，立即结束操作。查体：平脐以下皮肤触觉消失，双下肢肌力 0 级，腱反射消失，未引出病理反射。随后出现腹胀、尿潴留、肛门停止排气、肠鸣音消失。考虑为鞘内注射甲氨蝶呤导致的脊髓损伤，给予 20% 甘露醇 250ml 加地塞米松 10mg，快速静脉滴注，亚叶酸钙 50mg 加入 250ml 的 5% 葡萄糖注射液，静脉滴注。同时给予镇静、导尿及灌肠等处理。8 小时后感觉障碍平面下移，双下肢痛觉过敏，轻度肌强直，腹胀减轻。20 小时后能自行排尿，双下肢肌力 3~4 级，30 小时后双下肢肌力及感觉恢复正常。

讨论：甲氨蝶呤是已知的椎管内给药引起脊髓病的药物之一。患者出现的下肢麻木、感觉消失的脊髓损伤症状发生在鞘内注射甲氨蝶呤后，随着药物进入体内剂量的增加，症状加重。停药后症状逐渐减轻,30 小时后双下肢肌力及感觉恢复正常。所以考虑该患者的脊髓损伤是由鞘内注射甲氨蝶呤引起的。

点评： 鞘内注射甲氨蝶呤是治疗和预防中枢神经系统白血病的重要方法之一,也是延长急性白血病患者生存期的主要措施。但是鞘内注射药物会发生高热、头痛、下肢麻木、局部出血等反应,也有可能直接损伤脊髓引起不可逆的截瘫,还可能发生化学性脑膜炎,引起一过性失明。

(徐跃峤 何静杰 张琰 齐晓涟)

第六节 药源性睡眠障碍

教学目的与要求

1. 掌握药源性睡眠障碍的临床表现及鉴别诊断。
2. 熟悉药源性睡眠障碍的防治原则。
3. 了解药源性睡眠障碍的发病机制和危险因素。

睡眠至关重要,人生命的 1/3 时间都在睡眠中度过。药源性睡眠障碍表现为入睡困难和有足够睡眠时间的情况下仍感觉不到休息,和/或白天嗜睡。虽然睡眠障碍可能由多种药物或精神疾病引起,但需要考虑药物的潜在原因,药源性睡眠障碍目前受到越来越多的临床关注。

一、流行病学

据报道,美国约有 1/3 的成年人患有失眠,其中约 50% 的人认为这是一个严重问题。普通人群中药物引起睡眠障碍的总体发生率尚不清楚,但是个别药物的发病率为 1%~55%。

二、致病药物

影响中枢神经系统的药物可能会改变睡眠和觉醒模式。这些影响可能在治疗开始或撤出后立即出现。可能导致睡眠障碍的药物详见表 7-7-1。

表 7-7-1 可能导致睡眠障碍的药物

药物	发生率	证据级别
α_2 受体激动剂(可乐定、甲基多巴)	30%~75%	B
卡马西平	NK	C
非尔氨酯	8.6%	B
拉莫三嗪	NK	C
苯妥英	NK	C
金刚烷胺	14%	B
恩他卡朋	30%	B
左旋多巴-卡比多巴	75%	B
培高利特	42%	B
溴隐亭	42%	B

续表

药物	发生率	证据级别
司来吉兰	10%~32%	B
苯海索,苯甲托品	NK	C
β受体拮抗剂(亲脂性:普萘洛尔,噻吗洛尔)	2%~4.3%	B
卡维地洛	3%~11%	B
拉贝洛尔	1%~4%	B
苯乙肼	NK,白天嗜睡	B
反苯环丙胺(tranylcypromine)	NK,白天嗜睡	B
地文拉法辛(desvenlafaxine)	6%~15%	B
度洛西汀	12.6%	B
文拉法辛	失眠症 8% 镇静状态 13%~31%	B
西酞普兰	NK	C
艾司西酞普兰	4.9%	B
氟西汀	失眠症 5%~19% 白天镇静状态 5%~18%	B
氟伏沙明	失眠症 10%~15% 白天镇静状态 14%~26%	B
帕罗西汀	失眠症 8%~14% 白天镇静状态 2%~21%	B
舍曲林	失眠症 7%~16% 白天镇静状态 7%~13%	B
阿托伐他汀	3%	C
洛伐他汀	0.5%~1%	C
酒精	NK	C
安非他酮	5%~19%	B
纳曲酮-安非他酮	9.2%	C
皮质激素类	12%~70%	B
氯卡色林	3.5%	C
兴奋剂(如咖啡因、可卡因、哌甲酯、茶碱)	46%~55%	B

注:NK,未知。

　　药源性睡眠障碍的具体危险因素尚未被明确阐明。中老年和女性是已知的失眠危险因素,但尚不清楚这些是否也是药源性睡眠障碍的危险因素。大多数评估药物对睡眠影响的研究都是在健康人身上进行的,研究对象主要是男性,这可能与患者不同。此外,这些研究人群在开始药物治疗之前可能就已经存在睡眠障碍或日间表现受损情况。

　　年龄和药物剂量都会增加β受体拮抗剂相关的睡眠障碍的发生率。女性、中老年人、同时使用超过2种具有中枢神经系统作用的治疗药物以及服用的药物存在相互作用,都可能是造成药源性睡眠障碍的危险因素。

　　除了直接引起睡眠障碍,药物还可能加重原有睡眠障碍的症状并增加其风险。例如阻塞性睡眠呼吸暂停综合征的患者通常白天嗜睡,患者使用镇静催眠药物后,呼吸暂停发作可能会恶化,日间症状可能会变得更严重。此外,有报道在停止激素替代治疗后,夜间出现"潮热"这种更年期症状,也是失眠的一个原因。

三、发病机制

人类和大多数哺乳动物一样,都经历两个阶段的睡眠:快速眼动睡眠(rapid eye movement sleep,REM)和非快速眼动睡眠(non-rapid eye movement sleep,NREM)。NREM 睡眠又被细分为 1~4 阶段。一个完整的 NREM 和 REM 睡眠周期约需要 90 分钟;这一循环在整个晚上重复 4~6 次。研究人员尚未完全阐明 REM 和 NREM 睡眠的所有功能及其与睡眠障碍的关系。老年人睡眠模式的改变主要表现为 REM 睡眠、3 期和 4 期 NREM 睡眠以及总睡眠时间的减少。研究发现,这些变化与觉醒次数和夜间觉醒总时间的增多相对应。

有几种神经递质与睡眠周期有关。引起困倦和觉醒的神经化学成分尚未完全阐明。含有去甲肾上腺素的神经元的一个主要功能是调节睡眠模式。目前认为清醒状态是由去甲肾上腺素、多巴胺、乙酰胆碱和 5-羟色胺介导的。下视丘分泌素(食欲素)是下丘脑分泌的一种神经肽,被认为能够促进睡眠。褪黑激素由松果体分泌,与昼夜循环有关,可以促进睡眠。

影响神经递质或受体位点的药物,其药理作用与睡眠有关。例如,亲脂性 β 肾上腺素受体抑制剂可使不眠时间增多,总睡眠时间减少,1 期睡眠时间上升,快速眼部运动能力下降。皮质激素可使不眠时间增多,2 期睡眠时间上升,快速眼部运动能力下降。各种抗震颤麻痹药对多种神经递质产生影响,不眠时间增多,总睡眠时间减少。单胺氧化酶抑制剂可以抑制单胺氧化酶对 5-羟色胺、去甲肾上腺素、多巴胺的降解,使不眠时间增多,总睡眠时间减少。5-羟色胺与去甲肾上腺素再摄取抑制剂(SNRI)和选择性 5-羟色胺再摄取抑制剂(SSRI)可以抑制突触前膜对 5-羟色胺、去甲肾上腺素的回收,使不眠时间增多,总睡眠时间减少。

四、临床表现

睡眠障碍患者主诉常为入睡困难,无法维持睡眠,或者两种情况共存,或者在睡觉之后感觉没有休息好。这些症状常常还伴有白天嗜睡和无法集中注意力。可乐定的临床表现是镇静状态,多梦;甲基多巴的临床表现是失眠,镇静状态,多梦。

在药源性睡眠障碍的诊断中应考虑与下列情况相鉴别:神志失常、癫痫、帕金森病;哮喘、阻塞性睡眠呼吸暂停;心律失常、心力衰竭;胃食管反流、消化性溃疡疾病;糖尿病、甲状腺功能亢进;抑郁症、躁狂、广泛性焦虑障碍、强迫症。在药源性睡眠障碍的诊断中需要问清楚患者的工作或者财务情况,是否存在人际矛盾和重大生活事件,是否正在倒时差或者正在轮班。

五、预防与监测

预防药源性睡眠障碍需要更好地了解睡眠的基本功能和不同阶段。进行基础和临床研究是很有必要的,这样能够使临床医生在基于特定药物药理特性的情况下预测可能出现的睡眠障碍。一些用于改善睡眠卫生的非药物措施也很有效,如制订一个固定的就寝时间和起床时间,睡前进行放松或愉快的活动。只有困倦的时候才上床睡觉。在床上避免长时间清醒,避免强迫睡眠;如无法入睡,可在30 分钟后离开床去做一些放松的事情(如看电视、听音乐或阅读),避免白天小睡。不要带着烦恼入睡。定期运动(每周 3~4 次),但不在睡前锻炼,以免影响睡眠。创造舒适的睡眠环境(如稳定的室温,关闭光源)。减少或停止使用酒精、咖啡因或尼古丁,睡前避免饥饿和过度饮食。晚上不要喝太多的水或饮料,以免晚上如厕。另外,停止使用有可能引起睡眠障碍的药物,如果无法停止使用潜在的诱发药物,可将管理时间改为每天的早些时候或者减少服用药物剂量以减轻症状。这些措施已被证明能够改善 70%~80% 患者的睡眠。

六、治疗原则

治疗的第一步是停用可能导致药源性睡眠障碍的药物。停药后症状缓解的时间范围与药物半衰期有关。

在某些情况下,如癫痫患者不宜停用有潜在致病因素的药物,这就需要采取其他措施。将一天的服药时间提前,可能有助于减轻一些患者的症状。对于某些药物(如司来吉兰),症状通常与高剂量有关,那么减少药物剂量可能会有帮助。

当所有其他解决药源性睡眠障碍的措施都无效时,就需要使用药物治疗失眠。对于需要短期治疗的失眠,苯二氮䓬类药、抗抑郁药或镇静催眠药的疗效没有差异。难以入睡或白天过度嗜睡的患者可以使用短效苯二氮䓬类药物(如三唑仑)或催眠药物(如唑吡坦、扎来普隆或右佐匹克隆)进行治疗。无法维持睡眠或早醒的患者可以使用中效苯二氮䓬类药物,如艾司唑仑或替马西泮进行治疗。长效苯二氮䓬类药物(氟西泮和夸西泮)对伴有白天焦虑的睡眠障碍可能有帮助。然而,同时使用两种苯二氮䓬类药物治疗失眠和焦虑是没有道理的。在所有情况下,应在尽可能短的时间内给予最低有效剂量。持续使用一些苯二氮䓬类药物最短可在 2 周内产生耐药。一个有助于预防耐药性的方法是每周只服用 3~4 天苯二氮䓬类药物,而不是每天服用。

长期治疗失眠时,也可选择抗抑郁药物。对于与氟西汀和安非他酮有关的失眠,50~100mg 的曲唑酮可能有效。曲唑酮的优点是无抗胆碱能活性。多塞平在治疗抗抑郁药引起的失眠和维持正常夜间褪黑素分泌方面也显示有效。其他一些药物,如抗精神病药(米氮平)和褪黑素,都可用于失眠的长期治疗,但支持数据有限,并且这些药物都存在不良反应。

非处方药褪黑素是唯一一种经过广泛评估其昼夜节律效应和催眠特性的药物。关于组胺类 H_1 受体拮抗剂和草药缬草的疗效,现有的证据有限且相互矛盾。

当开始治疗睡眠障碍时,应使用最低有效剂量。理想情况下,这些药物的使用时间应当尽可能短,但这对于那些需要较长时间治疗的患者可能并不可行。药源性睡眠障碍的患者在治疗时应当定期接受监测,以评估药物治疗的有效性,并确保症状得到缓解。

七、预后及随访

药源性睡眠障碍除了引起白天嗜睡,还会损害生活质量。据报道,失眠患者升职机会更少,工作效率更低,缺勤率更高。除了在白天工作时表现不佳外,失眠患者发生机动车事故的风险也在增加。这可能对他们的整体健康和幸福产生负面影响。

睡眠时间减少可能会损害糖耐量和胰岛素敏感性。与高血压一样,胰岛素抵抗可能与交感神经活动增强有关,而交感神经活动增强则与睡眠时间缩短有关。一项历时 10 年的调查显示,睡眠时间不超过 5 小时可能是导致糖尿病的一个重要危险因素。

八、患者教育

如果患者在服用了已知会导致睡眠障碍的处方药后,出现入睡困难、睡眠不足或白天过度疲劳等情况,应指导他们与医疗服务人员联系,以便向患者提供睡眠卫生教育,确保他们有改善睡眠障碍的机会。建议患者在开始使用任何非处方药治疗前咨询医生或药师,以避免使用可能导致睡眠障碍的药物。

九、典型病例

患者女性,72 岁。主因"反复咳嗽、咳痰、气喘 30 余年,加重 2 个月",入住呼吸科。入院诊断:支气管哮喘;双肺支气管扩张并感染;慢性阻塞性肺疾病;慢性肺源性心脏病;帕金森病;高血压病。入院后给予美罗培南 1.0g q.8h. 抗菌治疗,甲泼尼龙 40mg/d 和多索茶碱 20ml 静脉滴注一天 2 次解痉平喘治疗,布地奈德 2mg、干粉吸入氟替卡松 1mg 雾化吸入化痰止咳治疗。患者经过上述治疗后咳嗽、咳痰、气喘症状明显改善,但是 5 天后患者出现整夜无法安睡,失眠。考虑为药源性睡眠障碍。停用美罗培南,多索茶碱日剂量减半,甲泼尼龙日剂量由 40mg 减为 30mg,患者失眠症状明显好转。

讨论:糖皮质激素类药物在呼吸科应用广泛,尤其是慢性阻塞性肺疾病(COPD)合并哮喘时应用较多。糖皮质激素类药物的副作用有欣快、激动、失眠、幻觉、妄想等。该患者入院后甲泼尼龙 40mg/d,雾化吸入布地奈德 2mg、干粉吸入氟替卡松 1mg,使用剂量较大。多索茶碱的不良反应有失眠、焦虑等。患者为老年人,茶碱清除率降低。患者平时经常口服氨茶碱,可能导致蓄积。以上因素使患者应用茶碱过程中不良反应发生率增高。美罗培南的不良反应偶见失眠、焦虑、幻觉等。该药所致失眠的不良反应也应考虑。

点评:临床用药要严格掌握适应证和用药剂量,及时合理调整用药剂量,保障患者用药安全。

(林华　张夏婷　崔学艳)

第七节　药源性认知障碍

教学目的与要求

1. 掌握药源性认知障碍的临床表现及鉴别诊断。

2. 熟悉药源性认知障碍的防治原则。

3. 了解药源性认知障碍的发病机制和危险因素。

认知功能是高等心理功能和过程的多维概念,认知领域主要包括知觉-运动功能、语言、执行功能、学习-记忆、复杂注意和社会认知。认知障碍分为 3 种:谵妄、轻度认知障碍和主要认知障碍(痴呆)。谵妄是一种短时间内出现的注意力和意识障碍,常继发于某种疾病、中毒或药物戒断、接触毒素或多种病因,去除诱因后通常是可逆的。轻度和严重的认知障碍表现为一种或多种认知领域能力下降,可由多种病因引起,包括阿尔茨海默病、血管性疾病、额颞叶退行性疾病及药物使用等。

一、流行病学

由于药物的多样性和研究人群的人口学特征不同,药源性认知障碍的发生率很难确定。一项研究显示,229 名 70 岁以上连续住院的患者中谵妄的发生率为 22%。药物毒性是导致谵妄的最明确原因,是继感染和体液电解质失衡后的第三大可能原因。另一项前瞻性研究表明,1 500 例医院神经系统会诊病例中有 7% 为谵妄,其中 17% 的谵妄归因于药物。

二、致病药物和危险因素

可能引起认知障碍的药物详见表 7-8-1。某些药物作用,如阿片类药物镇静作用相关的认知功能影响表现较为明显。其他药物对认知功能的影响很小,通常只有长期使用才能显现。

表 7-8-1　可能引起药源性认知障碍的药物

药物	发生率	证据级别
抗胆碱药	18%~20%	A
托吡酯	35%	A
抗肿瘤药	4%~75%	A
环磷酰胺、塞替派、卡铂	25%	A
镇静催眠药	NK	B
抗精神病药	NK	B
苯二氮䓬类药物(慢性)	22.2%	B
雄激素(雄激素剥夺疗法)	NK	B
H_2 受体拮抗剂	0.2%(门诊) 1.6%~1.9%(住院)	B
干扰素 α	30%~77%	B
锂	NK	B
非核苷逆转录酶抑制剂	18.9%~23%	B
非甾体抗炎药	NK	B
阿片类药物	20%~70%	B
选择性血清素再摄取抑制剂	0.5%	B
抗惊厥药	NK	B
丙戊酸	22%	B
糖皮质激素类药物	NK	C
抗震颤麻痹药	NK	C
抗生素	NK	C
抗真菌药	NK	C
抗逆转录病毒药物	NK	C
抗心律失常药(胺碘酮、地高辛、利多卡因)	NK	C

注:NK,未知。

某些易感或诱发因素增加药源性认知障碍的风险。易感特征包括年龄增长、脑损伤、慢性疾病、功能损害、遗传学、多药治疗和潜在的认知损害。诱发因素包括急性疾病、感染、代谢紊乱、脱水、急性尿潴留、营养不良、环境和心理社会因素、手术、药物相互作用和剂量反应关系。

三、发病机制

药源性认知障碍的具体发病机制如表 7-8-2。乙酰胆碱介导的神经元通路调节意识及其强度。

抗胆碱药常被用作镇吐药、抗震颤麻痹药和抗痉挛药,与认知障碍的发生有关。具抗胆碱能特性的其他药物有三环类抗抑郁药、抗精神病药、抗组胺药和抗心律失常药等。阿尔茨海默病(AD)或帕金森病(PD)患者的记忆障碍与基底细胞丢失导致的皮质胆碱能神经支配显著下降有关。一项70岁以上帕金森病患者脑组织病理学研究显示,使用抗胆碱药2年以上,淀粉样斑块和神经原纤维缠结密度增加2倍,抗毒蕈碱药物诱导老年人脑内β-淀粉样物质的沉积和斑块形成。反弹性失眠和焦虑与苯二氮䓬类和巴比妥类药物戒断有关,幻觉和谵妄与巴比妥类药物戒断有关。苯二氮䓬类和巴比妥类药物治疗期间,高亲和力γ-氨基丁酸(GABA)受体下调,戒断综合征可能反映了GABA活性低下的状态,与此同时GABA抑制的兴奋性神经递质的输出量激增,也可能参与了戒断综合征的出现。α_2受体拮抗剂和去甲肾上腺素浓度的变化会改变麻醉剂量,因此认为,去甲肾上腺素能机制可能参与了意识的维持。此外,α_2受体激动剂能够增加麻醉深度。

表 7-8-2 药源性认知障碍的发病机制

药物	发病机制
麻醉药	蛋白酶激活导致神经元凋亡,β-淀粉样肽聚集;τ蛋白过度磷酸化;通过烟碱和毒蕈碱受体导致中枢胆碱能传递改变;NMDA受体上调导致兴奋性毒性和钙流入引起细胞凋亡
抗胆碱药	与年龄相关的基底核乙酰胆碱含量降低和胆碱能胞体丢失;皮质、海马和杏仁核中β-淀粉样肽沉积
抗惊厥药	神经元兴奋性降低,神经营养因子和β-雌二醇表达减少,导致胎儿脑内剂量依赖性凋亡、神经变性
抗肿瘤药	白质脑病、直接细胞毒性作用、细胞因子诱导的炎症反应、化疗诱导的贫血和绝经;遗传危险因素(低效外排泵、DNA修复机制缺陷)、端粒长度缩短、神经递质活性和功能连接性降低
抗精神病药	降低胆碱乙酰基转移酶(乙酰胆碱合成酶);由于多巴胺能D_2受体的拮抗活性,烟碱和毒蕈碱乙酰胆碱受体减少;减少神经生长因子和脑源生长因子
巴比妥酸盐	γ-氨基丁酸(GABA)能的增强;抑制神经兴奋性,减少神经元细胞膜对钙的摄入;减少胎儿神经元的数量和树突的长度及分支
苯二氮䓬类药	GABA活性增强
糖皮质激素类药物	海马细胞丢失
H_2受体拮抗剂	阻断大脑皮质和纹状体中H_2受体
干扰素α	抑制多巴胺能活性
非甾体抗炎药	1型和3型变态反应(无菌性脑膜炎);抑制脂质β-氧化和线粒体紊乱(脑病合并内脏脂肪变性综合征)
阿片类药物	抑制胆碱能系统;调节介导炎症反应的小胶质细胞和免疫细胞;小胶质细胞和神经元的凋亡
选择性5-羟色胺再摄取抑制剂	血管升压素分泌不当引起的低钠血症
三环类抗抑郁药	抗胆碱和抗组胺作用

抗惊厥药降低神经兴奋性,因此可能抑制神经兴奋性并损害认知功能。这种作用可能是通过干扰垂体-肾上腺功能、高氨血症或血脑屏障(BBB)通透性的变化而引起的。高血药浓度的丙戊酸钠影响大脑的功能和形态。研究显示,接受苯妥英、苯巴比妥、丙戊酸钠、地西泮或氯硝西泮治疗3~30天的大鼠脑组织发生了凋亡性神经变性。通过减少神经元胞体和突触的发生,抗惊厥药可损害发育中的大脑,影响认知功能。

海马是新记忆形成的关键,拥有大脑中最高浓度的皮质类固醇结合位点。糖皮质激素类药物抑制 25%~30% 的葡萄糖转运至细胞内,从而加速缺血或低血糖后腺苷三磷酸(ATP)浓度的下降,降低细胞抑制神经元损伤的能力,导致神经元死亡。一些关于急性淋巴细胞白血病儿童的研究显示,地塞米松治疗组的认知表现不如泼尼松组。研究者认为,因血浆蛋白结合率较低,化学结构中存在氟离子,地塞米松可能比泼尼松的毒性更强。海马神经元细胞膜脂质含量和突触传递的改变与氟离子有关。

选择性 5-羟色胺再摄取抑制剂(SSRI)引起抗利尿激素(ADH)分泌失调综合征,导致精神状态的急性变化。ADH 浓度升高导致肾小管不能分泌稀释的尿液,降低血清渗透压和血清钠,导致神经系统的改变,包括嗜睡、混乱、癫痫、昏迷或死亡。这种综合征也可由其他药物引起,包括卡马西平、奥卡西平、三环类抗抑郁药、单胺氧化酶抑制剂和抗精神病药,这些药物可能促进 ADH 的分泌或增加肾脏对 ADH 的反应。

与癌症相关的心理和社会因素,以及癌症治疗相关的生理效应导致某些恶性肿瘤患者的认知功能显著下降。这些影响包括功能连通性减低、促炎因子浓度失调及对视觉系统的直接细胞毒性作用。脑病合并内脏脂肪变性综合征(又称为瑞氏综合征,Reye syndrome)与 18 岁以下儿童服用阿司匹林有关。该机制被认为是抑制脂质 β 氧化和线粒体紊乱,导致尿素和酮体生成,最终导致高氨血症、低血糖、血清乳酸升高、游离脂肪酸和二羧酸释放。

四、临床表现

药源性认知障碍临床表现多样,可以涉及意识、注意力或记忆状态的急性或慢性变化。可表现为镇静/嗜睡,失眠,注意力下降,专注力受损,记忆障碍,精神错乱,肌阵挛,幻觉,谵妄,癫痫,执行、注意、专注、智力、记忆和回忆、精神运动、言语处理能力、警觉、视空间和视觉运动能力等评估工具发现的异常表现等。脑电图可见癫痫活动;头颅 MRI 可见脑萎缩、弥漫性白质高信号、脑室扩大、皮质钙化等变化。

抗胆碱药与记忆障碍、精神错乱、幻觉、镇静和烦躁有关。最常见的与抗惊厥药相关的认知反应是精神运动减慢、警惕性降低及记忆和情绪障碍。相比之下,接受皮质类固醇治疗的患者可以表现出情绪活跃,有些可能会感到兴奋、失眠、不安和运动活动增加。

苯二氮䓬类药物对中枢神经系统的影响包括镇静催眠、抗焦虑、肌肉放松和抗惊厥活性。随剂量增加,镇静逐渐进入催眠状态,后进入昏迷状态。有报道称,接受苯二氮䓬类药物治疗的住院患者出现精神错乱,通常与长效和高剂量的苯二氮䓬类药物有关。苯二氮䓬类药物也可引起矛盾反应或去抑制反应,出现兴奋、幻觉、梦游、梦话、躁狂行为、敌意和愤怒等。这些反应罕见,可能与剂量有关。

儿童可逆性假性脑萎缩和精神恶化与丙戊酸钠有关。丙戊酸钠浓度接近或高于 100mg/L,MRI 显示假性萎缩,儿童韦氏智力量表测试智商下降。丙戊酸盐的其他刺激性不良反应包括震颤、体重增加、脱发、共济失调和眼球震颤等。

五、诊断及鉴别诊断

区分药源性认知障碍和非药物诱导的疾病过程引起的认知障碍,尤其是癫痫、帕金森病和人类免疫缺陷病毒(HIV)感染等疾病,有一定难度。首次癫痫发作的年龄越小、发作次数越多,以及同时存在多种发作类型可以导致癫痫患儿的智商评分较低。帕金森病的神经精神问题,如幻觉、记忆力丧失、精神错乱和严重的神经认知障碍,可由抗震颤麻痹药加重。20% 的晚期 HIV 患者出现认知和运动障碍。

由于患者可能无法提供准确病史,通过家庭成员或护理人员确定患者基线精神状态和认知障碍的发展时间线可能至关重要。药物吸收和渗透到大脑的速率决定了急性药物诱发事件的发生速度。对当前处方药和非处方药的使用以及草药补充剂或其他药物的使用进行详细的历史记录是必要的,并且应包括最近变化的有关药物及其剂量或依从性信息。

认知障碍最常见的原因是由阿尔茨海默病、血管疾病、帕金森病和药物中毒引起的轻度和重度神经障碍。

急性和慢性感染也会损害认知功能。慢性疾病须考虑与肺结核、隐球菌病、HIV 感染的晚期和神经性梅毒等相鉴别。克罗伊茨费尔特-雅各布病(简称为克-雅病)和牛海绵状脑病等朊蛋白病相对罕见。老年患者合并急性感染如尿路感染和肺炎时可能会出现谵妄,也需要与其相鉴别。

精神状态的急性变化可作为潜在危及生命的医疗问题的预警。在鉴别诊断中应考虑代谢和内分泌疾病,包括脱水、高氨血症、高钙血症、低钠血症、甲状腺功能减退、肾病、肝衰竭和低氧血症。戒断某些药物,包括酒精、巴比妥类、苯二氮䓬类和三环类抗抑郁药,也会引起认知障碍。

在鉴别诊断中还须考虑精神疾病。一些严重抑郁症患者表现出困惑和无法执行常规任务。精神分裂症患者或转换性障碍患者可能会出现认知障碍。在转换性障碍患者中,心理测试不能证实记忆丧失。精神分裂症通常与妄想和幻觉有关,最初记忆完整,但晚期出现无法解释的进行性痴呆。

甲状腺功能、维生素 B_{12}、血常规、电解质、肝肾功能,性传播疾病及人类免疫缺陷病毒的实验室检查,血氨浓度检测,血尿毒物和重金属筛查,CT/MRI 扫描,腰椎穿刺脑脊液相关检查以及心理学检查、脑电图等,有利于药源性认知障碍的诊断及鉴别。

需要鉴别的引起认知障碍的主要疾病有肿瘤(原发性脑肿瘤和转移性脑肿瘤)、中枢神经系统疾病(硬膜外出血、慢性硬膜下出血、血管性痴呆、缺血性脑病、正常压力脑积水和卒中)、代谢性疾病(脱水、高氨血症、高钙血症、高或低血糖、肾上腺功能减退、低钠血症、甲状腺功能亢进、甲状腺功能减退、肾脏疾病、肝脏疾病和低氧血症)、感染(中枢神经系统感染、人类免疫缺陷病毒感染、神经梅毒、朊蛋白病和急性感染、脓毒症)、维生素缺乏(维生素 B_1、维生素 B_{12} 和烟酸)、中毒[药物滥用、酒精、处方药中毒,重金属、透析性痴呆(铝)和有机毒素中毒]、精神性疾病(情感转换障碍、抑郁和精神分裂症)、非惊厥性癫痫、退行性疾病(阿尔茨海默病、路易体痴呆、额颞叶痴呆、帕金森病和多发性硬化)。

六、预防

一些策略能降低药源性认知障碍发生的可能性,包括调整肾脏、肝脏疾病患者的药物剂量,限制具有已知剂量-毒性关系的药物的总剂量,监测血药浓度,缓慢增加滴定剂量,使用低风险替代药物,限制药物种类和数量等。

调整肝病或肾病患者的药物剂量和/或给药间隔不仅在开始治疗时很重要,且对器官功能可能突然急剧下降的严重疾病患者也很重要。对于肝病或肾病患者,某些药物应完全避免使用。

另一种降低风险的策略是限制存在已知剂量-毒性关系的药物的总剂量。例如,在需要以阿片类药物进行疼痛治疗的患者中,添加非阿片类药物协同或辅助镇痛药,同时降低阿片类药物 24 小时总的给药需求剂量。也可考虑其他疼痛管理方法,如使用局部麻醉药或神经消融干预。

潜在的药物相互作用和附加药效应考虑到患者的治疗方案中。

七、治疗原则

药源性认知障碍的治疗包括停药、配合使用或不使用辅助药物、减少剂量、替代缓释制剂、症状管理、认知康复和/或补充疗法。在某些情况下,例如癫痫患者或双相情感障碍患者,可能需要在停止使用致病药物治疗之前,先用另一种药物进行治疗。对于锂剂诱导的认知障碍患者,建议使用可改善与血浆峰值浓度相关的缓释制剂。在接受锂治疗的患者中,即使没有甲状腺功能减退,每天25~50μg的甲状腺素也能改善他们的认知功能。

同样重要的是治疗认知障碍的潜在原因,如代谢紊乱和感染、焦虑、抑郁、疲劳和失眠等可能与药源性认知障碍有关的共病。

非药物干预对患者是有益的。认知康复方法可以显著改善患者的认知功能。其他补充/综合药物治疗包括针灸、催眠、按摩、冥想、放松和生物反馈等。

八、预后及随访

关于药源性认知障碍的预后,几乎没有公开的数据。一项对住院老年患者的前瞻性研究表明,谵妄的出现将住院时间从7.2天延长到12.1天,死亡率从1%增加到8%。有些药源性认知障碍患者在停用相关药物后,认知功能有所恢复;而有些患者即使停药,认知障碍仍持续存在,甚至逐渐加重。所以尽早发现药源性认知障碍的先兆,尽早预防,对患者更有益处。

九、患者教育

对于服用有可能产生药源性认知障碍药物的患者,应告知患者及其护理人员所服药物可能会导致认知障碍,同时告知他们相关的体征和症状,便于及时发现,及时给予处理。应就驾驶或使用机器的潜在危险向患者发出警告,并要告诉患者服药期间同时使用酒精可能产生的不良后果。如果在规定的治疗期间出现不可耐受的认知方面的影响,应及时联系医生,适当改变治疗方法。

十、典型病例

患者男性,21岁,大学生。15岁时出现头向右转,四肢抽搐,双眼向上翻,意识丧失,发作持续5~10分钟,平均每个月发作1次,6个月前开始口服托吡酯25mg,b.i.d.,每周增加25~200mg/d,3个月前患者开始出现不出汗、说话笨等表现,不能与人交流,不会用手机,不会写自己名字,吃饭时只吃主食或只吃菜,后发展至穿衣服有困难,有时无故哭笑,生活不能自理,但癫痫发作明显减少。半年来明显消瘦,1个月前就诊查得穿衣上床有困难,左右认错,时间、地点、人物、定向力完整,计算力、理解力、远近期记忆力均差,神经系统检查未见异常,脑电图(EEG)正常范围,头颅CT未见明显异常。1个月内逐渐减用至停用托吡酯,口服丙戊酸钠缓释片0.5g,q.d.。症状缓解。

讨论:托吡酯的中枢神经系统副作用可能与剂量相关,剂量越高、增加剂量的速度越快,不良反应发生率越高。本例患者用药前有正常的智力水平,可从事正常认知要求的日常生活和工作。接受正常剂量范围的托吡酯治疗后,出现严重的认知障碍,以语言障碍为突出表现,如找词困难,言语流畅性受损,并伴有明显的记忆力、计算力下降,生活不能自理。经过减药、停药处理,基本恢复服药前正常的智力水平。所以考虑该患者的认知障碍是由托吡酯引起的药源性认知障碍。

点评:一般认为,缓慢增加托吡酯的剂量(每周增加25mg/d),最高达140mg/d,可显著减少不良反应的发生。如果起始剂量很高(100mg/d)或是每周以100~200mg/d的速度迅速加量,中枢神经系统毒副作用的发生率增加15%~30%,而出现认知障碍的报道占11%~13%。如果托吡酯服药量逐渐增加,并根据患者的反应个体化调整托吡酯的剂量及同时服用其他抗癫痫药的剂量,托吡酯可能有很好的耐受性,为此,托吡酯推荐的调整剂量方案是每周加量25mg/d,而不应是100mg/d。

(宋海庆　王媛　齐晓涟)

第八节　药源性 5-羟色胺综合征

教学目的与要求

1. 掌握药源性 5-羟色胺综合征的定义、常见致病药物及治疗。
2. 熟悉药源性 5-羟色胺综合征的临床表现及预防。
3. 了解药源性 5-羟色胺综合征的发病机制、诊断及鉴别诊断。

5-羟色胺（5-hydroxytryptamine，5-HT）又称血清素，是由色氨酸经色氨酸羟化酶和 5-羟色氨酸脱羧酶催化生成的一种单胺类神经递质。其大部分位于血小板和胃肠道，少部分存在于中枢神经系统。5-HT 的功能多种多样：在中枢神经系统中，有助于调节食欲、记忆、情绪和性活动等；在外周，有助于调节凝血、平滑肌蠕动和血管张力。

5-羟色胺综合征（5-HT 综合征）是一种潜在的致命性临床综合征，几乎均为药物所致，也有研究者称其为 5-HT 中毒，是抗抑郁治疗过程中最严重的不良反应之一。药源性 5-HT 综合征是由影响 5-HT 代谢的药物、5-HT 受体激动剂或上述作用机制的药物联用，引起中枢和外周神经系统 5-HT 功能亢进的一组临床综合征，其典型的三联征包括精神状态改变、自主神经功能亢进和神经肌肉异常，但并非所有患者都会出现上述表现和症状。

一、流行病学

5-HT 综合征可发生在任何年龄的患者，包括老年人、儿童甚至新生儿。首例 5-HT 综合征是 1960 年由 Oates 和 Sjoerdsma 报道，描述了合用色氨酸和单胺氧化酶抑制剂（monoamine oxidase inhibitor，MAOI）的病例。20 世纪 80 年代，选择性 5-羟色胺再摄取抑制剂（SSRI）的广泛应用导致 5-HT 综合征或 5-HT 中毒的报道日益增多。1999 年，6.5% 的美国成年人服用抗抑郁药；而到了 2010 年，10.4% 的成年人服用抗抑郁药。2002 年，美国中毒控制中心协会毒物暴露监测系统从门诊、住院部及急诊科监测到服用 SSRI 的患者有 26 733 例，其中 7 349 例有明显毒性反应，并导致 93 例患者死亡。在过量服用 SSRI 的人群中，有 14%~16% 的患者患有 5-HT 综合征。

然而，对 5-HT 综合征进行严格的流行病学评估却很困难，因为超过 85% 的医生并没有意识到这一临床诊断。此外，由于涉及 5-HT 能的其他药物（如治疗偏头痛的曲普坦类、抗生素利奈唑胺等）在临床中使用日益广泛，使 5-HT 综合征的发生率也随之上升。鉴于其非特异性的前驱症状和多种多样的临床表现，5-HT 综合征又很容易被漏诊和误诊，尤其是症状轻微时，因此，其实际发生率可能高于目前报道。

二、致病药物

5-HT 存储在突触前神经元的囊泡中，从囊泡释放后，可结合并激活突触后膜相应的 5-HT 受体（已发现 7 种受体亚型），随后调节细胞过程。任何可导致中枢 5-HT 能神经传递增加的药物或联合用药均有引起 5-HT 综合征的潜在风险，多见于 SSRI 和 MAOI、MAOI 和三环类抗抑郁药、MAOI 和色氨酸、MAOI 和哌替啶的联合应用或增加药物剂量。尤其当 MAOI 与 SSRI 联用时，可能与 SSRI 阻断 5-HT 再摄取，MAOI 抑制 5-HT 降解，不能控制突触 5-HT 浓度有关。此外，5-HT 能药物的代谢与 CYP450

同工酶关系密切。一些可显著抑制特定 CYP 同工酶（CYP2D6 和 CYP3A4）的药物，也能影响 5-HT 能药物代谢并造成蓄积，升高患者罹患 5-HT 综合征的风险。常见的可引起 5-HT 综合征的药物见表 7-9-1。

表 7-9-1　可引起 5-HT 综合征的药物

药物类别	药物举例
MAOI	苯乙肼、苯环丙胺、异卡波肼、吗氯贝胺、司来吉兰、雷沙吉兰等
SSRI	氟西汀、氟伏沙明、帕罗西汀、西酞普兰、舍曲林、艾司西酞普兰
5-羟色胺/去甲肾上腺素再摄取抑制剂	文拉法辛、度洛西汀、米那普仑
三环类抗抑郁药	阿米替林、氯米帕明、丙米嗪
阿片类	哌替啶、芬太尼、曲马多、他喷他多、右美沙芬
抗癫痫药	丙戊酸钠、卡马西平
镇吐药	昂丹司琼、格拉司琼、甲氧氯普胺
曲普坦类	佐米曲普坦
减肥药	芬氟拉明、右芬氟拉明、芬特明
CYP2D6 和 CYP3A4 抑制剂	红霉素、环丙沙星、氟康唑、利托那韦
噁唑烷酮类抗生素	利奈唑胺、特地唑胺
其他药物	圣·约翰草、亚甲蓝、丙卡巴肼、色氨酸、锂、麦角胺、中枢神经系统兴奋剂、左旋多巴

三、发病机制

5-HT 在维持体内自主神经功能平衡上起着极为重要的作用。其可兴奋大多数交感神经节前神经元，并抑制副交感神经节前神经元。若动物的中缝核受损，或使用可阻断 5-HT 合成的药物，均可使脑内 5-HT 含量明显降低，导致睡眠障碍、痛阈降低。电刺激大鼠的中缝核，可见其体温升高。

5-HT 综合征的实际病理生理学尚未完全清楚。大多数学者相信 5-HT 综合征是过度刺激中枢 5-HT 受体所致，认为 5-HT 综合征主要是通过激活与 5-HT$_{1A}$ 受体有关的 cAMP 而引发的。1960 年，Oates 等研究认为，色氨酸与 5-HT 综合征的症状之间存在着量效关系。动物研究发现，给予 5-HT$_{1A}$ 受体激动剂可以激发 5-HT 综合征，而 5-HT$_{1A}$ 受体拮抗剂可阻止 5-HT 综合征发生。Baldssarini 等发现，当 5-HT 处于高活性状态时，就会导致中枢多巴胺能活性降低。总体上，其发生机制被认为与突触内 5-HT 过多、过度激活突触后 5-HT$_{1A}$ 和 5-HT$_{2A}$ 受体，导致脑内 5-HT 系统活动增强，多巴胺系统功能相对低下有关。

导致 5-HT 水平升高的机制有：①过量使用色胺酸（5-HT 前体）；②使用可促进 5-HT 释放的药物（如可卡因、苯丙胺）；③使用可抑制 5-HT 代谢的药物（如单胺氧化酶抑制剂）；④过量使用 SSRI；⑤影响肝药酶细胞色素 P450 代谢（如使用 CYP2D6 和 CYP3A4 抑制剂类药物）；⑥某些联合用药（如 SSRI 和氯米帕明、氟西汀和锂）。

四、临床表现

5-HT 综合征的临床表现因人而异，从轻度到致命均有可能，其症状通常出现于起始或调整 5-HT 能药物治疗的 24 小时内，主要表现为精神状态改变、自主神经功能不稳定及神经肌肉张力异常三联征：①精神状态改变常表现为激越、焦虑、轻躁狂、意识模糊、昏睡、定向力受损及不安等。②自主神经功能不稳定常表现为高血压、心动过速、呼吸加快、瞳孔扩大、高热、大汗、皮肤潮红、恶心、呕吐、腹泻、肠鸣音增加及心律不齐等。③神经肌肉张力异常表现为震颤、诱导下或自发出现的肌阵挛、共济失调、反射亢进、静坐不能、牙关紧闭及肌强直等。其中肌阵挛及反射亢进是最常见、特异性最高的临床特征，严重病例也可有进行性横纹肌溶解、弥散性血管内凝血，甚至死亡。由于不同患者可能出现不同的症状组合，加之症状可能与其他综合征存在重叠，尽管有报道认为血清总肌酸激酶、白细胞计数、转氨酶升高及碳酸氢盐水平下降具有一定的指导意义，但目前尚无针对 5-HT 综合征的特异性实验室指标。

轻度药源性 5-HT 综合征的临床表现有肌震颤、意识模糊、反射亢进、焦虑、躁动、失眠、出汗、瞳孔扩大、心动过速。中度药源性 5-HT 综合征的临床表现有自发性或诱导性阵挛、眼阵挛、激越、高血压、发热（<40℃）、肠鸣音活跃、腹泻、恶心、呕吐。严重药源性 5-HT 综合征的临床表现有肌强直、呼吸衰竭、强直阵挛发作、高热（≥40℃）、昏迷、谵妄、血压不稳、呼吸衰竭。

五、诊断及鉴别诊断

Sternbach 首先回顾了以往的 38 例病例报道，在 1991 年提出了 5-HT 综合征的诊断标准：

1. 症状与体征出现在增加 5-HT 能药物剂量或联用多种 5-HT 能药物之后，并且至少存在下列 3 个特征：精神状态改变（意识模糊、轻躁狂）、激越、肌阵挛、反射亢进、大汗、震颤、寒战、腹泻、运动不协调、发热。

2. 其他病因已排除。

3. 上述症状出现之前，未使用神经阻滞剂或神经阻滞剂未加量。

然而，Sternbach 标准过度强调精神状态异常，易导致 5-HT 综合征与其他可影响精神状态的综合征相混淆，因此，研究者进一步提出了 Hunter 诊断标准：

1. 正在服用 5-HT 能药物。

2. 至少存在以下 1 条临床表现：

（1）诱发的阵挛/眼阵挛+肌张力增高+发热超过 38℃。

（2）诱发的阵挛+激越/出汗。

（3）眼阵挛+激越/出汗。

（4）自发性阵挛。

（5）震颤+反射亢进。

Hunter 标准的特异性（96% vs 97%）和敏感性（75% vs 84%）均优于 Sternbach 标准。目前，两者在临床中均应用广泛。

5-HT 综合征主要的鉴别诊断是抗精神病药所致的神经阻滞剂恶性综合征（neuroleptic malignant syndrome，NMS）。NMS 是由抗精神病药如氟哌啶醇、氯丙嗪、奥氮平等阻断多巴胺受体引起的，两者症状相似，都会出现精神异常、发热、出汗。主要区别在于 5-HT 综合征多持续不超过 24 小时，而 NMS 病情发展长达数天到数周。症状上 5-HT 综合征出现阵挛、震颤、呕吐、腹泻，而 NMS 则表现为严重的运动迟缓、铅管样肌强直，缺乏神经肌肉兴奋症状。5-HT 综合征的实验室检查多无阳性发现，而 NMS 实验室检查多见白细胞和肌酸激酶增高。同时，5-HT 综合征也需要注意排除脓毒症、僵人综合征、中暑、脑炎以及拟交感药或抗胆碱药中毒（用药 1~2 小时起病，症状缓解需数小时到数天，常伴有皮肤黏膜和/或尿潴留）。

六、预防

通过深入了解临床常用药物的药理学特点以及医师教育，避免盲目联用多种药物，5-HT 综合征可在很大程度上得以预防。此外,也要注意不同药物的洗脱期,比如:SSRI 中氟西汀半衰期最长,加上其代谢产物半衰期可长达 2.5 周,因此,氟西汀停用 5~6 周后才可以使用 MAOI;而西酞普兰、帕罗西汀、舍曲林等半衰期较短,需要停药后至少 2 周,司来吉兰的药物洗脱期也在 2 周左右。

七、治疗原则

一旦诊断为 5-HT 综合征,应立刻停用 5-HT 能药物并提供相应的对症支持治疗,治疗强度取决于症状严重程度。

1. 对症支持治疗　高热患者要实施物理降温、静脉输液补充水分,若体温>41℃应采用非去极化类肌松药迅速诱导肌肉麻痹后插管、机械通气,禁用琥珀酰胆碱,以免出现高钾血症和心律失常等并发症;同时也不能使用退热药,因为高热是肌肉过度活动引起,而非中枢性的。对激惹、焦虑、过度兴奋症状的患者可以给予短效苯二氮䓬类镇静,以降低 5-HT 综合征引起的高热。对激惹、焦虑、过度兴奋症状的患者应避免约束身体,因为约束身体可能加重高热和横纹肌溶解。必要时用人工通气治疗呼吸衰竭。高血压患者可用硝苯地平治疗。

2. 药物治疗　动物实验发现非特异性 5-HT$_2$ 拮抗剂和大部分选择性 5-HT$_{2A}$ 受体拮抗剂通过阻断 5-HT 受体来减少突触间 5-HT 的水平,逆转 5-HT 中毒的致死效应。口服赛庚啶(5-HT$_{2A}$ 受体拮抗剂)2mg,24 小时内增加最大剂量为 12~32mg,尽管效果未被肯定。也可口服或静脉注射氯丙嗪(5-HT$_{1A}$ 和 5-HT$_{2A}$ 受体拮抗剂)50~100mg;氯丙嗪能引起严重的直立性低血压,现已不推荐使用,但非常严重的患者还是可以考虑使用。β 受体拮抗剂能拮抗 5-HT$_{1A}$ 受体、缓解 5-HT 综合征的自主症状;但由于普萘洛尔是一种作用时间长的 5-HT$_{1A}$ 拮抗剂,在自主神经失调的患者中可能导致低血压和休克,一般不推荐使用。

八、预后及随访

一旦怀疑 5-HT 综合征,早期诊断、积极治疗,多数患者预后是比较好的,但也不乏致死性的报道。为此,需要提醒临床医师要尽可能避免多种 5-HT 能药物联用,特别是常见的 MAOI、SSRI、5-羟色胺/去甲肾上腺素再摄取抑制剂(SNRI)、三环类抗抑郁药(TCA)、阿片类、曲普坦类药物。

九、患者教育

医师开具处方时,对于有发生 5-HT 综合征潜在风险的患者,应就 5-HT 综合征的体征和症状对患者进行指导。使患者明白用药后一旦出现焦虑、躁狂、意识模糊、昏睡等;出现高血压、心动过速、呼吸加快、高热、大汗、恶心、呕吐、腹泻等;或出现全身颤抖、走路不稳、静坐不能、牙关紧闭及肌强直时,立即咨询药师或医生,以便尽早发现 5-HT 综合征,进行干预。教育患者应该让医生或药师知道他们正在服用的所有药物,以防止发生药物相互作用。

十、典型病例

患者女性,46 岁,因激越被送至急诊室。到达急诊时,患者存在发热(38.6℃),心动过速(169 次/min),眼球扑动,下肢强直和手臂肌阵挛,肠鸣音亢进,以及皮肤湿冷。患者既往用药包括苯二氮䓬类药物(阿普唑仑和艾司唑仑)及文拉法辛。患者述实际服用的文拉法辛剂量较处方规定的剂量高。考虑为药源性 5-HT 综合征,给予肌内注射咪达唑仑及插管气道保护。注射咪达唑仑后,患者的肌阵挛和自主神经功能亢进情况有缓解,但眼球扑动持续存在,转入 ICU 治疗,数天后医治无效,患者死亡。

　　讨论:患者大剂量服用 5-羟色胺/去甲肾上腺素再摄取抑制剂文拉法辛之后出现发热,心动过速,眼球扑动,下肢强直和手臂肌阵挛,肠鸣音亢进,符合 Hunter 诊断标准,故诊断为文拉法辛引起的 5-HT 综合征。文拉法辛无特效解毒药,因其分布容积大,故利尿、透析、血液灌注或换血疗法对药物的清除无益。

　　点评:5-HT 综合征是一种可能危及生命的临床综合征,其典型表现包括精神状态改变,自主神经功能紊乱,以及包括肌阵挛、眼球扑动、肌强直和反射亢进在内的神经肌肉症状。单药使用或联用 5-HT 能药物,包括存在显著药物相互作用或药物过量时,5-HT 综合征即可能发生。临床难点在于,直接或间接影响 5-HT 能的药物范围甚广,从 5-HT 能抗抑郁药(如 SSR)到心境稳定剂(如锂盐),再到非精神科药物(如环丙沙星、氟康唑、利奈唑胺),且经常由不同的临床医师开具处方,临床中常常防不胜防。因此,临床医师应深入了解临床常用 5-HT 能药物的药理学特点,避免盲目过量使用和联用多种药物,以及加强医师教育,从而尽可能地预防 5-HT 综合征的发生。

(连立飞　武力勇　关月)

第九节　药源性周围神经病

教学目的与要求

1. 掌握药源性周围神经病的临床表现及鉴别诊断。
2. 熟悉药源性周围神经病的防治原则。
3. 了解药源性周围神经病的发病机制和危险因素。

　　周围神经病被定义为周围神经系统的功能丧失或损伤,临床特征为感觉异常(包括疼痛、麻木等)和无力。周围神经病可由多种病因引起,包括免疫、感染、代谢、遗传及药物中毒等。许多药物与周围神经病有关。最常见的药物包括抗肿瘤药和抗逆转录病毒药物。

一、流行病学

　　目前,人们对于药源性周围神经病的准确发病率了解有限。其发病率取决于特定的药物种类、药物使用的疗程和剂量以及患者个体因素。某些特定的药物种类引起药源性周围神经病的危险程度较高,例如抗肿瘤药(如铂类衍生物、紫杉醇、长春碱)以及抗逆转录病毒药(核酸逆转录酶抑制剂)。据报道,周围神经病的发病率在接受高剂量顺铂及奥沙利铂治疗的患者中高达 85%~100%,在接受扎西他滨(双脱氧胞苷)治疗的 HIV 患者中为 30%~80%。其他与周围神经病相关的药物的报道仅见于个案报道及系列事件报告。在一组跟踪观察了 166 名患者的研究中发现,长期使用他汀类药物(中位数 2.8 年)可以导致特发性多发性神经病的发病风险升高 4~14 倍。一项对于 4 组队列研究的后续分析认为,与他汀类药物使用相关的神经病的发病率较低(12/100 000 人年)。最近的研究表明,长期的他汀类药物暴露史与周围神经病的发病显著相关。

二、致病药物和危险因素

　　许多药物已经被证明和周围神经病相关。已被证明可能和周围神经病相关的药物见表 7-10-1。

表 7-10-1　可能引起周围神经病的药物

药物	发病率	证据等级	药物	发病率	证据等级
司他夫定	6%~31%	A	依托泊苷	NK	C
扎西他滨	>30%	A	异环磷酰胺	NK	C
硼替佐米	30%~47%	A	丙卡巴肼	10%~20%	C
卡铂	15%~85%	A	苏拉明	NK	C
顺铂	15%~85%	A	胺碘酮	NK	C
奥沙利铂	85%	A	阿托伐他汀	NK	C
紫杉醇	50%	A	氯贝丁酯	NK	C
多西他赛	50%	A	双异丙吡胺	NK	C
沙利度胺	50%	A	依那普利	NK	C
长春新碱	50%	A	肼屈嗪	NK	C
去羟肌苷	23%	B	吲哚美辛	NK	C
来氟米特	3%~10%	B	普伐他汀	NK	C
氯霉素	NK	C	普罗帕酮	NK	C
氯喹	NK	C	瑞舒伐他汀	NK	C
环丙沙星	NK	C	辛伐他汀	NK	C
氨苯砜	NK	C	乙酰唑胺	NK	C
乙胺丁醇	NK	C	酒精	NK	C
异烟肼	NK	C	别嘌醇	NK	C
拉米夫定	NK	C	秋水仙碱	NK	C
左氧氟沙星	NK	C	环孢素	NK	C
利奈唑酮	NK	C	双硫仑	NK	C
洛美沙星	NK	C	金盐	NK	C
甲氟喹	NK	C	干扰素 α-2a 及干扰素 α-2b	NK	C
甲硝唑	NK	C	英夫利西单抗	NK	C
呋喃妥因	NK	C	锂	NK	C
氧氟沙星	NK	C	一氧化氮	NK	C
鬼臼树脂	NK	C	青霉胺	NK	C
曲伐沙星	NK	C	苯乙肼	NK	C
氟尿嘧啶	1%	C	苯妥英	NK	C
卡培他滨	NK	C	维生素 B_6	NK	C
苯丁酸氮芥	NK	C	柳氮磺吡啶	NK	C
阿糖胞苷	NK	C	他克莫司	NK	C

注:证据等级的定义:A级来源于一个或多个随机对照临床试验的证据;B级来源于非随机的临床试验,前瞻性观察性研究,队列研究,回顾性研究,病例对照研究,荟萃分析和/或上市后监测研究的证据;C级来源于一个或多个个案报道或病例系列的证据。NK,未知。

糖尿病、酒精滥用、营养缺乏都是周围神经病的重要风险因素。患有严重肝病的人发生周围神经病的风险增加。尽管有资料显示慢性酗酒出现的毒性使许多患者出现周围神经损害,但可能的机制是继发于酒精滥用的硫胺素(维生素 B_1)缺乏使神经受损。慢性肾病患者也是维生素缺乏的高危因素,而且肾病晚期尿毒症会使患者产生各种有毒物质,这些与周围神经病也有关。因此在给这些具有高危药源性周围神经病患者开具处方时,应警惕潜在神经毒性药物。

三、发病机制

周围神经病与周围神经系统的损伤相关,即背根神经节及背根的损伤。感觉神经元的胞体位于背根神经节中,并发出背根神经(轴突)。目前的假说认为,药物选择性地损伤周围神经系统的解剖基础是背根神经节与背根神经的多孔的血-神经屏障结构,这种结构允许毒物进入胞体及轴突内。然而,该假说很难解释为什么在药源性周围神经病患者中常常出现感觉神经元单独受累,而缺乏血-神经屏障结构的自主神经系统受累。

尽管导致药源性周围神经病的发病机制仍不清楚,其常见的病理学特征已被阐明,包括轴突及神经元胞体的变性及轴突的变性。轴突变性表现为逆行性改变。在体外模型及动物模型中,通过一些确定的与周围神经病相关的药物,已经发现了一些可能相关的细胞通路。例如,铂类化合物与 DNA 链交联从而干扰细胞分裂,导致背根神经节的脱髓鞘和轴索水肿;奥沙利铂与背根神经细胞上的离子通道相互作用,增加钠离子转运,螯合钙离子,最终导致更低的膜电位,导致急性周围神经系统损害。沙利度胺、硼替佐米通过下调肿瘤坏死因子的表达并且抑制 NF-κB,从而降低神经生长因子介导的神经元细胞存活。利奈唑酮可能影响神经元内线粒体蛋白质的合成。他汀类药物抑制 3-羟基-3-甲基戊二酸单酰辅酶 A(HMG-CoA)还原酶,导致对于维持神经细胞膜完整性十分重要的胆固醇合成减少。

某些药物有多种神经毒性机制。一些药物的治疗机制也可能导致感觉神经元的损伤。例如,核酸逆转录酶可以通过减少线粒体脱氧核糖核酸(DNA)导致周围神经病。这类药物对于 HIV 逆转录酶 DNA 具有治疗效果,但是同时也可以作为 DNA 聚合酶 γ 的底物,从而干扰神经元线粒体 DNA 的正常复制。紫杉醇通过与微管蛋白结合来避免微管形成,终止细胞有丝分裂来杀伤癌细胞。然而,神经元的轴突运输依赖于微管功能。在动物模型中,已经证实紫杉醇可以导致神经元的轴浆运输功能障碍。抗肿瘤药还可以通过其他多种机制诱发周围神经病,包括释放炎症介质,提高氧化应激水平,损伤电压门控离子通道以及诱导神经元细胞凋亡。其他导致周围神经病的药物可能影响了代谢途径中的重要介质。异烟肼可以抑制维生素 B_6(吡哆醇)的磷酸化,从而导致神经细胞的功能障碍。然而,过量的维生素 B_6 也与周围神经病的发生相关。

四、临床表现

药源性周围神经病患者的临床特征十分多样,如直立性低血压,感觉减退,受累区域反射减少,感觉异常,灼热感,冲击感,感觉减弱或麻木,过电样疼痛或刺痛,放射痛,共济失调。这些症状通常位于远端并对称。最常见的症状是感觉及感觉运动症状,患者的临床表现与其他原因导致的周围神经病类似。临床的综合征表现常常取决于多种因素。影响大的有髓鞘轴突(large myelinated-axon)的药物(例如紫杉醇)会导致本体感觉、轻触觉的障碍,并导致震颤。其他药物如顺铂,可能更易选择性地影响细神经纤维,导致疼痛或异常的温度感觉。有感觉运动性神经病的患者表现出感觉及运动症状,例如无力及肌肉痉挛。这些症状的发生及严重程度具有变异性。在长期、累积性地暴露在致病药物的情况下(暴露时间从周到月),药物的神经毒性常常表现出剂量依赖性。然而,在某些情况下,单次接触药物后可能出现急性症状（如奥沙利铂、紫杉醇）。奥沙利铂可在大多数患者中诱发一种特殊的急性神经病变，表现为四肢感觉异常；咽喉感觉迟钝更为罕见，表现为口腔或咽喉感觉异常，并造成吞咽或呼吸困难。这些症状可能在输注药物期间或之后不久发生。这些综合征通常在发病后数天内逐渐消退，但下一次输注仍可能导致复发。神经毒性抗逆转录病毒药物可能在停药后一段时间内引发一种称为"延迟（coasting）"的综合征。停药后 1~2 个月内症状可能才会恶化。一些已知会导致周围神经病变的药物也会引起自主神经或视神经疾病，或导致运动异常。

五、诊断及鉴别诊断

确定周围神经病变的病因是具有挑战性的。即使经过广泛调查，其确切原因也常常难以确定。在一项小型研究中，近 50% 的感觉神经病变病例被归为特发性疾病。因此，区分药源性与非药源性周围神经病变可能是一项艰巨的任务。药源性周围神经病通常是一项排除性诊断，因为存在大量导致周围神经病的病因，其中许多都与药物相关病因类似。仔细的病史询问和体格检查对诊断非常重要，并且可能需要进行额外的检查以确定最可能的原因。

临床医生应注重询问患者周围神经病症状出现频率、程度、持续时间。对发病和症状持续时间的认识特别有助于鉴别病因，因为药源性周围神经病通常是亚急性起病，持续数周到数个月。患者的病史应当包括创伤、感染（尤其是 HIV），其他例如糖尿病、肾病、肝病、肿瘤、家族史的评估。还要评估患者酗酒、暴露于其他可能具神经毒性的化学物品或药物的情况。

从本质上看，药源性周围神经病通常是远端、对称性感觉运动神经病。神经科查体可以发现双侧远端肢体针刺觉减退、振动觉减退。感觉减退可导致溃疡形成，一些患者可出现感觉过敏或触痛。当损伤到运动神经时患者会出现无力或笨拙。受累区域的深反射消失或减低。

神经传导研究（NCS）和肌电图（EMG）是电生理诊断研究中使用的主要工具。一般来说，轴索损伤会导致 NCS 波幅降低，这也是药物导致神经病变的最常见表现。相反，脱髓鞘会导致传导速度减慢，这可能出现在接受胺碘酮治疗的患者中。尽管电生理检测可能有助于在某些患者中确定周围神经病变的存在，但许多研究者发现 NCS 的结果与这些疾病的临床症状关联性较差。此外，在使用潜在神经毒性药物的患者中，还未能证实 NCS 能够预测周围神经病变的未来发展。为了找出罹患周围神经病风险的人群，Mileshkin 等在 75 名接受沙利度胺治疗复发或难治性多发性骨髓瘤的患者中研究了一系列 NCS 的作用。他们发现相比临床评估，电生理监测并不能更好地找出有沙利度胺诱发周围神经病风险的患者。

药源性周围神经病变在鉴别诊断时应考虑以下情况：急性炎症性脱髓鞘性多发性神经病（简称为格林-巴利综合征）、干燥综合征、慢性炎症性脱髓鞘性多发性神经病变、人类免疫缺陷病毒感染、单纯疱疹病毒感染、营养缺乏、糖尿病神经病变、甲状腺功能减退症、遗传性感觉神经病、特发性感觉神经病、副肿瘤性神经病。很多全身性疾病，尤其是糖尿病、肾病和甲状腺疾病可能导致神经病变。因此，应当评估全血细胞计数、空腹血糖、血尿素氮和肌酐，以及甲状腺刺激素的浓度。血清维生素 B_{12} 浓度也应当被纳入评估范围，血清浓度不高于 100pg/ml 且具有相关症状通常意味着维生素 B_{12} 缺乏。恶性肿瘤也与周围神经病有关，周围神经病也是小细胞肺癌患者的常见表现。药源性周围神经病更常见亚急性症状，而这些患者的感觉神经病变症状通常发生相当突然。因此，任何存在急性症状的患者都应进行常规肿瘤评估，包括胸部 X 线和抗 Hu 抗体检测。脑脊液评估可用于筛查免疫相关病因，例如急性炎症性脱髓鞘性多发性神经病和慢性炎症性脱髓鞘性多发性神经病变，在患有这些疾病的患者中可发现脑脊液蛋白浓度升高。神经活检一般很难被接受，并且可引起神经病变相关并发症。因此，只有对于无法通过其他方式确定神经病诊断的患者，才会使用该项技术。

六、预防

能够最有效预防药源性周围神经病变的方法是对于已知危险因素的患者,避免使用已知的可能导致疾病的药物。其次需要限制或监控潜在的易感因素,如使用尽可能低的剂量以达到预期的效果;服用经肾消除药物时,需监测患者血尿素氮和血清肌酐浓度,发生肾脏损害要适当调整剂量;服用经肝消除药物时,需监测患者的肝功能,发生肝功能损害要适当调整剂量。另外监测周围神经病变的体征/症状,教育患者发现有关神经病变的潜在症状,定期进行常规临床神经学评估也是十分重要的。

临床医生应认识到药物潜在的神经毒性,以便在开始治疗前对患者进行危险因素筛选。可能引起周围神经病变的药物应采用最小有效剂量,并尽量缩短用药时间,并应在患有肾脏或肝脏疾病的人适当调整剂量。患者如果服用可能诱发维生素 B 缺乏的药物,如异烟肼,应与维生素 B_6(吡哆醇)25~50mg/d 同时给药。

尽管化疗诱发的周围神经病变(CIPN)是可以预测的,但是预防这种并发症的药物措施通常令人失望。与奥沙利铂相关的急性神经病变经常发生。症状可能由寒冷诱发,因此应当指导患者避免极端低温和冷饮。一些研究表明,预防性使用钠通道阻滞剂卡马西平或奥卡西平可预防急性奥沙利铂神经毒性。一项小型安慰剂对照试验发现,文拉法辛可有效预防与奥沙利铂相关的 CIPN。

七、治疗原则

有效治疗药源性周围神经病变的药物措施尚未确定。周围神经病变症状的严重程度有很大差异。因此,尽管神经病变的发生可能与许多药物相关,但它往往是可预测、可耐受的,因此无须停用致病药物。然而,如果症状严重,药源性周围神经病变的初始治疗应停药,或者至少应该减量。停药后如果症状持续,应当应用药物治疗神经性疼痛。对于癌症或 HIV 治疗等无法停药的情况,加用其他方法可能会有所帮助。对于抗癫痫治疗诱导的周围神经病变,治疗策略包括减少剂量,延长用药间隔和延长输注时间。另一种有效的策略是改变给药途径,硼替佐米治疗多发性骨髓瘤,皮下给药与静脉内给药一样有效,但皮下给药神经病变发生率较低。用于治疗神经痛的药物有:阿米替林、度洛西汀、氯胺酮、乙酰左旋肉碱、对乙酰氨基酚、加巴喷丁、拉莫三嗪、卡马西平、托吡酯、丙戊酸、普瑞巴林、文拉法辛、局部制剂如辣椒素和利多卡因、阿片类镇痛药和曲马多。

八、预后及随访

药源性周围神经病的症状从轻微感觉异常到严重影响生活质量的疼痛感不等。有些药物可以诱发自主神经病变,导致一些症状,包括直立性低血压、严重的便秘和勃起功能障碍。极少数情况下,抗肿瘤坏死因子疗法可与多灶性运动神经病变相关,其特点是严重的肌肉无力。幸运的是,大多数药源性神经病变患者在停药后症状至少可部分改善,很多患者甚至可能完全转归。但是,停药后某些患者可能会出现延迟现象。某些药物停用后症状改善的时间可能长达数个月至数年,具体时间取决于潜在的机制以及神经元损伤的持续时间和程度。轴突损伤的恢复时间可能更长,而脱髓鞘的恢复则可能更快。

九、患者教育

对于所开具处方中有潜在神经毒性药物的患者,应就药源性周围神经病变的体征和症状对患者进行指导。患者应该明白,对于许多药物,症状可能直到治疗后期才会出现,也有可能甚至在治疗中断或终止之后也不会出现。需要指导患者在开始出现四肢感觉异常或疼痛时立即咨询药剂师或医生,以便尽早发现周围神经病变,进行干预。告知患者应该让药师和医生知道他们正在服用的所有药物,以防止发生药物相互作用而增加发生药源性周围神经病变的风险。

十、典型病例

患者男性,54 岁。2 年半前因肺结核开始口服抗结核药物异烟肼、利福喷丁、乙胺丁醇、左氧氟沙星半年,后换为乙胺丁醇、丙嗪酰胺、对氨基水杨酸钠、阿米卡星 1 年半。患者服用抗结核药物 1 年余时出现双手手指麻木,2~3 个月后双足麻木,有时刺痛感。之后无加重。半年前停用抗结核药物,服用维生素 B 族,无明显改善。否认既往糖尿病等病史。查体:神清语利,脑神经(-),双上肢腱反射减弱,肌力 5 级;双下肢膝腱反射、跟腱反射消失,左下肢肌力 5 级,右下肢近端 5 级,远端足背伸 4 级,跖屈 5 级。病理征(-)。双踝以下针刺觉过敏,双下肢远端音叉振动觉减退。肌电图提示上、下肢周围神经损害(感觉纤维为主)。考虑为药源性周围神经病,给予口服维生素 B_6、维生素 B_{12}、复合维生素 B、加巴喷丁治疗。

讨论: 患者有抗结核药物暴露史,而异烟肼、乙胺丁醇、左氧氟沙星均有可能引起药源性周围神经病,异烟肼会抑制维生素 B_6 的磷酸化,故服用异烟肼时需同时服用维生素 B_6,患者未服用。在抗结核药物使用 1 年余时出现肢体麻木疼痛的症状,肌电图提示感觉纤维受损为主,为药源性周围神经病常见表现,停用抗结核药物后未进一步加重,所以考虑该患者的周围神经病为异烟肼或乙胺丁醇、左氧氟沙星引起的药源性周围神经病。

点评: 异烟肼会抑制维生素 B_6 的磷酸化,故服用异烟肼时需同时服用维生素 B_6。多种抗结核药物都可能引起周围神经损害,故服用时应同时服用维生素 B 族营养神经。

(朱以诚　陈海　张永莉　李林)

第八章 药源性精神疾病

第一节 药源性精神障碍 ICD-10:F11.,F13.,F16.,F19.

教学目的与要求

1. 掌握药源性精神障碍的常见致病药物、临床表现及鉴别诊断。
2. 熟悉药源性精神障碍的防治原则。
3. 了解药源性精神障碍的发病机制和危险因素。

精神障碍指的是大脑功能失调,导致认知、情感、行为和意志等精神活动出现不同程度障碍的总称。药源性精神障碍 ICD-10:F11.,F13.,F16.,F19.(drug-induced mental disorder) 主要分为精神活性物质所致精神障碍及非成瘾物质所致精神障碍。精神障碍可表现为意识障碍、幻觉、妄想、情感及人格障碍、冲动行为等。精神活性物质是指来自体外,可影响精神活动并可导致成瘾的物质,它们可导致依赖综合征和其他精神障碍,如中毒、戒断综合征、精神病性症状、情感障碍及残留性或迟发性精神障碍等。非成瘾物质指来自体外的某些物质,虽不产生心理或躯体性成瘾,但它们可影响个人精神状态,如产生摄入过量所致的中毒症状(过去称为中毒性精神障碍)或突然停用所致的停药综合征(如反跳现象)。

一、流行病学

由于药物的多样性和研究人群的人口学特征不同,药源性精神障碍的发生率很难确定。一项包含 197 例药源性精神障碍患者的研究显示,药源性精神障碍多发生在联合用药的患者中,年龄范围是 5 个月~96 岁,出现时间在用药后 15 分钟至 6 年,以用药 1~7 天居多。经停药及对症处理后恢复时间从 1 天至 6 个月,其中 2 天内好转或消失居多。抗菌药物所占品种数和致病例次均最多,中枢神经系统药物居第 2 位。另一项 212 例个案病例分析中显示老年人发生率较高;精神障碍发生在给药 24 小时后最多,占 66.51%,最早的一例为静脉滴注青霉素 3 分钟时出现;本项研究显示抗微生物药(β-内酰胺类和氟喹诺酮类最多)、精神系统药和心血管系统药导致的精神障碍的发生率位居前 3 位。易感特征包括老年患者、器质性疾病(尤其是脑)所致精神障碍或有躯体合并症、长时间高剂量用药、联合用药、突然停药、变态反应以及出现药物副作用后处理不及时等。药源性精神障碍的发生,与给药后体内蓄积量、血药浓度、继发性药理作用、器官的特异性毒性反应、个体差异和患者对药物的敏感性有关。

二、致病药物和危险因素

可能引起药源性精神障碍的药物很多,这些药物引起药源性精神障碍的发生率尚不清楚,其证据级别均为 C 级证据（表 8-1-1 ）。

表 8-1-1　可能引起药源性精神障碍的药物

药物种类	药物举例
镇静催眠药	溴化物、巴比妥类、水合氯醛、苯二氮䓬类、阿普唑仑、艾司唑仑、三唑仑、唑吡坦
抗精神病药	氯丙嗪、奋乃静、阿米替林、普罗替林、地昔帕明、锂盐、高效价含氟药、氯氮平、舒必利、利培酮、氟哌啶醇、冬眠合剂、癸氟哌啶醇、文拉法辛、阿立哌唑、三氟哌啶醇、三氟拉嗪、丁酰苯类
中枢兴奋药	苯丙胺、甲基苯丙胺、可卡因、咖啡因、哌甲酯
镇痛药	吲哚美辛、布洛芬、萘丁美酮、阿司匹林、水杨酸钠、吗啡类、哌替啶
抗震颤麻痹药	金刚烷胺、左旋多巴、多巴胺受体激动剂、司来吉兰、溴隐亭
抗胆碱药	异丙嗪、阿托品、苄托品、东莨菪碱、含阿托品类的滴眼剂、山莨菪碱、苯海索
拟交感神经药	麻黄碱滴鼻剂/滴眼剂
心血管用药	洋地黄、利多卡因、奎尼丁、胺碘酮、利血平、萝芙木类生物碱、胍乙啶、肼屈嗪、可乐定、普鲁卡因胺、哌唑嗪、硝苯地平、普萘洛尔、噻吗洛尔、卡托普利、曲克芦丁、硝酸甘油、大剂量应用硝普钠、尼莫地平、前列腺素 E_1（注射液）、他汀类、奎尼丁、特拉唑嗪
消化系统药物	艾司奥美拉唑、奥美拉唑、西咪替丁、雷尼替丁、甲氧氯普胺、碱式鞣酸铋、铋剂、抑胰肽酶
呼吸系统药物	氨茶碱、孟鲁司特钠
血液系统用药	肾上腺色腙、链激酶
激素类药物	肾上腺皮质激素、雌激素、孕激素、胰岛素
抗组胺药	苯海拉明、氯苯那敏
抗生素	青霉素类、头孢唑林钠、头孢咪肟、头孢吡肟、头孢曲松、头孢哌酮、头孢他啶、氨曲南、亚胺培南西司他丁、比阿培南；阿米卡星、庆大霉素、链霉素；磺胺类药物；环丙沙星、替加沙星、洛美沙星、莫西沙星、诺氟沙星、左氧氟沙星、依诺沙星；硝咪唑类；甲硝唑、替硝唑；氯霉素；林可霉素；利奈唑胺；呋喃唑酮；两性霉素 B、氟康唑、伏立康唑
抗寄生虫药	奎宁、氯喹、甲氟喹、呋喃丙胺
抗病毒药	金刚烷胺、阿昔洛韦、更昔洛韦
抗结核药物	异烟肼、乙胺丁醇、利福平、环丝氨酸
抗肿瘤药	丙卡巴肼、左旋门冬酰胺酶、氟尿嘧啶、长春新碱、吉非替尼、曲妥珠单抗、紫杉醇
抗惊厥药	苯妥英钠、苯巴比妥、卡马西平
有机磷农药	乐果、敌百虫、敌敌畏
中药制剂	清开灵注射液、复方丹参注射液、醒脑静注射液、血栓通注射液、洋金花制剂
免疫检查点抑制剂药物	细胞毒性 T 淋巴细胞相关抗原 4（anti-cytotoxic T lymphocyte-associated antigen-4，CTLA-4）抗体：代表药物伊匹木单抗（ipilimumab）（2011 年获 FDA 批准用于治疗黑色素瘤）。 程序性死亡受体 1（programmed death-1，PD-1）抗体/程序性死亡受体配体 1（programmed death-ligand 1，PD-L1）抗体，代表药物帕博利珠单抗（pembrolizumab）和纳武利尤单抗（nivolumab）。 PD-L1 抗体：代表药物阿替利珠单抗（atezolizumab）
其他类药物	二甲双胍、氨苯砜、胸腺素、乙醇、干扰素 α、维 A 酸、缓泻药、维生素类、铅、汞、甘草皂苷、脑垂体后叶素、碘普罗胺、复方氨酚烷胺、复方氨酚葡锌

三、发病机制

人体与精神活动关系密切的神经递质是多巴胺、去甲肾上腺素、5-羟色胺(5-HT)和乙酰胆碱。凡是在中枢水平干扰上述任一种神经递质合成、释放、摄取、代谢或影响受体功能的药物都有引起精神障碍的可能。其发生机制可能与以下因素有关:

1. 多巴胺受体超敏致迟发性锥体外系反应,为超敏性精神病。超敏性精神病的发生机制可能是由于长期服用多巴胺受体拮抗剂(抗精神病药),使多巴胺 D_2 受体逐渐耐受或出现受体"上调"现象(超敏)。在使用抗精神病药治疗期间,如果出现催乳素升高是由于抗精神病药阻断结节漏斗 D_2 受体,进而导致高泌乳素血症及其并发症。阻断黑质纹状体 D_2 受体导致锥体外系反应(EPS),长期使用传统抗精神病药导致迟发性运动障碍,一般认为是由黑质纹状体 DA 通路 D_2 受体的改变所致,有时甚至是不可逆的。目前的假说认为这些受体可能试图克服药物导致的受体拮抗,而处于高敏状态,或是"上调"(即数目增加)导致了迟发性运动障碍。

2. 大脑多巴胺受体长期过度抑制、耗竭,可抑制前额叶、边缘系统或阻断上行性网状结构的激活系统。如长期服用利血平、氯氮平等。

3. 抗精神病药长期服用会引起多巴胺/乙酰胆碱平衡失调。

4. 多巴胺的黑质纹状体通路长期严重受阻,导致锥体外系反应。

5. 有些药物可直接透过血脑屏障,导致中枢神经系统内的神经递质失衡,从而导致精神障碍。

6. 有些药物是通过影响维生素 B_6 或维生素 B_{12}、叶酸而间接地影响中枢神经,出现精神障碍。还有一些药物如氯喹、奎宁、三环类抗抑郁药、阿司匹林、可的松等以不同方式影响前列腺素的功能。前列腺素具有调节突触的功能,能抑制突触前膜释放去甲肾上腺素或多巴胺。

7. 药物过量可使大脑皮质主动性抑制过程削弱,而出现弥散性超限抑制和保护性抑制,对中枢神经系统和自主神经系统造成轻度、暂时性、可逆性的功能紊乱,而出现不同程度的精神障碍。

尽管关于药源性精神障碍的发生机制有许多可能,但是还有许多药物引起精神障碍的机制至今不明。

四、临床表现

药源性精神障碍的临床表现可以表现在意识状态、感知觉障碍、记忆障碍、思维障碍、情感障碍、意志障碍、动作行为障碍、饮食障碍等多方面,也可出现妄想及一些恶性综合征。具体表现如下:

1. 意识状态　可出现意识障碍、谵妄、嗜睡、定向障碍等。

2. 感知觉障碍　主要体现在错觉、幻觉、妄想、注意力障碍等。如把墙上的树影看成可怕形状的病理性错觉,把别人的脸看成是大小不对称的脸,认为自己的头已变长、腿已变短等的感知觉综合障碍;听到可为议论、咒骂、表扬、命令等性质的听幻觉,正常饭菜出现特殊味道的味幻觉等感知觉障碍;出现与妄想有关的注意增强,或主动注意力不易集中,持久的注意力涣散,或主动与被动注意均减弱的注意减退等注意障碍。

3. 记忆障碍　可以表现为记忆减退、遗忘,或对极琐碎的小事的记忆力增强,或对经历过的事记忆错误;或对从未经历过的事感到像经历过一样的熟悉感;或对熟悉的事或人感到陌生感。

4. 思维障碍　可以出现思维缓慢,思维阻塞,思维奔逸,思维贫乏,思维不连贯;自己不能控制的大量无意联想的强制性思维;反复出现内容重复、无法摆脱的强迫观念;如反复穿衣只有自己理解而别人无法理解的病理性象征性思维;只有自己理解而别人无法理解的如自创新词意义的语词新作。

5. 妄想　主要指没有事实根据的,与患者文化知识和处境不相符合的,不能摆事实讲道理说服纠正患者的妄想:如被害妄想、关系妄想、影响妄想、夸大妄想、罪恶妄想、嫉妒妄想、疑病妄想等。

6. 情感障碍　主要是情感高涨或低落,恐惧与焦虑,对亲人、好友、个人生活漠不关心,对周围事物失去兴趣的情感淡漠;情绪不稳,与思想内容不协调的情感倒错。

7. 意志障碍　如在被害妄想支配下,反复进行无事实依据的报警的顽强意志活动的意志增强;因生活动力不足对任何事情没有兴趣,严重时对生活毫无要求、整日呆坐等意志减退。

8. 动作行为障碍　分为精神运动性兴奋与精神运动性抑制,精神运动性兴奋的主要表现为语言动作增多与思想情感活动亢进,或活动单调杂乱、缺乏明确目的,使人不易理解的不协调性精神运动性兴奋,可表现为焦躁、激动、不安、敌意、言语散漫、极度兴奋、室内徘徊、冲动性出走、盲目的攻击行为;精神运动性抑制的主要表现为呆坐、呆立、卧床不动、面无表情、不吃不喝、不知自动大小便的木僵,在木僵基础上躯体、四肢、头颈可任人摆布成持续较长时间的极不舒适姿势、似蜡型不变的蜡样屈曲;缄默、违拗、刻板言行、模仿动作语言等。

9. 饮食障碍　主要是嗜吃正常人不吃的东西,如泥土、粪便等。

其他药源性精神障碍的临床表现还包括①撤药性精神障碍:考虑可能为停用药物后,机体在神经、内分泌、血液和心血管系统的正常内环境稳定性受到损害所致。可表现为震颤性谵妄、迷惑、幻觉、惊厥、精神运动障碍、反跳性失眠、焦虑、噩梦等。可能引起的药物有利培酮、乙醇、抗胆碱药、抗抑郁药、苯二氮䓬类、巴氯芬、巴比妥酸盐类和拟交感药物。②抗精神病药恶性综合征:该综合征常以发热、肌强直、精神状况改变、自主神经障碍、横纹肌溶解、吸入性肺炎、肾衰竭和弥散性血管内凝血(DIC)等为特征。实验室检查可见肌酸激酶水平显著升高、白细胞增多症。抗精神病药恶性综合征是一种急症,死亡率为 15%~25%,多因中枢和外周的多巴胺耗损引起,所有的多巴胺受体拮抗剂都可能引起这种综合征,以吩噻嗪类和丁酰苯类药物最常见,0.4%~1.4% 使用抗精神病药的患者会发生。③疲劳:疲劳是免疫检查点抑制剂药物最常见的副作用之一。抗 PD-1/PD-L1 抗体治疗患者疲劳总频率为 16%~24%,约 40% 的患者使用的是伊匹木单抗治疗。

随着新药的逐渐应用,应重视各种新药,如酪氨酸激酶抑制剂、DPP-4 抑制剂可能导致的各种各样精神症状/障碍。

五、诊断及鉴别诊断

药源性精神障碍的诊断首先要有精神活性物质/非成瘾物质进入体内的证据,并有理由推断精神障碍系该物质所致;其次要观察和了解患者的躯体症状或心理症状,如中毒、依赖综合征、戒断综合征、精神病性症状、神经症样症状及情感障碍、人格改变、残留性或迟发性精神障碍等。然后结合患者的甲状腺功能、维生素 B_{12}、血常规、电解质、肝肾功能,性传播疾病及人类免疫缺陷病毒的实验室检查,血氨浓度检测,血尿毒物和重金属筛查,CT/MRI 扫描,腰椎穿刺脑脊液相关检查以及心理学检查、脑电图等综合进行诊断。

精神障碍常见的原因有器质性精神障碍,如阿尔茨海默病、路易体痴呆、额颞叶痴呆、脑血管病、皮克病(Pick Disease)、亨廷顿病、帕金森病、肝豆状核变性、颅内感染、朊蛋白病、脱髓鞘脑病、急性播散性脑脊髓炎、多发性硬化症、脑外伤、脑瘤、癫痫、躯体感染、内脏器官疾病、营养代谢及内分泌疾病、重金属中毒、结缔组织病、系统性红斑狼疮、染色体异常、围生期精神障碍等所致的器质性精神障碍;还有癔症及精神疾病(焦虑症、抑郁症、精神分裂症)等。在诊断药源性精神障碍时需要与这些疾病相鉴别。

在药源性精神障碍的诊断及鉴别诊断中,对药物的使用进行仔细的记录是必要的,并且应包括最近变化的有关药物及其剂量或依从性信息。了解服药前是否有过类似症状;抗精神病药与原发病的精神症状无关(无效)或呈负相关(有效);与原发病病情波动有关。另外,亦应注意与其他精神活性物质滥用相鉴别。精神状态的急性变化可作为潜在危及生命的医疗问题的预警。

六、预防与监测

药源性精神障碍的预防关键在于合理用药、细心观察和及时处理。根据病情严格控制药物的种类、用法用量及疗程。尽量不频繁换药或无规律服药。老年人各脏器功能减退,药物代谢减慢,药物作用更持久,且老年人的中枢神经系统对抗精神病药的敏感性增强,甚至在血药浓度较低的情况下也可出现毒副作用。对于肾功能不全的患者,要严格按照内生肌酐清除率用药,过度消瘦或弱小的患者应根据实际体重计算用药剂量。因此在使用药物时,应维持最小有效剂量,逐渐加量或停药,适当减少儿童和老年患者的用量,并建议加强全程药学监护,如有条件监测药物浓度时,根据血、尿药物浓度调整药物使用。

七、治疗原则

在药源性精神障碍的治疗中,严格把握适应证及禁忌证,防止滥用药物是前提。一旦出现药源性精神障碍,应尽快给予相应的对症支持治疗和相关导致药源性精神障碍药物调整的治疗,具体包括:

1. 紧急情况下尽快给予解毒治疗。这里主要是洗胃(考虑急性中毒时)、输液、支持治疗。如苯海索、洋金花等抗胆碱药和丙米嗪等抗抑郁药引起的精神症状,可用拟胆碱药毒扁豆碱解毒。及时对症处理后,大多数症状可缓解或消失。

2. 注意患者年龄及躯体状况,尽快明确诊断。医务人员需要反复询问病史,详细了解患者既往的用药史及是否有过此类症状的出现,避免误诊为精神分裂症而使用大中剂量抗精神病药治疗。同时要排除器质性疾病、躯体合并症、代谢紊乱和感染及原有精神病加重的可能,对于老年患者更要考虑代谢紊乱问题。药源性精神障碍的症状停药后较容易好转,而其他疾病导致的此类症状较重且不易消退。

3. 明确诊断后,及时调整药物剂量和疗程。一旦发现引起药源性精神障碍的可疑药物,就需要及时减药、停药或换用其他抗精神病药。如果症状在1周内消失或缓解,可考虑是药物所致。如果停药后特异性的精神病性综合征持续存在,可以使用拮抗剂并对症处理。对于病情严重者,需要按照急性中毒反应加以处理,必要时进行血药浓度监测。对于患者出现的兴奋症状,苯二氮䓬类药物或安慰剂的短期治疗可能有效。氯丙嗪或奋乃静治疗均可逆,无后遗症状,预后良好。对于患者出现的抑郁症状可用中小剂量的舒必利,或合并小剂量抗抑郁药及抗焦虑药进行治疗;精神运动性兴奋可予以中小剂量氯氮平进行治疗。巴比妥类、甲丙氨酯等急骤停药可引起停药反应,可用短效巴比妥类治疗停药反应。

需要提醒医生注意的是,对于药源性精神障碍应该以预防为主,及时识别前驱症状,对患者的治疗更为有益。例如使用异烟肼前先用维生素 B_6;长期使用溴剂的患者摄入稍多食盐可避免导致中毒。不少出现精神症状的患者多有失眠、情绪不稳、食欲缺乏、步态不稳等,要认真观察。有条件者行血药、尿药浓度检测。

八、预后及随访

药源性精神障碍的预后大多数良好。通常在治疗好转后2周就可终止治疗。一项212例病例分析结果显示,停用可疑药物后精神症状随之缓解或消失的有188例(88.68%),常在1~7天内症状缓解或减轻,长效制剂消除较慢,常需要观察较长时间;使用抗精神病药治疗后症状缓解或消失的有 24 例(11.32%)。如躯体合并严重并发症、一次性大剂量使用抗精神病药,导致的药源性精神障碍预后较差。所以,尽早发现药源性精神障碍的先兆,尽早预防,对患者更有利。

九、患者教育

对于服用有可能产生药源性精神障碍药物的患者,应告知患者及其护理人员所服药物有可能会导致精神障碍,同时帮助他们学会识别相关的体征和症状,便于及时发现,及时处理。对于发生过药源性精神障碍的患者,在确定继续治疗时,应告知患者重新使用某种药物的危险性。告知患者:①服药期间如同时使用酒精,可能产生附加效应;②应在专业医师的指导下进行减药,使停药反应发生率降到最低;③出现不可耐受的精神方面的影响,应及时就诊。

十、典型病例

患者男性,65 岁,因"精神异常 5 天"于 2015 年 8 月 20 日入院。2015 年 6 月 25 日,患者曾因心情烦躁 1 年到门诊查肝肾功能、血糖、甲状腺功能、心电图正常,诊断焦虑症,予氟哌噻吨美利曲辛口服,每天早晨 1 片。2015 年 7 月 1 日,氟哌噻吨美利曲辛剂量加至每天早晨、中午各 1 片,患者心情烦躁逐渐控制。2015 年 8 月 15 日患者较为兴奋,胡言乱语,夜间为甚,不伴头痛、肢体抽搐及发热,未作处理。继续服用氟哌噻吨美利曲辛,剂量不变,患者精神异常逐渐加重,出现狂躁、幻觉,时常噩梦中惊醒,甚至下床行走,意识模糊不清。再次就诊,以精神障碍收住院。患者既往身体健康,无精神异常病史,近期未服其他药物。体检:T 36.5℃,P 72 次/min,R 20 次/min,BP 130/80mmHg,体重 60kg,未见皮疹及浅表淋巴结肿大,双肺呼吸音清,P 72次/min,律齐,腹平软,肝脾肋下未触及。神志模糊,烦躁,答非所问,双侧瞳孔等大,眼底视盘无水肿,无舌面瘫,四肢肌力 5 级,腱反射正常,病理征及脑膜刺激征阴性。查血常规、尿常规、肝功能、肾功能、电解质、血糖、心电图正常,头颅 MRI 示脑实质未见异常。考虑为氟哌噻吨美利曲辛所致精神障碍,立即停用氟哌噻吨美利曲辛,予以氯丙嗪注射液 25mg 肌内注射,维生素 C 2.0g、腺苷三磷酸二钠 40mg、辅酶 A 100U 及还原型谷胱甘肽 1 800mg 分别加入 10% 葡萄糖注射液 500ml,静脉滴注,每天 1 次。2015 年 8 月 25 日(住院 5 天后),患者神志清楚,言语切题,定向力、判断力及记忆力正常,无头痛、头晕不适,痊愈出院。出院后未予药物治疗,患者无精神异常复发。

讨论:患者无精神障碍病史,无合并用药史,相关检查排除器质性精神障碍,停药后精神障碍相关临床症状消失,故该患者精神异常可能为氟哌噻吨美利曲辛所致。

点评:氟哌噻吨美利曲辛每天最大剂量为 4 片。常见不良反应为头晕、嗜睡、口干、便秘等,当药物过量或合并甲状腺功能亢进、器质性脑损伤、过度激动亢奋等疾病的患者服用该药物时,可出现精神异常。该患者氟哌噻吨美利曲辛剂量在正常范围,出现上述严重不良反应,除个体对该药敏感外,还与年龄较大有关。老年患者各脏器功能减退,肌酐清除率降低,从而导致药物峰浓度增高、半衰期延长,引起药物蓄积,进而增加药源性精神障碍发生的风险。临床上遇到年老体弱或者合并器质性疾病的患者,尤其是长期用药、大剂量用药、联合用药或突然停药时,应警惕本病的发生。

(王红星　石胜良　张小莉)

第二节 药源性抑郁

教学目的与要求

1. 掌握药源性抑郁的常见致病药物、临床表现及鉴别诊断。
2. 熟悉药源性抑郁的防治原则。
3. 了解药源性抑郁的发病机制和危险因素。

抑郁症是最常见的精神疾病之一，它可能严重影响患者的日常生活功能和生活质量。抑郁症是一种病因不明的疾病。药源性抑郁为一种在使用药物过程中，或者是药物中毒或停用药物 1 个月内发生的明显而持久的抑郁障碍。药物治疗所致自杀倾向（例如自杀观念和行为）具有独立的临床特征。药源性抑郁对医生来说是一个巨大的挑战，因为它可能会干扰治疗的有效性，目前越来越多地受到临床关注。

一、流行病学

由于药物的多样性和研究人群的人口学特征不同，药源性抑郁的发生率很难确定。抑郁症患者的自杀风险是 2.2%~15%。药源性抑郁在临床表现上与特发性抑郁症相似，具有相似的发病率和死亡率风险。据估计，抑郁症在普通人群中的终身患病率约为 17%。抑郁症在患有糖尿病和心血管疾病等慢性病的人中发病率更高。

二、致病药物和危险因素

药源性抑郁涉及很多药物，包括抗感染药物、心血管系统用药、中枢神经系统用药、激素类以及免疫抑制药和抗肿瘤药等。可能引起药源性抑郁的药物详见表 8-2-1。

表 8-2-1 可能引起药源性抑郁的药物

药物	发生率	证据级别
抗感染药物		
环丝氨酸	NK	C
乙硫异烟胺	NK	C
氟喹诺酮类	NK	C
甲氟喹	NK	C
抗病毒药		
依法韦仑	1.6%~2%	A
心血管系统用药		
利血平	7%	B
甲基多巴	3.6%	B
可乐定	1.5%	C
胍乙啶	1.5%	C
美托洛尔	NK	C
洋地黄	NK	B

续表

药物	发生率	证据级别
抗癫痫药		
扑痫酮	70%	B
苯巴比妥	40%	B
氨己烯酸	12.1%	A
托吡酯	5%~10%	A
左乙拉西坦	4%	A
噻加宾	3%	A
苯妥英钠	NK	C
抗抑郁药		
SSRI、SNRI、TCA	1%~4%	A
阿立哌唑	NK	C
喹硫平	NK	C
鲁拉西酮	NK	C
激素类药物		
GnRH 激动剂	26%~54%	B
他莫昔芬	1%~20%	A
芳香化酶抑制剂	5%~13%	A
糖皮质激素类药物	1.3%~18%	B
口服避孕药	NK	B
非那雄胺	NK	B
免疫抑制药及抗肿瘤药		
干扰素 α	13%~33%	A
干扰素 β	0~33%	A
白介素-2	NK	C
TNF-α 抑制剂	NK	C
长春新碱	NK	C
其他药物		
曲普坦类	23%	B
丁苯那嗪	15%	B
羟丁酸钠	10%	B
伐尼克兰	1%~3%	A
异维 A 酸	1%~5.5%	B

注:NK,未知。

　　虽然某些易感或诱发因素增加了药源性抑郁的风险,但大多数致病药物引起抑郁症的常见危险因素是有抑郁病史或其他精神障碍疾病、心理压力以及反复接触药物。药物剂量可能也是药物诱发抑郁的重要危险因素之一。当使用高剂量的皮质类固醇药物或者雌激素含量较高时都将诱发抑郁。一项前瞻性横断面研究发现了异维 A 酸诱发抑郁的基因。

　　有经前抑郁或妊娠相关抑郁病史、痛经病史、口服避孕药前有抑郁家族史、维生素 B_6 缺乏、20 岁以前经历各种负面影响、雌激素/黄体酮含量高等因素时,使用口服避孕药出现抑郁的风险有可能增加,这些危险因素也可能因使用的口服避孕药类型不同而存在差异。抗癫痫药引起抑郁的危险因素包括颞叶癫痫、精神障碍疾病史或家族史、癫痫家族史以及高热惊厥家族史。免疫抑制剂引起抑郁的危险因素包括年轻患者、睡眠较差、丙型病毒性肝炎、在治疗4周后抑郁自评量表的自主神经性症状增加等。

三、发病机制

造成药源性抑郁的发病机制很多,如直接作用于去甲肾上腺素(NE)、5-羟色胺(5-HT)及多巴胺(DA)等神经递质,使下丘脑-垂体-肾上腺轴(HPA轴)功能障碍,使激素水平改变以及细胞因子生成增多等。药源性抑郁的具体发病机制见表8-2-2。

表8-2-2 引起药源性抑郁的发病机制

药物	发病机制
1. 影响神经递质及其受体	
可乐定	通过激活 α_2 肾上腺素受体,减少去甲肾上腺素释放
洋地黄	抑制中枢神经系统合成去甲肾上腺素
胍乙啶	致神经元去甲肾上腺素耗竭
异维 A 酸	改变多巴胺能、5-羟色胺功能,可能改变去甲肾上腺素功能
甲基多巴	部分激活去甲肾上腺素受体
镇静催眠药	降低血清中未结合的色氨酸,从而影响 5-羟色胺
丁苯那嗪	致神经元去甲肾上腺素、5-羟色胺和多巴胺耗竭
噻加宾	GABA 调控
托吡酯	GABA 调控
长春新碱	阻止多巴胺向去甲肾上腺素转换
伐尼克兰	$\alpha_4\beta_2$ 烟碱受体激动剂,间接调控多巴胺
2. 影响激素	
糖皮质激素类药物	升高血清皮质醇浓度
亮丙瑞林	降低雌激素和雄激素的生成
他莫昔芬	通过抑制雌激素受体降低雌激素功能
3. 影响炎症因子	
依法韦仑	增加促炎细胞因子白介素-1β 和肿瘤坏死因子 TNF-α
干扰素 α	增加白介素-6 的生成

抗高血压药利血平、胍乙啶和甲基多巴都可能通过消耗中枢神经系统的生物胺活性而诱发抑郁症。促性腺激素释放激素激动剂(GnRH-a)可导致性腺功能减退,使得雌激素和雄激素水平明显降低。由于血清雌激素浓度波动明显和雌激素水平过低,从而引起经前抑郁症和更年期情感障碍。雌激素引起维生素 B_6 缺乏,导致中枢神经系统(CNS)中 5-羟色胺浓度下降。其他可能的机制还包括雌激素和黄体酮介导增强 γ-氨基丁酸(GABA)和谷氨酸抑制性从而导致抑郁发生。类固醇已被证实通过升高皮质醇浓度引起情感障碍。

　　抗癫痫药导致抑郁的机制可能与神经抑制性递质 GABA 相关,如苯巴比妥、托吡酯主要作用在 GABA-A 受体,噻加宾作用于 GABA-A/B 受体可大量增加 GABA 利用度,从而发生药源性抑郁。苯巴比妥和苯妥英钠可以减少血清中游离色氨酸浓度,从而影响 5-羟色胺转化;具有酶诱导作用的抗癫痫药可导致叶酸缺乏,血清叶酸浓度减少可能使神经递质和单胺类递质的甲基化反应减少,从而可能导致抑郁发生。

　　免疫药物引发抑郁的机制可能是 IFN-α 诱导促炎细胞生成如白介素-6(IL-6),可导致抑郁。IFN-α 增加 5-羟色胺转运蛋白核糖核酸和摄取活性,从而降低脑内或血清中 5-羟色胺浓度,并且诱导色氨酸分解代谢,使得受体位点结合的 5-羟色胺数量减少而导致抑郁。抗肿瘤药长春碱类抑制多巴胺羟化酶转运,从而阻止多巴胺转化为去甲肾上腺素,可能导致抑郁发生。

四、临床表现

　　药源性抑郁所涉及的临床症状与抑郁症患者的症状几乎相似。可表现为抑郁障碍、兴趣或快乐感减少、睡眠改变(失眠或者嗜睡)、食欲增加或减少、绝望/无能为力、自杀观念、疲乏、集中注意力下降、精神运动兴奋或阻滞。严重的症状包括自杀观念和精神病与干扰素 α、皮质类固醇、伐尼克兰相关。

　　疲劳是这类疾病中常见的一种症状。由于人们会出现疲劳,所以抑郁症可能被忽视了。对于大多数药物导致的抑郁症通常发生在治疗的最初几周。FDA 报道的异维 A 酸相关抑郁患者在第一个疗程中症状的中位发病时间为 30 天,中位恢复时间为 4.5 天。再次给予药物治疗则发生抑郁的时间更短。

　　接受口服避孕药激动剂治疗的患者,抑郁症状的出现与性腺功能减退的时间一致。当性腺功能减退持续时间较短时,抑郁症状持续时间短暂且不很严重。而在子宫内膜异位症持续治疗时,抑郁症状持续且通常很严重,甚至会导致停止子宫内膜异位症的治疗。

　　药物引起的自杀行为与治疗的时间相关性较低,在用药早期就出现显著的思想和行为改变。抗癫痫药和抗抑郁药诱导自杀行为在治疗早期即可发生。

五、诊断及鉴别诊断

　　诊断药源性抑郁的关键是抑郁症状和使用可疑药物之间的时间关联,这种情感障碍或者抑郁症状将严重导致日常功能受损。另外,医生必须排除已存在的抑郁和正在治疗的疾病所带来的影响,尤其是心理压力。

　　另外还必须排除与抑郁有关的疾病,如物质滥用、患有情绪障碍,内分泌相关疾病糖尿病、甲状腺功能减退,感染,HIV,贫血,叶酸缺乏,系统性红斑狼疮、硬皮病、风湿性关节炎,癫痫、多发性硬化、帕金森病,心血管和呼吸系统疾病,才能诊断为药源性抑郁。

六、预防与监测

　　关于药源性抑郁的预防策略现有的资料很少,一些干预措施可能有一定作用。

　　预防药物诱发抑郁的处理方式多种多样。比如,评估患者在基线时的抑郁发作史或药物引起的抑郁病史,同时考虑药物治疗的个体风险-效益、鼓励健康的生活方式和支持性治疗。对于正在接受干扰素或促性腺激素释放激素激动剂(GnRH-a)治疗的患者,为了预防药源性抑郁的发生,可以给予患者选择性 5-羟色胺再摄取抑制剂(SSRI)进行预处理或者选择替代性药物治疗。需要知道:识别有危险因素的患者(如抑郁症病史),并制订筛查和监测措施,并不能预防药物引起的抑郁。

仔细的监测和早期的发现可能会将与抑郁症相关的负面影响降到最低。心理治疗包括心理咨询和教育。

有个案报道称,给予锂剂和普罗替林对于皮质类固醇引发的抑郁是有益的。在接受亮丙瑞林治疗子宫内膜异位症的回顾性研究中,将这些药物与舍曲林同时使用,可以将抑郁症状的发生率降到最低。

七、治疗原则

药源性抑郁的适当治疗始于对抑郁症状的迅速认识。对许多患者来说,心理疏导和适度教育可能有效。对于更严重或持续的抑郁症状,则必须停用治疗性药物,或者需要开始使用抗抑郁药物治疗。

抑郁症或者其他精神疾病的儿童、青少年和年轻患者(18~24 岁)接受抗抑郁药治疗时,在治疗的前几周应经常监测(每周 1 次至 2 周 1 次)是否会发生抑郁症恶化或自杀倾向。一旦出现自杀意念或精神病症状等严重的抑郁症状,则需要住院接受药物干预治疗。临床医生应根据抑郁症状的严重程度、目前的情绪和心理压力等因素决定是否停止药物治疗。在某些情况下,用同类药物中的一种药物替代另一种药物,或者用相对安全的治疗剂量可能是最好的治疗策略。

由于免疫抑制剂相关的抑郁症状没有具体的治疗措施,停药虽然可以缓解症状,但是抑郁症的缓解并不总是与干扰素的停用同时发生。对于丙型病毒性肝炎患者,SSRI 类药物可能是治疗的最佳选择,因为这类药物很容易被肝病患者接受;三环类抗抑郁药具有显著抗胆碱能作用,可能会增加这些患者的认知功能障碍。IFN-α 引起的抑郁症状对哌甲酯或文拉法辛治疗较为敏感。舍曲林则可用于 GnRH-a 引起的抑郁症状的治疗。锂盐、SSRI 和电休克疗法已被用于治疗皮质类固醇激素引起的抑郁症状的控制。

八、预后及随访

药物引起抑郁导致发病率和死亡率增高。众所周知,许多治疗慢性疾病的药物可以用于挽救或延长生命,但是如果在治疗中出现明显的抑郁症状,患者就不能继续应用药物治疗,使临床治疗效果大幅降低。尽管在药源性抑郁患者中自杀风险的发生率尚不清楚,但可以肯定的是,抑郁或严重抑郁症状可能增加自杀行为或自杀意念的发生风险,所以尽早发现药源性抑郁的先兆,尽早预防,更有利于患者。

九、患者教育

对于服用有可能产生药源性抑郁药物的患者,应告知患者及其护理人员所服药物有可能会导致抑郁,同时告知他们相关的体征和症状,便于及时发现,及时给予处理。有抑郁病史的患者更容易发生药源性抑郁,为此需要鼓励这些患者将自己的精神疾病病史或治疗用药情况告知医生,便于医生正确判断病情,及时、准确地对病情进行干预治疗。如果在应用药物期间出现情感障碍等负面影响,应及时联系医生,适当改变治疗方法。

十、典型病例

患者男性,32 岁。患者于 2 个月前感到工作压力大而辞职在家,渐出现闷闷不乐、兴趣减退、疏懒、整天发呆等表现,于 1 个月前突然割腕,割至一半自行停止,事后解释称是一时冲动。几天后患者又突然持刀砍自己头部,家人发现后将其带到医院就诊,患者对自己砍头的事无法解释,言行紊乱,称有人跟踪自己,并拨打110报警,家人觉其精神异常遂就诊并住院诊疗。入院后患者生命体征正常,左手腕一条长约4cm的瘢痕,右枕颈部一条长约14cm的伤口,缝合包扎中,无明显渗出。精神检查:意识清,表情欠舒展,接触被动,注意力欠集中,反应迟钝,主动言语少,有时问而不答,未引出感知觉障碍,思维连贯,思维内容暴露欠佳,存在猜疑,具体叙述不清,未达妄想程度,逻辑推理存在障碍,承认有自伤行为,但无法给出合理解释,对疾病过程中的某些片段无法完整回忆,表现为一种非真实的体验,有自我评价下降和兴趣减退,但情感体验不深刻,自伤行为具有冲动性特点,意志要求下降,智能正常,自制力无。实验室检查:乙肝病毒表面抗原265.01S/N(正常值:<2.00S/N),乙肝病毒表面抗体0U/L(正常值:<10.0U/L),e抗原27.55S/CO(正常值:<1.00S/CO),e抗体1.304S/CO(正常值:>1.000S/CO),核心抗体0.078S/CO(正常值:1.000~3.000S/CO);心电图提示频发室性期前收缩;其他检查均无异常。

患者既往有"乙肝大三阳"。2年前起接受重组人干扰素α-2b肌内注射治疗(第1个月500万U,1次/d,第2个月开始500万U,隔天1次),后因出现食欲缺乏、脱发和白细胞计数下降,于1年前停止治疗并给予对症支持,5个月前再次接受重组人干扰素α-2b肌内注射治疗(500万U,隔天1次),4天前停止干扰素治疗。考虑为干扰素所致精神障碍。停用干扰素,给予西酞普兰20mg/d、奥氮平20mg/d抗精神药物治疗。住院43天后病情明显改善,出院。

讨论:干扰素所导致的严重神经精神症状,初期多表现为失眠,同时伴有焦虑、抑郁、不安、恐惧、乏力等,也可有躁狂、幻觉、性格改变、注意力不集中、记忆力减退等表现,严重者会出现被害妄想、自伤自杀倾向。通常见于剂量偏大、疗程偏长以及敏感的患者。经过停药及抗精神药物处理,基本恢复服药前精神状态。该患者应用干扰素1年余,用药后出现自杀倾向等精神症状,所以考虑该患者的精神障碍是干扰素引起的药源性抑郁。

点评:一般来说,干扰素的不良反应多数是可逆性的,停药后大多数患者的症状可自行缓解,严重者则需给予精神科专科对症治疗。因此一旦出现抑郁症状应立即减量或停药。在长效干扰素治疗过程中应定期对患者的精神状况进行监测,采用PHQ-9抑郁量表和GAD-7焦虑量表可以及时发现接受长效干扰素治疗的慢性乙型肝炎患者的精神心理异常,适当的药物干预有良好疗效。

(毛薇　张小莉　宋伟丹)

第三节　药源性焦虑

教学目的与要求

1. 掌握药源性焦虑的常见致病药物、临床表现及鉴别诊断。
2. 熟悉源性焦虑的防治措施。
3. 了解药源性焦虑的发病机制和危险因素。

焦虑是指由于压力或者应激而导致的情绪或心理上产生内在冲突,进而引发非理性的忧虑或恐惧感受。焦虑可能在特定情况下产生;也可能是惯性或是常见、普遍的一种感受。

无论一个人有多么健康,在他/她生命中的某个时刻都会出现焦虑症状。焦虑是可以适应的,并且可以帮助个体准备和提高他们的表现;还使得个体在有潜在危险的环境中更加小心谨慎。当持续的焦虑超出个体的承受能力时,会引起痛苦、不适,因此被认为是一种疾病。如果持续的焦虑未接受治疗,焦虑就可能导致其他问题,如抑郁或酒精滥用。《精神障碍诊断与统计手册》(第5版)指出,在包括物质或药物诱发的焦虑诊断中,明确地表明药物对焦虑症状和体征的影响越来越被广泛认可。医生应对存在焦虑症状的患者进行认真评估,以确定是否存在原发性焦虑症,症状是否是情境性的,或者症状是否继发于药物。

一、流行病学

《精神障碍诊断与统计手册》(第 5 版)指出,相对于流行病学研究报告,患者焦虑症的患病率可能更高。惊恐发作(孤立的)的发病率为 11.2%,社交焦虑症的发病率为 7%,创伤后应激障碍的发病率为 3.5%,恐慌症的发病率为 2%~3%,广泛焦虑症的发病率为 2.9%,广场恐惧症的发病率 1.7%,分离焦虑症的发病率为 0.9%~1.9%,而物质或药物引起的焦虑症的发病率仅为 0.002%。由于多种可能的机制和混杂变量,很难预测药源性焦虑的发生频率,这也是发病率低的原因之一。

二、致病药物

引发焦虑的心理因素很多,多数焦虑症状的形成与思维和认知过程有着密切的关系。一些具有特质焦虑性人格的人们愿意把一些普通的事情,甚至是一些良性的事情解释为灾难的先兆,进而产生恐慌和焦虑。生化因素也可诱发焦虑,例如甲状腺疾病或长期应激状态可导致神经递质功能失调,因此成为焦虑的重要诱发因素。焦虑也可以由药物所引起。各种类别的药物都被认为可以引起焦虑。这些药物包括中枢神经系统药物、心血管药物、抗感染药物、激素产物、抗肿瘤药、非处方药、草药补品等。表 8-3-1 列出了可能导致药源性焦虑的药物。

表 8-3-1　可能导致药源性焦虑的药物

药物	发生率	证据级别	药物	发生率	证据级别
茶碱	20%~50%	A	阿片类药物	30%~70%	B
苯二氮䓬类	10%~50%	A	印度大麻	30%~70%	B
可卡因	10%~50%	A	环丝氨酸	30%~60%	B
苯环己哌啶	10%~50%	A	甲状腺素补充剂	10%~50%	B
选择性 5-羟色胺再摄取抑制剂	10%~40%	A	合成代谢类固醇	10%~50%	B
咖啡因	10%~30%	A	β 受体拮抗剂	10%~40%	B
哌甲酯,右哌甲酯	10%~30%	A	黄体酮	10%~30%	B
莫达非尼	5%~20%	A	多巴胺受体激动剂	10%~30%	B
阿莫达非尼	1%~10%	A	多巴胺受体拮抗剂	10%~30%	B
伐尼克兰	NK	A	丁胺苯丙酮	10%~20%	B
伪麻黄碱	NK	A	卡立哌嗪	10%~20%	B
尼古丁	NK	A	阿立哌唑	10%~20%	B
麻黄碱	NK	A	齐拉西酮	10%~20%	B
氟马西尼	NK	A	依匹哌唑	2%~4%	B
雌激素	NK	A	加巴喷丁	NK	B
左旋多巴	40%~90%	B	糖皮质激素类药物	NK	B

续表

药物	发生率	证据级别	药物	发生率	证据级别
促性腺激素释放激素激动剂	NK	B	巴氯芬	NK	C
辛弗林	NK	B	利多卡因	NK	C
依法韦仑	NK	B	孟鲁司特	NK	C
氯米芬	NK	B	甲氟喹	NK	C
托莫西汀	NK	B	异环磷酰胺	NK	C
缬草(草药类)	NK	B	托吡酯	NK	C
β 受体激动剂	NK	B	非甾体抗炎药	NK	C
巴比妥类药物	NK	B	长春碱	NK	C
育亨宾	NK	B	氟喹诺酮类	NK	C
普瑞巴林	NK	C	屈大麻酚	NK	C
甲氧氯普胺	NK	C	卡立普多	NK	C
阿巴卡韦	NK	C	他汀类药物	NK	C
拉替拉韦钾	NK	C	伐尼克兰	NK	C

注:NK,未知。

焦虑与中毒和诸如可卡因、甲基苯丙胺、苯环己哌啶药物滥用后的撤药相关。托莫西汀是治疗注意力不集中的非中枢兴奋药物,托莫西汀可能会因焦虑症状而提前停药。托莫西汀相关的焦虑可能更加明显地出现于发育障碍或癫痫患者。

SSRI、SNRI 和 TCA 在治疗初期增加药量或突然中断治疗后,可能会出现新发焦虑或焦虑症状恶化。

长期应用中枢神经系统抑制剂,如苯巴比妥类,苯二氮䓬类和阿片类后突然停药,也容易出现焦虑症状。苯二氮䓬类药物通过增加一种抑制性神经递质(γ-氨基丁酸),从而缓解焦虑。在 2~4 周的苯二氮䓬类药物治疗后,当出现漏服药或停药时,可能出现受体依赖性和明显的戒断症状。与苯二氮䓬类药物戒断相关的焦虑症经常被描述为比开始治疗前的焦虑症更严重。突然停用大剂量的苯二氮䓬类药物会产生最严重的戒断相关的焦虑症。短半衰期和无明显活性代谢产物的苯二氮䓬类药物(如阿普唑仑)的突然停药尤其容易引起焦虑。缬草是一种可以调节中枢神经系统 γ-氨基丁酸的草药,用于治疗焦虑和失眠。已经有人报道,缬草的突然中断会使焦虑和失眠症状恶化,提示随着时间的推移会产生依赖性,与苯二氮䓬类药物产生的效果类似。

加巴喷丁和普瑞巴林都有类似的与撤药有关的焦虑,例如在普瑞巴林戒断期间出现的不安、烦躁、震颤和出汗以及血压升高症状,在加巴喷丁治疗过程中出现的类似伴有发汗和心悸的焦虑症状等。在 2%~5.5% 的偏头痛患者中,小剂量(<100mg/d)的托吡酯可能引起焦虑,导致治疗中断或需要额外的治疗。

糖皮质激素类药物和合成代谢类固醇类药物,包括苯丙酸诺龙、羟甲烯龙、司坦唑醇和氧雄龙可产生焦虑的不良反应。雌激素、黄体酮和睾酮与焦虑相关,尤其是在某些特定医学状况(例如性功能减退等)的激素水平波动时,以及外源激素补充或停用时容易出现。激素变化产生的焦虑的严重性与性别、个体易感性和血药浓度波动的程度相关。雌激素的替换和停用与易感女性的焦虑恶化、失眠、惊恐发作相关。月经前、产后和围绝经期女性雌激素水平的改变可加重焦虑的程度。

睾酮水平降低可能引起焦虑或抑郁,睾酮替代治疗可能改善患者的焦虑症状。在 8.9% 的使用促性腺激素释放激素(gonadotropin-releasing hormone,GnRH)激动剂亮丙瑞林和戈舍瑞林治疗前列腺癌的老年男性中出现新发焦虑,提示了低睾酮水平对焦虑出现的作用。因此,无论男性或女性,在血浆睾酮浓度过量或不足时,都可能出现焦虑症状。达那唑是一种雄激素,可用于治疗子宫内膜异位症和纤维囊性乳腺疾病。达那唑引起焦虑和烦躁的风险与亮丙瑞林和戈舍瑞林相似。

甲状腺激素补充剂通常不会导致焦虑,但是剂量过大可能会导致情绪改变,如紧张、出汗和心动过速。甲状腺素或替拉曲考也会引起心动过速和一般的焦虑症状。

喹诺酮类是引起焦虑和失眠等中枢神经系统不良反应发生率最高的抗生素。抗逆转录病毒药物依法韦仑可引起包括焦虑在内的神经精神系统反应。阿巴卡韦可引起男童焦虑,拉替拉韦可引起精神障碍患者的焦虑恶化。抗疟药,尤其是甲氟喹可导致儿童和成人出现包括抑郁与焦虑的神经精神系统不良反应。

肿瘤化疗方案可以引起各种神经精神系统反应,比如异环磷酰胺可导致情绪不稳定,长春花碱可引起焦虑症状,苯丁酸氮芥或阿糖胞苷可引起幻觉等。

血管紧张素转化酶抑制剂、β 受体拮抗剂、他汀类药物和非甾体抗炎药(NSAID)也可能引起焦虑。支气管扩张剂,如沙丁胺醇和茶碱,可引起包括震颤和心动过速的焦虑的躯体症状。

三、发病机制

对大多数药物而言,很难或不能完全理解药物引起的焦虑机制。哌甲酯、安非他酮、齐拉西酮可以通过突触前神经元去甲肾上腺素和多巴胺再摄取的抑制及多巴胺受体的激动引发焦虑。戒断苯二氮䓬类药物时,γ-氨基丁酸(GABA)活动的减少和中枢神经系统去甲肾上腺能受体的增加可引发焦虑症状。戒断咖啡因、瓜拉纳(一种植物)及茶碱时,腺苷酸受体拮抗和磷酸二酯酶受到抑制是引起焦虑的原因。多巴胺受体激动剂和拮抗剂可引起中枢神经系统中多巴胺能的波动而引发焦虑。促性腺激素释放激素类似物通过抑制垂体中促性腺激素黄体生成素和卵泡刺激素,可导致雌激素和睾酮生成减少,产生焦虑作用。当血浆雌激素浓度显著下降,相关的 5-羟色胺失调会引起焦虑。黄体酮具有一些抗雌激素活性,可以使一些患者产生焦虑;另外,黄体酮的神经活性甾体代谢物(如四氢黄体酮,四氢孕酮)是 $GABA_A$ 的变构调节剂,所以,黄体酮缺乏和补充与女性的焦虑和烦躁有关。戒断阿片药物时,阿片受体活动减少和中枢神经系统去甲肾上腺素释放的增加可引发焦虑。托吡酯可能通过抑制碳酸酐酶导致中枢 CO_2 浓度升高而产生焦虑恐惧。SSRI、SNRI 和 TCA 通过抑制 5-羟色胺、去甲肾上腺素、多巴胺等神经递质再摄取而产生焦虑。使用含 β 受体激动剂的吸入剂如沙丁胺醇,由于突触后 β 肾上腺素能受体的直接激动导致心悸、震颤,也可以产生焦虑症状。在帕金森病患者中,左旋多巴治疗的中断可能引发过多的非运动症状,包括焦虑。中断多巴胺能激动剂的治疗或使用多巴胺能拮抗剂可以在帕金森病患者中引起显著的功能受损性焦虑。阻断多巴胺受体但没有显著抗胆碱作用的抗精神病药导致的焦虑或静坐不能更为常见。齐拉西酮抑制去甲肾上腺素和 5-羟色胺再摄取,在某种程度上与三环类抗抑郁药丙米嗪类似,可能会加重患者的焦虑症状。

四、临床表现

药源性焦虑的临床表现主要是情绪和认知方面的变化。药源性焦虑患者用药后出现害怕"变疯"、害怕失控、感觉被边缘化、感觉紧张不安、感觉即将发生厄运、感到自卑,或出现易怒、悲伤、哭泣等情绪变化,认知方面可以出现记不住事情、注意力不集中、强迫想法、快速思维等。药源性焦虑患者还可出现胸痛、窒息感、腹泻、懒言、虚弱、疲惫、失眠、恶心、呕吐、心悸、眼动不良、触觉语颤、颤抖等躯体症状。严重的焦虑症状对患者的日常生活,特别是在与他人交流或参加社会活动产生不良影响。

五、诊断及鉴别诊断

《精神障碍诊断与统计手册》(第 5 版)指出:物质或药物引起的焦虑的诊断标准包括接触药物或

物质中毒或戒断后不久发生的惊恐发作或焦虑症状。焦虑症状必须引起具有临床意义的痛苦或社交、工作或其他重要的功能障碍。

药源性焦虑者的诊断需要对患者进行评估:首先通过主观和客观地记录患者的焦虑经历,然后根据汉密尔顿焦虑量表和自我评定标准化焦虑量表(如贝克焦虑量表)建立客观的焦虑测量方法,并监测症状的持续或汇总。由于量表无法将症状与是否由药物引起联系起来,所以临床医生的问诊对于调查症状是否可能是药物诱发至关重要。

系统的患者评估方法、重点评估药物相关焦虑和与原发性焦虑鉴别的问题、实验室或其他诊断性检查可以帮助医生确定患者是否有潜在的药源性焦虑存在。系统的患者评估方法主要是药源性焦虑的诊断要点,即:①记录焦虑的情感、认知和躯体症状;②用标准化焦虑评估量表,如汉密尔顿焦虑量表(HAMA),广泛性焦虑障碍量表(GAD-7)将每种症状分级为轻度、中度、重度;③记录焦虑的功能障碍;④询问药物和物质滥用史。重点评估药源性焦虑和与原发性焦虑鉴别的问题,包括患者目前是否患有精神疾病,患者是否患有慢性疾病,是否可能考虑情境性焦虑,焦虑是否出现在开始使用药物或增减药物剂量的1周内等。患者的躯体评估包括体格检查,记录重要体征,获得毒理学筛查,获得正确的实验室和诊断性检查(如有甲状腺功能亢进症需要甲状腺功能检查,如有心脏症状需要心电图检查)。

不同药物诱发焦虑发作的时间有所不同,需要通过确定与开始或停止药物治疗相关的焦虑发作的时间过程来判断是否为药物引起的焦虑。虽然患者对咖啡因引起焦虑的敏感性差别很大,但都会出现情感、认知和躯体症状。在咖啡因迅速摄入期间,消化200~500mg咖啡因或3~5杯冲泡的咖啡,一般在15~30分钟出现焦虑症状,或者突然停药后1~2天因咖啡因戒断出现焦虑。与苯二氮䓬类戒断相关的焦虑症状的发作与所用药物的半衰期有关。对于中短效苯二氮䓬类药物,如阿普唑仑或劳拉西泮,戒断症状可在突然停止后6~24小时发生;对于长效苯二氮䓬类药物,如氯硝西泮或地西泮,戒断症状可在停药后2~3天发生。

在一些患者中,很难区分药物引起的焦虑和其他可能原因导致的焦虑。药源性焦虑需要考虑与原发性慢性肾上腺皮质功能减退症(又称为艾迪生病)、静坐不能、哮喘、注意力缺陷、多动症、心肌病、慢性阻塞性肺疾病、慢性疼痛、皮质醇增多症(又称为库欣综合征)、谵妄、痴呆、电解质紊乱、纤维肌痛、高血压、甲状腺功能亢进症或格雷夫斯病(Gravesdisease)、低血糖、肠易激综合征、二尖瓣脱垂、多系统萎缩、帕金森病、围绝经期、嗜铬细胞瘤、经前焦虑障碍、经前期综合征、癫痫发作或癫痫、系统性红斑狼疮、创伤性脑损伤相鉴别。彻底的体格检查和药物及物质滥用史对全面评估很有必要。相关症状更能提示物质引起的焦虑与原发性焦虑症。此外,药物引起的焦虑通常不符合原发性焦虑症的持续时间标准。要达到广泛性焦虑症的标准,焦虑症状必须引起6个月的功能性损害。在患有癌症的个体中,区分出药物引起的焦虑尤其困难,因为这些患者本身就有与癌症诊断相关的高水平的情境焦虑,且需要持续数个月至数年的治疗。

六、预防与监测

在焦虑症患者或焦虑程度增加,尤其是恐慌症(PD)或创伤后应激障碍(PTSD)的患者中,对恐慌发作恶化,过度警觉和焦虑情绪的加剧特别敏感,即使服用低剂量已知导致焦虑的药物也是如此。例如,对多巴胺能激动剂溴隐亭和多巴胺能拮抗剂舒必利致焦虑作用的对照试验发现,在多巴胺能功能区的刺激可能引起平静状态下高焦虑患者的焦虑,并可能在低焦虑和其他健康人群中发挥抗焦虑作用。此外,患有原发性焦虑症[包括社交焦虑症(SAD),广泛性焦虑症(GAD)和强迫症(OCD)]的人群在服用已知导致焦虑的药物(如咖啡因或兴奋剂)时,容易出现焦虑症的恶化。有恐慌症病史的患者在使用糖皮质激素类药物后更容易出现惊恐发作,尤其是年龄在18~30岁的年轻人。由于患有精神分裂症、分裂情感障碍、双相情感障碍和注意缺陷多动障碍(ADHD)的人比正常人群发生焦虑和焦虑症的概率更高,药源性焦虑在这些患者中更常见,患有各种精神疾病的患者出现药源性焦虑的风险较正常人群高。帕金森病患者焦虑的发生率很高,特别是在"关"期,为此帕金森病可以被认为是一个导致焦虑的风险因素。导致药源性焦虑的危险因素还包括患有慢性疾病、目前停用镇静催眠药、酒精或其他滥用药物,潜在引起焦虑的药物血浆浓度升高等。

已经识别出编码蛋白质或酶的多个基因增加患焦虑症的风险。*ADORA2A* 基因型中的单核苷酸多态性 *rs5751876*(1976 CIT)和 *rs35320474*(2952 Cl Tins)可能会使轻度咖啡因使用者感到焦虑(每周摄入咖啡因<300mg)。遗传多态性 *1976TIT-2592 TinslTins* 也可能是导致轻度吸烟者(每周<10 支)和中度咖啡因消费者(每天 1~2 杯)在摄入 10~20mg 苯丙胺后观察到焦虑增加的因素。

戒烟期间焦虑的风险和强度与每天尼古丁的使用量和个体对戒断不适的敏感性相关。戒烟产生的焦虑可以在突然戒烟后出现,也会出现在突然中断尼古丁替代疗法,如口香糖、吸入剂、锭剂或尼古丁贴片后。与伐尼克兰单药治疗相比,联用戒烟药物以延长戒烟的持续时间,例如联用伐尼克兰和安非他酮,也增加继发性焦虑的风险。

药源性焦虑在较高的药物剂量下更明显。与麻黄碱、伪麻黄碱、苦橙(黄金宝螺,辛弗林)、咖啡因、瓜拉纳、育亨宾和类固醇相关的焦虑具有剂量相关性。此外,药源性焦虑更可能出现在联合使用潜在引起肝或肾功能受损药物的患者身上。

预防药源性焦虑首先需要对患者进行评估,以确定是否存在危险因素。如果存在 1 个或以上危险因素,临床医生应该仔细权衡使用已知可引起焦虑的药物的风险与效益。应考虑具有较低诱发焦虑风险的替代治疗。如果所讨论的药物是最合适的治疗,则应该通过剂量滴定和监测,以发现焦虑症状,并决定是否需要通过心理治疗或药物干预预防监控药源性焦虑的出现。如果有必要停用抗抑郁药,应在 2~6 周内逐渐减量,以预防 5-羟色胺戒断综合征(包括焦虑或失眠的恶化)。如果需要停用苯二氮䓬类或巴比妥类药物,则需要在数周到数个月内逐渐减量,以降低出现药源性焦虑的危险。在患有肾脏或肝脏疾病的人群中,应适当减少已知主要在肾或肝清除的可能引发药源性焦虑的药物剂量。

七、治疗原则

药物引起焦虑的管理在很大程度上是支持性治疗。支持性治疗可包括安慰、放松方法指导和避免使用已知引起焦虑的其他物质。例如,与类固醇补充或激素替代治疗相关药源性焦虑的症状通常在停止治疗后 2~4 周消退。在抗抑郁药治疗开始或突然中断期间引起的焦虑通常是短暂的,因此在抗抑郁药开始治疗期间,较慢的剂量滴定和在停药期间逐渐减少剂量可以最小化或减轻焦虑症状,并且对于曾有因应用抗抑郁药而引起焦虑病史的患者更需要注意。抗精神病药引起的焦虑可以减少药量,或应用拮抗多巴胺能活性较低和 5-羟色胺拮抗作用较强的抗精神病药替代治疗。在不能停用引起药源性焦虑的药物治疗时(例如正在接受癌症化疗的患者),可以选用苯二氮䓬类药物进行临时治疗。

支持治疗的持续时间根据导致药源性焦虑药物的必要持续时间而变化。在较长时间内(数个月而不是数周)缓慢地停药可以减轻与苯二氮䓬类药物突然停药相关的焦虑。或者可以使用增加 GABA 活性的药物(如丙戊酸)进行治疗,以减少戒断症状和相关的焦虑。

咖啡因引起的焦虑和戒断症状随着时间的推移而减弱(通常为 3~7 天),并且可以用温和的镇痛药来治疗头痛症状。有证据表明运动减轻了不吸烟男性中咖啡因引起的焦虑状态。逐渐减少尼古丁的补充可以减轻与尼古丁戒断相关的焦虑。

促甲状腺素引起的焦虑可通过减少剂量或停止药物进行治疗,必要时可为患者提供咨询和给予安慰。当患者出现与应用激素有关的药源性焦虑时,应咨询具有激素调节专业知识的临床医生,治疗上可采取停用或补充激素,使用抗焦虑药物(例如选择性 5-羟色胺再摄取抑制剂)治疗,或两种方案联合使用。

八、预后

药物引起的焦虑和死亡率的增加之间没有直接联系。但是,越来越多的证据表明焦虑与负面健康有关,药源性焦虑可增加心脏病,疾病恢复受损,吸烟、滥用酒精和其他物质等不良健康习惯的倾向。

九、患者教育

选择服用已知导致焦虑的处方药或非处方药的患者,在治疗或停药期间应该注意出现焦虑的风险。给予患者关于停用中枢神经系统活性药物后戒断症状风险的教育是非常重要的。应根据患者耐受性制订个体化停药方案。例如,一些患者可以很好地耐受每周减少 25% 的苯二氮䓬类药物的剂量,但是其他患者可能需要在数周甚至数个月内逐渐减量。对于因焦虑过度而难以停用苯二氮䓬类药物治疗的患者可以选择抗惊厥药治疗,因为抗惊厥药可以有效地预防焦虑和其他苯二氮䓬类药物的戒断症状,如失眠和颤抖。

当药物引起的焦虑发生时,护理人员需要告诉患者,药源性焦虑通常持续的时间较短,一般只有几天到几周时间,在减少或停用导致药源性焦虑药物并辅以支持性治疗后会有所改善。

对于有焦虑风险的患者,医护人员需要告知患者和家属与药物相关焦虑症状的具体表现(例如恐慌发作、神经过敏、恐惧的想法),症状出现的时间,便于患者及家属及时发现问题,及时就医。

十、典型病例

患者女性,58 岁,因脑梗死后左侧偏瘫 2 个月,恢复期情绪不稳定(患者由于肢体恢复不理想而出现失眠、情绪不稳、爱哭,食欲下降,感觉给家人添麻烦,活着没有意思,不能配合康复治疗),以"急性脑梗死恢复期,卒中后抑郁"入院。

患者既往高血压病史 10 年,2 年前发生过脑梗死,但未遗留肢体瘫痪。病后发现血糖高,诊断为急性脑梗死恢复期,卒中后抑郁,高血压病极高危,2 型糖尿病。入院后给予口服帕罗西汀 10mg,q.d.(早餐后服用),4 天后增加到 20mg,q.d.,症状未见明显改善;过 4 天后再次将帕罗西汀的剂量增加到 30mg,q.d.,患者出现烦躁不安,心慌气短,不能安静下来,情绪崩溃,一度出现自杀想法。医生考虑为抑郁症状加重,可能与药物剂量不足有关,于是将帕罗西汀剂量调整至 40mg,q.d.,患者出现肢体发抖,极度烦躁、坐卧不安,有濒死感。考虑为帕罗西汀导致的焦虑和激越症状。将帕罗西汀减量至 20mg,q.d.;加用劳拉西泮 0.5mg,t.i.d.,奥氮平 5mg,q.n.。患者睡眠改善,情绪逐渐稳定,焦虑不安症状减轻,服用 2 周后再次将帕罗西汀增加至 30mg,q.d.,患者无不适,4 周后将帕罗西汀增加至 40mg,q.d.,患者情绪改善,可配合康复治疗,每天睡眠 7~8 小时。1 个月后将奥氮平减量至 2.5mg,q.n.,再过 2 周后停用。将劳拉西泮剂量减至早 0.25mg,晚 0.5mg,病情平稳,2 周后将劳拉西泮调整为 0.5mg,q.n.,继续服用帕罗西汀 40mg,q.d.。出院带药:帕罗西汀 40mg,q.d.;劳拉西泮 0.5mg,q.n.。出院 1 个月复诊将帕罗西汀减少至 30mg,q.d.,患者睡眠和情绪稳定,停用劳拉西泮。出院 2 个月复诊将帕罗西汀减至 20mg,q.d.。患者除有轻度口干以外,心电图、血常规、尿常规及肝功能均正常。

讨论:帕罗西汀常见失眠、兴奋、情绪不稳定,不常见异常思维、幻觉,罕见静坐不能,躁狂等不良反应。该患者出现的烦躁不安等一系列临床表现,增加帕罗西汀剂量后症状加重。有焦虑和激越症状,符合药源性焦虑的诊断标准,故诊断为帕罗西汀导致的焦虑和激越症状。

点评:帕罗西汀是 5-羟色胺再摄取抑制剂,用药早期可能会引起急性的精神激越、焦虑或惊恐发作,特别在快速加量或伴有焦虑的抑郁症患者更容易发生。临床应予以警惕。

(袁媛　詹淑琴　齐晓涟　杨玉英　李林)

第九章 药源性呼吸系统疾病

第一节 药源性咳嗽

教学目的与要求

1. 掌握药源性咳嗽的定义、常见致病药物、临床表现及治疗。

2. 熟悉药源性咳嗽的诊断、鉴别诊断及预防。

3. 了解药源性咳嗽的发病机制。

引发咳嗽的因素很多,既有疾病因素,也有过敏和其他物理刺激的因素,如:吸入性刺激、感染、食物刺激、气候因素、精神因素、运动因素等。所谓的药源性咳嗽,是指某些药物导致的药物性肺损伤所伴发的咳嗽,属于药物的不良反应。药源性咳嗽是药源性肺损伤的表现之一,目前已经发现 130 种以上药物可以引起肺部损伤,由于这些药物的呼吸道不良反应有时可致死,而且通常出现在治疗其他疾病的过程中,干扰了对原有疾病的治疗,因此了解常见的药源性咳嗽的诱因及处理措施,对于避免和治疗药源性呼吸道疾病、改善原有疾病的治疗具有重要意义。

导致药源性咳嗽常见的药物有血管紧张素转化酶抑制剂(ACEI)和血管紧张素Ⅱ受体阻滞剂(ARB),还有一些抗肿瘤药。Vukadinovic 调查研究提示,宿主因素在 ACEI 引起咳嗽的原因中占据重要的地位,研究中发现在高血压患者中发生率为 85%,冠心病患者的发生率 42%,心力衰竭患者的发生率为 29%。ACEI 药源性咳嗽中女性发生率高于男性,研究中提示女性和年龄大(>65 岁)是引起咳嗽的危险因素。ACEI 引起的咳嗽风险在东亚患者中较高,但在种族合并分析中并未显示出差异性。血管紧张素转化酶抑制剂在高血压患者中经常使用,咳嗽的发生率较高,临床比较常见。

一、发病机制及致病药物

(一)药物引起咳嗽的机制

引起药源性咳嗽的可能机制主要包括以下 3 个方面:药物的毒性反应、变态反应及炎症介质的蓄积。抗肿瘤药阿糖胞苷、博来霉素、厄洛替尼等常导致咳嗽,其机制为药物或其代谢产物在血管内皮细胞和肺泡上皮细胞沉着,引起弥漫性损害;或与致敏淋巴细胞反应,引起各种细胞因子和炎症介质释放,产生肺组织损害。肺泡受损伤的同时,细胞外基质反复破坏、修复、重建和沉积,成纤维细胞、内皮细胞增殖,导致肺组织结构的改变。临床早期表现为间质性肺炎的特点,晚期常发生肺间质纤维化。药物的变态反应多与患者的过敏体质有关,主要为Ⅲ型和Ⅳ型变态反应;即药物或其代谢产物与作为载体的蛋白结合,形成半抗原-载体复合物,激活肺泡巨噬细胞,病变部位主要为嗜酸性粒细胞浸润。这种类型的肺损害个体差异大,常与药理作用、药物用量及用药时间无关,可发生于用药后数小时,大多发生在 7~10 天。这类药物包括青霉素类、红霉素类、氨曲南等抗菌药。第 3 种较常见的引起炎症介质在肺部蓄积的如 ACEI 类药物,可促使激肽、P 物质蓄积,激肽可能通过增加前列腺素生成而刺激气道中的传入 C 纤维,发生率较高的是卡托普利,咳嗽的发生率为 15%。咳嗽的发生率可见德国的药物副作用资源数据库见(表 9-1-1),可为药源性咳嗽的鉴别提供参考。

(二)常见引起咳嗽的药物

表 9-1-1　常见的引起咳嗽的药物

药品通用名	发生率/%	药品通用名	发生率/%
卡托普利	2~15	妥布霉素	31.1~48.4
依那普利	1.3~2.2	氨曲南	54.1
贝那普利	0.5~1.2	氟达拉滨	0~44
雷米普利	7.6~8	厄洛替尼	0~48
培哚普利	6~12	阿糖胞苷	6.61~21.4
氯沙坦	3.1~69	阿法替尼	0~15
缬沙坦	0.6~2.7	博来霉素	10
厄贝沙坦	0.9~2.6	卡非佐米	0~26
替米沙坦	1.4~1.6	依维莫司	0~25
阿巴卡韦	6.17~23.5		

二、临床表现及分型

ACEI 所致咳嗽的主要临床表现为阵发性干咳或伴有少许白痰的咳嗽,最早可出现在服药后 1 天,但多出现在服药后 1 周左右,常可伴有咽或胸骨上切迹后的痒感,多在夜间或平卧位时加重,影响睡眠,部分患者接触下颈的侧面或前面时咳嗽加重。可由于咳嗽剧烈,出现尿失禁。咳嗽的发生较隐匿,大部分患者咳嗽发生在服药之后,也有少部分患者的咳嗽是发生在一次上呼吸道感染后,其他症状消失而咳嗽持续存在。女性和不吸烟者服用 ACEI 后更容易引起咳嗽。临床检查、X 线胸片和肺功能检查时多无异常发现。

胺碘酮所致的肺毒性多为肺间质病变,典型的变化为肺泡炎和肺间质纤维化,也有少数表现为细支气管炎。最早期的表现是剧烈干咳,随着病情进展可出现发热、乏力、体重下降、胸痛、呼吸困难、呼吸衰竭甚至死亡。大多数患者在病变部位可闻及 velcro 啰音,偶有间伴胸膜摩擦音。X 线胸片早期表现为局部或弥漫性的浸润,以后逐渐出现肺纹理增加甚至网格样改变。胸部 HRCT 有助于发现胺碘酮肺毒性的早期肺间质病变。肺功能显示一氧化碳弥散功能下降,血气分析可以出现低氧血症。

博来霉素是抗肿瘤药中较易引起肺损伤的药物之一,肺损伤也是博来霉素最严重的不良反应,发生率为 2%~40%。临床主要表现为肺炎样症状及肺纤维化症状,如呼吸困难、咳嗽、湿啰音、间质水肿等。博来霉素引起的肺毒性常在停药数周、数个月甚至数年后出现,表现为弥漫性细胞损害、间质性肺炎和间质性纤维化、血管内皮细胞和肺泡上皮细胞出现异常。

三、诊断及鉴别诊断

1. 诊断依据

(1)以干咳或少量黏液痰为临床表现。

(2)起病前有明确服用可能导致咳嗽的相关药物史。

（3）排除其他导致咳嗽的疾病。

（4）停止治疗后 1~4 天消退,长的可能需要 4 周。

（5）再次使用相同或不同的 ACEI 时通常会复发。

2. 实验室及辅助检查

（1）血常规:病毒性感染时,白细胞计数多正常或偏低,淋巴细胞比例升高;细菌感染时,白细胞计数常增多,有中性粒细胞增多或核左移现象,药源性咳嗽时指标基本正常。

（2）病原学检查:必要时可用免疫荧光法、酶联免疫吸附法、病毒血清学检查等确定是否为病毒感染。细菌培养可判断细菌类型并做药物敏感试验以指导临床用药。

3. 鉴别诊断　对药源性咳嗽的诊断主要依靠排除法。由于其发病是在用药之后,用药的种类和用药时间与发病的关系对于诊断有着十分重要的意义。药源性咳嗽需与急性气管、支气管炎鉴别。急性气管、支气管炎:表现为咳嗽咳痰,鼻部症状较轻,肺部可闻及湿啰音,血白细胞计数可升高,X 线胸片常见肺纹理增粗。

四、预防与监测

临床上误用和不合理使用药物是引起药源性疾病的主要原因。对于有肺部疾病的患者避免使用易引起药源性咳嗽的药物。必须使用的情况下,需告知患者药物可能带来的咳嗽不良反应,若出现咳嗽后及时处理,更换药物,停药后症状减轻或消失则可以提示其为药源性咳嗽。

五、治疗原则

一般药源性咳嗽停药后咳嗽减轻或消失,再次用药后咳嗽重新出现。停药或减少药量后,咳嗽可以减轻,症状重者可使用糖皮质激素类药物缓解症状。肺部有间质性病变者可给予泼尼松 1mg /（kg·d）,疗程 1~2 周。

六、预后及随访

对于药源性咳嗽,更换药物后需进行随访,记录患者更换的药物、症状,更换药物后咳嗽是否减轻,咳嗽消失的时间,随访药源性咳嗽是否复发。

七、患者教育

对于服用易引起药源性咳嗽的药物时,须嘱患者药物的不良反应,若有咳嗽发生应及时就诊,由医生根据临床经验鉴别咳嗽的原因,不能确定为某种药物引起时,如果病情允许,最可靠的方法是首先停用可疑药物甚至全部药物。这样处理可以及时终止致病药物对呼吸系统的继续损害,并有助于诊断。ACEI 的使用与胎儿并发症发生率增高有关,所以妊娠期妇女禁用。若患者咳嗽比较严重,可以更换 ARB 类药物,根据患者的血压调整药物剂量,嘱患者观察是否有其他不良反应的发生,如出现皮疹、头晕、贫血等。ACEI 用药过量的临床表现通常很轻微。然而,如果发生严重低血压,则可能需要静脉补液和正性肌力药支持。

八、典型病例

患者男性,65 岁,因"反复咳嗽、咳痰"在当地多家医院就诊,咳嗽时轻时重,以干咳为主,间有咳少量黏稠痰,诊断为支气管炎,经中、西医结合治疗 3 个月无好转,而到该院就诊。体格检查:体温 36℃,血压 130/70mgHg。精神好,无慢性病容。双肺呼吸稍粗,双肺底闻及少许湿啰音。心脏界向右下稍增大,各瓣膜区未闻及病理性杂音。X 线胸片提示:肺纹理增粗。查血常规正常。追问病史,患者有高血压病史 5 年,一直服用硝苯地平控制血压,4 个月前改服卡托普利至今,每天 2 次,每次 25mg。根据病史及各项检查,诊断为卡托普利药源性咳嗽。建议停服卡托普利,改服硝苯地平、氢氯噻嗪等控制血压,停药第 2 天,咳嗽消失,跟踪 3 个月无复发。

讨论:患者干咳 3 个月,经过中、西医治疗均无好转,说明咳嗽的病因一直存在。入院检查血常规正常,排除了细菌性感染引起的咳嗽。根据用药史最近 3 个月一直使用卡托普利,并且停用后咳嗽消失,从病因存在的时间上判断很大可能是卡托普利药源性咳嗽。

点评:患者咳嗽有可能是病原体引起,如病毒、细菌、支原体等,这些因素在检查中没有排除,但是经过 3 个月的治疗未见好转,一直误认为是支气管炎,可见用药史在疾病的判断中是很重要的,不容忽视。

(何玉文)

第二节　药源性哮喘及支气管痉挛

教学目的与要求

1. 掌握药源性哮喘及支气管痉挛的常见致病药物、临床表现及治疗原则。
2. 熟悉药源性哮喘及支气管痉挛的诊断、鉴别诊断、预防及监测。
3. 了解常见的致病药物引起药源性哮喘或支气管痉挛的发病机制。

支气管哮喘(bronchial asthma)简称哮喘,是一种以慢性气道炎症和气道高反应性为特征的异质性疾病。主要特征包括气道慢性炎症,气道对多种刺激因素呈现的高反应性,多变的可逆性气流受限,以及随病程延长而导致的一系列气道结构的改变,即气道重构。临床表现为反复发作的喘息、气急、胸闷或咳嗽等症状,常在夜间及凌晨发作或加重,多数患者可自行缓解或经治疗后缓解。一些因素可诱发或加重哮喘,包括花粉、灰尘、动物皮屑、化学制品及药物等。由临床上应用某些药物引起的可逆性气道痉挛的一组综合征称为药源性哮喘(drug-induced asthma),包括既往有或无哮喘病史的患者应用某些药物后诱发哮喘出现哮喘加剧。在所知道的诱发哮喘的因素中,药物可能是最不常见的,但也应引起重视。药物可通过多种机制导致支气管痉挛(bronchospasm),药物诱发的支气管痉挛可能表现为孤立事件或免疫(过敏)或非免疫(类过敏)反应的症状。虽然药物引起的支气管痉挛主要发生于已有哮喘的患者身上,但也可能发生在具有其他形式的气道高反应性或药物过敏的患者。

呼吸困难是指患者主观感到空气不足、呼吸费力,客观上表现出呼吸运动用力,严重时可出现张口呼吸、鼻翼扇动、端坐呼吸,甚至发绀、辅助呼吸肌参与呼吸运动,并且可有呼吸频率、深度、节律的改变。引起呼吸困难的病因有很多,包括呼吸系统疾病、心血管系统疾病、血液病等,其中气道阻塞是引起呼吸困难的病因之一,本节内容呼吸困难是指药源性哮喘及支气管痉挛(drug-induced asthma and bronchospasm)所致呼吸困难。

一、流行病学

支气管哮喘是一种世界性疾病,各国患病率为 1%~18%,亚洲成人患病率为 0.7%~11.9%,平均 ≤5%。近年哮喘患病率在全球范围内有逐年增长的趋势,美国哮喘患病率在不到 10 年的时间内

（2001—2010 年）增加了 14.8%；2010 年在我国 8 个省市进行的流行病学调查显示，14 岁以上人群患病率为 1.24%，一些城市患病率较 2000—2002 年增长超过 100%。

阿司匹林（aspirin）可加重哮喘患者的症状，文献荟萃分析显示，阿司匹林加重性呼吸系统疾病（AERD）的患病率为 7.15%，重症患者高达 14.89%；COX-2 抑制剂（如塞来昔布）也可导致 AERD，使患者出现哮喘或者支气管痉挛。有研究提示，对乙酰氨基酚使用频率与成人哮喘发作相关，阿司匹林敏感患者使用对乙酰氨基酚单剂量不超过 650mg，所致支气管痉挛患病率为 0~6%。

β 受体拮抗剂对支气管具有收缩作用。单剂量非选择性 β 受体拮抗剂可使 50%~100% 的哮喘患者出现支气管痉挛的症状，而心脏选择性 β 受体拮抗剂可以降低支气管痉挛的风险。

ACEI 可能会引起咳嗽和支气管痉挛。瑞典一项研究汇总分析了 1981—1992 年提交给 WHO 国际药物监测合作中心与使用 ACEI 相关的 424 例不良呼吸道反应，其中 374 例为咳嗽，共 36 例被诊断为哮喘、支气管痉挛或呼吸困难，且哮喘患者服用 ACEI 后更易发生呼吸道反应。ARB 所致咳嗽和支气管痉挛更少，常常用于 ACEI 不耐受患者。

吸入性支气管扩张剂也会引起反射性支气管收缩，称为"反常支气管痉挛"，推测可能与抛射剂、防腐剂或吸入剂的渗透压或 pH 有关。定量吸入仅含惰性成分（包括氟氯烃、山梨糖醇、油酸和大豆卵磷脂）的安慰剂气雾剂，其支气管痉挛发生率达 6.9%；而使用含活性药物的气雾剂，支气管痉挛发生率降至 1.55%~4%。防腐剂及添加剂如苯扎氯铵、亚硫酸盐、乙二胺四乙酸（EDTA）也可引起支气管收缩。

二、致病药物和发病机制

药源性哮喘及支气管痉挛的常见致病药物详见表 9-2-1，其他药物还包括氯沙坦、普罗帕酮、胺碘酮、维拉帕米、氨苄西林、哌替啶、卡马西平、环磷酰胺、丹参注射液、刺五加注射液、红花注射液、清开灵注射液、双黄连粉针剂、某些中成药（新癀片）等。

表 9-2-1　常见的药源性哮喘及支气管痉挛的致病药物

药品通用名	发生率/%	药品通用名	发生率/%
阿司匹林 *	4~44	扎那米韦	1
非选择性 COX-1 抑制剂 *	4~44	胰岛素	0.5~2
对乙酰氨基酚 *	0~32	可乐定	1~3
5-氨基水杨酸	0~2	布林佐胺	0.8~1
血管紧张素转化酶抑制剂 *	0~44（咳嗽）	奥昔布宁	1
氢化可的松琥珀酸酯 *	2	白消安	7~8
倍氯米松	0~14	卡培他滨	0.2
氟替卡松	3.3~7.2	吗替麦考酚酯	11.1~11.4
丙酸氟替卡松	1~34.3	吡美莫司	0.299~3.7
曲安奈德	4.3~5.4	他克莫司	4~13
布地奈德	2	沙丁胺醇	1~10
雌二醇	1.12~3.37	沙美特罗	1~4
两性霉素 B	1.2~5.1	异丙托溴铵	2.3~5.4
妥布霉素 *	15.9	索他洛尔	1~2
氨曲南	3	噻吗洛尔	0.6
奥司他韦	3.5~18	阿替洛尔	0.01~3

续表

药品通用名	发生率/%	药品通用名	发生率/%
拉莫三嗪	3	地氟烷	1
左乙拉西坦	2	顺阿曲库铵	0.2
托吡酯	0~2	瑞芬太尼	0~3.41
氯米帕明	2~7	罗哌卡因	0.1~1.5
色甘酸钠	3.3	双嘧达莫	15
西替利嗪	1.9~3.1	碘对比剂	0.22~1
昂丹司琼	0.595	亚硝酸盐 *	5~11
托烷司琼	0~1.03	柠檬酸	1~2.4

注:* 表示证据级别为 A 级,即证据来自一个或多个随机对照临床试验。

不同的药物引起哮喘或支气管痉挛的机制不同。

1. 阿司匹林和其他非甾体抗炎药(NSAID)　阿司匹林及其他 NSAID 是临床上较易诱发药源性哮喘的药物,机制可能是抑制呼吸道花生四烯酸的环氧合酶代谢途径,减少前列腺素 E_2(PGE_2)的合成,同时增强花生四烯酸的脂氧酶代谢途径,产生过多的白三烯,从而导致敏感患者的呼吸道内前列腺素和白三烯之间的平衡失调,最终导致支气管痉挛,诱发哮喘及呼吸困难。这种不耐受现象称为阿司匹林哮喘(aspirin-induced asthma,AIA)。

2. β 受体拮抗剂　$β_1$ 和 $β_2$ 肾上腺素受体均存在于心脏和肺部,$β_1$ 受体主要分布于心脏中,$β_2$ 受体主要分布于支气管平滑肌中。对于大多数哮喘患者,非选择性 β 受体拮抗剂由于阻断了支气管平滑肌 β 受体,会使支气管平滑肌收缩或痉挛而导致哮喘发作或原有呼吸困难加重。β 受体拮抗剂通过眼部给药也可能导致支气管哮喘,如噻吗洛尔滴眼液。非选择性 β 受体拮抗剂实质上改变了吸入性 $β_2$ 受体激动剂的剂量-反应曲线,限制了其逆转非选择性 β 受体拮抗剂所致支气管痉挛的有效性。心脏选择性 β 受体拮抗剂优先与 $β_1$ 受体结合,但这种选择性在较高剂量时会减弱。因此,由心脏选择性 β 受体拮抗剂所致的支气管痉挛可能更容易被吸入性 $β_2$ 受体激动剂逆转。

3. 抗生素(antibiotic)　抗生素也是临床上较易导致药源性哮喘和支气管痉挛的药物,这些药物可通过抗原-抗体反应引起药源性哮喘。机体接受药物后可产生 IgE 使肥大细胞和嗜碱性粒细胞致敏,同种药物再次进入体内,与上述细胞表面的 IgE 特异性结合形成复合物,激活肥大细胞和嗜碱性粒细胞使之脱颗粒,释放内源性活性物质组胺、缓激肽、5-羟色胺、前列腺素、白三烯等,引起哮喘发作,一般反应迅速、强烈。

4. 血管紧张素转化酶抑制剂(ACEI)　ACEI 导致呼吸道不良反应可能与缓激肽、P 物质、前列腺素或血栓素局部浓度增加有关。血管紧张素转化酶是一种非特异性二肽水解酶,具有将缓激肽和 P 物质降解为非活性代谢产物的能力,抑制该酶将抑制这些促炎肽的降解。在动物实验中,已证明抑制血管紧张素转化酶将增强气道阻塞,并响应缓激肽和 P 物质而增加气道血浆渗漏。缓激肽可以在哮喘患者中诱发支气管收缩。

5. β 受体激动剂(beta receptor agonist)　选择性 $β_2$ 受体激动剂沙丁胺醇、特布他林、沙美特罗等虽可缓解哮喘症状,但过量或在常用剂量下可使哮喘病情加重,称为"矛盾性支气管治疗反应"。其机制可能是①受体的耐受或减敏:$β_2$ 受体长期处于高负荷兴奋状态,致使其发生质或量的变化。质变是高负荷状态触发 $β_2$ 受体与 G 蛋白脱耦联而失活所致;量变则是细胞膜表面的 $β_2$ 受体数量减少甚至消失,称之为下调现象。②支气管反应性增高:有报道 $β_2$ 受体激动剂可刺激外周血单核细胞分泌 IL-4、IL-5 等 Th2 类细胞因子,抗原和其他炎症介质大量深入支气管,导致气道慢性炎症持续存在并加重。上述机制可有 3 种临床类型:反常性支气管痉挛、反跳性支气管痉挛及肺功能损害。

6. H₂ 受体拮抗剂（H₂ receptor antagonist）　哮喘患者气道平滑肌部位 H_1 和 H_2 受体功能失调，即 H_2 受体功能低下，而 H_1 受体功能亢进。H_2 受体功能低下则血中 cAMP 水平低。使用 H_2 受体拮抗剂（如西咪替丁）加重功能失调，使血中 cAMP 水平进一步下降，最终导致哮喘发生或加重。

其他的致病机制还包括直接刺激气道引起严重喘息，胸闷和呼吸困难（N-乙酰半胱氨酸和亚硫酸盐）、引起组胺释放（氯胺酮、吗啡）、影响组胺代谢和呼吸肌麻痹作用（肌肉松弛药泮库溴铵、维库溴铵）、降低胆碱酯酶活性使乙酰胆碱局部浓度增加引起哮喘（新斯的明、溴吡斯的明等）、定量吸入装置中惰性成分引起的哮喘、中药有关因素等。

三、临床表现及分型

药源性哮喘及支气管痉挛的症状及严重程度与药物种类有关，大多表现为给药后 5~45 分钟出现咽部瘙痒、咳嗽、胸闷、气促、端坐呼吸、持续喘息、唇部发绀。查体呼吸、心率加快，两肺布满哮鸣音。再次给药后哮喘发作时间提前。有哮喘史者发作较先前严重，甚至出现哮喘持续状态，个别患者出现意识丧失、小便失禁、大汗淋漓、手足厥逆，呈濒死状态。使用原平喘药物效果一般不明显。

阿司匹林哮喘则以进行性的气道炎症和高反应性为特征，其典型临床表现为阿司匹林不耐受、哮喘、鼻息肉和慢性鼻窦炎，主要症状为流鼻涕、结膜充血，偶有脸部和颈部潮红、荨麻疹、眼眶周水肿和腹痛加剧等。严重者可出现喘息、胸闷、呼吸困难，甚至出现短暂性呼吸停止的哮喘危象。

四、诊断及鉴别诊断

药源性哮喘及支气管痉挛的症状与体征不具有特异性，与其他原因引起的哮喘或支气管痉挛很难区分，目前主要依赖于排除法诊断。

药源性哮喘及支气管痉挛需要与以下疾病进行鉴别诊断：哮喘、慢性阻塞性肺疾病、过敏性鼻炎和鼻窦炎、上呼吸道感染、气管或支气管异物、声带功能障碍、血管环或喉蹼、喉气管软化/气管/支气管狭窄、喉头水肿、病毒性支气管炎或闭塞性支气管炎、囊性纤维化、支气管肺发育不良、误吸、胃食管反流、心力衰竭、肺栓塞、肺肿瘤引起的机械性梗阻、支气管炎、肺浸润伴嗜酸性粒细胞过多、药源性咳嗽、喉炎、二尖瓣狭窄、肺炎、吸烟所致咳嗽、肺结核、肺癌。最近的药物暴露和其他危险因素（既往存在高反应性、既往存在哮喘、鼻息肉、年龄、女性）的存在有助于鉴别，因此诊断时应详细询问病史，特别是药物应用史，并通过药品不良反应关联性评价判断是否为药物所致。当怀疑为药源性哮喘及支气管痉挛时，具有治疗变态反应能力的医院应进行药物激发试验。

阿司匹林哮喘的确诊必须通过支气管激发试验（包括口服、鼻腔、吸入、静脉途径给药）。口服阿司匹林激发或吸入赖氨匹林激发后，相比基线 FEV_1 下降 ≥20%，或出现明显的支气管外症状可视为阳性反应；鼻腔赖氨匹林激发则是至少 2 次鼻腔测压检查测得单侧或双侧鼻气流相比基线下降 >40% 并伴有临床症状 ≥30 分钟，可视为阳性反应。

β 受体拮抗剂所致支气管痉挛在临床上很难与急性哮喘鉴别，当哮喘患者服用该类药物后出现哮鸣音时，应怀疑为药物所致。单剂量的心脏选择性 β 受体拮抗剂可导致 FEV_1 明显降低，而长期口服 β 受体拮抗剂可能不会导致 FEV_1 明显降低。

对吸入药物有反常反应的患者则表现出对药物的反应低于预期或病情出现恶化。这种反应通常很快，并且可能在吸入药物的几分钟内发生。没有反应性气道疾病的患者很少发生对亚硫酸盐的反应。亚硫酸盐敏感性的诊断可通过询问详细病史，且可通过再次激发确诊。

五、预防与监测

为预防和减少药源性哮喘及支气管痉挛的发生,主要策略就是避免使用致病药物。既往阿司匹林过敏和激发试验阳性的患者应禁用阿司匹林、阿司匹林复方制剂及非选择性 NSAID,可用对乙酰氨基酚、美洛昔康或塞来昔布代替治疗[22]。但使用对乙酰氨基酚需监护患者肝功能,且所有 NSAID 使用时需注意其心血管风险如心肌梗死、脑卒中和严重的消化道不良反应如出血、溃疡等。预防阿司匹林哮喘的另外一个选择是阿司匹林脱敏疗法。

非选择性 β 受体拮抗剂禁用于哮喘患者,如伴有心肌梗死、心力衰竭的患者可选择半衰期短的心脏选择性 β 受体拮抗剂($β_1$ 受体拮抗剂),并从最低剂量开始缓慢增量使用。尽管 $β_1$ 受体拮抗剂导致药源性哮喘或支气管痉挛的发生率低于非选择性 β 受体拮抗剂,但重度哮喘患者应禁用这两类药物。

六、治疗原则

无论何种药物引起的药源性哮喘及支气管痉挛,最重要的是避免接触或停用致病药物,保持呼吸道通畅,及时吸氧,静脉滴注糖皮质激素类药物,同时给予抗过敏、抗炎及其他对症治疗。一般初发的药源性哮喘去除或停用致喘药物,经平喘和对症治疗即可缓解。哮喘持续状态和昏迷患者应送到监护病房救治,必要时进行机械通气治疗。对于一种糖皮质激素类药物引起的哮喘,应使用另外一种糖皮质激素类药物进行治疗。

半胱氨酸白三烯($cys-LT_1$)受体拮抗剂(如孟鲁司特或扎鲁司特)和 5-脂氧合酶(5-LOX)抑制剂也可用于治疗阿司匹林哮喘。但服用这两类药的患者仍需谨慎使用阿司匹林、其他类型 NSAID 和其他有交叉过敏反应的药物,以免引起支气管痉挛。

异丙托溴铵是治疗 β 受体拮抗剂所致支气管痉挛的首选药物;肌肉松弛药引起的呼吸肌麻痹可使用新斯的明或钙制剂治疗;哮喘患者的全身麻醉可选择吸入麻醉药(七氟烷、异氟烷)。

七、预后及随访

药物引起的哮喘及支气管痉挛多在用药后 5~45 分钟内出现症状,程度轻重不一,及时对症治疗后症状一般会缓解。对于使用对乙酰氨基酚、选择性 COX-2 抑制剂以及必须使用 β 受体拮抗剂的心肌梗死、心力衰竭等患者,尤其是具有哮喘病史的患者,随访是否出现哮喘或支气管痉挛的症状。

八、患者教育

应教育阿司匹林哮喘患者避免服用强效 COX-1 抑制剂(如阿司匹林、布洛芬),可选用对乙酰氨基酚和选择性 COX-2 抑制剂(如塞来昔布),但也应告知患者这些药物也有引起药源性哮喘的风险,当怀疑时应立即停用。

阿司匹林或 NSAID 过敏应记录在所有医疗记录中,包括药历。患者也应主动告知医生是否患有哮喘或 COPD 等呼吸系统疾病。开具药物后应教育患者遵医嘱服药,不能擅自增加药物剂量,以免导致或加重哮喘。

九、典型病例

患者女性,52 岁,"因长期间断口服氨咖黄敏胶囊、感冒颗粒(成分不详)后,出现乏力、腹胀、尿深黄色,伴恶心、呕吐胃内容物",于 2018 年 8 月 1 日就诊于当地卫生所,给予口服药物治疗后,乏力、腹胀无缓解,尿黄明显加深。为进一步治疗,8 月 8 日以"急性肝炎"入院。患者既往高血压病史 3 年,血压最高 155/100mmHg,口服抗高血压药治疗 3 个月余。头孢菌素类药物过敏,余无特殊。入院查体:体温 36.5℃,脉搏 81 次/min,呼吸 18 次/min,血压 153/96mmHg,神志清楚,全身皮肤、黏膜重度黄染,双手肝掌。全身浅表淋巴结无肿大及压痛,双肺呼吸音清,全腹未触及包块,肝区叩击痛(+),余正常。实验室检查:腹部 B 超提示胆囊壁毛糙增厚,肝、脾、胰未见明显异常;肝功能检查血清总胆红素 123.00μmol/L、直接胆红素 82.30μmol/L、间接胆红素 40.70μmol/L、谷丙转氨酶 1 339.0 U/L、谷草转氨酶 757.5 U/L、碱性磷酸酶 201.6 U/L;肿瘤标志物肝癌二组阴性、肝炎病毒血清标志物阴性、自身免疫性肝病抗体阴性。入院诊断:①药物性肝损伤;②高血压病。患者入院当天给予口服硝苯地平控释片降压,静脉滴注复方甘草酸苷、丁二磺酸腺苷蛋氨酸抗炎保肝等治疗。患者首先缓慢静脉滴注0.9% 氯化钠注射液 100ml+注射用丁二磺酸腺苷蛋氨酸 1g,3 分钟后随即出现咳嗽、胸闷、气促、呼吸困难,呈急性面容,表情痛苦,双肺可闻及散在哮鸣音及湿啰音,无头晕、恶心、呕吐,无意识障碍,查体:P 120 次/min,R 30 次/min。考虑静脉滴注丁二磺酸腺苷蛋氨酸过敏引起支气管痉挛,立即停止输注丁二磺酸腺苷蛋氨酸,并给予静脉注射地塞米松磷酸钠注射液、静脉滴注 10% 葡萄糖酸钙注射液、氨茶碱注射液抗过敏、解痉平喘及加压吸氧处理后,20 分钟后患者咳嗽、胸闷、气促等不适缓解,肺部哮鸣音逐渐消失。住院期间未再使用该药,其他治疗药物继续输注,未再发生类似反应。

讨论:患者因药物性肝损伤入院,入院后给予复方甘草酸苷、丁二磺酸腺苷蛋氨酸、硝苯地平控释片治疗,其中丁二磺酸腺苷蛋氨酸是患者当天静脉滴注的第一组药物,该药是使用所附专用溶剂(含盐酸赖氨酸、氢氧化钠和注射用水)预溶后溶解于 0.9% 氯化钠注射液中,且滴注速度较为缓慢。患者在首次静脉滴注该药 3 分钟后出现咳嗽、胸闷、气促、呼吸困难,使用中未与其他药物配伍,出现不适即刻停药,经对症处理后症状消失,不良反应的发生与用药时间存在关联性,可以判定该患者的咳嗽、胸闷、气促、呼吸困难与丁二磺酸腺苷蛋氨酸有关。

点评:丁二磺酸腺苷蛋氨酸已有呕吐、荨麻疹、呼吸困难、注射部位疼痛红肿、静脉炎和血压升高的报道。该患者有头孢菌素类药物过敏史,对于有过敏性体质的患者,较其他人易引起不良反应。根据不良反应关联性评价,该患者出现支气管痉挛很可能与丁二磺酸腺苷蛋氨酸有关,但因患者未再使用该药,无法得出肯定的结论。

(何素珍)

第三节　药源性间质性肺疾病 ICD-10:J70.201-J70.401

教学目的与要求

1. 掌握药源性间质性肺疾病的常见致病药物、临床表现及治疗。
2. 熟悉药源性间质性肺疾病的诊断、鉴别诊断、预防与监测。
3. 了解药源性间质性肺疾病及肺纤维化的发病机制。

间质性肺疾病(interstitial lung disease,ILD)包括 200 多种急性和慢性肺部疾病,其中大多数疾病的病因尚不明确。常伴有多种病理生理学特征,是以肺泡壁为主并包括肺泡周围组织及其相邻支撑结构病变的一组非肿瘤、非感染性疾病群。最终导致肺泡囊周围组织进行性增厚或形成瘢痕组织。药源性间质性肺疾病病变可波及细支气管和肺泡实质,因此亦称为弥漫性实质性肺疾病(diffuse parenchymal lung disease,DPLD)。由于细支气管领域和肺泡壁纤维化使肺顺应性降低,导致肺容量减少和限制性通气障碍。此外,细支气管炎症以及肺小血管闭塞引起通气/血流比例失调和弥散能力降低,最终导致低氧血症和呼吸衰竭。肺纤维化(pulmonary fibrosis,PF)是原因不明的慢性间质性肺疾病中较为常见的代表疾病。欧洲学者称其为隐源性致纤维化性肺泡炎(cryptogenic fibrosing alveolitis,CFA)。引发间质性肺疾病的病因众多,其直接致病因子常具有异质性或尚不清楚。对于间质性肺疾病,根据 2014 年美国胸科学会(ATS)与欧洲呼吸学会(ERS)发表的专家共识的分类,认为药源性间质性肺疾病[ICD-10;J70.201-J70.401](drug-induced interstitial lung disease,DIILD)是其众多分类中的一种。药源性间质性肺疾病后期往往可伴随肺纤维化的发生。由于流行病学资料有限,目前提示药源性间质性肺疾病约占总病例的 2%~3%。该病可能在其他疾病的治疗中出现,所以难以识别,而判断是否为药源性间质性肺疾病在临床上具有重要意义。

一、流行病学

间质性肺疾病广泛发生于各种先天性疾病(约占全部间质性肺疾病患者的 65%)和已知病因的疾病(约占全部间质性肺疾病患者的 35%),包括药物、环境暴露、自身免疫疾病、癌症以及感染所引起。间质性肺疾病可表现为急性和/或亚急性肺炎,随着时间的推移发展为慢性肺纤维化,通常是不可逆的。

目前关于药物或辐射相关的间质性肺疾病的流行病学资料有限,通常认为占总病例的 2%~3%。该病为排他性诊断,需排除并存疾病及其他治疗,如免疫抑制剂、放疗等。例如,一项关于类风湿关节炎患者的间质性肺疾病系统性回顾提示,超过 40% 的患者在恶化前伴有肺间质性病变,后归因为 TNF-α 治疗所致,因此实际的发生率可能被大幅度低估。新墨西哥州建立的间质性肺疾病登记处资料显示,药物/辐射诱导性间质性肺疾病的发生率为 1.1~1.8/万,流行性间质性肺疾病的发生率为 1.2~2.2 人/(万人·年)。最近的流行病学研究显示,英国 1997—2008 年的发生率为 4.1 人/(百万人·年),其中只有 17% 的病例由药物治疗引起(辐射残余物)。特发性肺纤维化是间质性肺疾病一种最常见的形式。在英国,先天性肺纤维化的流行性估计为(4~27.9)/10 万,最高达(42.7~63)/10 万。

与间质性肺疾病的发病率有关的特定药物分类很广。大部分药源性间质性肺疾病的估计值由病例报道和观察性研究中获得,这使得很难定义真正的发生率。例如在一项研究中,与博来霉素相关的肺毒性发生率估计为 6.8%;然而这个作用具有高剂量依赖性,高低剂量发生比率为 4.3。卡氮芥诱导的肺损伤也类似,由于药动学的差异在妇女中更常见。使用吉非替尼治疗的间质性肺疾病患者的发病率在日本患者的临床试验中估计可高达 8%,可能因为基因敏感性的差异,该发病率与世界其他地区明显不同。

二、致病药物和发病机制

部分药物已确定可引起间质性肺疾病,并可在若干数据库中进行查找,例如德国的药物副作用资源数据库(Side Effect Resource,SIDER,http://sideeffects.embl.de)以及法国勃艮第大学附属医院研究团队建立的在线服务器(http://www.pneumotox.com)。从表 9-3-1 中可看出,药源性间质性肺疾病最常见的药物因素有以下几类:①细胞毒性类(化学疗法),包括博来霉素、白消安、环磷酰胺、结直肠癌的 FOLFOX 方案(亚叶酸、氟尿嘧啶、奥沙利铂)等。②心血管药物、抗感染药物、生物制剂以及其他各种疗法。③新的分子靶向药物,如肿瘤坏死因子(TNF-α)抑制剂、表皮生长因子受体抑制剂等,也可引发药源性间质性肺疾病,包括 TNF-α 抑制剂(阿达木单抗、依那西普、英夫利西单抗)、酪氨酸激酶抑制剂(伊马替尼、索拉非尼、舒尼替尼)等。

表 9-3-1 与药源性间质性肺疾病/肺纤维化有关的药物

药品通用名	发生率	药品通用名	发生率
胺碘酮 *	1%~15%	紫杉醇	0~6%
苄普地尔	3.6%	利妥昔单抗	3.7%~10%
博来霉素 *	3%~40%	吉西他滨	0.6%~7.6%
溴隐亭	1%~5.7%	甲氨蝶呤 *	1%~7%
白消安	3%~29%	丝裂霉素	5%~17.6%
环磷酰胺	1%	青霉胺	3%
表皮生长因子受体抑制剂		呋喃妥因	0.02%
西妥昔单抗 *	1%~1.7%	哺乳动物雷帕霉素靶蛋白(mTOR)抑制剂	
安罗替尼	0.4%~1%	依维莫司 *	13.5%~23%
吉非替尼 *	0.3%~4%	替西罗莫司 *	2%~29%
帕尼单抗 *	1%~1.3%	西罗莫司	5%~16.7%
紫杉醇类		氯乙基亚硝基脲	
多西他赛 *	1%~5.3%	卡莫司汀	10%~30%

注:* 表示证据级别为 A 级。

药源性间质性肺疾病的确切机制尚未被很好地阐明。特发性肺纤维化原假设为是长期存在的肺泡内炎症和随后诱导纤维形成的。然而,现有的研究支持纤维化可能是肺泡上皮细胞的损伤和一种诱发的异常创伤状态。基于这一理论,上皮细胞的微损伤可发展为创伤凝结的形成,增加生长因子的分泌以及受损处成纤维细胞的增殖。新的血管系统生长,细胞外的基质储存,并且肺泡上皮细胞死亡,导致纤维化。

药源性间质性肺疾病的机制可能根据治疗用的药物(表 9-3-1)和患者内在基因敏感性的不同而有所差异。提出的发病机制多为理论,证据有限。然而,药源性间质性肺疾病有可能通过相同的生理病理途径,正如从辐射性和组织病理学来看,特发性肺纤维化由相似的纤维化损伤导致。部分药源性间质性肺疾病由人体对药物发生变态反应引起,以Ⅰ型(速发型)和Ⅲ型(免疫复合物型)变态反应常见。它的发生与用量及用药时间并无明确的关系,但以用药 7~10 天内最为多见。

三、临床表现及分型

肺部纤维化的特征是肺部顺应性的降低,这与其他限制性肺部疾病一致。因此,诊断需要根据临床病史,并排除其他已知间质性肺疾病的原因。常见临床指标和症状包括:(静息性和/或劳累性)呼吸困难、肺基底部纹理增粗、皮疹、喘息、疲劳、杵状指、发绀等症状;合并有肺动脉高压时表现为外周水肿、右心室增大或右心衰竭;X 线提示弥漫性磨玻璃影;高 CT 扫描可发现蜂窝状或弥漫性阴影;肺功能检查可发现肺总量或用力肺活量的减少,一氧化碳扩散能力的减少;实验室检查可发现白细胞增多、嗜酸性粒细胞增多、红细胞沉降率升高等。发病时间从数天到数周甚至数年,通常与致病因子的治疗过程有关。例如,短期使用不恰当的药物很有可能出现急性间质性肺疾病,然而慢性治疗可能与症状的逐渐发展有关。急性药源性间质性肺疾病的肺炎通常表现为气促,伴有皮疹、外周血嗜酸性粒细胞增多。对于慢性间质性肺疾病来说,常见有进行性呼吸困难和运动耐受量下降,25%~50%有杵状指,80%肺部可闻及velcro啰音。在发展为纤维化后,可能出现唇甲发绀和右心室功能不全、外周水肿等肺动脉高压的特征。

四、诊断及鉴别诊断

1. 诊断依据或诊断要点　间质性肺疾病的临床诊断要点如下,通过其中前3项基本可进行诊断,其余诊断依据多用来判断疾病类型明确病因。需重视患者病史采集,尤其是服药史、工作和环境变化及个人嗜好等信息。

(1)临床表现:患者出现进行性气短和干咳,部分患者可见不同程度乏力、食欲减退、体重减轻和关节等表现。晚期患者可有呼吸急促、杵状指(趾)、吸气相Velcro啰音及呼吸衰竭。

(2)胸部X线片:疾病早期多呈现磨玻璃样阴影,随疾病进展可出现弥漫性结节状、网状阴影及蜂窝肺。

(3)肺功能:肺功能检查表现为限制性通气障碍,如肺活量和肺总量减少,残气量进行性下降、弥散功能降低。中晚期出现通气/血流比例失调,低氧血症,过度通气导致低碳酸血症。

(4)肺泡灌洗液细胞成分:支气管镜检查发现肺泡灌洗液中细胞总量增高,巨噬细胞、淋巴细胞、中性粒细胞比例异常。

(5)肺组织活检:对于特发性肺纤维化,胸膜下形成囊性蜂窝状特征。

2. 实验室及辅助检查

(1)肺功能检查:肺功能检查表现为用力肺活量(FVC)、第1秒用力呼气容积(FEV_1)减少,肺弥散功能、顺应性下降等限制性通气功能障碍。动脉血气分析表现为低氧血症并常伴有二氧化碳水平降低。

(2)影像学检查:胸部X线检查对于药源性间质性肺疾病的诊断并不敏感和特异,但可帮助排除水肿及感染性疾病。完全性纤维化患者的胸部X线片常表现为弥漫性磨玻璃样阴影及肺容量减少。高分辨率CT对肺纤维化的诊断具有90%的准确度,结合临床症状和病史,可有60%~80%的药源性间质性肺疾病得到诊断。

(3)支气管镜检查:健康非吸烟患者支气管灌洗液细胞总数为(5~10)×10^6个/ml,其中肺泡巨噬细胞占85%~90%,淋巴细胞占10%~15%,中性粒细胞仅占1%以下。在符合临床表现和影像学结果时,支气管镜检查患者细胞类型具有一定的诊断意义,如,细胞总量增加2~3倍;细胞比例改变。

(4)肺组织活检:一般而言,由于组织样本太小而不推荐使用支气管镜活检检查除结节病之外的间质性肺疾病类型。开放性的肺活检可确诊药源性间质性肺疾病。特发性肺纤维化的病理组织学特征为胸膜下形成囊性蜂窝状特征。需注意,肺组织活检对于部分严重间质性肺疾病的患者,可导致呼吸代偿、急性发作、肺动脉高压以及死亡率上升。

(5)实验室检查:实验室检查对于药源性间质性肺疾病的诊断帮助不大。患者可能出现白细胞计数升高,伴随着嗜酸性粒细胞增多。胺碘酮诱发的肺毒性往往与红细胞沉降率升高有关,但由于特异性低,无法作为诊断依据。抗核抗体,抗细胞质抗体以及抗肾小球基底膜自身抗体可帮助排除自身免疫性原因的间质性肺疾病,对判断药源性间质性肺疾病有一定的辅助意义。

3. 鉴别诊断　药源性间质性肺疾病的患者往往由先前存在的疾病导致肺部继发损伤。因此,药源性间质性肺疾病需与急性呼吸窘迫综合征、吸入性肺炎、闭塞性细支气管炎组织肺炎(非药源性)、结缔组织疾病相关的肺纤维化、心力衰竭、甲状腺功能亢进症、血氧不足、骨髓移植后特发性肺炎综合征、耶氏肺孢子菌肺炎、放射性肺炎、系统性红斑狼疮、病毒感染、韦格纳肉芽肿病等进行鉴别诊断。

五、预防与监测

一般情况下,由药物发展成为间质性肺疾病的概率较难预测。但目前已有一些风险因素可增加药源性间质性肺疾病的风险:年龄、环境(如石棉、香烟烟雾)、遗传因素、潜在的阻塞性肺疾病、高浓度氧疗、同时进行放疗、合并使用其他细胞毒性药物、药物剂量、药物相互作用(导致肺毒性药物浓度增高)等。但上述风险因素均不能对所有药源性间质性肺疾病进行解释。例如,虽然目前已经建立了若干药物与药源性间质性肺疾病的关系(胺碘酮剂量超过 40mg/d;卡莫司汀累计超过 1 400mg/m²;博来霉素超过 360U)。但也有患者在低于上述剂量的情况下出现间质性肺疾病。又比如 70 岁以上的患者可能由于抗氧化防御功能的降低和药物清除功能下降,导致博来霉素诱导的肺纤维化发生率增加。但卡莫司汀诱导的肺毒性则提示在 7 岁以下的患者群体风险最大。接触石棉和香烟烟雾等环境因素,会增加药源性间质性肺疾病的风险。

另外,部分遗传和其他因素在药源性间质性肺疾病的发展中十分重要。例如,日本患者及非裔美国患者中,硼替佐米相关的急性和组织弥漫性肺泡损坏事件报道明显多于其他族群。其遗传多样性可能源自对药物肺毒性的敏感性不同,也可能源自对药物体内过程的处置不同。例如,患有类风湿关节炎和 HLA-A* 31:01 等位基因的日本患者可能有更高的患有甲氨蝶呤诱导的间质性肺疾病风险;不同患者疾病状态和治疗条件可通过影响细胞色素 P450 系统改变高风险药物的药动学,从而增加毒性的风险。

合并放射性治疗或高比例吸入氧气(如>60%)会增加药源性间质性肺疾病的风险。放射治疗会损伤与肺组织修复有关的脱氧核苷酸(DNA)和蛋白质,与药物诱导肺毒性发挥协同作用。高浓度氧疗则会通过活性代谢物刺激氧化应激,导致肺部损伤加剧。合并有基础疾病的患者,其疾病可通过本身影响肺实质的损伤,也可以通过影响药物来加剧药源性间质性肺疾病产生的风险。例如,由于药物清除受损,肾病患者中博来霉素诱导肺纤维化的风险增高,研究发现肾小球滤过率<80ml/min 是博来霉素诱导间质性肺疾病发生的一个独立风险因素。

对于高风险人群,应注意预防药源性间质性肺疾病的发生并减少其他诱因。一般预防策略是:

(1)尽可能使用最短疗程,以及最小维持剂量以达到预期效果。

(2)避免联合使用已知会增大风险的药物。

(3)跟踪监测呼吸困难和干咳的症状。

(4)使用高风险药物,每 2 周至每 2~4 个月进行肺功能测试。

(5)使用高风险药物,每 3~6 个月考虑胸片监测。

(6)使用高风险药物,每 6 个月考虑 CT 检查。

(7)吸入皮质类固醇(氟替卡松 880μg q.12h.)预防卡莫司汀诱导性肺毒性。

对于肺毒性高危药物,应使用药物的最低剂量来避免过度地暴露以减少发生药源性间质性肺疾病的风险。除了谨慎选择剂量外,目前暂无较好的证据支持其他预防策略。所有推荐注重随访及检查以尽量早期得到诊断。处于药源性间质性肺疾病风险中的患者,应该常规进行肺功能测试,观察指标的变化。服用与肺纤维化高发病率有关药物的患者,应考虑一氧化碳扩散能力的测量。监测频率主要由医生根据患者个体情况及药物使用必要进行综合判断,一般为每 2 周至每 2~4 个月一次;服用维持胺碘酮治疗的患者每 3~6 个月一次。虽然 CT 是诊断药源性间质性肺疾病的有力手段,但目前尚无高质量研究证据推荐其用于药源性间质性肺疾病的常规监测。

使用药物预防药源性间质性肺疾病目前手段比较局限。有研究表明,吸入性氟替卡松 880μg q.12h. 可保存肺功能,降低卡莫司汀诱导肺毒性的发病率。同样,也有报道表明重组单克隆抗体的人表皮生长因子受体-2 抑制剂可能减少博来霉素诱导的肺毒性风险;在大鼠模型中,沙利度胺通过抑制白介素-6 依赖性细胞生长,减少博来霉素诱导性的肺毒性发病率。然而,这些报道仍然需要进一步的研究。

六、治疗原则

药源性间质性肺疾病的管理目标包括早期检测、停止致病因子以及药物干预。监控药源性肺纤维化的症状和体征非常重要。在大部分记录的病例中,停止致病因子并开始皮质类固醇治疗,7~10 天后具有积极的临床响应。药源性间质性肺疾病的急性发作如肺炎可能在停止致病因子后 48 小时内出现症状缓解。但药源性肺纤维化则需更长时间改善。

药源性间质性肺疾病的治疗首要目标是抑制炎症反应和防止纤维组织的沉积与发展。然而,美国胸科学会等《2018 年特发性肺纤维化诊断临床实践指南》不推荐常规使用皮质类固醇、乙酰半胱氨酸、硫唑嘌呤、内皮素受体拮抗剂对抗肺纤维化,而是推荐口服尼达尼布或吡非尼酮进行抗肺纤维化治疗。患者满足以下 2 个或更多条件时可认为临床症状得到改善:①肺总量或用力肺活量增长>10%;②一氧化碳扩散能力改善>15%;③心肺运动试验氧饱和度增长>4% 或者氧分压改善或正常化。如果没有出现改善,患者转诊到肺移植中心是一个可考虑的治疗选择。

目前已有关于卡莫司汀、博来霉素、胺碘酮诱导间质性肺疾病的标准控制流程(图 9-3-1)。对于卡莫司汀而言,根据症状判断是否采用皮质类固醇进行症状的控制。必要时可开始泼尼松治疗(前 10 天 60mg b.i.d.,随后一周 30mg q.d.,随后 20mg q.d.,再以每周 5mg 进行减量直至停药观察)。对于博来霉素诱导的间质性肺疾病的管理,推荐停药和皮质类固醇激素的治疗但尚无剂量推荐。有研究选择在出现症状后的 4~6 周每天使用 0.75~1mg/kg 的泼尼松治疗,随后根据临床响应逐渐减少剂量。针对胺碘酮诱导的间质性肺疾病,通常面临着患者心率难以控制的治疗矛盾,有报道使用泼尼松(0.75~1mg/kg q.d.)治疗直至出现临床和影像学改善后逐渐减少剂量的治疗方法。使用皮质类固醇治疗胺碘酮诱导的间质性肺疾病总疗程 6~12 个月。同时由于胺碘酮半衰期较长,过早停止皮质类固醇的治疗可能导致肺纤维化症状的复发。

七、预后及随访

医疗保健提供者必须对患者进行用药教育,使他们理解所用药物发生药源性间质性肺疾病的风险。应该提醒患者相关疗法的风险与利益平衡。患者需要明确掌握与药源性间质性肺疾病有关的危险因素,以及呼吸急促和干咳等常见症状。一旦出现上述症状应立即与医生联系并检查肺毒性的早期指标。应该建议所有患者在开始使用任何与药源性间质性肺疾病有关的药物治疗前停止使用烟草。最后,在药源性间质性肺疾病事件发生时,治疗团队需确保患者理解该疾病,医学专家有权利在权衡治疗利弊后做出最佳的治疗方案。如果患者接受皮质类固醇治疗,则应做好相关用药教育,对激素相关不良反应推荐营养和锻炼的意见。

八、患者教育

1. 疾病预防指导　向患者及家属讲解该病的病因和诱因;注意休息,劳逸结合,防止过度疲劳。参加体育锻炼,增强体质。避免受凉、淋雨、吸烟、酗酒。慢性病、长期卧床、年老体弱者应注意经常改变体位、翻身、拍背,咳出气道痰液。

2. 疾病知识指导　遵医嘱按时服药,了解药物作用、方法、疗程和不良反应。定期随访,出现发热、心率增快、咳嗽、咳痰、胸痛等症状时,应及时纠正。建议患者制作病情记录本,记录身体不适及服

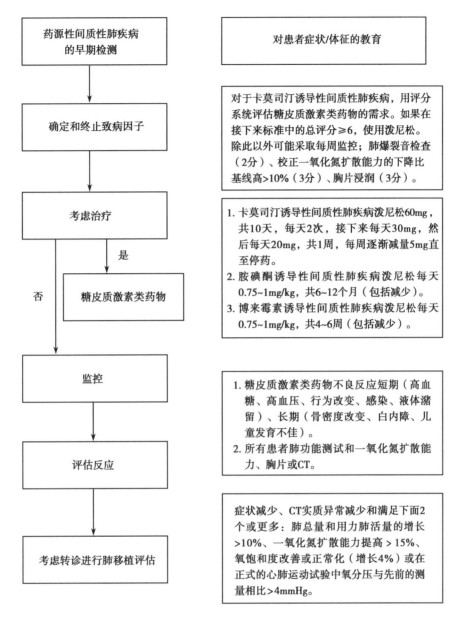

图9-3-1 卡莫司汀、博来霉素、胺碘酮诱导性间质性肺疾病的处理

药情况;注意携带所有门诊住院医疗记录和医疗资料,包括化验、影像资料等。

九、典型病例

患者男性,58 岁,主因"胸闷半年、胸痛 2 天"急诊。查心肌酶谱示:肌酸激酶 1 116U/L,肌酸激酶同工酶 251 U/L;提示急性心肌梗死。予低分子量肝素、阿司匹林抗栓,硝酸甘油扩冠状动脉降压,胸痛无明显好转,复查心肌酶谱提示进行性升高,诊断为急性冠脉综合征入院。查体:体温 36.2℃,脉搏 102 次/min,呼吸 38 次/min,血压 126/65mmHg。急性面容,呼吸急促,双肺可闻及干湿啰音,以干啰音为主;心界向两侧扩大,各瓣膜听诊区未闻及病理性杂音。入院后急查血常规示白细胞计数为 22.5×10^9 /L,中性粒细胞百分比为 82.1%;胸片示双肺纹理稍多,未见明确实质性病变;心电图示Ⅱ、Ⅲ、aVF 呈 Qr 型。诊断为急性下壁心肌梗死,立即行冠状动脉造影及予冠脉支架植入术(药物支架,成分为西罗莫司)。术后冠状动脉恢复血供,患者心功能恢复好,心率 95 次/min,血压 101/60mmHg,

双肺仍可闻及少许干湿啰音。予阿司匹林、氯吡格雷、头孢哌酮钠/他唑巴坦钠等治疗,次日患者出现咳嗽、呼吸困难,复查胸片示双肺内、中带见大片状致密影,边缘模糊不清,如"蝶翼状"。即予以抗心力衰竭等治疗,患者症状无明显好转,且有进一步加重的趋势。血气分析:动脉血氧分压 52.26mmHg,动脉血二氧化碳分压 46.02mmHg,红细胞沉降率 30mm/h,风湿谱正常;胸部 CT 示:两肺中、内带大片絮状高密度影,肺间质性水肿,双侧胸腔积液。即行胸腔穿刺抽液,常规及生化检查均提示为漏出液。肺功能检查:中度混合性通气功能障碍,以限制性为主。为明确诊断,即行 CT 引导下经皮肺穿刺活检术,病理结果提示肺纤维化。给予泼尼松40mg 口服,1 次/d 治疗,3 天后患者咳嗽、呼吸困难明显改善,1 周后复查胸片示原两肺内、中带大片状致密影大部分已吸收,好转出院。出院后继续泼尼松 40mg 口服,1 次/d,3 周后门诊复查。胸片:心、肺、隔未见异常;肺功能:肺通气功能大致正常。泼尼松逐渐减量,6 周后完全停用。随访半年余,患者一般情况好,无咳嗽、咳痰,呼吸困难等症状,日常活动无受限,胸片、肺功能均正常。继续按冠脉支架植入术后常规服药。

讨论:本例患者在冠脉支架植入后第 2 天出现肺部症状,通过影像学、实验室检查、临床症状以及活检等手段,明确肺纤维化诊断。由于无法去除支架,予以泼尼松治疗,3 天内症状改善,逐渐减量并门诊复查,6 个月停止激素治疗后无咳嗽、咳痰、呼吸困难等症状出现。其不良反应发生在用药后,可排除其他药物或非药物因素。但由于西罗莫司为支架涂层,无法祛除诱因,但可被逐渐洗脱,且采用了激素治疗,出现了良好的预后。可以判断西罗莫司与患者急性肺纤维化可能有关。

点评:患者急性肺纤维化出现在使用支架的第 2 天,与西罗莫司具有明显的时间关系,且肺纤维化诊断明确。但由于西罗莫司为支架涂层,与一般药物不同,无法对剂量和停药做出主动选择。因此,本病例采用了激素治疗的方法。同时,支架药物涂层本身会随着时间进行洗脱,故一定程度上有减量的相同效果。但由于同时启动了激素抗纤维化治疗,无法较好地说明症状减轻是否由于药物减量引起。

(谢慧)

第四节　药源性呼吸抑制和呼吸暂停

教学目的与要求

1. 掌握药源性呼吸抑制和呼吸暂停的常见致病药物、临床表现及治疗。
2. 熟悉药源性呼吸抑制和呼吸暂停的诊断、鉴别诊断、预防与监测。
3. 了解药源性呼吸抑制和呼吸暂停的发病机制。

药源性呼吸抑制主要表现为呼吸频率减慢,但氧饱和度降低,二氧化碳潴留及其他呼吸功能评价指标(如潮气量)或临床症状(呼吸暂停,发绀)出现异常。患者出现呼吸慢且不规则等呼吸衰竭症状、面色发绀,甚至昏迷,严重者可出现呼吸暂停而致死。据相关文献报道,引起呼吸抑制的药物主要包括氯胺酮、硫喷妥钠等麻醉药,吗啡、哌替啶等镇痛药,巴比妥及氯草类镇静药,具有一定程度肌肉松弛作用的氨基糖苷类抗生素及琥珀胆碱类肌肉松弛剂,某些中药等。

呼吸暂停是指患者在睡眠状态下出现鼾声加重,节奏变慢低沉,强力呼吸但不起作用,完全呼吸不了,醒来后大声喘息,气道被迫开放,然后继续呼吸,按病因可分为阻塞性及中枢性呼吸暂停。药源性呼吸抑制进一步加重时可诱发呼吸暂停。

一、流行病学

呼吸抑制是阿片类药物最严重的并发症之一。据报道,围手术期阿片类药物导致呼吸抑制的发生率可达到 0.5%~2%。此外,丙泊酚等镇静药引起呼吸抑制最常见,主要表现为静息每分钟通气量(简称为每分钟通气量)减小,大剂量时可表现为呼吸暂停。Goodman 等发现,静脉注射 2.5mg/ml 丙泊酚后,潮气量明显下降,吸呼气时间比下降,给药后 30 秒呼吸抑制最明显,78% 的患者可出现呼吸暂停。由药物所引起的外周性呼吸抑制相对较难诊治,目前尚未有相关的发病率及流行病学报道。

二、致病药物和发病机制

可诱发药源性呼吸抑制和呼吸暂停的药物见表 9-4-1 和表 9-4-2:

表 9-4-1　常见引起呼吸抑制的药物

药品通用名	发生率/%	药品通用名	发生率/%
芬太尼	1.0	利鲁唑	10.2~16
瑞芬太尼	0~6.76	妥布霉素	16.3
咪达唑仑	1~5	庆大霉素	NK
右美托咪定	37.0	美托洛尔	NK
喷他佐辛	NK	筒箭毒碱	NK
吗啡	NK	琥珀胆碱	NK

注:NK,未知。

表 9-4-2　常见引起呼吸暂停的药物

药品通用名	发生率/%	药品通用名	发生率/%
美罗培南	1.3	劳拉西泮	1.18~1.25
利奈唑胺	0~2.3	阿加曲班	0~8
阿芬太尼	8.6	布洛芬	28
瑞芬太尼	0~3.2	地氟烷	0~9

目前,药源性呼吸抑制的发病机制仍未完全明确。不同类型的药物引发呼吸抑制的机制不尽相同。发生呼吸抑制多与药物用量及患者病理生理状态有关。老年人对镇静药常常特别敏感。哺乳期母亲麻醉药成瘾可使婴儿的突然死亡率增加 4 倍。一些药物对婴儿的呼吸抑制作用可长达数周。

临床上常见的发病机制如下:

(一) 呼吸中枢抑制

呼吸抑制主要由中枢抑制药如巴比妥酸盐类、哌替啶、吗啡等引起,发生呼吸抑制多与该类药物用量过大或使用不当有关。慢性支气管炎、慢性阻塞性肺部疾病和慢性Ⅱ型呼吸衰竭等原呼吸功能不全患者,即使小剂量用药也有可能引起呼吸抑制。肝功能减退患者使用了主要由肝脏代谢的药物(如苯二氮䓬类和巴比妥类药物)时易发生呼吸抑制。肾功能减退患者易受到吗啡的影响,因为吗啡代谢产物吗啡-6-葡萄糖醛苷有镇静作用,且由肾排泄。

(二) 呼吸肌麻痹

常见药物性呼吸肌麻痹:①药物蓄积或过量;②全身麻醉时合用肌肉松弛剂;③静脉给予氨基糖

苷类抗生素;④肝功能不全;⑤重症肌无力。

(三) 变态反应

主要为药物过敏性休克、喉痉挛、窒息或循环骤停,同时伴发呼吸衰竭,明显缺氧。

(四) 支气管阻塞与肺栓塞

β受体拮抗剂(如普萘洛尔、美托洛尔等)可引起气管阻塞,对阿司匹林过敏者应用吲哚美辛也常导致支气管阻塞。此外,有时口服避孕药可引起肺栓塞,从而造成呼吸衰竭和休克。

所使用的药物不同,药源性呼吸抑制所引起的机体病理改变亦有所不同。药物抑制中枢可引起呼吸中枢和呼吸器官病变,导致通气和换气功能障碍,出现缺氧和二氧化碳潴留,原呼吸功能不全特别是体内二氧化碳潴留者,即使小剂量用药也有可能引起呼吸抑制。外周性呼吸抑制如氨基糖苷类抗生素则因阻断终板膜的 N_2 受体产生肌肉松弛作用,导致呼吸肌麻痹,特别是有肾功能损害存在或有重症肌无力时,可加重神经肌肉阻断和肌肉麻痹。

三、临床表现及分型

药源性呼吸抑制根据不同药物的致病机制,大致可分为中枢性,外周性及其他药源性呼吸抑制。

中枢性呼吸抑制主要由中枢抑制剂吗啡等阿片类,巴比妥类,苯二氮草类以及其他药物所引起。临床表现为静息状态下呼吸困难,常有呼吸节律及频率异常,缺氧或二氧化碳潴留,烦躁,焦虑,出汗,心动过缓或心动过速,精神错乱,谵妄及昏迷等一系列生理功能和代谢紊乱的临床综合征。由阿片类药物引发的除了呼吸系统抑制症状,还可出现恶心呕吐,便秘,针尖样瞳孔等症状。

引起外周性呼吸抑制的药物主要有琥珀胆碱类肌肉松弛药,链霉素、卡那霉素等氨基糖苷类抗生素,通过引起神经肌肉功能紊乱,导致呼吸肌麻痹而诱发呼吸抑制。其突出的表现为呼吸困难,患者感到呼吸费力,胸闷,大汗淋漓,烦躁,并查体出现唇甲发绀等缺氧及二氧化碳潴留的表现,严重者可出现呼吸停止。

其他类药源性呼吸抑制可能是药物引起的变态反应,如青霉素类引起支气管痉挛、急性肺水肿或急性喉头水肿,如西咪替丁可诱发呼吸抑制而导致呼吸困难。

四、诊断及鉴别诊断

药源性呼吸抑制为继发性,诊断较为困难。该病是在一种或多种原发疾病治疗的基础上发生的,其临床症状与其他疾病引起的症状类似,缺乏特异性,且无特异性检查方法,常易误认为是原有疾病的加重或并发症。诊断主要依赖于排除法,最重要的诊断依据是患者的用药史,并能排除药物以外的因素。如患者在使用阿片类药物后,出现昏迷,针尖样瞳孔等典型阿片类中毒症状,并出现呼吸变浅变慢,分钟呼吸次数不足,呼吸不匀称等呼吸抑制症状,排除疾病的因素,可诊断为药物引起的呼吸抑制,需予以相应的解救药物。

药源性呼吸抑制需与呼吸衰竭鉴别。呼吸衰竭是由于呼吸功能严重障碍,以致在静息时不能进行正常呼吸,发生缺氧或二氧化碳潴留,引起一系列生理功能和代谢紊乱的临床综合征。初期仅感用力呼吸,严重时不易呼吸,出现大汗淋漓,唇甲发绀等症状。

五、预防与监测

(一) 预防

1. 在使用易诱发的药物时,应注意详细询问患者的药物过敏史、心肺疾病史。

2. 对于易感患者慎用易诱发的药物,避免超剂量使用易诱发的药物;肝功能不全时,使用苯二氮䓬类和巴比妥酸盐类等主要在肝脏代谢的药物更易发生呼吸抑制。

3. 氨基糖苷类抗生素与肌肉松弛药合用将发生协同作用,特别是在乙醚全身麻醉下更易发生呼吸肌麻痹;有肾功能损害或重症肌无力时,可加重神经肌肉阻断和肌肉麻痹,此时对该类药物需予以密切监护。

4. 老年人常对镇静药敏感。有慢性支气管炎,长期持续气道阻塞和Ⅱ型呼吸衰竭患者,仅给予常用剂量的药物也可能引起呼吸衰竭,需密切监护。

（二）监测

对于易感患者,应注意观察监测生命体征(如呼吸、心率、血压)、血气分析、血生化检查等指标。

六、治疗原则

发生药源性呼吸抑制应当立即停用致病药物,口服中毒者应早期彻底洗胃、导泻,以减少药物吸收,清除呼吸道分泌物以保持呼吸道通畅,同时予氧疗,可用适量激素来降低肺毛细管壁通透性,减少渗出和解除支气管平滑肌痉挛。做好基础护理,严密观察病情。

对于阿片类药物所引起的呼吸抑制的治疗,美国麻醉医师协会椎管内阿片类药物工作组(American Society of Anesthesiologists Task Force on Neuraxial Opioids)和美国区域麻醉和疼痛医学学会(American Society of Regional Anesthesia and Pain Medicine)建议给予患者输氧并持续至患者不再出现呼吸抑制及低氧血症(证据等级 A);予阿片受体拮抗剂纳洛酮或纳曲酮(证据等级 B);同时患者如果反复出现呼吸抑制,应保留静脉通路。许多研究显示,纳洛酮可迅速而有效地逆转完全阿片受体激动剂如吗啡、芬太尼等引起的呼吸抑制。但在某些特定情况下,纳洛酮可引起严重且可能危及生命的不良反应,如肺水肿、心律失常、高血压、心搏骤停,且使用纳洛酮后,几乎全部患者在术后遭受严重的疼痛和应激反应。

七、预后及随访

药源性呼吸抑制发现后经及时救治,大部分患者均能治愈,但亦有部分因抢救不及时或其他因素,致昏迷不醒,甚至治疗无效死亡。有个案报道患者在术后予以舒芬太尼镇痛后,出现神志不清,针尖样瞳孔等阿片类药物中毒症状,并出现无自主呼吸、心跳停止的严重呼吸抑制症状,予以积极治疗月余,患者仍为植物人状态。舒芬太尼作为一种高选择性受体激动剂,是目前芬太尼家族中镇痛作用最强的人工合成类阿片药,具有镇痛活性强、起效快,作用时间短,长期应用在体内无蓄积等特点。其对呼吸功能的抑制呈剂量依赖性,最初呼吸频率减慢,继之意识控制呼吸消失,最后呼吸停止。

药物的剂量,水溶性等性质,患者的年龄,基础疾病情况及手术除了会影响呼吸抑制的发生率,亦对患者的预后产生影响。因此在使用一些可能会产生呼吸抑制的药物前,应充分评估患者的病情及机体状态,严格掌握药物的适应证及剂量后再予以用药。当发生药源性呼吸抑制应以及时的救治,才能更有利于患者的预后。

八、患者教育

患者用药前应当告知本人及其家属药物的作用及可能出现的不良反应,并告知如有不适立即报告医护人员;用药后严密观察患者的反应,一旦监测到患者出现异样,特别是呼吸情况,及时发现,及早处理,保护患者的安全。

九、典型病例

患者女性,56 岁,因"多汗、失眠 1 个月"入院。入院诊断:①重度骨关节炎;②多发性骨折;③脑梗死;④低骨量;⑤反流性食管炎;⑥支气管炎;⑦颈椎、腰椎及双膝关节退行性变。因患者失眠,入院当天晚 10:00 给予佐匹克隆胶囊 7.5mg,第 2 天凌晨 3:00 护士巡视时发现患者意识不清,呼之不应。查体结果:血压 78/50mmHg,心率 106 次/min,呼吸 9 次/min,外周血氧饱和度 46%。瞳孔直径约 1.0mm,对光反射消失,压眶无反应。唇甲发绀,口腔无异物,喉间无痰鸣音。颈软无抵抗、双侧巴宾斯基征(-),肌张力无增高,肌力不能配合检查。四肢皮温低。辅助检查结果如下。血糖 6.02mmol/L,血气分析结果:pH 6.91,PO_2 86mmHg,PCO_2 107mmHg,HCO_3^- 21.4mmol/L。结合患者症状及血气分析,考虑呼吸性酸中毒,急性二氧化碳潴留,予面罩吸氧,5% 碳酸氢钠注射液 125ml 静脉滴注纠正酸中毒;予呼吸兴奋剂尼可刹米注射液 375mg 静脉滴注。6:00 左右患者恢复意识,呼之能应,语言流利,应答切题,思维敏捷。床旁心电图示窦性心律、不完全性右束支传导阻滞。当天下午 4:30 复查血气分析示 pH 7.28,PO_2 119mmHg,PCO_2 68mmHg,HCO_3^- 32.0mmol/L,酸中毒得以纠正。

讨论:该患者在服用佐匹克隆后出现意识障碍、呼吸抑制,唇甲发绀,呼吸次数下降至 9 次/min,外周血氧饱和度 46%。血压低至 78/50mmHg,四肢皮温低。血气分析提示呼吸性酸中毒,二氧化碳潴留。该不良反应的发生与患者使用佐匹克隆存在明显的时间关系,认为极有可能是佐匹克隆导致的呼吸抑制不良反应。

点评:该病例提示佐匹克隆在初次使用时应注意呼吸抑制不良反应,医护人员及家属应密切监测异常表现。为避免不良反应,可从小剂量开始给药。

(孟冬梅)

第五节　药源性非心源性肺水肿 ^{ICD-10:J68.101}

教学目的与要求

1. 掌握药源性非心源性肺水肿的常见致病药物、临床表现及治疗。
2. 熟悉药源性非心源性肺水肿的诊断、鉴别诊断、监测及预防。
3. 了解药源性非心源性肺水肿的发病机制。

肺水肿是由于某些原因,肺血管外液体量过多甚至渗入肺泡,引起生理功能紊乱的疾病。药源性非心源性肺水肿则是指使用一种或多种药物后,由药物或其代谢产物引起的肺水肿,是药物在肺部的不良反应表现之一。药源性非心源性肺水肿是隐性肺损伤的一种类型,常导致气体交换障碍和低氧血症,可致多种器官功能衰竭,其死亡率为 80%~90%。

一、流行病学

日本呼吸学会发布的《药物相关性肺损伤的诊断和治疗共识(2013 年版)》中指出,药源性非心源性肺水肿 ^{ICD-10:J68.101} 的发生率尚未确定,而我国目前的相关报道主要来自相关医疗机构的住院或门诊患者,占药源性肺部疾病的 12.24%,有心脏病病史的老年人、多胎妊娠、产后感染、肺血管通透性增加、体液过多等是易感因素。目前尚不清楚药源性非心源性肺水肿在人群中的确切发病率。

二、致病药物和发病机制

(一)致病药物

可诱发药源性非心源性肺水肿的药物见表 9-5-1。

表 9-5-1 常见引起非心源性肺水肿的药物

药品通用名	发生率	药品通用名	发生率
丝裂霉素	65%	右美托咪定	1%~3%
胺碘酮	0.737%~1.47%	双嘧达莫	1%
阿加曲班	0.893%	异环磷酰胺	1%
贝沙罗汀	10%	低分子量肝素	0.697%
咖啡因	2.17%	瑞芬太尼	0~1.14%
卡维地洛	3.5%~4.1%	维 A 酸	3%
达沙替尼	0~4%	噻吗洛尔	1%~2%
维拉帕米	1.8%	曲贝替定	1%

(二)发病机制

1. 药物抑制呼吸中枢,导致肺组织循环障碍,肺组织细胞缺氧,肺毛细血管通透性增加。

2. 缺氧使下丘脑受刺激,引起交感神经兴奋,使周围血管收缩,体循环血液转移入肺循环增多,导致肺毛细血管静水压增高,从而形成肺水肿。

3. 有机磷农药中毒,乙酰胆碱积聚,支气管腺体分泌亢进,支气管通气受阻而缺氧。

4. 患者对药物有过敏、易感。药物过敏可致喉、支气管痉挛,使气体无法进入肺,造成肺急性缺氧,引起组胺、5-羟色胺、激肽等物质释放,使肺泡上皮细胞和肺毛细血管内皮细胞损伤,组织间裂隙增宽,血管通透性增加,引起肺水肿。

(三)病理改变

肺表面苍白,含水量增多,切面有大量液体渗出。显微镜下观察,可将其分为间质期、肺泡壁期和肺泡期。间质期是肺水肿的最早表现,液体局限在肺泡外血管和传导气道周围的疏松结缔组织中,支气管、血管周围腔隙和叶间隔增宽,淋巴管扩张。液体进一步潴留时,进入肺泡壁期。液体蓄积在厚的肺泡毛细血管膜一侧,肺泡壁进行性增厚。发展到肺泡期时,可见充满液体的肺泡壁丧失了环形的结构,出现皱褶。

肺水肿可影响肺顺应性、弥散功能、通气/血流比值。间质期最轻,肺泡期最重。肺含水量增加和肺表面活性物质破坏,可降低肺顺应性,增加呼吸功。间质和肺泡壁液体潴留可加宽弥散距离。肺泡内部分或全部充满液体可引起弥散面积减少和通气/血流比值降低,产生肺泡动脉血氧分压差增加和低氧血症。区域性肺顺应性差异易使吸入气体进入顺应性好的肺泡,增加通气/血流比值。此外,由于肺间质积液刺激 J 感受器,呼吸浅速,进一步增加每分钟无效腔通气量,减少呼吸效率,增加呼吸功耗。当呼吸肌疲劳而不能代偿性增加通气保证肺泡通气量时,即可出现二氧化碳潴留和呼吸性酸中毒。

肺水肿间质期对血流动力学亦有影响,间质期静水压力升高可压迫附近微血管,增加肺循环阻力,升高肺动脉压力。低氧及酸中毒可直接收缩肺血管,使血流动力学恶化,加重右心负荷,引起心功能不全。若不及时纠正,可引起心力衰竭、心律失常,而造成死亡。由于药源性非心源性肺水肿发展速度极快,以上各期之间并没有明显分界。

三、临床表现

药源性非心源性肺水肿的临床表现与非心源性肺水肿相似,通常在用药后数分钟至数天出现严重的咳嗽、咳大量粉红色泡沫痰,咯血、呼吸困难、发绀、低氧、心动过速等,部分患者可有心悸、烦躁不安、血压升高、失眠等前驱症状。肺部听诊可闻及湿啰音和哮鸣音,但无心脏异常体征。胸部X线检查为广泛密度均匀的实变阴影(白肺征),胸部CT可见小叶间隔增厚,支气管血管束增粗,肺内有毛玻璃密度影像。当病变进展为肺泡性肺水肿时,两肺内有肺泡实变阴影,呈小片状、大片融合状影像。

四、诊断及鉴别诊断

(一) 诊断

药源性非心源性肺水肿的诊断属排他性诊断,首先要确认存在肺水肿,其次排除其他原因所致的肺水肿,再通过因果关系评估来确定肺水肿与可疑药物的相关程度。

1. 有明确诱发药物的接触史、服用史。
2. 临床表现为咳嗽、咳泡沫样痰、发绀,呼吸困难,两肺可闻及哮鸣音、湿啰音。
3. 胸部X线检查呈肺水肿征。
4. 除外心源性肺水肿和其他原因所致肺水肿的可能。

(二) 鉴别诊断

肺水肿需与自发性气胸、肺栓塞等鉴别,确认为肺水肿后,需与心源性肺水肿、其他原因所致的肺水肿相鉴别:如急性呼吸窘迫综合征、吸入性肺炎、严重烧伤。

五、预防与监测

(一) 预防

1. 在使用易诱发的药物时,应注意详细询问患者的药物过敏史、心肺疾病史。
2. 易感患者慎用易诱发的药物,避免超剂量使用易诱发的药物。
3. 妇女在使用子宫收缩剂时,严格控制水的摄入。
4. 对于老年患者,应高度重视静脉摄入钠盐对其心功能的影响。一般情况下输液尽量不用盐水,并注意输液速度。肺水肿一旦发生,更要严格限钠。

(二) 监测

对于易感患者,有条件者应注意观察监测患者以下指标:

1. 生命体征如呼吸、心率、血压。
2. 血气分析。
3. 血生化检查。
4. 血流动力学。
5. 胸片及CT。
6. 肺功能。

7. 心电监护。

六、治疗原则

治疗原则首先是积极治疗病因,停用和防止再使用与药源性非心源性肺水肿相关的药物,尽早清除和排泄体内药物;其次是采用多种措施,消除液体渗漏入肺间质、肺泡、气道,保持呼吸道通畅,从而提高肺泡血氧浓度。

(一)病因治疗

如引起非心源性肺水肿的药物明确,停用致病药物,并采取针对性的治疗以拮抗或促进药物排泄。如:口服巴比妥酸盐类或阿片制剂中毒者必须及时彻底洗胃,尽可能使胃内毒物清除出体外,中毒程度深者可行血液透析治疗;吗啡中毒可用吗啡拮抗药;有机磷中毒可用阿托品。

(二)纠正缺氧

应立即吸氧,其目的是提高 PO_2 至 60mmHg 的安全水平。用鼻导管吸氧 4~6L/min 或面罩吸氧,治疗中需动态观察;如吸氧后 PO_2 仍<60mmHg,应尽早施行人工辅助呼吸,如呼气未正压通气(PEEP)模式、持续气道内正压(CPAP)模式、无创双水平正压通气(BiPAP)。

1. 清除肺内水肿液、改善通气。

(1)利尿药:药源性非心源性肺水肿多为渗透性肺水肿,肺毛细血管已有损伤,大剂量利尿药可能促进它的损害,加重血管内液体渗出。在中毒性肺水肿,肺部有大量液体渗出,以致血容量不足,利尿药及高渗脱水剂以不用为宜,以免诱发休克。

(2)肺血管扩张剂:如静脉注射氨茶碱可有效地扩张支气管,改善心肌收缩力,增加肾血流量和钠排泄。

2. 减轻肺毛细血管的通透性

(1)肾上腺皮质激素的应用:可以提高细胞对缺氧的耐受力,稳定细胞溶酶体膜,减低肺泡膜的通透性,促进Ⅱ型肺泡上皮的分泌功能,有助于水肿的吸收消退。使用原则是早期、大量、短疗程。常用氢化可的松 400~800mg/d 或地塞米松 20~40mg/d,用药一般不超过 1 周。

(2)输入血浆或血清蛋白以增加血浆胶体渗透压,促使间质肺水肿液重吸收,减轻肺水肿。

(3)抗感染:由于肺毛细血管通透性增高,大量液体渗出和支气管分泌物增多,引流不通畅,细菌性炎症容易扩散。因此,应用抗生素防治感染极为重要。如能根据细菌培养和药物敏感性试验选择抗生素,则最为理想。

3. 其他

(1)纠正酸碱平衡失调及电解质紊乱。

(2)输液过多可加重肺水肿,输液不足可促进或加重休克。应根据具体情况调整。如尿量达30ml/h,提示输液量适宜。一般患者如无休克,出入量的平衡以负平衡为妥。

(3)保护心、脑、肝、肾功能。

(4)体位:半坐位或坐位,双足下垂,但低血压、休克患者宜平卧位。

七、预后

药源性非心源性肺水肿的预后与基础病变、肺水肿的程度、有无合并并发症及治疗是否得当有关。早期发现,早期正确的处理,是药源性非心源性肺水肿救治成功的关键。若发现及时、处理得当,预后多较好。

八、患者教育

患者用药前应当告知本人及其家属药物的作用及可能出现的不良反应,如有不适立即报告医护人员;用药后严密观察患者的反应,一旦监测到患者出现异样,特别是呼吸情况,及时发现,及早处理,保护患者的安全。

九、典型病例

患者男性,56岁。因右侧肢体活动受限2天就诊。查体:T 37℃,P 90次/min,R 20次/min,BP 165/101mmHg。CT检查示左基底节外囊区出血。入院后吸氧,予20%甘露醇125ml快速静脉滴注,q.6h.,卡托普利25mg t.i.d. p.o.,10%GS 500ml+维生素C 2.0g +复方氯化钠注射液500ml静脉滴注,每天1次。用药第4天,刚滴完甘露醇后,患者突然出现呼吸急促,胸闷,咳嗽,口唇发绀,出汗。考虑为使用甘露醇后诱发急性肺水肿。当即采取半卧位,加压给氧。静脉依次缓慢推注:呋塞米40mg、去乙酰毛花苷0.4mg、氨茶碱0.25g。2小时后患者R 25次/ min,P 90次/min,BP 157.5/93.8mmHg。呼吸平稳,口唇发绀缓解,听诊肺部哮鸣音消失,湿啰音明显减少。停用甘露醇,患者未再出现上述症状。

讨论:甘露醇为脱水剂,快速静脉滴注后能使血浆胶体渗透压迅速提高,血容量增加,回心血量增多,心脏的前负荷加重,使肺毛细血管压力增高。当肺毛细血管压升高超过血浆胶体渗透压时,大量的液体即从毛细血管漏到肺间质、肺泡引起肺水肿。

点评:静脉滴注甘露醇用于脑水肿和颅内高压患者时,每次0.25~2g/kg,以15%~25%注射液在30~60分钟内滴完,尤其对于年龄大、心肾功能有损害的患者,使用甘露醇治疗时务必掌握滴注速度。

(孟冬梅　魏理)

第六节　药源性肺动脉高压 ^{ICD-10:I27.200}

教学目的与要求

1. 掌握药源性肺动脉高压的概念、临床表现、病因。
2. 熟悉药源性肺动脉高压的治疗原则和患者教育。
3. 了解肺动脉高压的分类及分级、诊断及鉴别诊断、预后及预防。

药源性肺动脉高压 ^{ICD-10:I27.200}(drug-induced pulmonary hypertension)指药物引起肺动脉压力升高超过一定界值的一种血流动力学和病理生理状态,常导致右心衰竭,可以是一种独立的疾病,也可以是并发症或是综合征。其血流动力学诊断标准为:海平面静息状态下,右心导管检测肺动脉平均压(mean pulmonary artery pressure,mPAP)≥25mmHg。药源性肺动脉高压属于药物的罕见并发症,发生发展机制尚不明确,仍需要进一步研究。

一、流行病学

1891年,德国病理学家Romberg首次报道一例肺动脉硬化,直到1950年心导管技术应用于临床,

"肺动脉高压（pulmonary hypertension，PH）"这一疾病才得以诊断。20 世纪 60 年代，减肥在欧洲兴起，随着减肥药阿米雷司（aminorex）的广泛使用，肺动脉高压人数明显增多。1973 年 WHO 将肺动脉高压分为原发性肺动脉高压（PPH）和继发性肺动脉高压。西方的流行病学研究表明，普通人群中肺动脉高压患病率约为 1%，在年龄>65 岁人群中更是高达 10%，以左心疾病所致肺动脉高压和呼吸系统疾病和/或缺氧所致肺动脉高压最为常见。其中约 80% 患者来自发展中国家，基础疾病多为先天性心脏病和感染性疾病等。肺动脉高压发病率为（5~10）/百万人年，患病率为（15~60）/百万，约半数为特发性肺动脉高压、遗传性肺动脉高压或药物相关肺动脉高压，相关因素肺动脉高压则以结缔组织病最为常见，其中系统性硬化症约占结缔组织病相关肺动脉高压的 2/3。近年来，肺动脉高压平均诊断年龄为 50~65 岁，较 20 世纪 80 年代的 36 岁显著升高，原因尚不明确。

我国普通人群肺动脉高压及药源性肺动脉高压的流行病学数据相对缺乏，肺动脉高压病因分布也与西方国家明显不同，我国最常见的病因为先天性心脏病，其次为结缔组织病相关肺动脉高压，而结缔组织病相关肺动脉高压最常见病因为系统性红斑狼疮和干燥综合征。我国肺动脉高压以中青年女性为主，老年患者相对少见。

二、致病药物和发病机制

1998 年 WHO 召开肺动脉高压专门会议，研究了与导致肺动脉高压相关的药物和毒素，根据以往试验所致肺动脉高压的发生程度，将药物分为 4 类，①经过大规模连续性试验，明确能导致肺动脉高压的药物和毒素有：阿米雷司、芬氟拉明、右芬氟拉明、毒性菜籽油；②虽然未经大规模试验，但专家研究认为可致肺动脉高压的药物或成分有：苯丙胺和 L-色氨酸；③可疑病例报告的药物：苯丙胺、可卡因、博来霉素、环磷酰胺、依托泊苷等；④相关可疑，但尚缺乏证据的药物或物质：口服避孕药、雌激素、烟草、抗抑郁药。常见和可能致肺动脉高压的药物和毒物及其发生率见表 9-6-1。

表 9-6-1 常见和可能致肺动脉高压的药物

药品通用名	发生率	药品通用名	发生率
他达拉非	8%	尼洛替尼	<0.1%
来那度胺	1.4%	阿米雷司	1‰~2‰
硼替佐米	1%	苯氟雷司	与阿米雷司相似
达沙替尼	0~2%	甲基苯丙胺	与阿米雷司相似
伊马替尼	<0.1%		

肺动脉高压的发生发展过程与肺血管结构和/或功能异常（即肺血管重构）密切相关。肺血管床内膜损伤、中层肥厚、外膜增殖/纤维化导致肺动脉管腔进行性狭窄、闭塞，肺血管阻力不断升高，进而导致右心衰竭甚至死亡。肺动脉高压的发病机制尚未完全阐明。现认为，肺血管重构是遗传因素、表观遗传因素（DNA 甲基化、组蛋白乙酰化、微小 RNA 等）以及环境因素（如低氧、氧化应激、机械剪切力、炎症、药物或毒物等）共同作用的结果。多种血管活性分子（内皮素、血管紧张素 II、前列环素、一氧化氮、一氧化碳、硫化氢及二氧化硫、雌激素等）、多种离子通道（钾离子通道、钙离子通道）、多条信号通路 [MAPK 通路、Rho/ROCK 通路、PI3K/AKT 通路、骨形态发生蛋白（BMP）/转化生长因子 β（TGF-β）通路、核因子 κB（NF-κB）通路和 Notch 通路] 也在肺血管重构中发挥重要调节作用。

1. 遗传因素　11%~40% 的原发性肺动脉高压存在骨形成蛋白受体 2（*BMPR2*）基因变异。有些病例存在激活素受体样激酶 1（*ALK1*）基因变异。

2. 免疫与炎症反应　免疫调节作用可能参与肺动脉高压的病理过程。有 29% 的肺动脉高压患者抗核抗体水平明显升高,但却缺乏结缔组织疾病的特异性抗体。肺动脉高压患者丛状病变内可见巨噬细胞、T 淋巴细胞和 B 淋巴细胞浸润,提示炎症细胞参与了肺动脉高压的发生发展。

3. 肺血管内皮功能障碍 肺血管的收缩和舒张由肺血管内皮分泌的收缩和舒张因子共同调控,前者主要是 TXA_2 和内皮素-1(ET-1),后者主要是前列环素和 NO。上述因子表达不平衡,导致肺血管平滑肌收缩,从而引起肺动脉高压。

4. 血管壁平滑肌细胞钾通道缺陷 血管平滑肌增生肥大,电压依赖性钾(K^+)通道(Kv)功能缺陷,K^+外流减少,细胞膜处于除极状态,Ca^{2+}进入细胞内,从而导致血管收缩。

三、临床表现及分型

肺动脉高压(PH)早期没有特异性临床表现,绝大多数患者就诊时间明显延迟,至少 1/5 的患者从症状出现至确诊时间超过 2 年。超过半数的肺动脉高压患者确诊时 WHO 心功能为Ⅲ~Ⅳ级。部分肺动脉高压患者早期可能仅表现为基础疾病相关症状,当肺动脉压力明显升高时可出现右心衰竭症状。肺动脉高压最常见症状为活动后气促,其他症状包括乏力、头晕、胸痛、胸闷、心悸、黑矇、晕厥等。合并严重右心功能不全可出现下肢水肿、腹胀、胃纳差、腹泻和肝区疼痛等。部分患者因肺动脉扩张引起机械压迫症状(如压迫左喉返神经引起声音嘶哑,压迫气道引起干咳,压迫左冠状动脉主干导致心绞痛等);肺动静脉畸形破裂或代偿扩张的支气管动脉破裂引起咯血。此外,还应询问患者是否具有可导致肺动脉高压基础疾病相关症状,如结缔组织病可出现雷诺现象、关节疼痛、口干、眼干、龋齿、脱发、皮肤硬化等。

肺动脉高压主要累及直径<500μm 的肺小动脉,特征性病理改变包括肺动脉中膜肥厚、内膜向心性或偏心性增殖和纤维化、外膜增厚纤维化、血管周围炎症细胞浸润及管腔内原位血栓形成等,严重患者可见复合病变,如丛样病变、扩张型病变等。左心疾病所致肺动脉高压则以肺静脉重构(静脉肌型化)为主,疾病晚期也可导致肺小动脉重构。结缔组织病相关肺动脉高压、遗传性出血性毛细血管扩张症相关肺动脉高压、肺静脉闭塞症/肺毛细血管瘤病(PVOD/PCH)、呼吸系统疾病和/或缺氧所致肺动脉高压、慢性血栓栓塞性肺动脉高压(CTEPH)及未知因素所致肺动脉高压则可能同时累及肺动脉和肺静脉,部分患者甚至合并肺毛细血管扩张或增殖性改变。CTEPH 病理改变包括栓塞肺动脉血栓机化、内膜增生导致管腔狭窄甚至闭塞,未发生栓塞的肺动脉亦可出现重构,部分肺毛细血管出现增殖样改变,肺静脉内膜纤维性增厚导致管腔狭窄,甚至支气管动脉迂曲扩张等。

依据病理表现、血流动力学特征以及临床诊治策略将肺动脉高压分为五大类:①动脉性肺动脉高压;②左心疾病所致肺动脉高压;③缺氧和/或肺部疾病引起的肺动脉高压;④慢性血栓栓塞性肺动脉高压;⑤多种机制和/或不明机制引起的肺动脉高压。

四、诊断及鉴别诊断

1. 肺动脉高压的诊断要点

(1)起病前有明确服用可能导致肺动脉高压的相关药物史和/或食物史。

(2)排除其他导致肺动脉高压的疾病或因素。

(3)确诊标准是海平面静息状态下,右心导管测定肺动脉平均压(mPAP)≥25mmHg。

2. 常见的实验室检查和辅助检查

(1)血液检查(包括肝功能试验和 HIV 抗体检测及血清学检查):排除肝硬化、HIV 感染和隐匿的结缔组织病。

(2)血气分析:几乎所有的患者均存在呼吸性碱中毒。早期血氧分压可以正常,多数患者有轻至中度低氧血症,系由通气/血流比例失衡所致,中度低氧血症可能与心输出量下降、合并肺动脉血栓或卵圆孔开放有关。

（3）心电图:心电图不能直接反映肺动脉压升高,只能提示右心房、右心室的增大或肥厚。

（4）胸部 X 线检查:右下肺动脉横径增宽,肺门宽度与 1/2 胸廓横径比增加,肺门胸廓指数增加,正常值为 34%;回肺动脉段突出,正常值<3mm,肺门动脉扩张与外围纹理纤细形成鲜明的对比或呈"残根状",心胸比率增加。

（5）超声心动图和多普勒超声:①右心室肥厚和扩大——右心室肥厚是慢性收缩期负荷过重的直接后果,不仅与肺动脉高压的程度和时间有关,也可能与个体对肥厚反应的调节有关;②肺动脉内径增宽和膨胀性下降——二维和 M 型超声心动图可清楚显示中心肺动脉扩张;③三尖瓣和肺动脉瓣反流——心脏增大和瓣环扩张可引起三尖瓣和肺动脉瓣反流。

（6）肺功能测定:有轻度限制性通气障碍与弥散功能减低,部分重症患者可出现残气量增加及最大通气量降低。

（7）放射性核素肺通气/灌注扫描:是排除慢性栓塞性肺动脉高压的重要手段。

（8）右心导管术:能够准确测定肺血管血流动力学状态的唯一方法。肺动脉高压的血流动力学诊断标准为静息 mPAP>20mmHg,或运动 mPAP>30mmHg,肺动脉楔压（PAWP）正常（静息时为 12~15mmHg）。

（9）胸腔镜活检。

3. 鉴别诊断　药源性肺动脉高压与原发性肺动脉高压的临床症状和病理表现极为相似,且需要排除特发性肺动脉高压,因此问诊是重要环节,必须仔细询问患者的用药史和食物史,在除外各种引起肺动脉高压的病因后方可作出诊断,凡能引起肺动脉高压的疾病均应与之进行鉴别。

五、预防与监测

肺动脉高压病例问诊是重要的,要问明其应用药物史和生活嗜好史等。目前对药源性肺动脉高压尚有不少疑点,如抗肿瘤药,应注意其未明副作用。但现已明确致肺动脉高压的药物如阿米雷司、达沙替尼、芬氟拉明、毒性菜籽油、右芬氟拉明、苯氟雷司、甲基苯丙胺等应忌用于临床。

六、治疗原则

1. 一般措施　停用一切可能致肺动脉高压的药物。进行康复/运动和运动训练、社会心理支持、避孕、疫苗接种。

2. 支持治疗　①抗凝血药:抗凝治疗并不能改善患者的症状,但能延缓疾病的进程,从而改善患者的预后。②利尿药:当出现右心衰竭、肝淤血和腹水时,可用利尿药治疗。③吸氧:伴有低氧血症的肺动脉高压患者应给予氧疗,以保持其动脉血氧饱和度持续大于 90%。

3. 靶向药物治疗　目前已被国家药品监督管理局批准用于靶向治疗肺动脉高压的药物包括:

（1）波生坦（bosentan）

1）适应证:用于动脉性肺动脉高压和慢性血栓栓塞性肺动脉高压患者。

2）注意事项:①加重水钠潴留和水肿。②有肝损害可能,用药前应进行肝功能检查,用药期间应每个月查一次肝功能。③禁用于妊娠或有妊娠可能的女性,应每个月进行一次妊娠检查。本药还会影响激素类避孕药效果,应采取其他避孕方式。④使用前及使用后第 1、3 个月查血红蛋白水平,后每 3 个月查一次。

（2）安立生坦（ambrisentan）

1）适应证：参见波生坦适应证。

2）注意事项：①致胎儿畸形的风险，用药期间要严格避孕，禁用于妊娠及哺乳期妇女。②有肝损害可能，用药前应进行肝功能检查，用药期间应每个月查一次肝功能。③不良反应：体液潴留、心衰、超敏反应、贫血等。

（3）伊洛前列素（iloprost）

1）适应证：参见波生坦适应证。

2）注意事项：①不良反应有血管扩张，头痛、咳嗽、低血压等。②肝功能异常、肾衰竭者应考虑减量。③出血性疾病、妊娠及哺乳期妇女禁用，注意避孕。

（4）曲前列尼尔（treprostinil）

1）适应证：参见波生坦适应证。

2）注意事项：不良反应有疼痛、腹泻、下颌疼痛、水肿、血管扩张以及恶心等。

4. 介入治疗

（1）先天性心脏病相关性肺动脉高压：有适应证者，可进行介入封堵治疗。

（2）慢性血栓栓塞性肺动脉高压及大动脉炎累及肺动脉者：有适应证者，可行肺血管球囊扩张术和支架植入。球囊房间隔造口术用于接受最佳药物联合治疗仍无效的肺动脉高压患者，而肺动脉平均压（mRAP）>20mmHg，静息状态下动脉氧饱和度<85%的终末期患者禁做。

5. 手术治疗　①肺动脉血栓内膜剥脱术：是慢性血栓栓塞性肺动脉高压首选治疗措施，适应证为心功能Ⅲ、Ⅳ级，肺动脉平均压达30mmHg以上，肺血管阻力>300dyn·s/cm，血栓位于肺段以上动脉手术能达到者。②肺移植术：对于药物治疗无效的肺动脉高压患者推荐做肺移植手术。

七、预后及随访

自 20 世纪 90 年代以来，肺动脉高压靶向药物陆续上市，肺动脉高压治疗领域经历了一个较为迅速的发展时期。靶向治疗药物依前列醇和波生坦问世，挽救了许多危重症患者。2006 年法国注册登记提示新发特发性肺动脉高压、家族性肺动脉高压及阿米雷司相关肺动脉高压患者 1 年生存率为 89.3%。2006 年以前我国没有肺动脉高压靶向药物，肺动脉高压和家族性肺动脉高压的 1 年、3 年和 5 年生存率分别为 68.0%、38.9% 和 20.8%，2007 年以后我国逐步进入靶向药物时代。2011 年我国研究表明，肺动脉高压的 1 年、3 年生存率分别为 92.1%、75.1%，基本达到西方发达国家水平。

做好肺动脉高压患者的随访工作非常重要：①病情稳定的肺动脉高压患者建议 3~6 个月随访 1 次，行 6 分钟步行试验、心功能、心脏彩超及常规肝、肾功能检查等。②建议给予充分靶向药物治疗，使肺动脉高压患者病情达到或维持低危状态。③若肺动脉高压患者经靶向药物治疗后病情仍进展或维持中危状态，应考虑靶向药物治疗不充分。

八、患者教育

1. 注射流感疫苗　建议每年 10—11 月，经医生评估后注射流感疫苗，避免因流感引起肺炎或病情恶化。

2. 注射肺炎球菌疫苗　建议每 5~10 年注射肺炎疫苗，避免或减少肺炎。

3. 氧疗　建议心功能Ⅲ~Ⅳ级且动脉血氧分压<60mmHg 者进行家庭氧疗，每天坚持 15 小时，流量为 1~3L/min，维持血氧饱和度>90%。

4. 其他注意事项　避免妊娠，避免温泉、过热或过冷水洗澡；保持心情愉悦，饮食均衡，睡眠充足；维持适当体重，过重会增加心脏负担。

九、典型病例

患者男性,55 岁。因"反复胸闷、乏力及全身水肿 2 年余"于 2013 年 4 月入院。患者于 2008 年 9 月确诊慢性粒细胞白血病(费城染色体阳性),予达沙替尼 100mg/d(具体方案不详)治疗后,病情好转稳定。患者既往体健,体检中未发现肺动脉高压。应用达沙替尼后 36 个月(2011 年 9 月)出现胸闷、乏力及全身水肿,纽约心功能分级Ⅳ级,于当地医院行超声心动图提示右侧房室内径扩大,右心室壁增厚,右心室收缩功能减低,左侧房室内径正常,主肺动脉及左、右分支增宽,估测肺动脉收缩压(pulmonary arterysystolic pressure,PASP)115mmHg,伴心包积液,左心室收缩功能正常。胸部 B 超提示双侧胸腔积液,行胸腔穿刺及引流术(具体化验结果不详)。患者遂自行停用达沙替尼,并联合应用利尿药,自述停药 2~3 天症状好转,1 周后完全消失。停药 2 个月后复查超声心动图 PASP 降至 37mmHg,心包及胸腔积液消失。患者随后多次自行服用达沙替尼(100mg/d),每次服用约 6 个月后出现胸闷、乏力症状,8~9 个月后超声心动图检查提示肺动脉高压,停药后症状消失,肺动脉压力逐渐下降。

讨论:该患者在服用达沙替尼前未发现肺动脉高压,服用该药治疗后出现肺动脉高压,自行停药后症状完全消失,自行恢复达沙替尼治疗后,肺动脉高压再次出现且停药后肺动脉压力再次下降。这说明肺动脉高压与其服用的达沙替尼确实存在因果关系,可以确定该患者的肺动脉高压是服用达沙替尼的不良反应。

点评:达沙替尼属于多重酪氨酸激酶抑制剂(tyrosine kinase inhibitor,TKI),目前认为达沙替尼诱发肺动脉高压的主要原因是其具有抑制非受体型酪氨酸蛋白激酶 Src 家族的作用。Src 参与细胞内多条信号传递过程,在血管内皮组织中表达丰富,具有促进血管平滑肌细胞增殖和血管收缩的作用。达沙替尼抑制 Src,破坏了平滑肌细胞增殖与抗增殖间的平衡,被认为是诱发肺动脉高压的主要原因。其他 TKI 由于无抑制 Src 家族激酶的作用,诱发肺动脉高压的风险较低。因此,该患者可以考虑更换 TKI 类其他药物进行慢性粒细胞白血病的治疗。

(李明明)

第七节　药源性胸膜病变

教学目的与要求

1. 掌握药源性胸膜病变的概念、临床表现、病因。
2. 熟悉药源性胸膜病变的治疗原则和患者教育。
3. 了解胸膜病变的分类及分级、诊断及鉴别诊断、预后及预防。

胸膜病变(pleural disease)通常是指气胸、胸腔积液与液气胸,胸膜增厚、粘连、钙化、胸膜肿块或结节、胸膜斑等病理改变。胸膜病变最常见的症状是胸痛和呼吸困难。药源性胸膜病变(drug-induced pleural disease)主要表现为无症状性胸膜增厚或胸腔积液。目前,关于药源性胸膜病变的研究较少,药源性胸膜病变大多是作为药源性疾病的次要表现而非主要表现,比如药源性肺病。

一、流行病学

早在 1880 年就有报道,过量的吗啡可以导致急性肺水肿,但直到 1972 年才将 20 种与肺损伤肯定有关的药物进行了系统的论述。此后,有关药物与肺部疾病的报道就逐渐增多,也越来越受到人们的重视。迄今为止,已发现有一百余种药物可以引发肺部的病变。药物对肺的不良影响,其临床表现不一,有的呈急性发病、病情严重,有的呈亚急性或慢性疾病;有些所导致的病理、生理变化是暂时、可逆的,停药后可以消失,而有些可以造成肺组织的永久性损害,严重危及患者的生命。这类由药物引起的肺部疾病统称为药源性肺病,常见为肺间质改变、肺水肿、肺出血、肺血管改变、胸腔积液、胸膜病变、红斑狼疮样改变、嗜酸性胸膜炎。相对于药物引起的肺实质性病变,药物引起的胸膜病变比较罕见。药源性胸膜病变可以是药品不良反应直接导致,也可以是药源性疾病累及胸膜导致。

目前大约有 30 种药物明确可引起胸膜病变:呋喃妥因、二甲麦角新碱、溴隐亭、氯米芬、苯妥英钠、环磷酰胺、丙卡巴肼、甲氨蝶呤、普萘洛尔以及能引起狼疮样综合征的胺碘酮、卡马西平、异烟肼、甲基多巴、肼屈嗪、普鲁卡因胺和口服避孕药等,均可引起不同程度的单侧或双侧非特异性的胸腔积液,有时可伴有肺实质浸润;抗凝血药华法林不适当使用可引起血性胸腔积液;此外一些抗肿瘤药如博来霉素,卡莫司汀及放射治疗可引起肺间质纤维化,而发生气胸。

二、致病药物和发病机制

常见的致胸膜病变药物,列于表 9-7-1;常见致胸膜病变药物的不良反应发生率,见表 9-7-2。

表 9-7-1　常见的致胸膜病变药物

药物种类	常见致病药物
心血管系统药物	胺碘酮、米诺地尔、普萘洛尔
麦角类药物	二甲麦角新碱、溴隐亭
硬化剂	鱼肝油酸钠、无水乙醇
抗肿瘤药	博来霉素、丝裂霉素、多西他赛、丙卡巴肼、甲氨蝶呤、环磷酰胺、克唑替尼
其他类药物	阿昔洛韦、氯氮平、青霉胺、粒细胞集落刺激因子(G-CSF)、白介素-2、伊曲康唑、L-色氨酸、辛伐他汀、奎尼丁、美沙拉秦、曲格列酮
引起胸腔积液嗜酸细胞增多的药物	甲巯咪唑、丙戊酸、丙硫氧嘧啶、异维 A 酸、呋喃妥因、丹曲林、格列齐特

表 9-7-2　常见致胸膜病变药物的不良反应发生率

药品通用名	发生率	药品通用名	发生率
两性霉素 B	9.6%~12.5%	更昔洛韦	5%
来那度胺	1.49%~7.46%	白消安	3%
卡培他滨	1%~7%	伊马替尼	0~15%
胺碘酮	<0.1%	伊曲康唑	胸腔积液<0.1%
普萘洛尔	<0.1%	环磷酰胺	<0.1%
二甲麦角新碱	<0.1%	多西他赛	胸腔积液<0.1% 胸膜炎<0.1‰
溴隐亭	胸膜炎 0.01% 胸腔积液 0.01% 胸膜纤维化<0.01%	异维 A 酸	气胸<1‰ 胸腔积液<1‰
辛伐他汀	1‰	博来霉素	胸腔积液<0.01%
丙硫氧嘧啶	<0.1‰	甲氨蝶呤	胸腔积液<0.1% 气胸<0.1‰

除了药源性狼疮外,多数药物引起胸膜病变的机制为:超敏或变态反应;直接毒性效应;增加氧自由基的产生;化学性炎症。主要病理改变为胸膜毛细血管内静水压增高、胸膜毛细血管内胶体渗透压降低时产生漏出液。胸膜通透性增加、壁层胸膜淋巴引流障碍时产生渗出液。

三、临床表现及分型

药源性胸膜病变中,呼吸困难是最常见的症状,多伴有胸痛和咳嗽。呼吸困难与胸廓顺应性下降,患侧膈肌受压,纵隔移位,肺容量下降刺激神经反射有关。

药源性胸膜病变的体征与胸腔积液量有关。少量积液时可无明显体征,或可触及胸膜摩擦感、闻及胸膜摩擦音。中至大量积液时,患侧胸廓饱满,触觉语颤减弱,局部叩诊浊音,呼吸音减低或消失。可伴有气管、纵隔向健侧移位。

四、诊断及鉴别诊断

1. 药源性胸膜病变的诊断要点

（1）最常见的症状为胸痛和呼吸困难,可有消瘦、发热、咳嗽等症状。体征因病变性质而异,气胸和胸腔积液的相同典型体征为患侧胸廓饱满膨隆,呼吸运动、语音震颤和呼吸音减弱或消失,气胸局部叩诊呈鼓音,胸腔积液叩诊呈浊音。

（2）问诊相当重要,需要仔细询问起病方式、病程、基础疾病,用药史和诊疗经过。对于出现胸痛、呼吸困难等症状的患者均需怀疑胸膜病变的可能。

（3）确定有无胸腔积液:通过患者症状、体征、B超、CT等检查确定有无胸腔积液。诊断性胸腔穿刺可区别积液的性质。漏出液外观清澈透明,无色或浅黄色,不凝固;而渗出液外观颜色深,呈透明或混浊的草黄或棕黄色,或血性,可自行凝固。两者划分标准多根据比重(以1.018为界)、蛋白质含量(以30g/L为界)、白细胞数(以500×10^6/L为界),小于以上界限为漏出液,反之为渗出液,但其诊断的敏感性和特应性较差。目前,多根据Light标准,符合以下任何一项可诊断为渗出液:①胸腔积液/血清蛋白比例>0.5;②胸腔积液/血清LDH比例>0.6;③胸腔积液LDH水平大于血清正常值高限的2/3。此外,诊断渗出液的指标还有胸腔积液胆固醇浓度>1.56mmol/L,胸腔积液/血清胆红素比例>0.6,血清-胸腔积液白蛋白梯度<12g/L。

（4）排除胸腔积液的非药物因素。

2. 实验室及辅助检查

（1）血液检查:包括血常规、血生化、红细胞沉降率、肿瘤标志物、凝血功能、类风湿因子(RF)、抗核抗体(ANA)、抗双链DNA(抗dsDNA)等。胸膜肿瘤常伴贫血,红细胞沉降率增快,血清癌胚抗原(CEA)升高。

（2）胸部X线及CT

1）胸膜增厚、粘连:影像学表现为胸壁内侧光整的层状、线状或带状影,可伴钙化,可呈点状、线状、条状、片状钙化,可有融合。胸膜斑表现为紧贴于胸壁上的局限性凸形影,厚3~10mm,以中间较厚,多为双侧,见于6~8肋及其间隙。胸膜结节性病变或肿块影像学表现为紧贴胸壁、大小不一的结节。胸部X线片可见到直径5~10mm大小的结节,切线上结节表现为胸膜外征。CT可辨认直径5mm以下的结节,信号可呈脂肪性、囊性或实质性。

2）胸腔积液:①游离性胸腔积液——胸部X线表现为肋膈角变钝、消失或者下肺野可见上缘呈外高内低的高密度影,CT表现为胸腔下后部沿胸廓内缘走行的新月形水样密度区。②包裹性积液——X线显示底部附于胸壁内侧的"D"形阴影,内缘光滑。③叶间胸膜积液——最多见于水平裂,

X线显示上下缘向外凸呈长梭形均匀致密影,其长轴沿叶间延伸,积液量大时可呈球形。积液两端可显示线样叶间裂阴影(胸膜尾征),局限性叶间裂呈球形时可误诊为肿瘤。④肺底积液——X线表现为假膈顶外移征、膈下血管征;CT可显示积液与胸膜的关系而易于诊断。

3)气胸:X线和CT可见肺与胸壁之间的透亮含气区,内无肺纹理,压缩的肺边缘呈发线状致密影,肺组织向肺门压缩,严重者纵隔气管向健侧移位、患侧膈肌下降、肋间隙增宽。

(3)胸腔镜检查:胸腔镜是胸膜疾病的重要检查方法,利用胸腔镜不仅可直接观察胸膜病变,作出肉眼判断,而且还可以在直视下选取活检组织,有助于胸膜疾病的诊断。

(4)B超:超声诊断胸膜腔积液具有高度敏感性和准确性,可以检出20~60ml的少量游离积液。积液在超声下表现为液性暗区,漏出液通常无回声,而渗出液多有回声。胸膜间皮瘤声像图显示与胸壁相邻的圆形或椭圆形肿物,中等水平回声。良性间皮瘤边界比较清楚,内部回声也较均匀;而恶性间皮瘤轮廓多数不规则,瘤体内部回声不均匀。气胸时,在声像图上由于胸腔内空气呈现强烈的多次反射图形,酷似正常肺反射,实际上看不到肺萎陷及其程度,气胸时超声检查意义不大。

(5)肺功能:胸膜病变通常引起限制性通气障碍,肺活量(VC)、功能残气量(FRC)和肺总量(TLC)下降,残气量(RV)正常或下降。胸腔积液的肺功能改变表现为限制性通气障碍合并弥散功能减低。气胸急性期一般不行肺功能检查。

3. 鉴别诊断 与其他胸膜病变如胸膜增厚、粘连、钙化、气胸、液体胸和脓胸等非药物因素鉴别。

五、预防与监测

详细询问患者既往用药史及疾病史;对既往有胸膜病变、服用可能引起胸膜病变药物的患者应提高警惕,密切观察患者用药过程中的症状、炎症性指标监测,必要时行胸部B超、CT等。

六、治疗原则

对于原因不明的渗出性胸腔积液患者,在临床许可的情况下,首先暂停使用可疑药物;呼吸困难者给予氧疗等支持治疗。

七、预后及随访

继续治疗者需复查胸腔积液常规、免疫等检验及胸部B超、胸片或胸部CT等检查明确改善情况。

八、患者教育

告知患者注意日常保健,①日常监测:监测血压、脉搏、血氧饱和度。②定期复查:按医嘱复查相关检验检查。③按时使用药物:按医嘱使用药物,切勿自行停药或调整药物剂量,以免加重病情。④气胸患者禁止乘坐飞机。

九、典型病例

患者女性,36岁。因阵发性心悸,心电图检查示频发室性期前收缩呈二联律,诊断为心肌炎后遗症,予口服胺碘酮片200mg,每天3次。2周后期前收缩消失,将胺碘酮减量为200mg,每天2次口服维持治疗。3个月后出现咳嗽、呼吸困难,伴乏力、纳差。辅助检查:血白细胞 9×10^9/L,中性粒细胞百分比 74%,淋巴细胞比例 26%;红细胞沉降率 40mm/h。胸部 X 线检查示右侧胸腔少量积液。行胸腔穿刺抽液,积液外观呈深黄色,李凡他试验(+),白细胞 4×10^6/L,中性粒细胞百分比 60%,淋巴细胞 40%。初步考虑为类肺炎型胸腔积液,予青霉素及肾上腺皮质激素治疗后胸腔积液减少,但呼吸困难等症状仍未减轻。始考虑胺碘酮肺毒性,停用胺碘酮及所有抗生素;予泼尼松 10mg,每天 1 次口服,2 周后自觉症状缓解;1 个月后胸部 X 线检查示胸腔积液消失,泼尼松逐渐减量后停药。

　　讨论:该病例患者因心肌炎可能会引起胸膜病变胸腔积液,结合实验室检查,初步考虑为类肺炎型胸腔积液并给予抗生素治疗。治疗后呼吸系统症状未减轻,提示胸膜病变仍存在,医生及时地考虑可能是药物引起的胸膜病变,停服胺碘酮后症状减轻,用药时间上存在一定的因果关系,该患者的胸腔积液很可能与其所服用的胺碘酮相关。

　　点评:当患者用药过程中出现可能是药物导致的不良反应时,应根据患者情况及时停止或更换药物,并观察现象是否消失。我们应清楚患者的基础疾病,该患者为心肌炎后遗症,有一定可能出现炎症性胸腔积液。但随着治愈后时间的延长,出现炎症性胸腔积液的可能性逐渐减少。这时就需考虑该患者出现胸腔积液前所服用的药物是否有该不良反应,及时停用或改用其他药物。

(李明明　陈孝)

第十章　药源性内分泌及代谢系统疾病

第一节　药源性糖代谢异常 ICD-10:E13.905

教学目的与要求

1. 掌握常见的能引起血糖异常的药物；药源性糖代谢异常的治疗原则。
2. 熟悉药源性糖代谢异常的临床表现。
3. 了解药源性糖代谢异常的诊断及鉴别诊断。

药源性糖代谢异常 ICD-10: E13.905 是指药物在治疗非血糖相关性疾病时，引起胰岛 β 细胞分泌胰岛素功能异常，导致胰岛素分泌增多或分泌绝对/相对不足，靶细胞对胰岛素的敏感性增高或降低，进而出现血糖升高或降低、达到糖尿病诊断标准、糖耐量减低或低血糖 ICD-10: E16.000 的一系列疾病。

一、流行病学

1941 年，Ingle 给实验用鼠应用皮质酮导致糖尿病，从而提出类固醇糖尿病 ICD-10: E13.903（steroid-induced diabetes mellitus，SDM）的概念。不同药物导致糖代谢异常的发生率有所不同。关于类固醇糖尿病的发病率，目前尚缺乏较大规模的研究，一些小样本病例的统计结果发生率为 8.8%~40%。免疫抑制剂环孢素用于肾移植后的免疫抑制治疗时，引起糖尿病或糖耐量减低的发病率为 13%~47%。精神分裂症患者伴代谢综合征的患病率高达 35%~40%。

二、致病药物和发病机制

已知许多药物能够引起临床显著的血糖异常，具体参见表 10-1-1。以下就文献报道导致糖尿病的常见几类药物分别进行介绍：激素（糖皮质激素、生长激素）类药物、抗高血压药（噻嗪类利尿药、β 受体拮抗剂）、抗精神病药、免疫抑制剂（他克莫司、环孢素）及抗肿瘤药等。

（一）糖皮质激素类药物

糖皮质激素类药物是一类具有抗炎、抗毒素、抗过敏及免疫抑制等多种作用的甾体激素，在临床上广泛应用，但其在发挥治疗作用的同时可能引起多种药品不良反应，如大剂量长期使用糖皮质激素类药物可能导致类固醇糖尿病（SDM）。患者如既往无糖尿病病史，在使用糖皮质激素类药物治疗过程中出现血糖升高，同时达到糖尿病标准者即临时诊断为 SDM；如停用糖皮质激素类药物或糖皮质激素类药物剂量减少后糖尿病缓解或高血糖显著改善，则可明确诊断。部分临床研究结果显示，SDM 的发生主要与年龄、体重指数、糖尿病家族史、激素的疗程和给药方法有关。

表 10-1-1　能够引起血糖升高的药物

类别	药物名称
利尿药和抗高血压药	利尿药(袢利尿药、噻嗪类利尿药)、β 受体拮抗剂
全身皮质激素类药物	糖皮质激素类药物、促肾上腺皮质激素类药物、肾上腺激素类药物、甲状腺激素类药物、生长激素类药物、胰高血糖素类药物、口服避孕药
抗精神病药	典型抗精神病药、非典型抗精神病药
抗感染药	左氧氟沙星、加替沙星、青霉素、复方新诺明
抗肿瘤药	左旋门冬酰胺酶、光辉霉素、纳武利尤单抗、帕博利珠单抗
其他	苯妥英钠、锂剂、左旋多巴、异烟肼、乙酰唑胺、利福平、茶碱、二羟丙茶碱、吗啡、吲哚美辛、胺碘酮、奥曲肽、降钙素

糖皮质激素类药物致血糖升高的可能机制:糖皮质激素类药物协同胰高血糖素、生长激素、肾上腺素使储存的蛋白质和脂肪分解,导致进入肝脏的游离脂肪酸增多,也使细胞内糖异生酶浓度增加,糖异生底物和肝内糖异生酶的增加使肝糖输出增多;糖皮质激素类药物通过抑制胰岛素与其受体结合,损伤外周组织胰岛素受体后葡萄糖转运系统,从而使脂肪和肌肉对葡萄糖的利用减少。糖皮质激素类药物通过上述途径导致肝糖输出增加,外周组织糖利用减少,诱发胰岛素抵抗,升高血糖。

(二) β 受体拮抗剂

β 受体拮抗剂可能通过拮抗 β 受体间接抑制胰岛素分泌、促进胰高血糖素的释放和糖原分解、减少肌肉组织对葡萄糖的摄取,在多个环节干扰糖代谢过程,可使非糖尿病者发生糖耐量减低或糖尿病,也可使糖尿病患者的血糖难以控制。社区动脉粥样硬化危险(atherosclerosis risk in communities,ARIC)研究提示,高血压患者使用 β 受体拮抗剂,其罹患糖尿病的风险增加 28%。作用于不同受体的 β 受体拮抗剂对糖代谢造成不同的影响,其中阻断 β_2 受体影响最大。普萘洛尔等非选择性 β 受体拮抗剂易引起糖代谢紊乱,美托洛尔等部分选择性 β_1 受体拮抗剂对血糖影响较小,比索洛尔等高选择性 β_1 受体拮抗剂以及卡维地洛等 α 和 β 受体拮抗剂则对糖代谢几乎无影响。

(三) 利尿药

有研究提示,氢氯噻嗪、吲达帕胺可导致一些患者空腹血糖升高,停药即可恢复,但对糖尿病患者可致病情加重,未得到诊断的糖尿病患者可因此出现症状。有的学者认为,该类药物诱发高血糖的可能性与剂量有关,剂量越大,发生高血糖的可能性越大。

作为常用的抗高血压药,噻嗪类利尿药不仅可引起胰岛素抵抗和糖耐量减低,且可能存在导致高脂血症、糖尿病及低钾血症的风险。大剂量服用氢氯噻嗪(25mg/d)可导致血糖紊乱。Smith 等对 202 例口服氢氯噻嗪致新发糖尿病的患者进行研究,比较服药前与服药 9 周后患者血糖、血清钾、胰岛素水平,结果空腹血糖、胰岛素水平显著提高,而血钾水平显著降低,提示血钾水平与血糖、胰岛素水平无相关性,维持血钾水平可能不会减少噻嗪类利尿药导致糖尿病的风险。

(四) 血管紧张素Ⅱ受体阻滞剂和血管紧张素转化酶抑制剂

血管紧张素Ⅱ受体阻滞剂(ARB)和血管紧张素转化酶抑制剂(ACEI)在心血管领域广泛应用,可降低血压、防治心衰、防止心肌细胞重构、减少尿蛋白等。Scheen 对 10 个随机临床试验进行荟萃分析,对 69 950 例非糖尿病的高血压患者和 5 727 例非糖尿病的阻塞性心力衰竭患者随访 45 年。结果显示,ARB 和 ACEI 的致糖尿病风险明显低于 β 受体拮抗剂、利尿药或氨氯地平。2014 年 3月,国家食品药品监督管理总局(CFDA)发布通知修订替米沙坦说明书,增加了低血糖的相关风险警示。有学者认为,ACEI 可通过抑制体内肾素-血管紧张素-醛固酮系统(RAAS)活性影响糖代谢过程。还有学者认为,ACEI 导致低血糖主要是由于缓激肽灭活减少,机体内缓激肽浓度增高,血浆激肽水平的增高可改善外周胰岛素作用。因而糖尿病患者合并使用这类药物时,需要监测血糖的变化。

(五) 喹诺酮类药物

喹诺酮类药物在我国广泛应用。这类药物也能引起血糖异常,有的品种会造成血糖水平单向改变,而氧氟沙星、莫西沙星则会导致双向改变,即高血糖和低血糖的风险并存。加替沙星因引起血糖异常、极少数致严重异常和少数致死,先后从美国和加拿大等国撤市,我国加替沙星的说明书中有"糖尿病患者禁用"的警示语。加替沙星引起血糖异常的机制尚不清楚。

Chou 等采用回顾性队列研究方法评估了 78 433 例门诊糖尿病患者口服左氧氟沙星、环丙沙星、莫西沙星、头孢菌素类和大环内酯类抗菌药物后发生严重糖代谢紊乱的风险。研究结果显示,口服氟喹诺酮类抗菌药物的糖尿病患者发生严重糖代谢紊乱的风险高于头孢菌素类和大环内酯类,莫西沙星组的高、低血糖绝对危险度分别为 6.9‰ 和 10.0‰,而大环内酯类组高、低血糖绝对危险度则分别为 1.6‰ 和 3.7‰。

(六) 免疫抑制剂

环孢素和他克莫司是广泛使用的免疫抑制剂。器官移植术后患者长期应用免疫抑制剂维持治疗是导致移植术后高血糖的高风险因素之一。其引起高血糖的机制可能与胰岛 β 细胞功能受损和胰岛素抵抗有关,有研究显示,高血糖的发生与剂量有关,剂量越大发生高血糖可能性越大。一些治疗方案中,同时使用糖皮质激素类药物及环孢素,前者本身也是致糖尿病药物,存在累积或协同效应。Boudraux 等研究发现用环孢素、硫唑嘌呤和类固醇激素治疗的患者糖尿病发病率显著提高(从 6.2% 增至 13.2%)。他们还发现年老和体重较重的患者移植后发生糖尿病的危险性高于年轻和较瘦的患者达 30%。

他克莫司是一种与环孢素作用机制相似但效果更强的药物,也可致糖尿病,尤其是与糖皮质激素类药物联合使用时。该药致血糖升高的机制可能为导致胰岛细胞坏死、空泡样变,减少胰岛素的分泌、增加胰岛素抵抗,这种升血糖作用可逆,并呈时间和浓度相关性。Prokai 等的研究显示,11 659 名器官移植术的患者在术后 3 个月、6 个月、36 个月,新发糖尿病的累计发病率分别为 9.1%、16.0% 和 24.0%。研究者认为,增龄(>40 岁)、非白色人种体重增加、阳性糖尿病家族史、高血压、高甘油三酯血症均为致高血糖的危险因素;而且较大剂量的他克莫司比环孢素和较小剂量的他克莫司更易诱发糖尿病。

(七) 抗精神病药

抗精神病药分为典型抗精神病药(第一代)和非典型抗精神病药(第二代)。典型抗精神病药的代表药物有氯丙嗪、氟哌啶醇,非典型抗精神病药代表药物有氯氮平、奥氮平、利培酮、喹硫平、齐拉西酮和阿立哌唑等。与典型抗精神病药相比,非典型抗精神病药由于不良反应较少,疗效较好,得到广泛应用。但无论是第一代还是第二代抗精神病药,均有诱发糖尿病的危险。严重时可发生糖尿病酮症酸中毒。

精神病患者长期服用抗精神病药,出现明显的血糖、血脂升高,糖尿病的发生率远比一般人群高,不同化学结构的抗精神病药其糖代谢、脂代谢异常发生率各不相同。文献中报道较多的诱发糖尿病的药物是氯氮平和奥氮平,其次是喹硫平和吩噻嗪类(如氯丙嗪)。氯氮平对血糖的影响机制可能涉及胰岛素释放的抑制、胰岛素抵抗和葡萄糖的利用受损等。第二代抗精神病药为 5-HT$_{2A}$、D$_2$ 双受体拮抗剂,其影响糖代谢的机制目前虽尚未完全阐明,但一般认为可能与下丘脑多巴胺机制有关,即拮抗 5-HT$_A$ 受体可引起胰岛素减少,导致高血糖。也有一些研究发现,第二代非典型抗精神病药能明显引起患者的体重增加,血糖、血脂升高。氯氮平、奥氮平对 5-HT$_A$ 受体亲和力强,故而升血糖作用较大;而非典型抗精神病药齐拉西酮、阿立哌唑为多巴胺系统稳定剂,对胰岛素分泌的影响小,因此不易引发血糖异常。

抗精神病药诱发糖尿病的治疗原则与 2 型糖尿病相同,但是控制饮食,改变生活方式,服用降血糖药或注射胰岛素的依从性均可能成为治疗的难点。

(八) 抗抑郁药

抗抑郁药对血糖影响的机制因品种而异。去甲肾上腺素及双向抗抑郁药可能损害糖尿病患者的糖耐量和恶化血糖控制情况。三环类抗抑郁药可由于引起体重增加及胰岛素抵抗而引起或加重高血糖,增加食欲和体重控制难度。单胺氧化酶抑制剂可增加胰岛素和口服降血糖药的敏感性,导致严重的突发低血糖。单胺氧化酶抑制剂、短期使用选择性 5-羟色胺再摄取抑制剂及安非他酮可能改善患者血糖的稳态。但长期使用选择性 5-羟色胺再摄取抑制剂可致高血糖。

(九) 他汀类药物

糖尿病患者使用他汀类药物可降低心血管疾病的发生率,但有文献报道,患者使用他汀类药物后,新发糖尿病发生率也随之上升。他汀类诱发糖尿病的机制尚不明确,可能与他汀类导致胰岛 β 细胞膜结构受损,引起胰岛素分泌障碍有关。有研究显示,基线期空腹血糖水平是新发糖尿病的影响因素,使用高剂量他汀类药物的患者血糖水平高于低剂量组,显示他汀类药物对血糖的影响有剂量相关性。

(十) 细胞毒类药物

细胞毒类药物可引起血糖异常,严重者可诱发糖尿病。细胞毒类药物的直接和间接毒性可能是造成血糖异常的原因。铂类、门冬酰胺酶、甲氨蝶呤、环磷酰胺等对胰岛 β 细胞的直接毒性作用可抑制胰岛素的合成及分泌导致血糖升高。而细胞毒类药物所致肝、肾功能受损可间接干扰血糖代谢。

除上述药物以外,诱发高血糖的药物还有口服避孕药、苯妥英钠、青霉素、复方新诺明、锂剂、甲状腺激素、左旋多巴、异烟肼、乙酰唑胺、利福平、茶碱、二羟丙茶碱、吗啡、吲哚美辛、胺碘酮、奥曲肽及降钙素等。

诱发低血糖的药物还有奎宁、利多卡因、奎尼丁、哌唑嗪、锂剂、四环素、甲苯咪唑、对乙酰氨基酚、阿米替林等。

三、临床表现

不同药物导致糖代谢异常的临床表现各有特点,包括血糖升高及血糖降低。药源性高血糖的临床表现主要为多饮、多尿、多食和消瘦等症状。此外,还多出现全身乏力、精神萎靡等。有时还出现餐前低血糖表现,如多汗、颤抖及饥饿感。下文主要以临床常用的糖皮质激素类药物及抗抑郁药为例,介绍药物影响糖代谢的临床表现。

糖皮质激素类药物引起糖尿病的特点:①起病较快,病情较轻,多无明显糖尿病症状。②空腹血糖不升高,尤以午餐后血糖升高明显。这种现象与患者常于上午服用糖皮质激素类药物有关。③停用糖皮质激素类药物后糖尿病缓解或消失。④对胰岛素治疗反应不一,部分患者有拮抗现象,需要胰岛素的剂量较大。

各种糖皮质激素类药物均可引起血糖异常升高并呈剂量依赖性,升高的程度与使用的品种、剂量及时间有关,全身用药更易引起高血糖,小剂量给药、吸入给药、局部用药等则对血糖影响较小,不同给药方式间存在差异。张春智等比较了 168 例合并糖尿病哮喘患者采用单纯吸入性糖皮质激素类药物、口服或静脉使用糖皮质激素类药物、β 受体激动药联合口服或静脉使用糖皮质激素类药物 3 种不同给药方式的有效性和安全性。结果显示,单纯吸入糖皮质激素类药物治疗后患者的空腹及餐后 2 小时血糖、糖化血红蛋白水平均低于其他两组。而曲安奈德注射液在关节腔内注射时,短期内可使血糖升高,一般持续 2~3 天,不会引起糖皮质激素类药物并发症。

四、诊断及鉴别诊断

建议医生在给予患者容易影响血糖的药物前,先对患者进行空腹血糖、餐后 2 小时血糖及糖化血红蛋白的检查,以便于在使用该类药物后如患者出现血糖异常,医生及药师进行鉴别诊断。此外,医生和药师尚需综合考虑引起患者血糖波动的其他情况,如患者的饮食、运动、情绪或睡眠对血糖的影响。

五、预防与监测

医务人员对于引起药源性糖尿病的药物应有一个基本、全面的了解,尤其对于糖耐量异常的患者,应尽量避免使用已知能影响糖代谢的药物。对于一些可能引起血糖异常的药物需要严格掌握适应证。如果必须应用,要注意:①用药过程中观察患者有无糖尿病的症状并监测血糖,尤其是高龄、肥胖、有糖尿病家族史的患者。②出现糖尿病或已控制的糖尿病恶化时,应权衡利弊,考虑能否停用可疑药物。③确实需继续用药,例如系统红斑狼疮、类风湿关节炎活动期,应审慎考虑其剂量,必要时开始药物和非药物干预治疗。

美国糖尿病学会对易于诱发糖代谢异常药物的管理具体建议如下:由于抗精神病药存在诱发糖尿病的危险,建议在应用抗精神病药前应对患者的血糖、血脂、血压、体重进行检测,同时对于是否存在糖尿病的高危因素进行评价。开始药物治疗后 12 周,上述指标应再次评价,以后每年检测 1 次。

六、治疗原则

药源性糖代谢异常是患者和医生需共同应对的问题,应尽可能选用对血糖影响较小的药物和选择合理的降糖治疗方案,将血糖控制在合理水平。治疗应根据患者血糖监测情况及导致血糖异常的药物作用的特点选择适宜的治疗方案。

七、预后及随访

糖代谢正常人群中,药物所致血糖异常、诱导新发糖尿病的风险不高且作用可逆,通常在停用诱发药物后,血糖即可恢复正常或得到明显改善,但对于糖尿病、糖代谢异常的人群,联合用药不当可能造成血糖控制不良,甚至导致严重的糖尿病酮症酸中毒、低血糖昏迷和其他紧急情况。

八、患者教育

在使用包括可能导致患者血糖紊乱的药物之前,建议告知患者,请他们注意相关的体征和症状,提醒其改善生活方式,如增加每天运动量,科学管理饮食,增加血糖监测次数以及提醒患者随访的重要性。患者知情后多数会主动配合治疗。应该教育患者了解使用导致血糖异常药物的益处和风险,并告知患者因为治疗需要,只有在医生监护下才能停用这些可能导致血糖异常的药物。如果必须使用降血糖药时,需要告知患者降血糖药的用法用量及注意事项。建议患者向医生或药师报告药物的使用情况,包括非处方药及膳食补充剂。那些已经被诊断为糖尿病的患者可能需要增加监测血糖的次数,有时需要调整原有抗糖尿病治疗方案。

九、典型病例

Brown 等报道了 1 例中年女性在胸膜纤维瘤切除术前使用了美托洛尔 10mg,15 分钟后,患者开始出汗,测血糖为 1.44mmol/L,生命体征及氧饱和度保持稳定,神经系统检查正常。予葡萄糖 50g 后复测血糖为 5.94mmol/L。随后患者症状消失,患者手术及术后未再出现低血糖。

讨论:β 受体拮抗剂可能通过拮抗 β 受体间接抑制胰岛素分泌、促进胰高血糖素的释放和糖原分解、减少肌肉组织对葡萄糖的摄取,在多个环节干扰糖代谢过程。不同 β 受体拮抗剂对糖代谢造成不同的影响,其中拮抗 β₂ 受体造成的影响最大。此例患者使用美托洛尔后出现严重的低血糖,发现后补充葡萄糖,之后血糖上升。

点评:该例患者低血糖不良反应发生得突然而危险,处理得及时,避免了严重后果的出现,提示我们医疗无小事。

(纪立伟)

第二节　药源性血脂异常

教学目的与要求

1. 掌握常见引起血脂异常的药物。
2. 熟悉药源性血脂异常的临床表现。
3. 了解药源性血脂异常的诊断及鉴别诊断。

脂类代谢包括甘油三酯、胆固醇、脂蛋白及载脂蛋白的代谢,是在酶及受体介导下互相转换的动态的复杂过程,该过程受诸多因素影响。由药物引起的继发性血脂异常称为药源性血脂异常。能导致药源性血脂异常的药物有数十种,其机制因药物不同而异。下文将对临床常见的能导致血脂异常的药物进行分类介绍。

一、致病药物和发病机制

(一) 抗高血压药

高血压常与心血管疾病的其他危险因素如中心性肥胖、胰岛素抵抗、糖代谢紊乱及血脂异常共存,而肥胖是胰岛素抵抗主要的驱动力,脂肪组织释放游离脂肪酸(FFA),FFA 在引发胰岛素抵抗中起重要作用。另外,脂肪组织是内分泌器官,分泌许多脂肪因子,在胰岛素抵抗,糖、脂代谢紊乱中起重要作用。脂肪细胞还分泌肾素-血管紧张素系统的所有成分,如血管紧张素Ⅰ和Ⅱ等,这也是肥胖与高血压发生的机制。临床上使用的各种抗高血压药对血脂异常产生不同的影响。

1. 利尿药　噻嗪类利尿药(如氢氯噻嗪)及袢利尿药能使糖耐量异常、胰岛素抗性增加、血脂异常。长期应用噻嗪类利尿药者有 30% 发生糖耐量异常,而且能升高血清总胆固醇(TC)、低密度脂蛋白胆固醇(LDL-C)、甘油三酯(TG)和尿酸的水平。因此,传统利尿药在高血压疾病中的应用受到了限制。

吲达帕胺是一种磺胺类衍生物,具有轻度利尿、钙拮抗作用,而且对前列腺素系统有良好的影响。该药降压作用缓和、持久,长期应用不影响血糖及血脂代谢。

2. α 受体拮抗剂 α 受体广泛分布于人体多种组织内,起着调节血压、胰岛素分泌以及脂类代谢的作用。哌唑嗪通过阻滞血管平滑肌 $α_2$ 受体而起舒血管作用。研究表明,长期应用 α 受体拮抗剂,血清 TC 降低 5%~8%,TG 降低 5%~50%,并有升高高密度脂蛋白胆固醇(HDL-C)的作用。多沙唑嗪能使血清 TC、TG 减少,HDL-C 增加。特拉唑嗪使血清 TC、LDL 明显减少。一般认为哌唑嗪直接拮抗 $α_2$ 受体,提高血浆脂蛋白脂酶和卵磷脂胆固醇酰基转移酶的活性,前者可以促进 TG 的水解,使游离的胆固醇酯化,使 HDL 自合成增加,从而改善血脂水平,还可抑制磷酸二酯酶活性,使环磷酸腺苷(cAMP)增高,而后者可调节肝脏胆固醇代谢和脂酶的合成。多沙唑嗪则可使纤维细胞 LDL 受体活性增加,故 LDL 减少;其还可增加机体对胰岛素的敏感性,提高脂肪代谢和生物利用,从而提高胰岛素对脂肪代谢的调节作用。

3. β 受体拮抗剂 β 受体拮抗剂广泛用于治疗高血压患者,疗效可靠,亦被 WHO 及国际高血压学会定为高血压基本药物之一。无内源性拟交感活性的 β 受体拮抗剂可使血清 TC、LDL-C 和 TG 轻度升高,HDL-C 降低。

第一代 β 受体拮抗剂是非选择性 β 受体拮抗剂,作用于 $β_1$、$β_2$ 受体,如普萘洛尔、纳多洛尔和索他洛尔。普萘洛尔无内在拟交感性,作用于 $β_1$、$β_2$ 受体,有轻至中度降压作用,可使高血压和正常血压者的糖耐量恶化,但对胰岛素水平的影响结果不一。

第二代 β 受体拮抗剂选择性作用于 $β_1$ 受体,如阿替洛尔、美托洛尔、比索洛尔等,因为对 $β_2$ 受体无明显拮抗作用,故而收缩支气管和外周血管的作用轻微,适用于长期使用。

大多数报道认为,选择性 β 受体拮抗剂阿替洛尔和美托洛尔可降低胰岛素的敏感性,升高空腹胰岛素水平,同时引起 TG 及 LDL-C 升高,但小剂量应用影响很小。

第三代 β 受体拮抗剂为有扩血管特性的 β 受体拮抗剂,如拉贝洛尔和卡维地洛。

卡维地洛为第三代 β 受体拮抗剂,具有非选择性 β 受体和选择性 $α_1$ 受体拮抗作用,无内在拟交感活性,高浓度时可以阻滞钙通道。有多中心随机双盲临床试验研究显示,卡维地洛和拉贝洛尔给药前后 TC、TG、HDL-C 均无显著差异,组间比较也无显著差异;有研究发现老年高血压患者应用卡维地洛 8 周后,能降低血糖、TC 和 LDL-C,对 TG 无不良影响。研究者认为,这与其 $α_1$ 受体拮抗作用以及升高脂质氧化酶的活性,调节紊乱的脂质、糖代谢的作用有关。

(二)抗精神病药

使用抗精神病药对血脂代谢也产生一定的影响,并可导致明显的体重增加及糖代谢异常。这些变化与发生 2 型糖尿病、心血管疾病等有一定关系,因此应该引起我们高度的重视。抗精神病药按药理作用可分为典型抗精神病药(如氯丙嗪、奋乃静)及非典型抗精神病药(舒必利、利培酮、奥氮平)。

抗精神病药是引起血脂水平升高的外源因素,导致血脂异常或生成脂肪的潜在机制尚未明确。

(三)口服避孕药

口服避孕药是一种由雌激素和孕激素按不同比例组成的人工合成的甾体类激素制剂。长期口服避孕药可产生血脂异常。有研究表明,口服避孕药者血清 LDL-C 和 TG 水平明显升高,而对 HDL-C 水平的影响则取决于口服避孕药中所含雌激素和孕激素的比例。若雌激素比例占优势,则提高 HDL-C 水平;而孕激素比例占优势者,则提高了致动脉粥样硬化的 LDL-C 水平,降低了抗动脉粥样硬化的 HDL-C 水平。

1. 第一代避孕药 即炔诺酮("避孕片 1 号")、甲地孕酮("避孕片 2 号")。由于我国引进避孕药并国产化后,临床上进行了减少剂量的研究,从减半量到减为现用的 1/4 剂量,因此副作用相对较小。研究显示,长期服用炔诺酮("国产 1 号避孕片")对甘油三酯无显著影响。

2. 第二代避孕药 即左炔诺孕酮(18-甲基炔诺酮、"三相片"),对孕激素进行了更新换代,目前我国使用得比较多。有研究显示,服用复方 18-甲基炔诺酮的妇女血清各项脂质水平均有不同程度的升高。

3. 第三代避孕药 去氧孕烯炔雌醇、孕二烯酮,副作用较少。孕二烯酮是迄今孕激素活性最强和剂量最小的一种避孕药。有研究显示,第三代复方口服避孕药对妇女血清 TG、TC、LDL-C、HDL-C 水平和载脂蛋白 B(ApoB)的不利影响小于第二代。

(四) 抗艾滋病药

抗艾滋病药分为核苷类反转录酶抑制剂(NRTI)、非核苷类反转录酶抑制剂(NNRTI)、蛋白酶抑制剂(PI)和融合抑制剂(FI)。我国目前可以免费使用的抗病毒药物包括了 NRTI、NNRTI 和 PI 中的 7 种药物。抗艾滋病药对血脂代谢均有不同程度的影响。

核苷类反转录酶抑制剂(NRTI)包括齐多夫定、去羟肌苷、司他夫定和拉米夫定等。此类药物的不良反应较多,除一般性反应外,其特殊反应是代谢障碍,以脂肪代谢障碍最多(49.0%),表现为高甘油三酯血症、高胆固醇血症、脂质营养不良和糖代谢受损。其不良后果可能增加冠心病的风险。

蛋白酶抑制剂(PI)目前常用于含有两种或多种药物的 HIV/AIDS 患者联合疗法中,称为高效抗逆转录病毒疗法(highly active anti-retroviral therapy,HAART)。该疗法在控制病毒复制、重建免疫功能等方面疗效显著。蛋白酶抑制剂产生代谢障碍的机制尚不清楚。

抗艾滋病药引起的代谢障碍是一种代谢综合征,包括血脂异常、胰岛素抵抗和骨量丢失加速。主要临床表现是周围脂肪(面部、肢体、臀部)减少,腹部和胸部的脂肪积聚。使用抗逆转录病毒治疗的患者可导致代谢改变和患冠心病的风险增加。

(五) 免疫抑制剂

有研究比较了他克莫司(FK506)和环孢素(CsA)对肾移植患者术后脂质代谢的影响。发现肾移植患者术后应用他克莫司可以有效降低高脂血症的发病率。环孢素组术后患者血脂增高的比例明显高于他克莫司。西罗莫司(雷帕霉素)是一种新型的免疫抑制剂,已证实其具有较强的抗排斥作用以及延长移植物存活的能力,然而高脂血症是其不良反应。

(六) 抗肿瘤药

目前在临床上应用的抗肿瘤药主要分为:细胞毒类、激素类、小分子靶向药物、生物反应调节剂、单克隆抗体、多分子靶点激酶抑制剂及其他类药物。这些抗肿瘤药对血脂代谢都会产生影响,现有抗肿瘤药中主要是激素类药物对血脂代谢的影响较大,这一方面与激素本身是血脂代谢的内源调节因子有关,另一方面可能与激素类药物用法有关。因为激素类药物往往是长期应用,对代谢影响较大,抗肿瘤药使用方式多为间断使用,对血脂代谢的影响报道也较少。小分子靶向药物是目前进展最快的抗肿瘤药,使用方式也多为长期应用,已经可以见到一些对血脂影响的报道。

1. 肾上腺皮质激素 肾上腺皮质激素主要应用于淋巴瘤、多发性骨髓瘤的联合化疗。在肿瘤急症——上腔静脉综合征和急性脊髓压迫的治疗中,肾上腺皮质激素也发挥了重要作用。肾上腺皮质激素还用于预防与治疗抗肿瘤药引起的过敏、恶心、呕吐等副作用。但肾上腺皮质激素可以导致血清总胆固醇和甘油三酯增高,长期或大量应用需注意对血脂的影响。

2. 芳香化酶抑制剂 氨鲁米特是芳香化酶抑制剂,可抑制胆固醇转变为孕烯醇酮从而阻断肾上腺皮质激素合成,因此应用氨鲁米特治疗容易出现高胆固醇血症。来曲唑、阿那曲唑、依西美坦是新一代选择性芳香化酶抑制剂,对肾上腺皮质激素合成的影响较小。

3. 分子靶向治疗药物 对血脂影响较为明确的是西罗莫司(雷帕霉素),为 mTOR(哺乳动物雷帕霉素靶蛋白)抑制剂,适用于接受肾移植的患者,预防器官排斥。高脂血症(包括高胆固醇血症)、高甘油三酯血症为其不良反应之一。索拉非尼、舒尼替尼也有导致高脂血症的报道。

综上所述,很多药物在治疗过程中会对患者的血脂代谢产生影响。如何在长期治疗中降低它们对血脂的不良作用,以降低患者的心血管风险,是医师需要思考的问题。

二、诊断及鉴别诊断

建议医生在给予患者容易影响血脂的药物前,先对患者进行血脂检查,以便于在使用该类药物后患者出现异常血脂情况时进行鉴别诊断。此外,医生和药师尚需考虑引起患者血脂波动的其他情况,如患者的饮食、运动或原患疾病对血脂的影响。

三、预防与监测

临床医生对于引起药源性血脂异常的药物应有一个全面的了解,应尽量避免使用已知能影响血脂代谢的药物。使用可能引起血脂异常的药物需要严格掌握适应证。如果必须应用时,要注意:①用药过程中监测患者血脂,尤其是高龄、肥胖、有糖尿病家族史的患者,以便早期诊断并及时治疗;②出现血脂异常或已控制的血脂异常控制不良时,应权衡利弊,考虑能否停用可疑药物;③确实需继续用药,应审慎考虑是否调整剂量,必要时使用调血脂药物和非药物干预治疗,同时结合患者情况制订相应的血脂控制目标。

四、治疗原则

药源性血脂异常是患者和医生需共同应对的问题,应尽可能选用对血脂影响较小的药物和选择合理的降脂治疗方案,使患者达到较好的治疗效果和依从性,将血脂控制在合理水平。治疗应根据患者血脂监测的情况及导致血脂异常的药物作用特点,选择适宜的治疗方案。

出现药源性高血脂以后的处理措施:使用合适的调血脂药。评估血脂控制是否适合患者情况。在调整饮食或改善生活方式(包括增加体育运动)后,再次评估血脂情况,必要时减少甚至停用调血脂药的剂量。

五、预后及随访

血脂代谢正常的人群中,药源性血脂异常的风险不高且作用可逆,通常在停用诱发药物后,血脂即可恢复正常或得到明显改善。但对于既往出现血脂异常的人群,联合用药不当可能造成血脂控制不良的情况。

六、患者教育

在使用可能导致患者血脂紊乱的药物之前,建议告知患者。请他们注意定期检测血脂相关的实验室指标,提醒其改善生活方式,如增加每天运动量,科学管理饮食。患者知情后多数会主动配合治疗。应该教育患者了解使用已知的药物的益处和风险,并且应该告知患者因为治疗需要,只有在医生监护下才能停用这些可能导致血脂异常的药物。那些已经被诊断为血脂异常的患者可能需要增加监测血脂的频率,有时需要调整原有调脂治疗方案。

七、典型病例

患者 50 岁,女性,糖尿病病史 3 年。长期服用盐酸二甲双胍片(500mg,每天 2 次),血糖和血脂水平在正常范围内。因诊断为雌激素受体阳性的Ⅲ期乳腺癌,在改良根治性乳房切除术后又接受了3个周期的辅助化疗(环磷酰胺、多柔比星和氟尿嘧啶)和放疗。随后进行了他莫昔芬片(20mg,每天1次)的激素治疗。3个月后,出现自发性严重腹痛和呕吐,持续5天。实验室检查:血清淀粉酶778U/L,TC 20.30mmol/L,TG 118.13mmol/L,HDL-C 0.31mmol/L,谷丙转氨酶35U/L,碱性磷酸酶200U/L,总胆红素13.68μmol/L,空腹血糖9.22mmol/L,餐后血糖15.83mmol/L,血红蛋白116g/L,总白细胞计数16.5×10^9/L,中性粒细胞百分比为85%,C反应蛋白15mg/L。腹部超声检查显示胰腺肿大,胰周及脾、肾多处积液。胆囊和胆道正常。增强计算机断层扫描提示急性胰腺炎,同时伴有腹水和少量左侧胸腔积液。

　　医生认为他莫昔芬是导致患者出现高甘油三酯血症,进而引发急性胰腺炎的原因。停用他莫昔芬后,给予患者静脉输液和镇痛药治疗5天,同时应用阿托伐他汀(10mg,每天1次)控制血脂水平。随后上述症状缓解,血脂水平在1个月后恢复正常。患者未再次服用他莫昔芬,即未通过再激发试验来证明因果关系。患者随后服用来曲唑(2.5mg,每天1次),并参加随访。

　　讨论:该患者未使用他莫昔芬前没有高甘油三酯血症,停药后血脂情况很快改善,这一事实可以说明高甘油三酯血症与他克莫司使用存在可能的因果关系。他莫昔芬具有拮抗和激动组织特异性作用,它可以对脂质代谢产生抗雌激素效应,可导致甘油三酯和乳糜微粒水平升高。血液中甘油三酯水平升高导致胰腺毛细血管缺血和坏死,胰腺脂肪酶的释放又导致甘油三酯释放游离脂肪酸,随后出现炎症反应。

　　点评:急性胰腺炎是一种危及生命的疾病。大量饮酒和胆石症是最重要的发病原因。本例提示应警惕药源性血脂异常和药源性胰腺炎的发生。

(纪立伟)

第三节　药源性肾上腺疾病

教学目的与要求

1. 掌握药源性肾上腺疾病的诊治方法。
2. 熟悉可导致肾上腺疾病的常用药品。
3. 了解药源性肾上腺疾病的发病机制。

　　下丘脑-垂体-肾上腺轴(简称HPA轴)是维持人体基本生命活动的重要内分泌功能轴,肾上腺是其主要组成部分。许多药物在用于治疗肾上腺或非肾上腺疾病时,通过作用于HPA轴影响皮质醇的合成、分泌及代谢,导致肾上腺皮质醇水平的增高或降低,引起药源性肾上腺疾病。临床上最常见的是药源性皮质醇增多症和肾上腺皮质功能减退症。不同药物引起肾上腺疾病的发生机制不同,临床表现差异明显,有时甚至危及生命。因此我们需要了解HPA轴的调控,加强对药物的认识。

一、药源性皮质醇增多症

　　药源性皮质醇增多症[ICD-10:E24.2]是指临床上长期全身或局部应用外源性糖皮质激素类药物,导致出现以向心性肥胖、满月脸、多血质、高血压、继发性糖尿病、骨质疏松症等为主要临床表现的综合征,又称医源性库欣综合征。

　　(一)致病药物和发病机制

　　可引起药源性皮质醇增多症的药物主要为糖皮质激素类药物,如地塞米松、泼尼松、氢化可的松、倍氯米松等。

人体 HPA 轴中,下丘脑释放促肾上腺皮质激素释放激素(corticotropin releasing hormone,CRH),作用于垂体分泌促肾上腺皮质激素(adrenocorticotropic hormone,ACTH),ACTH 作用于肾上腺皮质促其合成和释放皮质醇。正常情况下,HPA 轴可根据内、外环境的需要调控机体的糖皮质激素水平,通过 CRH 和 ACTH 对皮质醇的正反馈,以及皮质醇对 ACTH 和 CRH 的负反馈作用,机体内环境达到平衡。是否出现临床药源性皮质醇增多症与使用的糖皮质激素类药物剂量和时间有关。当长期给予大量外源性糖皮质激素类药物时,可直接引起循环中的糖皮质激素水平增高,导致药源性皮质醇增多症。以醋酸泼尼松为例,当每天剂量达 30~40mg,持续 3~4 个月时就会有临床症状,相当剂量的长效糖皮质激素类药物(如地塞米松,倍他米松)更容易引起药源性皮质醇增多症。皮质醇增多症是否出现的变异性很大。有研究显示,除全身应用外,局部长期应用地塞米松也可引起临床症状,如地塞米松麻黄碱滴鼻,局部吸入倍他米松等。即使生理剂量(小剂量)的糖皮质激素类药物在长期使用时也可能出现药源性皮质醇增多症,可能主要与 HPA 轴功能紊乱有关。单次应用糖皮质激素类药物引起药源性皮质醇增多症很少见。目前临床上尚无有效的检测方法来确定糖皮质激素类药物的给药剂量。通常氢化可的松剂量<20mg/d 时,症状即可消失。但当机体患有代谢性减慢的疾病,如甲状腺功能减退症或肝病,由于药物代谢速度减慢,在口服一半生理剂量的糖皮质激素类药物时即可产生药源性皮质醇增多症。对于合并有巨细胞病毒感染的视网膜炎的 HIV 患者,服用洛匹那韦/利托那韦时,如果局部应用糖皮质激素类药物,更容易引起药源性皮质醇增多症。因为洛匹那韦/利托那韦片经肝脏 CYP3A 代谢,CYP3A 介导的 6β-羟基化作用也是糖皮质激素类药物的主要代谢途径。以上两种药物联合使用时,糖皮质激素类药物代谢减少,造成体内糖皮质激素类药物浓度增高,引起药源性皮质醇增多症。

(二) 临床表现

糖皮质激素类药物影响着机体器官系统功能,其诱导的不良反应与使用激素的剂型、剂量、给药方式及给药时间相关。临床上将药源性皮质醇增多症分为长时间大剂量糖皮质激素类药物和长时间小剂量糖皮质激素类药物两种类型。对于病情较轻者,通过调整给药方案,减少药物剂量,症状可逐渐缓解,HPA 轴亦可逐渐恢复正常。而长期大剂量应用糖皮质激素类药物会导致严重的系统性不良反应,与成人相比,婴幼儿更容易发生药源性皮质醇增多症。系统性不良反应包括糖代谢、脂肪代谢及蛋白质代谢三大物质代谢异常和电解质紊乱。

1. 脂肪代谢紊乱　表现为脂肪重新分布,典型的向心性肥胖是指面部和躯干部脂肪沉积增多,四肢正常或消瘦。满月脸、水牛背、悬垂腹、锁骨上窝脂肪垫是皮质醇增多症较为特征性的临床表现。

2. 蛋白质代谢异常　表现为蛋白质分解加速,出现负氮平衡,患者肌无力,以近端肌肉为主;胶原蛋白减少,出现皮肤菲薄,宽大紫纹;皮肤毛细血管脆性增加,临床上表现为皮下瘀斑。

3. 糖代谢紊乱　可出现胰岛素抵抗,糖耐量异常,严重者可发展成类固醇性糖尿病。

4. 高血压、低钾血症　高水平的皮质醇有潴钠排钾的作用,机体出现血压升高,血钾降低。

5. 骨质疏松和高钙尿症　降低骨胶原转换,骨钙动员,且影响肠道钙的吸收,可表现为腰背部疼痛,甚至病理性骨折;尿钙增加易发生尿路结石。

6. 其他　生长发育迟缓、高凝状态、严重感染、精神障碍等。

(三) 诊断及鉴别诊断

1. 诊断　排除肾上腺增生、结节腺瘤后,出现以下临床表现和实验室结果,应考虑到本病的诊断。

(1) 临床表现:临床上有长期大剂量服用糖皮质激素类药物病史,并出现前述临床表现。

(2) 实验室检查

1) 尿皮质醇测定(至少 2 次):主要测定游离皮质醇,受药物影响小,比血游离皮质醇更稳定。

2）午夜唾液皮质醇（2次）:敏感性为92%~100%,特异性为93%~100%;禁烟,慎用含激素类的漱口液,夜晚安静状态下:血游离皮质醇≥4nmol/L（145ng/dl）。

3）1mg地塞米松过夜试验:午夜服用1mg地塞米松,或经典法地塞米松抑制试验（0.5mg q.6h.,48小时）,第2天晨血游离皮质醇≥50nmol/L（1.8μg/dl）说明没有被抑制;如果结果阳性再选择上述试验的另一项,或者测定24:00血皮质醇浓度。

4）血皮质醇浓度昼夜节律消失:正常时8:00、16:00、24:00血游离皮质醇水平依次递减,但容易受诸多因素影响,如精神状况,睡眠状况等,但节律的消失比单个值异常更有价值。

5）ACTH水平受到抑制:高水平的血皮质醇反馈性抑制垂体ACTH水平。

2. 鉴别诊断　许多疾病临床上也表现为肥胖、多血质外貌、糖耐量异常、高皮质醇血症等,应予以鉴别。

（1）肥胖症:部分肥胖症者可有皮质醇增多症等临床表现,如高血压、糖耐量异常、多毛,腹部条纹等,但无长期糖皮质激素类药物使用史,小剂量地塞米松可被抑制,不难鉴别。

（2）乙醇相关性皮质醇增多症:高皮质醇血症与乙醇是否有直接关系尚不清楚,患者可有满月脸、多血质外貌、皮肤变薄等特征性改变,同时小剂量地塞米松不被抑制。常伴有肝功能受损、酒精性肝病的表现。无糖皮质激素类药物使用病史,戒酒5天后糖皮质激素类药物可降至正常,要注意鉴别。

（3）糖尿病:2型糖尿病也可表现为肥胖、高血压、高凝状态,24小时尿17-羟皮质类固醇轻度升高,但可被小剂量地塞米松抑制,且无明确应用糖皮质激素类药物病史。

（四）预防与监测

为防止长期大量应用糖皮质激素类药物发生皮质醇增多症,应根据治疗目的和疾病本身的性质,结合激素的作用、不良反应以及肾上腺皮质分泌的昼夜节律性,确定适宜的用法、剂量、疗程和选择适当的制剂。对于因病情需要,必须长期激素替代治疗的患者,应尽量采用生理剂量或略小于生理剂量的短效糖皮质激素类药物治疗。对于需要长期应用糖皮质激素类药物治疗的慢性疾病（如肾病综合征、系统性红斑狼疮等）患者,尽量在大剂量冲击治疗后改为隔日间断给药的方案。HPA轴功能在此期间可逐渐恢复,所需维持剂量应逐渐减少,多数患者能维持疗效,尽可能降低药源性皮质醇增多症的发生率。

因此,为减少药源性皮质醇增多症的发生,使用糖皮质激素类药物应遵循以下原则:

1. 应使用最小的有效剂量;最好采用隔日疗法。

2. 尽量用局部给药代替全身用药。

3. 短期冲击用药,缩短用药时间和总剂量。

4. 加强患者用药教育。

（五）治疗原则

药源性皮质醇增多症的患者,轻度症状一般不需特殊治疗,停药后可自行恢复。对于症状较重的药源性皮质醇增多症患者需要对症治疗。限制食盐及碳水化合物的摄入,有助于减轻症状。长期用激素治疗者宜高蛋白饮食。用强心苷及利尿药的患者应注意补钾,避免低钾血症的发生。儿童、绝经期妇女特别是老年人,长期使用容易导致骨质疏松,严重时可引起自发性骨折,应补充活性维生素D制剂及钙剂。

（六）预后及随访

轻症患者一般不需特殊治疗,停药后可自行恢复,定期复查HPA轴功能。重症患者发生高血压、糖耐量异常、骨质疏松、高凝状态的风险增大,应定期予以评估HPA轴功能和相应治疗,教育患者定期随访。

（七）患者教育

药源性皮质醇增多症多是长期大量应用糖皮质激素类药物所致。如果患者病情需要长期服用糖皮质激素类药物,应告知皮质醇增多症的临床表现,并嘱其检测血压、血糖、电解质、骨密度及凝血功能,及时与医生沟通,以便及时予以药物调整和相应治疗,预防出现严重并发症。

(八)典型病例

患者女性,47岁,因全身出现散在红斑伴脱屑、瘙痒就诊,诊断为银屑病,给予相关治疗后,皮损时有复发,多于"感冒"后加重。1个月前患者全身红斑面积增大,脱屑增多,随后在红斑基础上出现密集针尖大小脓疱,就诊于当地医院,予以相关检查诊断为"脓疱型银屑病"。给予地塞米松注射液10mg/d静脉滴注,后因病情加重,地塞米松增至15mg/d。3月中旬改为口服地塞米松片12mg/d(每片0.75mg),之后逐渐减量至0.375mg/d,于6月中旬停药。近5个月体重增加约40kg,体重指数由18.36kg/m² 增至33.1kg/m²。实验室检查提示空腹血葡萄糖6.70mmol/L。血皮质醇水平1 656nmol/L,ACTH<5pg/ml。查体:满月脸,向心性肥胖,水牛背。全身散在稀疏点滴大小斑块,其上可见银白色鳞屑。四肢内侧及腹部可见明显紫纹。皮肤菲薄,可见皮下毛细血管。心肺未见明显异常。腹型肥胖。

讨论:患者因"脓疱型银屑病"静脉滴注地塞米松10~15mg/d近两个半月,之后口服地塞米松3个月,整个治疗期间糖皮质激素用量大,服用时间长,且地塞米松为长效糖皮质激素,更易引起药源性皮质醇增多症。患者用药后出现向心性肥胖、紫纹、皮肤菲薄等皮质醇增多症等临床表现,并伴有空腹血糖异常。实验室检查提示血皮质醇水平升高,ACTH被抑制,考虑存在药源性皮质醇增多症。

点评:目前很多疾病依赖糖皮质激素类药物治疗,而且疗程较长,出现药源性皮质醇增多症的风险很高。因此建议临床使用糖皮质激素类药物时应根据病情和药物特性尽量选择短效糖皮质激素类药物,使用最小有效剂量;采取短期冲击用药,并逐渐减至隔日用药;尽量用局部给药代替全身用药。

二、药源性急性肾上腺皮质功能减退症

正常情况下,人体内的皮质醇分泌量为15~30mg/d,在出现应激状态时,其分泌量可达100~300mg/d,以适应机体的需要。慢性肾上腺皮质功能减退时机体不能产生足量的皮质醇,平时依赖外源性糖皮质激素类药物补充,维持正常机体生理功能,当外源性糖皮质激素类药物供给不足或处于创伤、感染、手术及劳累等应激状态时,肾上腺分泌糖皮质激素相对不足即可出现急性肾上腺皮质功能减退,即肾上腺危象。某些药物可导致急性肾上腺皮质功能减退,称为药源性急性肾上腺皮质功能减退症[ICD-10:E27.301]。

(一)致病药物

导致急性肾上腺皮质功能减退的药物主要有:糖皮质激素类药物、肝素、苯妥英钠、巴比妥类、利福平、车前草等品种。

(二)发病机制

1. 糖皮质激素类药物　HPA轴中,当外源糖皮质激素类药物长期处于高水平状态,可以抑制下丘脑和垂体功能,CRH和ACTH分泌减少,导致肾上腺萎缩,不能正常合成和释放糖皮质激素。一般情况下,糖皮质激素类药物使用时间超过2~3周,剂量大于生理剂量(如泼尼松5mg/d或氢化可的松20mg/d),就会出现肾上腺皮质功能抑制。此时如果患者糖皮质激素类药物治疗突然停止或不恰当减量,即可导致急性肾上腺皮质功能减退。糖皮质激素类药物治疗的时间越长,剂量越大,症状就越重。受到抑制的HPA轴恢复时间因情况不同而长短不一。使用糖皮质激素类药物的时间达到18个月或以上者,HPA轴的恢复可能需要1年以上。在长期高剂量使用糖皮质激素类药物后的撤药治疗中,可用小剂量ACTH(1µg)刺激试验来评估HPA轴的恢复情况。小剂量ACTH(1µg)刺激试验:静脉注射1µg ACTH后,测20分钟、30分钟、60分钟、90分钟、120分钟的血皮质醇水平,正常个体的基础峰值或兴奋后血皮质醇峰值水平≥500nmol/L(180µg/L),继发性肾上腺皮质功能减退症患者血皮质醇水平不上升。

2. 苯妥英钠、巴比妥类、利福平、华法林等 均可诱导肝药酶活性增加,如利福平为肝微粒体酶的诱导剂,增加糖皮质激素类药物的代谢,降低血药浓度,导致肾上腺功能不全。原有肾上腺功能障碍的患者,在使用这些药物之前应酌情增加平时服用的糖皮质激素类药物剂量,以免诱发患者发生急性肾上腺功能不全。

3. 车前草 通过干扰胃肠道对糖皮质激素类药物的吸收,降低血中糖皮质激素类药物的浓度。有肾上腺功能障碍的患者使用可诱发急性肾上腺皮质功能减退。

4. 肝素 可导致双侧肾上腺出血,诱发急性肾上腺皮质功能减退。肝素诱导的肾上腺出血可能与免疫机制有关。肾上腺是富血供组织,在出凝血障碍环境中极易出现双侧肾上腺出血,从而发生急性肾上腺皮质功能减退。使用过程中应注意控制肝素剂量和监测血小板计数。

(三) 临床表现

原发性肾上腺皮质功能减退症的患者多出现发热、直立性低血压甚至低血容量性休克,表现为心动过速、四肢厥冷,患者虚弱无力、萎靡淡漠、嗜睡;也可出现躁动不安、谵妄惊厥,甚至昏迷;消化道功能障碍、食欲缺乏、恶心呕吐、腹泻、腹痛;肾上腺出血时还可出现肋和胸背部疼痛或低血糖昏迷。继发性肾上腺皮质功能减退症患者低血糖昏迷较常见,可有低钠血症。部分患者可出现高钾血症、氮质血症、高钙血症等电解质紊乱。

(四) 诊断及鉴别诊断

对具有典型肾上腺危象临床表现的患者,结合实验室检查诊断并不困难。但若发病急剧合并其他疾病症状,则不易正确判断。一般以下情况应考虑肾上腺危象可能:

1. 原有慢性肾上腺皮质功能不全患者出现发热、食欲缺乏、恶心呕吐或腹痛腹泻。

2. 不明原因休克或昏迷患者,应询问既往服药情况和进行电解质、皮质醇、血糖的检测,常规抗休克治疗无好转时。

3. 血栓性疾病、凝血功能障碍疾病和手术后患者病情急剧恶化,出现休克、腹痛时,应考虑急性肾上腺皮质出血坏死可能。

实验室检查:①低钠血症、高钾血症、低血糖;②血皮质醇,血皮质醇浓度<82.8nmol/L,对于危重患者即使血皮质醇水平在正常值范围内也不能完全排除;③尿游离皮质醇低于正常值。

(五) 预防与监测

肾上腺危象常见于在应激状态下没有及时增加糖皮质激素类药物剂量的慢性肾上腺皮质功能减退症的患者。对于这类患者加强教育是防治的关键。一般患者在进行长时间或高强度运动、发热、腹泻或呕吐、大手术、严重外伤或合并其他严重疾病时,应根据情况在日常剂量的基础上酌情增加糖皮质激素类药物用量,必要时予以肠外和静脉给药,同时严密监护血皮质醇、电解质水平以及生命体征。

(六) 治疗原则

临床高度怀疑肾上腺危象时,在采血送检电解质、ACTH、皮质醇的同时应尽快开始治疗,以免耽误治疗时机。

1. 静脉大剂量糖皮质激素类药物 首先静脉注射 100~200mg 氢化可的松,之后在 24 小时内每 6~8 小时静脉给予 50~100mg,第 2、3 天可减量 300mg/d,病情稳定后逐渐减量并改为口服。

2. 补液和纠正电解质紊乱:静脉补充大量 0.9% 氯化钠注射液或 5% 葡萄糖氯化钠注射液。补液视病情、患者年龄和心功能情况而定。监测电解质和血气变化,必要时补充钾、碳酸氢钠。

3. 预防和纠正低血糖。

4. 祛除病因、支持治疗。

(七) 预后及随访

诊断和治疗及时可恢复至发病前状态,如果不能及时有效地治疗可出现生命危险。根据患者神志、电解质水平判断其是否已补充足够糖皮质激素类药物,同时监测上述各项指标,及时调整剂量。

（八）患者教育

对原有慢性肾上腺皮质功能不全的患者,应教育其在运动、发热、手术等应激情况时及时增加糖皮质激素类药物剂量,并尽快与医师沟通,提前预防肾上腺危象的发生。

（九）典型病例

患者女性,46 岁。诊断类风湿关节炎 3 个月,口服美洛昔康片,甲氨蝶呤片（7.5mg/周）,雷公藤多苷片,醋酸泼尼松片（10mg,3 次/d）。20 余天出现药源性皮质醇增多症。本次因发热、乏力、心悸、气促 3 天,加重 10 余小时,以 "感冒" 治疗,后出现说话费力,呼吸困难,大汗淋漓,纳差,尿少。体温 38.4℃,心率 121 次/min,血压 90/60mmHg,双肺听诊正常。入院后给予氢化可的松注射液 200mg/d 静脉滴注,24 小时后症状明显减轻,体温下降,第 3 天体温正常,症状消失,改口服醋酸泼尼松片 30mg/d。

讨论:类风湿关节炎有关节外表现或多关节疼痛时,短期小剂量类固醇激素类药物（总量不超过 12.5mg/d）可减轻关节疼痛、肿胀,增加活动性及减少骨破坏。炎症明显减轻后逐渐减量,乃至停用。类固醇激素类药物早晨一次顿服,较少产生不良反应及肾上腺皮质轴功能抑制。该例患者一天多次口服泼尼松,20 多天时已出现药源性皮质醇增多症,说明肾上腺皮质功能已经受到抑制。患者出现发热应激状态时未及时增加糖皮质激素类药物剂量,特别是在患者出现皮质醇不足的临床症状时也未及时处理,以致出现肾上腺危象。

点评:类风湿关节炎患者用药时应遵循短期小剂量的原则,一旦出现可疑肾上腺危象症状时应及时静脉补充肾上腺皮质激素,纠正水电解质紊乱和酸碱平衡,并给予抗休克、抗感染等对症支持治疗,同时积极寻找并祛除诱因。

三、药源性慢性肾上腺皮质功能减退症

肾上腺皮质功能减退症分为原发性和继发性两类,原发性慢性肾上腺皮质功能减退症又称艾迪生病,是由自身免疫、结核、肿瘤、药物等破坏双侧绝大部分肾上腺组织所致;继发性慢性肾上腺皮质功能减退症则指垂体、下丘脑以及长期使用外源糖皮质激素类药物等引起的 ACTH 不足,进而导致皮质醇水平低下。由长期使用外源糖皮质激素类药物等引起的,称为药源性慢性肾上腺皮质功能减退症。

（一）致病药物和发病机制

1. 糖皮质激素类药物　糖皮质激素类药物对 HPA 轴起负反馈抑制作用,长期大剂量应用糖皮质激素类药物可抑制垂体功能,导致 ACTH 分泌下降,对肾上腺刺激作用减少,导致肾上腺皮质功能减退,甚至引起肾上腺萎缩。糖皮质激素类药物剂量越大、疗程越长,对肾上腺皮质的抑制作用越严重。肾上腺皮质功能减退的症状常在停用糖皮质激素类药物后 48 小时内出现。外源性给予大剂量糖皮质激素类药物起到明显抑制作用的最短疗程为 5 天。若糖皮质激素类药物剂量接近或略高于生理剂量,起明显抑制作用的最短时间约为 1 个月。在长期大剂量应用糖皮质激素类药物引起的 HPA 轴的抑制,在停药后至少 12 个月才能完全恢复;而小剂量短期使用糖皮质激素类药物,停药 5 天后 HPA 轴的功能即可恢复。各种原因导致长期不正规应用糖皮质激素类药物是慢性肾上腺皮质功能不全的主要原因之一。

2. 类固醇合成抑制剂

（1）伏立康唑:为广谱的三唑类抗真菌药,主要抑制线粒体细胞色素 P450 酶,包括胆固醇碳链酶、17α-羟化酶、11β-羟化酶,阻断了皮质醇合成。同时干扰 ACTH 诱导的 cAMP 的生成,与糖皮质激素受体有弱竞争作用。此类药物毒性不良反应呈剂量依赖性。

（2）甲吡酮:又称为美替拉酮,为吡啶类衍生物,可抑制 11β-羟化酶的活性。11β-羟化酶是皮质醇生物合成途径中最后一个步骤所需的酶,并兼有轻度抑制 18-、19-、17α-羟化酶的作用,同时抑制

ACTH 受体 MCR-2 在肾上腺的表达,降皮质醇效果甚为迅速,在服药后 2 小时起效,且不出现明显的 ACTH 升高。

（3）氨鲁米特:又称氨基导眠能,是一种抗惊厥药,有镇静作用,对 P450 侧链裂解酶有强烈的抑制作用,对其他 P450 类固醇合成酶、芳香化酶也有轻度的抑制作用,可明显降低皮质醇水平,对 60% 的肾上腺癌患者有效。用药过程中若出现肾上腺皮质功能不全,应予以补充糖皮质激素类药物,需要注意的是氨鲁米特能使地塞米松的肝脏清除率加快,故地塞米松不宜用于替代治疗。

（4）曲洛司坦:为雄烷-碳腈衍生物,选择性抑制 3β-类固醇脱氢酶,并加强 2 型 11β-羟类固醇脱氢酶（11β-HSD2）活性,使皮质素/皮质醇比值升高,通常需用到较大剂量（980mg）时,有可能引起肾上腺皮质功能不全。

（5）依托咪酯:是一种中枢神经镇静与抗惊厥药,可显著抑制 11β-羟化酶活性,也有较轻的抑制 17α-羟化酶、17,20-裂合酶,同时显著抑制肾上腺皮质细胞增殖和 ACTH 受体表达的效果。此药阻滞肾上腺皮质激素合成作用最强,主要不良反应是慢性肾上腺皮质功能减退。依托咪酯有时也作为一种肌肉松弛麻醉药,可引起急性肾上腺皮质功能减退而增加重症患者的死亡率。给异位 ACTH 综合征的重症皮质醇增多症患者持续静脉滴注依托咪酯,可有效抑制皮质醇合成长达 8 周。目前,依托咪酯仅适用于有并发症的重症皮质醇增多症患者在进行下一步治疗前短期使用,且需要在监护病房内使用。

3. 米非司酮　是目前唯一一种糖皮质激素受体拮抗剂,它是一种孕酮受体和Ⅱ型糖皮质激素受体拮抗剂,对糖皮质激素的亲和力是地塞米松的 3 倍,是内源性皮质醇的 10 倍。米非司酮可与蛋白高度结合,多次给药平均半衰期为 85 小时,停药后约需 2 周才能从循环中清除。有研究显示,米非司酮在治疗皮质醇增多症时,患者的临床症状改善率为 87%。

4. 米托坦　为杀虫药双对氯苯基三氯乙烷的衍生物,是唯一既能抑制肾上腺皮质类固醇合成、代谢,又能毁坏肾上腺皮质细胞的药物。米托坦主要抑制类固醇激素生物合成的第一步,即胆固醇转变为孕烯醇酮,同时也有抑制 11β-羟化酶、18-羟化酶和 3β-类固醇脱氢酶的作用。米托坦影响皮质醇代谢,促进其 6β-羟化酶作用强于 5β-还原作用,加速类固醇在肝脏代谢。米托坦可加强皮质醇结合球蛋白的合成。米托坦的抗肾上腺作用主要是通过使细胞内脂质聚集,线粒体肿胀、受损,干扰 ATP 酶的活性及线粒体电子传递,过氧化物生成及与蛋白质共价结合,使肾上腺皮质束状带和网状带的细胞死亡,对球状带的破坏作用较轻。小剂量使用时（2~4g/d）,米托坦很少影响醛固酮的合成,而大剂量使用时则需要 9α-氟氢可的松的替代治疗。米托坦具有亲脂性,可在脂肪组织内蓄积,停药后可继续由脂肪组织释放长达 2 年之久。米托坦可使地塞米松在肝微粒体中降解代谢加速,所以对于出现肾上腺皮质功能减退的患者,替代治疗首选氢化可的松,亦可选用泼尼松,而不宜使用地塞米松,并需要使用较长时间。

5. 抑制 ACTH 分泌及作用的药物　生长抑素类似物（奥曲肽）、溴隐亭（多巴胺受体激动剂）降低皮质醇的效果尚可,而赛庚啶（5-羟色胺拮抗剂）、维 A 酸（PPA R γ 激动剂）、丙戊酸钠降皮质醇的作用具有不一致性。

6. 其他　醋酸甲地孕酮是天然孕激素的合成衍生物,作为一种人工合成的具有促进蛋白同化作用的孕激素,对激素敏感性肿瘤能改善食欲和增加体重,促进蛋白同化。醋酸甲地孕酮具有类似糖皮质激素的活性,可抑制 HPA 轴的功能,导致内源性皮质醇分泌减少,引起肾上腺皮质功能不全。在用于肾功能不全的患者时,需注意同时合并的低钠血症可能会掩盖肾上腺皮质功能不全的临床表现。

（二）临床表现

慢性肾上腺皮质功能减退症通常起病隐匿,病情逐渐加重。原发性慢性肾上腺皮质功能减退症最特征的表现是皮肤黏膜色素沉着,呈棕褐色,分布全身,在暴露及易摩擦的部位（面部、手部、掌纹、乳晕、甲床、足背、瘢痕和束腰带的部位）更明显,牙龈、舌表面和颊黏膜也常有色素沉着。在色素沉着的皮肤间可有白斑。继发性肾上腺皮质功能减退症患者的肤色苍白,皮肤黏膜色素缺失。

其他临床表现如下:

(1) 皮质醇缺乏表现:消化道症状表现为食欲减退,嗜盐食,体重减轻,恶心呕吐,胃酸过多,消化不良,腹泻、腹胀等;乏力易疲劳,表情淡漠,嗜睡,甚至精神失常。心血管系统:血压降低,心音低钝,头晕,直立性低血压;糖异生作用减弱,肝糖原耗损,可发生空腹低血糖;脂肪消耗,脂肪动员和利用均减弱;大量饮水后出现稀释性低钠血症;女性可出现腋毛、阴毛减少,月经失调;男性常有性功能减退。

(2) 醛固酮缺乏表现:最常见表现为食欲缺乏、无力、低血压、慢性失水,消瘦;可有低钠血症、低血容量,加重直立性低血压;肾血流减少,甚至出现肾前性氮质血症;肾脏排钾,泌氢减少,高钾血症,代谢性酸中毒。

(三) 诊断

一般诊断并不困难,临床上如有米非司酮等药物使用史或长期使用糖皮质激素类药物史的患者,出现下列情况时应考虑药源性慢性肾上腺皮质功能减退症:①乏力加重、食欲减退和体重减轻;②血压降低或直立性低血压;③皮肤色素沉着或脱失;④畏寒、便秘;⑤低钠血症、高钾血症;⑥空腹低血糖或 OGTT 低平曲线。

需要测定以下激素以便于诊断:

1. 血皮质醇　清晨血皮质醇<82.8nmol/L,可确诊为肾上腺皮质功能减退,≥552nmol/L 可排除本症。

2. 血 ACTH　原发性肾上腺皮质功能减退症患者 ACTH 水平升高,ACTH≥22pmol/L;继发性肾上腺皮质功能减退症患者 ACTH 可正常或下降。

3. 尿游离皮质醇　通常低于正常。

4. 血醛固酮　原发性肾上腺皮质功能减退症者醛固酮水平降低或处于正常低限,肾素活性升高。同时结合实验室检查包括清晨血皮质醇浓度(<138nmol/L),血促肾上腺皮质激素浓度(血ACTH),电解质浓度等。

(四) 鉴别诊断

1. 慢性消瘦　多种疾病可伴有慢性消瘦症状,如慢性肝炎、肿瘤、甲状腺功能亢进症、糖尿病等,但多有原发病的典型症状,且无长期过量使用损伤肾上腺功能药物或糖皮质激素类药物使用史。

2. 低血糖　肝功能不全、胰岛细胞瘤、降血糖药服用不规律均可造成低血糖,但大部分有原发病症状,且无抑制肾上腺皮质功能药物使用史,临床上应注意鉴别。

(五) 预防与监测

药源性慢性肾上腺皮质功能减退多是由于大剂量糖皮质激素类药物使用不当或超剂量使用抑制肾上腺激素合成和分泌的药物,因此在药物治疗过程中,合理用药十分重要。超剂量使用美替拉酮、氨鲁米特等抑制皮质醇合成及分泌的药物,可造成肾上腺皮质功能不全的风险增大。若发现肾上腺皮质功能不全的症状,应立即停止使用可疑致病药物,及时给予糖皮质激素类药物进行替代治疗。如果患者已经存在肾上腺功能障碍,病情需要使用利福平、苯妥英钠等药物时,应当增加糖皮质激素类药物剂量,给予 2~3 倍原剂量的糖皮质激素类药物。长期使用较大剂量的糖皮质激素类药物进行替代治疗的患者,宜采用隔日疗法。在糖皮质激素类药物替代治疗减量过程中,激素的剂量应缓慢、逐步减少,不能突然停用或快速减量。停药后 1~2 年内,如发生应激情况,仍需采用糖皮质激素类药物进行替代治疗,以防发生肾上腺皮质功能不全。

(六) 治疗原则

1. 患者教育　教育患者在治疗相关疾病时,不要长期不规律使用糖皮质激素类药物,应短期小剂量应用。在使用有损伤肾上腺功能的药物时,应注意临床症状,监测电解质,必要时及时就诊,与主诊医师沟通病情。

2. 针对病因、祛除诱因治疗。

3. 加强营养、纠正水电解质紊乱。

4. 激素替代治疗 结合患者的临床症状、血尿皮质醇水平及体力劳动强度等确定适宜的长期替代剂量。药物首选半衰期较短的药物如氢化可的松或可的松,肝功能不全患者建议使用氢化可的松。给药模式尽量模拟生理性激素分泌周期,一般是晨起后给予全天剂量的 2/3,下午 2~3 时给予全天剂量的 1/3。药量的调整主要依据患者的症状、体征、血压、血电解质水平,而非依据血皮质醇水平。小剂量 ACTH 兴奋试验对于评估 HPA 轴的功能有一定意义。

(七)预后及随访

及时祛除病因,适量替代,可逐步恢复正常 HPA 轴的功能。定期复查电解质、血糖,必要时使用问卷调查体力、精神情绪等情况。

(八)典型病例

患者,男性,56 岁,1 型糖尿病病史 27 年。一直以胰岛素治疗,近 2 个月无低血糖发生。因患有棘阿米巴角膜炎,口服酮康唑 400mg q.i.d.,后酮康唑改为 600mg b.i.d.,用药 20 天后频繁出现低血糖。予以减少胰岛素剂量,但低血糖仍时有发生。患者逐渐出现乏力、怕冷、恶心、纳差、直立性低血压等症状。实验室检查提示血钠 111mmol/L,血皮质醇浓度 27.5nmol/L,考虑可能为酮康唑引起肾上腺皮质功能低下,立即停用酮康唑,同时予以氢化可的松 100mg 静脉滴注,后改为泼尼松 7.5mg 口服,患者上述症状逐渐消失,未再频繁发生低血糖,胰岛素剂量也恢复为原有剂量。

讨论:患者一天多次大剂量服用酮康唑,每天总量超过 600mg,造成肾上腺皮质功能低下,停药并及时补充糖皮质激素类药物后症状消失。

点评:酮康唑除可造成肾上腺皮质功能低下,还有肝毒性的问题,鉴于有可替代的抗真菌药,欧盟、美国等多对其口服制剂实施风险控制措施。2015 年,我国国家食品药品监督管理总局认为酮康唑口服制剂存在严重肝毒性不良反应,使用风险大于效益,决定停止生产销售使用酮康唑口服制剂。

(李慧)

第四节 药源性高尿酸血症

尿酸是嘌呤代谢的最终产物,主要由细胞分解代谢的核酸、其他嘌呤类化合物以及食物中的嘌呤分解产生。人体内尿酸 20% 来源于富含嘌呤或核酸蛋白的食物,80% 来源于内源性嘌呤代谢。血尿酸浓度取决于尿酸生成和排泄速度之间的平衡。当血尿酸超过饱和浓度,尿酸盐晶体析出可直接黏附、沉积于关节及周围软组织、肾小管和血管等部位,诱发炎症反应,导致出现临床症状。当药物导致嘌呤代谢紊乱,使嘌呤生成增加和/或尿酸排泄障碍时,血尿酸浓度超过正常范围的上限,即出现药源性高尿酸血症。

一、致病药物

某些药物可促进内源性尿酸生成增加,或通过减少肾小球滤过和分泌、增加肾小管重吸收减少尿酸排出,通过以上一种或多种途径影响血尿酸水平。导致尿酸升高的药物有噻嗪类利尿药、袢利尿药、细胞毒性药物、环孢素、他克莫司、吡嗪酰胺、乙胺丁醇、阿司匹林(<2g/d)、左旋多巴、果糖、烟酸、乙醇、喹诺酮类等。常见的有以下几种情况:

1. 增加嘌呤的摄入,如胰酶制剂、肌苷。

2. 通过细胞溶解、增加白细胞产生、溶血等增加内源性尿酸的产生,如细胞毒性药物。

3. 降低肾脏对尿酸盐的清除率,如阿司匹林、环孢素、利尿药、抗结核药物。

4. 增加尿酸盐的产生和降低其清除率,如烟酸。

二、发病机制

1. 利尿药　几乎所有利尿药都会对尿酸排泄产生影响,以袢利尿药和噻嗪类利尿药更常见,如呋塞米、托拉塞米、氢氯噻嗪等。此类利尿药作用于髓袢升支部,减少肾小管对 Na^+、Cl^-的重吸收,产生伴有失 Na^+、Cl^-、K^+、H^+的利尿作用,使血容量和细胞外液减少。血容量减少使尿酸从肾小管滤过减少,同时近曲小管对 H_2O 和 Na^+的重吸收增加,随之尿酸的重吸收也增加,长期应用导致高尿酸血症。袢利尿药、噻嗪类利尿药和尿酸均通过近曲小管有机酸转运系统进行分泌排泄,两者相互竞争性抑制,联合用药期间减少尿酸排出。利尿药的尿酸贮积效应呈剂量依赖性,导致高尿酸血症多见于大剂量或长期应用利尿药的病例。因此,既往高尿酸血症和痛风史的患者不建议使用利尿药,必要时与 ACEI 和 ARB 联合使用。

2. 抗肿瘤药　细胞毒性抗肿瘤药用于治疗血液系统恶性肿瘤时(如白血病、淋巴瘤等),造成细胞死亡数量急剧增高,嘌呤降解增加,引起尿酸贮积,诱发高尿酸血症。甲氨蝶呤是特异性作用于 S 期的代谢拮抗剂,抑制嘌呤核嘧啶的合成,导致 DNA 合成受阻。在大剂量应用时,原药和代谢产物可沉积在肾小管内导致高尿酸血症肾病。巯嘌呤、硫唑嘌呤、硫鸟嘌呤等嘌呤拮抗剂与内源性嘌呤结构相似,干扰正常嘌呤碱代谢和核酸生物合成,并可在肝脏内黄嘌呤氧化酶作用下生成尿酸衍生物,引起血尿酸水平升高。

3. 免疫抑制剂　环孢素是一种强效的免疫抑制剂,可逆、特异地作用于淋巴细胞。环孢素可通过与肾小管细胞胞质中钙离子结合蛋白结合、诱导肾皮质中线粒体脂质过氧化、降低细胞 Na^+-K^+-ATP 酶活性机制,直接产生肾毒性,造成肾组织损伤,进而影响血尿酸的分泌和排泄。有机阴离子转运体10 在近曲小管上参与尿酸盐转移和介导环孢素的转运,被认为可能与高尿酸血症有关。他克莫司是从链霉菌属中分离的发酵产物,为一种强力的免疫抑制剂,免疫抑制效果明显强于环孢素。他克莫司可以引起剂量依赖的入球小动脉收缩,导致高危患者发生高尿酸血症和肾损伤。

4. 抗结核药物　此类药物或其代谢产物与尿酸竞争有机酸排泄通道,减少尿酸排泄。吡嗪酰胺和乙胺丁醇均可导致高尿酸血症。作为短程抗结核治疗的主要药物,高尿酸血症是吡嗪酰胺最常见的不良反应之一。吡嗪酰胺在菌体内转化为吡嗪酸,吡嗪酸与尿酸竞争有机酸排泄通道,减少尿酸排泄,导致血尿酸浓度增加。乙胺丁醇是人工合成的化合物,50% 以原型从尿液中排出,在肾小管和尿酸竞争性排泄,可诱发高尿酸血症。

5. 阿司匹林　阿司匹林对尿酸代谢的影响具有双重作用。小剂量的阿司匹林(<2g/d)抑制肾小管分泌尿酸,引起高尿酸血症。大剂量阿司匹林对尿酸分泌和重吸收均有抑制作用,但对重吸收的抑制效应更强,最终使尿酸从尿液中排泄增加。

6. 左旋多巴　左旋多巴是多巴胺递质的前体物质,吸收后在肝、肾、脑等处代谢为多巴胺,进而代谢成高香草酸和苦杏仁酸。在肾脏与尿酸竞争排泄路径,使尿酸的排泄量减少,引起高尿酸血症。

7. 烟酸　烟酸即维生素 B_3,是人体必需维生素之一,在人体内转化为烟酰胺。烟酰胺是辅酶Ⅰ和辅酶Ⅱ的组成部分,参与体内脂质代谢、组织呼吸的氧化过程和糖类无氧分解的过程。烟酸既增加尿酸的产生,也降低其清除率,引起高尿酸血症,其对尿酸升高影响呈剂量依赖性,所以高尿酸血症和痛风患者慎用烟酸。烟酸缓释制剂可避免短时间内大量药物被吸收所造成的高血药浓度,减少剂量依赖的药品不良反应发生。

8. 喹诺酮类　喹诺酮类药物引起高尿酸血症的机制尚不清楚,但相关不良反应仍有报道。可能的机制如下:①喹诺酮类主要经肾排泄,可能竞争性抑制尿酸排泄;②中性或碱性环境下药物在肾小管析出结晶,造成肾机械性损伤及肾小管分泌功能紊乱。

9. 肌苷和胰酶制剂 胰酶是从新鲜动物胰脏中提取的多种酶的混合物,主要是胰脂肪酶、胰蛋白酶和胰淀粉酶,含有大量的嘌呤成分。长期大剂量使用该类药物,可引起高尿酸血症。肌苷是次黄嘌呤核苷,为嘌呤代谢的中间产物,作为外源性尿酸前体补充而引起高尿酸血症。

三、临床表现

部分高尿酸血症患者没有临床症状,称为无症状高尿酸血症。随着血尿酸水平的增高和病程的延长,肾结石和痛风的患病率也逐渐升高,二者可出现典型的临床表现。

1. 痛风性关节炎 好发于第一跖趾关节,足背、踝、膝、指、腕关节也可受累。急性期可见关节及周围软组织红肿,局部发热,刀割样剧烈疼痛,关节活动受限,反复发作可导致关节软骨和骨质破坏。慢性关节炎期可形成痛风石,常见于关节内、关节周围以及皮下组织,以耳郭、跖趾关节较为常见。

2. 肾脏病变 尿酸盐在肾间质组织沉积,可导致尿酸钠盐性肾病,临床主要表现为蛋白尿;尿酸性肾结石;当肿瘤化放疗后,大量尿酸盐结晶可堵塞肾小管,导致急性高尿酸血症肾病,出现少尿、无尿、氮质血症,甚至急性肾衰竭。

四、诊断及鉴别诊断

(一) 诊断

药源性高尿酸血症的诊断主要依据生化检查和相关药物使用史。根据流行病学资料,既往高尿酸血症指正常嘌呤饮食下,非同日 2 次空腹血尿酸水平男性>420μmol/L,女性>360μmol/L。因尿酸盐在血液中的饱和浓度为 420μmol/L(不分性别),超过此值可引起尿酸盐结晶析出并在组织中沉积,故可将血尿酸水平>420μmol/L 作为诊断切点。

临床上有可疑药物使用史,生化检查提示血尿酸水平升高,可考虑为药源性高尿酸血症。

(二) 鉴别诊断

1. 类风湿关节炎 以青、中年女性多见,好发于四肢的小关节,表现为游走性、对称性多关节炎,受累关节呈梭形肿胀,常伴有晨僵,反复发作可引起关节畸形。血尿酸正常,类风湿因子阳性。

2. 关节周围蜂窝织炎 关节周围软组织明显红肿、畏寒、发热等全身症状较明显,但关节肿痛不明显,血白细胞计数升高,血尿酸水平不高。

3. 假性痛风 关节软骨矿化所致,多见于甲状腺激素替代治疗的老年人,常受累的关节是膝关节,关节症状发作无季节性,血尿酸正常。

五、预防与监测

对于肾功能不全或既往有高尿酸血症病史的患者,尽量避免和减少影响尿酸生成与排泄的药物。用药期间低嘌呤饮食,戒酒。避免过度劳累、紧张、受寒、受伤等情况;多饮水。定期复查血尿酸和 24 小时尿尿酸水平。如果出现血尿酸明显升高,需根据病情停用相关可疑药物或应用降低尿酸的药物。

六、治疗原则

药物引起的血尿酸水平升高一般不需要特殊处理,注意生活方式的改变。饮食以低嘌呤食物为主,严格限制动物内脏、海产品和肉类等高嘌呤食物摄入,多食用新鲜蔬菜。多饮水,每天饮水量2 000ml 以上,但要避免饮用可乐、橙汁、苹果汁等含果糖饮料或含糖软饮料。戒烟,减少被动吸烟。若血尿酸持续上升,建议停用可疑药物。对于已有高尿酸血症和痛风的患者,应尽量避免选用可引起血尿酸水平升高的药物。必要时碱化尿液并使用抑制尿酸生成或促进尿酸排泄的药物,常用药物为别嘌醇、非布司他和苯溴马隆。

七、预后及随访

一般去除可疑药物后血尿酸可恢复正常。对于不能去除或替换可疑药物时,需加用降尿酸的药物,定期复查血尿酸和 24 小时尿尿酸水平。加强患者教育和生活方式的干预。

八、患者教育

既往有高尿酸血症和肾功能不全的患者应尽量避免与减少影响尿酸生成和排泄的药物。因病情需要必须用药时,应嘱患者在用药期间采用低嘌呤饮食,多饮水,定期复查肾功能、血尿酸和 24 小时尿尿酸水平,以便及时调整药物。

九、典型病例

患者男性,52 岁。因患急性气管-支气管炎,予以左氧氟沙星片 0.5g 口服,每天 1 次,服药 3 天后出现右踝内侧局部红肿、压痛。查体发现右踝内侧红、肿、热、痛。查血尿酸水平 621μmol/L,既往无痛风病史,治疗期间未进食高嘌呤食物,考虑可能与服用左氧氟沙星片有关,停用左氧氟沙星片,换用其他抗生素,卧床休息,口服碳酸氢钠片碱化尿液,血尿酸水平逐渐下降,症状缓解。

讨论:患者治疗期间未服用其他药物,也未进食高嘌呤食物,而停用左氧氟沙星片后血尿酸逐渐恢复正常,故考虑血尿酸水平升高与左氧氟沙星片相关。

点评:左氧氟沙星片经肾排泄,竞争性抑制尿酸的排泄从而导致高尿酸血症,建议用药时特别是有高尿酸血症病史的患者应予以监测血尿酸水平。

(李慧)

第五节　药源性甲状腺疾病

教学目的与要求

1. 掌握药源性甲状腺疾病的定义、常见致病药物以及药源性甲状腺疾病的治疗原则。
2. 熟悉不同药物所致甲状腺疾病的作用机制。

甲状腺是人体重要的内分泌腺体,是机体合成和分泌甲状腺激素的器官。甲状腺激素参与机体代谢、生长发育等多种功能的调节。各种内源性和外源性因素可直接或间接损伤甲状腺组织,导致甲状腺功能异常,引发各种甲状腺疾病。治疗非甲状腺疾病的药物,通过干扰甲状腺激素的合成、转运、代谢,引发甲状腺的自身免疫反应或改变下丘脑-垂体-甲状腺轴调控,影响甲状腺功能所导致的疾病,统称为药源性甲状腺疾病。

药源性甲状腺疾病临床表现多种多样,有些药物可导致甲状腺功能亢进症,有些药物可引起甲状腺功能减退症。有些药源性甲状腺疾病可以是一过性的,停药后一段时间可恢复正常;有些药物引起的甲状腺改变是永久性的,需要针对性地积极治疗。还有些药物本身对甲状腺无明显不利影响,但是可干扰甲状腺功能的检测,对临床诊断治疗带来干扰,也应加以识别,避免误诊误治,给患者带来不必要的损伤。

一、流行病学

不同药物所致甲状腺疾病的发病率存在很大差异,目前尚无药源性甲状腺疾病患病率数据,但是临床工作中药源性甲状腺疾病并不少见。随着新型药物的不断开发和使用,有必要认识药物对甲状腺的影响,早期识别药源性甲状腺疾病,以及药物对甲状腺功能检查的干扰作用,做到正确识别与诊断,及时给予合理的干预,避免误诊误治带来甲状腺损伤和/或甲状腺功能异常。

二、致病药物

有些药物可以影响甲状腺激素的合成、转运和代谢或改变下丘脑-垂体-甲状腺轴调控,从而影响甲状腺功能;此外还可以通过引发甲状腺的自身免疫反应或直接破坏甲状腺导致甲状腺功能异常或病变,还有一类药物不影响甲状腺功能,但是干扰甲状腺功能测定(表10-5-1)。

表10-5-1　常见的导致甲状腺疾病的药物及发病机制

发病机制	药物类别	代表药物
干扰下丘脑-垂体-甲状腺轴	多巴胺受体拮抗剂	甲氧氯普胺、多巴胺
	糖皮质激素类药物	氢化可的松、泼尼松、地塞米松等
	生长抑素类似物	奥曲肽、兰瑞肽
	抑制肾上腺	米托坦
	类维生素A类药物	贝沙罗汀
干扰甲状腺激素合成、分泌	含碘药物	胺碘酮,含碘造影剂
	锂剂	碳酸锂
	次氯酸盐	
影响甲状腺素与甲状腺球蛋白的结合	性激素及其类似物	雌激素、雄激素、肝素
	抗肿瘤药	氟尿嘧啶
	阿片受体激动剂	海洛因
影响甲状腺素代谢清除	精神科药物	苯巴比妥钠
	抗结核药物	利福平
影响甲状腺自身免疫	单克隆抗体	阿仑珠单抗
	免疫检查点抑制剂	抗PD-1/PD-L1单抗,抗细胞毒性T淋巴细胞相关抗原4(CTLA-4)单抗
	免疫调节剂细胞因子单抗	干扰素α,IL-2单抗
直接破坏甲状腺	碘剂	胺碘酮、含碘造影剂
	酪氨酸激酶抑制剂	索拉非尼、舒尼替尼、阿昔替尼、伊马替尼、尼洛替尼和达沙替尼

续表

发病机制	药物类别	代表药物
影响甲状腺功能测定	维生素	生物素
	抗凝血药	肝素
	抗癫痫药	卡马西平、奥卡西平
	利尿药	呋塞米(大剂量)
	非甾体抗炎药	阿司匹林(大剂量)
影响多个环节	胺碘酮	胺碘酮
	抗肿瘤药:酪氨酸激酶抑制剂	索拉非尼、舒尼替尼、阿昔替尼、伊马替尼、尼洛替尼和达沙替尼

三、发病机制

(一) 甲状腺激素合成、分泌和转运机制

生理状态下,甲状腺激素由滤泡上皮细胞以碘为原料,经过滤泡聚碘、酪氨酸碘化及碘化酪氨酸缩合 3 个环节合成甲状腺素(T_4)和三碘甲状腺原氨酸(T_3)。

甲状腺素的合成与分泌直接受到腺垂体分泌的促甲状腺激素(TSH)调节,下丘脑的促甲状腺素释放素(TRH)促进 TSH 的分泌,而 T_3 抑制 TSH 的分泌,并形成下丘脑-垂体-甲状腺轴(HPT)调节系统。此外,还存在神经、免疫及甲状腺自身调节等机制,共同维持血液中甲状腺激素水平的相对稳定。

(二) 常见的导致甲状腺疾病的药物及发病机制

药物可以通过多个环节影响甲状腺,常见有临床意义的机制如下:

1. 药物影响下丘脑-垂体-甲状腺轴调控　TSH 的分泌主要受下丘脑分泌的 TRH 和血中甲状腺素水平的双重调节。TRH 对腺垂体的刺激作用与血中 T_4、T_3 的反馈抑制作用相互抗衡,相互影响,从而维持外周血液中甲状腺激素的稳态。

一些研究显示,下述药物对 TRH 产生影响:①雌激素可增强腺垂体对 TRH 的反应,使 TSH 分泌增加。②多巴胺受体拮抗剂:如甲氧氯普胺,可阻断多巴胺受体,促进 TRH 的合成及释放,也可提高基础 TSH 水平。③多巴胺受体激动剂可抑制腺苷酸环化酶的活性,如在治疗催乳素瘤需长期服用多巴胺受体激动剂,可使患者 TSH 水平下降。④糖皮质激素是 HPA 轴激活的终产物,并受应激的强烈影响,应激时 HPA 的激活可在下丘脑和垂体水平抑制垂体-甲状腺轴功能,使 TSH 分泌减少。应用药理剂量的糖皮质激素类药物治疗或皮质醇增多症患者中,TRH 刺激 TSH 分泌反应降低,进而导致甲状腺素分泌减少,但一般不会引起中枢性甲状腺功能减退症。

应当指出,对于长期接受糖皮质激素类药物、奥曲肽或多巴胺治疗的患者其 TSH 并不会持续下降,也不会发生甲状腺功能减退症,提示在这些急性效应以外存在着代偿机制,可能药物引起 TSH 减少导致的甲状腺激素分泌减少又反馈性作用于垂体,使垂体代偿分泌 TSH 增加。然而,低水平的 TSH 水平和正常的游离甲状腺素水平可能与亚临床甲状腺功能亢进症相混淆,常常导致不必要的评估或治疗。

使用以下药物会导致 TSH 水平降低:①长期服用米托坦治疗肾上腺皮质癌的患者中,大部分患者发生甲状腺功能减退症,主要表现为游离甲状腺素降低伴随不适当的正常 TSH 水平。TRH 兴奋试验 TSH 反应低下,提示为中枢性甲状腺功能减退症。这类患者常常需要长期的甲状腺素替代治疗。②免疫检查点抑制剂类药物,如程序化死亡因子-1/程序化死亡因子-配体 1(programmed death-1/programmed death ligand-1,PD-1/PD-L1)、细胞毒性 T 淋巴细胞相关抗原 4(anti-cytotoxic T lymphocyte-associated antigen-4,CTLA-4）的单克隆抗体,因诱导机体发生自身免疫性疾病,如淋巴细胞性垂体炎,导致腺垂体功能低下,中枢性甲状腺功能减退症,一旦发生,常常需要多种激素替代治疗。③类维生素 A 激动剂贝沙罗汀（bexarotene）用于治疗皮肤型 T 细胞淋巴瘤,贝沙罗汀可直接作用于垂体 TSH 细胞上的 TSHβ 亚单位,抑制该基因启动子活性,它对垂体 TSH 分泌抑制性强,临床使用中发现贝沙罗汀治疗 2 周,40% 以上的患者出现血清 T_4 和 T_3 水平低于正常,血清 TSH 水平降低,伴有临床中枢性甲状腺功能减退症表现,需要补充甲状腺素治疗。④生长抑素可直接影响垂体的促甲状腺细胞,抑制 TSH 的分泌,但其作用通常是暂时的,故长期治疗并不引起甲状腺功能减退症。

2. 干扰甲状腺激素合成、分泌　多种药物通过干扰甲状腺激素的合成和分泌影响甲状腺的功能,其中最典型的药物包括碘剂、含碘造影剂及次氯酸均通过抑制碘摄取和甲状腺激素的分泌,引起甲状腺素水平降低,甚至出现原发性甲状腺功能减退症表现。研究表明,血碘升高到 10mmol/L 以后,能够抑制碘的活化过程,使甲状腺激素合成减少,这种过量碘抑制甲状腺激素合成的效应称为碘阻滞效应（iodine blocking effect;又称为沃尔夫-柴可夫效应,Wolff Chaikoffeffect）。当碘过量持续一定时间后,甲状腺激素的合成又重新进行,即发生"脱逸现象",可避免过度抑制效应。如甲状腺自身调节失效,原有桥本甲状腺炎患者更易发生原发性甲状腺功能减退症。

锂的使用可抑制甲状腺腺泡的胞饮作用,减少甲状腺激素的释放,导致甲状腺肿大和甲状腺功能减退症。研究显示,服用锂剂的躁狂症患者中 50% 存在甲状腺肿,而未使用锂剂的患者中甲状腺肿大的比例仅为 16%。接受锂离子治疗的患者中甲状腺功能减退症的患病率差异很大。一项纳入 1 778 例服用锂剂的队列研究显示,甲状腺功能减退症的平均患病率为 17.6%。荟萃分析显示,在接受锂治疗的患者中,甲状腺功能减退症的患病率增加了 6 倍。

抗甲状腺药物甲巯咪唑和丙硫氧嘧啶通过抑制甲状腺过氧化物酶活性,减少甲状腺激素的合成,导致血清 T_4 和 T_3 水平下降,血清 TSH 水平升高。正常人使用可导致原发性甲状腺功能减退症,停药后甲状腺功能减退症消失,不会产生永久性甲状腺功能减退症,一般不需要补充甲状腺素治疗。

3. 影响甲状腺激素球蛋白水平或影响甲状腺素与甲状腺球蛋白的结合　99% 以上的甲状腺素以结合形式存在,一些药物可通过影响甲状腺结合球蛋白（TBG）水平,干扰甲状腺激素的结合和转运。最具代表性的药物有性激素及其类似物通过增加肝脏甲状腺结合球蛋白合成,增加循环中甲状腺结合球蛋白水平,进而影响血清中总 T_4（TT_4）和总 T_3（TT_3）水平,但不会影响 FT_4 和 FT_3 水平,临床上也不会出现甲状腺功能亢进症或减退症的表现。这些药物包括雌二醇、炔雌醇环丙孕酮片（达英-35）等。

长期吸食海洛因或使用氟尿嘧啶的患者血清 TBG 浓度也可能升高。反之,雄激素类包括达那唑和同化激素会降低 TBG 和睾酮的浓度,但 TSH 的浓度变化不大,仍在正常范围内。雌激素能增加肝脏 TBG 的合成及降低其清除率,从而升高血浆中的 TT_4 浓度,并且与其剂量呈正相关。TT_4 浓度在用药的初始 2 周内呈上升趋势,在以后 4~8 周内达稳态。但雌激素经皮给药,由于无肝脏首过效应,TBG 和 T_4 的浓度均无明显升高。

非甾体抗炎药和大剂量呋塞米能抑制 T_3、T_4 和 TBG 的结合,从而使血清中 FT_3 和 FT_4 的浓度在短期内升高,但长期治疗导致 TT_4 浓度降低,TSH 和 FT_4 浓度在正常范围内。TT_4 和 FT_4 的浓度变化取决于用药剂量、疗程、药物的肾清除率和血清白蛋白的浓度。大剂量阿司匹林长期治疗将导致 TT_4 浓度下降 20%~30%,但 FT_4 浓度变化不显著。

4. 影响甲状腺激素的代谢　苯巴比妥钠、利福平影响甲状腺激素的代谢,增加甲状腺激素的代谢率和清除率,直至引发原发性甲状腺功能减退症。结核病患者或正常志愿者服用利福平后,出现血清甲状腺素水平的降低,重者出现血清 TSH 水平升高,停药后甲状腺功能恢复正常,如需持续使用利福平,则需要甲状腺素替代治疗。利福平导致甲状腺功能减退症的原因是增加肝脏对甲状腺激素的代谢和胆汁中的排泄。

5. 影响甲状腺自身免疫的药物 有些药物能引发甲状腺自身免疫性疾病,引起桥本甲状腺炎或格雷夫斯病(Graves disease)。这些药物包括阿仑珠单抗、干扰素 α、白介素-2 等免疫调节剂和新型免疫检查点抑制剂均可干扰甲状腺的自身免疫,导致甲状腺疾病。这类药物对甲状腺的损伤包括几方面:①诱导甲状腺自身抗体的产生;②诱发甲状腺自身免疫炎症;③导致格雷夫斯病的发生;④导致甲状腺功能减退症;⑤非自身免疫性、损伤性甲状腺炎。

阿仑珠单抗(alemtuzumab)是抗 CD52 的人源性、非结合型单克隆抗体,用于治疗 B 淋巴细胞和 T 淋巴细胞来源的恶性肿瘤,也可作为免疫抑制剂用于系统性硬化症、类风湿关节炎和干 0 细胞移植免疫重塑中。格雷夫斯病的临床表现与普通格雷夫斯病的临床表现无显著差异,需要抗甲状腺药物治疗,少数患者需要手术或放射碘治疗。导致格雷夫斯病发生的机制未完全阐明,可能与遗传易感性有关。

干扰素 α(interferon alpha,IFN-α)是人重组细胞因子,通过与细胞表面的干扰素受体结合,诱导细胞合成多种抗病毒蛋白,实现抗增殖、免疫调节、抗病毒和诱导分化等多种生理作用,临床上常用于治疗丙型肝炎和肿瘤放化疗的辅助治疗。新近发表的有关干扰素 α 治疗中甲状腺功能异常发生频率的系统综述分析显示,在 16 149 例单用干扰素 α 治疗丙型肝炎的患者中,总体新发甲状腺功能异常率 2.7%(2.5%~34.6%),新发甲状腺自身抗体阳性率 20.6%(1.9%~40.0%);干扰素 α 联合利巴韦林等药物联合治疗 3 442 例患者,新发甲状腺功能异常达 12.8%(4.6%~100%),新发甲状腺自身抗体阳性率 5.0%(0.9%~11.3%)。干扰素 α 治疗期间,当出现甲状腺功能减退症需要补充甲状腺素治疗,当出现格雷夫斯病时,需要给予抗甲状腺药物或放射碘治疗。甲状腺损伤性炎症者予以 β 受体拮抗剂治疗。

免疫检查点抑制剂治疗可以引起多种内分泌疾病,总患病率约为 10%,包括甲状腺功能障碍、垂体炎、原发性肾上腺功能不全和 1 型糖尿病。其中,内分泌相关毒性以垂体炎和甲状腺功能障碍为多见。抗 PD-1/PD-L1 单抗治疗和联合治疗中甲状腺功能障碍多见。甲状腺功能障碍的中位发病时间是开始治疗的第 4 周以后,在停药数年后发病的病例亦有报道。大多数患者无症状,通常是在血液常规检查中发现,包括甲状腺功能亢进症和功能减退症。甲状腺功能亢进症通常是暂时性的,多进展为甲状腺功能减退症。在一项对 45 例抗 PD-1 单抗或联合治疗中出现甲状腺功能障碍患者的回顾性研究中发现,22% 的患者最初表现为甲状腺功能减退症,其余 78% 的患者最初表现为甲状腺功能亢进症,其中 80% 甲状腺功能亢进症患者发展为甲状腺功能减退症。

6. 药物可直接破坏甲状腺 药物对甲状腺滤泡细胞产生直接毒性作用,引起破坏性甲状腺炎,此类药物的代表为胺碘酮。Ⅱ型胺碘酮反应诱发甲状腺功能亢进症,在胺碘酮治疗的患者中占 5%~10%。Ⅱ型胺碘酮反应被认为是胺碘酮对甲状腺细胞的直接细胞毒性作用所致,该反应诱发的甲状腺功能亢进症用糖皮质激素类药物治疗疗效肯定。

7. 干扰甲状腺功能检测的药物 在血液中 T_3 及 T_4 由 3 种载体蛋白转运,仅有 0.03% 的 T_4 和 0.3% 的 T_3 以游离或非结合的形式存在,正是这游离的一小部分具有生物活性。甲状腺功能检查主要是测定血浆 TT_4、FT_4、TT_3、FT_3 和 TSH 的浓度。干扰检查的药物特指药物本身对甲状腺激素的转运、代谢无影响,但可直接干扰免疫检测的过程,导致化验结果的假性异常,识别药物对甲状腺功能测试的影响,可避免误诊误治。干扰甲状腺功能测试的药物包括:胺碘酮、同化激素、雌激素等、皮质激素、卡马西平、苯妥英钠、非甾体抗炎药、水杨酸类、呋塞米、造影剂、肝素、β 受体拮抗剂等。

口服避孕药中的雌激素或皮质激素替代治疗可引起剂量依赖性的 TBG 浓度升高,血清中 TT_4 浓度升高,但活性的 FT_4 和 TSH 的比例不变,因此没有出现甲状腺功能亢进症的临床症状。

使用卡马西平、奥卡西平治疗的癫痫患者,血浆 TT_4 和 FT_4 浓度可低于正常人的水平,研究显示这与药物诱导肝药酶和加速甲状腺激素的代谢并无联系,可能与其诱导的甲状腺激素调节有关,而 T_3 与 TSH 水平没有显著变化。其中 45% 服用卡马西平和 25% 服用奥卡西平患者的血浆 TT_4、FT_4 水平低于正常值,具有临床诊断意义。但 T_4 或 FT_4 水平与卡马西平、奥卡西平的剂量无相关性。苯妥英和利福平能加速甲状腺素的代谢与消除,可能因为它们能诱导肝药酶,促使 T_3 和 T_4 代谢加快,导致血清 T_3 和 T_4 浓度下降,但患者甲状腺功能仍保持正常,以及 TSH 正常或仅轻微升高。

非甾体抗炎药和大剂量呋塞米能抑制 T_3、T_4 和 TBG 的结合,从而使血清中 FT_4 的浓度在短期内升高,但长期治疗导致 TT_4 浓度降低,TSH 和 FT_4 浓度在正常范围内。TT_4 和 FT_4 的浓度变化与用药剂量、疗程、药物的肾清除率和血清白蛋白的浓度有关。大剂量阿司匹林长期治疗将导致 TT_4 浓度下降 20%~30%,但 FT_4 浓度变化不显著。

肝素可使血清 FT_4 浓度迅速升高,这种升高与肝素诱导脂蛋白酶活性有关,竞争 TBG 结合位而导致 FT_4 的测定浓度暂时升高。在注射后 15 分钟达峰值,60 分钟后恢复正常。因此在可能的情况下,甲状腺功能检查应推迟到肝素治疗结束后再进行。

8. 影响多个环节的药物

（1）胺碘酮:胺碘酮是含碘苯呋喃衍生物,为抗心律失常药,用于心房纤颤及器质性心脏病的治疗。胺碘酮为含碘的脂溶性药物,每 200mg 胺碘酮含碘 75mg,体内脱碘代谢后约有 7mg 的游离碘进入血液循环,相当于碘日推荐量的 20~40 倍。胺碘酮通过多种途径引发多种甲状腺异常和疾病:①大量碘可抑制碘摄取和甲状腺激素的释放,引发甲状腺功能减退症或碘过量引发甲状腺功能亢进症;②引发自身免疫性甲状腺疾病;③引发甲状腺损伤性疾病。有 1/5 使用胺碘酮的患者会出现甲状腺功能异常,分为胺碘酮引起的甲状腺功能减退症和甲状腺功能亢进症。胺碘酮引起甲状腺功能亢进症又分为Ⅰ型和Ⅱ型。Ⅰ型是胺碘酮导致碘过量,引起甲状腺合成甲状腺激素增加所致的甲状腺功能亢进症。Ⅱ型是胺碘酮导致甲状腺损伤,引起损伤性甲状腺炎。

此外,胺碘酮还可引起甲状腺功能化验数值的变化,这种效应可分为急性期变化（3 个月以内）和慢性期变化（3 个月以上）。急性期变化主要是 TT_4 和 FT_4 升高 50%,T_3 下降 15%~20%,rT_3 升高大于 200%,TSH 升高 20%~50%（一般不超过 20mU/L）,这些改变主要是大量碘暴露抑制 T_4 在细胞内转运、抑制脱碘酶、抑制垂体的 T_3 受体反应的结果。慢性及改变的特点是 TT_4 和 FT_4 升高 20%~40%;T_3 下降 15%~20%;rT_3 升高大于 150%;TSH 则恢复正常。TSH 恢复正常的原因可能是碘阻滞效应脱逸;甲状腺内碘含量增加促进 T_4 合成,部分克服 T_3 的降低,T_3 维持正常范围低值,甲状腺功能仍然是正常状态,此时不需要治疗。

（2）酪氨酸激酶抑制剂:酪氨酸激酶抑制剂是指小分子激酶抑制剂（kinase inhibitor,KI）,通过阻断与 ATP 的结合抑制激酶的活性,用于多种肿瘤的靶向治疗。常用药物包括索拉非尼、舒尼替尼、阿昔替尼等。多种酪氨酸激酶抑制剂可引起甲状腺功能异常,甚至引发药源性甲状腺疾病。其表现为新发甲状腺功能减退症或原有甲状腺功能减退症状加重、一过性甲状腺功能亢进症和持续性甲状腺功能亢进症。荟萃分析显示,临床性甲状腺功能减退症发生率 32%~85%,亚临床甲状腺功能减退症达 100%,一过性甲状腺功能亢进症 24%,持续性甲状腺功能亢进症达 5%。不同药物之间诱导甲状腺功能减退症的发生率差异不大,如索拉非尼诱导甲状腺功能减退症的发生率是 18%,舒尼替尼是 20%~85%,阿昔替尼是 19%,伊马替尼、尼罗替尼和达沙替尼是 25%~75%。酪氨酸激酶抑制剂引起甲状腺功能异常原因有几方面:①药物引发损伤性甲状腺炎;②药物对甲状腺细胞的直接毒性作用;③抑制甲状腺对碘主动摄取;④抑制甲状腺过氧化物酶的活性;⑤抑制甲状腺内血管生成;⑥影响垂体细胞 MCT8 介导的碘化甲状腺素转运,抑制了垂体-下丘脑对甲状腺素的反馈调节。

四、临床表现

药源性甲状腺疾病的临床表现与原发性甲状腺疾病无明显差异,常表现为甲状腺肿大、甲状腺功能异常。

1. 单纯性甲状腺肿　单纯性甲状腺肿轻微时,患者一般无任何症状。中重度肿大的患者多表现为脖子变粗,或者出现相应的压迫症状(如压迫气管时出现呼吸困难)。药源性甲状腺肿大往往双叶对称性、弥漫性肿大,质地偏韧,可触及单个或多个结节。

2. 甲状腺功能亢进症 $^{ICD-10;E05.804}$ 　可引起甲状腺功能亢进症的药物主要有干扰素、胺碘酮、碘剂、一些导致甲状腺自身免疫损害的药物等。临床表现为心慌、怕热、多汗、体重减轻、肌无力、甲状腺肿及震颤,使用胺碘酮的患者可合并原有心律失常进一步恶化。诊断应依据病史、症状及甲状腺功能检测,若 T_4、FT_4 增高、TSH 降低,可建立诊断。

3. 甲状腺功能减退症 $^{ICD-10;E03.2}$ 　甲硫氧嘧啶、丙硫氧嘧啶、甲巯咪唑可致药源性甲状腺功能减退症;除此之外,能引起甲状腺功能减退症的常见药是锂剂和含碘药物。典型的临床表现主要有疲乏、精神不振、怕冷、皮肤干燥、畏寒、嗜睡、记忆力下降、手足肿胀等。实验室检查结果为血清 TSH 升高,FT_4 下降或正常;血清 TSH 升高,FT_4 下降提示为临床型甲状腺功能减退症;而血清 TSH 升高,FT_4 正常,则提示为亚临床型甲状腺功能减退症。

五、诊断及鉴别诊断

药源性甲状腺疾病缺乏特异性诊断标准,与原发性甲状腺疾病的鉴别主要是前者有药物暴露史,停药后甲状腺疾病可部分或完全恢复。

六、预防与监测

为避免或减少药源性甲状腺疾病,预防极为重要。在临床工作中,首先要严格掌握用药指征,避免药物滥用。对于需要使用可导致药源性甲状腺疾病的药物治疗疾病时,应定期检查甲状腺功能及甲状腺自身抗体,尤其是已存在甲状腺基础疾病的患者。对于异常的甲状腺功能化验结果,应仔细询问药物暴露史,避免误诊误治。

胺碘酮治疗的患者应定期监测甲状腺功能变化。酪氨酸激酶引起甲状腺疾病的防治目前尚无统一的方案。因为甲状腺功能异常多发生在最初的几个治疗周期中,故建议患者分别在头 4 个治疗周期的第 1 天和第 28 天监测甲状腺功能。

七、治疗原则

1. 甲状腺肿的治疗　如发现甲状腺肿,应充分考虑原因,可测尿碘水平来明确是否需要补碘。如肿大的甲状腺组织造成压迫症状时,可考虑行手术切除治疗。

2. 甲状腺功能亢进症的治疗　根据病情需要,如可停用导致甲状腺功能亢进症的药物,甲状腺功能亢进症状通常会逐渐消退,但受药物半衰期的影响,故病症可能持续一段时间,因此可给予抗甲状腺药物治疗,如甲巯咪唑、丙硫氧嘧啶等。部分患者因治疗需要无法停药,甲状腺功能亢进症持续存在,除抗甲状腺药物治疗外,还可选择放射碘治疗。

胺碘酮引发甲状腺疾病的治疗依类型而定。Ⅰ型甲状腺功能亢进症患者需要停用胺碘酮,不然就需要使用大剂量硫脲类药物控制甲状腺功能亢进症(丙硫氧嘧啶 400~800mg/d,甲巯咪唑 40~80mg/d),大剂量抗甲状腺药物硫脲类药物应用注意药品不良反应如粒细胞减少、肝功能异常等,治疗效果不好或无法耐受的,可采用次氯酸盐治疗,但是如果次氯酸盐也出现不良反应,则必要时需行甲状腺切除或放射碘治疗。Ⅱ型甲状腺功能亢进症者需要使用糖皮质激素类药物治疗。有些患者呈 2 种类型的混合型状态或临床上难以区分,需要硫脲类和糖皮质激素类药物联合治疗。

3. 甲状腺功能减退症的治疗　药物所致甲状腺功能减退症可在停药后数个月内恢复正常,少数则表现为持久性甲状腺功能减退症。若不能停药或出现永久性甲状腺功能减退症,可用左甲状腺素钠片作替代治疗,初始剂量为 25~50μg,每 4~6 周检测 TSH 水平,逐渐加量,直至 TSH 水平恢复正常。

八、患者教育

对应用可导致甲状腺疾病药物的患者,应告知定期进行甲状腺功能及甲状腺超声检查。使用干扰甲状腺功能检查的药物的患者,应合理解释化验结果的变异;为避免药物干扰甲状腺功能的检查,使用肝素的患者应化验后再注射肝素。服用左甲状腺素替代治疗的患者,应注意合并用药对药物吸收、代谢的影响,定期监测甲状腺功能变化,及时调整用药剂量。

九、典型病例

患者男性,37 岁,因"发现转氨酶升高 5 年,间断心悸 1 年余"就诊。

5 年前,患者于劳累后感乏力,当地医院就诊检查发现转氨酶升高:GPT 67U/L,查肝炎病毒抗体发现抗-HCV 抗体阳性,未诊治。1 年半前查 HCV-RNA 结果显示 2.8×10^5copies/ml,开始干扰素 α-2b,3MU/d 单药治疗。治疗 3 个月时查 HCV-RNA 低于检测限。在治疗第 4 个月时,患者无明显诱因出现心悸,就诊发现"心律失常、室性期前收缩"。当时实验室检查:TSH 0.01mU/L,FT$_4$ 70.15pmol/L、FT$_3$ 31.51pmol/L,诊断为"甲状腺功能亢进症,心律失常,甲亢性心脏病待除外"。遂停用干扰素,予丙硫氧嘧啶 50mg b.i.d.,治疗 2 个月,甲状腺功能恢复正常后停药。停药 6 个月后患者再次出现室性期前收缩,当时化验甲状腺功能正常,给予普罗帕酮 100mg t.i.d. 治疗 20 天,期前收缩消失,停药。入院前 2 周门诊检查显示:HCV-RNA 5.832×10^5copies/ml,GPT 46U/L,GOT 21U/L,甲状腺功能 TSH 0.4mU/L,余各项正常。腹部 B 超未见异常。出生后诊断为室间隔缺损,20 余年前行"室间隔缺损修补术",术中输血 400ml。生于北京,久居北京。无烟酒不良嗜好。否认高血压、冠心病病史。家族史无特殊。

查体:未见异常。入院诊断:慢性丙型肝炎,甲状腺功能亢进症恢复期。

入院后治疗及转归:患者 HCV-RNA 5.832×10^5copies/ml,肝功能异常,为慢性丙型肝炎活动期病毒复制,应给予抗病毒治疗。结合患者既往治疗史,干扰素治疗后引起甲状腺功能亢进症,合并心律失常,考虑可能还存在甲亢性心脏病,在治疗前应进行系统的甲状腺及心脏情况的评估,权衡利弊后确定合理的抗病毒治疗方案。患者 24 小时动态心电图结果显示:窦性心律,偶发室性期前收缩。超声心动图:室间隔修补术后(未见残余分流),左室射血分数(LVEF)60%。入院检查甲状腺功能以及抗体均正常。HCV 基因 1b 型。有抗病毒治疗的指征,再次治疗时改用聚乙二醇干扰素 α-2a 180μg(每周 1 次)联合利巴韦林 1 000mg/d。

治疗 4 周后检测 HCV-RNA 低于检测限,患者存在良好的快速病毒学应答,继续治疗,第 8 周时再次出现甲状腺功能异常:TSH 0.03mU/L,FT$_4$ 27.92pmol/L,FT$_3$ 7.62pmol/L。抗甲状腺过氧化物酶抗体(TPOAb)和甲状腺球蛋白抗体(TGAb)阴性,促甲状腺激素受体抗体(TRAb)阴性,当时心电监测未见期前收缩增加,基础心率增加至 90 次/min 左右。根据内分泌专家会诊意见,考虑为"甲状腺功能亢进症",药物诱发不除外,给予酒石酸美托洛尔 25mg b.i.d. 及补充维生素 B 族,未加用抗甲状腺药物,患者静息心率控制在 65~75 次/min。治疗第 14 周时随访甲状腺功能显示,为甲状腺功能减退症,TSH(24.32mU/L)、TPOAb 和 TGAb 高于正常值,诊断为"慢性淋巴细胞性甲状腺炎"。开始给予左甲状腺素钠 50g q.d. 替代治疗。患者结束 48 周治疗,停用干扰素后 1 个月、3 个月、6 个月复查 HCV-RNA 检查均低于检测限。在停用干扰素后,左甲状腺素钠替代剂量逐渐减少,停药 8 周时停用左甲状腺素钠片。后随访甲状腺功能,已经完全恢复正常。

　　讨论:慢性丙型肝炎会引起自身免疫相关的肝外表现,如混合性冷球蛋白血症、肾小球疾病、干燥综合征、迟发性皮肤卟啉病、自身免疫性甲状腺炎、皮肌炎、肺间质纤维化,严重者可诱发非霍奇金淋巴瘤等。在新型抗病毒药物问世前,利巴韦林联合长效干扰素治疗48~72周是指南推荐的治疗丙型肝炎最为有效的治疗方法。应当指出,干扰素为非特异性免疫调节剂,具有广泛的生物学活性。干扰素治疗丙型肝炎的过程中有可能诱发自身免疫现象,或者使原已稳定的自身免疫性疾病再次活动。在长期使用干扰素治疗的病例中,抗核抗体、抗平滑肌抗体、TGAb等自身抗体出现率都较高,甚至可以出现新发自身免疫性甲状腺疾病、系统性红斑狼疮、肢体动脉痉挛症(又称为雷诺病)等胶原病和自身免疫性血小板减少症等。本例患者用干扰素治疗后出现甲状腺破坏,表现为用药6~8周出现甲状腺功能亢进症,用药14周后表现为甲状腺功能减退症。该患者第一次使用普通干扰素治疗时,因甲状腺功能亢进症导致心律失常,诊断为甲亢性心脏病,不得不中断治疗。当时甲状腺相关抗体均阴性,鉴别诊断困难,给予短程小剂量抗甲状腺药物治疗,甲状腺功能正常后立即停药。第2次使用聚乙二醇干扰素治疗时,规律监测甲状腺功能,及时发现甲状腺功能异常,第8周出现甲状腺功能亢进症,第14周出现甲状腺功能减退症,甲状腺自身抗体检查阳性,均给予积极的对症处理,最终得以顺利完成抗病毒治疗疗程,获得持续病毒学应答。

　　点评:接受干扰素治疗的慢性丙型肝炎患者近40%会出现临床或亚临床甲状腺疾病,甚至迫使干扰素治疗中断。一项研究纳入1 233例接受干扰素治疗丙型肝炎的患者,治疗中17.7%出现甲状腺功能异常,5%为甲状腺功能亢进症,12.7%为甲状腺功能减退症。有些患者在甲状腺功能亢进症恢复后,再出现甲状腺功能减退症。应用干扰素治疗后出现的甲状腺疾病多数为自身免疫相关,以慢性淋巴细胞性甲状腺炎(桥本甲状腺炎)最为常见,系干扰素诱发甲状腺自身免疫所致,少数可出现格雷夫斯病,表现为甲状腺功能亢进症,并可检测到血中TRAb阳性。二者应加以鉴别。桥本甲状腺炎的甲状腺功能亢进症,通常对症治疗即可恢复,而格雷夫斯病则需要系统的抗甲状腺治疗,或者更为积极的放射碘治疗等。本例患者先出现甲状腺功能异常,治疗14周后甲状腺自身抗体TPOAb和TGAb阳性,并出现甲状腺功能减退症,提示为桥本甲状腺炎所致,为干扰素诱导的甲状腺自身免疫损伤。应用干扰素抗病毒治疗时要定期监测甲状腺功能和甲状腺自身抗体,对疗程长、药物剂量较大的患者尤为重要,特别是治疗前已经存在甲状腺自身抗体阳性的患者,更应注意甲状腺相关并发症的发生,给予及时干预,确保治疗的安全有效。

(王海宁)

第十一章　药源性血液系统疾病

第一节　药源性血小板减少症 ^{ICD-10:D69.502}

> **教学目的与要求**
>
> 1. 掌握药源性血小板减少症的基本概念、常见致病药物及主要发病机制。
> 2. 熟悉药源性血小板减少症的鉴别诊断特征及主要治疗药物。
> 3. 了解药源性血小板减少症预防与监测的基本方法。

药源性血小板减少症 ^{ICD-10:D69.502} 是药物所导致的较常见的造血系统功能障碍。由于缺乏药物依赖性血小板抗体,实验室确诊药源性血小板减少症非常困难,因此药源性血小板减少症往往易被忽略。非药物原因、假性血小板减少和稀释性血小板减少症是非药源性血小板减少症的主要因素。追溯患者用药史有助于识别药源性血小板减少症。

一、流行病学

尽管很多药物均可能引发血小板减少,但其实际上被认为是一种罕见事件。目前,每年 100 万人中约有 10 例患者发生药源性血小板减少症。据报道,在接受甲氧苄啶-磺胺甲噁唑类药物治疗的患者中,每 100 万人中就会发生 38 例次血小板减少症;而在接受奎宁或奎尼丁治疗的患者中,每 100 万使用者发生血小板减少症的风险为 26 例次。

二、致病药物

许多非药物原因会引起血小板减少症,包括人类免疫缺陷病毒、弥散性血管内凝血、输血、狼疮和败血症。此外,大量应用草药也被证实会使血小板计数下降,上述均被视为血小板减少症的潜在因素。许多常用处方药都与血小板减少症有关。该领域的研究结果不断更新。公认的导致血小板减少的药物主要包括生物碱类、抗菌药、血小板抑制剂、抗风湿药、抗惊厥药、镇痛药、肝素、抗肿瘤药和免疫抑制剂等,详见表 11-1-1。化疗期间发生的血小板减少症通常是可预测的。

表 11-1-1　与诱导血小板减少相关药物汇总表

药物	证据(发生率/%)	证据级别	药物	证据(发生率/%)	证据级别
肝素	3~6	A	利奈唑胺	21	C
替罗非班	0.2~0.5	A	丙戊酸钠	20	C

续表

药物	证据（发生率/%）	证据级别	药物	证据（发生率/%）	证据级别
普鲁卡因胺	1	C	托美丁钠	<1	C
布洛芬	<1	C	萘普生	<1	C
双氯芬酸	<1	C	泛影葡胺	<1	C
奎尼丁	<1	C	柳氮磺吡啶	<1	C
奎宁	<1	C	辛伐他汀	<0.1	C
舒林酸	<1	C			

注：证据水平定义如下。A 级，证据来源于一项或多项随机对照临床试验；B 级，证据来源于非随机对照临床试验、前瞻性观察研究、队列研究、回顾性研究、病例对照研究、荟萃分析；C 级，证据来自一个或多个已发布的病例报告或病例系列。

三、发病机制

药源性血小板减少症按发生机制主要分为免疫性血小板减少症和非免疫性血小板减少症。免疫性血小板减少症主要机制有半抗原型、免疫复合物型、药物自身抗体型等。

（一）半抗原型

某些药物作为半抗原，与体内蛋白质相结合形成全抗原，机体产生药物蛋白特异性抗体，对药物-血小板复合物产生破坏，造成血小板减少。

（二）免疫复合物型

奎宁、奎尼丁、磺胺类抗菌药、非甾体抗炎药或其他相关代谢产物通过形成免疫复合物诱导血小板减少。奎宁是第一个公认的可导致血小板严重减少的药物。奎宁可通过以下两种机制引起血小板糖蛋白（GP）结构的改变：首先，可溶性药物与 GP 在电荷域或疏水域上发生互补反应，抗体进而与药物和邻近的肽相互作用，导致血小板破坏；另一个机制是作用在一个位置的药物诱导作用于另一位置药物的 GP 结构发生修饰，进而导致抗体结合和溶解。抗体的片段抗原结合（FAB）区与药物依赖性抗体结合有关，这些抗体靶位包括 GPⅡb/Ⅲa 和 GPⅠb/Ⅴ/Ⅸ复合物。

（三）药物自身抗体型

体内药物可诱导机体产生自身反应性抗血小板抗体。1%~3% 的类风湿关节炎患者接受金盐进行治疗，可能出现血小板骤降，或血小板计数在数周至数个月内逐渐下降，延迟反应则与全血细胞减少有关。与特发性血小板减少性紫癜（ITP）相似，是由于血小板数量减少（血小板减少症）或功能减退（血小板功能不全）导致止血栓形成不良和出血而引起的血小板减少疾病。金制剂通过一种未知机制刺激免疫球蛋白 G（IgG），靶向富集到血小板上的糖蛋白Ⅴ，这种自身免疫介导反应与血清浓度无关，甚至在停药后也可能出现暂时性的变态反应。普鲁卡因胺治疗会出现类似的情况，但尚未发现已知的糖蛋白靶点。

（四）肝素诱导的血小板减少症

Ⅱ型肝素诱导的血小板减少症（HIT）是以肝素和血小板因子 4（PF$_4$）的表达表位为靶抗体的结果。非免疫介导的 PF$_4$ 是在血小板 A 颗粒中发现的一种细胞因子，在血小板聚集时释放。PF$_4$ 参与凝血、炎症和趋化等过程，发生在 1%~3% 的既往使用过肝素的患者中。肝素与 PF$_4$ 形成复合物后导致抗体识别该实体为新表位，肝素也可引起 PF$_4$ 的构象发生变化。免疫球蛋白和免疫球蛋白抗体是导致 HIT 的主要原因，其中免疫球蛋白更为常见。内皮细胞凋亡可导致血小板活化和促凝血反应，血小板活化后促进微粒释放，进一步刺激血栓形成。无论肝素的剂量、给药途径或给药频率如何，都可能增加 HIT 的发生风险。

（五）纤维蛋白原抑制剂

阿昔单抗、替罗非班和依替巴肽用于患者行经皮冠状动脉腔内成形术，以防止再狭窄，药物在

GPⅡb/Ⅲa 处拮抗纤维蛋白原,从而抑制血小板-纤维蛋白原相互作用和血栓的形成。约 1% 第一次接触和约 4% 第二次接触纤维蛋白原抑制剂的患者在服药后数小时内引起血小板减少。

阿昔单抗由小鼠单克隆抗体 7E3 衍生而来。急性粒细胞减少症的特征是在给药后数小时内发生血小板计数减少,被认为是由先前存在的针对阿昔单抗小鼠成分的抗体所引起。与其他纤维蛋白原抑制剂相比,阿昔单抗可发生更严重的血小板减少症。迟发性血小板减少症的特征是在给药后 1 周内出现血小板计数减少,并可通过新诱导的 IgG 或 IgM 抗体再次发生。

在接受纤维蛋白原抑制剂的患者中,同时服用阿司匹林或肝素以及使用主动脉内球囊泵等因素均与血小板减少症的发生风险相关。替罗非班和依替巴肽与 GPⅡb/Ⅲa 上的 Arg-Gly-Asp 识别位点结合,从而通过血小板-纤维蛋白原-血小板相互作用,抑制与纤维蛋白原结合及随后的血小板聚集。由于替罗非班或依替巴肽所赋予的构象变化,药物依赖性抗体可同时识别多个表位。

(六) 组胺受体拮抗剂

组胺受体拮抗剂可引发血小板减少。大多数病例发生在重症监护室,这些药物被用于应激相关的黏膜损伤预防。主要机制包括通过干扰干细胞分化和 IgG 抗体生成进而抑制骨髓。然而,既往的回顾/前瞻性研究未能证实组胺受体拮抗剂是危重病患者血小板减少的原因。

药源性血小板减少症发生机制,见表 11-1-2。

表 11-1-2　药物引起血小板减少的机制

药物	机制
阿昔单抗、依替巴肽、替罗非班	Fab 片段和糖蛋白Ⅱb/Ⅲa 新表位的药物依赖性抗体识别
氯霉素、利奈唑胺	线粒体呼吸抑制
金盐、普鲁卡因胺	自身抗体
肝素、低分子量肝素	肝素和血小板因子 4 的抗体靶向表位形成
青霉素类、头孢菌素类及其代谢物	半抗原形成
奎宁、奎尼丁、磺胺类、非甾体抗炎药	复合表位形成
丙戊酸、胺碘酮	非特异性浓度依赖性
万古霉素	抗糖蛋白Ⅱb/Ⅲa 和未知糖蛋白的万古霉素依赖性抗体

四、临床表现

药源性血小板减少症的临床症状通常会在患者服用药物 1~2 周后出现,但也可能在服药后立即出现。全身症状主要表现为寒战、头晕、疲劳、发热和恶心、呕吐。中度血小板减少症表现为瘀斑、显微镜下血尿、瘀点和紫癜;严重血小板减少症则表现为中枢神经系统出血、鼻出血、红斑紫癜、牙龈出血、血尿、便血、月经过多及腹膜后出血等症状。此外,肝素诱导的血小板减少症为药源性血小板减少症的特异性症状,会出现变态反应、坏疽、皮肤坏死和上下肢深静脉血栓或肺栓塞等临床表现。

五、诊断及鉴别诊断

可根据以下因素对药源性血小板减少症进行临床诊断:①血小板计数小于 $150 \times 10^9/L$,或计数比基线减少 50%,且与患者所用药物存在明显因果关系。②国内外研究明确该药物能够引起药源性血小板减少症。③患者使用药物临床表现严重,停用致病药物后,血小板数量恢复正常且临床症状逐渐改善或消失。当再次使用该药物时,临床症状再次出现。

进行临床诊断时,还需鉴别血小板生成减少症与血小板破坏增加、血液稀释的区别,血液涂片检查有助于临床医师排除各种可能引起血小板减少的原因。乙二胺四乙酸是一种实验室用氟氯化钙螯合抗凝剂,可与 GPⅡb/Ⅲa 作用,引起电子粒子逆流进而将结果误读为血小板减少。这种假性血小板减少的发生率约为 0.1%,可通过使用柠檬酸钠或肝素抗凝剂处理过的采血管来避免。

血小板计数的突然减少通常意味着免疫/非免疫过程的急性破坏性,骨髓活检技术检出的巨核细胞和全血细胞减少症多由血小板减少所致,脾大可导致继发于脾血管床血小板再分配的全血细胞减少。血液稀释是由晶体、胶体和血小板缺乏的血液制品引起的,可导致血小板相对减少症。与其他药物诱导的血小板减少症不同,血小板减少症(HIT)发生静脉血栓栓塞的风险比发生瘀点和出血的风险更高。但患者发生 HIT 后血小板计数很少降低到 10×10^9/L 以下。低分子量肝素如依诺肝素和达替帕林也是导致 HIT 的原因。标准化的评分系统有助于预估肝素诱导的 HIT 的发生,使用 4T 计分卡评估以下潜在指标:①相对血小板计数下降;②血小板计数下降的开始时间;③是否有血栓形成;④其他原因。每个指标在 0~+2 的范围内得分,结果分数越高,发生 HIT 的可能性就越高。

在鉴别诊断中还须考虑到非药物引起血小板减少症的因素,主要包括:急性淋巴细胞白血病、急性髓系白血病(又称为急性髓细胞性白血病)、酒精消耗、抗肿瘤化疗、再生障碍性贫血、慢性肝衰竭、慢性白血病、血细胞生成障碍、弥散性血管内凝血、接触血液制品、肝病、人免疫缺陷病毒、特发性(免疫性)血小板减少性紫癜、肺动脉导管插入术、淋巴瘤、转移性癌症、骨髓增生异常综合征(myelodysplastic syndrome,MDS)、骨髓增殖性肿瘤、妊娠、人工瓣膜、假血小板减少(血小板聚集)、脓毒症、脾大、血栓性血小板减少性紫癜、血管炎等。

六、预防与监测

很多药物可引起血小板减少症的发生,鉴于该种药源性疾病的不可预测性,预防工作颇具挑战性。抗肿瘤药继发的血小板减少是可以预测的,临床医生可通过调整剂量降低血小板减少症的发生。对于既往有药源性血小板减少症的肿瘤化疗患者,可以使用白介素-11 进行预防。白介素-11 能促进巨核细胞的生长和成熟,成人剂量为 $50\mu g/(kg \cdot d)$,化疗后皮下给予 10~21 天。治疗应在化疗后至少 24 小时开始,并应在下一个周期前至少 48 小时停止。因此,临床医生须权衡患者治疗受益与不良反应的发生风险。

对于许多接受普通肝素或低分子量肝素治疗的患者来说,血小板计数的常规监测是必要的。对开始接受普通肝素或低分子量肝素治疗的患者,过去 100 天接受过普通肝素治疗的患者,或者暴露史不确定的患者,应先进行血小板计数再开始肝素治疗,治疗后 24 小时内重复血小板计数。对于接受治疗剂量普通肝素的患者,推荐从第 4~14 天开始(或者出现第一次停药),至少每 2~3 天监测一次血小板计数。使用普通肝素进行术后血栓预防治疗的患者出现 HIT 的风险最高。在这些患者中,建议在术前第 4~14 天每隔一天监测血小板计数。接受预防剂量的内科或产科患者、接受预防剂量普通肝素患者、接受血管内导管普通肝素冲洗的术后患者或者首次接受普通肝素后使用低分子量肝素的内科或产科患者,血小板减少的相对风险较低。建议这些患者从第 4~14 天(或首次发生肝素停药)至少每 2~3 天监测一次血小板计数。HIT 在只接受低分子量肝素的内科和产科患者、只接受血管内导管普通肝素冲洗的患者中很少见,这些患者可不进行血小板计数监测。

七、治疗原则

药源性血小板减少症的首要治疗措施是停止相关药物的使用。大多数情况下,血小板计数恢复到治疗前水平相对较快,中位数时间约为 7 天(1~30 天)。对于 HIT 患者,必须通过冲洗肝素等方法去除所有肝素来源。通常通过使用直接凝血酶抑制剂（direct thrombin inhibitor, DTI）等替代性抗凝治疗，减少血小板活化和凝血酶的生成。治疗 HIT 的两种主要药物是直接凝血酶抑制剂和类肝素。直接凝血酶抑制剂包括重组水蛭素、比伐卢定和阿加曲班；达那肝素钠是一种典型的类肝素。这些药物与凝血酶结合并使其失活，且不需要凝血酶抑制剂。肝素和直接凝血酶抑制剂之间没有交叉反应，所有药品的半衰期均较短。

根据美国临床肿瘤学会（ASCO）发布的指南，当血小板计数降至<10×10^9/L 时，建议对无活动性出血迹象的患者进行血小板输注。从化疗导致血小板减少的白血病患者获得的数据表明，这种方法节省了医疗资源且没有增加患者的出血风险。在某些情况下，尽管血小板计数大于 10×10^9/L，仍建议进行血小板输注，包括妇科、结直肠癌和膀胱癌及黑色素瘤等与肿瘤坏死相关的恶性肿瘤。接受手术的患者血小板计数应至少为（40~50）$\times 10^9$/L，以确保安全性。HIT 患者不建议输注血小板。尽管已经建立了相关指南以帮助指导临床医生正确使用血小板输注，但应根据患者状态进行个体化评估。血小板输注并非没有风险，患者可能会出现发热、变态反应、异源免疫和感染等。

八、预后及随访

药源性中毒性血小板减少症主要与接触细胞毒性药物或有机溶剂和杀虫剂等其他毒性物质有关，起病隐袭，骨髓巨核细胞数常减少甚或消失，预后较差；药源变应性血小板减少症主要与免疫异常有关，起病急骤，巨核细胞数往往正常或增多，但外周血液循环内血小板破坏增加，预后较好。

对于出现血小板减少症的患者，应详细收集诊疗和药物使用记录。用药史应包括近期药物使用变化、补充和替代药物的详细使用信息。疑似药源性血小板减少症患者的实验室评估主要包括 GP-特异性血小板抗体分析和血小板相关 IgG 的药物依赖性重新评估，特别是对于 HIT、C-血清素血小板释放分析、PF$_4$/肝素酶联免疫吸附分析（ELISA），阳性预测值分别为 89%~100% 和 10%~93%，血清素检测和 ELISA 的阴性预测值分别约为 80% 和 95%。

九、患者教育

在给患者开具任何可能诱发血小板减少症药物的同时，应给予充分的讲解教育，告知患者如果出现出血的症状和体征（不正常的瘀伤、月经过多或持续时间过长、刷牙或用牙线清洁后牙龈出血时间过长或轻微伤口出血时间过长等），应立即联系医生。一旦药源性血小板减少症被确诊，应将相关信息添加到患者的病案中，以预防复发性事件。

十、典型病例

患者，男性，61 岁，因"阵发胸痛 7 年，加重 1 个月"入院。无血液病病史、药物过敏史和外伤手术史。入院诊断：冠心病、陈旧性前壁下壁心肌梗死、高脂血症。血常规结果为 WBC 6×10^9/L，RBC 5.08×10^{12}/L，Hb 145g/L，PLT 185×10^9/L，血小板最大聚集率 33.7%。住院 5 天后行冠状动脉造影检查及经皮冠脉介入术（PCI）。术中应用普通肝素 10 000U，患者血压、心率稳定，未述明显不适。术后给予低分子量肝素抗凝治疗，术后当晚患者诉牙龈出血，右股动脉穿刺处少量渗血，生命体征平稳。次日患者静脉穿刺部位可见小瘀斑，皮肤可见少量点状出血点。复查血常规结果为 WBC 11.3×10^9/L，RBC 4.63×10^{12}/L，Hb 130g/L，PLT 2×10^9/L，血小板最大聚集率 29.8%。考虑患者曾用过普通肝素及低分子量肝素，极可能是 HIT，立即停用肝素及低分子量肝素。因患者处于 PCI 围手术期，不宜立即停用抗凝血药，故换用磺达肝癸钠注射液 2.5mg，i.h.，q.d.，既避免肝素的不良反应，又防止停用抗栓药物后可能形成血栓而导致发生不良心血管事件。同时,给予甲泼尼龙 200mg 治疗,输注血小板 2U,密切监测血小板计数。第 3 天出血停止,血小板计数明显上升,此后未再出血,亦无血栓形成。

讨论:本例患者 PCI 术后血常规检测示血小板计数(PLT 2×10^9/L)较术前(PLT 185×10^9/L)显著降低,根据本节上述诊断标准,高度疑为 HITⅡ型。

点评:有研究显示,非 ST 段抬高 ACS 患者合并血小板减少症的发生率为 13%;使用氯吡格雷、阿司匹林的 PCI 患者中,药源性血小板减少症的发生率为 2.4%~9.2%。因此,谨慎掌握发生血栓与出血的平衡点在抗栓治疗过程中尤为重要。

（董梅　刘铎）

第二节　药源性过敏性紫癜 ICD-10:D69.0

::: 教学目的与要求

1. 掌握药源性过敏性紫癜的定义、常见致病药物、临床表现及治疗。

2. 熟悉药源性过敏性紫癜的诊断、鉴别诊断及预防。

3. 了解药源性过敏性紫癜的发病机制。

:::

过敏性紫癜又称为亨诺-许兰综合征(Henoch-Schönlein syndrome,HSS),发病机制主要是机体发生变态反应,导致毛细血管通透性及脆性增加伴小血管炎;以皮肤紫癜、腹痛、关节炎、肾炎为主要临床特征,实验室检查无特异性。药源性过敏性紫癜 ICD-10: D69.0 (drug-induced hypersensitive purpura)是因药物诱导的一种以全身毛细血管为主要病变的变态反应性疾病。近年来,随着大量新的化学药品不断投放市场和药品不良反应监控系统的建立与完善,有关这一疾病的报道日渐增多。

一、流行病学

过敏性紫癜(hypersensitivepurpura)中由药物所引发的约占 3.36%。有研究显示,药物诱发的过敏性紫癜发病人群可见于任何年龄,以成人居多,男性多于女性,男女比例(男∶女=1.575∶1),以 19~30 岁年龄段最多,约占 19.42%。原患疾病以肺部感染、急性支气管炎、慢性支气管炎合并肺部感染、上呼吸道感染、扁桃体炎等呼吸道疾病为主,部分学者认为上呼吸道感染为药源性过敏性紫癜的重要病因。引起过敏性紫癜最多的药物为抗菌药物(占 31.07%),其中头孢菌素比例最高(占 10.67%),其次为中药制剂(占 15.53%)。

二、致病药物

许多药物可通过多种途径改变血管壁的通透性,引起过敏性紫癜。表现为四肢瘀点(petechia)或瘀斑(ecchymosis),罕见其他部位出血。停药后,紫癜大多很快消退,但应避免再用此种药物。以下对常见的导致药源性过敏性紫癜的药物进行归纳:

1. 抗生素　青霉素、头孢克肟、链霉素、红霉素、小诺霉素、诺氟沙星、环丙沙星及各种磺胺类药物等。

2. 非甾体抗炎药　阿司匹林、水杨酸、吲哚美辛,含氨基比林或非那西丁的复方制剂,以及氨咖黄敏胶囊等。

3. 抗精神病药 苯巴比妥类、苯妥英钠、甲丙氨酯、水合氯醛、三甲双酮、卡马西平及三氟拉嗪等。

4. 激素类 雌激素、丙酸睾酮及胰岛素等。

5. 抗高血压药 氯噻嗪类、呋塞米、乙酰唑胺、含汞利尿药、甲基多巴等。

6. 抗结核药物 对氨基水杨酸、异烟肼、利福平、吡嗪酰胺。

7. 抗凝酶类及生物制品 肝素、蝮蛇抗栓酶、抗凝血酶Ⅲ、乙肝疫苗。

8. 内分泌系统药物 氯磺丙脲、甲苯磺丁脲、甲硫氧嘧啶、丙硫氧嘧啶等。

9. 中草药 使君子汤、天麻丸、银杏叶提取物片、六神丸、藿香正气水等。

10. 组胺 H_2 受体拮抗剂 雷尼替丁、法莫替丁。

11. 其他药物 阿苯达唑、奎尼丁、麻黄碱、阿托品、氢氯噻嗪及奎宁等。

三、发病机制

药源性过敏性紫癜的发病机制目前尚不完全清楚,无定论。较多学者认同的发病机制有:

1. 药物直接抑制了血小板的生成,某些药物全面抑制骨髓造血,当药物达到一定剂量时可引起骨髓红、粒、巨核三系造血功能低下或障碍,导致紫癜的发生。部分药物会选择性抑制巨核细胞,可造成获得性纯巨核细胞再生障碍性血小板减少性紫癜(aplastic thrombocytopenic purpura)。如氯噻嗪、雌激素、甲苯磺丁脲等。也有报道用氨咖黄敏胶囊、含氨基比林的复方制剂、阿司匹林等引起本病者。

2. 药物直接破坏血小板,此类药物可促进血小板聚集,引起血小板轻度减少,如瑞斯托霉素、肝素可引起短暂性或持久性血小板减少症(thrombocytopenia)。

3. 免疫性药源性血小板减少,发生机制目前认为有3种,①半抗原型:特异性抗体 IgG/IgM 吸附于药物血小板复合物上,破坏血小板。②免疫复合物型:药物抗体复合物附着在血小板膜上,激活补体,少量药物即可引起大量血小板在血管内破坏。③自身抗体型:药物刺激机体产生的 IgG 抗体与血小板膜蛋白(如 GPⅠb/Ⅸ,GPⅡb/Ⅲa 结合),诱发血小板自身抗体的产生,破坏血小板。

四、临床表现及分型

多数患者其前驱症状可能有过敏的表现,临床可表现为寒战、发热、头痛、全身酸痛、恶心、呕吐、腹痛、皮肤瘙痒、皮疹等。血小板减少导致的出血,多数患者急骤,数小时内突发出血,依血小板减少程度不同,可仅为皮肤黏膜出血,也可能有内脏出血。极少数严重者还可能有 DIC 或溶血尿毒症综合征。停用诱发药物后出血症状均可很快好转,血小板计数上升。发病的潜伏期可短至数小时(如再次用奎尼丁可在 12 小时内,而肝素可在数分钟或数小时后发病),长可至数年。

特殊类型的药源性血小板减少性紫癜包括:

(1)肝素相关性血小板减少性紫癜(HIT):肝素可能改变血小板膜,促进抗肝素抗体与血小板抗原结合、抗原-抗体复合物与血小板的 FC 受体结合,导致严重的血小板减少。

HIT 临床分两型:①Ⅰ型 HIT 是在肝素治疗的最初几天发生,无症状,血小板轻度减少。继续用药血小板减少也不加重,停药后血小板计数可恢复正常。②Ⅱ型 HIT 一般发生在用药 5~14 天之后,病情危重。血小板呈进行性减少,血小板计数$<50 \times 10^9$/L 者,应立即停用肝素(需警惕肝素诱发的 DIC)。此类 HIT 表现为肢体末端缺血、肿胀、皮肤坏死、腹痛、呼吸困难、心肌梗死乃至心搏骤停。死亡率可达 30%,约 20% 的患者需截肢。检测肝素依赖性抗体有助于诊断。

(2)血栓性血小板减少性紫癜(TTP):常表现为溶血尿毒症综合征,临床表现为血小板减少、溶血性贫血、发热、肾衰竭及神经系统异常等。本病发病机制不清,可能为免疫反应或免疫血管反应。治疗可给予血浆交换疗法和糖皮质激素类药物,并应积极防治急性肾衰竭。本病预后较差,死亡率较高。

五、诊断及鉴别诊断

(一) 诊断依据

1. 发病初期出现发热、乏力、倦怠、食欲缺乏或上呼吸道感染史等前驱症状。
2. 典型的皮肤紫癜,可伴恶心、腹痛、关节肿痛及血尿。
3. 有血小板减少性紫癜的临床、血常规、骨髓象表现。
4. 起病前有明确使用可引起血小板减少性紫癜的相关药物史。
5. 排除其他导致血小板减少性紫癜的疾病及理化因素。

(二) 实验室及辅助检查

1. 血常规(注:有利于早期诊断及帮助判断疾病严重程度)。
2. 骨髓穿刺并进行免疫和细胞遗传学活检评估(注:有助于鉴别诊断,排除其他潜在疾病)。
3. 肝、肾功能生物化学指标(注:有助于鉴别诊断、并发症诊断)。
4. 凝血指标凝血酶原、部分凝血活酶时间、国际标准化比值(注:有助于诊断和指导治疗)。
5. 交叉配血试验等(注:治疗抢救需要)。

(三) 鉴别诊断

药源性过敏性紫癜须与继发性变应性皮肤血管炎、原发性免疫性血小板减少症、风湿性关节炎、系统性红斑狼疮、肾小球肾炎和 IgA 肾病相鉴别,腹部症状明显者还需要与外科急腹症进行鉴别。

六、预防与监测

有发生药源性过敏性紫癜过敏史的患者,应尽量避免再次使用该药物,过敏体质患者在用药时应加强用药监测。过敏性紫癜的典型皮肤症状出现时诊断并不困难,但是在皮肤紫癜尚未出现时容易误诊为其他疾病,部分患者在发病初期出现发热、乏力、倦怠、食欲缺乏等前驱症状,腹型过敏性紫癜常以恶心、呕吐、腹泻、便血症状为首发,皮疹表现不典型也可以导致误诊,提醒临床医师重视。

七、治疗原则

首先应消除致病因素,立即停用可疑的诱发药物及影响血小板功能的药物。停药后一般 3~7 天后血小板计数开始上升,2 周内可望恢复正常。一般对症治疗。

1. 一般处理

(1) 抗组胺药物与钙剂联合:异丙嗪、氯苯那敏、阿司咪唑、去氯羟嗪、西咪替丁及静脉注射钙剂,抗组胺药物与钙剂联合治疗,避免发生血管神经性水肿与荨麻疹样皮疹,促进皮疹的控制与内脏损伤的修复。

(2) 改善血管通透性的药物:维生素 C、曲克芦丁、卡巴克洛等。

2. 糖皮质激素类药物　糖皮质激素类药物有抗过敏、减轻炎症渗出、改善血管通透性等作用,对缓解关节疼痛、减轻腹痛、减少肠道出血、减轻血管神经性水肿等疗效甚佳,但是对肾损害效果不明显。病情较重者,停药后可给予糖皮质激素类药物,如泼尼松 30~40mg/d,分 3 次口服。严重病例可用氢化可的松 100~200mg/d 或地塞米松 10~20mg/d,静脉滴注,连用 3~5 天,病情稳定好转后改为口服用药,剂量可逐渐递减至最小维持量 5mg/d,疗程根据病情决定,一般不超过 30 天。

3. 免疫抑制剂　如硫唑嘌呤、环孢素、环磷酰胺,用于肾型、激素无效的患者。

4. 抗凝疗法　用于肾型患者,可选用肝素钠或低分子量肝素,4周后改用华法林。

5. 对症治疗　腹痛明显者可给予阿托品或山莨菪碱口服或肌内注射;关节疼痛可以酌情使用镇痛药;呕吐严重者可用镇吐药;呕血、血便患者可应用肠道黏膜保护药物治疗;出现紫癜性肾炎应根据临床表现进行分型治疗,可使用双嘧达莫或雷公藤多苷,或者泼尼松、环磷酰胺冲击治疗,严重的肾衰竭患者必要时可进行血液透析。特殊类型的药源性血小板减少性紫癜的治疗:

（1）Ⅰ型 HIT 在肝素治疗停药后血小板计数可恢复正常。部分患者仅减少肝素用量,血小板计数也可恢复至正常。本型病例血小板若>50×10⁹/L,停用肝素时应权衡利弊。无须特殊治疗。

（2）Ⅱ型 HIT 病情危重。血小板呈进行性减少,血小板计数<50×10⁹/L 者,应立即停用肝素(需警惕肝素诱发的 DIC)。停用肝素 6~12 小时后,血小板数即可回升,停用数天后血小板可望恢复正常。Ⅱ型 HAT 治疗除停用肝素外,应积极抗血栓,可换用低分子量肝素或类肝素药物(需警惕交叉过敏反应),并用维生素 K 拮抗剂、纤溶药治疗。

八、预后及随访

多数药源性过敏性紫癜的患者,经过停药、抗过敏等对症支持治疗后预后良好,有个别肾型可发展为慢性肾病,也有极少数患者死于急性肾衰竭。

九、患者教育

在给患者开具任何可能诱发药源性过敏性紫癜药物时,告知患者用药过程中需细心观察,若出现相关症状,应立即就医。

十、典型病例

患者女性,38 岁。7 天前因牙龈脓肿,静脉滴注甲硝唑注射液 100ml:0.5g,滴完 6 小时后,双手背皮肤及前胸壁出现大量红色皮疹,密集分布,12 小时后皮疹蔓延全身,瘙痒。于当地医院给予对症处置:立即肌内注射盐酸异丙嗪 25mg,地塞米松 10mg+5% 葡萄糖液 20ml 静脉注射,普鲁卡因过敏试验阴性,静脉滴注 2% 普鲁卡因 2ml+5% 葡萄糖液 300ml。3 小时后瘙痒缓解,6 小时后皮疹逐渐消退。3 天后再次口服甲硝唑片 0.4g,每天 2 次口服,服用 2 天后,患者四肢及胸壁再次出现暗红色瘀斑,伴全身酸痛、恶心、呕吐、腹痛、腰痛,尿少色黄,门诊急查血常规:WBC 10.6×10⁹/L,Hb 100g/L,PLT 20×10⁹/L,门诊以"药源性血小板减少伴过敏性紫癜"收入院。既往无药物过敏史、近期无感染史。查体:一般状态欠佳,痛苦面容,颜面、躯干及四肢皮肤密布瘀斑,形状不规则,对称分布,大小不等,略高出皮肤表面,压之不褪色。腕、膝关节红肿及压痛,生命体征平稳,血压 140/92mmHg,心率 110 次/min,体温 37.8℃。入院后复查血常规:WBC 10.1×10⁹/L,Hb 101g/L,PLT 16×10⁹/L,血液肾功能检查出现异常,肌酐及尿素氮略升高。结合患者病史,考虑患者再次出现甲硝唑过敏,发生药源性过敏性紫癜,立即停用甲硝唑及类似药物,给予抗组胺药物盐酸异丙嗪肌内注射,给予糖皮质激素类药物地塞米松和马来酸氯苯那敏,并输注血小板 2U,同时静脉滴注维生素 C 改善血管通透性,应用黏膜保护药保护胃肠道黏膜。患者症状逐渐好转,第 5 天紫癜逐渐消退,1 周左右患者血小板逐渐恢复正常数值。

讨论:患者短时间内 2 次使用甲硝唑后均出现紫癜等临床症状,停药后紫癜逐渐消退,Naranjo 因果关系评分为 9 分,肯定有关。

点评:曾经发生药源性过敏性紫癜的患者,应尽量避免再次使用该药物;过敏体质患者在用药时应加强用药监测。治疗原则:停用致病药物,应用抗组胺药物减轻症状,应予以休息,保证充足的睡眠,积极排查变应原,出现急性期的皮疹、紫癜、关节炎、发热、消化道等不适症状时应积极对症治疗,如果病情控制不佳,及时应用糖皮质激素类药物及相关对症治疗。

(张清媛 杨茂鹏)

第三节 药源性溶血性贫血

教学目的与要求

1. 掌握药源性溶血性贫血的临床特征、诊断及治疗原则。
2. 熟悉药源性溶血性贫血的常见致病药物。
3. 了解药源性溶血性贫血的病因及发病机制。

红细胞的自然寿命是 120 天左右,如果在体内被提前破坏并导致贫血,则称为溶血性贫血。药源性溶血性贫血(drug-induced hemolytic anemia,DIHA)是由药物诱导红细胞破坏所致的贫血,是一种罕见但可能致命的药品不良反应。药物的氧化损伤导致易损红细胞(如葡萄糖-6-磷酸脱氢酶缺乏症)被破坏,药源性血栓性微血管病[ICD-10:D59.2],免疫介导的溶血[ICD-10:D59.0]均属于药源性溶血性贫血的范畴。

一、流行病学

药源性溶血性贫血常见于大剂量青霉素(>2 000 万 U/d)和广泛使用 α-甲基多巴抗高血压的患者。目前,药源性溶血性贫血的发生率估计为 1/(100~120)万人。考虑到潜在的非药物混杂因素以及识别诱发药物的困难性,此类药品不良反应的发生率很可能被低估。此外,由于存在时代、地区、人种、用药习惯的差异,各家报道的药源性溶血性贫血的发病率和病因学数据存在一定差异。

二、致病药物

溶血性贫血可以是红细胞本身缺陷所致,也可以是血管内环境变化所致,已报道超过 130 种药物可以诱发溶血性贫血。一项为期 20 年的纳入 71 例患者的回顾性临床研究显示,药源性溶血性贫血中 51% 是头孢菌素所致,15% 是非甾体抗炎药所致,其他常见致病药物包括青霉素、青霉素衍生物、奎宁、奎尼丁、丙磺舒、左氧氟沙星、利福平、卡铂、奥沙利铂和氟达拉滨等。柏林 Charité 输血研究所对 20 年来 DIHA 的回顾性研究确定了 15 种 DIHA 相关的药物。最常见的药物是双氯芬酸、哌拉西林、头孢曲松和奥沙利铂。以下是药源性溶血性贫血的常见致病药物(表 11-3-1):

1. 抗菌药物 青霉素、哌拉西林、头孢唑林、头孢噻肟、头孢替坦、头孢西丁、头孢唑肟、头孢曲松、头孢呋辛、头孢他啶、红霉素、环丙沙星、左氧氟沙星、磺胺嘧啶、磺胺甲噁唑、呋喃妥因。
2. 解热镇痛药 对乙酰氨基酚、双氯芬酸、依托度酸、布洛芬、吲哚美辛、水杨酸盐、舒林酸。
3. 抗疟药 奎宁、奎尼丁、伯氨喹。
4. 抗结核药物、抗麻风药物 利福平、异烟肼、氨苯砜。
5. 抗肿瘤药 卡铂、奥沙利铂、氟达拉滨。
6. H_2 受体拮抗剂 西咪替丁、法莫替丁、雷尼替丁、尼扎替丁。

表 11-3-1 能引起溶血性贫血相关药物汇总表

药物	发生率	证据级别	药物	发生率	证据级别
对乙酰氨基酚	NK	C	二甲双胍	NK	C
维生素 C	NK	C	甲基多巴	NK	C
卡托普利	NK	C	亚甲蓝	NK	C
卡马西平	每 10 万份处方并发 3~4 例血液疾病	B	呋喃妥因	NK	C
氨苯砜	NK	C	双氯芬酸	NK	C
头孢唑林	NK	C	依托度酸	NK	C
头孢噻肟	NK	C	布洛芬	NK	C
头孢替坦	NK	C	吲哚美辛	NK	C
头孢西丁	NK	C	水杨酸盐	NK	C
头孢唑肟	NK	C	舒林酸	NK	C
头孢曲松	NK	C	托美丁	NK	C
头孢呋辛	NK	C	哌拉西林他唑巴坦	NK	C
头孢他啶	NK	C	非那吡啶	NK	C
红霉素	NK	C	丙磺舒	NK	C
环丙沙星	NK	C	奎尼丁	NK	C
左氧氟沙星	NK	C	奎宁	NK	C
西咪替丁	NK	C	拉布立酶	NK	C
法莫替丁	NK	C	利巴韦林	NK	C
雷尼替丁	NK	C	利福平	NK	C
尼扎替丁	NK	C	磺胺醋酰	NK	C
干扰素 α	NK	C	磺胺甲噁唑	NK	C
异烟肼	NK	C			

注:NK=not known,无相关证据。证据水平定义:A 级,证据来源于一项或多项随机对照临床试验;B 级,证据来源于非随机对照临床试验、前瞻性观察研究、队列研究、回顾性研究、病例对照研究、荟萃分析;C 级,证据来自一个或多个已发布的案例报告或案例系列。

7. 抗高血压、降血糖药及降尿酸药物　α-甲基多巴、卡托普利、二甲双胍、丙磺舒、拉布立酶。

8. 免疫抑制剂　环孢素、他克莫司。

9. 其他药物　维生素 C、卡马西平、干扰素 α、亚甲蓝、非那吡啶、利巴韦林。

三、发病机制

药源性溶血性贫血分为非免疫介导和免疫介导两大类,表 11-3-2 总结了导致 DIHA 的部分相关药物及其机制。

表 11-3-2　涉及药源性溶血性贫血（DIHA）的药物和机制

导致 DIHA 的机制		涉及的主要药物
非免疫性 DIHA	遗传性红细胞缺陷导致对氧化应激的易感性增加：葡萄糖-6-磷酸脱氢酶（G-6-PD）缺乏症	主要是抗菌药、抗寄生虫药，包括氨苯砜、伯氨喹、磺胺、呋喃妥因和拉布立酶
	血栓性血小板减少性紫癜/溶血尿毒症综合征（TTP-HUS）	数据较少，涉及药物包括抗肿瘤药、免疫抑制剂、抗血小板药及奎宁/奎尼丁
免疫性 DIHA		抗生素尤其是青霉素（特别是哌拉西林）和头孢菌素类最常见，其他药物包括非甾体抗炎药、移植相关药物、抗肿瘤药

　　非免疫介导的溶血性贫血主要发生于葡萄糖-6-磷酸脱氢酶（G-6-PD）缺乏症的患者。这类患者由于红细胞的 G-6-PD 活性降低，不能生成烟酰胺腺嘌呤二核苷酸磷酸（NADP），在遇到食物、药物、感染等所致的氧化应激状态时，红细胞易遭受破坏而发生溶血性贫血。此类遗传性酶缺乏症影响着全世界约 4 亿人，主要来自非洲、中东和东南亚。患者平素无明显临床表现，当遇到可导致氧化损伤的药物或其代谢产物，甚或代谢产生的氧自由基时都会出现溶血表现，少数极为严重的病例表现为持续的慢性溶血。要避免的药物包括氨苯砜、伯氨喹、磺胺、呋喃妥因和拉布立酶。该病的诊断主要依靠不同的筛选试验和酶活性测定。

　　血栓性微血管病（TMA）包括血栓性血小板减少性紫癜和溶血尿毒症综合征，此疾病可以由药物诱导，包括抗肿瘤药、免疫抑制剂（环孢素、他克莫司）和抗血小板药，以及奎宁/奎尼丁。这些药物导致 TMA 的机制还不甚清楚，可能与药物毒性导致的直接损伤或免疫介导的内皮损伤有关。

　　免疫介导的溶血性贫血属于 Ⅱ 型超敏反应，即由免疫球蛋白 IgG 或 IgM 与靶细胞表面相应抗原结合后，在补体、吞噬细胞和自然杀伤（NK）细胞参与下引起的红细胞溶解破坏。药源性溶血性贫血可以是药物诱导或药物依赖的，抗体可以单独作用于红细胞膜表面的抗原成分，也可以作用于与红细胞相结合的药物，一共有 3 种作用机制，分述如下。

　　第一种机制涉及半抗原，患者接触药物如高剂量的青霉素后，体内产生抗药物的抗体，如果再次暴露于该药物，则抗体可与药物形成复合物而吸附于红细胞表面，通过调理作用激活补体破坏红细胞（图 11-3-1）。此类溶血性贫血可能在接触药物 1 周后发生，由于抗体只是针对药物而不针对红细胞膜上的抗原，因此终止用药可以使溶血迅速停止，但血红蛋白恢复到正常水平可能还需要几周。诊断试验显示直接抗球蛋白试验（direct antiglobulin test，DAT；又称直接 Coombs 试验）阳性，间接抗球蛋白试验（又称间接 Coombs 试验）阴性，并且从患者红细胞上洗脱的抗体不会去结合正常的红细胞。青霉素相关的溶血性贫血一般只在大剂量给药时才会发生，而在用较低剂量青霉素治疗的患者中，直接 Coombs 试验阳性但没有溶血性贫血的情况并不罕见，这是因为使用了青霉素的患者比较容易产生低亲和力的抗青霉素 IgG 型抗体。其他涉及此类作用机制的药物还包括头孢菌素、米诺环素、链霉素等。

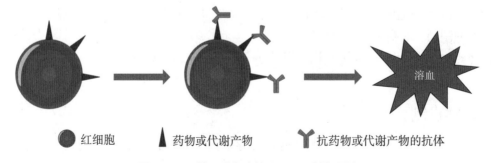

● 红细胞　▲ 药物或代谢产物　Y 抗药物或代谢产物的抗体

图 11-3-1　第一种免疫性 DIHA：半抗原型

第二种机制涉及免疫复合物,又称为"无辜旁观者现象"。药物或药物代谢产物与血浆蛋白结合,形成具有免疫原性的结合物,机体产生的针对此结合物的抗体通常是 IgM 型的,IgM 型抗体与该免疫原性结合物形成免疫复合物黏附到红细胞表面,通过激活补体从而引起血管内溶血,患者体内出现游离血红蛋白并出现血红蛋白尿,部分患者还会伴随急性肾衰竭(图 11-3-2)。已报道的大多数药源性溶血性贫血都属于这个机制,例如奎宁、异烟肼、利福平、磺胺类药物等,非甾体抗炎药双氯芬酸引起的溶血是通过药物与葡萄糖苷酸结合后获得免疫原性,从而刺激机体产生免疫应答。诊断性试验的结果与第一种机制类似,但直接 Coombs 试验显示仅有补体结合红细胞,而 IgM 抗体在激活补体时早已被消耗。患者的血清在药物同时存在时会与红细胞反应,而患者红细胞的洗脱液通常不会和正常红细胞发生反应。

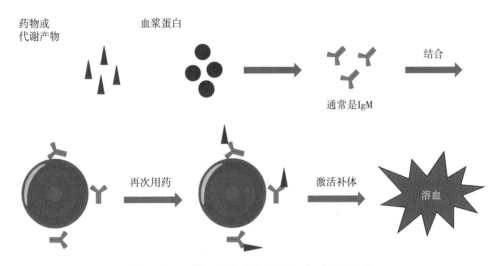

图 11-3-2　第二种免疫性 DIHA: 免疫复合物型

第三种机制是药物诱导机体产生针对红细胞的自身抗体(图 11-3-3)。甲基多巴所致溶血性贫血就是此类的典型例子,服用甲基多巴后,能使红细胞膜表面成分发生改变,从而刺激机体产生红细胞自身抗体,其他药物还包括氟达拉滨和克拉屈滨。据报道,10%~20% 接受 α-甲基多巴治疗的患者会出现直接 Coombs 试验阳性,而这些患者中不到 1% 会发生溶血性贫血。溶血性贫血一般发生在甲基多巴使用后约 4 个月,最长者为 2 年。出现溶血性贫血的患者停止用药后,溶血程度逐渐减缓,自身抗体逐渐消失,因为药物本身不是溶血过程所必需,仅是刺激抗体产生的诱因。有趣的是,这一类型的自身抗体通常都是针对 Rh 抗原系统的。血清学检查结果通常与原发的自身免疫性溶血性贫血难以鉴别,直接和间接抗球蛋白试验都会是阳性,患者红细胞洗脱液也会与正常红细胞反应,使用甲基多巴的患者除了红细胞自身抗体外还经常合并有其他抗体产生,其机制尚不清楚,可能涉及免疫调节性 T 细胞(immunoregulatory T cell)的作用。

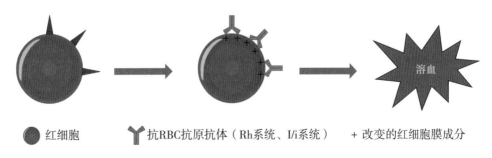

● 红细胞　　Y 抗RBC抗原抗体(Rh系统、I/i系统)　　+ 改变的红细胞膜成分

图 11-3-3　第三种免疫性 DIHA: 红细胞自身抗体型

四、临床表现及分型

患者在发病前均有相应的用药史,因此对于所有临床诊断为溶血性贫血的患者均应仔细询问近期药物暴露情况。药源性溶血性贫血一般在首次接触药物 7~10 天发生,若再次接触该药则会立即发生溶血,也有数个月甚至长达数年后发生溶血的病例。具有复杂结构的较大药物更容易与体内的血浆蛋白结合而获得免疫原性,刺激机体产生免疫应答,静脉内和肌内给药比口服或吸入的剂型具有更高的风险。

本病的临床表现高度不一致,其贫血的严重程度与不同类型的致病机制相关。半抗原型(例如大剂量青霉素)及自身抗体型(例如甲基多巴)多为 IgG 型抗体介导的血管外溶血,起病较为温和,贫血症状通常在数天至数周内隐匿发生,程度多为轻至中度贫血,伴有黄疸,主要症状为贫血所导致的疲乏、无力、苍白、气促及活动耐量明显下降,查体可发现肤色苍白、巩膜黄染、心动过速等。而免疫复合物型(例如奎宁)多为 IgM 型抗体介导的血管内溶血,起病急骤,可表现为寒战、发热、头痛、恶心、呕吐、腹痛或腰背痛,继之出现血红蛋白尿,表现为浓茶色尿、酱油色尿或葡萄酒色尿,严重病例可出现明显衰竭或休克,伴发急性肾功能不全、代谢性酸中毒、严重电解质紊乱、弥散性血管内溶血,甚至多脏器功能衰竭导致死亡,此型患者既往均有同种药物服用史,其溶血可于药物使用后立即发作。

五、诊断及鉴别诊断

(一) 诊断

当怀疑有药源性溶血性贫血时,应积极搜寻患者近期使用的药物清单(尤其是抗生素和非处方镇痛药),对每种药物进行仔细记录,再根据用药时间、流行病学数据、溶血的临床表现和客观实验室指标(表 11-3-3),以及排除其他因素引起的溶血,来评估是否为药源性溶血性贫血。

表 11-3-3　溶血性贫血的一般实验室检查

红细胞破坏增加的检查	红细胞生成代偿性增多的检查
血红蛋白降低	正常细胞性贫血,偶尔为大细胞性贫血
高胆红素血症(以间接胆红素升高为主)	网织红细胞千分率和绝对计数升高
乳酸脱氢酶升高	高荧光强度网织红细胞比例增加
尿胆原阳性	外周血涂片出现有核红细胞
血红蛋白尿(血管内溶血时)	
血清结合珠蛋白降低	
外周血涂片可见破碎红细胞	

如果怀疑免疫介导的溶血性贫血,需要采集患者血样、尿样以及可疑药物,送至经验丰富的实验室进行细致的血清学检查。直接抗球蛋白试验(直接 Coombs 试验)可以用于检测红细胞表面的抗体,并协助确定是否为免疫相关的溶血性贫血,结果几乎总是显示 IgG 和/或 C3 阳性,除非发生了严重的血管内溶血或者在检查前给患者输注了红细胞。半抗原型 DIHA 与温抗体型自身免疫性溶血性贫血的主要区别,在于前者的血清抗体仅与药物包裹的红细胞发生反应。免疫复合物型 DIHA 与冷抗体型自身免疫性溶血性贫血在 Coombs 试验方面类似,均表现为抗补体型直接 Coombs 试验阳性,但前者结合冷凝集素和 D-L 试验阴性,间接 Coombs 试验仅与相关药物孵育后呈阳性。红细胞自身抗体型 DIHA 患者的直接 Coombs 试验阳性,为 IgG 型,且通常表现为 Rh 抗原特异性,对经修饰的红细胞间

接 Coombs 试验亦为阳性反应,目前尚无有效手段将其与温抗体型自身免疫性溶血性贫血进行区分,但停药后贫血恢复,抗体消失则支持前者的诊断。

(二)鉴别诊断

在溶血性贫血病因的鉴别诊断中,要充分考虑到其他疾病的可能,例如自身免疫性溶血性贫血(冷抗体型及温抗体型)、先天性溶血性贫血(如遗传性球形红细胞增多症)、阵发性睡眠性血红蛋白尿症(paroxysmal nocturnal hemoglinuria,PNH)、感染或其他理化因素导致的溶血性贫血。鉴别诊断最为重要的是药物接触史,在临床实践中需要详细了解溶血发生前患者接受过哪些药物治疗,并且需要注意以下可能:①药品不良反应,尤其是 DIHA 出现的时间有时不够明确,可能会干扰推算药物暴露和溶血的时间顺序。②如果患者被预先致敏(既往接受过该药但并没有明显的不良反应),可能在接触药物后立即产生溶血。③也有少数病例是在长期使用药物后发生的溶血。④一些兽用药物可通过环境或食物传递给人类(例如家禽家畜使用的抗生素等)。⑤有时致病药物可能是药物代谢产物或赋形剂(在这种情况下暴露的时间窗可能与母体药物的时间窗不同)。遇到 DIHA 这种罕见的不良反应,而患者又同时暴露于多种药物时,可以通过查阅药品说明书,必要时检索药品不良反应数据库、近期医学文献,或者寻求临床药师或者临床药理学家的帮助来理清思路,表 11-3-4 列出了诊断和处理DIHA 的结构化流程。

表 11-3-4　诊断和处理药源性溶血性贫血(DIHA)的结构化流程

项目	具体操作
评估时间顺序	确立急性溶血性贫血的诊断 追踪免疫介导的 DIHA 诊断前 2~3 周的药物暴露史,详细采集病史、调阅医疗记录,包括仅使用一次的药物
评估流行病学数据	药品说明书 不良反应数据库 近期医学文献回顾 专家意见(临床药师或临床药理学家)
获得客观依据(实验室检查)	对于免疫介导的 DIHA,将临床样本送至有丰富经验的专业实验室进行检查
进行鉴别诊断	合理排除其他因素所致溶血
确定 DIHA 的因果关系	主要依靠经治医生的经验,也需要寻求其他专业,包括临床药理学专家的帮助
考虑停止使用可疑药物	患者安全是关键目标,但要考虑到停药后带来的不良后果 充分权衡利弊 记录评估流程和相关讨论内容
考虑特殊的治疗方法	糖皮质激素类药物 (静脉免疫球蛋白)
向药物警戒系统报告	DIHA 是严重的药品不良反应,必须上报 疑诊也需要上报——因为几乎从未获得确定性的诊断证据

六、预防与监测

由于药源性溶血性贫血难以预知,要预防此类疾病的发生非常困难,需在临床实践中尽量减少不必要的药物使用或药物联用,G-6-PD 缺乏症的筛查是一个很好的预防策略。临床药理学家和临床医生共同进行药品不良反应相关性的评估并将事件上报药品不良反应监测系统,是管理此类不良反应的重要步骤。建立完整的药物使用史所需的时间和精力不容低估,除非整个过程都可以通过电子病历进行查询,即便如此一些围手术期抗生素的短暂使用也可能被忽视,有时患者可能并不认为自己服用的是"药物",因而不会向医生提及,此时需要进行细致、耐心的病史询问,必要时稍后重复询问以采集到完整的用药信息。

药物警戒或药物上市后监测是丰富药品不良反应信息和提升患者安全性的重要途径。即便没有因果关系的确定证据,严重不良反应也应上报药物警戒系统,并对严重程度进行分级(死亡或死亡风险、导致入院或住院时间延长、严重或永久的残障),这是药品不良反应管理的重要关键环节。此外,还需要分析其他危险因素在这个病例中如何协同促发了 DIHA,例如患者特征、药物处方、服用和监测过程中的情况等。

七、治疗原则

停用可疑药物,由于患者的近期和远期安全性是最为重要的考量,因此同时还需要评估停药带来的风险-获益比,以及继续用药的风险-获益比。如果是严重的 DIHA,尤其是免疫复合物型所致的血管内溶血,则立即停用一切可疑药物,建立静脉通路并开始液体复苏,同时监测生命体征、尿量、肾功能、凝血指标等,注意监测血红蛋白、网织红细胞计数、乳酸脱氢酶、间接胆红素、Coombs 试验效价等指标,通常1~2 周就会有血液学改善。有些药物应用后可出现 Coombs 试验阳性而无溶血表现,则不必停药观察。

根据患者病情可考虑加用糖皮质激素类药物;当面临极其危重或复发病例时,可以考虑使用静脉丙种球蛋白;溶血也是静脉血栓的高危因素,应当评估患者是否需要预防性抗凝治疗。

如果患者溶血性贫血的程度非常严重,应该输注 ABO、Rh 和 Kell 血型相合的红细胞悬液,约55% 的 DIHA 患者需要输血治疗。如果患者使用过氟达拉滨,还需要注意应输注辐照红细胞悬液。应严格执行输血流程,并密切观察输血反应,注意部分免疫复合物型 DIHA 患者输血可能加重溶血。

八、预后及随访

如果及时停止导致溶血的药物,死亡率并不高,一项病例报道显示药物引起的溶血性贫血死亡率约为 4%,另有报道头孢菌素和双氯芬酸所致的死亡率为 6%~15%。半抗原型和红细胞自身抗体型DIHA 一般病情较轻,停药后预后良好;而免疫复合物型 DIHA 则可能因为严重的并发症,如急性肾衰竭、弥散性血管内凝血、多脏器功能不全而危及生命。

患者病情改善后应继续随访,进行病史采集和体格检查,并监测血常规及网织红细胞计数、肝肾功能、Coombs 试验效价等指标,一方面确定疾病稳定无复发,另一方面则继续排查其他潜在疾病引起的溶血性贫血,尤其是隐匿的自身免疫疾病或淋巴细胞增殖性疾病。

九、患者教育

对于具有 DIHA 遗传性危险因素的患者,应强调避免接触可导致溶血发作的药物。例如 G-6-PD缺乏症是非免疫性 DIHA 最常见的原因,应避免使用氧化性药物,如氨苯砜、伯氨喹、乙酰磺胺、磺胺、呋喃妥因、呋喃唑酮、对乙酰氨基酚、丙磺舒、亚硝酸酯类、亚甲蓝、多柔比星和拉布立酶等,也需教育患者在生活中勿服用蚕豆或接触蚕豆花粉,在家中勿放置萘类防蛀剂(樟脑丸)等。其他因素易导致DIHA 的遗传性因素还包括珠蛋白生成障碍性贫血、遗传性球形红细胞增多症、镰状细胞贫血等。而对于免疫性 DIHA,则应向患者反复强调避免再次使用同类药物,并在患者的医疗文书中做好记录,若因病情需要在权衡利弊后必须使用可疑药物,则应小心谨慎、密切监测临床症状,例如有无疲乏无力、心累气促、尿色改变、腰背疼痛等,如有再次出现,则应立即停药并进行相应的医学处理。

十、典型病例

患者女,2岁2个月,体重10kg,患儿入院前1周无明显诱因出现咳嗽,无痰,无发热、呼吸困难,于门诊静脉滴注抗感染治疗4天,患儿咳嗽加重,为进一步治疗收住入院。入院后查肺炎支原体MP-IgM 2.54AU/ml、MP-IgG 18.51AU/ml,痰培养显示无菌生长,X线胸片提示支气管肺炎。医师根据经验用药,予以红霉素、头孢唑肟钠抗感染、对症镇咳等治疗,经治疗2天后患儿临床症状、体征明显好转。第4天上午9:15患儿呕吐3次,面色略苍白,无气急、发绀,无寒战、抽搐,无明显烦躁不安,予补液、止吐等治疗,并复查血常规、C反应蛋白。10:10抽血时患儿反应欠佳,面色苍白进一步加重,并解浓茶色小便,皮肤出现花斑,心率122次/min,律齐,腹软,肝脾无明显肿大,肢端凉,烦躁,不久患儿意识不清、呼吸困难、气促,无抽搐,立即停止输液,予肾上腺素0.1mg静脉注射,地塞米松3mg静脉注射、吸氧、扩容、心电监护、多巴胺治疗后以"过敏性休克"立即转入ICU救治。血常规检查:血红蛋白37g/L,WBC 24.26×10⁹/L,中性粒细胞比例31.3%,淋巴细胞比例53.5%,血小板117×10⁹/L;生化示间接胆红素125mmol/L,LDH 2 030U/L,血钾5.6mmol/L;凝血功能提示APTT不凝、PT 25.7秒、TT 32.2秒、FIB 0.90g/L。溶血检查:多种抗球蛋白试验呈强阳性,抗IgG试验阴性,抗C3d试验强阳性。抗体筛选试验阴性。血清中检出IgM型未知特异性自身抗体,符合免疫性溶血。初步诊断为溶血性贫血、过敏性休克、支气管肺炎。

入ICU后予特级护理、心电监护、吸氧、血氧监测、血压监护、生理盐水扩容、大剂量甲泼尼龙冲击疗法、葡萄糖酸钙静脉注射纠正高钾、碳酸氢钠纠酸、奥美拉唑抑酸、静脉滴注丙种球蛋白调节免疫、洗涤红细胞、输注血浆等一系列的救治后,患儿的临床症状有所好转,监测血红蛋白有所回升,间接胆红素、乳酸脱氢酶有所下降。经积极对症治疗,12天后患儿总体病情好转,表现为意识反应较前好转,呼吸稳定,胸片提示肺部炎症反应好转,血红蛋白已升至正常范围,凝血功能基本正常,生命体征稳定,转出ICU继续治疗。

讨论:本例患儿由于支气管肺炎使用了红霉素、头孢唑肟钠后感染症状、体征改善,但在用药4天后出现解浓茶色尿,辅助检查提示血红蛋白快速下降、间接胆红素升高、乳酸脱氢酶升高,同时抗球蛋白试验强阳性且为抗C3d阳性,血清中检出IgM型未知特异性自身抗体,与血管内溶血的临床特征十分相符。就其时间先后顺序及文献回顾结果,推测头孢唑肟钠所致的药源性溶血性贫血可能性非常大。治疗方面首先是维持内环境稳定等对症支持治疗,并使用糖皮质激素类药物及静脉丙种球蛋白等药物挽救生命,还需更换抗菌药物,尽量避免使用其他结构类似的头孢菌素类药物,防止交叉反应。

点评:我们应该牢记,合理用药的基本原则是能不用就不用,能少用就不多用,能口服不注射、能肌内注射不静脉滴注。

(何治尧　帅晓)

第四节　药源性非溶血性贫血

教学目的与要求

1. 掌握药源性非溶血性贫血的临床表现及诊断、治疗原则。

2. 熟悉药源性非溶血性贫血的常见致病药物。

3. 了解药源性非溶血性贫血的病因及发病机制、预防和监测。

贫血（anemia）可定义为机体红细胞总量减少，不能对周围组织充分供氧的一种病理状态，临床上常以外周血单位容积血液内血红蛋白（Hb）量、红细胞（RBC）数和/或血细胞比容（Hct）代替红细胞容量来反映贫血程度，一般都以 Hb 量低于正常参考值 95% 可信区间的下限作为贫血的诊断依据。世界卫生组织对贫血的定义为成年男性血红蛋白<130g/L，成年女性血红蛋白<120g/L；而我国贫血的诊断标准为：成年男性血红蛋白<120g/L，成年女性血红蛋白<110g/L、孕妇血红蛋白<100g/L。贫血导致血液携氧能力减低，全身组织和器官发生缺氧性改变，如果贫血持续时间长、程度重，将会对机体产生不可逆的影响，需要及时诊断和处理。

药物诱导的贫血是临床中不容忽视的问题，根据发生机制可以分为两大类：红细胞破坏过多或丢失过多，以及红细胞生成减少。前文所述的药源性溶血性贫血主要是由药物介导的红细胞破坏过多所致。而本节则着重论述由药物导致的红细胞丢失过多或生成减少，其涵盖范围包括：药物所致失血性贫血、巨幼细胞贫血、环形铁粒幼细胞贫血、抗肿瘤药所致贫血。

一、流行病学

早在氨苯蝶啶作为利尿药广泛使用的年代，人们就发现该药与大细胞性贫血有关。异烟肼作为抗结核治疗的一线用药，曾因机制不明的严重贫血导致了多例患者死亡，此后研究人员才将其与铁粒幼细胞贫血联系起来。

在具体发生率方面，甲氨蝶呤、羟基脲作为抑制 DNA 合成的抗代谢药，常常引起红系造血时细胞体积增大，但没有临床意义，甲氨蝶呤相关的大细胞性贫血发生于 3%~9% 的患者。齐多夫定导致的红细胞体积增大可见于高达 80% 的 HIV 感染患者，仅有部分患者会出现具有临床意义的贫血。长期服用二甲双胍的患者约 9% 会并发巨幼细胞贫血。据报道，30%~90% 的肿瘤患者在病程中会发生贫血，抗肿瘤药所致贫血的发生率根据肿瘤的具体类型、患者因素和化疗方案而不同，32%~49% 的患者在肿瘤诊断时即存在基线贫血状态，且肿瘤患者可能存在多个引起贫血的因素，因此要确切统计抗肿瘤药所致贫血的发病率非常困难。抗肿瘤药的骨髓抑制作用具有累积效应，因此随着化疗疗程数的增加，抗肿瘤药所致贫血发生率逐步上升。研究数据显示，卡铂和顺铂是最为常见的导致贫血的抗肿瘤药。在所有药源性贫血中，抗血小板和抗凝血药导致的病例数最多，意大利一项研究显示，阿司匹林导致的贫血占所有药源性贫血的 19.4%，而华法林导致的贫血占 13%。

二、致病药物

1. 巨幼细胞贫血的常见致病药物包括：

（1）二氢叶酸还原酶抑制剂：甲氨蝶呤、乙胺嘧啶、氨苯蝶啶。

（2）磺胺类药物：磺胺异噁唑、柳氮磺吡啶、甲氧苄啶-磺胺甲噁唑。

（3）抗癫痫药：苯妥英、苯巴比妥、扑米酮。

（4）其他药物：二甲双胍、齐多夫定、羟基脲、环磷酰胺、巯嘌呤、硫鸟嘌呤、硫唑嘌呤、氟尿嘧啶、阿糖胞苷、三氧化二砷、硫化砷、口服避孕药。

2. 抗肿瘤药　导致轻至中度贫血的发生率相对较高，占全部肿瘤患者的 37%~41%，实体瘤患者中高达 50%~60%；在接受以顺铂为基础化疗方案的患者中 40%~55% 发生 3 级或 4 级贫血。多种类型的抗肿瘤药与抗肿瘤药所致贫血相关，尤其是抗白血病和淋巴瘤的药物：

（1）烷化剂：白消安、苯丁酸氮芥、环磷酰胺、美法仑、氮芥。

（2）抗代谢药：甲氨蝶呤、巯嘌呤、硫鸟嘌呤、硫唑嘌呤、氟尿嘧啶、阿糖胞苷。

（3）植物碱类：长春碱、长春新碱。

（4）抗生素类抗肿瘤药：柔红霉素、多柔比星、博来霉素、放线菌素。

（5）拓扑异构酶抑制剂：依托泊苷、伊立替康。

（6）紫杉烷类：紫杉醇、多西他赛。

（7）铂类：卡铂、顺铂。

（8）其他：吉西他滨、卡培他滨、培美曲塞、厄洛替尼、伊马替尼、拉帕替尼、尼洛替尼、舒尼替尼、索拉非尼、维莫非尼、来那度胺。

需注意抗肿瘤药还可引起其他类型的贫血，例如伊马替尼可引起再生障碍性贫血，而奥沙利铂、氟达拉滨可引起溶血性贫血。

3. 引起铁粒幼细胞贫血的药物　异烟肼、吡嗪酰胺、环丝氨酸、氯霉素、利奈唑胺、四环素、乙醇、铅、锌、三乙酰羟化四甲胺二氢氯化物、青霉胺、白消安、黄体酮等。

4. 引起失血性贫血的药物

（1）抗血小板药：阿司匹林、噻氯匹定、氯吡格雷。

（2）抗凝血药：华法林、醋硝香豆素、肝素和低分子量肝素。

（3）解热镇痛药：羟布宗、吲哚美辛、甲芬那酸、萘普生及其他的解热镇痛药。

三、发病机制

（一）药源性巨幼细胞贫血

以大细胞性贫血为特征，红细胞的体积增大、形态幼稚、功能不良，该病是由于脱氧核糖核酸（DNA）合成障碍造成的，绝大部分情况是叶酸和维生素 B_{12} 缺乏所致。日常饮食中的叶酸和维生素 B_{12} 都是合成 DNA 所必需的成分，如缺乏 DNA 合成将逐渐停止，而 RNA 和蛋白质合成则会继续，导致了造血细胞的增殖和分化受阻，红系造血受到的影响最大，因此造成了红细胞的巨幼样改变。干扰 DNA 合成和细胞增殖的药物可引起红系造血障碍并产生巨幼细胞贫血，临床实践中干扰叶酸代谢的药物比干扰维生素 B_{12} 代谢的药物导致巨幼细胞贫血的情况更多见。不同类型的药物干扰 DNA 合成的机制各不相同：甲氧苄啶、甲氨蝶呤、氨苯蝶啶抑制二氢叶酸还原酶；乙胺嘧啶和甲氧苄啶-磺胺甲噁唑与细菌的二氢叶酸还原酶结合的亲和力高于人的酶，但这些药物仍可以引起巨幼细胞贫血，尤其是在已存在维生素 B_{12} 或叶酸缺乏的患者；苯妥英减少叶酸的吸收并促进其排泄，二甲双胍抑制维生素 B_{12} 的吸收，齐多夫定则通过抑制 DNA 聚合酶而干扰血红素蛋白合成。

（二）抗肿瘤药所致贫血

化疗会损伤机体造血功能，干扰造血前体细胞的生成和发育。1975 年 Morley 等在小鼠模型中证实白消安会损伤造血干细胞，这也是众多抗肿瘤药导致贫血的主要机制。但抗肿瘤药所致贫血的确切机制还有多个因素的叠加效应：红细胞生成减少、促红素水平降低，或红细胞对内源性促红素的反应性降低。具有肾毒性的药物如顺铂，还可以通过影响肾脏分泌促红素而干扰红系造血。潜在的共患疾病、慢性失血、癌症本身都可能加重贫血，肿瘤细胞还可侵犯骨髓引起骨髓造血抑制、骨髓纤维化，或通过分泌细胞因子来影响红系细胞的产生和存活。此外，营养元素的缺乏、溶血和凝血功能障碍也可能参与癌症患者的贫血。

（三）药源性铁粒幼细胞贫血

铁粒幼细胞贫血是一种相对罕见的疾病，有时可以由药物导致，尤其是抗结核药物。此类贫血以环形铁粒幼细胞和血红素合成障碍为特点，这是由于铁在骨髓中幼红细胞的线粒体异常沉积而形成铁颗粒，环绕在细胞核的周围。吡哆醇（维生素 B_6 的醇型结构，是维生素 B_6 的代谢形式之一）缺乏是铁粒幼细胞贫血的重要原因，吡哆醇是血红素合成第一个限速步骤中的辅酶。多种药物可以通过影响 δ-氨基-γ-酮戊酸合成酶 2（ALAS2）的活性导致线粒体内铁沉积，抑制血红素生物合成途径中的关键步骤而引起铁粒幼细胞贫血。异烟肼与磷酸吡哆酯竞争阿朴色氨酸酶,这可能导致吡哆醇缺乏。因此服用异烟肼的患者,常规预防性补充吡哆醇是抗结核治疗方案的重要部分。吡嗪酰胺的化学结构与异烟肼类似,也有抗吡哆醇的作用。环丝氨酸体外能抑制多种需要吡哆醇的酶。氯霉素、硫唑嘌呤、氮芥抑制骨髓细胞 RNA 形成继而抑制线粒体功能。用于治疗肝豆状核变性的过量螯合剂如青霉胺或三乙酰羟化四甲胺二氢氯化物(trientene 或 TTH)可导致铁粒幼细胞贫血,这是由于过度螯合会产生相对的铜缺乏,而铜是催化血红素生物合成最后一步的重要元素,铜缺乏可导致铁粒幼细胞贫血。此外,服用过量维生素补充剂的患者可出现锌中毒,锌可诱导肠道蛋白金属硫蛋白,后者与铜结合能阻止铜的吸收并促进其排泄,可因继发铜缺乏而导致铁粒幼细胞贫血。氯霉素可干扰铁螯合酶,在敏感的个体抑制血红素合成和红细胞对铁的利用,导致可逆性的红细胞生成受抑,从而导致铁粒幼细胞贫血。抗菌药利奈唑胺也可引起铁粒幼细胞贫血,该药与氯霉素类似,导致红系造血受抑而发生此类型贫血。其他已报道的药物还包括孕酮、四环素和白消安。

(四)药物所致失血性贫血

抗血小板或抗凝血药可导致广泛的全身出血,从而继发失血性贫血,这在联用抗血小板和抗凝治疗的患者尤其如此。解热镇痛药如吲哚美辛、萘普生等可以造成隐匿性的消化道慢性失血,也可能出现快速的消化道显性出血,从而继发贫血。一般认为这种 NSAID 引起的消化道出血多是由于抑制胃肠黏膜合成前列腺素,削弱保护作用,增加黏膜对损伤的敏感性,进而导致消化性溃疡而发生消化道出血,而 NSAID 所致血小板功能障碍可能不是主要因素。

表 11-4-1 总结了药源性非溶血性贫血的主要类型、涉及药物和相应的发病机制。

表 11-4-1　药源性非溶血性贫血的类型、相关药物和发病机制

贫血类型	涉及的主要药物	发病机制
巨幼细胞贫血	甲氨蝶呤、磺胺类、苯妥英、齐多夫定	抑制 DNA 的合成和复制,导致异常的红系造血和产生比正常红细胞大的巨幼细胞
铁粒幼细胞贫血	异烟肼、青霉胺	ALAS2 酶的活性降低,铁在幼红细胞线粒体异常沉积,血红素合成障碍
抗肿瘤药所致贫血	抗微管蛋白药物、喜树碱、铂类药物、酪氨酸激酶抑制剂	骨髓抑制性的抗肿瘤药破坏造血前体细胞、红细胞,导致骨髓增殖低下最终引起贫血;直接的细胞毒性阻断 DNA 合成和/或细胞复制,导致造血干细胞凋亡
失血所致贫血	阿司匹林、华法林、吲哚美辛、肝素和低分子量肝素	造成消化道局部出血或全身广泛出血,继发失血性贫血

四、临床表现及分型

贫血症状的有无和轻重,主要取决于贫血的程度及其发生速度,同时也与患者的年龄、有无其他心肺基础疾病以及心血管系统的代偿能力有关。贫血可导致向全身组织输氧能力的降低和组织缺氧,引起一系列的症状,包括疲倦、乏力、头晕耳鸣、皮肤黏膜苍白、活动后心累气促、活动耐量下降等,严重的贫血可引起心血管并发症,包括心动过速、心律失常,甚至充血性心力衰竭。不同类型的药源性非溶血性贫血还有自己较为特殊的临床表现。

1. 药源性巨幼细胞贫血　还可以出现消化道症状如食欲减退、腹胀、腹泻及舌炎,以舌炎最为突出,查体可发现舌质红、舌乳头萎缩,俗称"牛肉舌"。维生素 B_{12} 缺乏有时还可以合并神经系统症状,例如手足麻木、感觉障碍、行走困难等周围神经炎,亚急性脊髓后侧索联合变性的表现。

2. 抗肿瘤药所致贫血　红细胞的寿命约为 120 天,每天外周血中约 1% 的衰老红细胞被清除,因此抗肿瘤药所致贫血一般发生缓慢,症状与贫血的一般表现类似,其程度逐渐加重,同时还应注意有无慢性失血以及骨痛等肿瘤骨转移的表现。若患者血红蛋白在 110g/L 以下,或者基线水平在 110g/L 以上但短期内下降 20g/L 时,应考虑针对贫血进行进一步的检查。

3. 药源性铁粒幼细胞贫血　可表现为苍白、乏力、呼吸困难、严重不适感,继发于药物的贫血可相当严重甚至需要输血,但停药或服用维生素 B_6(吡哆醇)后症状会迅速改善。慢性酒精中毒者停止饮酒后贫血可以逐步减轻;各种原因所致铜缺乏患者的贫血可相当严重,补充铜后可逐步恢复。

4. 药物所致失血性贫血　NSAID 相关的消化道出血可能较为隐匿,需仔细追问患者是否出现过黑便,若发生急性的消化道大出血,还可能出现呕吐咖啡渣样胃内容物或呕血。由于 NSAID 本身具有镇痛作用,因此临床上患者的消化性溃疡常为无痛性,偶有腹痛、腹胀出现。抗血小板或抗凝血药所致的出血可表现为全身皮肤黏膜瘀斑、瘀点、鼻出血、牙龈出血、黑便和肉眼血尿等显性的出血倾向。

五、诊断及鉴别诊断

在诊断药源性贫血之前,应该详细排查引起贫血的其他原因:采集详细的病史和进行细致的体格检查,包括症状发生的时间、共患疾病以及详细的用药史,包括处方药物、非处方药物、非法毒物、中草药、营养补充药物,最好包括既往 6 个月内的所有用药史和药物调整史。对于化疗所致贫血的患者还要注意询问接受的抗肿瘤药、疗程、剂量及是否接受过其他治疗如放疗、生物治疗、免疫治疗等。初始评估应包括血常规(含网织红细胞计数)、血红蛋白浓度(Hb)、血细胞比容(Hct)、平均红细胞体积(MCV)、白细胞分类计数、外周血涂片,此外还应进行肝肾功能、铁代谢指标、叶酸和维生素 B_{12} 水平测定等,不同类型的药源性非溶血性贫血在辅助检查方面也有一定的提示意义。

1. 药源性巨幼细胞贫血　主要依据血细胞形态学特点进行判断,红细胞体积增大,MCV 常常大于 110fl,MCH 常大于 32pg,外周血涂片显示大卵圆形红细胞增多,且中央苍白区缩小,中性粒细胞核分叶过多,重症病例还可出现白细胞和血小板的减少、网织红细胞计数下降。由于骨髓红系无效造血而产生的原位溶血现象,生化指标可以表现为间接胆红素和乳酸脱氢酶的升高。血清叶酸和维生素 B_{12} 水平是重要的检查项目,但切记在补充叶酸和维生素 B_{12} 之前抽血检查。本病的确诊不一定需要做骨髓细胞学检查,但如果进行该检查则结果为骨髓呈增生象,巨幼红细胞可占骨髓细胞总数的 30%~50%。

2. 抗肿瘤药所致贫血　常为正常细胞性贫血,部分患者可合并出现白细胞和血小板计数降低,在骨髓抑制阶段通常网织红细胞的绝对计数和千分率都明显减低,高荧光强度网织红细胞的比率也降低,当进入骨髓恢复阶段时,上述指标可逐步回升。在此类患者的外周血涂片中需注意是否存在幼粒细胞及幼红细胞现象,如若出现则提示骨髓可能已被肿瘤细胞侵犯,继发骨髓纤维化。由于癌症患者的贫血常常为多因素,因此如果发现患者存在铁、叶酸或维生素 B_{12} 缺乏,则应开始相应的治疗,如果发现其他能被纠正的因素导致的贫血,也应给予相应治疗。当没有发现其他可能病因时,骨髓抑制性的抗肿瘤药才应该被认定为导致贫血的主要原因。

3. 药源性铁粒幼细胞贫血　贫血常为中度到重度,MCV 减小,红细胞分布宽度增大,白细胞计数正常,血小板计数正常或增高,外周血涂片可表现为小细胞、低色素性贫血,可出现较多的嗜碱性点彩红细胞。铁指标表现为血清铁蛋白增加,血清铁和转铁蛋白饱和度增高。如果进行骨髓细胞学检查和铁染色,可发现至少 15% 的幼红细胞出现特征性环状铁粒幼细胞,这是最主要的诊断依据,根据

《WHO造血与淋巴系统肿瘤分类》第4版,要求幼红细胞内铁颗粒≥5颗,环核1/3周以上才判断为环状铁粒幼细胞贫血。

4. 药物所致出血性贫血　网织红细胞绝对值和计数常升高,这提示是由失血导致的贫血,骨髓正在进行代偿造血,MCV可正常或轻度升高,白细胞和血小板有时也可以出现反应性增高。对于NSAID所致慢性消化道出血的患者,后期可能并发缺铁性贫血,大便隐血和铁代谢指标的检查有助于明确诊断。

在诊断和处理药源性贫血时,还应充分考虑和排查其他原因导致的贫血,做好鉴别诊断工作。药源性小细胞性贫血的诊断须与慢性病性贫血、铁代谢障碍或遗传性血红蛋白病(珠蛋白生成障碍性贫血、缺铁性贫血)、铅中毒和非药物性铁粒幼细胞贫血相鉴别;药源性正常细胞性贫血须与急性出血(非药物因素所致)、慢性肾病性贫血、慢性肝病性贫血、再生障碍性贫血、白血病和淋巴瘤、甲状腺功能减退症、自身免疫性溶血性贫血和骨髓增生异常综合征相鉴别;药源性大细胞性贫血须与巨幼细胞贫血(维生素 B_{12} 缺乏、叶酸缺乏、遗传性DNA合成障碍)和非巨幼细胞贫血(酗酒、慢性阻塞性肺疾病、遗传疾病、再生障碍性贫血、骨髓增生异常综合征)相鉴别。

六、预防与监测

多种药物可引起非溶血性贫血,其中不乏一些常用药物,患者同时服用多种药物时,预防工作变得非常困难。其中一些药物由于作用机制清楚,因此可以较为准确地预测患者发生贫血的概率(如抗肿瘤药所致贫血),因此也比较容易进行预防和干预;而其他一些药物则与患者的特异性体质有关,与药物本身的药理作用无关,故而难以预防。不过我们可以通过认识药源性贫血的危险因素,尽可能准确地估测患者发生贫血的风险和概率,从而有助于对此类患者进行较为精准的管理。药源性贫血随着年龄的增长风险增大,基因易感性也可能是药源性贫血的危险因素,其他危险因素参见表11-4-2,一些具体类型的药源性贫血还有自己独特的危险因素。

1. 药源性巨幼细胞贫血　饮食中摄入维生素 B_{12}、叶酸不足,吸收不良综合征、慢性酒精中毒均是药源性巨幼细胞贫血的危险因素。对于长期服用二甲双胍的患者,建议每年检查一次维生素 B_{12} 的水平,如果发现红细胞体积偏大且血清维生素 B_{12} 水平降低,则应给予维生素 B_{12} 静脉注射1mg共7天,大部分患者会对治疗有反应,在10天左右出现网织红细胞计数的回升。

2. 抗肿瘤药所致贫血　抗肿瘤药所致贫血的危险因素可以分为两大类,患者相关因素和化疗方案相关因素(表11-4-2)。凡是能够引起骨髓受抑制概率增加,或者提示患者可能会发生症状性贫血的个体化因素可归类于患者相关因素。放疗,尤其是针对骨骼部位的放疗将增加抗肿瘤药所致贫血的发生率。有化疗史的患者可能正在经历慢性病贫血,有肿瘤骨转移的患者由于红系造血储备能力降低,发生抗肿瘤药所致贫血的风险更高。具有严重心血管、脑血管和肺部疾病的患者,由于血红蛋白基线水平较低,因此发生抗肿瘤药所致贫血的可能性也将增高。化疗方案相关危险因素包括方案本身导致贫血的可能性,单药或者联合用药,剂量以及给药时间。然而,抗肿瘤药所致贫血的风险是已知的,因此应该着眼于给予合适的剂量以达到满意的疗效,同时避免过度的骨髓抑制。

由于部分药物诱导贫血罕见并且难以预料,预防工作相对困难。如果有替代治疗方案,建议避免使用可能导致贫血的药物,如果无法避免使用此类药物,必须定期监测血常规。患者教育和咨询也可能在预防中起重要作用,当患者已出现过药物诱导贫血时,翔实的病史记录和患者教育可避免患者再次接受该药物;对于具有化疗相关贫血高风险的患者,考虑调整化疗方案为骨髓抑制作用较轻的药物、剂量和疗程;基因检测,筛查出G-6-PD缺乏症患者,避免其服用禁用药物。另外,药物上市后的不良反应监测也起着重要作用。

表 11-4-2　药源性贫血的风险因素

再生障碍性贫血	化疗所致贫血
• 接触农药和化学物质 　苯 　农药 • 职业辐射暴露 • 病毒暴露（如甲型肝炎）	• 患者相关因素 　肿瘤类型和累及范围 　既往引起骨髓抑制的抗肿瘤药使用史 　既往骨骼部位放疗史 • 化疗方案相关因素 　联合化疗 　剂量和给药时间 　疗程
溶血性贫血 • 感染 • 疟疾 • 疟原虫 • 存在罕见的遗传性疾病 　G-6-PD 缺乏 　遗传性球形红细胞增多症 　镰状细胞贫血 　珠蛋白生成障碍性贫血 • 暴露于创伤性和微血管造影条件下 　瓣膜置换 　移植排斥	• 特殊用药 　顺铂 　卡铂 　奥沙利铂 　喜树碱类药物 　拓扑替康 　伊立替康 　紫杉烷类及抗微管蛋白药物 　多西他赛 　紫杉醇 　长春瑞滨 　抗生素类抗肿瘤药 　多柔比星 　柔红霉素 　丝裂霉素 　酪氨酸激酶抑制剂 　伊马替尼
巨幼细胞贫血 • 腹部或肠道手术 • 饮食缺乏维生素 B_{12} • 慢性酒精中毒 • 克罗恩病 • 肠吸收不良综合征 • 恶性贫血	

七、治疗原则

治疗原则是一旦诊断则应充分权衡利弊，必要时考虑停药。若贫血非常严重则应考虑输血支持，是否输血应根据患者的症状（发生时间、严重程度、持续时间）和共患疾病来确定，而不是单纯根据血红蛋白水平。如果需要迅速纠正贫血，输注红细胞悬液是最佳选择，输注 1U 浓缩红细胞悬液大约可以提升 10g/L 的血红蛋白水平。在输血前应充分考虑输血相关并发症，如输血反应、输血相关循环负荷过重、细菌污染、病毒感染等。

此外，还应根据不同病因和贫血的类型进行针对性的治疗。

1. 药源性巨幼细胞贫血　如果是抗肿瘤药引起巨幼细胞贫血，这种不良反应是完全可以预期的，此时权衡利弊后可以不停药，在患者有贫血症状时再进行治疗。如果叶酸或维生素 B_{12} 并不影响化疗效果，则可考虑补充叶酸或维生素 B_{12}。接受甲氧苄啶-磺胺甲噁唑的患者可以给予叶酸 5~10mg，最多每天 4 次以纠正巨幼细胞贫血。在长期使用甲氨蝶呤的患者中,可以考虑补充叶酸来降低药物相关不良反应。对于苯妥英或苯巴比妥导致的贫血,可每天补充 1mg 叶酸,但这可能会减弱抗癫痫药的治疗效果。

2. 抗肿瘤药所致贫血　在开始针对抗肿瘤药所致贫血的治疗之前,应根据抗肿瘤药、患者既往病史和基线的实验室检查结果进行风险评估,以此确定初始治疗方案。如果患者发生贫血的风险极高,可能需要考虑换用其他治疗方案,但当化疗是以根治为目的时,仅为避免抗肿瘤药所致贫血而更换方案就没有必要。红细胞生成刺激剂(erythrocyte-stimulating agent,ESA)被批准用于化疗所致贫血,包括重组人红细胞生成素阿法依泊汀和阿法达贝泊汀。与输血不同,重组人红细胞生成素可能需要数周才能纠正贫血。美国国立综合癌症网络(National Comprehensive Cancer Network,NCCN)指南推荐了特定的剂量,以便获得疗效的同时尽可能减少不良作用。在启动治疗之前,应充分权衡利弊风险。有研究显示,癌症患者接受了 ESA 治疗后生存时间缩短,肿瘤进展。在使用 ESA后还有发生静脉血栓栓塞和高血压的风险,因此也应进行监测。美国食品药品管理局(FDA)在 ESA的说明书中增加了黑框警告,强调要重视药物的不良反应。为了尽量减少并发症,应该使用最小的剂量使患者脱离输血依赖即可。如果化疗已经终止,ESA 应该在 6 周内停用。如果患者有希望治愈,也应避免使用 ESA。因此,ESA 仅在不可治愈的、需反复接受化疗的非髓系肿瘤患者中推荐使用,剂量参见表 11-4-3。

表 11-4-3　ESA 使用方法和用量

药物	起始剂量	增加剂量	给药参数
促红素(阿法依泊汀)	150U/kg 皮下注射,每周 3 次。 或 40 000U 皮下注射,每周 1 次	300U/kg 皮下注射,每周 3 次。 或 60 000U 皮下注射,每周 1 次	血红蛋白必须小于 100g/L 才能启动并维持治疗;4 周后评估病情,如果血红蛋白上升小于 10g/L,则增加剂量;如果血红蛋白上升高迅速,则减量约 25%;如果 8 周之后没有反应,则终止 ESA 治疗
阿法达贝泊汀	2.25mg/kg 皮下注射,每周 1 次。 或 500mg,每 3 周 1 次	4.5mg/kg 皮下注射,每周 1 次	血红蛋白必须小于 100g/L 才能启动并维持治疗;6 周后评估病情,如果血红蛋白上升小于 10g/L,则增加剂量;如果血红蛋白升高迅速,则减量约 40%;如果 8 周之后没有反应,则终止 ESA 治疗

3. 铁粒幼细胞贫血　如果明确是药物所致应立即停用致病药物,同时服用大剂量维生素 B_6(吡哆醇)直至临床症状完全消失。慢性酒精中毒者停止饮酒后贫血也能逐步改善,医源性的长期补锌可使体内锌超过正常 2~3 倍,造成明显的铁粒幼细胞贫血,补充铜或停用锌后可逐渐恢复。

4. 药物所致失血性贫血　由于药物所致失血性贫血相关死亡率较高,因此应在权衡利弊后终止药物治疗,并及时予以止血、成分输血、纠正凝血功能障碍等对症支持治疗。当再次启动抗血小板和抗凝治疗时,应充分考虑风险与获益,必要时更换治疗方案,避免过度治疗。

八、预后及随访

尽管药物引起的非溶血性贫血并不算常见的药品不良反应,但由于可导致严重并发症甚至死亡,应该引起高度重视。应该及早识别哪些药物可能导致贫血,并且在用药时做好充分的监测。一旦发生贫血,则应在权衡利弊后考虑终止治疗方案并加强针对贫血的对症支持治疗。巨幼细胞贫血预后良好,一般不增加患者死亡率,但在严重病例可合并神经精神系统并发症,若能及早发现并干预,神经系统损伤是可逆的。抗肿瘤药所致贫血的症状本身或者治疗贫血的药物都可严重影响抗肿瘤药所致贫血患者的生活质量,在启动下一疗程化疗和使用 ESA 之前应充分权衡治疗的利弊与风险,并做好相关症状、体征及血常规的监测工作。药物所致的铁粒幼细胞贫血若能及时发现及对症处理一般预后良好,后期如果必须继续使用相同药物(如异烟肼),可预防性补充维生素 B_6(吡哆醇)。而对于药物引起的失血性贫血,根据出血量的大小、出血部位和速度,预后则各不相同,临床医师若再次使用类似药物,务必增加患者的依从性并密切随访,采集病史、体格检查并监测相应的指标(如华法林监测 INR),避免再次发生严重的出血并发症。对于需要长期使用 NSAID 的患者,可以考虑选择性 COX-2 抑制剂以减少消化道黏膜损伤的发生,对有胃肠道溃疡风险的患者可持续给予胃肠黏膜保护剂或抑酸治疗,如 PPI 或 H_2 受体拮抗剂。

九、患者教育

当患者必须使用可能导致药源性贫血的药物时,需要教会患者认识药源性贫血的症状和体征,如果出现相应的表现,需要及时向医护人员报告,此外也需要在治疗过程中定期监测血常规。对于需要长期服用叶酸的患者,需要向他们讲明叶酸替代治疗的原因和必要性,以此增加患者的依从性。对于化疗所致贫血,应该在启动 ESA 治疗前和患者充分讨论风险与获益,取得患者的书面知情同意,并且向患者提供一份用药指导,其中需包括 ESA 的使用注意事项。对于服用抗血小板和抗凝血药的患者,需要教会患者识别出血倾向的相应症状和体征,定期到医院随访,避免剧烈运动,如果出现相应的表现,需要及时向医护人员报告,对于使用抗凝血药华法林者还应监测 INR。

十、典型病例

患者女性,26 岁,因"咳嗽、乏力、纳差 8 个月余,气促 10 余天"入院。查体:T 39.6℃,P 120 次/min,双肺呼吸音低,肝脾(-)。胸片示双肺上中下均见点片状密度增高影,边缘不清,心、膈无异常。血常规示 Hb 86g/L,WBC 8.5×10^9/L,N 78%,L 21%,嗜酸性粒细胞 1%。痰厚涂片抗酸染色(++++),痰结核分枝杆菌培养(++++)。临床诊断:肺结核并中度贫血。

患者入院后予异烟肼、利福平、吡嗪酰胺、链霉素抗结核治疗 20 天后,复查 Hb 60g/L,WBC 8.8×10^9/L,N 92%,L 8%。经骨髓检查报告为:继发性铁粒幼细胞贫血(铁粒幼细胞 70%,环铁粒幼细胞 30%)。异烟肼及吡嗪酰胺均可引起铁粒幼细胞贫血,考虑到患者结核病情较重,故先停用吡嗪酰胺,继续用 IRS 方案抗结核治疗。患者病情好转,Hb 逐步上升,1 个月后 Hb 107g/L,WBC 10.2×10^9/L,N 80%,L 18%;2 个月后 Hb 136g/L,WBC 7.2×10^9/L,N 76%,L 24%。患者病情好转出院。

讨论:本例患者罹患肺结核,起病时即有中度贫血,此时考虑为结核感染所致的慢性病性贫血,但在使用异烟肼、利福平、吡嗪酰胺、链霉素抗结核治疗后血红蛋白计数进一步下降,骨髓检查提示铁粒幼细胞 70%,环铁粒幼细胞 30%,根据《WHO 造血与淋巴系统肿瘤分类》第 4 版,环铁粒幼细胞已超过 15%,诊断为铁粒幼细胞贫血,再结合前期使用异烟肼、吡嗪酰胺的病史,应考虑为药物所致的铁粒幼细胞贫血,其机制是药物所致吡哆醇(维生素 B_6 的醇型结构)缺乏。治疗方面需停用相关药物,并予补充维生素 B_6 治疗,一般预后良好。

点评:在服用异烟肼、吡嗪酰胺的患者,常规预防性补充维生素 B_6 是抗结核治疗方案的重要部分。

(帅晓　何治尧)

第五节 药源性再生障碍性贫血^{ICD-10:D61.1}

教学目的与要求

1. 掌握药源性再生障碍性贫血的常见致病药物及治疗原则。
2. 熟悉再生障碍性贫血的诊断标准、鉴别诊断、预防、监测及预后。
3. 了解药源性再生障碍性贫血的发病机制。

再生障碍性贫血（aplastic anemia）简称 AA，是一种由不同病因和机制引起的骨髓造血功能衰竭症。主要临床表现为全血细胞减少而致的贫血，中性粒细胞减少可致严重感染，血小板减少可致出血。从病因上，AA 可分为先天性（遗传性）和后天性（获得性）。获得性 AA 根据是否有明确诱因，分为原发性和继发性。

药源性再生障碍性贫血^{ICD-10:D61.1}（drug-induced aplastic anemia，DAA）是指由药物因素引起的骨髓造血功能障碍综合征。因其预后差，死亡率高，故是目前药源性血液病中最严重的一种类型。有研究表明：在 33% 的继发性 AA 中，其中 DAA 占 72.28%。

一、流行病学

AA 的首个病例于 1888 年由 Paul Ehrlich 医生报道，1904 年由 Chauffard 命名，并提出了相关临床特点。

AA 呈世界性分布，其年发病率在美国为（0.6~0.61）/100 万人，欧洲为 2/100 万人，亚洲为（4~6）/100 万人。国内的流行病学调查资料显示：我国的发病率为 7.4/100 万人，较西方国家更为常见。AA 可发生于各年龄段，研究发现其有两个发病高峰，即 15~25 岁年轻人和 60 岁以上老年人，国内发病以中青年居多，男、女发病率无明显差别。

二、致病药物

先天性再生障碍性贫血也称为先天性骨髓衰竭综合征，如范科尼贫血（Fanconi anemia），病因至今不明。后天获得性再生障碍性贫血，根据病因也可分为原发性和继发性，DAA 属于继发性。

最常见的药物类别包括抗惊厥药（卡马西平和苯妥英钠）、抗菌药（磺胺类和利奈唑胺）、消炎药（非甾体抗炎药）和抗肿瘤药。表 11-5-1 仅列出了与 DAA 高度相关即证据等级在 B 以上的药物。至少有中度相关性的药物有磺胺异噁唑、柳氮磺吡啶、苯妥英钠、布洛芬、吲哚美辛、依托度酸、舒林酸、双氯芬酸、美沙拉秦、安乃近、伊马替尼、替莫唑胺、雷公藤、硫唑嘌呤、呋塞米、卡托普利、氯吡格雷、噻氯匹定、齐多夫定、促红素、甲巯咪唑、氯氮平、异烟肼，但其发生率未知。

三、发病机制

DAA 被认为是获得性的，虽然其他自身免疫性疾病、基因因素或许也会导致一些患者罹患 AA。一般来说，包括药物在内的化学制剂致 AA 中，有 3 种机制会对人多能干细胞（human pluripotent stem cell，HPSC）造成损害。

表 11-5-1 与药源性再生障碍性贫血相关的药物

分类	药物	证据	证据级别
抗菌药	氯霉素	优势比为 6.78	B
	利奈唑胺	1 例/2 900 位患者	B
	阿奇霉素	优势比为 11.02	B
	青霉胺-D	优势比为 4.9	B
抗惊厥药	卡马西平	3~4 例/10 万人年	B
	非尔氨酯	127 例/100 万	B
解热镇痛药	对乙酰氨基酚	优势比在 1.8~2.0	B
利尿药	噻嗪类利尿药	优势比为 3.8	B
	乙酰唑胺	1 例/（18 000 例·年）	B
降血压药	硝苯地平	11.7 例/100 万人年,风险比为 4.9	B
其他	秋水仙碱	优势比为 4.1	B
	甲苯咪唑	优势比为 3.0	B
	金制剂	优势比为 4.9	B

注:优势比是指某种推测为真的概率与某种推测为假的概率的比值。证据水平定义:A 级,证据来源于一项或多项随机对照临床试验;B 级,证据来源于非随机对照临床试验、前瞻性观察研究、队列研究、回顾性研究、病例对照研究、荟萃分析;C 级,证据来自一个或多个已发布的案例报告或案例系列。

第一种机制是剂量依赖性药物毒性,常由化疗或放疗引起,通过抑制增殖细胞系而引起短暂的骨髓衰竭。随着剂量的持续增加,造血功能也可能受到抑制。发生率为 1/30 000,发生后立即停药可以恢复。

第二种机制是一种特异质反应,这是一种与剂量无关而又不可逆的骨髓抑制反应。对"特应性"个体来说,只需小剂量的药物即可引起严重的 AA。特异质患者体内生物转化酶存在先天性异常,导致有毒物质在体内,特别在骨髓与肝脏内的转化率减弱,使造血干(祖)细胞损伤,导致骨髓衰竭。其发生率为普通人群 1/60 000,女性多于男性,病死率高。

第三种机制与免疫有关,发生在药物代谢产物与骨髓细胞内的细胞前蛋白形成复合物时,经过复杂的结合降解等途径,使基因改变或端粒酶丢失,从而导致 DNA 损伤,细胞凋亡。对粒-单核系祖细胞或粒系有直接作用,影响其核酸代谢,抑制 DNA 合成,延长细胞的生长时间,减少细胞分裂,使粒细胞成熟障碍。

近年来,多数学者认为 AA 的主要发病机制是免疫抑制;造血微环境与造血干(祖)细胞量的改变是异常免疫损伤所致;造血干(祖)细胞质异常性"AA"实乃部分与 AA 相似的阵发性睡眠性血红蛋白尿症(paroxysmal nocturnal hemoglobinuria,PNH)、骨髓增生异常综合征(myelodysplastic syndrome,MDS)、Fanconi 贫血。总之,AA 患者体液免疫、细胞免疫功能均有异常,多数 AA 患者用免疫抑制剂治疗有效,这也证实了其与发病的关系。药物诱发 AA 免疫异常的作用是肯定存在的,具体机制尚需进一步研究。

四、临床表现及分型

DAA 发病多样化且是隐匿的,可见于任何年龄。每种药物从服用到发生反应的时间不定,多为几周至几个月,但极少有超过 6 个月以上者。其临床特征依赖于细胞体系受抑制的程度,与异质性疾病相似。AA 发生时,常无其他药物过敏的表现。如有皮疹和其他变态反应,常发生于血常规变化之前,待 AA 发生时早已消退。出血与感染是主要死亡原因,死亡常发生于起病 15 个月之内,最初 3~6

个月危险性最高。

（一）重型再生障碍性贫血

重型再生障碍性贫血（severe aplastic anemia，SAA）起病急，进展快，病情重；少数可由非重型进展而来。

1. 贫血 多呈进行性加重，苍白、乏力、头晕、心悸和气短等症状明显。

2. 感染 多数患者有发热，体温在 39℃ 以上，个别患者自发病到死亡均处于难以控制的高热之中。以呼吸道感染最常见，感染菌种以革兰氏阴性杆菌、金黄色葡萄球菌和真菌为主，常合并败血症。

3. 出血 均有不同程度的皮肤、黏膜及内脏出血。皮肤表现为出血点或大片瘀斑，口腔黏膜有血疱，有鼻出血、牙龈出血、眼结膜出血等。深部脏器出血时可见呕血、咯血、便血、血尿、阴道出血、眼底出血和颅内出血，后者常危及患者的生命。

（二）非重型再生障碍性贫血

非重型再生障碍性贫血（non-severe aplastic anemia，NSAA）起病和进展较缓慢，病情较重型轻。

1. 贫血 慢性过程，常见苍白、乏力、头晕、心悸、活动后气短等。输血后症状改善，但不持久。

2. 感染 高热比重型少见，感染相对易控制，很少持续 1 周以上。上呼吸道感染常见，其次为牙龈炎、支气管炎、扁桃体炎，而肺炎、败血症等重症感染少见。常见感染菌种为革兰氏阴性杆菌和各类球菌。

3. 出血 出血倾向较轻，以皮肤、黏膜出血为主，内脏出血少见。多表现为皮肤出血点、牙龈出血，女性患者有阴道出血。出血较易控制。久治无效者可发生颅内出血。

五、诊断及鉴别诊断

（一）诊断

根据《再生障碍性贫血诊断与治疗中国指南（2022 年版）》，诊断标准如下：

（1）血常规检查：全血细胞（包括网织红细胞）减少，淋巴细胞比例增高。至少符合以下 3 项中的 2 项：血红蛋白<100g/L；血小板计数<50×10^9/L；中性粒细胞绝对值<1.5×10^9/L。

（2）骨髓穿刺：多部位（不同平面）骨髓增生减低（<正常 50%）或重度减低（<正常 25%）；小粒空虚，非造血细胞（淋巴细胞、网状细胞、浆细胞、肥大细胞等）比例增高；巨核细胞明显减少或缺如；红系、粒系细胞均明显减少。

（3）骨髓活检（髂骨）：全切片增生减低，造血组织减少，非造血细胞增多，网硬蛋白不增加，无异常细胞。

（4）除外检查：必须除外先天性和其他获得性、继发性骨髓衰竭综合征。

（二）鉴别诊断

1. 阵发性睡眠性血红蛋白尿症（PNH） PNH 是以慢性血管内溶血为主的贫血，典型患者有血红蛋白尿发作，易鉴别。不典型者无血红蛋白尿发作，全血细胞减少，骨髓可增生减低，易误诊为 AA。流式细胞术检测 CD55⁻、CD59⁻ 是诊断 PNH 的敏感方法。

2. 骨髓增生异常综合征（MDS） MDS 中的难治性贫血有全血细胞减少，网织红细胞有时不高甚至降低，骨髓也可低增生，易与 AA 混淆。但 MDS 有以下特点：粒细胞和巨核细胞有病态造血现象，早期髓系细胞相关抗原（CD34）表达增多，血片或骨髓涂片中可有染色体核型异常等。MDS 可伴骨髓纤维化，骨髓活检示网硬蛋白增加，而 AA 不会伴骨髓纤维化。

3. 急性白血病（acute leukemia，AL） 特别是白细胞减少和低增生性 AL，早期肝、脾、淋巴结不肿大，外周两系或三系血细胞减少，易与 AA 混淆。仔细观察血常规及多部位骨髓，可发现原始粒、单或原（幼）淋巴细胞明显增多。部分急性早幼粒细胞白血病全血细胞可减少，但骨髓细胞形态学检查、染色体易位 t（15；17）和 *PML-RARα* 基因存在可帮助鉴别。

六、预防与监测

预防是 DAA 的一个重要环节，为此，加强社区内的药物使用咨询，积极宣传滥用药物的危害性；进一步研究和探讨 DAA 的发病机制；严格掌握用药指征，熟悉不良反应和禁忌证，避免滥用药物，这样可减少 DAA 的发生概率。

（一）给药前应注意了解患者发生药品不良反应的倾向因素

包括患者的用药史、药品不良反应的既往史、家族史等。对于已经有明确证据表明会导致 AA 的药物，尽量避免使用，可使用其替代药物。

（二）初发的预防

1. 用药时应尽量采用最短疗程的最低有效剂量，特别是抗生素和镇痛药。充分考虑患者的耐受力，进行个体化治疗。

2. 应定期化验血常规，特别是高危者，在开始治疗前做好基线数据采集，治疗中密切关注血常规的动态变化，利于早期发现血液不良反应。

3. 对药物可能发生的毒副作用要时刻提高警惕，密切观察病情变化，及早发现初期异常并及时处理。

4. 对就诊患者宣传在医生的指导下用药的重要性，建议部分高危药物不可随意在门店销售。

（三）再发的预防

1. 患者的预防　对高危患者，必须告知应避免使用某些对其可能有变应性或交叉变应性的药物。对确诊的患者，可在其病历首页做出醒目标志，警示患者、医师、药师等。在条件允许时，可录入电子管理系统。

2. 患者亲属的预防　对遗传性的 DAA 患者，必须对其亲属进行相应检查，一旦发现类似异常，应如同对患者一样给予相同的警告。

七、治疗原则

DAA 的治疗原则与原发性和其他继发性 AA 基本类似。

（一）立即停用确认或可疑致 AA 的药物

DAA 的治疗最重要的是及时找出致病或可疑药物并立即停用。由于某些 DAA（如氯霉素对骨髓的可逆性抑制）有自限性的特点，停药之后可以逐渐恢复；部分轻症细胞毒性骨髓损伤停药后也可趋于稳定。

（二）对症治疗

1. 纠正贫血　通常认为血红蛋白低于 60g/L 且患者对贫血耐受较差时，可输血，但应防止输血过多。

2. 控制出血　可用酚磺乙胺和氨基己酸（泌尿生殖系统出血患者禁用）。女性子宫出血可肌内注射丙酸睾酮。输浓缩血小板对血小板减少引起的严重出血有效。产生抗血小板抗体导致无效输注时，改输人类白细胞抗原（HLA）配型相合的血小板。凝血因子不足（如肝炎）时，应予纠正。

3. 控制感染　对感染性发热，及时采用经验性广谱抗生素进行治疗，一般推荐联合使用，如 β-内酰胺类+氨基糖苷类。同时应取可疑感染部位的分泌物或尿、大便、血液等做细菌培养和药敏试验，药敏试验有结果后应换用敏感、窄谱的抗生素进行治疗。抗菌药物的选择还应参考患者的感染史和抗生素应用情况。长期使用广谱抗生素可诱发二次感染和肠道菌群失调。真菌感染可用两性霉素 B 等。

4. 护肝治疗 AA 常合并肝功能损害,应酌情选用护肝药物。

5. 去铁治疗 长期输血的 AA 患者血清铁蛋白水平增高达铁过载的患者,可酌情予以去铁治疗。

6. 疫苗接种 已有一些报道提示接种疫苗可导致骨髓衰竭或 AA 复发,故除非绝对需要否则不主张接种疫苗。造血干细胞移植后,推荐 AA 患者规律接种的疫苗除外。

(三) 针对发病机制的治疗

1. 免疫抑制治疗

(1) 抗淋巴/胸腺细胞球蛋白(ALG/ATG):主要用于 SAA,马 ALG 10~15mg/(kg·d)连用 5 天,兔 ATG 3~5mg/(kg·d)连用 5 天;用药前需做过敏试验;用药过程中用糖皮质激素类药物防治变态反应;静脉滴注 ATG 不宜过快,每天剂量应维持滴注 12~16 小时;可与环孢素(CsA)组成强化免疫抑制方案。

(2) 环孢素(CsA):适用于全部 AA。3~6mg/(kg·d),疗程一般长于 1 年。不良反应包括肝肾功能损害、牙龈增生、胃肠道反应等。环孢素治疗 AA 的具体血药浓度并不明确,治疗窗比较宽,需要参照患者的血药浓度、造血功能、T 淋巴细胞免疫恢复情况、药品不良反应等进行个体化治疗,兼顾疗效和药品不良反应。可与 ATG 联合治疗,重型 AA 患者单用 ATG 或环孢素的有效率及无病生存率显著低于 ATG 联合环孢素。

(3) 其他:有学者使用 CD3 单克隆抗体、吗替麦考酚酯、环磷酰胺、甲泼尼龙等治疗 SAA。

2. 促造血治疗

(1) 雄激素:雄激素进入体内,在体内生成 5α-双氢睾酮和 5β-双氢睾酮。前者可促使肾脏产生红细胞生成素,巨噬细胞产生粒细胞巨噬细胞集落刺激因子;后者对造血干细胞具有直接刺激作用,促进其增殖和分化,刺激骨髓红系造血。雄激素是 AA 治疗的基础用药,其发挥作用需要患者仍有残余的造血干细胞,单独用于 SAA 治疗无效。常用 4 种:①司坦唑醇 2mg,每天 3 次;②十一酸睾酮 40~80mg,每天 3 次;③达那唑 0.2g,每天 3 次;④丙酸睾酮 100mg/d 肌内注射。疗程及剂量应视药物的作用效果和不良反应(如男性化、肝功能损害等)调整。

(2) 造血生长因子:造血生长因子通过直接刺激参与造血干细胞而促进骨髓恢复或者通过提高造血细胞功能,使患者延长生存期以等待其他治疗药物出现疗效。①重组人粒细胞集落刺激因子(rhG-CSF),剂量为 5μg/(kg·d)。可刺激髓系造血前体细胞增生而使中性粒细胞增加,减少 AA 患者严重致命感染的发生率,但常需维持给药。使用过程中应定期每周监测血常规 2 次,特别是中性粒细胞数目的变化情况。②重组人红细胞生成素(rhEPO),常用 50~100U/(kg·d)。大剂量可提高部分 AA 患者的血红蛋白,但造血细胞因子价格昂贵,因此目前仅限于重型 AA 免疫抑制剂治疗时的辅助用药。③艾曲泊帕,50mg,每天 1 次口服。该药是血小板生成素受体激动剂,美国 FDA 已批准应用于 SAA 免疫抑制治疗未完全痊愈患者的治疗。服药期间可能出现转氨酶升高,并且需格外注意是否发生克隆演变。④重组人血小板生成素(rhTPO),ATG 后每周 3 次,每次 15 000U。已有研究显示其对 AA 的疗效,可提高患者的血液学缓解率及促进骨髓恢复造血。

3. 造血干细胞移植 对 40 岁以下、无感染及其他并发症、有合适供体的 SAA 患者,可首先考虑异基因造血干细胞移植。

八、预后及随访

DAA 及时停药后,当骨髓再生不良与药物直接诱导的骨髓毒性作用有关时,经适当治疗多可缓慢恢复乃至痊愈,预后可能较一般原发性 AA 好。而药物诱导的特异性反应引起的 AA 一般是不可逆的。所以对每一例新诊断的 AA 均应仔细询问病史,尤其是服药史,以确定是否为药源性,并及时停药。血常规的恢复较慢,需数个月至数年,特别是白细胞和血小板,可在血红蛋白恢复正常数年之后仍然持续偏低。

治疗开始 6 个月内,血常规至少每 1~2 周检查一次,治疗 6 个月后血常规至少每个月检查 1 次,肝、肾功能至少每个月一次。一些 NSAA 可在病程中逐渐转成重型,因此对于初次发病的 NSAA 要进行随诊观察。接受 ATG/ALG 和环孢素治疗的患者应密切随访,定期检查以便及时评价疗效和不良反应(包括演变为克隆性疾病,如 PNH、MDS 和 AML 等)。建议随访观察点为 ATG/ALG 用药后 3 个月、6 个月、9 个月、1 年、1.5 年、2 年、2.5 年、3 年、3.5 年、4 年、5 年、10 年。儿童患者达到成人阶段后,转入成人管理模式继续随访。

九、患者教育

(一) 预防教育

当患者服用已知可能致 AA 的药物时,应对他们进行用药教育,包括 DAA 的体征和症状;同时应教育患者及时向医师或药师等医学专业人员报告症状,建议在治疗过程中对患者进行常规的血常规监测,以便能早期发现血液不良反应。

(二) 治疗教育

对于已经确诊 DAA 且需长期接受免疫抑制治疗的患者,有必要对其进行感染可能和其他已知并发症的教育。患者应了解,在服用免疫抑制剂时监测药物水平是为确保自身用药的安全性与有效性。

十、典型病例

患儿男性,1 岁。因皮肤黏膜苍白进行性加重入院。于 8 个月时因腹泻口服氯霉素 4 次,每次 0.25g,此后面色渐苍白,曾在外院诊断为 "缺铁性贫血",经口服铁剂及肌内注射维生素 B_{12} 等治疗无好转。

入院查体:体温 36.4℃,发育正常,精神尚好,全身皮肤无出血点及黄染。皮肤、口唇、睑结膜、口腔黏膜、甲床苍白,头颅无畸形,颈软,心界不大,心肺正常,腹平软,肝脾肋下未触及,神经系统无阳性体征。实验室检查:血红蛋白 58g/L,红细胞 2.06×10^{12}/L,白细胞 6.9×10^9/L,中性粒细胞百分比 51%,淋巴细胞百分比 49%,网织红细胞计数 0,血小板 321×10^9/L;骨髓象检查:粒系、巨核系增生正常,原始红细胞 0.5%,中幼红细胞 0.5%,晚幼红细胞 0.5%。诊断为药物性纯红细胞性再生障碍性贫血。入院后给予输血、泼尼松、雄激素、中药及对症治疗,2 个月后贫血症状、体征消失。实验室检查:Hb 129g/L,RBC 5.5×10^{12}/L,网织红细胞计数 0.8%,WBC 8.8×10^9/L,中性粒细胞百分比 52%,淋巴细胞百分比 48%,骨髓象恢复正常,痊愈出院。

讨论:本病有明确服用氯霉素史,此后出现贫血症状,结合周围血常规及骨髓象检查,符合 DAA 诊断,治疗一般认为 DAA 停药后,多数血液学变化在短期内可恢复,本例未能自愈,经泼尼松、雄激素等治疗后恢复正常。

氯霉素是引起 AA 的常见致病药物,国外公开报道的已超过 1 000 例,在 20 世纪 70 年代,约占 DAA 的 50%。氯霉素与 AA 关系密切,可产生两种毒性作用:一是与剂量有关,由于线粒体抑制,使骨髓发生可逆性损害;二可使粒系祖细胞及红系祖细胞的形成受到抑制,骨髓细胞内线粒体蛋白质合成受到了抑制,造成干细胞的损害,可在停药数周或数个月发病,往往病情严重导致死亡。

点评:氯霉素引起血液系统损害发生率高,尤以口服为甚,后果严重,已被医学界公认,目前临床上可供选择的疗效好、毒性低的抗生素种类很多,医师应尽量避免应用氯霉素,以免造成不良后果。

(陈蓉　刘跃均)

第六节　药源性中性粒细胞减少症 ICD-10:D70.03

教学目的与要求

1. 掌握药源性中性粒细胞减少症的定义、常见致病药物、临床表现及治疗。
2. 熟悉药源性中性粒细胞减少症的诊断、鉴别诊断及预防。
3. 了解药源性中性粒细胞减少症的发病机制。

中性粒细胞减少症（neutropenia）一般定义为绝对中性粒细胞计数（ANC）<0.5×10^9/L 或<1×10^9/L（且 48 小时内预期下降至<500/mm³）。中性粒细胞减少症被分为获得性和原发性。药源性中性粒细胞减少症 ICD-10: D70.03 是一种可危及生命的获得性中性粒细胞减少症。当非细胞毒性药物导致中性粒细胞计数急剧下降时，该病症称为粒细胞缺乏症（agranulocytosis）。药源性中性粒细胞缺乏症被定义为因药物导致的机体免疫毒性或细胞毒性，引起的外周血 ANC 减少至<0.5×10^9/L。

一、流行病学

药源性中性粒细胞减少症被认为是肿瘤治疗剂量限制性毒性的原因，在大量的 I 期、II 期和 III 期肿瘤治疗的临床试验中，抗肿瘤药的毒副作用得到了详细的记载。例如高剂量化疗需要外源干细胞（同种异体）来源进行骨髓移植，因为在治疗期间，高剂量的抗肿瘤药会导致骨髓功能障碍 2~4 周，其间骨髓的功能部分或全部丧失，如果无应对措施，会导致患者发生严重的并发症。

在流行病学研究中，报道了粒细胞缺乏症的总体发病率。在欧洲和以色列进行的一项研究中记录，每年每百万人口约有 3.4 例粒细胞缺乏症发生，这个调查结果来自 7 年期间国际再生障碍性贫血和粒细胞缺乏症研究（IAAAS）中医院收集的数据。最新的流行病学数据包括欧洲 17 个血液学机构，对粒细胞缺乏症和再生障碍性贫血进行病例对照调查，社区获得性粒细胞缺乏症的发病率为每年每百万人口 3.4 例，死亡率为每年每百万人口 0.24 例。粒细胞减少常见于化疗后人群，调查显示，10%~50%的肿瘤患者在经过 1 个疗程以上的化疗后会出现粒细胞缺乏症相关症状，血液系统恶性肿瘤化疗后粒细胞缺乏症的概率更是高达 80%。中性粒细胞减少的发病率在不同种族间存在很大差异。目前我国暂无准确的流行病学数据。在无症状健康人群中，中性粒细胞减少的患病率为 0.1%~10.0%。

二、致病药物

临床常联合应用抗肿瘤药治疗血液学疾病与恶性肿瘤。随着每种方案中药物种类、使用剂量、频率和作用时间的增加，抗肿瘤药的细胞毒性引起骨髓抑制（myelosuppression）的风险也随之增加。常规细胞毒性抗肿瘤药包括烷化剂、抗代谢药、蒽环类、拓扑异构酶抑制剂、紫杉醇类和长春碱类。这些药物单独使用或联合应用时均可引起中性粒细胞减少症。大多数的分子靶向抗肿瘤药导致的中性粒细胞减少症的发生率，远低于细胞毒性药物。选择性酪氨酸激酶抑制剂（TKI）如伊马替尼、达沙替尼、尼洛替尼、博舒替尼和普纳替尼等能够在费城染色体阳性（Ph+）的急性和慢性白血病患者中引发中性粒细胞减少症，尤其是那些晚期疾病患者。

引起粒细胞缺乏症的常用药物还包括：非甾体抗炎药、抗生素、抗血小板药、抗甲状腺药、抗风湿药、抗心律失常药和抗精神病药等。对 1966—2006 年发表的相关医学文献进行回顾性分析，发现了

980例粒细胞缺乏症。研究者使用世界卫生组织制定的评价体系,评估了这些病例中粒细胞缺乏症产生的原因,结果提示6%与药物作用明确相关,44%与药物作用很可能相关,49%与药物作用可能相关,1%与药物作用无关,共发现125种药物绝对或可能导致了粒细胞缺乏症的产生。在2000—2010年调查研究确认,氯氮平、柳氮磺吡啶及甲巯咪唑等是导致粒细胞缺乏症发生概率最高的药物,这与之前的病例对照研究一致。

三、发病机制

继发于化疗的中性粒细胞减少症,是药物对骨髓祖细胞的细胞毒性作用的直接结果。大多数抗肿瘤药的主要作用是破坏细胞增殖,尤其是与细胞分裂和脱氧核糖核酸(DNA)合成有关的细胞增殖。这些药物都具有破坏复制过程中DNA的倾向,特别是在快速生长的组织,例如骨髓组织。烷化剂(alkylating agent)、抗代谢药(antimetabolite)、抗有丝分裂药物(antimitotic drug)、蒽环类药物(anthracycline)和拓扑异构酶抑制剂(topoisomerase inhibitor)主要通过这种机制引起中性粒细胞减少症。目前新兴的免疫治疗药物和分子靶向药物也有可能引起中性粒细胞减少症,但是具体的发生机制不太清楚。

目前认为药源性中性粒细胞减少症的发生机制可分为三大类:Ⅰ型,免疫介导型(immune-mediated);Ⅱ型,直接毒性(direct toxicity)导致;Ⅲ型,为Ⅰ型和Ⅱ型共同导致。已知的药源性中性粒细胞减少和缺乏症的产生机制在表11-6-1中进行了总结。

表11-6-1 药源性中性粒细胞减少和缺乏症的机制

药物	机制
抗甲状腺药、β-内酰胺类抗生素、普鲁卡因胺	免疫介导的,具有针对粒细胞和粒细胞前体的抗体形成
西咪替丁、细胞毒性抗肿瘤药、奎宁、奎尼丁、磺胺、噻氯匹定	对骨髓前体细胞的直接损伤
氯氮平	代谢产物介导的腺苷三磷酸的消耗和谷胱甘肽诱导的继发于氧化应激的细胞凋亡
氟卡尼	半抗原形成

在Ⅰ型粒细胞缺乏症中,氯磺丙脲可诱导产生特异性抗体(antibody),以剂量依赖的方式抑制粒细胞前体细胞。甲巯咪唑和丙硫氧嘧啶与中性粒细胞抗体的形成有关。普鲁卡因胺相关的粒细胞缺乏症,是由于与该药物相关的系统性红斑狼疮样综合征(erythematosus-like syndrome)不同的免疫机制引起的。

Ⅱ型粒细胞缺乏症是由于骨髓前体细胞的直接损伤,导致细胞死亡。据报道,西咪替丁和奎尼丁可诱导发生剂量依赖性骨髓细胞抑制。噻氯匹定诱导的粒细胞缺乏症的疑似机制为,干扰涉及正常中性粒细胞形成的代谢产物的活性。通过中性粒细胞髓过氧化物酶激活具有活性的代谢物,从而介导磺胺类药物的N-端氯化,产生直接的中性粒细胞毒性。

Ⅲ型粒细胞缺乏症可能涉及半抗原形成,其原因与氟卡尼和青霉素等药物有关。例如氯氮平诱导的粒细胞缺乏症可能不仅是由于免疫介导的过程导致。氯氮平含有硝胺代谢产物的积累,导致谷胱甘肽和腺苷三磷酸的消耗,引起中性粒细胞凋亡。

四、临床表现及分型

粒细胞减少症的临床表现常随其减少程度和原发病而异。粒细胞减少症多数起病缓慢,部分患者可仅出现头晕、乏力、易疲劳等非特异症状。部分粒细胞缺乏症患者起病急,数天内几乎都发生严重感染,可伴有寒战、高热、头痛、肌痛等表现。口咽部、直肠肛门可有坏死性溃疡,导致咽痛,颌下淋巴结、颈淋巴结肿痛及肛门周围疼痛,还可以有肺炎、肝脾大、黄疸等临床表现。如治疗不及时或不当,可迅速发展为脓毒血症(pyemia)而危及患者生命。预后非常差。

药源性粒细胞减少症常发生在用药后 1~2 周,有的可长至用药 5~7 周之后,但也可在用药后数小时发病。不同药物引起粒细胞减少的潜伏期不同:例如治疗甲状腺功能亢进症的药物常于持续给药 4~8 周后,而氨基比林可在用药数十分钟后引起免疫性粒细胞大量凝集破坏。外周血中出现单核细胞和幼粒细胞是粒细胞数量恢复的先兆。在外周血除白细胞和 ANC 减少或缺乏外,单核细胞、淋巴细胞、嗜酸性粒细胞增多。血红蛋白及血小板常正常。骨髓粒系减少或缺乏,红系、巨核系可正常,浆细胞等非造血细胞多见。临床依 ANC 减少程度不同,表现也不同。

对疑似药源性中性粒细胞减少症和粒细胞缺乏症患者的评估,需要仔细询问病史和体格检查。此外,应该进行全血细胞分类计数。中性粒细胞减少症和粒细胞缺乏症患者的症状及体征一般与感染性并发症有关。未使用抗生素或其他治疗,可能出现肺炎、蜂窝织炎或口咽感染、牙周或肛周感染等轻微症状,患者也可能出现败血症。$ANC<0.5 \times 10^9/L$ 的患者有发生肠道或皮肤菌群感染及菌血症的风险。如果在临床检查中没有明显的异常发现,临床医生必须以发热作为活跃感染过程的唯一可靠指标。

与化疗相关的中性粒细胞减少症出现的时间取决于所采取的化疗方案;然而,在多数骨髓抑制性的化疗方案中,ANC 最低点在最近治疗周期开始后的 7~10 天内发生。干细胞移植前的清髓预处理和大剂量抗肿瘤药的应用,可能在化疗开始后数天内使 ANC 降到最低点。

五、诊断及鉴别诊断

(一)诊断依据

1. 血常规检查　中性粒细胞减少症为 $ANC <0.5 \times 10^9/L$ 或预期 ANC 降低至$<0.5 \times 10^9/L$。
2. 起病前有明确使用可引起中性粒细胞减少症的相关药物史。
3. 排除其他导致中性粒细胞减少症的疾病及理化因素。

(二)实验室及辅助检查

1. 血常规(注:有利于早期诊断及帮助判断疾病严重程度)。
2. 血细菌培养(注:有助于鉴别诊断、并发症诊断)。
3. 骨髓穿刺并进行免疫和细胞遗传学活检(注:有助于鉴别诊断,排除其他潜在疾病)。
4. 肝肾功能生物化学指标(注:有助于鉴别诊断、并发症诊断)。
5. 肺部影像学检查(注:早期诊断并发的肺部感染)。
6. 交叉配血试验等(注:治疗抢救需要)。

(三)鉴别诊断

在未明确病因的情况下,可以采用更广泛的诊断方法来排除恶性肿瘤,特别是白血病、淋巴瘤、人类免疫缺陷病毒(HIV)或原发性中性粒细胞减少症。临床上有 30% 严重的贫血、10% 血小板减少症老年患者(即脓毒症和/或脓毒症休克)会表现为中性粒细胞减少症。

需要与药源性中性粒细胞减少症鉴别的疾病有:再生障碍性贫血、自身免疫性中性粒细胞减少症、慢性特发性中性粒细胞减少症、胶原性血管病、循环中性粒细胞减少症、人类免疫缺陷病毒感染、脾功能亢进、白血病、骨髓增生异常综合征、单纯白细胞再生障碍、放射治疗后、近期严重感染如病毒综合征或败血症、干燥综合征、有毒环境暴露后等。

六、预防与监测

本症应以预防为主,首先勿滥用药物,要求用药者应选用毒副作用少的药品,应熟悉致粒细胞减少的药物,服用这些药物的患者要定期监测血常规,及时发现和治疗粒细胞减少。明确诊断之后即开始对中性粒细胞减少症患者进行积极治疗。一般来说,要对基础病变进行积极治疗,同时中止与可疑有毒物质或药物的接触。

与细胞毒性化学药物相关的中性粒细胞减少症的预防,可以通过以下两种基本策略进行优化。首先,在前一化疗周期过程中发生中性粒细胞减少症的患者,化疗剂量应适当减低。这个方法通常在接受姑息化疗的患者中进行。第二种方法是使用重组人粒细胞集落刺激因子(rhG-CSF),聚乙二醇化重组人粒细胞刺激因子或粒细胞巨噬细胞集落刺激因子(GM-CSF)来刺激髓样细胞的产生。

鉴于粒细胞缺乏症的发生率相对较低,目前尚未找到一种早期检测或预防这种药源性疾病的实用方法。目前还没有可靠、廉价的检测或测试方法可用于鉴定可能存在粒细胞缺乏症风险的罕见患者。表 11-6-2 列出了预防药源性中性粒细胞减少症和粒细胞缺乏症的方法。

表 11-6-2　预防药源性中性粒细胞减少症和粒细胞缺乏症的方法

预防细胞毒性化疗引起的中性粒细胞减少症的方法	预防中性粒细胞缺乏症(一般原因引起的)的方法
1)剂量修正 2)G-CSF(或等效药物)或 GM-CSF 的预防性给药	1)避免使用与以前引起粒细胞缺乏症的药剂属于同一类的药物 2)按照说明书的建议每周监测白细胞计数

七、治疗原则

中性粒细胞减少症可能导致危及生命的并发症,当患者出现药源性中性粒细胞减少症或粒细胞缺乏症时,必须首先停止使用该药物。药物引起的发热性中性粒细胞减少症是一种医疗急症,需要立即进行评估和治疗。由于目前可用的诊断检测方法所限,无法快速、敏感或特异性地识别或排除引起发热的特定微生物病因,在获得血液培养后,必须立即给予广谱抗菌治疗。最初的抗菌治疗主要针对胃肠道和皮肤常见的微生物。对铜绿假单胞菌具有可靠活性的广谱抗菌疗法是标准选择,相应抗生素的选择应根据细菌培养鉴定的敏感性而定。在出现下列情况时,临床初始治疗可以选用万古霉素,例如败血症、黏膜炎、耐甲氧西林金黄色葡萄球菌、青霉素抗性肺炎球菌的定植、近期使用氟喹诺酮类抗菌药治疗或明显的导管相关性感染。中性粒细胞减少症患者使用广谱抗生素治疗 3~7 天仍有持续发热,应怀疑有侵袭性真菌感染。经验性抗真菌治疗是这些病例中的标准治疗。中性粒细胞减少症患者出现发热或其他感染症状时,应根据既定的治疗方案快速治疗。

快速识别和立即停止致病因子是成功逆转粒细胞缺乏症的决定因素。在某些情况下,抗中性粒细胞抗体测试和骨髓活检、穿刺有助于粒细胞缺乏症的确诊。在停止使用致病药物后,中性粒细胞计数通常在 2 周内恢复。

八、预后及随访

大量文献报道髓样集落刺激因子能够促进粒细胞缺乏症的中性粒细胞的恢复,髓样集落刺激因子支持骨髓祖细胞存活并刺激其增殖,从而增加中性粒细胞计数。G-CSF 和 GM-CSF 分别以 5μg/(kg·d)和 250μg /(kg·d)的剂量皮下注射。聚乙二醇化的 G-CSF 制剂以 6mg 固定剂量皮下给药。鉴于粒细胞缺乏症的罕见性,不太可能进行一项足够有力的随机试验去评估这些药物对粒细胞缺乏症患者的益处。在连续 145 例粒细胞缺乏症的队列研究中,101 例患者每天注射了 300μg G-CSF。尽管治疗后的患者死亡率无显著差异,但 G-CSF 将恢复 ANC 1×10^9/L 1 000/mm³ 的中位时间由 7 天缩短至 5 天。在对已发表的粒细胞缺乏症患者病例报告的综述中,接受 G-CSF 或 GM-CSF 治疗的患者,中性粒细胞减少的中位时间较短（8~9天）。诊断时无症状患者与未治疗的患者相比，发生感染或致命并发症的比例较低（14% vs. 29%）。除了缩短中性粒细胞减少的持续时间外，G-CSF还通过缩短住院时间和降低抗生素使用给患者带来获益，尤其是对预后不良的患者。

九、患者教育

应告知患者细胞毒性化疗引起中性粒细胞减少的风险，该疾病的相关症状以及在出现这些症状时及时就医的重要性。应提供明确的书面和口头指示，概述信息，例如何时测量体温，如何确定发热，何时检查全血计数，以及如果出现发热，应该给谁打电话或在哪里寻求治疗。应告知患者出现咳嗽、口腔溃疡、咽喉疼痛和呼吸急促等症状时需要立即就医，患者应主动告知医疗机构其之前所有使用过的药物。

对于经历过药源性中性粒细胞缺乏症的患者，应尽可能避免使用同一结构类别的其他药物。如果患者需要接受髓样集落刺激因子治疗以加速中性粒细胞的恢复，必须向他们传授皮下注射的相关技术，并告知注射部位局部反应、发热和骨痛的风险。

药源性中性粒细胞减少症的临床表现常随其减少程度和原发病而异。多数起病缓慢，部分患者可仅出现头晕、乏力、易疲劳等非特异症状。对感染的易感性有很大的个体差异。部分粒细胞缺乏症起病急，数天内几乎都发生严重感染，可伴有寒战、高热、头痛、肌痛等表现。口咽部、直肠肛门可有坏死性溃疡，导致咽痛、颌下淋巴结、颈淋巴结肿痛及肛门周围疼痛。还可有肺炎、肝脾大、黄疸等临床表现。如治疗不及时或不当，可迅速发展为脓毒血症而危及患者生命。预后非常差。

十、典型病例

患者女性，32岁，诊断为B细胞淋巴瘤，R-CHOP方案化疗后出院，化疗结束后1周，患者突然出现乏力、发热、寒战、肌肉酸痛、呼吸急促来院就诊，门诊急查血常规WBC 0.6×10^9/L，中性粒细胞计数（NE）0.12×10^9/L，淋巴细胞计数（LY）0.21×10^9/L，血红蛋白（Hb）100g/L，血小板计数（PLT）114×10^9/L，以"中粒细胞减少症"收入住院。患者近期无感染史，无毒物及放射线接触史，既往无自身免疫疾病史，无透析史，无家族史。查体：一般状态欠佳，呼吸急促，血压150/90mmHg，心率120次/min，体温39.8℃，口腔黏膜溃疡，营养状态差，皮肤无皮疹、瘀斑及黄染，可触及颈部淋巴结及腋窝淋巴结肿大，胸骨无压痛，双肺听诊闻及湿啰音；腹部无压痛及反跳痛，肝脾肋下未触及，肛门周围可见红肿，压痛（+）。入院后完善相关检查，复查血常规：WBC 0.5×10^9/L，NE 0.10×10^9/L，LY 0.18×10^9/L，Hb 89g/L，PLT 110×10^9/L，骨髓穿刺检查显示"粒细胞缺乏再生障碍性贫血型"。考虑患者应用R-CHOP方案化疗后导致中粒细胞减少症，从而诱发感染，立即应用促进中性粒细胞生成药物——重组人粒细胞集落刺激因子（rhG-CSF）治疗，经验性应用广谱抗生素，同时进行痰细菌及血液细菌的培养病原学检查，并给予患者补液、多次输血及全身支持疗法，但终因中性粒细胞缺乏，死于金黄色葡萄球菌性败血症。

讨论：在应用引起中性粒细胞减少、缺乏的药物时，要注意定期复查血常规。中性粒细胞减少、缺乏症多在3周内发病，急性中性粒细胞减少、缺乏的患者用药后只需数小时，粒细胞计数可急剧下降。目前认为这类药物产生的一些半抗原存在于敏感者体内，与中性粒细胞膜蛋白结合成复合体，刺激抗体的免疫原性细胞株产生抗粒细胞抗体，即白细胞凝集素与白细胞溶素引起粒细胞的破坏与溶解。

点评：尽早发现粒细胞的变化至关重要，及早预防、及时有效地治疗并发症，将明显改善患者预后，有效降低死亡率。

（杨茂鹏 刘兆良）

第十二章　药源性出血和血栓栓塞性疾病

第一节　药源性出血性疾病

教学目的与要求

1. 掌握药源性出血性疾病的常见致病药物、临床表现及治疗。
2. 熟悉药源性出血性疾病的诊断、鉴别诊断、监测及预防。
3. 了解药源性出血性疾病的发病机制。

凝血功能是在许多凝血因子和纤维蛋白参与下完成的一种生理功能。药物（直接或间接）导致的凝血因子缺乏/功能障碍、纤维蛋白原减少等，可导致继发性凝血功能障碍，从而引起临床上各种出血性疾病。

在这一章中，我们将介绍药物引起或加重出血风险的情况。抗凝治疗已成为各种心血管疾病的主要治疗手段，所以增加出血风险的药物的使用也在增加。从 1995 年到 2002 年，接受抗凝治疗的心房颤动患者比例从 40.3% 上升到 49.1%。此外，合用多种药物也会增加出血的风险，而且药物相互作用、治疗窗较窄，都可能大大增加药源性出血的风险。药源性出血不仅会导致发病率和死亡率升高，而且花费高昂。一项心房颤动患者研究发现，华法林导致的颅内出血患者的全因治疗成本约为 4.2 万美元，而没有出血的患者约为 2.4 万美元。本章中讨论的许多药物都属于高警示药品，临床应了解如何预防、识别和处理药源性出血性疾病。

一、流行病学

药源性出血性疾病的发生率已在多项随机临床试验中被报道，风险因药物种类而异。有证据表明，消化道出血与非甾体抗炎药（NSAID）等具有胃肠道刺激的药物高度相关。抗凝血药及抗血小板药有导致消化道出血的风险，药源性出血性疾病可能因种族而异，白种人发生药源性出血性疾病的风险可能较低。

药源性出血性疾病的真实发生率尚不完全清楚，因为它受到多个因素的影响，与研究设计有关（例如：不一致的出血性疾病分类和定义，不同的研究时间和不同的统计方法），也与合并用药和不断发展的临床用药指南相关。出血性疾病的分类包括致命的、危及生命的、严重的、明显的、轻微的等，这些分类的定义在不同的评判中有所不同，计算出血性疾病事件发生率的方法也不同，常用发病率百分比来描述药源性出血性疾病的发生率，有时也使用年发病率百分比和人/年发病率。合用药物可能导致或加重出血性疾病，也会影响对每种药物出血性疾病发生率的判断，例如几乎所有评价氯吡格雷治疗急性冠脉综合征的试验都包括同时服用阿司匹林的患者。此外，临床试验方案并不代表当前的临床实践方案,这也会混淆判断真实出血性疾病的发生率。

二、致病药物和发病机制

SIDER 数据库已明确报道导致出血性疾病的药物及发病率,见表 12-1-1。导致出血性疾病的药

表 12-1-1　常见引起出血性疾病的药物及出血性疾病发生率

药品通用名	发生率/%	药品通用名	发生率/%
5-氨基酮戊酸	0~4	扎那米韦	1
地西他滨	2	依托孕烯	11~11.1
卡莫司汀	6.67	低分子量肝素(LMWH)	0~13
比伐芦定	0.000 1~28	前列腺素 E_1	1.6~14.8
依替巴肽	0.02~19	重组水蛭素	0.7~21.5
氟达拉滨	0~1	地西卢定	2.03~33
戈舍瑞林	1~10	阿那格雷	1~5
阿哌沙班	1.13~1.37	阿加曲班	0.5~6.7
硼替佐米	1	咖啡因	2.17
卡铂	5	肉毒碱	2~9
克拉屈滨	6	氯吡格雷	0.001~8.5
达拉非尼	0~16	达比加群酯	0.292~26.2
达沙替尼	0~26	达肝素钠	0~5.62
右雷佐生	1~3	右美托咪定	3
依维莫司	3	多奈哌齐	2
磺达肝癸钠	0~5.02	非尔氨酯	0~3.4
布洛芬	4.28~9.7	吉西他滨	0~23
伊马替尼	0~53	伊达比星	63~65
伊立替康	1~5	咪喹莫特	0~3.26
左炔诺孕酮	1.73~31	拉莫三嗪	2~3
米托蒽醌	6~41	甲羟孕酮	8.2
帕米膦酸二钠	0~6	紫杉醇	2~14
普拉格雷	0.5~14.1	鬼臼毒素	0.7~19.2
雷沙吉兰	1~2	喹硫平	1
维 A 酸	60	瑞芬太尼	0~2.44
鲁索替尼	2.3~32.6	利伐沙班	0~28.3
索拉非尼	0~15	西他生坦	16.9
舒尼替尼	2	索他洛尔	1~2
替尼泊苷	5	替莫唑胺	1~9
托卡朋	1	替格瑞洛	0.024 6~7.9
拓扑替康	1~14	托吡酯	1~2
曲美替尼	0~16	沃拉帕沙	0.2~25

物主要可分为 2 类：一类是通过抑制凝血级联反应和血小板聚集途径而影响止血的药物；另一类是直接产生毒性的药物。影响止血的药物包括抗凝血药、溶栓药和抗血小板药，这类药物的作用是治疗或预防血栓形成，但也有引起出血性疾病的风险。有部分药物引起出血性疾病两种机制都会涉及，如阿司匹林，它既有 NSAID 的直接胃肠道刺激性，也通过抑制血小板聚集而影响止血。

药物引起出血性疾病的危险因素包括基因多态性和药物相互作用。基因多态性和合并用药可能会影响药物的代谢，从而增加出血性疾病风险。华法林经细胞色素 P450 CYP2C9 酶代谢，其他可抑制 CYP2C9 酶的药物如氟康唑、甲硝唑、胺碘酮和磺胺甲噁唑等，会增加服用华法林患者出血性疾病的风险。另外，氯吡格雷作为一种前药可被 CYP2C19 激活，携带 *CYP2C19*17* 等位基因者氯吡格雷相关出血性疾病的风险增加，因为 *CYP2C19*17* 增加了非活性前药向活性氯吡格雷的转化。许多风险评估工具（如 HAS-BLED，HEMORR2HAGES，ATRIA）已经被用于评估出血性疾病的风险等级，临床医生可应用这些工具进行出血性疾病评估。

（一）抗凝血药

凝血级联途径涉及一系列丝氨酸蛋白酶，导致纤维蛋白的最终生成。抗凝血药可抑制凝血级联途径中一种或多种丝氨酸蛋白酶的活性或产生，可分为 2 类：①直接阻断已有凝血因子活性的药物；②抑制凝血因子生成的药物。有的抗凝血药抑制一种特定的凝血因子，有些则抑制多种因子。直接 Xa 因子抑制剂（阿哌沙班、利伐沙班和艾多沙班）只抑制 Xa 因子。低分子量肝素可同时阻断 Xa 因子和凝血酶，达到抗凝效果。维生素 K 是维生素 K 依赖的凝血因子（Ⅱ、Ⅶ、Ⅸ和Ⅹ）上的谷氨酰胺残基羧化的重要辅因子，维生素 K 拮抗剂（VKA）可通过减少维生素 K 依赖的凝血因子的产生来发挥抗凝效果。

（二）抗血小板药

血小板聚集途径是通过血小板黏附、血小板形状改变、释放腺苷二磷酸（ADP）和血栓素 A_2（TXA_2）等颗粒，从而使血小板聚集。抗血小板药根据其在血小板聚集途径中的作用位点可分为 2 组，一是拮抗血小板凝集剂，二是干扰活化的血小板相互结合。阿司匹林通过不可逆地抑制血小板内环氧合酶-1（COX-1）防止 TXA_2 形成，从而阻断血小板聚集，为首选抗血小板药。氯吡格雷为第二代抗血小板聚集药物，主要通过选择性地与血小板表面的 ADP 受体结合，从而不可逆地抑制血小板聚集。替格瑞洛是一种新型的环戊基三唑嘧啶类（CPTP）口服抗血小板药，其为非前体药，无须经肝脏代谢激活即可直接起效，与 P2Y12ADP 受体可逆性结合。

（三）非甾体抗炎药（NSAID）

NSAID 可抑制环氧合酶（COX），减少 TXA_2 的产生，对内源性前列腺素合成有明显的抑制作用，降低了黏膜对外来侵袭因子的防御能力，导致糜烂、溃疡和出血性疾病；部分 NSAID 具有抗血小板聚集的作用，抑制 TXA_2 的合成，干扰血液凝固，诱发消化道出血；其抗血小板作用在某种程度上取决于其半衰期，半衰期短的非甾体抗炎药（如布洛芬）则没有持续的抗血小板作用。由于 COX-1 主要生成 TXA_2，因此具有 COX-2 选择性的 NSAID（如塞来昔布）抗血小板作用会弱于非选择性的 NSAID。

（四）选择性 5-羟色胺再摄取抑制剂（SSRI）

5-羟色胺与血小板聚集过程有关。5-羟色胺从血浆中吸收并贮存在血小板颗粒中，当血小板聚集开始时，血小板脱颗粒释放出 5-羟色胺并与血小板膜表面的 5-羟色胺 2A 受体结合，从而刺激血小板的进一步聚集。SSRI 可抑制 5-羟色胺进入血小板这一过程，使血小板内 5-羟色胺水平降低，导致血小板的进一步聚集过程受到影响。因此 SSRI 导致出血性疾病的机制与其抗血小板作用有关。

（五）溶栓药

溶栓药是类似于人组织型纤溶酶原激活物（tissue-typeplasminogen activator，t-PA）的物质。血纤溶酶,可降解纤维蛋白,是由前体纤溶酶原转化而来,这种转化是由 t-PA 促进的。溶栓药促进纤维蛋白的降解。尽管缺乏直接的比较证据,但一般认为溶栓药的出血性疾病发生风险最高,抗凝血药要低于溶栓药。

三、临床表现及分型

药源性出血性疾病主要表现为使用相关药物后出现的自发性出血,如血尿、月经量增多、皮肤黏膜出血、黑便、皮下血肿、消化道出血、咯血、关节腔出血、颅内出血、腹膜后出血等,且病情进展迅速。但出血的程度、出血部位常不一致,个别患者在较长的一段时期内仅出现某一部位或某个器官、系统的出血。

胃肠道出血患者可出现黑便,便隐血试验结果阳性,而颅内出血患者可出现脑出血症状。如果血肿压迫器官或神经末梢,还会发生疼痛。

几种常见出血性疾病的临床表现详见本书第五章第二节药源性消化道出血和第七章第四节药源性卒中。

四、诊断及鉴别诊断

许多疾病的症状和体征与药物引起的出血性疾病相似,有些疾病本身也会引起出血。例如,缺铁性贫血和慢性病性贫血会降低血红蛋白水平,而终末期肝病患者的 INR 值通常会升高。此外,缺血性卒中的症状可能与药物引起的出血性卒中难以区分。肝硬化可使门静脉压力升高而导致食管静脉曲张出血,膀胱癌可引起血尿。分析用药史可以帮助临床医生确定最有可能的致病药物和可能的出血部位。检验数据或影像学检查可以用于确认诊断。

（一）诊断依据或诊断要点

临床表现以及体格检查结果都可能提示出血性疾病,在接受已知会引起或加剧出血性疾病的药物治疗的患者中,出血或者血红蛋白和血细胞比容的突然下降等可能意味着用药引起出血性疾病,应该引起注意。还应注意以下诊断要点:

1. 自末次用药后的时间　直接口服抗凝血药（direct oral anticoagulant,DOAC）的半衰期取决于肾功能（还有少部分取决于肝功能）。因此,在给定的剂量和/或给药方案下,肾功能损害和/或严重肝功能损害的患者体内的抗凝效应会比肝、肾功能均正常的患者更强和/或更持久。

2. 凝血功能的监测　凝血酶原时间（prothrombin time,PT）、国际标准化比值（international normalized ratio,INR）、活化部分凝血活酶时间（activated partial thromboplastin time,APTT）,对服用达比加群酯的患者可检测凝血酶时间（thrombin time,TT）。

3. 其他实验室及辅助检查　一是凝血功能、凝血因子、纤维蛋白原、血红蛋白、红细胞、血小板、维生素 K 检查;二是根据出血部位不同进行相应检查,如泌尿系统出血检测尿常规、肾功能,腹膜后出血做超声检查,消化道出血和颅内出血见有关章节。

（二）鉴别诊断

药源性出血还应该与其他疾病相鉴别,对于许多有出血体质的患者,询问病史并进行体格检查之后能够获得初步诊断,然后进行适当的特异性检查即可确认诊断。单项检查（如只检查 PT 或 APTT）可用于监测抗凝血药的作用,也可用于评估对凝血功能的影响。当无法立即确诊时,则应进行 3 项初步检验:血小板计数、PT 和 APTT。对于可疑的药源性出血患者,若有出血史且 PT 及 APTT 结果正常,则应重点评估血小板计数是否异常,尤其是皮肤黏膜出血的患者,及时行全血细胞计数（complete blood count,CBC）和血小板计数检查。

如果排除了血小板减少、血管性血友病(von Willebrand disease,VWD)和血小板功能缺陷这些原因,其他可能的原因包括凝血因子XIII缺乏、纤维蛋白溶解缺陷和血管完整性异常。血管性血友病是最常见的遗传性出血性疾病,其估计患病率高达 1%。大多数 VWD 患者会出现中至重度皮肤黏膜出血。血小板功能障碍患者应进行血小板形态评价、血小板聚集试验和血小板功能试验,以确定是否存在血小板功能或质量异常。

(三) 疾病严重程度的诊断

药物导致的出血事件分为大出血事件和临床相关非大出血事件。

大出血事件包括:①颅内出血;②颅外重要区域(椎管内、眼内、腹膜后、关节内、心包)出血或肌内出血导致的筋膜室综合征;③颅外其他部位(如消化道、泌尿系统、呼吸道、皮下等)出血导致的血红蛋白减少≥20g/L 或者输注浓缩血细胞≥2U;④致死性出血。

临床相关非大出血事件是指未达到大出血事件标准,但是出现下列至少 1 种情况:①因出血事件住院;②因出血事件而就诊并需药物或手术治疗;③因出血事件导致中断(≥1 次剂量)或停用抗凝血药或其他导致出血的药物。

需注意的是,出血的初始表现可能具有误导性;有的看似是下消化道大出血,之后却可能发现没有最初怀疑的那样严重,而多种"隐匿性"出血可能表现得无害,但最终却导致重大并发症或死亡(例如,腹膜后出血)。

五、预防与监测

药源性出血的预防是多方面的,预防的一个关键步骤是权衡患者的出血与血栓风险。适当的实验室监测也很重要。APTT 是直接凝血酶抑制剂(DTI)治疗最常用的监测出血的方法,而监测目标 APTT 值因实验室所用试剂的适应证和类型而异。对于 DTI 治疗,通常使用的目标 APTT 为对照组的 1.5~2 倍。APTT 监测一般在开始输注后 6 小时进行。抗 Xa 因子也可作为一个参数来测量低分子量肝素在特殊人群中的抗凝血作用。

INR 是监测 VKA 治疗的"金标准"。在医院,使用华法林的患者应每天接受 INR 监测,直到至少连续 2 次达到目标范围。一旦达到这个目标,患者就进入了稳定状态,可以减少监测次数,但在某些特殊情况下(如需要紧急外科手术或考虑到可能的过度抗凝),也需要进行监测。

此外,监测肌酐清除率可以帮助预测和避免药物蓄积。了解药物的代谢可以帮助临床医生识别和避免可能增加抗凝效果的相互作用的药物。抗血小板药、溶栓药或 SSRI 没有特异性监测指标,但可以评估标准的血液学指标(如血红蛋白、血细胞比容、血小板等)。长期服用非甾体抗炎药治疗的患者,应定期评估肾功能。

采取某些预防措施可以有效地减少出血风险。使用增加胃肠道出血风险的药物时可能需要合用胃保护剂,如质子泵抑制剂(PPI)进行胃保护治疗。PPI 已被证明比组胺受体拮抗剂具有更好的保护作用。也有有争议的证据表明,PPI 具有降低抗血栓作用、增加心血管事件的风险[12]。

尽量减少 2 种或 2 种以上易导致消化道出血的药物联合使用,用药时不要超过最大的推荐剂量。胃肠功能弱的患者忌用易导致消化道出血的药物。除非必要,否则应尽量避免延长使用易导致消化道出血的药物。在用药过程中严密观察药物的疗效和反应,发现异常时应尽快查明原因,及时调整剂量或调换治疗药物,使药源性消化道出血的发生减少到最低限度。

六、治疗原则

严重出血的患者应由重症监护病房收治,提供适当的血流动力学支持。处理出血的方式包括:使用活性炭或血液透析清除药物;建立有效气道和大口径静脉通路。控制体温、血液 pH 和电解质(包括钙)平衡。采取积极干预,包括给予抗纤溶药物、具有潜在凝血酶原作用的凝血因子制品[如,人凝血酶原复合物浓缩物(prothrombin complex concentrate,PCC)]、特异性逆转剂(如,用于逆转达比加群酯的依达赛珠单抗)或手术。

对于很多表现为轻度出血、缓慢失血或单纯贫血而无出血证据的患者,不一定需要逆转直接口服抗凝血药。鉴于这类药物的半衰期较短,即使是短时间中断治疗,也可能导致本可以避免的血栓形成。少数情况下,看似严重的出血其实并不严重(例如某些鼻出血或痔出血);这时,通过观察和局部处理(如冰敷、压迫)即可解决出血问题,无须采取更积极的治疗。

七、预后及随访

很多患者在出血停止后可重启抗凝治疗,并且很多情况下,重启抗凝带来的预防血栓复发的益处会超过再次出血的风险。总体而言,对于血栓复发风险较高而出血轻微和/或出血由某种不太可能再次出现的因素所诱发的患者(例如因心房颤动而脑卒中风险高且在拔牙后轻微出血的患者),我们更倾向于重启抗凝治疗。对于血栓栓塞风险低而出血风险更高的患者(例如因诱发的深静脉血栓形成,完成了近 3 个月抗凝治疗但发生脑叶出血的患者),我们不建议重启抗凝治疗。出血后是否重启抗凝要因人而异,要考虑具体患者的风险与获益以及患者的价值观和意愿。抗凝血药的选择也取决于患者的个体特征和出血特征。

八、患者教育

患者教育对预防药源性出血至关重要。患者应熟悉各种药物如何影响他们的日常生活活动,并应学会识别大出血或轻微出血的迹象和症状。患者必须了解何时寻求治疗。对于接受抗凝治疗的患者,建议有条件的情况下可去专门的抗凝门诊随诊,应对患者的所有服用药物(包括营养补充剂和非处方药)、饮食习惯和作息进行教育。

九、典型病例

患者男性,66 岁,经皮冠状动脉介入(PCI)术后服用阿司匹林肠溶片(100mg,1 次/d)和替格瑞洛片(90mg,2 次/d),约 2 周后出现黑便,初期量少但逐渐加重,伴头晕、乏力等不适,给予抑酸、护胃、止血、反复输血等治疗 2 周,症状无明显缓解。停用阿司匹林肠溶片和替格瑞洛片,禁食,给予悬浮红细胞输注,艾司奥美拉唑(80mg,1 次/8h)静脉泵入,铝镁加混悬液(1.5g,3 次/d)口服及营养支持治疗。第 8 天,患者间断解柏油样大便约 1 000g,血压 92/62mmHg,血红蛋白(Hb)43g/L,胃镜检查示浅表性胃炎,肠镜检查因直肠被柏油样物质覆盖未能完成,考虑消化道仍持续出血,加服云南白药和凝血酶;第 13 天,患者 Hb 降至 37g/L,血压降至 85/59mmHg,呈重度贫血貌;第 25 天,行剖腹探查术,术中见小肠明显扩张,肠腔呈暗黑色,黏膜上有大量弥漫性出血点,以距 Treitz 韧带 100~200cm 处为重,切除小肠出血肠段,并给予抑酸止血、营养补液支持治疗。其后患者未再出现黑便,贫血逐渐好转。小肠部分切除术后第 16 天,患者腹部切口愈合佳,红细胞计数(RBC)2.7×10^{12}/L,Hb 88g/L。

讨论:患者 PCI 术后抗血小板治疗,服用阿司匹林、替格瑞洛 2 周后出现黑便,且逐渐加重,为典型的消化道出血表现,血红蛋白、血压均下降,出血较严重,阿司匹林可抑制环氧合酶,抑制生成 TXA_2,可推断极有可能是抗血小板药引起凝血功能障碍导致出血。实行出血肠段切除术后,应使用

PPI 进行胃保护治疗。

　　点评：本病例是典型的抗血小板药引起消化道出血，出血部位和致病药物明确，对于一些病例无法确定凝血功能障碍的出血点以及严重程度，应该继续观察，通过检验结果判断。

（牛子舟　唐筱婉　陈跃鑫　都丽萍）

第二节　药源性血栓栓塞性疾病

> **教学目的与要求**
>
> 1. 掌握药源性血栓栓塞性疾病的常见致病药物、临床表现及治疗。
> 2. 熟悉药源性血栓栓塞性疾病的诊断、鉴别诊断、监测及预防。
> 3. 了解药源性血栓栓塞性疾病的发病机制。

　　在多种病理因素的作用下，心脏或血管腔内的血液发生凝固或血液中的某些有形成分析出、凝集形成固体质块的过程，称为血栓形成，所形成的固体质块称为血栓。血栓是由纤维蛋白和血细胞组成的，可发生于循环系统的各部位，包括静脉、动脉、心腔和微循环等。血栓栓塞（thromboembolism）是血栓形成造成的病理性后果。血栓造成血管堵塞、血流受阻，引起组织缺血、缺氧甚至坏死而产生相应组织、器官功能障碍的症状。血栓栓塞性疾病包括动脉血栓形成、静脉血栓形成及毛细管血栓形成。

　　目前关于药物引起的动脉血栓形成尚无明确报道，因此本节主要介绍药物引起的静脉血栓栓塞（venous thromboembolism，VTE）、血栓性微血管病（thrombotic microangiopathy，TMA）及颅内静脉窦血栓（cerebral venous sinus thrombosis，CVST）。药源性血栓栓塞性疾病是指因某些药物使血管内血栓形成和/或栓塞并导致组织和器官功能受损的疾病；TMA 是由小血管内血小板微血栓引起的具有潜在致命风险的疾病，药源性血栓性微血管病（drug-induced thrombotic microangiopathie，DITMA）诊断颇具挑战性，因为可能没有特定的实验室检查能够确定出药物性病因，并且可能相关的药物或者其他摄入物质的作用并不明确；药源性 CVST 指口服避孕药或其他具有血栓形成作用的药物等危险因素引起的，以脑静脉回流受阻，常伴有脑脊液吸收障碍导致颅内高压为特征的特殊类型脑血管病。

一、流行病学

　　静脉血栓栓塞（VTE）在全球范围内发病率均较高，平均发病率约为 1.17‰，其中约 34% 表现为突发致死性肺血栓栓塞（PE）。在美国，成年人的 VTE 年发病率接近 1‰，男性患者多于女性；欧洲 VTE 的发病率较高，有研究显示，法国西部人群 VTE 的年发病率为 1.83‰，深静脉血栓形成（DVT）和 PE 的年发病率分别为 1.24‰ 和 0.60‰，在年龄 <40 岁人群中，女性的发病率高于男性；有关亚洲 VTE 流行病学的研究数据较少，马来西亚 DVT 的发病率约为 0.3‰，我国的流行病学资料有限。美国和欧洲的流行病学调查结果显示，抗肿瘤药所致静脉血栓栓塞症年发病率为 10.9%，老年患者及男性患者该比例更高。第一代抗精神病药所致血栓栓塞症的发病率为 7.1%。第二代抗精神病药奥氮平、利培酮所致血栓栓塞症的发病率分别为 1.87%、1.98%。使用重组人红细胞生成素（EPO）者有 1.65% 发生血栓事件。国内药物致血栓栓塞症的个案报道为数不多。

　　药源性血栓性微血管病（drug-induced thrombotic microangiopathy，DITMA）并不常见，许多患者可能都未见与药物有相关性。一项针对血栓性血小板减少性紫癜-溶血性尿毒症综合征（TTP-HUS）的登记研究纳入了 487 例患者,均为接受血浆置换的微血管病性溶血性贫血(microangiopathic hemolytic anemia,MAHA)患者和血小板减少患者,其中有确切或可能的证据支持与疑似药物存在因果关系的 DITMA 患者仅 23 例(5%)。

CVST 并不常见,该疾病最初在 1825 年由 Ribes 提出,在很长一段时间内文献报道多为尸检结果。在葡萄牙,一项以全国医院为基础的病例系列研究纳入了全国所有神经科接诊的患者,确定了 91 例新发 CVST 病例,对应的年发病率为 0.22/100 000(95%CI 0~0.47)。另一项研究显示,CVST 的发病率约为 13/100 万,其中 31~50 岁女性患病率约为 27/100 万。CVST 好发于青壮年,且女性 CVST 较男性更常见,男女患者比例为 1:3。这种不平衡可能是由于女性妊娠和产褥期以及使用口服避孕药导致 CVST 风险增加。中国 CVST 虽然发病率低,但其发病形式与临床表现各异,有较高的致残率和病死率。

二、致病药物和发病机制

药物导致血栓形成的详细机制尚不清楚,某些药物对血压、血小板功能、血液凝固、糖和脂肪代谢产生较为复杂的影响,从而致血栓形成。SIDER 数据库已明确报道了一些常见导致血栓形成的药物及发病率,见表 12-2-1。

表 12-2-1　常见导致血栓形成的药物及发病率

药品通用名	发生率/%	药品通用名	发生率/%
亮丙瑞林	2~10	奥沙利铂	0.1~6.5
阿加曲班	5.61~19.6	培美曲塞	1~7
阿昔替尼	0.6~1	葡萄糖酸铁钠	6
白消安	27~33	沙利度胺	1.96~22.5
西那卡塞	6	托瑞米芬	0.465~1.99
克拉屈滨	2	长春瑞滨	0~3
依维莫司	1.1~2.19		

(一)药源性静脉血栓栓塞

阐述 VTE 发病机制的主要理论通常称作 Virchow 三要素。该理论提出,VTE 的发生是由于:血流改变(即,血流淤滞)、血管内皮损伤、血液成分改变(即,遗传性或获得性高凝状态)导致的。已发现一些药物与静脉血栓形成风险升高有关。

1. 口服避孕药　口服避孕药(oral contraceptive,OC)的广泛应用已成为年轻女性发生血栓最重要的原因。血栓形成风险在开始应用避孕药的最初 6~12 个月增加,且不受使用时间长短的影响;大部分专家认为在停药后 1~3 个月该风险会降至用药前水平。也已发现使用避孕药透皮贴的女性发生 VTE 的风险增加。年龄较大女性采用 OC 减轻绝经期症状也与 VTE 风险大幅增加有关,尤其是存在遗传性血栓形成倾向或存在 VTE 家族史者。

2. 睾酮　有上市后报告称使用睾酮的男性发生了 VTE,因此美国 FDA 要求生产商在所有已获批睾酮产品的标签中注明关于该风险的一般警示。

3. 肿瘤治疗相关药物

(1)氟尿嘧啶:氟尿嘧啶可促进内皮细胞溶解,导致内皮下层内弹力膜暴露,这也是其心脏毒性的主要原因之一。

(2)多柔比星:多柔比星可使自由基产生过量,导致内皮细胞表面蛋白 C 受体表达减少,血栓调节蛋白表达增加,从而抑制抗凝。

（3）他莫昔芬:一些研究,包括大型乳腺癌预防试验,已证明使用他莫昔芬与静脉血栓栓塞事件发生率增加相关,当在化疗方案中加入他莫昔芬时,存在显著的额外促凝血作用。例如,7项东部肿瘤协作组(Eastern Cooperative Oncology Group,ECOG)试验评价了他莫昔芬在血栓栓塞事件中的作用,对全部7项研究的数据进行分析发现,绝经前(而非绝经后)女性接受化疗和他莫昔芬治疗后发生静脉血栓形成的比例高于只接受化疗的女性(3% vs 1%)。

（4）卡培他滨:SIDER数据库报道,卡培他滨导致的静脉血栓形成发生率为1%~8%。

4. 免疫抑制剂和免疫增强剂

（1）环孢素:环孢素可促进内皮细胞分离和内皮下层暴露,从而激活内源性凝血途径,且作用存在剂量依赖性;还可促进血小板聚集,导致静脉血栓形成。

（2）静脉注射用人免疫球蛋白(IVIG):可与激活的凝血因子XI结合,诱导大量凝血酶生成;IVIG进入静脉后可增加血液黏滞度,造成血液淤滞;再者,IVIG产品中抗磷脂抗体的存在使之具有促凝血活性,可引发抗磷脂抗体综合征,导致血栓形成。

5. 糖皮质激素类药物　使用糖皮质激素类药物与VTE风险增加相关。一项病例对照研究纳入了将近39 000例VTE患者与经年龄、性别匹配的无VTE对照组,比较了2组患者糖皮质激素类药物使用的比例。相较于之前使用过糖皮质激素类药物者(使用时间为发生VTE前超过3个月),近期使用(少于3个月)者的VTE风险增至前者的1.2~2倍。该风险在初次使用者中最高(发生率比值3.06;95% 2.77~3.38),随着累积剂量而增加(以泼尼松龙等效剂量计)。此相关性似乎与一些混杂因素无关,如基础疾病的严重度,以及存在已知会增加血栓形成风险的疾病(如类风湿关节炎)。

6. 抗抑郁药　一个纳入英国近80万名女性的数据库研究报道,与既无抑郁也不使用抗抑郁药的女性相比,使用抗抑郁药女性的VTE风险更高(HR 3.9)。

7. 抗精神病药　有些抗精神病药,对血液的黏滞度、血液流变学能产生影响,此外某些药物如氯氮平等有较强的镇静作用,患者服用后活动少可能也与血栓形成有一定的关系。

（二）药源性血栓性微血管病

有明确证据表明与药源性血栓性微血管病(DITMA)有因果关系的最常见致病药物见表12-2-2;这些药物均有至少2例具有确切或可能证据的病例报道。很多其他药物也可能与DITMA有关,如有个案报道可引起免疫介导型DITMA的抗菌药物还包括环丙沙星、青霉素、甲硝唑,以及抗疟药甲氟喹和抗病毒药泛昔洛韦。此外,也有一些已发表的报道显示某些药物可能与DITMA相关,例如血小板P2Y12受体拮抗剂——噻吩并吡啶类抗血小板药(如氯吡格雷、噻氯匹定),但因为服用这些药物的患者同时也接受多种其他药物治疗,或者在未再次用药的情况下TMA复发,因此还缺乏明确的因果关系证据。

（三）药源性颅内静脉窦血栓

多种病况都可引起颅内静脉窦血栓(CVST)。成人CVST的主要危险因素可以分为暂时性或永久性。最常见的有:遗传性或获得性促血栓形成疾病、妊娠和产褥期、恶性肿瘤、感染、头部损伤及机械诱因。药物也是引起CVST的重要诱因之一,能够引起CVST的药物包括:口服避孕药、锂剂、雄激素、舒马普坦、IVIG、天冬酰胺酶等。

促成CVST的主要机制有两种:①脑静脉或硬脑膜窦血栓形成,导致脑实质病变或功能障碍;②硬脑膜窦闭塞导致脑脊液(cerebrospinal fluid,CSF)吸收降低和颅内压增高。

三、临床表现及分型

（一）药源性静脉血栓栓塞

静脉血栓栓塞(VTE)包括深静脉血栓形成(DVT)和肺血栓栓塞(PE)。

表12-2-2 血栓性微血管病常见的致病药物

药物分类	代表药物	发病机制分类	
		免疫介导	毒性介导
抗疟药	奎宁	√	
抗肿瘤药	贝伐珠单抗		√
	硼替佐米		√
	卡非佐米		√
	多西他赛		√
	吉西他滨	√	√
	伊马替尼		√
	伊沙佐米		√
	丝裂霉素		√
	奥沙利铂	√	
	帕博西尼		√
	喷司他丁		√
	泊那替尼		√
	舒尼替尼		√
抗菌药物	复方磺胺甲噁唑	√	
免疫抑制剂	环孢素		√
	依维莫司		√
	干扰素（1型,α和β）		√
	静脉注射免疫球蛋白（IVIG）		√
	西罗莫司		√
	他克莫司		√
抗癫痫药	丙戊酸		√
抗精神病药	喹硫平	√	
麻醉药物	可卡因		√
	羟吗啡酮缓释制剂（聚环氧乙烷配方）		√
	羟考酮（聚环氧乙烷配方的奥施康定）		√

1. DVT 下肢 DVT 患者可出现腿部肿胀、疼痛、皮温升高和红斑。DVT 症状通常累及单侧,但也可累及双侧。孤立性远端 DVT 患者的症状局限于小腿,而近端 DVT 患者的小腿或全下肢可能都有症状。股青肿（phlegmasia cerulea dolens,PCD）是少见类型的大范围近端 DVT。

2. PE PE 的起病特征多种多样,轻则无症状,重则休克或猝死。最常见的主诉症状是呼吸困难,其次是胸痛(通常为胸膜炎性胸痛、但常为钝痛)和咳嗽。但许多患者(包括大块 PE 患者)的症状轻微或无特异性,或者无症状。

（二）药源性血栓性微血管病

药源性血栓性微血管病（DITMA）的严重程度差异很大，所有的患者都有微血管病性溶血性贫血（MAHA）和血小板减少症，大部分患者有肾脏受损。免疫介导型和毒性介导型DITMA的临床表现也存在差别。

1. 免疫介导型的临床特征　免疫介导型DITMA常于使用疑似药物2~3周内发生；如果用药时间更久，则提示免疫介导型DITMA的可能性大大降低。另一种情况是，免疫介导型DITMA患者可能有多年的间歇性药物接触史而无任何明显的疾病表现，或者以前接触某一药物时出现过非特异性疾病，而当时并未归因于使用该药。奎宁诱导DITMA的临床表现可代表免疫介导型DITMA的典型临床特征：突然起病，有严重的全身症状，包括寒战、发热、腹痛、腹泻、和/或恶心呕吐，常在接触奎宁后的数小时内出现。通常，无尿症状发生突然（数小时内）；神经系统表现可从轻微的意识模糊到昏迷状态不等；急性胃肠道症状可表现为恶心、呕吐、腹泻或腹痛。

2. 毒性介导型的临床特征　剂量依赖性毒性机制介导的DITMA，比如由抗肿瘤药、血管内皮生长因子（VEGF）抑制剂或钙调磷酸酶抑制剂所致，可在数周至数个月期间逐渐发病，出现乏力、倦怠、高血压症状如头痛和/或肾衰竭。抗肿瘤药导致的DITMA，症状可能出现于化疗几个周期后。可出现数周到数个月的进行性肾损伤。神经系统表现可从轻微的意识模糊到昏迷状态不等。

（三）药源性颅内静脉窦血栓

CVST起病可呈急性、亚急性或慢性。临床主要表现为：孤立性颅内压增高综合征（头痛伴或不伴呕吐、视盘水肿和视觉问题）；局灶性综合征（局灶性神经功能缺损和/或癫痫发作）；脑病（多灶性体征、精神状态改变、昏睡或昏迷）。不太常见的表现包括海绵窦综合征、蛛网膜下腔出血及多发性脑神经麻痹。头痛通常是CVST的首发症状，且可以是唯一症状，或可先于其他症状和体征数天或数周出现。

不同窦和静脉的孤立性血栓形成可产生不同的临床特征。海绵窦血栓形成的主要临床特征为眼部体征，表现为眼眶疼痛、结膜水肿、眼球突出和动眼神经麻痹。孤立性皮质静脉闭塞可出现运动/感觉障碍和癫痫发作。矢状窦闭塞时，常见运动障碍、双侧缺陷和癫痫发作。孤立性侧窦血栓形成患者常表现为单纯性头痛或孤立性颅内压增高。脑深静脉系统（即直窦及其分支）闭塞时，CVST的症状和体征通常严重，表现为昏迷、精神障碍以及常为双侧的运动障碍。

四、诊断及鉴别诊断

（一）诊断依据

药源性静脉血栓栓塞可在患者应用高风险药物的数天、数周或数个月后发生，短者可在用药后20小时内发生。发病时间因药物及其作用机制不同而异，其中用药后30天内发病者约占70%。因此，当患者出现上述DVT或PE症状，且既往短时间内服用过可能导致血栓形成的药物时，需高度怀疑和警惕药源性血栓栓塞性疾病的发生。VTE不能仅凭临床表现做出诊断，还需要辅助检查加以证实。

DITMA的诊断较困难，因为可能没有特定的实验室检查能够确定出药物性病因。DITMA一般通过临床表现来诊断，主要依据为MAHA和血小板减少表现，以及有TMA致病药物（表12-2-2）接触史。

对于临床疑似CVST的患者，CT或MRI明确显示腔内静脉血栓和无血流是确诊最重要的依据。CT或MRI结果阴性并不能排除CVST，对于仍怀疑CVST者建议进行静脉造影。药源性CVST还需有相应的致病药物接触史。

（二）实验室及辅助检查

1. 血浆 D-二聚体测定　D-二聚体是反映凝血酶激活及继发性纤溶的特异性分子标志物,诊断急性 DVT 的灵敏度较高（>99%）,>500μg/L（酶联免疫吸附法,ELISA）有重要参考价值。可用于急性 VTE 的筛查、特殊情况下 DVT 的诊断、疗效评估、VTE 复发的危险程度评估。

2. 全血细胞计数和血小板计数、外周血涂片检查　诊断 DITMA 时可评估 MAHA 和血小板减少的程度。

3. Coombs 试验　诊断 DITMA 时,需排除自身免疫性或药物诱导的免疫性溶血的可能（结果阳性则可诊断为自身免疫性或药物诱导的免疫性溶血）。

4. 血清代谢物和血肌酐水平　诊断 DITMA 时可评估肾脏受损程度。

5. 乳酸脱氢酶　诊断 DITMA 时可评估溶血程度。

6. 凝血试验　诊断 DITMA 时可评估有无弥散性血管内凝血（DIC）。

7. 多普勒超声检查　灵敏度、准确性均较高,是 DVT 诊断的首选方法,适用于对患者的筛查和监测。

8. 螺旋 CT 静脉成像　可同时检查腹部、盆腔和下肢深静脉情况。

9. 磁共振成像（MRI）　MRI 静脉成像能准确显示髂静脉、股静脉、腘静脉血栓,但不能较好地显示小腿静脉血栓,且无须使用造影剂;胸部 MRI 可显示肺动脉或左、右分支的血管栓塞,有助于肺栓塞的诊断;采用梯度回波 T2*敏感加权序列的 MRI 结合 MR 静脉造影,是证实硬脑膜窦或静脉血栓形成和闭塞最敏感的影像学方法,脑 MRI 示静脉窦存在异常信号联合 MR 静脉造影示相应的血流缺乏,可确诊 CVST。

10. CT 静脉造影　CT 静脉造影诊断 DVT 的准确性高,不仅可以有效判断有无血栓、血栓部位、范围、形成时间和侧支循环情况,而且常用于判断其他检测方法的诊断价值;CT 静脉造影可替代 MR 静脉造影来诊断 CVST,可显示充盈缺损、窦壁强化和侧支静脉回流增加。

11. 放射性核素肺通气/灌注（V/Q）扫描　这是目前无创性诊断 PE 的首选方法。PE 典型的改变是肺通气扫描正常,而灌注呈典型缺损（按叶段分布的 V/Q 不匹配）。

12. 螺旋 CT 肺动脉造影　螺旋 CT 肺动脉造影（spiral CT pulmonary angiography,CTPA）是目前诊断 PE 最可靠的方法,可以确定阻塞的部位及范围程度。

13. 腰椎穿刺　表现为孤立性颅内压增高的 CVST 患者,腰椎穿刺可能有助于排除脑膜炎;此外,当此类患者视力受影响时,腰椎穿刺对于测量和降低脑脊髓液的压力是有价值的。

（三）鉴别诊断

DVT 的诊断需要与以下疾病相鉴别①急性动脉栓塞:急性动脉栓塞时肢体无肿胀,主要表现为足及小腿皮温厥冷、剧痛、麻木、自主运动及皮肤感觉丧失,足背动脉、胫后动脉搏动消失,有时股-腘动脉搏动也消失。②急性下肢弥散性淋巴管炎:发病较快,肢体肿胀,浅静脉不曲张,常伴有寒战、高热、皮肤发红,皮温升高。③其他疾病:淋巴水肿、急性小腿肌炎、急性小腿纤维组织炎、小腿肌劳损、小腿深静脉破裂出血及跟腱断裂等。PE 的鉴别诊断取决于主诉症状和体征,对于有 PE 症状和体征的患者,主要的鉴别诊断包括:心力衰竭、肺炎、心肌缺血或梗死、心包炎、慢性肺疾病急性加重、气胸和肌肉骨骼疼痛。这些其他诊断有许多都可通过 CTPA 来发现。

DITMA 的诊断需要除外以下情况。①其他原发性 TMA:包括血栓性血小板减少性紫癜（TTP）、补体介导的 TMA、志贺毒素介导的溶血尿毒症综合征,以及调节止血或钴胺素代谢相关基因遗传缺陷引起的 TMA。与 DITMA 不同的是,这些 TMA 通常可以通过适当的实验室检查而得出特异性诊断,并且这些 TMA 没有与相关药物之间的明确联系。②其他药物引起的血小板减少:其他药物引起的血小板减少包括药源性免疫性血小板减少症（drug-induced immune thrombocytopenia,DITP）和药物诱导的骨髓抑制（血小板生成受抑制）。与 DITMA 不同的是,其他形式的药源性血小板减少没有微血管病性溶血(外周血涂片没有裂体细胞),也没有微血管血栓导致器官受损的征象。③其他药物诱导的贫血:其他药物诱导的贫血涵盖多种免疫和非免疫机制引起的贫血,包括免疫介导的溶血和酶缺陷,如葡萄糖-6-磷酸脱氢酶(G-6-PD)缺乏。与 DITMA 不同的是,药物诱导的其他原因贫血患者通常没有红细胞破裂、血小板减少、肾功能不全及其他终末器官受损的表现。④其他药物诱导的肾损伤:许多药物都有潜在的肾毒性,必须考虑到直接肾损伤(而非 TMA 血管病变介导损伤)的可能性。与 DITMA 不同的是,药物引起的急性肾损伤(AKI)患者没有微血管病性/破碎性溶血和血小板减少。

CVST 特别要与动脉缺血或出血性卒中、脑脓肿、脑肿瘤、脑炎及良性颅内压增高症等相鉴别。

五、预防与监测

存在血栓高危风险的患者应尽量选用不易引起血栓事件的药物,必须应用时,须尽量缩短疗程、减少给药剂量、减少联合用药,并定期监测 D-二聚体水平。

对于既往确诊过 DITMA 的患者,应考虑以后是否有可能再次使用诱发药物的问题。避免再次使用该药的重要性取决于 DITMA 是免疫介导型还是毒性介导型:①对于免疫介导型 DITMA,必须终身完全避免致病药物。再次接触该药可能导致致命的严重症状,甚至只是低剂量或低水平暴露都有可能。在病历中应明确注明需严格避免该致病药物。然而,免疫介导型 DITMA 患者或许能够使用同一类别的其他药物,因为药物依赖性抗体可能只对该特定药物有特异性。②毒性介导型 DITMA 一般与药物剂量相关,某些患者可能可以再次使用致病药物,但必须权衡获益与风险,在使用低剂量药物时该风险可能较低。此外,还应避免使用相关的非法药物包括摇头丸、可卡因和通过不恰当途径给药的阿片类药物(如静脉使用本应口服的缓释羟吗啡酮)。

六、治疗原则

(一)药源性静脉血栓栓塞

一旦发生药源性血栓栓塞事件,首先应立即停用致病药物,同时给予抗凝治疗;对于有血流动力学障碍的急性肺栓塞患者,排除禁忌证后可进行溶栓治疗。对于化疗药引起的静脉血栓,选用低分子量肝素抗凝治疗效果优于华法林。根据美国胸科医师学会(American College of Chest Physicians,ACCP)第 11 版《静脉血栓栓塞症抗栓治疗指南》,对于一过性非手术风险因素所引起的腿部近端 DVT 或 PE 患者,推荐抗凝治疗 3 个月,优于治疗时间较短或更长(例如:6 个月、12 个月或 24 个月)(1B 级);无论出血风险为低度或中度(2B 级)还是高度(1B 级),抗凝治疗 3 个月均优于延长治疗。

(二)药源性血栓性微血管病

药源性血栓性微血管病(DITMA)的治疗包括停用相关药物和支持治疗。当 DITMA 的诊断比较明确时,不采用血浆置换(plasma exchange,PEX)治疗,因为无高质量证据显示 PEX 对 DITMA 有益,这与美国血浆透析协会(American Society for Apheresis,ASFA)的推荐一致。当诊断不明确时,可以采用免疫抑制治疗(如,对疑诊 TTP 的患者使用糖皮质激素类药物)。根据 2012 年英国血液学标准委员会发布的《血栓性血小板减少性紫癜和其他血栓性微血管病的诊断和治疗指南》,关于支持疗法的推荐有以下几点:是否需要输血依临床情况而定,特别是心脏受累情况而定(1A);有活动性溶血时需要补充叶酸(1A);血小板输注在 TTP 治疗中是禁忌的,除非存在危及生命的出血(1A);当血小板计数>50×10^9/L 时,建议使用低分子量肝素预防血栓形成(1B)[指南使用推荐分级的评价、制定及评估系统(grades of recommendations assessment,development and evaluation,GRADE)进行证据等级评估和推荐强度评估。GRADE 系统将证据质量分为"高、中、低和极低"4 个等级,用字母 A、B、C、D 表示;将推荐强度分为"强推荐和弱推荐"2 个等级,用数字 1 和 2 表示]。

(三) 药源性颅内静脉窦血栓

除停用可疑致病药物外,对于无抗凝禁忌的 CVST 应及早进行抗凝治疗,急性期使用低分子量肝素,如使用普通肝素,应使部分凝血活酶时间延长至少 1 倍。疗程可持续 1~4 周。急性期过后应继续口服抗凝血药如华法林,疗程根据血栓形成倾向和复发风险大小而定,目标国际标准化比值(INR)保持在 2~3。

七、预后及随访

静脉血栓栓塞中,DVT 的预后主要包括:①部分局限在小腿的 DVT 血栓较小并能自溶,症状体征较轻或不明显,也很少引起长期致残和有临床意义的肺栓塞;②不治疗或治疗不充分的下肢近端 DVT 和有症状的小腿 DVT 可能在 3 个月后出现深静脉血栓复发;③血栓后综合征(post-thrombotic syndrome,PTS):以患肢疼痛、慢性静脉瓣功能不全、下肢肿胀为特征,有时可发生静脉溃疡。PE 的预后各不相同:①休克可能为肺栓塞的首发表现或一种早期并发症(见于 8% 的患者);②确诊 1~2 周后,患者病情可能恶化,出现氧合恶化、呼吸衰竭、低血压、疼痛和/或发热,提示进展性梗死和/或叠加肺炎;③前瞻性和回顾性研究显示,急性肺栓塞患者的脑卒中风险增加,推测原因是卵圆孔未闭(patent foramen ovale,PFO)导致反常栓塞。

DITMA 中,免疫介导型 DITMA 的恢复较缓慢,血小板减少应在几天内开始恢复,但是肾功能恢复可能会非常缓慢且不完全;毒性介导的 DITMA 恢复预计也是缓慢且可能不完全的。

接近 80% 的 CVST 患者结局良好(完全恢复,或者遗留轻微症状或体征),但急性期死亡率约 5%,长期死亡率接近 10%。长期预后不良的预测指标包括:中枢神经系统感染、恶性肿瘤、深部 CVST、颅内出血等。CVST 复发似乎并不常见,其复发率为 2%~4%。

应定期随访评估患者是否存在如下情况:血栓进一步蔓延、复发、栓塞、血栓形成后综合征(静脉炎后综合征)、慢性血栓栓塞性肺动脉高压、出血、血小板减少症,以及血栓形成相关性或出血相关性死亡。

八、患者教育

既往发生过药源性血栓栓塞性疾病的患者,应避免再次使用致病药物;抗凝治疗期间,应按时按量服用抗凝血药,切忌漏服或多服;密切观察是否有牙龈出血、皮肤瘀斑、鼻出血、眼结膜出血等出血不良反应;服用华法林的患者应定期监测 INR,注意避免食物、药物与华法林的相互作用。

九、典型病例

(一) 药源性静脉血栓栓塞

患者女性,51 岁,因"食管静脉曲张 2 年,呕血、黑便 1 天"就诊,入院当日呕血、黑便 750ml,无晕厥、黑矇。患者 2 年来发生右下肢静脉血栓 2 次,左下肺动脉栓塞 1 次,曾服用华法林片和阿司匹林肠溶片治疗血栓半年。1 年前因脑出血行颅内血肿清创术;有胆囊炎史 5 年。服用复方炔诺酮片避孕 10 余年,用法为月经当日起第 5 天开始服药,每晚 1 片,连服 22 天。

入院查体:血压 94/63mmHg,心率 80 次/min。全身皮肤苍白,贫血貌。血常规:红细胞 2.85×10^{12}/L,血小板 76×10^9/L,血红蛋白 86g/L;粪常规:黑色、柏油样,隐血(++++)。凝血功能:凝血酶原时间 14.2 秒,国际标准化比值 1.19,纤维蛋白原 0.68g/L,凝血酶时间 22.0 秒,D-二聚体 1 346.0μg/L。胃镜检查:食管胃底静脉重度曲张(红色征),门静脉高压性胃病。腹部超声检查:肝脂质沉积。门静脉海绵样变性，胆囊炎合并胆囊结石可能。右下肢深静脉超声检查：右侧股总、股浅静脉，腘静脉，胫后静脉内血栓形成。结合超声和 CT 检查未见肝硬化指征，确诊为门静脉海绵样变性伴多发性血栓。予患者重症监护、多烯磷脂酰胆碱、奥美拉唑、奥曲肽、维生素 K_1 注射、口服螺内酯片、普萘洛尔片、L-谷氨酰胺呱仑酸钠颗粒等治疗。并予食管曲张静脉套扎治疗。治疗后患者自觉良好，无呕血，大便每 1~2 天 1 次，为黄便。因右下肢深静脉血栓形成，食管静脉圈套自然脱落后继续予华法林口服治疗。

讨论：患者既往 10 余年间一直服用复方炔诺酮片，其间反复发生静脉栓塞事件（发生右下肢静脉血栓 2 次，左下肺动脉栓塞 1 次）；此次入院超声及 CT 检查显示门静脉海绵样变性伴多发性血栓。分析口服复方炔诺酮片与静脉栓塞事件发生的关联性评价为可能。

点评：本例患者病因主要为口服复方炔诺酮片避孕致血液高凝状态。治疗以缓解门静脉高压症状为主，予抑酸、止血治疗，予食管曲张静脉套扎治疗，疗效良好。

（二）药源性血栓性微血管病

患者女性，48 岁。因发热 38.5℃伴新发高血压就诊。患者数个月前诊断为恶性胸腺瘤，肿瘤手术切除，组织学显示胸腺瘤（B2 级，WHO 分类）和荚膜入侵。术后扫描显示残留组织（最大直径为 3cm），接受放射治疗 20 疗程。完成放疗 1 个月后，开始给予静脉吉西他滨单药治疗，剂量为 1 000mg/m²，每 2 周一次。第 2 次输液的 2 天后，患者的前臂、躯干和下肢的近端部分出现不可触及的对称性紫癜。血常规结果显示血小板计数较前减少（从 230×10^9/L 降至 130×10^9/L），血红蛋白计数下降（从 134g/L 降至 120g/L），肌酐水平轻微升高（70.7μmol/L 升至 88.4μmol/L）。患者直接 Coombs 试验和抗血小板自身抗体检测呈阴性，凝血指标正常。5 天后，皮疹完全消退。距离第 2 次输液的 18 天后，患者再次接受吉西他滨输注治疗，输液仅几小时后，患者即出现更大强度和范围的紫癜，覆盖几乎除面部之外的整个体表，同时伴发热 38.5℃及血压升高（收缩压 160mmHg，舒张压 90mmHg）。血常规示血小板减少（50×10^9/L），血红蛋白较前减少（115g/L），白细胞计数未见异常。同时，患者肾功能显著恶化（肌酐水平 141.4μmol/L）；网织红细胞计数正常，外周血涂片找到裂细胞（+）；乳酸脱氢酶水平略有升高，血清结合珠蛋白降低；凝血指标正常。患者 ADAMTS-13 活性正常，考虑为吉西他滨引起的 DITMA 可能性大。停用吉西他滨，同时予高剂量糖皮质激素类药物和抗高血压药治疗，皮疹持续 16 天，血小板恢复正常，但肾功能没有完全恢复到基线。

讨论：患者两次接受吉西他滨治疗后均出现皮疹、紫癜及血小板减少等症状，且第 2 次较第 1 次症状加重，符合再激发的情况。从用药时间及再激发等因素，判断吉西他滨与血栓性微血管病的发生关联性评价为肯定。

点评：该病例病情完整阐述了吉西他滨导致药源性血栓性微血管病的因果关系，治疗方案明确，转归描述得当。患者明确药源性疾病后立即停用可疑药品，并进行规范检查和对症治疗，预后良好。

（三）药源性颅内静脉窦血栓

患者女性，42 岁，因"双侧肢体麻痹 13 天"就诊。患者 13 天前无明显诱因突然出现头痛伴呕吐，双侧肢体不遂，左侧尤甚，期间间断肢体抽搐 3 次。查颅脑 CT 示：右侧额叶、左侧颞叶出血灶，颅脑 MRV 示上矢状窦、右侧横窦及右侧乙状窦栓塞，行静脉溶栓介入治疗，同时脱水、降颅内压、抗癫痫、控制血压、抗凝、改善脑循环、改善脑代谢等治疗。经 12 天治疗后头痛、呕吐症状消失，双侧肢体肌力同前。今为求进一步治疗收入院。患者既往体健，6 个月前开始规律口服去氧孕烯炔雌醇片（每次 1 片，每天 1 次）。神经系统检查：左上肢肌力 2 级，左下肢肌力 0 级，右侧上、下肢肌力均为 4 级。左侧巴宾斯基征阳性。美国国立卫生研究院卒中量表（NIHSS）评分 9 分。入院诊断：颅内静脉窦血栓形成，脑出血。治疗方法包括，①针刺治疗：每次施术 1 分钟，留针 30 分钟，每天治疗 1 次，6 天为 1 个疗程，休息 1 天，共治疗 2 个疗程。②西药治疗：脱水、降颅内压、改善脑循环、改善脑代谢、纠正电解质紊乱、营养支持、抗凝等对症治疗。治疗 2 个疗程后左侧肌力恢复至 4 级，左手精细动作欠佳，复测

NIHSS 评分为 2 分,复查颅脑 CT 未见明显血肿。随访半年,肌力恢复正常,左手偶有麻木感,生活完全独立,无须他人照顾,病情未再复发。

讨论:患者 6 个月前开始规律口服去氧孕烯炔雌醇片(每次 1 片,每天 1 次)。既往体健,无其他基础疾病、合并用药史;去氧孕烯炔雌醇片说明书的注意事项中阐明可导致静脉血栓性疾病,且用药与不良反应发生存在时间上的因果关系;综上,去氧孕烯炔雌醇片与该患者颅内静脉窦血栓之间的因果关系为很可能。

点评:该病例病情阐述完整详尽,利于分析药物与颅内静脉窦血栓的因果关系,治疗方案明确,转归描述得当。患者明确药源性疾病后立即停用可疑药品,并入院进行规范检查和对症治疗,避免了病情恶化或复发。

(唐筱婉　许秀丽　陈跃鑫　都丽萍　张波)

第十三章　药源性全身系统性疾病

药源性疾病,是由药物诱发的人体某个或几个组织器官功能性改变或器质性损害,因其诊断困难而更容易造成误诊。无论是患者叙述病史还是医生询问病情,常常容易将药物引起的损害误以为是原有疾病的加重或并发症,因此了解患者的用药史是诊断药源性疾病的关键。由于药源性疾病的非特异性,药物几乎可以损害全身各脏器系统,其临床表现大多无特异性,病理损害与其他致病因子引起的病理改变类型基本相同。本章重在概述累及全身多脏器系统的药源性疾病的发展、诊治及预防,具体包括过敏性休克、药物热、流感样综合征、神经阻滞剂恶性综合征、毛细血管渗漏综合征以及药物超敏反应综合征,通过阐述解读相关疾病的致病药物、发生机制、诊断及鉴别诊断以及防治等方面内容,结合典型病例分析,为读者提供清晰明了的思路导向,从而在临床工作中联系用药实际,有的放矢,降低药源性全身系统性疾病的发生风险,以达到安全、有效的用药目的。

第一节　过敏性休克 ICD-10:T88.6

教学目的与要求

1. 掌握过敏性休克的定义、常见致病药物及治疗。
2. 熟悉过敏性休克的临床表现及预防。
3. 了解过敏性休克的发病机制、诊断及鉴别诊断。

变态反应是一种严重的系统变态反应性疾病,以多系统受累为特点,包括皮肤、气道、脉管系统、胃肠道等均可受累。严重的病例可导致气道完全阻塞,心血管系统虚脱,甚至死亡。过敏性休克 ICD-10:T88.6(anaphylactic shock)是外界某些抗原性物质进入已致敏的机体后,通过免疫机制在短时间内发生的一种强烈的多脏器受累综合征。过敏性休克的表现与程度因机体反应性、抗原进入量及途径等而有很大差别。通常突然发生而且剧烈,若不及时处理,常可危及生命。药源性过敏性休克是急诊抢救中经常遇到的重症疾患,其发生与药物的剂量大小无关,且不可预测,诊疗过程中稍有延误即可危及患者的生命。

一、致病药物和发病机制

过敏性休克是一种严重的、威胁生命的全身多系统速发变态反应,一般通过Ⅰ型变态反应机制诱发,部分通过其他免疫学机制诱发。绝大多数过敏性休克是典型的Ⅰ型变态反应在全身多器官,尤其是循环系统的表现。外界的抗原性物质(某些药物是不全抗原,但进入人体后与蛋白质结合成全抗原)进入体内能刺激免疫系统产生相应的抗体,其中 IgE 的产量因体质不同而有较大差异。这些特异性 IgE 有较强的亲细胞性质,能与皮肤、支气管、血管壁等的"靶细胞"结合。以后当同一抗原再次与已致敏的个体接触时,就能激发引起广泛的Ⅰ型变态反应,与抗原特异性IgE结合的变应原在已致敏的嗜碱性粒细胞和肥大细胞表面积聚。这些细胞几乎可以立即释放一系列的介质,包括组胺、白三烯、前列腺素、血栓烷素和缓激肽。当这些介质被释放到局部或全身时,可使黏膜分泌增加,毛细血管通透性增加,血管平滑肌和细支气管平滑肌紧张性明显降低,血管平滑肌紧张性降低导致血管扩张。这些组织和器官的改变导致支气管痉挛、喉头水肿、血管扩张甚至心肌损伤等,是患者憋气、心悸、血压下降以及皮疹等临床表现的基础。药物是过敏性休克最常见的诱因,常见致病药物如表13-1-1所示:

表13-1-1 过敏性休克的常见致病药物

药物分类	代表药
抗生素	青霉素、氨苄西林、美洛西林、哌拉西林舒巴坦、阿莫西林克拉维酸;头孢氨苄、头孢哌酮、头孢拉定、头孢呋辛、头孢噻肟、头孢曲松(0.1%~1.0%)、头孢唑林;庆大霉素、阿米卡星、链霉素、妥布霉素;林可霉素、克林霉素、磷霉素、红霉素、利福平、四环素;环丙沙星、氧氟沙星、左氧氟沙星、诺氟沙星、异烟肼、甲氧苄啶-磺胺甲噁唑、替硝唑、甲硝唑、利奈唑胺(0~10.1%);卡泊芬净(0~2.2%);利巴韦林
中药制剂	复方丹参注射液、清开灵注射液、双黄连注射液、鱼腥草注射液、刺五加注射液、莪术油葡萄糖注射液、喜炎平注射液、柴胡注射液、藿香正气水、新癀片、穿心莲片、牛黄解毒片、银翘解毒片
生物生化制品	破伤风抗毒素、狂犬病纯化疫苗、乙脑疫苗、甲肝疫苗、乙肝疫苗;抑肽酶、尿激酶、蝮蛇抗栓酶、巴曲酶、蛇毒、糜蛋白酶、卡尼汀、辅酶A、人体血清白蛋白、干扰素、鱼精蛋白
中枢神经系统药物	阿普唑仑、氯硝西泮、氯胺酮、硫喷妥钠、纳洛酮、异丙嗪、普鲁卡因、利多卡因
消化系统药物	雷尼替丁、西咪替丁、奥美拉唑、甲氧氯普胺
心血管药物	异山梨酯、尼莫地平、曲克芦丁
激素、维生素	地塞米松、氢化可的松、曲安奈德、泼尼松龙;维生素C、维生素B_{12}、维生素B_1
抗肿瘤药	紫杉醇、多柔比星、奥沙利铂(0.5%~2%)、长春瑞滨、甲氨蝶呤(1%)、米托蒽醌(1%)、氟达拉滨(0~1%)
止血药	注射用巴曲酶、氨基己酸、维生素K、奥曲肽、缩宫素
诊断用药	荧光素钠、碘海醇、钆喷酸
其他类	米索前列醇、氯化钾注射液、葡萄糖酸钙、枸橼酸盐、乙酰半胱氨酸(0.1%~0.2%)、右旋糖酐40、复方氨基酸、脂肪乳、甘露醇

注:括号内数值为药品不良反应发生率。

二、临床表现及分型

过敏性休克大都猝然发生,任何因素导致的过敏性休克临床症状都是相似的,90%的患者症状出现在变应原暴露数分钟或30分钟内,10%~20%在7~8小时甚至24小时之内发作。少数患者在早期症状消失后再次出现休克,这种双相型过敏性休克多数在首次发作后的8小时以内发生。

过敏性休克有两大特点:首先是有休克表现,即血压急剧下降到80/50mmHg以下,患者出现意识障碍,轻则朦胧,重则昏迷。其次在休克出现之前或同时常有一些与过敏相关的症状,症状出现越早预后越严重。皮肤黏膜表现往往是过敏性休克最早且最常出现的征兆,包括皮肤潮红、瘙痒,继以广泛的荨麻疹和/或血管神经性水肿;还可出现喷嚏、水样鼻涕、音哑,甚而影响呼吸。呼吸道阻塞症状是本病最多见的表现,也是最主要的死因。患者出现喉头堵塞感、胸闷、气急、喘鸣、憋气、发绀,可因窒息而死亡。循环衰竭时先有心悸、出汗、面色苍白、脉速而弱;然后发展为肢冷、发绀、血压迅速下降,脉搏消失,乃至测不到血压,最终导致心跳停止。少数原有冠状动脉硬化的患者可并发心肌梗死。有的患者可出现意识方面的改变,往往先出现恐惧感,烦躁不安和头晕;如继续发展可发生意识不清或完全丧失。部分患者可有抽搐、肢体强直等表现。其他比较常见的临床表现有刺激性咳嗽、连续打喷嚏、恶心、呕吐、腹痛、腹泻以及大小便失禁等。

分级标准如表 13-1-2 所示,以患者出现的最严重症状为准(1D,强推荐,极低质量证据)。

表 13-1-2 过敏性休克分级标准

分级	临床表现
Ⅰ级	只有皮肤黏膜系统症状和胃肠系统症状,血流动力学稳定,呼吸系统功能稳定。 皮肤黏膜系统症状:皮疹,瘙痒或潮红,唇舌红肿和/或麻木等。 胃肠系统症状:腹痛,恶心、呕吐等
Ⅱ级	出现明显呼吸系统症状或血压下降。 呼吸系统症状:胸闷、气短、呼吸困难、喘鸣、支气管痉挛、发绀、呼气流量峰值下降、血氧不足等。 血压下降:成人收缩压 80~90mmHg 或比基础值下降>30%~40%;婴儿与儿童:<1 岁,收缩压 <70mmHg;1~10 岁,收缩压 <(70mmHg+2× 年龄);11~17 岁,收缩压 <90mmHg 或比基础值下降>30%~40%
Ⅲ级	出现以下任一症状:神志不清、嗜睡、意识丧失、严重的支气管痉挛和/或喉头水肿、发绀、重度血压下降(收缩压 <80mmHg 或比基础值下降>40%、大小便失禁等)
Ⅳ级	发生心跳和/或呼吸暂停

三、诊断及鉴别诊断

(一)诊断

本病发生很快,因此必须及时做出诊断。凡在接受(尤其是注射后)抗原性物质或某种药物,或蜂类叮咬后立即发生全身反应,而又难以依据药品本身的药理作用解释时,应马上考虑到本病的可能,故在诊断上一般困难不大。综合美国国立变态反应和传染病研究所/食物变态反应网络的诊断标准,并参考我国医务工作者临床经验,过敏性休克诊断标准如表 13-1-3 所示(1A,强推荐,高质量证据):

表 13-1-3 过敏性休克的诊断标准

序号	症状或体征
1	疾病呈急性发作(几分钟至数小时内),有皮肤和/或黏膜系统症状,如皮疹,瘙痒或潮红,唇舌红肿和/或麻木等,及以下任一系统症状(不考虑变应原接触史): A. 呼吸系统症状,如音哑、咳嗽、胸闷、气短、呼吸困难、喘鸣、支气管痉挛、发绀、呼气流量峰值下降、血氧不足等。 B. 血压下降(见标准 3)或其相关的终末器官功能障碍,如麻木、肌张力减退、晕厥、大小便失禁等
2	患者接触可疑变应原后几分钟至数小时内有下述 2 项及以上的症状快速发作: A. 皮肤黏膜组织症状,如各种皮疹、瘙痒或潮红、唇舌红肿和/或麻木等。 B. 呼吸系统症状,如胸闷、气短、呼吸困难、喘鸣、支气管痉挛、发绀、呼气流量峰值下降、血氧不足等。 C. 血压下降或终末器官功能受累,如肌张力减退、晕厥、大小便失禁等。 D. 持续的胃肠系统症状,如腹痛、恶心、呕吐等
3	患者接触已知变应原后几分钟至数小时内血压下降。 A. 婴儿与儿童:收缩压低于相应年龄的正常值[<1 岁,收缩压 <70mmHg;1~10 岁,收缩压 <(70mmHg+2× 年龄);11~17 岁,收缩压 <90mmHg]或比基础值下降>30%。 B. 成人:收缩压低于 90mmHg 或比基础值下降>30%

注:当症状满足以上 3 个标准的任意一个时,患者极可能发生了过敏性休克。

(二)鉴别诊断

许多疾病都会产生变态反应的症状和体征。只有排除了临床变态反应的诊断,才能考虑其他疾

病,因为错失对变态反应的诊断和治疗是致命的。但应除外如下情况:

1. **血管迷走性晕厥**　此症多发生在注射后,尤其是患者有发热、失水或低血糖倾向时。患者常呈面色苍白、恶心、出冷汗,继而可晕厥,很容易被误诊为过敏性休克。但此症无瘙痒或皮疹,晕厥经平卧后立即好转,血压虽低但脉搏缓慢,这些与过敏性休克不同。血管迷走性晕厥可用阿托品类药物治疗。

2. **遗传性血管性水肿**　这是一种由常染色体遗传的缺乏补体 C1 酯酶抑制物的疾病。患者可在一些非特异性因素(例如感染、创伤等)刺激下突然发病,表现为皮肤和呼吸道黏膜的血管性水肿。由于气道的阻塞,患者也常有喘鸣、气急和极度呼吸困难等,与过敏性休克颇为相似。但本病起病较慢,不少患者有家族史或自幼发作史,发病时通常无血压下降,也无荨麻疹等,据此可与过敏性休克相鉴别。

3. **鲭鱼肉中毒**　常在食用变质的鱼肉后 30 分钟内发生,鲔鱼、海豚也是如此。典型的鲭鱼肉中毒表现为荨麻疹、恶心、呕吐、腹泻及头痛。可用抗组胺药物治疗。

4. **输液反应**　在输液过程中出现的变态反应,有时很难鉴别。过敏性休克的特异性病因诊断对本症的防治具有重要意义,但进行变应原检测应该注意:①休克解除后;②停用抗休克及抗过敏药物后;③如做皮肤试验,应慎之又慎。少数皮试阴性患者仍有发生本症的可能。

四、预防与监测

首选预防措施为避免接触变应原。既往发生过敏性休克的患者必须接触可疑变应原时,可考虑提前 6~12 小时应用糖皮质激素类药物进行预防。糖皮质激素类药物可能降低严重变态反应的发生,因而仍需在预防用药后密切监测,做好救治准备。不推荐对无过敏史人群进行预防用药。

用药前询问患者是否有过敏史及变态反应性疾病,家族中是否有药物过敏史或变态反应疾病等,对有高敏症或对某些药物过敏史者,在用药过程中及用药后尤须提高警惕,仔细观察。

对具有潜在性致变态反应的药物,患者在用药前一定要严格按规定做过敏试验。对过敏试验阴性或有轻微反应者也要警惕,不可仓促用药。对有药物变态反应史的患者,原则上不再选用已致过敏药物,或含有其成分的复方制剂及与其化学结构相似的药物,以防发生交叉过敏反应。对具有抗原性药物(如右旋糖酐-40、乙肝疫苗、阿糖胞苷等)应慎用。另外制定药物过敏史的病案记录制度,对已确诊过敏患者,应告知其对哪种药物过敏,并嘱今后不再应用此药或含有此成分的复方制剂;在病历卡最醒目处注明过敏药物名称,嘱患者就诊时供医生参考。

采用较安全的给药途径。因为在药物过敏性休克的反应中大多数由注射引起,因此,凡能用口服有效代替注射者,尽量免用注射液。

常备有效的抢救设施。在各种门诊、病房、手术室、治疗室等均应备有一些必要的药物及其他设备,包括肾上腺素注射液、肾上腺皮质激素、钙剂(链霉素过敏用钙剂)、氧气等。

五、治疗原则

救治方案包括立即停止给予可疑药物、稳定循环、缓解支气管痉挛、静脉注射肾上腺皮质激素及使用抗组胺药物等。基本原则包括:①肾上腺素是首选药物。②明确一线治疗和二线用药,吸氧、输液和肾上腺素是一线治疗;而糖皮质激素类药物、抗组胺药物等是二线用药。③力争现场抢救。因为过敏性休克发病急且凶险,但治疗后缓解也很快,故应立即现场抢救,不宜转诊转院。

具体治疗方案如下:

(一)抗休克治疗

对于Ⅱ级及以上的过敏性休克患者,肾上腺素是救治的首选药物。肾上腺素应在患者被确诊为Ⅱ级及以上的过敏性休克后尽早使用,并依据患者严重程度选择不同的给药途径。目前不推荐在过敏性休克的紧急救治中皮下注射肾上腺素。对于Ⅱ、Ⅲ级反应患者,应首选肌内注射肾上腺素;对于胃肠系统症状难以缓解的Ⅰ级反应患者也可考虑肌内注射肾上腺素。对于易发生或即将发生心跳和/或呼吸骤停的Ⅳ级反应患者,应静脉注射肾上腺素;对发生Ⅲ级反应且在ICU内/手术期间已建立静脉通路并得到监护的患者,可静脉注射肾上腺素。对于Ⅱ、Ⅲ级反应患者,静脉注射/肌内注射肾上腺素2~3次后,或ICU内/手术期间已建立静脉通路并得到监护后,可静脉滴注肾上腺素;对于Ⅳ级反应患者,症状改善但未完全缓解时,可考虑静脉滴注肾上腺素。

在危及生命的严重变态反应紧急救治中,肾上腺素的使用没有绝对的禁忌证;但对于有心血管疾病史的患者和老年患者,持续注射肾上腺素可能会加重其胸闷、烦躁、心悸等症状,应权衡利弊谨慎使用。为防范使用肾上腺素所产生的不良反应,应尽量避免不必要的静脉给药;静脉使用肾上腺素时应注意控制浓度,并进行持续心脏、血压、呼吸、血氧饱和度的监测。发生肾上腺素局部不良反应时,可使用酚妥拉明进行局部浸润注射。

糖皮质激素类药物、短效 β_2 受体激动剂、H_1 受体拮抗剂均可作为过敏性休克救治的二线用药。口服或静脉注射糖皮质激素类药物可能会降低发生双相反应或迟发相反应的风险;若患者出现持续的支气管痉挛,可考虑雾化吸入或静脉给予糖皮质激素类药物。有支气管痉挛、呼吸困难、喘鸣的患者可吸入短效 β_2 受体激动剂。H_1 受体拮抗剂主要用于缓解皮肤黏膜症状,不作为抢救药物使用。Ⅰ级反应患者可予口服,Ⅱ级反应及以上患者在给予肾上腺素抢救后,可口服或静脉滴注。

(二) 及时补充血容量

常用并有效的方法是采取 5% 葡萄糖氯化钠注射液持续静脉滴注,以补充能量。输液也可选择中分子或低分子右旋糖酐,亦可输入血浆或血清蛋白,但注意切勿过急、过多,以免造成肺水肿,液体用量一般为 20ml/kg,时间控制在 20~30 滴/min 为宜。

(三) 针对性处理

对呼吸抑制患者,首先口对口人工呼吸,或给予洛贝林 10mg,或 8mg 二甲弗林肌内注射;对急性喉头水肿患者立即切开气管,若呼吸中止可插入导管控制呼吸或借助人工呼吸机;对心搏骤停患者,除及时进行胸外心脏按压外,也可采取 1mg 肾上腺素心内注射,如有必要还可行胸内心脏按压术;对肌肉瘫痪松弛无力患者,则给予新斯的明 0.5~1ml 皮下注射;对伴有支气管哮喘患者,则可给予氨茶碱解痉平喘干预治疗。

(四) 密切监视

过敏性休克患者经救治脱离危险后,应当在医院监护至少 12 小时,密切监测患者心脏、呼吸、血压、血氧饱和度和尿量,以及时干预,或进行抢救调整。

六、患者教育

过敏性休克的危险人群包括有严重变态反应发作病史者、食物过敏、药物过敏、哮喘合并食物过敏、严重哮喘、蜂毒过敏及正在接受变应原特异性免疫治疗的哮喘患者。患者离院时,医护人员应对患者或患儿的监护人进行疾病定义、诊断标准、避免再次接触潜在变应原、一线救治措施的宣教,以使患者能够自我识别变态反应并进行紧急处理。患者发生疑似过敏性休克后,患者/旁人应立即拨打急救电话或送往附近医院,并应当寻求在场或附近的医务工作者帮助。在医务工作者到来前,应尽可能迅速地使患者脱离变应原,平卧;如果患者有呕吐,应保持患者头部偏向一侧并清除异物,以防患者误吸呕吐物导致窒息。

七、典型病例

患者男性,56 岁,体重 65kg。以"胸痛 1 个月,呕吐 20 余天"为主诉入医院消化科,入院诊断:急性胆囊炎。既往无药物过敏史,给予注射用头孢唑肟钠联合甲硝唑抗感染及对症支持治疗,皮试阴性后输注头孢唑肟 1 次,未见不适,第 2 天再次给予头孢唑肟注射液,2 分钟后患者突发四肢扑动,牙关紧闭,面色发绀,立即给予口腔内牙垫,停用头孢唑肟,更换输液器及 0.9% 氯化钠注射液 250ml 静脉滴注。查体:昏迷状,呼之不应,对光反射迟钝,颈动脉搏动消失,无自主呼吸,立即给予胸外按压,气囊辅助呼吸,给予肾上腺素、阿托品、尼可刹米、地塞米松静脉注射,心电监护示:心率 46 次/min,血氧饱和度 40%,血压测不出,继续给予肾上腺素、多巴胺等应用,患者仍无心率、自主呼吸。后行床旁气管插管并连接呼吸机辅助呼吸,患者双侧瞳孔散大,无自主呼吸,不能闻及心音,仍不能触及颈动脉搏动,继续胸外按压,强心,升压药物;后抢救无效,患者死亡。

讨论:本患者输液前无不适,头孢唑肟为当日输注首瓶液体,输注 2 分钟后出现过敏性休克相关症状,其症状的出现与头孢唑肟的应用在时间上有合理的相关性。本患者无药物过敏,使用前皮试阴性且前 1 日使用本品未见不适,却仍出现了过敏性休克并导致死亡,说明依靠目前的皮试方法来预测和防止变态反应的发生是不完全可靠的。

点评:过敏性休克的发生是急性而且无法预测的。对于药物过敏应从预防和治疗两方面着手:在预防方面,医师或药师必须仔细询问患者过敏史(包括食物、药物过敏史及家族过敏史),有青霉素类一般过敏史的患者有指征应用本品时,需权衡利弊后在严密观察下慎用;如以前发生过青霉素过敏性休克,则禁用。在治疗方面,由于变态反应的临床症状多样,病程发展迅速,具有潜在致命性等特点,要求医务工作者具有变态反应的相关知识,能够及时、合理地进行处理。

(翟所迪　赵荣生　刘爽)

第二节　药物热和药源性流感样综合征 ICD-10:R50.2

教学目的与要求

1. 掌握药物热和药源性流感样综合征的定义、常见致病药物及治疗。

2. 熟悉药物热和药源性流感样综合征的临床表现及预防。

3. 了解药物热和药源性流感样综合征的发病机制、诊断及鉴别诊断。

药物热(drug fever)是由于使用药物直接或间接引起的发热,是预防、诊断、治疗疾病时,人在常规用法用量情况下使用药品时所出现的不期望的有害反应。其临床表现多种多样,有或无伴随症状,发热作为唯一或为主要的药品不良反应。药物热是临床常见的药源性疾病,常与疾病所引起的发热鉴别困难。

临床上将由药物诱发的以寒战发热、头痛、四肢肌肉酸痛等类似感冒的综合征为主,伴或不伴有全身不适、鼻塞、流涕、皮疹等表现的一组综合征称为药源性流感样综合征 ICD-10:R50.2 (drug-induced flu-like syndrome,DFS)。DFS 是由药物诱发的以寒战发热为主的症状,体温 37.5~38.5℃,很少超过 39℃,出现鼻塞、流涕、咽干咽痛、面色潮红而无受凉诱因,用药 0.5~2 小时后定期发作,持续 3~6 小时,停药后全部症状消失或迅速减轻,血嗜酸性粒细胞计数可见升高,抗感染治疗无效。

一、致病药物和发病机制

能引起药物热的药物种类较多,通常包括抗生素类药物、抗肿瘤药、心血管病药物、非甾体抗炎药、免疫抑制剂等,以抗感染药物最常见。β-内酰胺类抗生素为最易引起药物热的抗生素,可能与其分子量较小、属半抗原、易与蛋白结合有关,按发病机制属于Ⅲ型(免疫复合物型)变态反应,常与特异性体质有关。β-内酰胺类抗生素所致的药物热常表现为体液免疫及细胞免疫双重异常,表现为外周血 IgG、IgA、IgM、CD3$^+$、CD4$^+$、CD8$^+$ 值明显增高,表明在该类药物热患者中,β-内酰胺类药物不仅诱导机体内 B 淋巴细胞大量克隆增殖,转化为浆细胞,合成大量免疫球蛋白,而且能刺激外周血 CD4$^+$、CD8$^+$T 细胞克隆增殖。

引起药物热的可能发病机制包括:

(一) 变态反应

此型最常见,由体液免疫介导,可伴有皮疹、血清病、嗜酸性粒细胞增多、药物性狼疮、荨麻疹等表现。临床上多见于抗生素类药物所致。

(二) 药物的制造或使用过程中受污染

药物热的发病与药物本身的药理作用无关,而是在药物的制造流程或使用过程中由于污染了微生物、内毒素或其他杂质等,引起外源性致热原所致的发热现象。

(三) 违背药物使用方法

最常见的就是给药途径不正确,如药物在无静脉注射临床试验证实情况下,应用时引起静脉炎及药物热;其次是无严格按药物应用的适应证用药;再次是配制溶液时 pH 偏差较大;最后就是药物剂量不合理,特别是大剂量用药亦可引发药物热。

(四) 药物本身的药理作用

由药物作用于病变部位或杀灭大量病原菌时,释放的内毒素、炎症介质引起发热。如青霉素治疗梅毒、钩端螺旋体病或敏感菌引起的脑膜炎、肺炎等疾病时,引起发热甚至高热惊厥;肿瘤患者化疗过程中的发热现象;大量应用抗凝血药导致内出血时亦可引起发热。最常见赫氏反应(Herxheimer reaction)。

(五) 药物影响体温调节机制

有些药物如苯丙胺、可卡因、麦角酰二乙胺等,可直接影响中枢神经系统而引起发热。有些药物可通过影响周围组织而引起发热,如使用过量的甲状腺素时,由于使基础代谢亢进而发热。使用肾上腺素时,由于使周围血管收缩影响了散热过程而致发热。使用阿托品或吩噻嗪类药物时,由于减少了出汗而致发热。尤其是 4 岁以下儿童用药时,因中枢神经系统发育不完善,更易发生药物热。

(六) 特异质反应

由基因缺陷引起,典型的病例出现恶性高热。往往该类还与变态反应性体质有关。如患有先天性免疫缺陷或代谢缺陷疾病的患者,用药后更易产生Ⅲ型变态反应,或因代谢缺陷产生溶血性贫血或恶性高热,多见于葡萄糖-6-磷酸(G-6-PD)脱氢酶缺乏的患者。

临床上容易引起药物热的药物参见表 13-2-1。随着新药的不断问世及临床应用,药物热的发病率有增加趋势。

药源性流感样综合征(DFS)的确切发生机制尚未明确,目前认为主要与Ⅲ型变态反应有关,左旋咪唑、青霉素、肝素等所致者Ⅱ型变态反应亦可能参与发病。引起流感样综合征的常见致病药物参见表 13-2-2。

表 13-2-1　药物热的常见致病药物

药物热发生机制	致病的代表药物
超敏反应	卡马西平、别嘌醇、苯妥英钠
改变体温调节机制	抗胆碱类、吩噻嗪类
药物自身相关	头孢菌素类、万古霉素
药物药理作用	抗肿瘤药、华法林
特异质反应	氟烷类、氯霉素

表 13-2-2　流感样综合征的常见致病药物

药物分类	代表药
抗感染药物	利福平、链霉素、青霉素类、头孢拉定、红霉素、两性霉素 B、氟康唑、乙胺丁醇、异烟肼、干扰素、聚肌苷酸-聚胞苷酸、左旋咪唑、核苷类似物、白介素-2（IL-2）
心血管药物	胺碘酮、西利洛尔、普鲁卡因胺、肝素、蝮蛇抗栓酶
抗肿瘤药	维 A 酸、达卡巴嗪、三尖杉酯碱、门冬酰胺酶、喜树碱
免疫增强剂	胸腺素、胸腺因子 D
三环类抗抑郁药	丙米嗪、阿米替林、多塞平、氟西汀
抗癫痫类药物	加巴喷丁、拉莫三嗪
其他	西咪替丁、雷尼替丁、低分子右旋糖酐、重组人促红素

二、临床表现及分型

药物热的发生时间一般为给药后 7~10 天。如果患者以前接触过该药,则可在很短时间内发热;但也有个别患者用药几个月或几年后才致敏而出现药物热。给药后到药物热发生的时间长短,在各种药物之间有明显差别,抗肿瘤药的中位数 0.5 天,平均 6 天;抗菌药中位数 6 天,平均 7.8 天。较长的时间间隔是中枢神经系统药,中位数 16 天,平均 18.5 天;心血管系统用药的中位数是 10 天,平均44.7 天。

药物热的发热形式不同,主要形式有:稽留热,弛张热,体温的变化呈持续性升高;间歇热,白天体温可能会正常;消耗热,间歇发热和张弛发热联合模式。消耗热是最常见的模式,可以使用退热药和冷却方式将体温降至正常。此外,体温的范围也是不同的,体温从较低的 37.2℃到高达 42.8℃,38.9~40.0℃较普遍。

药物热的患者经常感觉到各种不适。相对心动过缓是药物热的一种临床表现,当体温增高时,心率不会伴随着体温的增高而加快。只有排除窦房结病和药物因素,并且体温达到 38.9℃时可以考虑药物热引起的心动过缓,18%~29% 的患者会发生药物热的皮肤反应。未成年患者可出现全身性的斑疹。皮肤反应不是所有患者都会发生,没有皮肤反应也不能排除药物热的诊断。

药源性流感样综合征(DFS)的临床表现如下:

1. 共同症状　畏寒发热,体温 37.5~38.5℃,很少超过 39℃（IFN 及两性霉素 B 除外);头痛、头晕或昏胀,全身不适,疲乏无力;四肢肌肉或关节酸痛;鼻塞、流涕、咽干咽痛、面色潮红而无受凉诱因,用药 0.5 小时~2 小时后定期发作,持续 3~6 小时不等;停药后全部症状消失或迅速减轻;血嗜酸性粒细胞计数可见升高;抗感染治疗无效。

2. 常见致病药物的发病特征和规律

（1）利福平（RFP）：RFP 是 DFS 的主要致病药物之一，近年来随着其用途的不断扩展，致病性日益受到关注。据统计，国外 RFP 致 DFS 多达 20%~30%，但国内仅 0.3%，可能与国人用量偏小或较少采用间歇疗法以及未加注意而漏诊有关。目前认为，每天用药者可以不断中和已产生的 RFP 抗体，机体易于免疫耐受，而间隔疗法则否。尝试出现 DFS 后每天给予小剂量 RFP 后，可使症状显著减轻或不出现。

（2）青霉素类：以哌拉西林、氨苄西林等品种多见，以鼻塞、喷嚏首发，可伴有血清病样反应及皮疹、腹痛、腹泻等。

（3）链霉素：过去少见报道，可能与患者并用 RFP，发生反应后常责之于后者而误诊有关。近年有报道 1 例患者用药第 6 天时发病，全身关节痛伴剧烈头痛，恶心、呕吐，体温 40℃，持续 8 小时缓解，以后屡用屡发。单独试用 0.5g 肌内注射 2 小时后激发而确诊。另有人报道 1 例用药 14 天发病，并伴血压下降，严重心律失常，停药后消失。

（4）IFN：国外报告首次用药后 2~4 小时约 90% 出现 DFS，尤其用量>4MU（百万单位）/次时，症状维持 4~8 小时，病情与种类、剂量、纯度、给药途径及年龄，机体状态等因素有关。发热出现早而常见，用对乙酰氨基酚、泼尼松治疗有效，但可能减弱临床疗效，故其价值有限。用量从 <1~2MU/次开始逐渐增加者，反应出现频率与严重程度可大为减轻而不影响治疗。

（5）聚肌苷酸-聚胞苷酸：有报道用量>1mg/kg 时易出现 DFS，随剂量递增而症状加重。国内用量仅为国外推荐量的 1%~10%（0.04~0.12mg/kg），故 DFS 罕见。不良反应多轻微，易于漏诊、误诊。

（6）IL-2：据报道，IL-2 在常规用量下偶可罹患 DFS。常伴有发热、肌痛、疲乏等不适，可能与 IL-2 作为一种炎症介质激活机体多种细胞活素有关。大剂量应用时，除 DSF 外，尚可引发致命性微血管渗漏综合征，患者出现严重水肿、低血压和肺功能损害。

（7）左旋咪唑：长期用药者 25% 发病，症状多轻，但可伴胃肠功能紊乱和中枢兴奋，预后多较好。也有 3 例女性顿服 150mg 致严重 DFS 者，1 例伴全身猩红热样皮疹、头晕、呕吐，终因呼吸衰竭致死，可能与个体差异有关。

（8）抗病毒药物：近年随着 HBV、HCV、HIV 等病毒性疾病的肆虐，核苷类抗病毒药物成为研究开发的热点。临床发现，在运用阿糖腺苷、阿昔洛韦、利巴韦林、更昔洛韦、齐多夫定（AZT）、拉米夫定及新问世的阿德福韦、利托那韦、沙奎那韦等药物的过程中，少部分患者可发生 DFS，常伴发热、皮疹、消化道症状、血细胞减少、肾功能损害等症状，停药后可恢复，预后良好。

（9）西咪替丁：致 DFS 罕见（1/650），症状轻，预后好，但易误诊。

（10）疫苗类：以亚洲甲型减毒流感活疫苗最易罹病 DFS，常于接种 6~12 小时发病，持续 1~2 天，1/3 伴面部发红、硬结，是一种矛盾性不良反应。布氏菌苗皮肤划痕接种后 0.8%~2.2% 罹发 DFS，症状轻。接种麻疹者所致症状轻重，可伴结膜炎、鼻炎、胸痛等持续 2~9 天，亦称非典型麻疹综合征（AMS）。

（11）维 A 酸：国内统计 30 例（16.6%）发生 DFS，由小剂量增至 120~140mg/d 时，可于增量次日即发病，伴有眼部干涩、恶心、胀满、GPT 升高、红斑样皮疹等，停药后消失。

（12）抗癫痫药：加巴喷丁、拉莫三嗪引起 DFS 者偶见，症状多较轻。

三、诊断及鉴别诊断

药物热的诊断缺乏特异性标准，特别是抗生素所致的药物热，与感染性疾病本身引起的发热难以鉴别，尤其是用药前已有发热的患者，诊断更加困难。本节从用药史、临床表现及实验室检查等方面综合分析，加以诊断。

(一) 用药史

详细询问患者有无药物或食物过敏史,以及过敏药物的种类,用药时避免使用该种及该类可致过敏的药物。对于非感染性疾病者,原有病症已有改善或精神状态一般良好,原无发热而用药后出现发热,找不到发热的确切病因,考虑药物热。对于感染性疾病使用抗生素后,体温不但不下降,反而较用药前增高;或本不发热,应用药物后持续高热;或原有病情已改善,发热仍持续存在,不能用原有的感染来解释又找不到其他原因,应考虑药物热的可能性。

(二) 体格检查

药物热患者体温高,呈弛张热或稽留热,但中毒现象并不明显,一般精神状态良好;其次是除发热症状外,伴或不伴有寒战、周身不适、头痛、关节肌肉酸痛、缓脉、皮疹、哮喘、淋巴结肿大、血管神经性水肿等表现,严重的药疹可表现为剥脱性皮炎。但有时以发热为唯一症状。

(三) 实验室检查

药物热患者血常规中白细胞、中性粒细胞、嗜酸性粒细胞计数升高,淋巴细胞计数升高或降低,红细胞沉降率加快,或肝功能异常。

(四) 药物激发试验

该试验可证实引起发热的药物,有严重不良反应的药物不宜作此试验,以免引起严重的不良反应和增加患者的痛苦。但当诊断不确切或该药物对治疗非常重要时,谨慎考虑激发试验。也有人认为激发试验可引起超高热,会给患者带来痛苦甚至危及生命,一般不宜采用。

由于临床尚未对 DFS 引起足够重视,故 DFS 发病后大多数不易及时确诊,表现轻者多被疏漏,症状典型者亦有不少被误诊。DFS 诊断标准目前尚无统一认识,一般具备下列特点时确诊不难。①服药史:常于服用上述药物或其他药物 1~2 周内发病;②临床表现;③部分患者血嗜酸性粒细胞计数升高(其他实验指标尚无特征可循);④停药后症状消失或迅速减轻;⑤药物激发试验阳性(参照一般药品不良反应标准),但宜审慎施行,以免引起意外。对某些注射用药原液皮试,少数人有阳性结果,有待进一步资料验证。据此与流行性感冒不难鉴别。

四、预防与监测

为避免或减少药物热的发生,预防是极为重要的。在临床工作中,首先要严格掌握用药指征,避免滥用。特别是要注重对抗菌药物的合理使用,对已经发生过药物热的患者,应充分考虑患者的病史,尽可能避免使用可疑药物,以防药物热再次发生。而对于必须应用致热药物治疗的患者,应权衡利弊,在合用肾上腺皮质激素的同时,从小剂量开始逐渐递增并严密观察,及时发现及时处理。

DFS 防治无特异性,临床需注意下列情况。

(一) 避免用药

如左旋咪唑调节免疫、驱虫,分别可改用效果更好的环孢素、阿苯达唑等取代;聚肌苷酸-聚胞苷酸治疗乙型肝炎可改用 IFN、长效复合干扰素、核苷类似物、乙肝治疗性疫苗等。

(二) 合理用药

有青霉素等过敏体质者用药宜谨慎,密切注意变化,RFP 应用每天一次连续疗法,干扰素从小剂量开始应用或予间歇疗法,使患者逐渐耐受。

(三) 提高药物质量

如低分子右旋糖酐、IFN 等,提高其纯度可大大降低发病率及反应程度。

(四) 对症治疗

某些药物临床无法替代,虽反应重而又必须应用者如两性霉素 B 可对症治疗,合用地塞米松、阿司匹林、吲哚美辛等,并用氟胞嘧啶等,以此通过药理协同作用而减少前者用量,亦是减轻不良反应的良好措施之一。值得注意的是,DFS 在某些患者中可能是正常的治疗反应表现,提示用药后机体有较好或较正常的免疫应答,若患者逐渐耐受或反应不剧,可于密切观察下暂不予处理,非甾体抗炎药虽可较快改善症状,但可能降低疗效,并非人人皆宜。因而 DFS 的处理亦应遵循个体化的原则。

五、治疗原则

(一) 停止使用有关的药物

在严密观察病情的情况下,这是治疗药物热最有效的方法。尤其是对接受多种药物治疗出现发热者,最好先停用全部药物,待患者体温正常后,再根据治疗需要逐一添加。停用致热药物后,体温常可在 1~2 天降至正常。

(二) 对症支持治疗

大量补液加快药物排泄及退热,对高热或超高热的患者可同时应用物理降温。在不明确引起发热的药物前,避免使用阿司匹林、对乙酰氨基酚等退热药物及钙剂和抗组胺药,以免干扰临床观察体温变化与药物的关系,且这些药物也可以引起药物热。

(三) 重症患者的治疗

肾上腺皮质激素是抢救重症药物热患者的主要药物,视患者病情可考虑使用糖皮质激素类药物。

六、典型病例

(一) 药物热典型病例

患者男性,31 岁,既往体健。1 个月前无明显原因下出现咳嗽,咳白痰,痰无特殊臭味,无发热,外院胸部 CT 结果显示左肺上叶结节状、树芽状、斑片状高密度影,伴有空洞,右肺中叶及左肺下叶多发大小不等结节状、斑点絮状密度增高影,疑诊结核入院治疗。入院查体示体温 37.0℃,该患者入院第 1 天,给予注射用头孢噻肟舒巴坦钠抗感染、盐酸氨溴索镇咳化痰治疗。住院确定诊断为"继发性肺结核,双侧涂(+)初治"。入院第 5 天,给予利福平、异烟肼、乙胺丁醇、吡嗪酰胺抗结核药物以及还原型谷胱甘肽预防性保肝治疗。入院第 9 天,患者出现午后低热。入院第 11 天,午后体温最高 39.5℃,并伴有头痛症状。查血常规、肝肾功能和血菌培养等检查,其结果均呈阴性。考虑发热原因为由药物引起的药物热可能较大,停用所有抗结核抗肿瘤药、头孢噻肟舒巴坦钠等可疑药物。停药 48 小时内体温恢复正常。入院第 15 天再次试用异烟肼片 1 粒,体温再次升高至 38.2℃,考虑为药物热可能大,停用 24 小时体温恢复正常。出院带药包括异烟肼,并随访患者 2 个月,目前该患者无异常症状出现。

讨论:根据以上资料的因果分析,该患者初次使用异烟肼 4 天后出现发热症状,再次试用时,在试用药物当天出现发热,考虑该患者出现的药物热反应是由异烟肼引起的。

点评:抗结核药物所导致的药物热,常发生在抗结核治疗后的 2 个月内,尤其是在 1~3 周内出现的不明原因发热为主。单纯性药物热发生时,临床上为减少对治疗的影响,往往不会停用所有的药物,而是根据药物热发生的概率来决定停药顺序。一般情况下首先停用利福平、对氨基水杨酸、吡嗪酰胺等,停药后观察体温下降趋势。混合型的药物热,即临床伴有皮疹和肝损害时,提示此时患者的高敏状态极为严重,建议立即停用所有的抗结核药物,同时给予积极抗过敏及保肝处理,可使用激素类药物以改善临床毒性症状。

(二) 药源性流感样综合征典型病例

患者,女性,74 岁,确诊为结核性脑膜脑炎。予患者异烟肼、利福平、乙胺丁醇抗结核治疗,同时予地塞米松,并进行预防肝损害等治疗。治疗后 12 天,停用地塞米松,因气温骤降,患者有受凉情况,之后出现流涕、全身酸痛,无咳嗽、咳痰;次日起每天下午 2 点左右开始出现寒战,之后发热,高达 39~41℃,经物理降温及布洛芬降温对症处理后,患者的体温在夜间恢复正常,但于第 2 天下午 2 点再次出现寒战后高热。实验室检查结果显示,降钙素原稍增高,血常规正常,考虑为医院内呼吸道感染,遂予加用左氧氟沙星、哌拉西林他唑巴坦抗感染治疗。在患者第 3 次发生高热时,行血培养,结果为阴性;血常规、尿常规检查结果均正常,X 线胸片未见异常,且患者无皮肤黏膜感染表现、无皮疹,精神良好,肝、肾功能正常。后患者的降钙素原水平逐渐降至正常,但仍然于每天下午 2 点左右开始出现寒战、高热,进一步考虑抗结核药物所致药源性流感样综合征可能。阵发性发热第 11 天,患者停用利福平,当天其发热最高 38.2℃,未出现高热,无寒战,停药次日起患者体温恢复正常,未再出现寒战、高热,且流涕、全身酸痛亦明显好转。患者体温正常保持 1 周后,再次加用利福平,服药近 1 小时后患者再次出现短暂寒战及发热,同时双侧上肢出现多片突出于皮肤的白色荨麻疹,2 小时后消退,体温逐渐恢复正常。故予患者立即停用利福平,之后未再出现发热及皮疹。

讨论:本例患者在口服抗结核药物 13 天后出现午后寒战、高热、流涕、全身酸痛,而肝、肾功能正常,无皮疹,考虑抗结核药物所致的不伴有肝、肾功能损害和皮疹的药源性流感样综合征可能。停用导致药物热可能性最大的利福平后,患者的高热消退,未再出现发热,1 周后再次加用小剂量利福平再次出现发热,并出现皮疹,停用后即未再出现发热,流感样症状消失,经临床验证为利福平引起的流感样综合征。

点评:通常情况下,患者服用药物后发生不良反应,为了患者安全不会再次给予相同药物尝试继续治疗。但利福平是目前抗结核联合用药方案中的主要和不可替代药物,因此冒险再次用药。

(赵荣生 刘爽 翟所迪)

第三节 神经阻滞剂恶性综合征 ICD-10:G21.001

教学目的与要求

1. 掌握神经阻滞剂恶性综合征的定义、常见致病药物及治疗。
2. 熟悉神经阻滞剂恶性综合征的临床表现及预防。
3. 了解神经阻滞剂恶性综合征的发病机制、诊断及鉴别诊断。

神经阻滞剂恶性综合征 ICD-10:G21.001(neuroleptic malignant syndrome,NMS)是指以高热、意识障碍、肌强直、木僵、缄默伴多种自主神经障碍(如出汗、心动过速等)为主要临床特征的一组综合征,属严重药源性副作用,主要见于抗精神病药、抗躁狂药、抗抑郁药等治疗精神疾病的过程中,其来势凶险,因此也称为药源性恶性症状群、药源性恶性综合征。该病的自主神经功能障碍表现和全身性并发症可直接导致患者死亡。20 世纪 60 年代最早报道的死亡率是 76%,较新的死亡率估计值为 10%~20%。这可能反映了对该病的认识加深、诊断提前,以及干预手段更积极。NMS 需要在高度临床怀疑的基础上方能诊断和治疗,所以确切地说 NMS 更多是疑诊而不是确诊。

一、流行病学

(一)人群特点及高危因素

男性多于女性,老年人与儿童用药者多发,合并躯体疾病者多见,合并用药者及不规范用药者多发,用长效制剂、高效价者多见,有过度兴奋、持续不眠、营养不良、拒食、脱水等因素者易发,夏季多见。既往有过 NMS 发生的患者易发。

（二）发生率与漏诊

一般认为 NMS 较为少见，但临床工作中并非如此。据资料报道发病率为 0.02%~3.23%；据 20 世纪 80 年代资料调查，估计其发生率在 1% 左右。近年来随着人们认识水平的提高，对其研究的重视，典型性 NMS 相对较为罕见，不典型性 NMS 相对较为增多，漏诊的多为非典型性表现者。例如出现的肌肉紧张可能被误认为药物副作用；出现的意识障碍被错误地认为系患者病情加重或未得到有效的控制；自主神经紊乱被忽视，更重要的是重视了典型的症状而忽视非典型性症状的存在。

（三）病死率

据资料调查报道：20 世纪 60 年代及以前国内病死率占 76%；70 年代病死率占 22.7%；80 年代病死率占 14.9%；90 年代病死率占 11.6%，平均病死率 20.7%。病死率降低的可能原因：对精神病认识水平的提高，用药更趋合理；典型性 NMS 很少发生，不典型性也能较好地识别；能早期发现，及早治疗；对 NMS 诊断标准的发展和理解治疗方法的不断改进。另外目前对经典抗精神病药如氯丙嗪的使用已经比以前减少，氯氮平已经成为二线用药，氟哌啶醇一般只在控制兴奋时使用，这些因素都有可能降低 NMS 的病死率。

二、致病药物和危险因素

致病药物主要包括抗精神病药，如氟哌啶醇、氟奋乃静、氯丙嗪等（表 13-3-1）。NMS 在药物治疗的任何阶段都可发生，具有以下几种特点：①多数发生在治疗起始数个月或者剂量更改之后；②药物剂量过大及剂量增加过快；③一般肌内注射或静脉给药风险更大；④高效价及油性长效贮库型抗精神病药；⑤联合用药；⑥第一代抗精神病药较第二代抗精神病药有更高的致病风险。

表 13-3-1　神经阻滞剂恶性综合征的常见致病药物

药物种类	代表药物
抗精神病药	阿立哌唑、氯丙嗪、氯氮平、氟奋乃静、氟哌啶醇、奥氮平、奋乃静、利培酮
镇吐药	多潘立酮、氟哌利多、甲氧氯普胺、异丙嗪

NMS 最常见于高效价第一代神经阻滞剂（如氟哌啶醇、氟奋乃静）。然而，每类神经阻滞剂都引起过 NMS，包括低效价神经阻滞剂（如氯丙嗪）、第二代神经阻滞剂（如氯氮平、利培酮、奥氮平），以及镇吐药（如甲氧氯普胺、异丙嗪）。虽然症状常在神经阻滞剂治疗的前 2 周内发生，但该综合征与药物使用之间的关联不可预测。NMS 可能单次用药后就发生，也可能接受同种药物相同剂量治疗多年后才发生。虽然 NMS 不呈剂量依赖性，但较高剂量确实为其危险因素。病例对照研究表明，近期或快速增加剂量、更换药物及胃肠外用药均是 NMS 的危险因素。

病例系列研究和病例对照研究还表明，某些精神疾病、急性紧张症和极端激越状态患者的 NMS 发生率高于总体。可能只是因为在这些疾病状态下使用较高剂量药物、快速加量和胃肠外用药的情况较多，所以风险增加。其他常提及的危险因素尚未在病例对照研究中证实，包括同时使用锂剂或其他精神药物、使用效价较高的药物、使用缓控释剂型，以及急性躯体疾病（包括创伤、手术和感染）。92% 的 NMS 患者存在脱水，尚不清楚脱水是否为 NMS 的危险因素或早期并发症。

当患者接受帕金森综合征治疗期间停用左旋多巴或多巴胺受体激动剂、降低药物剂量和更换药物时，亦可发生 NMS。感染和手术也可能是诱发因素。这类情况可能被当作是与 NMS 不同的疾病，有时称为帕金森高热综合征，或者帕金森病的急性运动不能或神经阻滞剂恶性综合征。虽然有研究报道这类疾病的临床综合征更轻且实验室检查结果和预后更好，但也有研究报道较严重的病例乃至死亡。

三、发病机制

NMS 的发病机制尚不明确,目前有两种假说。

(一)中枢多巴胺受体拮抗

其分子基础是多巴胺活动的急剧减低。可能是由于多巴胺能因子的撤除或者剂量的减少,也可能是抗精神病药或其他多巴胺拮抗剂拮抗了多巴胺受体。在下丘脑体温调节中枢,多巴胺神经传导对体温的调节起着关键作用,因此抗精神病药阻滞了体温调节中枢的多巴胺受体信号转导,可导致体温调节的失调;阻滞纹状体多巴胺受体,可引起锥体外系反应;阻滞基底节多巴胺受体,可引起肌肉震颤和强直;阻滞脑干、脊髓和下丘脑的多巴胺受体,可引起自主神经症状如血压、心率的变化,多汗等。治疗帕金森病的左旋多巴属于多巴胺能药物,突然停用可以导致 NMS;治疗呕吐的甲氧氯普胺具有抗多巴胺的效应,可以导致 NMS。

(二)骨骼肌纤维毒性假说

神经阻滞剂可能影响了患者肌细胞钙的转运而造成高热、肌强直、横纹肌溶解,也有研究认为基因缺陷参与 NMS 的发生,可能与自主交感神经元内钙调节酶的合成缺陷相关。NMS 的家族聚集现象提示该病具有遗传易感性。基因检测显示,NMS 患者的多巴胺 D_2 受体基因中存在一种特异等位基因且多于正常。该等位基因与多巴胺受体密度和功能下降及多巴胺能活性和代谢下降有关。

四、临床表现及分型

(一)典型症状

NMS 四联征包括发热、肌强直、精神状态改变及自主神经不稳。通常在 1~3 天内逐渐发生。各项特征的发生率为 97%~100%。

(1)82% 的患者以精神状态改变为首发症状。考虑到典型 NMS 患者常同时存在精神共病,所以该症状经常不能充分引起重视。精神状态改变常表现为激越性谵妄伴意识模糊,而非精神病性症状。患者可出现明显的紧张症征象和缄默症。病情通常进展为严重脑病,伴有木僵并最终出现昏迷。

(2)肌强直为全身性,且一般极其严重。移动患者四肢可见肌张力增加,其特征为"铅管样强直",即所有活动范围内有均匀的阻力。若伴有震颤,则阻力可出现断续停顿,称为"齿轮样强直"(cogwheel rigidity)。其他运动异常包括震颤(发生率为 45%~92%),以及发生率略低的肌张力障碍、角弓反张、张口困难、舞蹈病和其他运动障碍。患者亦可出现明显的多涎、构音障碍和吞咽困难。

(3)在很多诊断标准中,高热都是 NMS 的鉴别诊断症状之一。通常体温高于 38℃(发生率为 87%),甚至高于 40℃ 也常见(发生率为 40%)。第二代抗精神病药相关 NMS 患者中,发热症状可能不太一致。

(4)自主神经不稳通常表现为心动过速(发生率为 88%)、血压不稳定或高血压(发生率为 61%~77%)和呼吸过速(发生率为 73%),还可能出现心律失常,患者常常多汗。

(二)实验室检查

实验室检查通常能够反映 NMS 患者的临床表现,肌强直越严重,肌酸激酶(CK)水平升高越显著。NMS 患者的 CK 水平常高于 1 000U/L,最高可达 100 000U/L。在明确发生肌强直前,CK 水平可保持正常,尤其是在 NMS 发病早期。CK 水平升高(尤其是轻到中度)并非 NMS 的特异性表现,急性和慢性精神病患者因为肌内注射和物理约束也常会有该表现,有时其原因不明。但是,CK 水平> 1 000U/L 很可能是 NMS 的特异性表现,且 CK 水平升高程度与疾病严重程度和预后相关。一项病例对照研究显示:与对照组相比,NMS 患者以往因非 NMS 原因,住院期间 CK 水平升高的比例更高(76%

vs 30%）。在 NMS 发作结束后,CK 水平通常会恢复正常。

五、诊断及鉴别诊断

(一)诊断

目前尚无统一诊断标准。临床上尚有采用如下标准:

（1）发病 1 周内使用了抗精神病药。

（2）高热,体温>38℃。

（3）肌强直。

（4）具有下述症状中的 3 项或 3 项以上:①意识改变;②心动过速;③血压不稳;④呼吸急促或缺氧感;⑤CK 增高或肌红蛋白尿;⑥白细胞计数增高;⑦代谢性酸中毒。

（5）以上症状不是由全身性疾病或者神经科疾病所致。

(二)鉴别诊断

虽然 NMS 的每一种症状不具有特异性,但临床上报道的 NMS 都具有惊人的相似性、一致性。临床上也极少见将其他疾病误诊为 NMS,相反的是 NMS 被误诊、漏诊的报道常见于报道。所以适当地放宽 NMS 的诊断条件有利于临床治疗。NMS 应与以下疾病加以鉴别区分:

1. 致死性紧张症　最主要的鉴别要点是致死性紧张症没有抗精神病用药史。

2. 热射病　主要特点是在高温环境下出现高热、意识障碍,但一般没有出汗、肌强直。

3. 5-HT 综合征　二者都可有意识障碍、高热、自主神经的障碍,但 5-HT 综合征多由抗抑郁药或合并其他药引起,起病急,多在合并用药或加药数小时内发生,以意识模糊、轻度躁狂的精神改变为首发症状,共济失调、腱反射亢进、肌阵挛、心动过速表现比神经阻滞剂恶性综合征常见。肌强直和反射亢进比 NMS 轻。

4. 恶性高热　主要表现为高热、肌肉收缩、代谢性酸中毒、自主神经不稳定,但它主要是由于麻醉药物或肌肉松弛药引起,可有明显的家族史。

5. 中枢抗胆碱综合征　抗震颤麻痹药和抗胆碱药可导致中枢抗胆碱综合征,症状包括皮肤干燥、瞳孔散大、口干、尿潴留。患者往往有体温升高、失去方向感,但没有强直,毒扁豆碱治疗有效。

6. 其他　中枢神经系统感染、中毒性脑病、癫痫持续状态、破伤风,其他疾病导致的横纹肌溶解等。

六、治疗原则

对于 NMS 目前没有特效的治疗手段,关键在于早发现、早诊断、及时停用抗精神病药是最基本的措施。总体的原则是停用抗精神病药;积极排解;支持治疗,预防水电解质紊乱;对症治疗,降温(以物理性降温为主)、肌肉松弛药、多巴胺受体激动剂;预防并发症的发生。NMS 是自限性疾病,对于许多病例而言,停用致病药物,支持和对症治疗可使症状缓解。若经支持和对症治疗症状无好转,可考虑药物治疗。

(一)苯二氮䓬类药

苯二氮䓬类药可改善 NMS 症状和预后,应用劳拉西泮,初始剂量 1~2mg,是急性 NMS 尤其是伴有轻度紧张症状患者的一线治疗。

(二)DA 受体激动剂

如溴隐亭和金刚烷胺等可逆转 NMS 的帕金森症状,可缩短恢复时间,降低病死率。金刚烷胺初始剂量为 200~400mg/d,分次口服或通过胃管给药。溴隐亭初始剂量 2.5mg,2~3 次/d 口服,必要时,每天增加 2.5~7.5mg,至 45mg/d。溴隐亭可恶化精神病和低血压,引起恶心、呕吐。缺血性心脏病患者禁用。过早停用溴隐亭可使部分病例症状反复。

(三) 肌肉松弛剂

如丹曲林,可快速逆转高热和肌强直,当患者具有极度高热、肌强直和高代谢状态时可用,但过早停药可使症状反复。可与苯二氮䓬类药或 DA 受体激动剂合用,但不宜与钙通道阻滞剂合用,因可引起心血管功能衰竭。治疗剂量初始为 1~2.5g/kg 静脉注射,而后 1mg/kg,每 6 小时 1 次,发热和肌强直缓解后,逐渐减量或改为口服。主要不良反应为呼吸功能及肝功能损害。阻塞性肺疾病、重症肌无力及肌病患者禁用。

七、预后及随访

NMS 是自限性疾病,停药后平均恢复时间为 7~10 天,63% 的患者能够自行恢复,几乎全部患者在 30 天内恢复。最常见的并发症是横纹肌溶解,其他常见并发症是急性呼吸衰竭、急性肾损伤、脓毒症和其他系统性感染,呼吸衰竭是最强的独立预测因子。NMS 再发可高达 30%,NMS 解决后,需要评估抗精神病药的再次应用或者寻找替代药物,尽量选择 D_2 受体亲和性低的药物。症状消失到再次用药的洗脱期至少是 5 天,也有建议至少 14 天,如果是贮库神经阻滞剂导致的 NMS 洗脱期甚至需要 1 个月。使用抗精神病药需要权衡利弊,观察用药后反应,时刻警惕 NMS 可能,尤其在治疗初始阶段,从小剂量开始并缓慢增加剂量,预防脱水、避免长时间约束,加强随访,对可能发生 NMS 的患者避免使用长效制剂。

八、典型病例

患者男性,47 岁,农民,既往有精神分裂症病史 23 年。既往服用氯丙嗪片、碳酸锂片、氯氮平片等药物治疗,症状波动、时好时坏。入院后给予肌内注射氟哌啶醇注射液、丁溴酸东莨菪碱注射液,氯氮平片、碳酸锂片、氯丙嗪片继续口服,给药剂量与入院前一致;另增加阿立哌唑片口服,起始给予 5mg/d,第 2 天加量至 10mg/d。入院第 3 天停肌内注射氟哌啶醇注射液,饮食较少;入院第 4 天患者出现反应迟钝,问之不答,四肢僵硬,进食困难,当时未做处理。入院第 5 天上午患者未进食,出现了目光呆滞,反应迟钝,问之基本不答,四肢僵硬。当天下午出现高热(38.9℃),出汗多。查体:体温 39℃,脉搏 110 次/min,呼吸急促 40 次/min,两肺听诊有少许痰鸣音,血压 140/100mmHg,心律齐。浅昏迷,呼之不应,四肢肌张力高,呈强直状态。当时予以吸痰、留置胃管、吸氧、心电监护等对症处理。入院第 7 天确诊为神经阻滞剂综合征,立即停用所有抗精神病药,同时予肌肉松弛药(咪达唑仑注射液)、多巴胺受体激动剂溴隐亭片、糖皮质激素类药物、抗感染药物、物理降温(冰毯)、大量补液、鼻饲肠内营养等对症支持治疗。在后续的治疗过程中出现横纹肌溶解伴急性肾功能不全等并发症,后转院至上级精神病专科医院予以抗感染、补液支持、促排泄、纠正电解质紊乱及持续性肾脏替代治疗。1 周后,患者体温恢复正常;3 周后肌张力和肾功能恢复正常,各项指标恢复正常。目前,患者精神症状控制良好。

讨论:本例患者给予肌内注射氟哌啶醇注射液,为肠道外给药且 3 天后即停止给药;在合用阿立哌唑时 2 天内即达到治疗剂量,给药剂量增量过快,这两点是本例患者发生 NMS 最主要的危险因素。

点评:抗精神病药在临床治疗时应注意,①患者初次或合并抗精神病药时,应严格掌握适应证,严密观察,谨慎调节给药剂量,不得骤增或骤减;②尽量避免肠道外给药;③抗精神病药合用时注意药物间相互作用;④NMS 再发率较高,避免使用曾经诱发 NMS 的药物或同类药物。

(刘爽　赵荣生　翟所迪)

第四节　药源性毛细血管渗漏综合征 ICD-10:I78.901

---- 教学目的与要求 ----

1. 掌握药源性毛细血管渗漏综合征的定义、常见致病药物及治疗。
2. 熟悉药源性毛细血管渗漏综合征的临床表现及预防。
3. 了解药源性毛细血管渗漏综合征的发病机制、诊断及鉴别诊断。

毛细血管渗漏综合征（capillary leak syndrome，CLS）是系统性炎症反应综合征（systemic inflammatory response syndrome，SIRS）的一种严重并发症，是以体液和蛋白从机体血管内渗漏到组织间隙中为特征，临床上多表现为全身皮肤和黏膜的进行性水肿、胸腔和腹腔大量渗液、少尿、低血压、低氧血症和低蛋白血症等，可累及全身多个脏器。通常情况下，毛细血管渗漏综合征可以由严重感染、创伤、休克、低氧血症、化疗、放疗、中毒等因素导致，药物导致的称之为药源性毛细血管渗漏综合征 ICD-10:I78.901。

一、致病药物和发病机制

白介素-2（interleukin 2，IL-2）使用较大剂量时，可能会引起 CLS，表现为低血压、末梢水肿、暂时性肾功能不全等。阿维 A、吉西他滨上市后有 CLS 的报道。其他药物包括粒细胞集落刺激因子（G-CSF）、干扰素 α、西罗莫司。但药物诱发系统性毛细血管渗漏的准确机制尚不清楚。

几乎所有接受大剂量 IL-2 治疗的患者都会发生 CLS，出现血管通透性增加和低血压。这可导致与脓毒性休克相似的心血管症状：心率和心输出量增加，以及全身外周阻力下降。这些症状对补液治疗有部分反应，但患者往往也需要血管加压药。这些症状通常在给予每剂 IL-2 后大约 4 小时最严重，继续用药时加重。停用 IL-2 后，外周血管阻力下降可能持续多达 6 天不能恢复正常。目前尚不清楚外周血管阻力下降是 IL-2 的直接作用还是间接作用。

全反式维 A 酸（all-trans retinoic acid，ATAR，也被称为维甲酸）或三氧化二砷（arsenic trioxide，ATO）可能诱导细胞因子从分化中的髓系细胞内释放，引起 CLS。

二、临床表现及分型

参考 Lucas 等对严重失血性休克的分期及 Tahirkheli 等对系统性毛细血管渗漏综合征（systematic capillary leak syndrome，SCLS）的分期，可将 CLS 分为两期。第 1 期为强制性血管外液体扣押期，又称渗漏期，此期的主要病理生理特点是全身毛细血管通透性增加，大量血管内液体进入组织间，有效循环血量降低，组织灌注不足。临床上表现为进行性全身水肿、体重增加、体液潴留、胸腔积液、腹水、肺水肿、低蛋白血症、低血压、少尿等，此期如治疗不当或不及时，可因组织灌注不足而发生多器官功能障碍综合征甚至多器官功能衰竭。第 2 期为血管再充盈期，又称恢复期，此期毛细血管通透性逐渐恢复正常，大分子物质逐渐被吸收，组织间液回流入血管内，血容量增加。临床上表现为全身水肿逐渐消退、体重减轻、血压及中心静脉压回升、不使用利尿药的情况下尿量自行增加等。此期若治疗不当，很容易发生急性左心衰竭和急性肺水肿。

三、诊断及鉴别诊断

目前诊断 CLS 主要根据临床表现及实验室检查。如果存在脓毒症或外伤等致病因素,同时出现全身性水肿、血压及中心静脉压均降低、少尿、体重增加、低蛋白血症、补充小分子晶体物质后水肿更加严重等,可临床诊断 CLS。

CLS 应与以下疾病鉴别区分:

(一) SCLS

SCLS 可无诱因反复发作,是一组少见的原因不明的低容量性低血压、血液浓缩、低蛋白血症、全身水肿,多数情况下伴有异型球蛋白血症的临床综合征,具有较高的病死率。SCLS 无明确的病因或诱因;CLS 病因明确。SCLS 反复发作,静止期从 4 天至 12 个月;CLS 一般只发作一次,随着原发疾病的好转,毛细血管渗漏可完全逆转,原发疾病治愈后 CLS 不再发作。多数 SCLS 患者有持续异常 γ-球蛋白血症,少数患者最终可进展为多发性骨髓瘤;CLS 患者一般没有 γ-球蛋白血症。

(二) 遗传性血管性水肿

该病为先天性常染色体显性遗传病,由 C1INH(C1 酯酶抑制剂)缺陷引起,C2、C4 等补体成分大量消耗而裂解产物增多,血管活性肽激活,导致血管性水肿的发生。其水肿多发生在皮下组织较疏松部位,常累及呼吸道和胃肠道,一般不发生全身性水肿,活性减低的雄激素可控制症状并预防复发。

四、治疗原则

发生 CLS 后的治疗主要包括:积极处理原发病、祛除诱因;尽量减轻应激程度,减少炎症介质的作用;改善毛细血管通透性;保证组织供氧;在渗漏期保证重要脏器灌流,在密切监护下补液,在恢复期限制液体摄入、适当利尿以减轻肺水肿程度。

药物治疗主要包括:

1. 磷酸二酯酶 4 抑制剂(PDE4)　PDE4 能通过降低 TNF-α、弹性蛋白酶的血浆浓度以及中性粒细胞内 CD11b 的过度表达来有效地减轻体外循环引起的炎症反应。细胞因子 TNF-α 和白介素-1β(IL-1β)对炎症反应的初始阶段具有重要作用,它们能诱导中性粒细胞和血管内皮细胞的活化,参与炎症反应。PDE4 能通过增加细胞内环磷酸腺苷(cAMP)的水平,而有效地抑制 TNF-α 的表达。弹性蛋白酶是由中性粒细胞产生的重要蛋白酶,是导致诸如 ECC 引起的急性肺损伤的必要的炎症介质。PDE4 能明显抑制 ECC 停止后血浆弹性蛋白酶浓度的升高;CD11b 能使中性粒细胞紧密结合至血管内皮细胞,是导致中性粒细胞外渗的重要炎症介质。而 PDE4 能抑制 CD11b 的过度表达,同时能下调血管内皮细胞 P-选择素和 E-选择素的表达,通过双重作用抑制体外循环引起的炎症反应。

2. 糖皮质激素类药物　糖皮质激素类药物能减轻 ECC 时的炎症反应,它能缓解早期炎症过程如降低毛细血管通透性,白细胞迁移及随后的毛细血管增生和胶原蛋白沉积,抑制 ECC 时炎症因子释放,提高抗炎细胞因子白介素-10(IL-10)的浓度,还能抑制 LPS 诱导的单核细胞分泌 TNF-α,降低 NF-κB 与 DNA 结合能力,抑制细胞因子诱导的一氧化氮合酶(iNOS)的表达,通过保护 NFκB 抑制蛋白(inhibitor-κ binding protein)抑制 NF-κB 的活性。小剂量的糖皮质激素类药物能降低 IL-6 的浓度,缩短患者的 ICU 滞留时间,缩短机械通气,减少失血量,在术后早期,减少心肌收缩药物、血管活性药物的使用剂量以及晶体液的输入量。

3. 蛋白酶抑制剂　抑肽酶作为一种非特异性的丝氨酸蛋白酶抑制剂,通过抑制多种丝氨酸蛋白酶,如激肽释放酶、纤溶酶、弹性蛋白酶、凝血酶等,而减轻 ECC 时凝血机制的损伤,减少术后的出血量。最近研究还显示,除上述作用外,抑肽酶还具有心肌保护作用。有研究证实 ECC 过程中使用抑肽酶的试验组较对照组不仅术后的出血量减少,而且术后肌酸激酶同工酶(CKMB)、cTnT、LDH等指标均明显降低,说明抑肽酶同时具有对缺血再灌注损伤的心肌细胞的保护作用,可能和其降低心肌细胞的氧耗,增加氧供,减少炎症反应有关。但鉴于其严重的变态反应和肝、肾毒性,临床应用存在争议。

4. 抗氧化剂　由于NF-κB是一种氧敏感的转录因子,被氧自由基通过刺激第二信号系统而迅速激活。术前应用抗氧化剂吡咯烷二硫氨基甲酸酯(PDTC)可以提高细胞内谷胱甘肽的含量,调节细胞的氧化还原状态及活性氧(reactive oxygenspecies,ROS),阻止IKB磷酸化,从而抑制NF-κB表达和激活,最终导致ECC后TNF-α、IL-6、IL-8的减少。有研究发现体外循环后,实验组在各时间点的NF-κB基因表达水平及血清炎症细胞因子浓度的增高都明显低于对照组。

5. 前列腺素E$_1$(PGE$_1$)　PGE$_1$抑制炎症反应的机制可能为通过抑制内皮细胞表达黏附分子,减少中性粒细胞与血管内皮细胞的黏附,抑制白细胞和血小板的聚集,同时PGE$_1$还可减轻体外循环引起的中性粒细胞及血小板在肺内聚集、抑制血管内皮细胞的激活,减轻血管内皮细胞损伤,减少全身炎症反应,并减轻由此引起的肺损伤。

6. 嗜铬蛋白A(CgA)　CgA是由神经内分泌细胞或神经元细胞储存并分泌的一种蛋白,CgA升高往往出现于神经内分泌瘤或心衰患者。根据结构-动力学研究显示,CgA的作用位点位于其蛋白片段的第7~57位残基上,其作用机制是间接抑制了TNF-α诱导的血管内皮钙黏蛋白(VE-cadherin)的下调和阻止成熟内皮细胞的变性。而在体外的血管渗透性试验发现,CgA还能够通过其蛋白片段的N-末端,部分抑制诸如凝血酶和血管内皮生长因子的作用。

7. 高渗-高张溶液　高渗-高张溶液(hypertonic-hyperoncotic solution,HHS)常被用于休克患者的体循环及微循环的改善,同样其也能够改善患儿心脏术后的心功能。

8. 一氧化氮合酶抑制剂　一氧化氮(NO)是内皮源性的血管舒张因子,由血管内皮细胞通过一氧化氮合酶(NOS)生成,是调节血管舒缩的重要因子。而应用一氧化氮合酶抑制剂,能够有效减少NOS的表达,调节由于NOS所引起的微血管渗漏。

9. 干扰素β(IFN-β)　已有研究发现腺苷是调控内皮细胞渗透性的重要的内源性调节因子。而5'-核苷酸酶(5'-NT,CD73)能将ATP脱磷酸最终形成腺苷。有体外试验发现IFN-β能够靶向作用于CD73,诱导CD73的表达和增强CD73的活性,使其合成腺苷增多,增强了血管的屏障功能,调节了内皮细胞的渗透性;同时IFN-β还能抑制炎症反应,最终减少了血管渗漏的发生。

总而言之,CLS具有特殊的病理生理特点和临床表现,在疾病过程中,只有进行正确的诊断、准确的分期、细致的监测以及恰当地选择液体治疗的时机和种类,才能最大程度地提高治疗效果和改善预后。

五、典型病例

患者女性,63岁,乙状结肠腺癌术后,拟行第7个周期化疗入院。入院时查体未见明显异常,血常规示血小板61×10^9/L,故予注射用重组人IL-11升血小板治疗。入院第5天患者出现双下肢轻度水肿,予呋塞米、螺内酯口服利尿消肿治疗,双下肢水肿症状仍继续加重,并于第7天出现胸闷、气喘不适,尚可平躺,无咳粉红色泡沫痰。患者入院后予常规控制血压、血糖、保护心脏、保肝等治疗,在使用注射用重组人IL-11的第4天起出现逐渐加重的水肿,伴有球结膜充血及水肿、低氧血症、胸腔及心包积液等,结合患者症状、体征且回顾患者既往用药情况及反应,临床诊断为注射用重组人IL-11引起的CLS。立即停用注射用重组人IL-11,持续中心吸氧,治疗上予呋塞米静脉注射、螺内酯口服利尿,每天静脉滴注地塞米松5mg以改善毛细血管通透性、抑制炎症反应。治疗3天后复查胸腔B超示:双侧胸腔未见积液。治疗5天后患者胸闷、气喘完全缓解,水肿消退,双下肺湿啰音消失,球结膜充血缓解,非吸氧状态下氧饱和度为95%~100%,患者出院休养。1个月后来院复诊,一般情况良好,胸腔B超正常,心脏超声未见心包积液,左心收缩功能正常。

讨论: 本例患者既往曾因血小板计数降低,多次应用注射用重组人IL-11,均未出现异常表现,此次使用注射用重组人IL-11,4天后结合患者出现全身性水肿、浆膜腔积液、低氧血症等症状,停药并经糖皮质激素类药物改善毛细血管通透性、利尿治疗后症状缓解。可以确认重组人IL-11致CLS。

点评: 临床上使用注射用重组人IL-11时需严密观察患者情况,一旦患者出现水肿,医务人员必须高度警惕,立即停用并给予相应的处理,排除是否出现CLS。

(刘爽 赵荣生 翟所迪)

第五节 药物超敏反应综合征

教学目的与要求

1. 掌握药物超敏反应综合征的定义、常见致病药物及治疗。
2. 熟悉药物超敏反应综合征的临床表现及预防。
3. 了解药物超敏反应综合征的发病机制、诊断及鉴别诊断。

药物超敏反应综合征(drug-induced hyper sensitivity syndrome,DIHS)又称伴嗜酸性粒细胞增多和系统症状的药物反应(drug reaction with eosinophilia and systemic symptom,DRESS),是一种少见且可危及生命的药品不良反应,其特征是潜伏期较长,伴皮疹、血液系统异常和内脏损害。

一、流行病学

本病的确切发病率不详(其中抗癫痫药及磺胺类药物约为1/10 000),致死率可达10%。临床上具有药物过敏和病毒感染的复合特征,呈现多样化表现,易误诊误治。1996年,法国的Bocquet等首次将这一类药物反应正式命名为伴嗜酸性粒细胞增多和系统症状的药物反应(DRESS)。流行病学调查发现,在服用抗癫痫药或磺胺类药物的个体中,DHS发生率为1/10 000~1/1 000,其死亡率却高达10%~20%,是临床诊疗中的棘手问题之一。目前的研究认为,药物是激发DIHS的主要原因,尤其是芳香族类抗癫痫药和磺胺类药物,但其发生机制仍不清楚。深入阐明DIHS发生机制,将对预防其发生或降低其发生率、提高疾病风险预测能力以及指导临床安全用药具有重要意义。

二、致病药物和发病机制

可引起DIHS的常见致敏药物包括抗癫痫药(卡马西平、苯巴比妥、苯妥英钠、拉莫三嗪)、抗生素(β-内酰胺类、磺胺类、抗结核药物、四环素、米诺环素)、阿巴卡韦、奈韦拉平、解热镇痛药(布洛芬)、别嘌醇和柳氮磺吡啶等(表13-5-1)。

DIHS的发病机制尚未完全阐明,一般认为是由CD8$^+$T细胞介导、针对药物及其活性代谢物的迟发型超敏反应。发病机制除涉及药物代谢过程中的相关酶缺陷外,还涉及药物的理化特性、遗传易感性、影响药物代谢或排泄的基础疾病、机体免疫状态、潜伏感染病毒的再激活等因素。但这些因素如何相互作用导致疾病发生,目前尚不清楚。携带编码具有药物代谢作用的相关酶突变基因

表 13-5-1　药物超敏反应综合征的常见致病药物

药物分类	代表药
抗癫痫药	卡马西平、苯巴比妥、苯妥英钠、拉莫三嗪
抗感染药	β-内酰胺类、磺胺类、抗结核药物、四环素、米诺环素
解热镇痛药	布洛芬
其他	阿巴卡韦、奈韦拉平、别嘌醇、柳氮磺吡啶

的个体发生 DIHS 的风险较高。据推测,*N*-乙酰转移酶 2、人类白细胞抗原不同等位基因的表达、细胞色素 P450 亚型等药物代谢酶异构体及 P-糖蛋白等药物转运体相关的基因变异,可能影响个体对药物超敏反应的遗传易感性。*HLA-A*3101* 与卡马西平、*HLA-B*1301* 与氨苯砜和苯妥英钠、*HLA-B*5801* 与别嘌醇等诱发的 DIHS 的关系在中国人群中已得到证实。细胞介导的迟发型免疫反应也可能参与 DIHS 发病。DIHS 患者外周血总 B 淋巴细胞计数减少,早期血清免疫球蛋白(IgG、IgA 和 IgM)水平降低,这些现象提示患者存在一定程度的免疫抑制。DIHS 患者可出现疱疹病毒的激活,包括人疱疹病毒(HHV)6/7、EB 病毒、巨细胞病毒、人类免疫缺陷病毒等,可能是致敏药物诱导的免疫抑制的结果。目前认为,疱疹病毒、抗病毒免疫和药物特异性免疫反应之间存在复杂的相互作用。

三、临床表现及分型

潜伏期长是本病特征之一,皮肤症状一般于服用致敏药物后 2~6 周(平均 3 周)出现。患者皮疹出现数天前,常出现瘙痒和发热的前驱症状,体温可波动在 38~40℃,持续数周。早期皮损多为泛发的麻疹样斑疹或斑丘疹,也可为湿疹样或荨麻疹样,少数可出现无菌性脓疱和紫癜等损,严重者可出现类似剥脱性皮炎、重症多形红斑(Stevens-Johnsonsyndrome,SJS)、中毒性表皮坏死松解症(TEN)等皮损。此外,约 25% 的患者可出现面部、眼睑和/或手部水肿,这些体征对本病的早期诊断具有一定意义。与普通型药疹不同的是,停止使用致敏药物后皮疹不会很快消退,可出现再次加重(双峰)或多次加重(多峰)现象,这可能与药物交叉反应、药物诱导的免疫抑制及病毒再激活有关。DIHS 可累及多个不同的脏器系统,最常累及淋巴结、血液系统和肝脏。淋巴结受累可见于 75% 的患者,表现为局部或泛发性淋巴结肿大。血液系统受累主要表现为白细胞、嗜酸性粒细胞计数和比例升高。内脏损害多迟于皮肤损害,也有部分患者发生在皮损之前。肝脏是最常受累的器官(发生率为 75%~94%),表现为肝大,谷丙转氨酶(GPT)、谷草转氨酶(GOT)和碱性磷酸酶(ALP)升高,可伴脾大。12%~40%的患者可出现不同程度肾损害,表现为血尿和蛋白尿,甚至出现间质性肾炎并进展为肾衰竭。1/3 的患者可见肺损害,表现为肺功能降低、急性间质性肺炎、胸膜炎、胸腔积液、肋膜炎甚至急性呼吸窘迫综合征。4%~27% 的患者可出现心脏损害,出现胸痛、呼吸困难、心悸和血压下降,血肌酐和肌钙蛋白升高,超声心动图示射血分数降低,心电图示 ST 段和 T 波改变。神经受累可出现脑脊髓膜炎、脑炎,表现为头痛、昏迷、运动功能障碍。

四、诊断及鉴别诊断

(一)诊断

临床上遇到患者服药后出现发热、面颈部和/或手足部特征性水肿性红斑、淋巴结肿大、内脏器官受累和嗜酸性粒细胞计数升高时,应高度怀疑 DIHS。应进行病史采集、全面体检和必要的实验室检查,包括服药种类、皮疹出现时间和演变特点、内脏受累的实验室指标等,并积极排除其他潜在的严重疾病,包括感染、肿瘤、自身免疫性疾病等。由于 DIHS 的多器官受累特性、临床皮疹多样性和潜在致死性,诊断有一定难度,主要表现为疾病早期皮疹不具备特异性,嗜酸性粒细胞计数可能无明显升高,难与普通发疹型药疹鉴别。皮疹多少与内脏损害程度不一致,目前尚缺乏统一的诊断标准。

目前尚无统一的 DIHS 诊断标准,欧洲和日本的诊断标准在临床上应用较广泛。欧洲重症药疹研究组常用的诊断标准是基于症状和实验室结果的分类评分系统,评定患者是排除、可疑、可能或确诊 DIHS。评估指标包括:①发热;②淋巴结肿大;③嗜酸性粒细胞计数高于 0.7×10^9/L,或白细胞计数低于 4×10^9/L 时嗜酸性粒细胞高于 10% 或绝对计数升高;④出现非典型淋巴细胞;⑤皮疹累计超过体表面积的 50%;⑥皮肤组织病理提示 DIHS;⑦器官受累;⑧皮肤恢复期超过 15 天等。日本诊断标准包括:①从药物开始使用至出现斑丘疹超过 3 周;②停止使用致敏药物后临床症状依然持续;③发热(体温>38℃);④肝功能异常(GPT>100U/L)或其他脏器损害;⑤白细胞计数升高($>11 \times 10^9$/L)、非典型淋巴细胞(>5%)、嗜酸性粒细胞计数>1.5×10^9/L,至少 1 项;⑥淋巴结增大;⑦HHV-6 再激活。符合前 5 项为非典型 DIHS,所有都符合为典型 DIHS。鉴于 DIHS 临床表现的多样性和复杂性,根据中国人群的临床特征和国内外诊断现状,如果患者出现以下临床表现或实验室指标异常,应考虑 DIHS 的可能①迟发性皮疹:从服药到皮疹出现时间大于 3 周;②淋巴结肿大:≥2 个部位的淋巴结肿大;③发热:体温>38℃;④内脏损害:GPT 为正常值 2 倍以上、间质性肾炎、间质性肺炎或心肌炎;⑤血液学异常:白细胞计数升高或降低,嗜酸性粒细胞≥1.5×10^9/L 或不典型淋巴细胞>5%;⑥复发病程:尽管停用诱发药物并给予治疗,疾病仍出现病情复发或加重。符合前 5 条可确诊 DIHS。

实验室检查提示,多数患者可出现外周血白细胞增多,部分患者早期出现白细胞或淋巴细胞减少。大部分患者可出现外周血嗜酸性粒细胞计数和比例升高,但部分患者嗜酸性粒细胞的改变在早期并不显著,可在发病后 1~2 周才出现。70% 的患者 GPT 升高,少部分 γ-谷氨酰转肽酶、总胆红素和 ALP 升高,外周血非典型淋巴细胞比例增加。外周血出现非典型淋巴细胞对疾病诊断有一定价值。皮损组织病理学常显示真皮浅层血管周围炎,可出现一定数目的嗜酸性粒细胞和非典型淋巴细胞。受累淋巴结的组织学改变可表现为良性淋巴样增生或假性淋巴瘤样组织学模式。在疾病早期,患者外周血 $CD4^+$ 或 $CD8^+$T 细胞可增加。血清 IgG、IgA 和 IgM 则显著下降,撤药后 1~2 周最明显,随后水平逐渐恢复。这种现象在 SJS/TEN 和急性泛发性发疹性脓疱病一般很少出现,在鉴别诊断上有一定参考价值。

(二)鉴别诊断

临床上主要与病毒感染相关疾病(如传染性单核细胞增多症、麻疹、川崎病)、其他类型药疹(剥脱性皮炎、SJS/TEN、急性泛发性发疹性脓疱型药疹等)和淋巴瘤相关疾病(如血管免疫母细胞淋巴结病、淋巴瘤性红皮病、药物性假性淋巴瘤)等相鉴别。在出现系统症状前,DIHS 的皮疹通常很难与普通药疹相鉴别。

五、预防与监测

1. 提高对药物超敏反应的思想警惕,首先询问患者有无过敏药物,严格予以避免,必要时进行药物特异性试验。

2. 严格掌握用药适应证,对于易引起过敏的药物,做到尽量少用或不用。

3. 严格执行药物过敏史的病案记载,过敏药物应用红笔注明,使患者今后就诊时一目了然。

4. 避免反复间歇用药,对药物的过敏往往形成于反复间歇用药。

5. 采用安全的用药途径,凡能口服的最好不用注射。

6. 采用必要的抗药物过敏措施,随时备有急救药品与相应设备。

7. 加强用药后的观察,在患者注射完药品后,最好留观 15~20 分钟。

六、治疗原则

(一)一般治疗

早期诊断和停用致敏药物对改善患者的预后至关重要。应根据患者病史、服用药物的理化特性、潜伏期以及既往报道来判断药物与本病的相关性。对症治疗包括降温、外用糖皮质激素类药物软膏减轻皮肤症状。急性期应避免经验性使用抗生素或非甾体抗炎药,因为药物间交叉反应可能加重临床症状或使其复杂化。

(二)糖皮质激素类药物治疗

近年来,更多的研究支持早期使用中等剂量糖皮质激素类药物可显著改善临床症状。可口服 1.0mg/(kg·d)[儿童 1.5mg/(kg·d)]泼尼松或同等剂量其他糖皮质激素类药物;症状无改善或出现加重,可考虑静脉给予 0.5~1.0mg/(kg·d)[儿童 20mg/(kg·d)]甲泼尼龙冲击治疗 3 天。临床和实验室指标稳定后开始逐渐减量,疗程需适当延长至数周甚至数个月以减少疾病的反复。需要注意的是,少部分患者使用糖皮质激素类药物后可能会导致病毒(HHV-6 或巨细胞病毒)的再激活进而加重病情。

(三)免疫球蛋白冲击疗法

不宜采用糖皮质激素类药物冲击疗法以及糖皮质激素类药物冲击治疗无效的重症 DIHS 患者,可考虑使用静脉注射免疫球蛋白(IVIG),一般用量为 0.2~0.4g/(kg·d),3 天后如果效果不明显,剂量可增至 0.6~0.8g/(kg·d)。联用糖皮质激素类药物优于单用免疫球蛋白大剂量冲击疗法。

(四)免疫抑制剂治疗

免疫抑制剂如环磷酰胺、环孢素和单克隆抗体也有作为替代治疗的报道。需注意的是,有报道在使用糖皮质激素类药物的同时应用免疫抑制剂环磷酰胺会使病情加重,故在应用大剂量糖皮质激素类药物时要慎重考虑免疫抑制剂的应用。

(五)抗病毒治疗

抗病毒治疗的价值存在争议。有学者认为并非所有 DIHS 都伴有病毒的再激活。但对伴有脑脊髓膜炎的 DIHS 患者,抗病毒治疗非常重要。有研究显示,DIHS 患者使用更昔洛韦抗疱疹病毒治疗可阻止或减少 HHV-6 再激活。部分学者认为联合抗病毒治疗可预防免疫重建综合征。

(六)建议的治疗流程

DIHS 的临床变异较大,治疗应注意个体化原则,治疗方案应根据内脏器官受累的严重程度选择。首先应停用致敏药物,轻至中症患者可给予外用糖皮质激素类药物、支持治疗和必要的系统治疗;情况严重时(转氨酶>5 倍正常值、肾脏受累、肺炎、噬血现象和心脏受累),可给予相当于 1mg/(kg·d)的糖皮质激素类药物;若出现危及生命的现象如伴有骨髓衰竭的噬血细胞综合征、脑炎、重症肝炎、肾衰竭和呼吸衰竭等,可给予糖皮质激素类药物和 IVIG 联用,并邀请多学科专家会诊。如果证实重症患者有相关病毒的再激活,可在糖皮质激素类药物和 IVIG 治疗的基础上联合抗病毒药物(如更昔洛韦)。

七、预后及随访

DIHS 是皮肤科临床医师面临的较为棘手的问题之一。其发病机制复杂,许多环节尚不十分清楚,诊断及治疗也较为困难。多数 DIHS 患者停止致敏药物后可完全康复。但临床病程和预后在个体间存在较大差异,有些患者迅速恢复且不出现长期并发症,而有些患者可出现终身的系统损害。皮肤方面的主要后遗症是慢性剥脱性皮炎,也可出现色素改变和瘢痕。10% 的患者在数个月到数年后出现自身免疫性疾病,包括 1 型糖尿病、自身免疫性甲状腺炎、硬皮病样移植物抗宿主病样皮损、红斑狼疮和白癜风等，称为免疫重建综合征。药物遗传学研究的结果提示，DIHS 具有明显的遗传易感性与种族差异性，因此有望通过对欲使用某种治疗药物的个体进行治疗前的特异性药物基因检测，从而能够预判或者避免使用敏感药物，这或许将成为今后预防 DIHS 发生的一种重要手段。

DIHS 的后遗症可被大致分为自身炎症性疾病和终末器官代偿两类。对年轻患者作密切监测，应考虑自身免疫后遗症。老年患者应关注重要器官衰竭，因可能导致死亡，虽然多发生在急性期，缓解期也可能发生，必须予以高度关注。报告显示发生 DIHS 后，患者更易发生系统性红斑狼疮、自身免疫性甲状腺炎、类风湿关节炎和 1 型糖尿病等自身免疫性疾病，DIHS 治愈 3 个月后也有发生肺炎和慢性肾功能不全的报道。其他如色素异常等皮肤后遗症，往往持续较长的时间，可让其自然恢复。

八、典型病例

患者男性，79 岁。既往有脑梗死病史，无其他基础疾病病史，无食物药物过敏史，诊断为"腔隙性脑梗死、脑萎缩"。6 月 10 日门诊复诊，患者开始口服阿司匹林肠溶胶囊、阿托伐他汀钙片、卡马西平片，其中卡马西平片为首次服用。服药 2 天后头部瘙痒，患者自行将卡马西平片用量减半，头部瘙痒好转，6 月 30 日患者双前臂起红疹伴瘙痒，自用炉甘石洗剂无效，遂于 3 天后停服卡马西平片。7 月 9 日，以"全身起红疹伴痒 10 天"为主诉收入皮肤科。患者入院时低热，7 月 10 日外周血细胞学检查示嗜酸性粒细胞比例增高，部分粒细胞胞质颗粒增多增粗，见空泡。血常规示白细胞 19.62×10^9/L，嗜酸性粒细胞百分比 24.2%，嗜酸性粒细胞绝对值 4.74×10^9/L，中性粒细胞绝对值 11.86×10^9/L。其余检查示肌酐 125μmol/L，尿素氮 11.7mmol/L，尿酸 537μmol/L，乳酸脱氢酶 521U/L。肺部 CT 提示腋下及纵隔淋巴结肿大，心电图 ST 段改变，但肌酸激酶及肌酸激酶同工酶正常。结合可疑致敏药物的不良反应类型，诊断为药物超敏反应综合征。住院 2 天，经抗组胺、抗炎治疗后，患者躯干及四肢部皮损颜色较前稍变淡，但面颈及双手背水肿未明显缓解，拟使用丙种球蛋白冲击治疗。患者于 7 月 11 日 10:00 沐浴穿衣过程中晕厥，肢冷出汗。无法测出血压，心率 135 次/min，大小便失禁。随后意识丧失，呼之不应。给予补液、强心、胸外心脏按压、静脉注射肾上腺素及电除颤等抢救无效，于当日 12:11 心电图示全心停搏，宣告临床死亡。

讨论：该患者服用卡马西平 3 周，停药 1 周，其发病原因、临床症状、实验室检查结果均与 DIHS 相符，诊断明确。患者既往有脑梗死病史，因卡马西平致 DIHS 引起全身炎症反应，可出现毛细血管扩张、水钠潴留等，患者面颈及双手背肿胀可加重心脑血管负荷，引起血液流变学改变，加之老年患者血管顺应性降低，以上因素促成心肌及颅内急性缺血，出现心搏骤停、大面积脑梗死，最终导致心搏骤停而死亡。

点评：卡马西平为临床常用抗癫痫药，说明书指出其导致的严重皮肤不良反应的发生率 <0.01%。建议临床医生在应用卡马西平之前，对患者进行 *HLA-B* 1502* 等位基因筛查，有助于提高卡马西平用药安全性，降低 DIHS 的发生率。

（刘爽　赵荣生　翟所迪）

第十四章 药源性运动系统疾病

第一节 药源性肌病^{ICD-10:G72.051} 及横纹肌溶解

······ 教学目的与要求 ······

1. 掌握常见导致药源性肌病及横纹肌溶解的药物及其特点。

2. 熟悉药源性肌病及横纹肌溶解的发病机制、临床表现、诊断、预防及治疗。

3. 了解药源性肌病及横纹肌溶解的定义。

肌病（myopathy）通常是一种非致命性的肌肉疾病，包括骨骼肌无力、肌痛、肌红蛋白尿，并有可能引起血浆肌酸激酶（creatine kinase，CK）升高。横纹肌溶解（rhabdomyolysis）是指一系列影响横纹肌细胞膜、膜通道及其能量供应的多种疾病或药物等因素导致的横纹肌损伤，细胞膜的完整性改变，细胞内容物（如肌红蛋白、CK、小分子物质等）漏出，多伴有急性肾衰竭及代谢紊乱，可能是致命性的。

药源性肌病^{ICD-10:G72.051} 是肌肉疾病中最常见的原因之一。其轻则为伴或不伴轻度肌无力的轻度肌痛，重则为伴重度肌无力的慢性肌病，以及伴急性肾衰竭的大量横纹肌溶解。因此，由特定药物引起的肌病和横纹肌溶解称为药源性肌病及横纹肌溶解（drug-induced myopathy and rhabdomyolysis）。

一、流行病学

最初，肌病是作为糖皮质激素类药物的副作用而闻名，早在 1958 年，Dubois 等就发现利用曲安奈德治疗系统性红斑狼疮时可诱导引起肌病。减少糖皮质激素类药物的用量或停药，肌痛、肌病可自行消失。曲安西龙引起肌病的发生率是同类激素药物中最高的，尤以儿童的发病率高。泼尼松口服超过 10mg/d，连用 30 天以上的患者，停药时可发生严重而广泛的肌肉痛和关节痛。一项对哮喘患者的研究表明，每天应用泼尼松（≥40mg/d）的患者中 64% 发生了肌病。

随后，他汀类和贝特类调血脂药成为引起肌病及横纹肌溶解的主要药物。由于对肌病的定义以及药物上市后安全性监测的差异，使用他汀类药物引起肌肉不适发生率的数据在不同的研究中存在显著差异。应用美国国家脂质协会他汀类药物安全性评估工作组的定义，对 21 项临床试验（共 180 000 病人年）进行荟萃分析，结果显示，肌病（CK 水平高于健康人群高限的 10 倍）的年发生率为 5/10 000；横纹肌溶解（CK 超过 10 000U/L，或 CK 水平高于 ULN 的 10 倍，并伴有肾功能恶化，需要通过静脉补液疗法进行医学干预）的年发生率为 1.6/10 000。较轻的临床表现更为常见，2%~7% 的患者存在伴或不伴有 CK 升高的肌痛，11%~63% 的患者存在无症状的 CK 升高，达 ULN 的 10 倍。

二、致病药物和发病机制

许多药物可导致肌病及横纹肌溶解,其中常见的有调血脂药、抗感染药物、糖皮质激素类药物、抗肿瘤药、利尿药、核苷类药物、精神类药物等。

1. 调血脂药 他汀类和贝特类调血脂药是引起肌病及横纹肌溶解的主要药物。他汀类药物的肌毒性可能与抑制辅酶 Q_{10} 的生物合成有关。但其不同药物的肌毒性有所不同,西立伐他汀肌毒性最大,最终被撤出市场;普伐他汀、阿托伐他汀的肌毒性低于洛伐他汀和辛伐他汀,不同药物间的交叉不耐受性也可发生。贝特类药物引起的肌病可发生于用药后数天至几年,其发生率低于他汀类药物,大剂量、肾功能不全、低蛋白血症和甲状腺功能减退症是诱发的高危因素。

2. 抗感染药物 抗感染药物也是可能引起肌病及横纹肌溶解的常见药物。左氧氟沙星会引起神经肌肉阻滞,可能使重症肌无力患者的肌无力恶化。许多上市后的严重不良事件均和重症肌无力患者使用氟喹诺酮类药物有关,故应避免已知重症肌无力史的患者使用左氧氟沙星。氧氟沙星为第三代喹诺酮类抗感染药,喹诺酮类药物所引起的不良反应中,肌肉和骨骼系统损害的构成比为 0.2%,其中尤以未成年人居多。常见的肌肉和骨骼系统损害包括关节痛、关节病变、骨损害、肌肉疼痛、肌张力增高、肌腱损害和胎儿畸形,故孕妇、未成年人慎用或不用此类药物为宜。作为第四代喹诺酮类抗菌药物,莫西沙星导致横纹肌溶解的报告中男性患者 70%、女性患者 30%。莫西沙星所致的横纹肌溶解可能与其化学结构特点有关,与其血药浓度无关。其机制可能与其特定的化学结构致细胞内的 ATP 下降和内质网内的 Ca^{2+} 升高有关,在高龄和有关能量代谢酶遗传缺陷等患者中更易发生。

此外,其他抗感染药物如 β-内酰胺类抗生素、氨基糖苷类抗生素、抗结核药物等均有导致肌病及横纹肌溶解的报道。

3. 糖皮质激素类药物 糖皮质激素类药物停用后可出现严重而广泛的肌病。如泼尼松一天用量不低于 10mg,持续治疗 30 天,停药后常常会出现肌痛甚至肌痉挛症状。大量的临床和病理报告已经证实激素可致肌无力和肌萎缩。可的松类药物可促进蛋白质分解代谢和低钾血症,增加肌肉萎缩和纤维化的可能性。地塞米松可引起很强的神经运动兴奋性,从而导致肌痛肌病。一项研究显示,60% 接受地塞米松治疗的癌症患者出现肌病。

4. 抗肿瘤药

(1)阿糖胞苷:可引起阿糖胞苷综合征,主要表现为肌痛、骨痛、发热、丘疹、结膜炎和不适,通常发生于用药后 6~12 小时,也有个案报道发生于用药后第 5 天。

(2)紫杉醇:应用紫杉醇化疗时出现许多副作用,如关节痛和肌痛等,这可能是机体对紫杉醇炎症反应的结果。这些症状一般首先出现于紫杉醇给药完成后的 24~48 小时。

(3)异维 A 酸:有报道称,长期大剂量服用角质溶解药异维 A 酸,4 个月后可发生肌痛、关节痛,更甚者有肌肉损害。

5. 利尿药 利尿药引起的肌肉疼痛及痉挛通常是由于水、电解质紊乱导致的,常常与用药剂量和疗程有关,尤其在长期使用利尿药或者使用高剂量利尿药时,这类反应的发生率明显增加。长期应用氢氯噻嗪可致肌痛、腱反射消失。螺内酯是一种保钾利尿药,长期应用可致高钾血症而引起高钾性肌肉麻痹。有文献报道 2 例非癫痫患者在接受美托拉宗治疗时出现特发性抽搐、肌痛、肌痉挛、精神异常及电解质异常。大剂量或长期使用布美他尼可出现全身肌肉疼痛。此外,呋塞米等利尿药也有同样的反应。

6. 核苷类药物 核苷类药物根据分子结构可分为 3 类:以拉米夫定、替比夫定、齐多夫定为代表的左旋核苷类;以阿德福韦酯、替诺福韦酯为代表的无环磷酸盐类;以恩替卡韦为代表的环戊烷/戊烯类。

齐多夫定导致横纹肌溶解的机制与线粒体毒性有关,齐多夫定在体外能够导致乳酸水平升高,导致细胞线粒体 DNA 含量下降,引发细胞线粒体超微结构的形态学改变。替比夫定导致横纹肌溶解的确切机制尚不明确,可能与其线粒体毒性相关,对替比夫定所致横纹肌溶解的发病机制仍需进一步研究。国家药品不良反应监测中心病例报告数据库显示,2004 年 1 月 1 日—2010 年 4 月 30 日,收到替比夫定导致的肌肉骨骼系统损害 61 例,包括 7 例横纹肌溶解;拉米夫定所致的与横纹肌溶解相关的病例报告 19 例,其中肌痛报告 10 例,其次是关节痛 5 例、CK 升高 4 例。因此,在服用替比夫定、拉米夫定期间,应当警惕横纹肌溶解的发生。

7. 精神类药物　三环类抗抑郁药、苯二氮䓬类、巴比妥盐类药物过量时,可因镇静时间过长引发缺血,导致横纹肌溶解。吩噻嗪类和丁酰苯类药物则可引起谵妄或焦虑不安、肌肉长时间不自主收缩,导致 ATP 需求增加,储存的 ATP 耗竭致横纹肌溶解。抑郁症患者长期服用奥氮平、舍曲林、劳拉西泮,出现双下肢无力、站立及行走不稳、四肢伸直且肌张力高、CK 升高。大剂量使用舒必利后,患者可出现四肢乏力、不能站立、少尿并引发横纹肌溶解。

8. 其他药物　除了上述能够引起肌病及横纹肌溶解的药物外,可卡因、抗疟药、秋水仙碱、胺碘酮和环孢素等药物也可引起肌病及横纹肌溶解。

药源性肌病及横纹肌溶解的致病机制非常复杂,同一药物可能通过一种或多种机制引起肌病及横纹肌溶解发生。相关机制可能分为以下几种:

(1) 药物的直接毒性作用使肌肉受损:如他汀类药物、糖皮质激素类药物、乙醇、可卡因、抗疟药和秋水仙碱等。

(2) 免疫机制障碍:如 D-青霉胺、干扰素 α 及链激酶等能诱导体内产生各种自身抗体[如乙酰胆碱(ACh)受体抗体等],经免疫介导引发多发性肌炎和重症肌无力等肌病。

(3) 阻碍神经肌肉传递:如肉毒毒素及大剂量 D-青霉胺等可抑制运动终板突触前膜 ACh 的释放,并阻止 Ca^{2+} 进入运动终板,从而阻碍神经肌肉的传递功能。

(4) 影响肌膜的稳定性:如乙醇及他汀类药物等能降低肌膜 Na^+-K^+-ATP 酶的活性,从而损害膜稳定性,情况严重者可导致横纹肌溶解;氯喹、秋水仙碱和氯贝酸等能直接抑制肌膜的兴奋性,使终板前膜微小终板电位(MEPP)振幅降低,造成肌无力等症状。

(5) 影响氨基酸和营养因子的代谢:如乙醇氧化后生成的乙醛能降低氨基酸的利用率及胰岛素样生长因子(IGF)-1 的水平,导致神经肌肉代谢障碍。

(6) 阻止蛋白质合成:如乙醇等药物能抑制蛋白质的合成,从而影响肌肉的正常功能;类固醇通过降低翻译起始因子(eIF)的水平,干扰 mRNA 的功能,阻碍肽的生成而使 Ⅱ 型肌纤维蛋白合成受阻;他汀类药物阻止法尼基焦磷酸等的生成,从而使鸟苷三磷酸(GTP)结合蛋白(如 Ras、Rac 及 Rho 等)活性减弱,影响细胞存活及生长。

(7) 促使蛋白质降解:如糖皮质激素类药物能激活钙依赖蛋白激酶 Calpain 和泛素蛋白酶系统,从而促使肌肉蛋白降解。

(8) 损害线粒体功能:如乙醇能损害线粒体功能,使腺苷三磷酸(ATP)生成不足;齐多夫定是 DNA 聚合酶的底物,能损害线粒体 DNA(mtDNA)的复制,引起呼吸链受损或导致肌细胞线粒体蛋白质合成障碍;他汀类药物可抑制辅酶 Q10 的合成,而后者对呼吸链的功能至关重要。

(9) 影响细胞因子的表达:如乙醇等可促使某些炎症细胞因子[如肿瘤坏死因子(TNF-α)、白介素(IL)-1 和 IL-6 等]的表达,损害肌肉功能。

(10) 糖代谢障碍:如类固醇能使糖原磷酸化酶的活性降低,导致糖代谢障碍。电解质紊乱,如噻嗪类利尿药、两性霉素 B、含氟糖皮质激素类药物和锂剂等具有排钾作用,能引起体内 K^+ 浓度降低,导致肌无力;反之,保钾利尿药因使体内 K^+ 浓度增高,也可引起肌无力。

三、临床表现及分型

药物引起的肌病可有多种临床表现,不同药物、不同个体其临床表现也不尽相同。肌痛及肌痉挛是最为常见的临床症状,也往往是一些坏死性肌病、多发性肌炎和皮肌炎、线粒体肌病、神经肌病等严重疾病的前期表现,但部分病例可表现为无痛性肌病,如肌无力、肌麻痹、运动困难等,常可伴有肌肉组织的病理变化。药物引起的肌病通常是可逆的,但如不及时治疗,部分病例可致严重后果或留下后遗症。在用药过程中,如果对药源性肌肉关节相关疼痛有深入的认识,可减少误诊,避免严重不良后果。

相较于药源性肌痛,横纹肌溶解是一种潜在的危及生命的综合征,以骨骼肌的破坏为特征,导致细胞内的有机成分和无机成分,如肌红蛋白、肌酸激酶(CK)、钾、乳酸、嘌呤、醛缩酶、磷酸酶盐以及电解质等物质释放并进入循环系统[5]。横纹肌溶解早期症状并不明显,随着用药时间延长,药物积累剂量增加,症状才逐渐显现。横纹肌溶解由于病因不同,临床表现各异,大致可归纳为3类:伴肌红蛋白尿的肌肉病变;全身性症状;继发于各系统器官受累的并发症。受累肌群以骨骼肌为主,可表现为肌痛、肌肿胀、压痛及肌无力,通常为大腿、小腿后部、后背及上肢肌明显,受累肢体的任何活动使疼痛加剧,也可累及胸肌、腹肌、咀嚼肌,严重者四肢瘫痪,个别影响呼吸肌需行机械通气。还可表现为发热、全身无力、呕吐、代谢性脑病、躁动、谵妄、无尿等。其典型的三联征为急性发作性肌痛、短暂的肌无力和肌红蛋白尿。然而,只有约10%的患者可出现上述典型表现,多数只表现为肌肉酸痛、乏力等,给临床诊断增加了难度。严重横纹肌溶解可能引发血钾浓度升高进而诱发心律失常、低钙血症,最重要的并发症为肾衰竭和肝功能损伤,产生肾功能损伤的原因可能包括:大量细胞内液体在肌肉组织坏死后流入第三腔隙,血管内的有效血容量明显减少,内毒素大量释放进入血液,肾内皮素增高导致肾血管收缩,肾组织缺血加重。约1/3的病例发生急性肾衰竭,早期伴高钾血症、高尿酸血症和高磷酸血症。低钙血症的发生较其他类型肾衰竭更明显,后期可发生高钙血症,并且成为有些病例的特征。产生肝功能损伤的原因可能包括:肌细胞因横纹肌溶解受损后,导致细胞内大量蛋白酶物质释放入血,释放的蛋白酶可引起肝脏炎症反应,约有25%的横纹肌溶解患者继发肝功能损伤。主要表现为谷草转氨酶、谷丙转氨酶、乳酸脱氢酶、谷胱甘肽酶及碱性磷酸酶等生化指标的显著升高,患者行B超及CT等辅助检查可显示有肝脏的弥漫性改变。

四、诊断及鉴别诊断

肌痛常伴肌痉挛、疼痛,可能是药物引起的多神经病,也是锥体外系疾病的早期症状,也可能是其他病变如体液潴留的体征。如果怀疑肌病并及时停药,肌病通常会逆转,而不会进展。但是如果为横纹肌溶解,则是非常严重的肌肉破坏现象。肌痛和横纹肌溶解的诊断主要依赖于病史、临床表现和实验室检查,发作时都可伴有血清肌酸激酶(CK)增高,必要时仍需测定血电解质、检查肌电图及肌肉活检等均有助于诊断。

1. 病史采集　药源性肌痛和横纹肌溶解的诊断主要依赖于病史、临床表现和实验室检查,需认真询问用药史,主要包括既往用药史、临床症状与用药之间的关系、发作时的症状、给药剂量及停药后的反应等。判断可致病药物的原则包括:①用药后1个月内出现血清肌酸激酶升高;②再次暴露于该药物本病再次发生;③排除任何可能导致横纹肌溶解的情况,如局部或全身肌肉缺血、过度运动、恶性高热、创伤等。

2. 血清肌酸激酶　血清肌酸激酶(CK)的检测是肌痛和横纹肌溶解实验室诊断的"金标准",特别是CK-MM亚型水平的增高是肌肉损伤最敏感的指征。CK广泛存在于骨骼肌、心肌和脑组织中,肌肉损伤发生后2~12小时,CK水平开始升高,在24~72小时出现高峰,其半衰期为1.5天,一般3~5

天下降至基础水平。对于横纹肌溶解,一般血清的肌酸激酶高于检测上限 5 倍以上,当 CK 超过正常水平上限 10 倍,或出现弥漫性肌痛、肌肉触痛时,应考虑严重肌毒性的可能性。持续升高的 CK 水平提示持续的肌肉损伤或间隔综合征的发生。此外,肌炎、肌营养不良、内分泌失调,如甲状腺功能亢进症或甲状腺功能减退症也会引起 CK 的升高,应鉴别诊断。

3. 血清和尿肌红蛋白 血清和尿肌红蛋白是衡量横纹肌溶解诊断的又一重要指标。肌红蛋白是一种氧结合血红素蛋白,主要分布于心肌和骨骼肌组织中,占肌肉总量的 0.1%~0.2%。肌肉损伤后,循环中的肌红蛋白水平超过血清蛋白结合能力。未结合的肌红蛋白被肾小球滤过,当肌红蛋白血清浓度超过 15mg/L 时,肌红蛋白出现在尿中;当尿肌红蛋白超过 250mg/L,提示损伤的肌肉超过 100mg。尿中肌红蛋白的水平超过 1 000mg/L,则发生可见的肌红蛋白尿,尿呈暗红棕色,此时还应同血尿相鉴别,肌红蛋白尿在显微镜下不见红细胞或少量红细胞。此外,许多食物也可引起茶色尿,采集病史时应加以关注。

4. 肌肉活检 肌肉活检不是必需的,但是它可以用于确诊肌病及横纹肌溶解。

5. 其他检查 其他实验室检查包括全血细胞计数、胆红素、尿酸、肾功能、肝功能、血清电解质和动脉血气分析等。当存在电解质紊乱时,应进行心电图检查以排除高钾血症引起的心律失常。

药源性肌病涉及的年龄范围较大,但 70 岁以上者占很大比重,考虑此年龄段的患者高脂血症及其相关疾病的发病率较其他年龄段高,但肝、肾功能较低,长期服用导致药物体内蓄积造成严重不良反应。给年龄较大的患者用药时,应严密观察并定期监测相关生化指标,发现问题及时减量或停药,预防严重不良反应如横纹肌溶解的发生而影响患者的生活质量。

药源性肌痛及痉挛需与多发性神经炎、颈椎病、坐骨神经痛、红斑性肢痛症等神经源性疼痛及其他原因引起的多发性肌炎、重症肌无力、痛性肌痉挛及血栓闭塞性脉管炎、肢体动脉痉挛症(又称为雷诺病)、骨关节病变相鉴别。横纹肌溶解则需与甲状腺功能亢进症、内分泌疾病、感染等疾病相鉴别,在疑似遗传性疾病的患者中可进行遗传分析、肌肉活检和前臂缺血性检查,磁共振图像(MRI)可用于区分横纹肌溶解的各项病因。

五、预防与监测

在预防方面,严密观察患者的相关临床表现和生化指标,在不良反应发生的初期即采取停药或减少用药剂量等措施,并叮嘱患者减少剧烈活动,注意休息,以避免发生严重不良反应。药源性肌痛及痉挛多见于青壮年女性,有明显的神经精神症状,如头痛、失眠、心烦焦虑等,因此在发病及临床表现中都有明显的心理障碍,医师应耐心解释、指导,注意心理治疗。

注意合并疾病,对于原本有肌炎、肌病的患者,尽量避免合用可能会引起肌痛等不良反应的药物;患者在应用有可能导致肌病或横纹肌溶解的药物时,不应随意增加药物的使用剂量,不随意延长治疗的疗程。临床应用易导致横纹肌溶解的药物时,应该尽量避免合并使用影响细胞色素 P450 酶系的药物,以减少横纹肌溶解发生的风险[8]。同时,有效预防方法包括消除和减少或避免发病因素,改善生活环境空间,养成良好的生活习惯,防止感染,注意饮食卫生,合理调配膳食,避免寒冷潮湿,注意锻炼身体,增加机体抗病能力,不要过度疲劳、过度消耗,戒烟戒酒;保持平衡心理,克服焦虑紧张情绪;早发现、早诊断、早治疗、坚持治疗。

积极检测药物的安全性,对于使用易导致肌病或横纹肌溶解药物的患者,应严密观察患者的相关临床表现和生化指标,在不良反应发生的初期即采取停药或减少用药剂量等措施,尽可能避免联合用药并进行安全用药教育,叮嘱患者减少剧烈活动,注意休息,以避免发生严重的不良反应。长期使用该类药物的患者,尤其是具有一些高危因素的患者,应嘱其定期监测血清肌酸激酶及肝、肾功能等生化指标,以便及时发现和治疗。

六、治疗原则

无论是肌病还是横纹肌溶解,治疗手段中最为重要的一步都是停用可疑药物。对于肾病及肝病患者,用药剂量尤应慎重,以免蓄积作用使药物浓度异常升高而致肌病。如系药物或可疑药物引起肌痛和肌病,应立即停药,一般停药后症状多可自行消失。必要时应纠正水、电解质、酸碱平衡紊乱。抽搐者可给予苯巴比妥。如出现躯体扭转型痉挛者,可肌内注射东莨菪碱 0.3mg(小儿酌减)。角弓反张者肌内注射地西泮 10mg,亦可根据病情应用氢化可的松、钙剂。

另外,药源性肌痛的针对性治疗方法中常常采用一些抗焦虑药物进行对症处理。这些药物常见的有阿米替林,有明显的焦虑者可并用艾司唑仑口服。阿米替林的副作用可有口干、便秘、视物模糊、尿潴留、眼压升高、心动过速等。普瑞巴林具有镇痛、抗惊厥作用,临床主要用于治疗外周神经痛、辅助性治疗局限性部分癫痫发作及治疗带状疱疹后神经痛,对于减轻疼痛、改善睡眠有很好的作用。度洛西汀是一种 5-羟色胺、肾上腺素再摄取抑制剂,除了缓解疼痛外,对于焦虑、抑郁比较明显的患者有较好疗效。氯丙嗪对中枢神经系统有较强的抑制作用,也称神经安定作用,睡前服用可改善睡眠、减轻肌痛及肌压痛。

其他治疗还包括局部交感神经阻断、痛点封闭、经皮神经刺激、干扰电刺激、针灸、推拿、磁疗、综合电磁热治疗、远红外旋磁仪治疗等均可试用,这些治疗的疗效和机制尚有待于进一步研究。

对于横纹肌溶解的管理,目前还缺乏Ⅰ级证据,大多数证据是基于回顾性的临床研究、病例报告和动物模型。当临床诊断怀疑横纹肌溶解时,不论致病因素是什么,首要的治疗目标都是预防急性肾损伤。其主要治疗手段包括迅速和积极的液体复苏、消除病原体和防止可能出现的任何并发症,措施如下:①第一时间停用可疑的致病药物是治疗的关键之一。减少药物刺激同时增加新陈代谢速度,防止肌肉剧烈运动,预防病情进一步发展。病情较轻者停药后会自行恢复,严重者则采用支持疗法。②及时开通静脉通路,生理盐水以 1.5L/h 的速率输注,直到血流动力学稳定,以维持尿液在 200~300ml/h,直至血浆 CK 水平下降至 1 000U/L 以下。大量输液可导致充血性心力衰竭和肺水肿,治疗中应严密监测,特别是老年患者或具有心肺风险因素的患者。③纠正严重的电解质异常。当发生危及生命的高钾血症和代谢性酸中毒时,应考虑使用血液透析治疗。

七、预后及预防

药源性肌病及横纹肌溶解的预后主要取决于出现的并发症及其潜在因素。如果及时、正确地治疗,患者的预后良好;如果进一步发展为急性肾衰竭,患者的预后一般会非常差。横纹肌溶解的死亡率为 8%~10%,但与急性肾衰竭相关的死亡率为 42%,横纹肌溶解的儿童死亡率为 7%~10%。因此,应给予该类患者高度重视并积极警惕,减少药源性肌病及横纹肌溶解的发生。

他汀类引起的肌病通常在停药后可恢复正常,但部分病例停药较长时间后仍可有肌痛症状;故他汀类治疗应从小剂量开始,并避免与 CYP3A4 抑制剂及贝特类药物合用,肾功能不全患者更应谨慎用药,药物治疗前应检测血清 CK 的水平。对于用药期间无征兆的血清 CK 水平升高,目前尚无明确的处理措施。一般认为,在使用他汀类药物治疗期间,患者的血清 CK 升至正常水平的 3~5 倍是可以接受的。辛伐他汀等他汀类调血脂药引起的肌病及横纹肌溶解占较大比重,应引起重视,其中大剂量用药和联合用药是引起药源性肌病及横纹肌溶解的主要问题,提示医师开具处方时应严格按照药品说明书的用法用量,并减少同时服用的药物品种数,最好单一用药,疗效不明显时再加用其他无配伍禁忌的辅助药品。在预防方面,严密观察患者的相关临床表现和生化指标,在不良反应发生的初期即采取减少用药剂量甚至停药等措施,并叮嘱患者减少剧烈活动,注意休息,以避免发生严重的不良反应。

八、患者教育

1. 合理用药,当患者服用上述易导致肌病及横纹肌溶解的药物时,应嘱患者不随意增加药物剂量,不随意延长治疗疗程。应用易导致横纹肌溶解类药物时,应尽量不与影响细胞色素 P450 酶系的药物合用。

2. 原有其他肌病、肌炎的患者,应尽量避免服用上述药物。

3. 当临床上应用上述药物时,应嘱患者随时注意其肌痛、肌无力、乏力等症状。对长期服用这些药物的患者应定期监测血清 CK,同时还要注意药物相互作用及患者是否患有其他肌病。一经发现有横纹肌溶解症状或血清 CK 明显升高应及时停药,并可给予治疗。

九、典型病例

患者女性,73 岁,因"反复胸闷痛 5 年,全身酸痛伴乏力 5 天"入院。患者于 5 年前明确诊断为"冠心病不稳定型心绞痛"并行冠脉旁路移植术。术后能耐受日常活动,10 天前因体检提示混合型高脂血症,给予口服苯扎贝特 0.2g,t.i.d.,5 天后出现全身肌肉持续性酸痛伴乏力,以四肢近端的肌肉酸痛为主,休息不能缓解,查体双下肢无水肿,未见关节、皮肤红肿,生化指示 GOT 78U/L,CK 2 476μmol/L,肌红蛋白>1 000ng/ml,K^+ 3.7mmol/L,诊断为横纹肌溶解,停用苯扎贝特,并予补液、利尿、碱化尿液、补充维生素 C 以及还原型谷胱甘肽稳定肌细胞膜等治疗。患者于入院后第 4 天肌肉酸痛症状逐渐缓解,复查肌酶及肌红蛋白均逐渐好转,肾功能恢复正常。

讨论:本例患者既往无肌痛病史,也没有明显挤压伤等诱因,在服用苯扎贝特 5 天后出现肌肉酸痛、乏力等症状,实验室检查提示肌红蛋白、肌酸激酶均明显增高且大于 10 倍,病程中出现急性肾功能的损害,经停药以及积极治疗后症状明显缓解,肌酸激酶及肾功能逐渐恢复正常,故符合横纹肌溶解的诊断。通过检索 76 个国外公开报道的病例,对贝特类调血脂药引起的横纹肌溶解进行了分析及评价,结果发现横纹肌溶解的发生时间自服药后 36 小时到 6 个月不等,其中吉非罗齐的发生率最高,且大部分患者合并有高血压和糖尿病。

点评:贝特类药物主要经肾脏排泄,临床中横纹肌溶解病例多发生于肾功能不全及甲状腺功能减退症,另外高龄、女性、低体重、联合应用多种药物、大量运动、酗酒和感染等亦是发生横纹肌溶解的主要危险因素。在临床药物使用中,要密切关注患者个体差异、基础疾病状况以及有无联用其他药物,尤其是联用风险高的药物,应定期复查肌酶等指标。单药应用时的剂量不可随意加大,要告知患者可能的副作用,并在疑似症状出现时尽早就医,以避免严重并发症的发生。

(李晓宇 王珊珊 江莹 吕迁洲)

第二节 药源性骨质疏松症^{ICD-10:M81.400} 及药源性骨软化症^{ICD-10:M83.500}

—— 教学目的与要求 ——

1. 掌握导致药源性骨质疏松症及骨软化症的药物及治疗。
2. 熟悉药源性骨质疏松症及骨软化症的发病机制、临床表现、诊断及预防。
3. 了解药源性骨质疏松症及骨软化症的定义。

骨质疏松症是一种以骨矿物质含量低下,骨微结构损坏,骨强度降低,导致骨脆性增加,易发生骨折为主要特征的全身性骨代谢障碍性疾病[1]。个别患者有遗传和获得性骨质疏松症的风险。在获得性骨质疏松症患者中,药物诱发的骨质疏松症很常见,且对需药物干预的慢病患者的发病率和死亡率有显著影响。

骨质疏松症的病因有多种因素,固有因素有人种(白种人和黄种人患病的危险高于黑种人)、高龄、女性绝经、母系家族史等;非固有因素有低体重、性腺功能低下、吸烟、过度饮酒及咖啡、缺乏活动、营养失衡、高钠饮食、钙和/或维生素 D 摄入不足、患有影响骨代谢的疾病以及应用影响骨代谢的药物等。

骨软化症是新形成的骨基质不能进行正常矿化的代谢性骨病,通常将发生在成人骨骺生长板已经闭合者称为骨软化症。骨软化症的病因多样,如维生素 D 缺乏、肝肾功能障碍导致不能形成具有活性的 $1,25\text{-}(OH)_2D_3$、基因缺陷导致靶器官维生素 D 受体或者受体后功能异常、肾小管酸中毒、遗传或肿瘤导致的低血磷性骨软化症。

因长期、大量应用影响骨代谢的药物导致的骨质疏松症,即药源性骨质疏松症 ICD-10:M81.400(drug-induced osteoporosis,DIO)。由于使用药物引起的新近骨基质矿化障碍性骨骼疾病,称为药源性骨软化症 ICD-10:M83.500。

一、流行病学

骨质疏松性骨折不仅可致残,使生活质量严重下降,还可增加患者死亡的危险。据统计,全球每年约发生 900 万例骨质疏松性骨折,其中欧洲约占 380 万病例,直接花费达 317 亿欧元,预计至 2050 年将上升到 768 亿欧元。WHO 预测,至 2050 年,全球半数以上妇女的髋部骨折将发生在亚洲地区。尽管骨质疏松症的医疗负担在全球范围内增加,但是广大患者骨质疏松症的高风险依然未得到及时的诊断和治疗,并且其治疗率在世界不同地区、不同人口群体中也有所不同。有研究显示,DIO 占骨质疏松症的比例可达 8.6%~17.3%。

二、致病药物和发病机制

糖皮质激素类药物引起骨质疏松症和骨软化症最为常见,其他药物如质子泵抑制剂、强效利尿药、噻唑烷二酮类药、口服抗凝血药、钙调磷酸酶抑制剂、促性腺激素释放激素类药物等也可引起(表 14-2-1)。

1. 糖皮质激素类药物 糖皮质激素类药物的药理作用主要为抗炎、抗休克及免疫抑制作用。由其引起的骨质疏松症是最常见的药源性骨质疏松症,通常累及全身骨骼,尤其多见于脊柱、肋骨和髋骨,占骨折发生率 30%~50%。糖皮质激素类药物引起骨质疏松症的机制包括:①激活破骨细胞(osteoclast,OC),继而引起如椎骨等富含骨松质的骨骼产生过量的骨吸收。②抑制成骨细胞(osteoblast,OB)增殖及 I 型胶原和非胶原蛋白的合成,导致骨细胞凋亡。③抑制 OB 前体的聚集,影响 OB 的分化及功能,降低骨形成;同时,糖皮质激素类药物可以通过降低钙吸收、增加肾钙排泄、抑制生长激素、引起性腺功能减退、改变甲状旁腺脉冲性、影响肌肉量及肌肉力量等间接作用引起骨质疏松症。④其他作用,糖皮质激素类药物引起的肌病及肌力下降也可导致骨丢失。此外,患者本身的炎症性疾病及合并用药同样可能促进骨质疏松症的发生。

2. 质子泵抑制剂 奥美拉唑等质子泵抑制剂主要用于治疗消化性溃疡。由其引起的骨质疏松症常发生在腰椎和髋骨部位,作用机制可能为质子泵抑制剂通过减少胃酸分泌改变了胃和十二指肠的酸性环境,进而影响钙离子的吸收,增加骨折风险,且风险与剂量、治疗时间呈正相关。

3. **强效利尿药** 呋塞米等强效利尿药主要用于治疗水肿和充血性心力衰竭。由其引起的骨质疏松症常累及全身,尤其是髋部等非脊柱部位,骨量丢失以每年 0.3% 增加,其作用机制可能是药物抑制钠离子和氯离子的吸收进而抑制钙离子的吸收,增加钙离子在肾脏的排泄。

4. **降血糖药** 罗格列酮、吡格列酮等噻唑烷二酮类(TZD)降血糖药主要用于治疗胰岛素抵抗的 2 型糖尿病。由其引起的骨质疏松症常表现为全身骨骼受累,多见于女性患者,骨折部位常见于上肢,累及肱骨和手部;下肢骨折多在足部。噻唑烷二酮类引起的骨质疏松症致骨量的丢失每年以 0.6%~1.2% 增加,骨折的发生率达到 9%。大量数据证明,在动物模型和人群中,TZD 可以降低腰椎骨和髋骨骨密度(bone mineral density,BMD),增加骨折风险。尽管这些数据多来自队列研究、病例对照研究、横断面研究或者回顾性分析,但是研究人群总数大,结果均支持如下结论:罗格列酮和吡格列酮均可增加骨折风险,且绝经后女性人群及伴随应用利尿药的男性人群尤其明显,风险升高比例呈剂量相关性。

5. **抗凝血药** 华法林引起的骨质疏松症常发生在桡骨远端、脊柱和髋骨,也见于肋骨,可能与其抑制降钙素沉积、促进骨吸收有关。肝素引起的骨质疏松症常发生在脊柱和肋骨,低分子量肝素引起骨质疏松症的风险低于普通肝素,其引起的骨质疏松症,骨量丢失达到 30%,骨折的发生率占 2.2%~3.6%,其可能的机制是增加骨胶原溶解,促进骨吸收并抑制骨形成。

6. **钙调磷酸酶抑制剂** 环孢素和他克莫司等钙调磷酸酶抑制剂主要用于器官移植后的排斥反应及自身免疫性疾病。骨质疏松症为其常见不良反应,多发生在脊柱部位,作用机制可能与其显著增加骨吸收有关。需要注意的是,由于一些器官移植患者常同时服用环孢素与糖皮质激素类药物,故对辨别导致药源性骨质疏松症的药物易产生干扰。

7. **促性腺激素释放激素类药物** 戈那瑞林、亮丙瑞林和戈舍瑞林等促性腺激素释放激素类药物主要用于治疗前列腺癌、绝经前期及围绝经期的子宫内膜异位症和乳腺癌患者。由其引起的骨质疏松症常发生在脊柱、髋骨和桡骨远端,作用机制可能与其提高甲状旁腺素介导的破骨细胞活性,加速骨转换有关。雌激素缺乏比睾酮缺乏更易引起骨质疏松症,故绝经后妇女发生骨质疏松症的风险更高。

8. **甲状腺激素** 甲状腺激素主要用于治疗甲状腺功能减退症和呆小症等。其引起骨质疏松症的作用机制为:①直接与 OB 细胞核受体和膜受体结合,抑制成骨细胞活性;②通过细胞因子的介导作用,促进 OC 的形成和分泌。甲状腺激素替代治疗时,骨转换还与促甲状腺激素水平有关,促甲状腺激素水平较高者发生骨质疏松症的倾向更高。

9. **抗肿瘤药** 甲氨蝶呤主要用于治疗白血病和自身免疫性疾病等。由其引起的骨质疏松症常发生在下肢,如胫骨远端,占骨折发生率的 12%~45%,其机制可能与其减少成骨细胞活性、增加破骨细胞生成有关。甲氨蝶呤长期大剂量用于化疗可导致甲氨蝶呤骨病,临床表现为三联征:骨痛、骨质疏松症、压缩性骨折。

10. **抗病毒药** 利托那韦、茚地那韦等蛋白酶抑制剂主要用于治疗人类免疫缺陷病毒(HIV)等逆转录病毒的感染。由其引起的骨质疏松症常发生在髋骨、脊柱和肱骨远端。HIV 感染者由于营养不良和慢性感染造成的细胞因子水平升高本身就可能引起骨质疏松症,而使用蛋白酶抑制剂治疗的患者发生骨质疏松症的比例远高于未用药者。其作用机制可能与其诱导破骨细胞分化、抑制成骨细胞活性有关;也可能与蛋白酶抑制剂可抑制介导维生素 D 活化的细胞色素 P450(CYP450)混合功能氧化酶有关。

11. **抗癫痫药** 抗癫痫药主要用于控制各种类型癫痫发作。其引起骨质疏松症的机制可能为:诱导 CYP450,加速维生素 D 的分解;减少钙离子的吸收;降低机体对甲状旁腺素的反应,导致维生素 K 与降钙素缺乏。

12. **芳香化酶抑制剂** 阿那曲唑等芳香化酶抑制剂主要用于治疗绝经后雌激素或孕激素受体阳

性的晚期乳腺癌。由其引起的骨质疏松症常发生在下颌骨和脊柱部位,骨折的发生率占 7.1%,作用机制可能与药物降低体内雌激素水平有关,雌激素可促进破骨细胞凋亡,抑制骨吸收并促进成骨细胞分化。

13. 其他药物　沙利度胺常用于治疗麻风结节性红斑和多发性骨髓瘤,其相关的短期或长期骨代谢异常包括骨折和下颌骨骨质疏松症等。

三、临床表现及分型

1. 骨质疏松症　骨质疏松症主要临床表现为疼痛、体型改变、骨折、呼吸功能下降等。其中疼痛以腰背痛多见,随着体位改变而不同。一般来说,长时间直立、久坐较痛,侧卧位时缓解,严重者由于骨折压迫到脊神经,可能引起四肢放射痛、肋间神经痛,有时还可影响膀胱、直肠功能。骨质疏松症的判断主要是根据世界卫生组织提出的以 BMD 或骨矿物质含量(bone mineral content,BMC)为指标进行分级,若 BMD 或 BMC 低于正常成人骨密度平均值 2.5 个标准差以上,则为骨质疏松症;若 BMD 或 BMC 低于正常成人骨密度平均值 2.5 个标准差以上且伴有 1 个或以上的脆性骨折,则为严重骨质疏松症。

2. 骨软化症　一般来说,早期的骨软化症症状不明显,随着疾病的加重,由于骨骼畸形或压力触及骨膜而引起骨痛,可能会由期初的间断性局部疼痛发生发展到持续性全身疼痛,更为严重者出现体型的变化(如鸡胸)而影响心肺功能。也有出现肌无力症状或者骨折。

四、诊断及鉴别诊断

骨质疏松症的诊断标准包括骨质疏松性骨折的发生和/或骨密度低下。骨密度的测定是预测骨质疏松性骨折风险、监测病程、评估药物干预疗效的客观量化指标。骨密度是指单位体积(体积密度)或者单位面积(面积密度)的骨量。绝经后女性和≥50 岁男性的骨密度水平通常用 T 值表示,儿童、绝经前女性及 <50 岁男性的骨密度水平通常用标准化的骨密度 z 值表示[z 值 =(测定值 - 同龄人骨密度均值)/同龄人骨密度标准差]。世界卫生组织将 T 值≥-1.0 定义为骨量正常,-1.0<T 值 <-2.5 定义为骨量减少,T 值≤-2.5 定义为骨质疏松症。了解患者的用药史对于诊断药源性骨质疏松症和骨软化症十分重要。如果患者用药前骨量正常,而用药后骨量减少,应考虑药源性骨质疏松症的可能,同时需排除原发性骨质疏松症及其他继发性骨质疏松症的可能性,如原发性甲状旁腺功能亢进等内分泌疾病、类风湿关节炎等免疫性疾病以及一些消化道与肾脏疾病。

五、预防与监测

临床医师在治疗主要疾病的同时需要注意药物对骨骼的影响,预防骨质疏松症,减少骨折发生的风险。特别需要强调的是,由于这些药物的广泛使用,也为整个社会群体带来更高的骨折风险。

药源性骨质疏松症与病理性骨质疏松症的监测和预防措施基本相同。对应用可引起骨质疏松症药物的患者,应在必要时监测其尿钙、血 1,25-(OH)$_2$D$_3$、磷酸以及骨转换生化标志物的水平,包括骨形成标志物(血清碱性磷酸酶、骨钙素、骨碱性磷酸酶、I 型前胶原氨基端前肽、I 型前胶原羧基端前肽)和骨吸收标志物(血清抗酒石酸酸性磷酸酶、血清 I 型胶原交联羧基末端肽等),也可进行骨密度检测。一旦患者出现药源性骨质疏松症,最有效的干预措施是立即停用致病药物,改为短期或间歇给药,或减少给药剂量,同时给予抗骨质疏松药治疗,最大程度减少药源性骨质疏松症对患者的危害。药源性骨质疏松症的预防包括以下 3 方面:①干预不良生活方式,提倡低钠、高钾、高钙和高非饱和脂肪酸饮食,加强体育运动,戒烟限酒;②适当补充钙剂和维生素 D 制剂;③严格控制致病药物的使用品种、给药方式、剂量及疗程,降低骨质疏松症的风险。

《2020 版中国糖皮质激素性骨质疏松症防治专家共识》中建议,糖皮质激素性骨质疏松症(GIOP)的防治原则是早期、规范防治、定期评估、病情可控的前提下尽可能减少激素暴露。定期评估建议采用 WHO 推荐的骨折风险预测工具(FRAX)(针对中国人群的 FRAX® 可通过登录以下网址获得:http://www.sheffield.ac.uk/FRAX/tool.aspx?country=2)。所有使用激素疗程≥3 个月者,除调整生活方式外,每天补充元素钙(1 000~1 200mg)、维生素 D(600~800U)或活性维生素 D(证据水平 1,推荐等级 A)。调整生活方式包括均衡饮食、体重维持在推荐范围内、戒烟、常规承重或对抗性训练、限制酒精摄入、适当接受阳光照射和防止跌倒。

六、治疗原则

治疗药源性骨质疏松症最有效的干预措施是立即停用致病药物,改为短期或间歇给药,或减少给药剂量,同时给予抗骨质疏松药治疗。《2020 版中国糖皮质激素性骨质疏松症防治专家共识》中建议,所有需要长疗程(≥3 个月)激素类药物治疗的患者均需考虑防治 GIOP,激素类药物治疗前已有骨量减少、骨质疏松症或脆性骨折病史者,应遵循《原发性骨质疏松症诊疗指南》(2022)的治疗原则,积极进行规范治疗。骨质疏松症的治疗方法包括药物疗法、营养疗法、运动疗法、物理疗法及手术疗法等,其中药物疗法为主要治疗手段,其主要作用机制包括改善骨矿化、抑制骨吸收和促进骨形成。

1. 改善骨矿化的药物

(1)钙剂:钙剂作为促进骨骼健康的基本补充剂,参与骨骼的形成与骨组织的再建,减缓骨丢失,改善骨矿化,并能维持神经与肌肉的正常兴奋性,降低毛细血管的通透性。我国营养学会推荐成人钙(元素钙)摄入量为 800mg/d,绝经后妇女和老年人钙摄入量为 1 000mg/d。常用的钙剂包括碳酸钙、乳酸钙、柠檬酸钙和葡萄糖酸钙等。超大剂量补充钙剂可增加肾结石和心血管疾病的风险。

(2)维生素 D 制剂:维生素 D 可促进钙吸收,保持骨骼健康与肌力。成人推荐维生素 D 的摄入量为 200U/d。预防骨质疏松症时应补充更高剂量。用于治疗骨质疏松症时,剂量可达 800~1 200U/d。维生素 D 制剂主要有骨化三醇和阿法骨化醇。骨化三醇是维生素 D 的活性代谢产物,能促进肠道和肾小管对钙的吸收,调节骨质钙化,缓解肌肉骨骼疼痛,有助于恢复异常的血清碱性磷酸酶水平,减少椎体骨折的发生率。阿法骨化醇在体内经肝细胞和成骨细胞中的 25-羟化酶羟化,转化为骨化三醇来发挥以下作用:①抑制甲状旁腺增生,减少甲状旁腺素合成与释放,抑制骨吸收;②增加转化生长因子 β(TGF-β)和胰岛素样生长因子 I(IGF-I)合成,促进胶原和骨基质蛋白合成;③调节肌肉钙代谢,促进肌细胞分化,增强肌力,增加神经肌肉协调性,减少跌倒倾向。补充维生素 D 制剂时应注意患者个体差异,根据血钙与尿钙水平进行剂量调整。

2. 抑制骨吸收的药物

(1)双膦酸盐类药物:双膦酸盐类药物可以防治糖皮质激素类药物治疗引起的骨流失。阿仑膦酸钠、羟乙膦酸钠、利塞膦酸钠等均被我国药品监督管理局批准用于治疗药物引起的骨质疏松症。双膦酸盐类药物总体安全性较好,但口服本类药物可引发胃肠道反应,故胃及十二指肠溃疡和反流性食管炎患者慎用;静脉滴注含氮双膦酸盐类药物可引起一过性发热、骨痛、肌痛等流感样症状;肾功能异常的患者应慎用或酌情减量,肌酐清除率 <35ml/min 的患者不宜使用伊班膦酸钠及唑来膦酸。双膦酸盐是目前治疗 GIOP 的一线用药。

(2)降钙素:降钙素是由甲状腺滤泡旁细胞分泌的激素,为 32 个氨基酸组成的多肽,参与钙及骨质代谢。用于临床的降钙素制剂有鲑鱼降钙素、鳗鱼降钙素等。降钙素具有以下作用:①抑制破骨细胞的生物活性并减少其数量,抑制骨吸收,降低骨转换率。②抑制肾小管对钙、磷的重吸收,增加骨钙含量。③抑制疼痛介质释放,增加β-内啡肽释放,对骨质疏松性骨折和骨骼变形引起的疼痛有明显的缓解效果。鲑鱼降钙素连续使用时间一般不超过3个月。

（3）雌激素类药物:雌激素类药物直接抑制造血干细胞和单核细胞,产生刺激破骨细胞前体增殖的细胞因子,抑制成熟破骨细胞分化,促进破骨细胞凋亡,从而抑制骨吸收,大大降低骨折风险。代表药物有雌二醇、依普黄酮等。本类药物适用于围绝经期和绝经后女性,特别是有绝经相关症状的妇女。由于长期用药有增加子宫内膜癌、乳腺癌和血栓的风险,因此激素补充治疗应明确治疗的利与弊、应用最低有效剂量、坚持定期随访和安全性监测,每年进行利弊评估。

（4）选择性雌激素受体调节剂:选择性雌激素受体调节剂(如盐酸雷洛昔芬)抑制骨吸收,保持骨量和增加骨矿密度。此类药物主要用于绝经妇女骨质疏松症的防治,但在其他抗骨质疏松药存在禁忌时,女性患者亦可考虑使用雷洛昔芬防治GIOP。

3. 促进骨形成的药物

（1）氟化物:氟化物主要有氟化钠、一氟磷酸二钠、一氟磷酸谷氨酰胺。氟离子可取代骨盐羟磷灰石中的羟基,形成氟磷灰石,增加结晶性,降低骨盐溶解度,从而发挥抗骨吸收作用。由于其毒性较大,临床应用较少。

（2）甲状旁腺素:小剂量甲状旁腺素(如特立帕肽)属于合成的多肽激素,可促进骨形成,提高骨密度,降低椎体及非椎体骨折发生的风险。特立帕肽总疗程最长为24个月,患者终身仅可接受一次为期24个月的治疗。停药后应序贯使用抗骨吸收药物治疗,以维持或增加骨密度,持续降低骨折风险。

4. 抑制骨吸收、促进骨形成的药物

（1）锶盐:雷奈酸锶是人工合成的锶盐,可同时作用于成骨细胞和破骨细胞,具有抑制骨吸收和促进骨形成的双重作用,可显著提高骨密度,改善骨微结构以及降低骨折风险。雷奈酸锶由于其具有高静脉血栓风险和心、脑血管严重不良反应,因此仅用于无法使用其他药物治疗严重骨质疏松症的患者。

（2）维生素K:可缓解骨痛,增加骨形成和减少骨吸收。常用于双膦酸盐、促性腺激素释放激素类、糖皮质激素类药物引起的骨流失。

5. 其他抗骨质疏松药 地舒单抗是一种人源性单克隆抗体,可抑制破骨细胞活化并增加脊柱、髋骨、桡骨骨密度和骨强度,降低骨折风险。常规用法为每6个月注射1次,患者的依从性良好。本药作用机制与免疫系统相关,因此免疫抑制患者谨慎使用。目前本药价格昂贵限制了其临床使用。

《2020版中国糖皮质激素性骨质疏松症防治专家共识》中建议,在GIOP初始治疗中,评估为低度骨折风险者,建议调整生活方式,补充钙剂和维生素D;评估为中、高度骨折风险者,除补充钙剂和维生素D及调整生活方式外,可选择双膦酸盐、特立帕肽、地舒单抗、雷洛昔芬(限绝经后)、降钙素(限3个月)等(证据水平1,推荐等级A)。

双膦酸盐是目前治疗GIOP的一线用药,GIOP初始治疗效果不佳时,应换为其他抗骨质疏松药;只有停止激素治疗且骨折风险再评估为低风险者,才可停用抗骨质疏松药(证据水平1,推荐等级A)。

七、预后及随访

临床医生在治疗原发疾病的同时,应重视部分药物对骨骼带来的不良影响,注意评估起始及持续用药过程中的骨量丢失及骨折风险;对患者交代相关药物使用中的注意事项并教育患者改变生活方式以促进骨骼健康;骨折风险高时考虑使用对骨骼影响小的药物;对于使用糖皮质激素类药物的患者定期评价用药的必要性。

八、患者教育

药物在治疗疾病的同时,还可能诱导一些疾病的发生。药源性骨质疏松症的早期症状易被忽略,一旦进展为骨骼变形甚至骨质疏松性骨折,将大大增加患者的病残率与致死率。在使用可能引起药源性骨质疏松症和骨软化症的药物时,应对个体进行评估,预测风险,用药期间密切监测患者的骨密度,尤其是长疗程用药时。如果诊断为骨质疏松症,应停用或减少致病药物剂量并给予相应治疗,将患者受到的损害降至最低。

九、典型病例

患者女性,63 岁。因慢性乙型肝炎长期口服阿德福韦酯(10mg,1 次/d)。用药第 7 年患者出现右膝和左肩部疼痛,随后相继出现右侧髋部以及双侧肋骨、髋部、膝盖和足跟疼痛。用药第 8 年疼痛进展到下背部,右侧髋部痉挛性疼痛,行走无力,活动受限。

实验室检查:血磷 0.48mmol/L,钙 2.28mmol/L,尿酸 77μmol/L;尿糖(+),尿蛋白(++),尿隐血(+),尿 β_2 微球蛋白 2.5mg/L。骨密度测定提示骨量减少。骨盆 X 线检查示髋骨骨质疏松症,右侧股骨颈骨折。诊断:阿德福韦酯致 Fanconi 综合征合并股骨颈病理性骨折。停用阿德福韦酯,改用恩替卡韦 0.5mg 口服、1 次/d,并给予果糖二磷酸钠(10g、1 次/d)、5% 碳酸氢钠注射液(125ml、1 次/d)静脉滴注,碳酸钙(1 500mg/d、1 次/d)、阿法骨化醇胶囊(0.25μg、3 次/d)口服。1 周后行右侧股骨头置换术联合右侧股骨干钢板内固定术,术后继续上述治疗。停用阿德福韦酯后 5 周复查,血磷 0.72mmol/L,尿酸 136μmol/L,尿蛋白(+),骨痛明显好转;停用阿德福韦酯后 5 个月复查,血磷 0.87mmol/L,尿酸 215μmol/L,尿糖(−),尿蛋白(−);停用阿德福韦酯后 9 个月复查,血磷 1.02mmol/L,可以正常行走。

讨论:Fanconi 综合征是由药物、毒物等因素致近端肾小管功能障碍,引起氨基酸、葡萄糖、尿酸、碳酸氢盐、小分子蛋白、钾、钙、镁、磷的重吸收减少。阿德福韦酯致近端肾小管功能障碍的机制是药物通过特定的有机阴离子转运体在近端小管积累,抑制 ATP 依赖性转运蛋白,近端肾小管上皮中的线粒体 DNA 被消耗,导致肾小管损伤。

点评:长期口服阿德福韦酯的患者应定期检测肾功能和电解质水平,包括尿酸、钙和磷,必要时进行影像学评估,预防 Fanconi 综合征或其他代谢性骨病的发生。一旦诊断为 Fanconi 综合征,应立即停用阿德福韦酯并补充磷和钙。

(李晓宇　王玉珠　吕迁洲)

第三节　药源性缺血性骨坏死 ICD-10:M87.100

教学目的与要求

1. 掌握常见导致药源性缺血性骨坏死的药物及其特点。
2. 熟悉药源性缺血性骨坏死的机制、临床表现、诊断、预防及治疗。
3. 了解药源性缺血性骨坏死的定义。

缺血性骨坏死(avascular osteonecrosis,AVN)也称为无菌性骨坏死、无血管性骨坏死,是指骨骼组织局部因血液循环不畅而产生营养供给和新陈代谢障碍,造成骨组织局部失活,引发疼痛甚至是骨折,是一种涉及多种疾病及治疗干预的病理过程。缺血性骨坏死是骨科常见病,可发生于股骨头、股骨髁、距骨、肱骨头、腕舟骨、跗骨、胫骨平台等部位。其中,股骨头缺血性坏死(avascular necrosis of the femoral head,ANFH)最为多见。一些药物也可以引起缺血性骨坏死,被称为药源性缺血性骨坏死[ICD-10:M87.100],多见于长期使用皮质激素类药物的患者。系统性红斑狼疮以及患类风湿关节炎的人更易引发药源性缺血性骨坏死。

一、流行病学

1957 年,Pietrogrami 和 Mastromarino 首次报道了一例因患天疱疮而连续 4 年服用糖皮质激素类药物治疗所引起的股骨头坏死。药源性缺血性骨坏死最常见的是激素性缺血性骨坏死,且通常与激素的大量、长期使用有关,其患病率为 3%~38%。5%~25% 的非创伤性缺血性骨坏死患者是类固醇治疗的结果,而其中 5% 患者有大剂量糖皮质激素类药物用药史。据报道,在中国香港等地区,接受激素治疗的系统性红斑狼疮、器官移植和非典型肺炎患者缺血性骨坏死的发病率高达 20%。激素治疗后缺血性骨坏死的患者 MRI 表现与其他病因或疾病相同。来自北京积水潭医院的报道发现,448 名接受激素治疗的严重急性呼吸综合征(SARS)患者有 138 例(31%)出现缺血性骨坏死。

系统性红斑狼疮患者中这一比例的患病率约为 7:3。

二、致病药物和发病机制

目前报道的药源性 AVN 的药物主要为糖皮质激素类药物,此外还有双膦酸盐类药物导致缺血性骨坏死的相关报道。

1. 糖皮质激素类药物 引起缺血性骨坏死常见的糖皮质激素类药物有地塞米松、泼尼松等。多发生于长期、大量使用,或间断一次性过量使用(如冲击疗法)糖皮质激素类药物的情况下,且常在使用激素后 2 个月~4 年内出现。也有研究表明,即使是低剂量、短疗程口服激素的患者,仍较未曾服用激素的人群有更高的发病率和相对风险率,提示激素性缺血性骨坏死没有所谓的安全剂量。据统计,醋酸泼尼松 30mg/d 持续应用 1 个月,约 1/3 的患者会发生缺血性骨坏死。

目前关于激素引起 ANFH 的发病机制尚不明确,主要有以下几种学说。①骨质疏松症学说:激素能抑制成骨细胞的活力,减少蛋白质及糖胺聚糖的合成,使骨基质形成障碍而导致骨质疏松症,易发生骨小梁细微骨折,受累骨由于细微损伤的累积,对机械抗力下降,从而出现塌陷,影响股骨头血供,最终导致缺血性骨坏死。②脂肪栓塞学说:长期大量使用激素会引起脂肪代谢紊乱,导致高脂血症。股骨头内的血管解剖特征及其负重的功能易使脂肪栓子停留该处,造成关节软骨下的骨微血管循环障碍,造成骨缺血而发生股骨头缺血性坏死。③凝血机制改变学说:血管内凝血可能是股骨头坏死的发病机制之一。血栓形成一般需具备 3 个条件,即血流缓慢、血液凝固性高、血管内皮细胞受损。处于高危状态的髋关节病变患者易形成血栓,引起股骨头坏死。④免疫复合物及动脉血管炎学说:激素能够抑制机体的免疫机制,致使循环免疫复合物沉积在股骨头骨髓内骨小梁和小血管基底膜上,引起微循环障碍,干扰骨细胞的正常代谢,从而提高缺血性骨坏死的发病率。⑤细胞凋亡学说:研究发现激素诱导的 ANFH 的坏死骨组织中存在大量凋亡细胞,且相关凋亡因子表达也显著增高。⑥基因多态性:研究表明,相同条件下使用激素治疗,是否发生 ANFH 具有个体差异性;对此一些学者提出了激素致 ANFH 具有遗传易感性的假说。各种有关缺血性骨坏死的发病机制均有一定的理论及实验依据,但也都存在一些不足。总的来说,目前认为股骨头血流量逐渐下降引起骨髓组织缺氧,继而组织水肿,从而进一步使骨髓内压升高,导致缺血性骨坏死的发生,即进行性缺血学说。

2. 双膦酸盐 双膦酸盐是一组能够调节骨更新的药物,可以降低骨组织的重塑更新,维持骨的结构和矿化程度。2003年Marx首次报道了服用双膦酸盐发生的以颌骨骨面裸露、坏死为特征的不良反应,称为双膦酸盐相关颌骨坏死(bisphosphonate related osteonecrosis of the jaw,BRONJ)。患者一旦出现颌骨坏死症状,将持续时间长,影响开口度、咀嚼及面型,造成患者的生活质量严重下降。以往文献报道,BRONJ的累积发病率为0.8%~18.5%,常发生于用药后6~60个月甚至更长时间,主要累及颌骨,以下颌骨尤甚,大部分病例(95%)与静脉应用双膦酸盐类药物有关。

双膦酸盐引起的缺血性骨坏死机制目前认为与以下几点有关,①血管生成抑制:双膦酸盐可直接抑制血管内皮细胞的功能,研究证明其通过减少循环血液中血管内皮生长因子含量,抑制血管内皮细胞及新血管生成,从而造成缺血性坏死;②感染:有报道指出若正在接受双膦酸盐治疗的患者口腔卫生较差,出现颌骨坏死的可能性明显增加;③抑制骨重建:双膦酸盐可抑制破骨细胞的功能,加速破骨细胞的凋亡,使成骨细胞与破骨细胞功能失调,导致骨内的毛细血管网丧失,使颌骨局部缺血和营养供应不足,从而阻碍伤口愈合并引起颌骨坏死;④软组织毒性:虽然双膦酸盐主要作用于破骨细胞,但其对软组织如口腔上皮细胞具有直接毒性。另外,也有研究认为BRONJ是由于免疫系统紊乱而造成的。

3. 其他药物　抗血管生成药物如舒尼替尼、贝伐珠单抗等,可通过影响破骨细胞的生长引起颌骨坏死。也有病例报道认为免疫抑制剂西罗莫司可通过抑制VEGF-mTOR信号通路影响细胞的增殖、生长和血管生成,从而引起缺血性骨坏死,也是导致肾移植后骨痛的原因之一。另外,还有个别报道治疗艾滋病的蛋白酶抑制剂类药物可能导致股骨头坏死的发生,这可能与脂质代谢异常有关。

三、临床表现及分型

1. 临床表现　药源性AVN的临床表现可因缺血性骨坏死的时间与修复阶段而有所不同。早期可无症状;中晚期大多主诉髋关节疼痛和跛行,患侧下肢稍短,轻度屈曲,并有内收畸形;晚期患肢肌肉轻度萎缩,如不合并感染,从不发生关节强直。疼痛有的局限于髋部,有的还放射到膝关节,功能受限最初较轻,以后则逐渐加重。跛行则与疼痛和畸形有关。髋部肌肉痉挛,可有压痛,髋关节活动受限,内外旋受限比屈伸受限更早,最后可致屈曲挛缩畸形。

BRONJ最常见于老年人,下颌骨较上颌骨常见,通常在拔牙术后发生。典型的临床表现为:拔牙创口不愈,偶可见脓性分泌物流出;随着病变进展,死骨逐渐暴露,合并感染后局部疼痛流脓,有臭味,周围软组织出现炎症反应,黏膜红肿触痛;最后死骨逐渐形成,偶可见口内或口外瘘管,并伴有死骨片排出。

2. 分型　临床分期采用国际骨循环研究协会(Association of Research Circulation Osseous,ARCO)分期系统:0期,所有检查均正常或不能诊断。Ⅰ期,X线片、CT正常,但骨扫描或MRI异常,受累程度为A、B或C(分别为<15%、15%~30%及>30%)。Ⅱ期,无新月征,X线片异常(硬化,骨小梁缺失,局部囊变),受累程度为A、B或C。Ⅲ期-早期,新月征,X线片出现新月征和/或股骨头关节面变平,没有塌陷;Ⅲ期-晚期:X线片出现塌陷和/或股骨头关节面扁平,受累程度为A、B或C,并以凹陷程度进一步表征。Ⅳ期:X线片上可见股骨头变扁及关节间隙变窄,以及骨关节炎的其他放射影像学征象。

四、诊断及鉴别诊断

1. 药源性缺血性骨坏死的诊断　诊断应结合患者的用药史、临床表现及影像学改变来综合判断是否发生药源性AVN。

(1)患病前有明确的激素(特别是长期或大量间断应用史)、双膦酸盐类等药物的用药史,且除外外伤、辐射、长期酗酒等其他致病因素。

（2）相关影像学表现：激素性股骨头坏死的特点常常为双侧发病，且双侧常不同时发病。以腹股沟、臀部和大腿部位为主的关节痛，偶尔伴有膝关节疼痛，髋关节屈曲、内旋、外旋活动受限为表现；X线片改变：股骨头坏死早期股骨头出现密度增高（硬化）和透光区（囊变）；病情进一步发展，会出现典型的新月征；晚期可出现股骨头塌陷，关节间隙变窄和严重的骨关节改变，常见髋臼出现硬化和囊变；CT扫描改变：股骨头内可见硬化带包绕坏死骨、修复骨，或软骨下骨断裂；MRI征象改变：坏死区T1WI显示带状低信号或T2WI显示双线征；骨活检改变：显示骨小梁的骨细胞空陷窝多于50%，且累及邻近多根骨小梁，骨髓坏死。临床上符合上述症状及检查中，X线片改变，CT扫描改变，MRI征象改变及骨活检改变中任何一条即可诊断。

（3）美国口腔颌面外科医师协会（AAOMS）制定了BRONJ的诊断标准：正在或曾经接受双膦酸盐类药物治疗；颌面部有暴露的死骨至少8周未愈合；无颌骨放疗史。有研究表明 ^{99}Tc-MDP 三相骨扫描是检测颌骨坏死最敏感的指标。

2. 鉴别诊断　应与各种外伤或疾病进行鉴别。对具有类似临床症状、影像学表现的疾病，如髋关节结核、股骨头内软骨母细胞瘤、骨纤维结构不良累及股骨头、暂时性骨质疏松症、软骨下不全骨折、骨梗死等疾病做出鉴别。

诊断BRONJ时，注意与放射性骨坏死、颌骨骨髓炎或其他类型的颌骨坏死疾病相鉴别。

五、预防与监测

1. 治疗前预防　严格掌握使用激素的适应证，禁止滥用并尽量缩短疗程。在长期服用高剂量的皮质激素类药物和促肾上腺皮质激素时，注意监测是否存在关节疼痛或僵硬的症状，查体发现"4"字征阳性应立即作髋关节X线或股骨头同位素扫描检查，以早期发现缺血性骨坏死征象。激素治疗开始3个月总量尽量不要超过3.6g，症状无改善可并用其他化学免疫抑制剂。可同时服用调血脂药并及时补钙，以防止高脂血症及骨质疏松症，从而减少缺血性骨坏死发生。

在接受双膦酸盐治疗前，患者应做一个彻底的口腔检查和治疗，这样可以避免治疗期间在口腔内做一些侵袭性的操作；在使用双膦酸盐前1个月，应手术去除下颌骨及腭部较薄黏膜下大的骨隆突，以避免发生口腔溃疡。

另外，在患者服用可能引起药源性缺血性骨坏死的药物时，临床药师应仔细交代患者服药的注意事项；鼓励患者以积极、健康的生活方式活动锻炼，以促进骨骼健康，如避免烟草、过量饮酒和咖啡等；补充足量的维生素D和钙剂；必要时定期监测骨密度。

2. 治疗中的预防　合理使用相关药物，得到药物疗效最优化以及药源性缺血性骨坏死风险最低化，在治疗过程中定期监测骨密度等。对长期使用激素或大剂量使用激素者，应采取有效措施进行监护，做到定期检查、及时发现、早作诊断、早治疗。也可对股骨头缺血性坏死的发病环节选择使用降血脂、降低血黏度、减少栓塞、改善微循环的药物，以减少激素引起的缺血性骨坏死的发生率。使用双膦酸盐治疗时，应注意仔细检查口腔内最容易出现骨暴露的区域，在治疗期间患者应保持口腔卫生并每3~4个月检测牙菌斑。

六、治疗原则

1. 非手术治疗　①停用致病药物：一旦发现患者有髋关节疼痛而怀疑有股骨头坏死时，应立即停用激素，改用其他化学免疫抑制剂。②保护性负重：避免撞击性和对抗性运动。③药物治疗：包括血管扩张剂如伊洛前列素，抗凝血药如华法林、低分子量肝素，调血脂药如他汀类和贝特类药物，抗骨质疏松药如双膦酸盐类阿仑膦酸钠，还有中药制剂丹参等。其他药物如类固醇类抗炎药物、保护关节软骨类药物如硫酸氨基葡萄糖等。④物理治疗：包括体外冲击波、电磁场、高压氧等。⑤制动与牵引：适用于股骨头坏死早、中期（ARCO 1、2 期）病例。

2. 手术治疗　股骨头坏死进展较快，非手术治疗效果不佳，多数患者需要手术治疗。手术方式包括以保留患者自身股骨头为主的修复重建术和人工髋关节置换术两大类。保留股骨头的手术包括髓芯减压术、截骨术、带或不带血供的骨移植术等。

3. BRONJ 的治疗方法　目前对于 BRONJ 的治疗尚无明确有效的方法，较为公认的是分期对症治疗。处于危险期的患者，应告知其应用双膦酸盐类药物治疗的风险、可能产生的症状和体征，嘱患者密切观察。

七、预后及随访

研究证明，股骨头坏死范围和坏死位置是影响治疗与预后的基本因素。

1. 预后　股骨头坏死累及髋关节，其引起功能障碍的程度取决于病因能否终止和病变修复的结果。病因消除为股骨头坏死病变停止进展和逆转创造先决条件，一般而言，股骨头没有塌陷变形或变形轻微，病变修复到重新获得承重能力，股骨头坏死可以治愈，保持髋关节功能。只有长久反复疼痛影响负重行走，才考虑人工髋关节置换术。

2. 随访　股骨头坏死的疗效评价包括临床评价和影像学评价。临床评价采用髋关节功能评分如 Harris 髋关节评分，影像学评价可应用 X 线片。由于患者出院后仍接受激素治疗，尤其应注意病程进展和早期发现其他病灶。患者出院后应按时服药，定期复查尿蛋白、尿常规、肾功能、血常规、凝血、肝功能、血脂等指标，3 个月后复查髋关节 CT 并在骨科随诊。

八、患者教育

1. 平时应注意保持骨骼健康，以降低患髋关节坏死的风险；可摄入富含钙和维生素 D 的食物，如奶、酸奶、绿叶蔬菜和海产鱼等；服用钙和维生素 D 补充剂；定期锻炼身体，避免吸烟，少量饮酒，避免跌倒；合理使用激素类药物，在医生同意下尽可能降低剂量。

2. 发生缺血性骨坏死征象时应卧床休息，尽量使用拐杖，同时服用缓解疼痛的药物，如布洛芬等，以及预防骨丢失的药物，如阿仑膦酸钠。严重时可手术帮助减轻髋关节的压力和疼痛。

3. 服用双膦酸盐类药物时应注意口腔卫生，尽量避免口内创伤性操作，防止感染，预防颌骨坏死的发生。

九、典型病例

患者女性，52 岁。因双下肢疼痛不适 5 个月，加重 1 周就诊。患多发性肌炎（PM）4 年余，长期服用甲泼尼龙治疗，症状控制理想。5 个月前，患者感双侧髋关节疼痛不适，活动时明显，休息后缓解，以左侧为著，未进行特殊治疗。查体：双下肢活动受限，双侧腹股沟中点及内收肌止点处压痛明显，以右侧为著，无放射性痛，右髋关节稍肿胀，双髋外展、外旋、内旋动作受限，双侧 Thomas 征阳性、"4"字试验阳性、Allis 征阳性、单腿独立试验阳性，双侧股四头肌肌力 5 级，双足背伸，趾屈肌力正常，生理反射存在。X 线检查示双侧股骨头密度不均，右侧股骨头变形明显；CT 检查示双侧股骨头密度改变，表面均塌陷，右侧较重，可见髋臼结构改变，关节间隙变窄；MRI 检查示股骨头信号不均匀，表面塌陷，关节软骨消失变形。诊断为双侧股骨头坏死。考虑为长期服用激素所致。调整激素用量，增加其他免疫抑制药控制多发性肌炎。病情平稳后行双侧全髋关节置换术，效果良好。

讨论：多发性肌炎是一组横纹肌非化脓性炎症性肌病，发病机制尚不明确，目前治疗药物首选肾上腺皮质激素，但长期服用外源性糖皮质激素类药物会导致激素性股骨头坏死。患者行双侧全髋关节置换术、调整激素用量及增加免疫抑制剂，病情得到控制。提示患者双侧股骨头坏死很可能与长期服用甲泼尼龙有关。

点评：在使用糖皮质激素类药物治疗相关期间，应尽量减少激素剂量，避免不合理的大剂量冲击、过长的疗程，并且评估患者的缺血性骨坏死发生风险，提示患者注意观察和定期进行相关影像学检查，为早期及个体化治疗赢得时间，提高疗效。

（李晓宇　李艳丽　吕迁洲）

第四节　药源性肌腱疾病

教学目的与要求

1. 掌握药源性肌腱疾病的常见致病药物及其治疗。
2. 熟悉药源性肌腱疾病的发病机制、临床表现、诊断及预防。
3. 了解药源性肌腱疾病的定义。

肌腱是人体中将肌肉产生的力传递到骨骼的软组织。肌腱损伤通常会导致损伤部位疼痛，从而削弱人体运动的平稳性和协调性。这些变化具有级联效应，会进一步导致关节加载模式改变，最终可能导致关节完整性的机械退化。

药物引起的肌腱损害称为药源性肌腱疾病，包括肌腱疾病以及潜在的肌腱破裂。药源性肌腱疾病常常被低估。很多药物包括氟喹诺酮类抗感染药物、糖皮质激素类药物、他汀类药物和芳香化酶抑制剂等均可以引起肌腱损伤，但具体病理生理机制仍然未知。药源性肌腱疾病的症状发生时间不等，使用氟喹诺酮类药物可能在几天内发生，使用他汀类药物可能在数个月内发生，而使用糖皮质激素类药物治疗可能在长达几年内发生。大部分药源性肌腱疾病在停药后是可逆的，少见严重药源性肌腱疾病导致患者死亡的报道。因此，认识药源性肌腱疾病很重要，有助于我们预见其发生，从而尽可能采取必要的措施来预防和减轻这种副作用。

一、流行病学

早在1958年，有学者报道了弥漫性红斑狼疮患者接受可的松治疗后发生双侧股四头肌肌腱断裂的病例。氟喹诺酮类导致的肌腱疾病则是在20世纪80年代报道。2000年初报道了4例使用他汀类药物导致肌腱疾病的病例。此后，药源性肌腱疾病逐渐引起重视。药源性肌腱疾病属于罕见的药品不良反应，确切发生率尚不明确。

二、致病药物和发病机制

导致药源性肌腱疾病的药物主要为4种：氟喹诺酮类抗感染药物、糖皮质激素类药物、他汀类药物及芳香化酶抑制剂。此外，其他少数药物也会导致肌腱疾病。

1. 氟喹诺酮类抗感染药物　氟喹诺酮类抗感染药物引起肌腱疾病的发生机制尚不明确，细胞培养实验表明，氟喹诺酮类可抑制结缔组织细胞分泌糖胺聚糖和胶原蛋白。此外，氟喹诺酮类可以刺激结缔组织细胞,从而增加白介素2(IL-2)的产生。IL-2能够刺激胶原酶和溶血素的释放,两种酶均分解细胞外基质,并在结缔组织和支持组织的退行性变化中发挥作用。氟喹诺酮类引起肌腱疾病的发病情况与给药途径及给药剂量无关。不同药物所致肌腱疾病的发生率不一,为0.14%~2%。氟喹诺酮类导致肌腱疾病的一般特点是:在给药数天内发生,表现为急性毒性,而肌腱破裂则通常发生在治疗的前2周内。有时在单次剂量给药后即可发生。90%的病例会涉及跟腱,44.3%的病例是双侧受累,少见的有肩袖肌腱,腓骨短伸肌腱,手指和拇指的屈肌腱,这一特点可能与跟腱负重更大有关。

2. 糖皮质激素类药物　糖皮质激素类药物引起的肌腱疾病主要与长期用药有关。长期的糖皮质激素类药物暴露会降低肌腱细胞翻新肌腱微创伤病灶的能力;此外,糖皮质激素类药物降低了剩余胶原纤维的拉伸强度,随着时间的流逝,这些作用会导致肌腱组织变弱。长期使用糖皮质激素类药物导致肌腱疾病的发生率尚不明确。一项研究显示:接受糖皮质激素类药物注射的991名参与者中,只有1名患者发生肌腱断裂。糖皮质激素类药物导致的肌腱损伤一般发生在患者口服或吸入使用3个月或更长时间之后。肌腱破裂通常发生在注射糖皮质激素类药物后2~6周。反复注射糖皮质激素类药物可能会增加肌腱破裂的风险。对于存在结缔组织相关自身免疫性疾病(如类风湿关节炎,系统性红斑狼疮等)的患者,其发生风险更高。病变的部位主要是下肢大肌腱(尤其是跟腱),已报道的其他部位包括:三头肌腱,手指深屈肌腱破裂和拇指伸肌长肌腱。

3. 他汀类调血脂药　他汀类药物引起的肌腱疾病与药物本身作用机制有关,可导致肌腱细胞中的脂质调节紊乱。他汀类药物作为HMG-CoA还原酶抑制剂,可通过修饰肌腱细胞质膜中胆固醇的含量发挥作用。受影响的细胞将下调其维持肌腱原纤维和细胞外基质结构的功能。此外,他汀类药物也可能会增强基质金属蛋白酶的活性,从而导致细胞功能改变。他汀类药物相关的肌腱疾病与剂量无关,在用药后8~10个月发生,发生率估计为2%。约50%患者累及单侧跟腱,约1/3的病例会导致自发性肌腱断裂,其他受累部位还包括肩袖肌腱、肱二头肌肌腱、短伸肌等。他汀类药物相关的肌腱疾病在重启药物治疗后可能复发。

4. 芳香化酶抑制剂　芳香化酶抑制剂引起的肌腱疾病与其他几类药物不同,其发生机制可能与芳香化酶抑制剂诱发肌肉骨骼综合征的体液积聚和腱鞘改变有关。主要引起腱鞘炎而不是肌腱炎,主要发生在手和腕,而不是下肢肌腱,一般停药后可逆。其发生率尚不明确,在有些报道中比较高(约50%)。一项前瞻性研究对33例绝经后乳腺癌患者(有27例接受了芳香化酶抑制剂治疗,6例接受了他莫昔芬治疗)进行了2年的随访,在24个月时,超过1/3的芳香化酶抑制剂使用者仍然存在关节僵硬。

5. 其他药物　合成代谢类固醇可以改变肌腱的生物力学特性,并与举重运动员上肢和下肢的大肌腱破裂相关。异维A酸与肌腱疾病有关,其特征在于骨赘形成,尤其是沿着脊柱的肌腱。抗逆转录病毒药物,尤其是蛋白酶抑制剂,与腱鞘炎和囊膜炎的发生有关。局麻药利多卡因在体内和体外均对肩袖肌腱存在撕裂作用,能够对肌腱细胞产生细胞毒性,导致生物力学性能下降,并诱导细胞凋亡和胶原组织延迟;其他氨基酰胺局部麻醉剂如罗哌卡因、布比卡因也存在类似作用。金属蛋白酶抑制剂(metalloproteinase inhibitor,MMPI)可能与患者的肌腱疼痛("肌肉骨骼综合征")和近端肌腱炎有关。

三、临床表现及分型

导致药源性肌腱疾病的药物主要有氟喹诺酮类抗感染药物、糖皮质激素类药物、他汀类药物、芳香化酶抑制剂及其他药物,不同药物的肌腱毒性表现各异,受累部位大多集中在跟腱,可能与其受力较重有关。

按照药源性肌腱疾病的发生时间,可以分为两种类型。第一种是以氟喹诺酮类抗感染药物为代表的急性毒性,一般在数天内发生,甚至会在短期内导致肌腱断裂;第二种是以口服糖皮质激素类药物为代表的慢性毒性,一般是在长时间(如3个月甚至更久)用药发生,早期发现并及时停药后,大多数损伤可好转。

四、诊断及鉴别诊断

药物治疗过程中出现的肌腱疾病要考虑到药物诱发的可能性。停用可疑药物后上诉症状及体征消失,再次应用该药物时上述症状和体征再次出现者即可诊断为本病。

肌腱病变可通过多种测定方法鉴定。通过组织学,可以根据以下特征来识别肌腱病:小撕裂和胶原纤维的混乱,细胞数量和形状的变化,血管的变化以及糖胺聚糖水平的变化。通过生化测试,可根据基质金属蛋白酶及其抑制剂的调节来识别肌腱病。此外,肌腱病还可能导致组织衰竭之前机械特性的改变。

慢性变性(称为"肌腱炎")的鉴别诊断:药源性肌腱疾病在宏观上表现为,受影响的肌腱可能会变色(通常为棕褐色或褐色),粗糙且不规则地增厚。从显微镜下观察,变性的特征是成纤维细胞混乱,变形,成腱细胞和肌腱细胞有时凋亡,细胞外基质组成改变(使用特殊的组织学染色发现)和新血管形成。而慢性病变,肌腱可能表现出纤维软骨化生和/或矿化,尤其是接近病变组织周围。

五、预防与监测

在临床实践中,除了药物相关的影响外,肌腱疾病还有其他的风险因素,相对明确的有:年龄超过60岁,男性,超负荷的运动,先前存在的肌腱疾病或肌腱断裂,多种能够导致肌腱疾病的药物联用,肝、肾功能不全(对于需要经过肝、肾排泄的药物)。因此,对于合并这些风险因素的患者,使用相关药物时需要密切关注药物的肌腱毒性,定期随访,做到早期发现,早期干预。

考虑到受影响患者中的药源性肌腱疾病的严重性,改进的非临床安全性测试技术用于预测药源性肌腱损伤的可能性将是风险评估范例中有益的补充。已经开发出许多药源性肌腱疾病的动物模型,包括腹腔内注射,腹膜周注射以及化学药品和酶的全身给药。然而,目前预测模型依然停留在动物实验阶段,可应用于临床的模型还有待进一步的开发。总体而言,此类模型可用于研究机制和验证药源性肌腱疾病的靶标,但通常不会用于临床实践中的安全性评估。

六、治疗原则

轻微损伤的治疗原则是寻找原因,祛除病因。肌腱疾病具备自然愈合能力,但是当肌腱损伤的根源持续存在时,可能会进一步导致肌腱断裂等严重后果。

严重损伤导致跟腱断裂则需要手术治疗。新鲜跟腱断裂可采用直接修补术;陈旧性跟腱断裂可行瘢痕切除、腓肠肌肌肉-腱下移术修复。

七、预后

药源性肌腱疾病早期发现,早期干预,及时停用可疑药物,能够得到很好的缓解。一旦发生肌腱断裂,主要的手段是外科修补。

八、患者教育

药源性肌腱疾病发生率较低,属于罕见不良反应,容易被忽视。但是一旦发生后果严重,如环丙沙星导致的肌腱疾病早期无明显临床症状,而出现明显不适时可能已经进展为肌腱断裂而需要手术治疗。糖皮质激素类药物导致的肌腱疾病主要对于长期应用的患者,需要提高警惕。在患者用药过程中,需要提高药品不良反应的意识,熟悉药物潜在的不良反应,提前做好预警。

药源性肌腱疾病的发生时间有快有慢,好发部位集中在跟腱。药源性肌腱疾病的诊断及鉴别诊断需要专业的医生或药师参与,用药过程中有相关关节的不适需要引起重视,一旦发现有异常表现,及时就医。个人不得擅自停药或者减量,以免影响原发疾病的治疗。

九、典型病例

患者 39 岁,女性,跑步运动员,因中耳炎(铜绿假单胞菌)接受环丙沙星(500mg/d,口服)治疗 1 周。几天后,患者两个跟腱出现与压力有关的疼痛。除了暂停运动外未做特殊处理,几周后症状改善,但仍无法进行跑步训练。3 个月后患者行子宫切除术,由于术后感染并伴有败血症,因此该患者再次接受抗感染治疗:环丙沙星(800mg/d,静脉注射)和庆大霉素(150mg/d,静脉注射)进行为期 8 天的联合治疗。在治疗的第 4 天,两个跟腱都再次出现疼痛。1 个月后,右侧腿部弯曲受限,MRI 检查后,经放射科医生诊断右侧跟腱断裂。患者进一步进行手术治疗。术中发现了水肿的腱滑行组织以及圆钝的末端。在脚踝的中立位置,肌腱开裂为 4cm,医生用倾覆的塑料重建了正确的跟腱。组织学检查显示变性伴局灶性坏死和囊性改变。患者接受随访并继续物理治疗康复。术后 1 年,患者仍未完全康复,可以进行轻微运动。

讨论:环丙沙星属于氟喹诺酮类,腱鞘炎是环丙沙星治疗中罕见的副作用之一,最常见的是跟腱受累。对于本例患者,在首次用药后出现跟腱损伤的症状,停药后好转;再次长疗程用药后出现更加严重的损伤导致跟腱断裂,根据不良反应的评价标准,环丙沙星致患者跟腱断裂的因果关系判断为肯定。

点评:用环丙沙星进行抗感染治疗后,必须考虑可能引发肌腱病的副作用。肌腱的损伤程度可能非常大,但起病隐匿、发生率低,以至于在日常活动中发生肌腱破裂却没有典型的临床症状。

(李晓宇　潘坤明　吕迁洲　甄健存)

第十五章 药源性免疫系统疾病

第一节 药源性抗中性粒细胞胞质抗体相关性血管炎 ICD-10:M31.802

教学目的与要求

1. 掌握药源性抗中性粒细胞胞质抗体相关性血管炎的临床表现及诊断;掌握药源性抗中性粒细胞胞质抗体相关性血管炎的预防和治疗。

2. 熟悉药源性抗中性粒细胞胞质抗体相关性血管炎的常见致病药物。

3. 了解药源性抗中性粒细胞胞质抗体相关性血管炎的发病机制。

抗中性粒细胞胞质抗体(antineutrophil cytoplasmic antibody,ANCA)相关性血管炎(ANCA-associated vasculitis,AAV)是一组以小血管壁的炎症和纤维素样坏死为特征的系统性自身免疫性疾病。据2012年美国 Chapel Hill 共识会议关于血管炎的命名分类法,将 AAV 分为肉芽肿性多血管炎(granulomatosis with polyangiitis,GPA)、显微镜下多血管炎(microscopic polyangiitis,MPA)和嗜酸性肉芽肿性多血管炎(eosinophilic GPA,EGPA)。我国以 MPA 多见,国外以 GPA 多见。ANCA 相关性血管炎是一种反复发作、逐渐加重的自身免疫性疾病。

ANCA 相关性血管炎及其相关综合征的临床表现复杂多样,随着对原发性血管炎的临床和发病机制研究的深入,越来越多的证据表明药物与 ANCA 相关性血管炎的发生有很大关系。药源性血管炎(drug-induced vasculitis,DIV)引起了人们的关注。因为大部分 DIV 患者的特征是 ANCA 阳性,所以 DIV 主要指药源性抗中性粒细胞胞质抗体相关性血管炎 ICD-10:M31.802(简写为药源性 ANCA 相关性血管炎或药源性 AAV)。

过去,对药物诱发的血管炎的理解和经验定义都相当缺乏。使用诸如白细胞增生性血管炎、过敏性血管炎、超敏性血管炎、血清病等含糊不清的术语来描述这类疾病。一些研究者将 DIV 视为一组血管炎症疾病,某种特定的药物被认定为该疾病的疑似病因。通常来说,药源性 ANCA 相关性血管炎只被认为一类以 ANCA 阳性为特征的 DIV。基于我们对该疾病的理解,2012 年 Chapel Hill 共识会议将药源性 ANCA 相关性血管炎归类为与可能病因相关的血管炎。这增加了人们对血管炎这一亚群的认识。

一、流行病学

由于缺乏相关的流行病学研究,目前还没有明确的流行病学数据计算出药源性 AAV 的发病率。根据现有的前瞻性和横断面相关研究,发现丙硫氧嘧啶(PTU)诱导的 AAV 的患病率为 4%~64%,中位患病率为 30%,而甲巯咪唑(MMI)诱导的 AAV 的患病率为 0~16%,中位患病率为 6%。

二、发病机制和致病药物

(一)发病机制

AAV 的病原学主要包括遗传因素、表观遗传因素和环境因素。原发性 AAV 和药源性 AAV 在发病机制上有部分共同途径。迄今为止,药物诱导 AAV 的发病机制仍不清楚。下文将对遗传和表观遗传因素在 AAV 中的作用,以及药源性 AAV 与中性粒细胞胞外诱捕网(neutrophil extracellular trap,NET)的关系进行阐述。

基因组相关研究确定了几个与 AAV 易感性相关的基因、抗原和抗体。主要组织相容性复合物 II 类基因与 AAV 相关性最强。中性粒细胞自身抗原丝氨酸蛋白酶 3-抗中性粒细胞胞质抗体复合物(PR3-ANCA)与 HLA-DP 基因多态性相关,髓过氧化物酶-抗中性粒细胞胞质抗体复合物(MPO-ANCA)与 HLA-DQ 基因多态性相关。这些基因在 AAV 中的发病机制有待进一步研究。

诱导基因沉默的表观遗传修饰主要包括组蛋白 H3K27 三甲基化(H3K27me3)和 DNA 甲基化。在 AAV 患者中,H3K27me3 的减少与 MPO 和 PR3 的异常表达有关。DNA 甲基化与 MPO 和编码 PR3 表达的基因(PRTN3)有关。MPO 和 PRTN3 的低甲基化见于活动性 AAV 患者,DNA 甲基化通常在缓解期增加。一些含有肼(NH_2-NH_2)结构的药物如肼屈嗪通过抑制细胞外信号调控的蛋白激酶(extracellular signal-regulated kinase,ERK)通路影响 DNA 甲基转移酶来抑制 DNA 甲基化,增加中性粒细胞自身抗原丝氨酸蛋白酶 3(proteinase3,PR3)和髓过氧化物酶(myeloperoxidase,MPO)的表达,便于 ANCA 结合并给予足够的信号激活中性粒细胞。进一步诱导 B 淋巴细胞和浆细胞产生自身抗体。这些结果表明,AAV 患者的异常表观遗传修饰与 PR3 和 MPO 的不适当表达有关。

作为先天免疫的重要组成部分,中性粒细胞胞外诱捕网(NET)是由颗粒蛋白和染色质组成的细胞外结构,能杀死细菌。NET 的形成受到严格的调控,NET 的无序调控是产生 ANCA 的重要原因。感染因子刺激中性粒细胞形成 NET,可被血清核酸内切酶 DNase I 降解。NET 的持续存在会破坏自身对 MPO 的耐受性,产生 MPO-ANCA。促炎细胞因子如白介素-1 和肿瘤坏死因子会促进中性粒细胞表达 ANCA 特异性抗原,导致中性粒细胞过度活化,最终过度形成网状细胞。而网状细胞中的组蛋白和基质金属蛋白酶可损伤血管内皮细胞。丙硫氧嘧啶(PTU)可诱导 DNase I 活性下降,导致异常 NET 形成。因此推测 PTU 的代谢产物可能掩盖 DNase I 识别位点。可卡因、肼屈嗪和左旋咪唑均可诱导 NET 的形成,并增加 B 淋巴细胞激活因子的释放。如上所述,这些药物诱导 NET 过量产生,NET 黏附在血管内皮后,PR3、MPO 等颗粒蛋白成分损伤血管内皮,产生包括 ANCA 在内的自身抗体,促发 DIV。然而还有一些药物如四环素和氯氮平并没有显著地诱导 NET 形成或影响 NET 降解。这可能表明一些未知的机制也参与了药物诱导 AAV 的发病过程。

磺胺类抗菌药柳氮磺吡啶可能引起中性粒细胞凋亡,若中性粒细胞在没有启动的情况下就凋亡,会导致 ANCA 抗原向细胞膜转移,从而诱导抗体产生,这些抗体与细胞膜的结合可能进一步激活中性粒细胞。

(二)致病药物

目前为止,导致药源性 AAV 的药物主要包括抗甲状腺药物和肿瘤坏死因子(TNF-α)抑制剂。此外,下列药物也可能与药物诱导的 AAV 有关:如头孢噻肟、米诺环素、磺胺甲噁唑、万古霉素、D-青霉胺、柳氮磺吡啶、氯氮平、氢氯噻嗪、别嘌醇、阿托伐他汀、可卡因/左旋咪唑、肼屈嗪、苯妥英钠等,大多数仅限于病例报道。常见致病药物见表 15-1-1。

表 15-1-1 可能诱发 AAV 的常见致病药物

药物名称	发生率	证据等级
丙硫氧嘧啶	32%~41%	C
苄硫尿嘧啶	NK	C
卡比马唑	NK	C
甲巯咪唑	NK	C
TNF-α 抑制剂	10%	C
肼屈嗪	3.72%	C
左旋咪唑/可卡因	2.1%	C
利妥昔单抗	NK	C
阿达木单抗	NK	C
英夫利西单抗	NK	C
乙胺丁醇	NK	C
头孢噻肟	NK	C
万古霉素	NK	C
卡马西平	NK	C
苯巴比妥	NK	C
氯氮平	NK	C
布洛芬	NK	C
吲哚美辛	NK	C
孟鲁司特钠	NK	C
D-青霉胺	NK	C
柳氮磺吡啶	NK	C
别嘌呤醇	NK	C
阿托伐他汀	NK	C
米诺环素	NK	C
阿昔洛韦	NK	C
异烟肼	NK	C
利福平	NK	C

注:NK,not known,未知。

自 1946 年以来,抗甲状腺药物(ATD)逐渐被用于治疗格雷夫斯病。抗甲状腺药物根据分子结构的差异,可分为两大类:硫尿嘧啶[PTU 和苄硫尿嘧啶(BTU)]、甲巯咪唑[MMI 和卡比马唑(CMZ)]的衍生物。然而,人们服用 ATD 后不久就开始出现许多副作用。除粒细胞增多和急性肝损伤外,还有数例 ATD 诱导的 AAV,其中大部分是 PTU 诱发的 AAV,迄今为止,已有 200 多例 ATD 诱导的 AAV 报道。大约 90% 的 ATD 诱导的 AAV 与丙硫氧嘧啶(PTU)有关,而 MMI、CMZ 和 BTU 引起的病例相对较少。研究表明 ANCA 的产生与服用 ATD 的时间有关,服用 PTU 超过 18 个月的患者应该更多地关注血清 ANCA,不建议服用 PTU 超过 3 年。然而,当发生 PTU 诱导产生 AAV 时,不建议将 PTU 转化为甲巯咪唑(MMI)。因为据报道,这将导致药源性 AAV 复发。

近年来,生物制剂在风湿性疾病中的应用日益广泛。越来越多的生物制剂诱发的自身免疫性疾病被逐渐报道,包括器官特异性自身免疫性疾病和系统性疾病。抗 TNF-α 药物是一类广泛应用于类风湿关节炎、强直性脊柱炎等自身免疫性疾病的生物制剂。研究表明,反复使用这些药物会导致约 10% 的患者产生自身抗体,如抗核抗体(ANA)、抗心磷脂抗体和抗 dsDNA,虽然不常见,但也发现一些患者在服用 TNF-α 药物后会出现 AAV。

米诺环素是一种广谱的长效抑菌抗生素,源于四环素,用于治疗寻常痤疮。由于其免疫调节特性,它也已成功用于类风湿关节炎的治疗。另一方面,米诺环素会诱导免疫耐受破坏,并引起包括血清病、药物性狼疮、自身免疫性肝炎、嗜酸性肺炎和血管炎在内的疾病。

利妥昔单抗是针对 B 淋巴细胞表面 CD20 抗原的单克隆抗体,可将 B 淋巴细胞从外周血中清除。它不影响淋巴组织中的浆细胞或 B 淋巴细胞系。利妥昔单抗已成为治疗 ANCA 相关性血管炎的重要治疗选择,但同时它也可能是引起血管炎的因素。

白三烯受体拮抗剂(孟鲁司特和普仑司特)用于治疗哮喘。已有 100 多例哮喘患者使用孟鲁司特后出现嗜酸性肉芽肿性多血管炎(EGPA)有关的报道,以前称为 Churg-Strauss 综合征或变应性肉芽肿病。

可卡因是最常见和使用最广泛的毒品之一。它通过增加多巴胺水平和抑制多巴胺的再摄取来刺激神经系统。左旋咪唑是一种免疫调节剂和驱虫药,广泛用作可卡因的添加剂。左旋咪唑掺入可卡因主要是因为它们具有相似的性质,左旋咪唑增强了可卡因的作用。根据调查发现,至少 66% 的可卡因样品中含有左旋咪唑。严重皮疹和中性粒细胞减少是左旋咪唑最常见的并发症。可卡因/左旋咪唑相关自身免疫综合征常见的表现是中性粒细胞减少和血管炎。患者的血清 ANCA 阳性使人们认识到 ANCA 的形成可能是可卡因/左旋咪唑相关自身免疫综合征发生的原因。但由于左旋咪唑在可卡因中的高出现率,很难区分这种免疫反应的发生是由于左旋咪唑和可卡因的协同作用,还是单纯左旋咪唑的作用。

他汀类药物是 3-羟基-3-甲基戊二酰辅酶 A(HMG-CoA)还原酶抑制剂,对高胆固醇血症以及预防冠心病,心血管危险因素以及脑血管和外周血管疾病具有深远的影响。肝功能障碍和肌肉损伤是主要的不良事件。然而,已经有一些关于自身免疫反应的报道,例如类皮肌炎综合征,狼疮样综合征、间质性肺疾病以及血管炎。

三、临床表现

DIV 与原发性血管炎临床表现相似,可累及各系统,如皮肤、肺部、肾、神经、五官等,差别在于 DIV 常于用药后 7~10 天出现血管炎相关症状,也可见于数个月之后,生物制剂引起的血管炎大多发生在用药后(90±31)天。全身症状可以有低热、疲乏、体重减轻、肌痛和关节痛。皮损表现为紫癜、荨麻疹样皮疹、红斑或结节、大疱,甚至溃疡坏死,多见于双下肢和臀部,尚有危及生命的弥散性血管内凝血、暴发性紫癜的报道。但左旋咪唑所致的 DIV 皮疹更常见于耳郭、颧骨和鼻尖。药物诱导的 AAV 通常症状较轻,发生死亡和终末期肾病(ESRD)的概率相对较低,但也有部分出现肺泡出血、急进性肾炎、脑血管炎的严重病例。比较发现抗甲状腺药物引起的 AAV 患者肾小球新月体、间质纤维化及肾小管病变情况均较原发性 AAV 为轻,长期预后良好。对 16 例 PTU 诱导的 AAV 的研究发现,75% 的患者有肾脏累及,平均起病时间为 36 个月。接受激素和免疫抑制剂治疗后,53.8% 的患者 ANCA 转阴,平均随访 38 个月后病情均得到缓解。

四、诊断及鉴别诊断

药源性 AAV 的临床表现与原发性 AAV 相似。根据临床表现很难将它们区分。目前也没有一种独特的临床病理或实验室标志物能够区分药源性 AAV 和原发性 AAV。不同药物引起 AAV 的临床表现和严重程度可能有很大差异,很难对所有类型的药源性 AAV 进行概括。

ATD 诱导的 AAV 是最常见的药源性 AAV,因此主要总结 ATD 诱导的 AAV 与原发性 AAV 的区别。在临床表现上,ATD 诱导的 AAV 主要发生在年轻女性,而原发性 AAV 多发生在老年人,男女发病率相似。这种差异主要与甲状腺疾病主要累及年轻女性有关。ATD 诱导的 AAV 更常表现为皮肤损伤,而原发性 AAV 的特点是高热(>38.5℃)、体重减轻(>2kg/月)、肾、肺、胃肠道和神经系统受累。眼、耳、鼻、咽喉、心血管和关节疼痛的累及程度无显著性差异。ATD 引起的 AAV 的严重程度通常比原发性 AAV 轻。只要及时停药,ATD 诱导的 AAV 的预后也普遍优于原发性 AAV。

实验室检查的结果对比发现,ATD 诱导的 AAV 与原发性 AAV 也略有不同。首先,与原发性 AAV 相比,ATD 诱导的 AAV 患者,其肌酐、尿蛋白和 C 反应蛋白水平更低。其次,ATD 诱导的 AAV 的抗核抗体阳性率明显高于原发性 AAV。第三,ATD 诱导的 AAV 患者中可以被检测到较多 β_2-糖蛋白 1 和组蛋白,而这些在原发性 AAV 中相对少见。最后,ATD 诱导的 AAV 中抗 MPO 抗体的表位可能比原发性 AAV 中的表位更为有限。这与几乎所有 ATD 诱导的 AAV 患者呈现出 MPO-ANCA 阳性而不是 PR3-ANCA 的结果一致。

因此,目前尚无统一的 DIV 诊断标准,以下仅可作为 DIV 的诊断线索:①药物治疗过程中出现皮肤、神经系统、肾脏病变或肺部受累;②组织病理学证实的血管炎,主要是白细胞破碎性血管炎;③原发病处于非活动期;④排除感染、肿瘤或其他药物相关因素;⑤停药后血管炎症状缓解,再次使用后加重。然而对 DIV 患者"再暴露"违反医学伦理,不宜作为确诊依据。如果诊断仍然困难,强烈建议组织活检以确认确诊。临床上需要与其他重症药物疹疾病如重症多形红斑、药物超敏反应综合征(drug hypersensitivity syndrome,DHS)等相鉴别。

五、预防与监测

医务人员应及时记录用药史,考虑治疗药物和临床表现之间的时间关系。患者在服药期间需定时检查血常规、尿常规、肝生化指标及肾功能,并注意身体变化。对轻度皮肤血管炎或停药后症状明显缓解者,可以先观察,暂时不用糖皮质激素类药物和免疫抑制剂;如出现发热、头痛、食欲缺乏、恶心、呕吐、疲劳、瘙痒、腹部右上区疼痛或压痛、深色(茶色)尿,皮肤或眼白变黄、浅色肠道排泄物、肌肉关节疼痛、水肿等症状或检查结果异常,应及时就医,可以参照原发性血管炎的治疗经验。

六、治疗原则

迄今为止,药源性 AAV 尚无标准的治疗原则。用于治疗原发性 AAV 的激素和免疫抑制剂可能不适合大多数药源性 AAV 患者。药物引起的 AAV 的治疗原则应根据患者症状的严重程度来制定。对于那些有关节痛、发热、体重减轻等轻微症状的患者,如果没有器官受累,在诊断后立即停止使用相关药物足以诱导疾病缓解。对于器官严重受累者,使用泼尼松 1mg/kg 持续治疗 1~2 个月,随后剂量逐渐减少。对于重要器官受累的患者,可能需要使用免疫抑制剂(尤其是环磷酰胺或吗替麦考酚酯)。此外,大面积肺泡出血或快速进展性肾小球肾炎的患者应接受每天静脉注射 7~15mg/kg 剂量的甲泼尼龙冲击治疗,连续 3 天,甚至血浆置换。

个别患者的疾病进程是不可预测的,每个患者都需要被仔细监测。药物性 AAV 患者免疫抑制治疗的持续时间尚不确定。一般认为,药源性 AAV 的免疫抑制治疗时间应短于原发性 AAV,可不必维持治疗。而且药物引起的 AAV 患者通常在停用致病药物后不会复发。

七、预后及随访

药源性 AAV 的预后通常明显好于原发性 AAV。大多数药源性 AAV 患者在停止用药后无须进一步治疗即可获得完全缓解。少数累及器官的患者经免疫抑制治疗后也能获得良好的预后。长期随访发现,停药后终末期肾病的发生率和死亡率均较低。

八、患者教育

许多药物可以诱发 ANCA 相关性血管炎,药源性血管炎的临床表现与原发性血管炎相似,但症状较轻。目前没有统一的诊断标准,治疗上停用可疑药物可以获得缓解,预后相对较好。

九、典型病例

患者男性,18 岁,确诊甲状腺功能亢进症 7~8 年,长期服用丙硫氧嘧啶 100mg,3 次/d,期间偶有白细胞减少、肝功能异常等现象,但经对症治疗均能纠正。近 6 个月来自觉手臂酸痛不适,4 月 21 日在无明显诱因的情况下出现膝关节、踝关节、肘关节酸痛,非对称性,但无发热、皮疹、咯血等其他不适。21 日门诊查尿常规:尿隐血(+++)、RBC 2 022.50/μL、管型(CAST)0.67/μL、病理管型(PSAST)1/μL、小圆上皮细胞(SRC)3.9/μL,白细胞镜检 14.0/μL,且肺部 CT 示双肺多发浅薄云絮样高密度影,示有肺部感染及出血可能,查 ANCA、MPO 均为阳性。27 日收住院请肾内科会诊,怀疑为 ANCA 相关性血管炎。予头孢哌酮舒巴坦钠 1.0g,2 次/d 抗感染;甲泼尼龙 60mg,1 次/d 冲击治疗;丙种球蛋白封闭抗体。至 5 月 3 日肺部 CT 示双肺感染较前明显吸收好转,尿常规检查值有所改善,于 5 月 5 日出院。出院后嘱其继续服用甲泼尼龙 40mg,1 次/d;雷贝拉唑 10mg,1 次/d;碳酸钙 D₃ 片 0.6g,1 次/d;氯化钾缓释片 0.5g,3 次/d。定期复诊。

讨论:患者服用丙硫氧嘧啶后 6 个月,尿常规隐血和白细胞计数升高等多项指标异常,ANCA、MPO 均为阳性,肺部 CT 示出血可能,抗感染治疗后临床症状好转,提示本例患者可能为丙硫氧嘧啶所致 AAV。

点评:不同药物引起 AAV 的临床表现和严重程度可能有很大差异,个别患者的疾病进程是不可预测的,每个患者都需要被仔细监测。

(邱晓燕　钟明康)

第二节　药源性嗜酸性粒细胞增多-肌痛综合征 ^{ICD-10:M35.801}

教学目的与要求

1. 掌握药源性嗜酸性粒细胞增多-肌痛综合征的临床表现及诊断、预防和治疗。
2. 熟悉药源性嗜酸性粒细胞增多-肌痛综合征的常见致病药物。
3. 了解药源性嗜酸性粒细胞增多-肌痛综合征可能的发病机制。

正常人外周血嗜酸性粒细胞为白细胞数的 0.5%~5%,直接计数为(0.05~0.50)× 10⁹/L,超过正常值称之为嗜酸性粒细胞增多症。嗜酸性粒细胞主要存在于组织中,在体内有防御功能,但其增多也对

自身组织造成损伤。嗜酸性粒细胞增多-肌痛综合征（eosinophilia-myalgia syndrome，EMS）便是嗜酸性粒细胞对肌肉造成损伤的疾病。EMS 是 1989 年首次发现的与摄入 L-色氨酸有关的疾病，药源性嗜酸性粒细胞增多-肌痛综合征 ICD-10:M35.801 其特征是组织和外周血中嗜酸性粒细胞增多和亚急性的肌痛以及慢性肌肉、神经、筋膜和皮肤受累。

一、流行病学

1989 年 10 月在美国新墨西哥州发现了 3 名特殊的病例，表现为外周血中嗜酸性粒细胞增多和肌痛，这 3 名患者是年龄 37~44 岁的女性，她们均出现严重的肌肉疼痛、肌肉无力、口腔溃疡和明显的嗜酸性粒细胞增多（>8.0×10^9/L），以及发热、腹痛、呼吸困难、皮疹、血清转氨酶和醛缩酶浓度升高等表现。这些女性发病前都曾服用过 L-色氨酸，每天 1.2~2.4g，持续 3 周到 2 年半，停止 L-色氨酸摄入并使用糖皮质激素类药物治疗可明显缓解，但 3~5 个月后，这 3 名女性症状仍未完全缓解。随后至 1990 年 8 月下旬，美国疾病控制与预防中心收到了 1 500 多例报告，在符合监测的诊断标准和有色氨酸服用史的患者中，有 27 例死亡。在收到的 1 117 份完整病例报告中，病例的年龄范围为 4~84 岁，平均 48 岁，83% 以上是妇女，女性比男性更易发生 EMS。

许多临床医生认为这一症状与摄入 L-色氨酸（图 15-2-1）有关，有研究统计了 1989 年 7 月 1 日—1989 年 12 月 1 日，在纽约某诊所购买过含有 L-色氨酸产品的人出现 EMS 的发病率约为 2%，美国食品药品管理局（FDA）于 1990 年 3 月全面禁止 L-色氨酸的出售并要求在全世界召回这一产品，并将这一症状命名为嗜酸性粒细胞增多-肌痛综合征。自 FDA 禁止 L-色氨酸销售后，EMS 病例报告数明显减少。2005 年，FDA 解除了 L-色氨酸的禁令，而后仍有极少数病例出现。

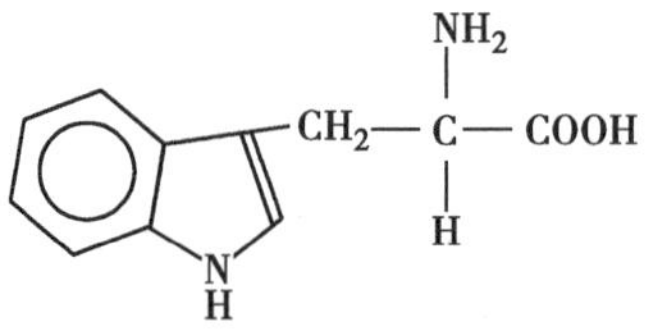

图 15-2-1　L-色氨酸的化学结构

二、致病药物和发病机制

可能引起此症的药物有 L-色氨酸（证据等级 B）。L-色氨酸是人体重要的神经递质 5-羟色胺的前体，是人体的必需氨基酸之一，可用于孕妇营养补充剂和幼儿特殊奶粉，烟酸缺乏症（糙皮病）治疗药或作为安神药，调节精神节律、改善睡眠。人体摄入的 L-色氨酸主要从体外获得，在肉、禽、鱼、奶和奶酪中含量丰富，可制成片剂、胶囊和粉末（作为保健品添加剂），用于治疗头痛、失眠、经前综合征、关节炎、戒烟、降低食欲和减肥，还用于治疗精神病的妄想、焦虑、强迫行为和抑郁症。另一种膳食补充剂 5-羟色氨酸也与 EMS 样疾病相关。

有研究发现，过量摄入 L-色氨酸会使甲酸和吲哚基代谢物的生成增加，这些产物作用于二胺氧化酶和组胺-N-甲基转移酶，导致组胺的代谢变慢，体内蓄积过量的组胺会引起血中嗜酸性粒细胞增多和肌痛。

一些学者追踪发现 EMS 发病与服用日本某家生产商生产的 L-色氨酸有关，对相关批次的 L-色氨酸进行分析后，推测该企业在经微生物发酵生产过程中带入的微量 1,1'-亚乙基双（色氨酸）污染物可能是 EMS 发病的原因，又或者是另一种尚未识别的物质，通过激活嗜酸性粒细胞和其他炎症细胞释放脱颗粒、主要碱性蛋白、神经毒素等，引起后续组织损伤；或是损伤脊髓神经元细胞，抑制下丘脑-垂体-肾上腺轴，降低促肾上腺皮质激素释放激素 mRNA 表达，加剧 EMS 的急性炎症发作。

在 EMS 流行期间，其发病率大概为 2%，并非所有服用上述厂家生产的 L-色氨酸的人都会出现

EMS,因此有学者认为 EMS 的发病者携带有 L-色氨酸致 EMS 的易感基因。近年来有一些符合 EMS 诊断标准但无 L-色氨酸用药史的散发病例报道,但也有证据充分的摄入 L-色氨酸后出现 EMS 的个案报道,所以 EMS 的发病机制仍在研究中。

三、诊断及鉴别诊断

(一) 诊断

药源性 EMS 诊断标准:①典型的临床表现(病程中的某一阶段有影响日常活动的弥漫性肌痛)和外周血嗜酸性粒细胞绝对数$>1.0 \times 10^9$/L;②有多系统累及,如皮肤、外周神经、关节、肺部病变或肺动脉高压;③除外其他原因引起的肺嗜酸性粒细胞增多,如感染性疾病、肿瘤等其他疾病。提出这一诊断标准的目的是对本病的报告及资料统计能取得一致,而不一定适用于每个具体病例,故不必完全受这一标准的限制。临床医师对每个病例的仔细观察和治疗经过,尤其是发病前 1 个月内曾摄入 L-色氨酸或其添加剂,而后出现上述症状的这种因果关系是对本病的最好判断。

(二) 鉴别诊断

该病需要与以下几种疾病相鉴别。

1. 高嗜酸性粒细胞增多综合征(hypereosinophilicsyndrome,HES)　一组病因不明,以血液和/或骨髓嗜酸性粒细胞持续增多,伴有组织中嗜酸性粒细胞大量浸润为特征的疾病。高嗜酸性粒细胞增多综合征可由过敏、寄生虫、血液病、风湿免疫性疾病等原因造成,通常有明显的嗜酸性粒细胞增多及内脏损害。外周血嗜酸性粒细胞绝对值增高即可诊断为高嗜酸性粒细胞增多综合征,根据侵袭的组织器官不同,出现不同的临床症状。EMS 属于 HES 中的一种主要累及皮肤和肌肉的疾病。

2. 嗜酸细胞性筋膜炎(eosinophilic fasciitis,EF)　一种以对称性皮肤肿胀硬化为主要表现的疾病,部分患者会出现嗜酸性粒细胞增多、高丙种球蛋白血症、红细胞沉降率增快等非特异性表现,可能为局灶性或局限性硬皮病的皮下型,临床上较少见。主要表现为皮损突然发作,硬皮病样皮肤损害,末梢血嗜酸性粒细胞显著增多。嗜酸细胞性筋膜炎以皮肤受累为主,全身皮肤均可受累,以四肢最多见,橘皮样表现及沟槽征是其主要特点,无严重的肌肉疼痛及内脏损害。其临床表现、实验室所见和病理学特征与 EMS 极为相似,有学者认为当 EMS 不能自行缓解并呈慢性过程时可能发展成 EF,EF 是 EMS 的表现形式之一,注意与本病鉴别。

3. 毒油综合征(toxic oil syndrome,TOS)　1981 年发生于西班牙的毒油综合征,受累人数超过 20 000 人,是由于摄入被苯胺衍生物污染的油而引起的食物中毒,急性起病,主要以呼吸系统症状为主,如咳嗽、发热、呼吸困难、血氧不足、肺部浸润和胸腔积液等。该病的中期和慢性期可出现严重肌痛、嗜酸性粒细胞增多、周围神经损伤、硬皮样皮肤损伤、干燥综合征、脱发和关节挛缩等。它与 EMS 在临床和实验室检查某些方面非常相似,两病难以区别,唯一鉴别点是病因不同,EMS 和口服 L-色氨酸有关,而 TOS 则与食用被污染的菜籽油有关。

四、临床表现及分型

药源性嗜酸性粒细胞增多-肌痛综合征的发病可以是突然的,也可为隐匿的,女性多见。药源性 EMS 以外周血嗜酸性粒细胞计数显著增高,成熟的嗜酸性粒细胞在各种组织的浸润以及各种内脏血管功能异常为特征。早期表现为低热、乏力、呼吸困难、咳嗽、关节痛、关节炎、嗜酸性粒细胞增多($>1.0 \times 10^9$/L),皮肤可出现红色斑疹,但消失很快,患者可有明显肌痛和肌肉痉挛。肺内可出现浸润性病变。2~3个月后出现硬皮病样皮肤改变,但无雷诺现象。患者可有心肌炎和心律不齐,少数患者可出现肺动脉高压。约1/3的患者有嗜酸细胞性筋膜炎的表现特点。有的患者出现持续性周围神经萎缩,上行性多神经萎缩可导致麻痹和呼吸衰竭。患者可有认知、识别能力下降,表现为记忆力减退、不能集中注意力等。

实验室检查示除嗜酸性粒细胞增多外,尚有轻度醛缩酶及乳酸脱氢酶增高,红细胞沉降率和C反应蛋白基本正常,部分可表现为IgE水平增高以及肝功能的异常。

病理特点如下。皮肤:血管周围炎症细胞浸润,单核细胞或嗜酸性粒细胞;真皮层炎症细胞浸润,单核细胞或嗜酸性粒细胞;皮下组织纤维化或胶原聚集;筋膜变厚,单核细胞或嗜酸性粒细胞浸润;皮肤黏蛋白病。肌肉束膜:单核细胞或嗜酸性粒细胞浸润。神经:神经周围、神经外膜、神经根血管周围炎症细胞浸润。肺:肺间质病变或纤维化,血管周围炎症细胞浸润,肺泡渗出物中单核和/或嗜酸性粒细胞浸润,肺泡炎,血管周围炎,纤维增生。

五、预防与监测

现在L-色氨酸已被重新推荐作为抑郁症的辅助用药,但仅限于医院内使用,在严密监测下使用。含有L-色氨酸添加剂的保健品需要谨慎使用。

六、治疗原则

本病的最佳疗法为立即停用L-色氨酸及其含有物,如病情轻又无进行性加重,除停用及脱离接触L-色氨酸类物质外,可给予一般对症治疗进行临床观察,不必应用特殊药物。此后部分患者数天即见嗜酸性粒细胞计数显著下降,临床症状迅速改善或消退,但多数症状减轻较慢。

有少数患者即使停用L-色氨酸,病情仍进行性恶化,或数个月后出现皮肤增厚及硬化,应加以重视。多数患者在急性期对糖皮质激素类药物敏感,常用泼尼松30~60mg/d口服,并根据临床症状、红细胞沉降率和嗜酸性粒细胞计数改善情况逐渐减少用药剂量。多数经治疗后,自第1、2周开始有不同程度改善。待临床及实验室检查基本正常,可改用最小量维持及隔天用药法维持治疗。可以辅助应用非甾体抗炎药缓解关节、肌肉酸痛。对某些严重且进行性加重的病例,必要时加用免疫抑制剂(甲氨蝶呤、环磷酰胺等)。

七、预后及随访

停用L-色氨酸后,嗜酸性粒细胞增多-肌痛综合征的临床症状不能马上消失,需经过一个慢性过程。对患者随访2年,多数症状和体征均可改善或消失,但有部分患者留有周围神经病变、关节炎,但未看到持续的炎症反应。

八、患者教育

在首次使用可能导致药源性嗜酸性粒细胞增多-肌痛综合征的药物(比如含有L-色氨酸添加剂的保健品)前,医生、药师应该向患者及家属进行宣教,告知其药源性嗜酸性粒细胞增多-肌痛综合征的可能形式、出现时间、应对方法;嘱患者进行规律复诊,翔实记录并充分告知医生各种可能的表现,以利于早期发现、诊断及处理。诊断药源性EMS后,嘱患者避免搔抓、刺激皮肤,注意监测血常规等,定期随访。饮食宜清淡、营养全面,忌辛辣、刺激性食物。

九、典型病例

患者女性,44 岁。因失眠于 7 周前开始服用一种名为"Uber Rest(相当于每天摄入 L-色氨酸 1.5g)"的药物,服用 3 周后四肢开始肿胀,随后出现严重的肌痛和肌无力,接下来的 4 周发现四肢皮肤逐渐变硬,未累及手指和脚趾,于 2009 年 8 月来门诊体格检查,发现前臂和腿部出现硬结(图 15-2-2),近端触诊可引起肌痛,肌力 4/5 级,肌张力正常,神经、感觉、反射检查结果正常。为明确病因入院。患者 2007 年曾为了治疗肥胖接受十二指肠转位术,术后 12 个月内减重 63kg。

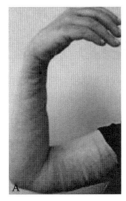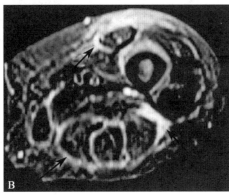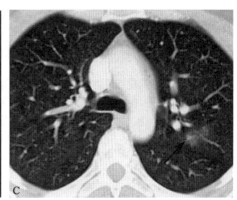

A. 右臂皮肤硬化水肿;左上肢和双下肢也可见,可见增厚的筋膜;B. 腿部磁共振图像显示肌肉周围筋膜高密度信号显影(箭头所示);C. 胸部 CT 显示左肺磨玻璃样改变(箭头所示)。

图 15-2-2　患者右臂表现及影像学检查结果

实验室检查:白细胞计数升高,其中嗜酸性粒细胞 24%。血清醛缩酶水平轻度升高,肌酸激酶水平正常。抗核抗体、抗双链 DNA、抗中性粒细胞抗体、抗 SSA 抗体(又称为抗 Ro 抗体)、抗 SSB 抗体(又称为抗 La 抗体)、抗硬皮病 70 抗体(抗 scl-70 抗体)、抗环瓜氨酸肽抗体、类风湿因子、红细胞沉降率、免疫固定电泳、促甲状腺激素和白蛋白均无异常。上肢和下肢的运动和感觉反应正常。近端肌肉肌电图提示存在肌病。腿部磁共振图像显示肌肉和筋膜水肿(图 15-2-2B)。胸部 CT 显示左肺磨玻璃影(图 15-2-2C)。

病理检查(图 15-2-3):皮肤、筋膜和肌肉活检均表现出 EMS 特有的组织病理特征。

入院诊断:嗜酸性粒细胞增多-肌痛综合征。

入院后立即停用"Uber Rest"并给予免疫抑制剂泼尼松片(50mg,每天 1 次)和吗替麦考酚酯片(1.0g,每天 2 次)治疗,虽然外周血嗜酸性粒细胞计数下降,近端肌力和肌痛轻微改善,肺部症状迅速消失,但皮肤硬化和神经病变仍然存在,后给予甲氨蝶呤(每周 20mg,持续 5 个月)和阿那白滞素(每天注射,持续 3 个月),肌痛、神经病变和皮肤硬结仍不能缓解。

讨论:患者服药 3 周后出现四肢肿胀,随后出现严重的肌痛和肌无力,实验室检查和相关病理检查均提示该患者为 L-色氨酸所致嗜酸性粒细胞增多-肌痛综合征。

点评:服用保健品,特别是服用含有 L-色氨酸添加剂的保健品需要谨慎。

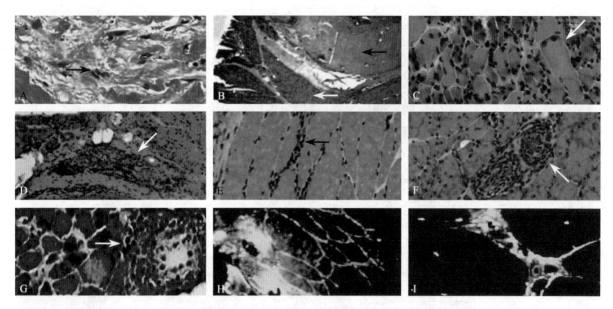

A. 皮肤纤维化伴真皮胶原堆积和嗜酸性粒细胞浸润（箭头所示）；B. 筋膜和肌肉标本，显示表皮筋膜致密纤维化（黑色箭头）和萎缩肌束（白色箭头）；C. 高倍放大视图，显示散在坏死纤维（箭头所示）；D. 肌周结缔组织、E. 肌内结缔组织、F. 肌内神经和 G. 肌内血管的炎性浸润（箭头所指）；H 和 I. 免疫荧光分析，嗜酸性粒细胞来源的神经毒素（H）和主要碱性蛋白（I）染色存在于肌周和肌内结缔组织，以及肌内血管和神经周围（未显示）。

图 15-2-3　来自皮肤（A）和肌肉（B-I）的组织活检样本

（邱晓燕　钟明康）

第三节　药源性红斑狼疮 ICD-10:M32.000

教学目的与要求

1. 掌握药源性红斑狼疮的临床表现及诊断、预防和治疗。
2. 熟悉药源性红斑狼疮的常见致病药物。
3. 了解药源性红斑狼疮的发病机制。

系统性红斑狼疮（systemic lupus erythematosus，SLE）是自身免疫介导的，以免疫性炎症为突出表现的弥漫性结缔组织病。血清中出现以抗核抗体为代表的多种自身抗体和多系统受累是系统性红斑狼疮的两个主要临床特征。其发病机制是多因素的，已验证涉及遗传因素和环境因素。

药源性红斑狼疮 ICD10:M32.000（drug-induced lupus erythematosus，DILE）也称为药源性狼疮、药物性狼疮（drug-induced lupus，DIL），是指由药物治疗所引起的与系统性红斑狼疮症状和实验室特征相似的一种狼疮样综合征，但通常未表现出系统性红斑狼疮的主要并发症，不同的药物可能具有不同的临床症状和血清学特征。药源性红斑狼疮是一种持续性药物暴露相关的自身免疫性疾病，通常在长期接触某些药物（数个月或数年）后出现，停药后症状消退。据估计高达 10% 的系统性红斑狼疮病例是由药物引起的。

一、流行病学

DILE 的历史可分为两个不同的时期，早期报道为 1954 年研究学者 Hoffman 首次提出磺胺嘧啶能够引起狼疮样症状,之后最常与 DILE 相关联的是心血管药物,尤其是抗心律失常药;在 1951 年、1953 年分别出现普鲁卡因胺、肼屈嗪引起 DILE 的相关报道;1985 年,氢氯噻嗪首次被报道可能诱发亚急性皮肤红斑狼疮(subacute cutaneous lupus erythematosus,SCLE)。

　　肿瘤坏死因子抑制剂和干扰素等新型生物调节剂诱导红斑狼疮的相关报道陆续出现,意味着药源性红斑狼疮的历史走向新的阶段。应用于传统药源性红斑狼疮的风险分类系统尚未包括该类新型生物调节剂,肿瘤坏死因子抑制剂诱发红斑狼疮的临床特点和实验室表现与传统药物诱发狼疮或特发性狼疮不同,目前还没有统一的药物诱发狼疮的诊断标准。

　　一项整合 VigiBase(世界卫生组织个例安全性病例报告数据库)的数据研究显示,DILE 发病的中位年龄为 49 岁(35~61 岁);所导致的严重不良事件发生率为 55.4%;从使用疑似药物治疗开始到 DILE 发生的平均中位延迟时间 172 天(35~610 天),表明 DILE 主要出现在服用疑似药物的几个月后,通常出现在前 2 年内。

二、致病药物和发病机制

(一) 致病药物

　　迄今为止,超过 10 种类别的药物可以诱发 DILE。由于缺乏前瞻性研究,很难确定这种并发症的实际发生概率,这些药物的药理和化学特性似乎并不是导致 DILE 发生的决定因素,虽然这些药物中有一些是芳香族胺(普鲁卡因胺、普萘洛尔和磺胺吡啶)或芳香族肼(肼屈嗪、异烟肼),但相关药物没有公认的常见化学结构。这些药物的治疗类别也相当多样化,从抗心律失常药到抗生素、抗惊厥药、抗高血压药、他汀类药物、免疫调节剂和生物制剂,与 DILE 相关的药物通常被分为高、中、低或极低致病风险。基于 VigiBase 的整合研究显示,截至 2018 年,已出现 118 种具有明显药物警戒信号的疑似致病药物(见表 15-3-1),其中有 42 种药物既往未被报道与 DILE 相关,只有少数药物具有明显的高危致病风险,其中 9 种药物(普鲁卡因胺、肼屈嗪、米诺环素、奎尼丁、异烟肼、特比萘芬、甲基多巴、双肼屈嗪和氯丙嗪)可以确定与 DILE 的致病关系,被报道的病例数量最多的药物分别为英夫利西单抗、阿达木单抗、依那西普、普鲁卡因胺、肼屈嗪。以普鲁卡因胺和肼屈嗪为例,报道 DILE 相关病例的频率分别高达 15%~20% 和 5%~8%。表 15-3-2 列举了部分诱导药源性红斑狼疮的药物及其致病风险。

表 15-3-1　VigiBase 收集的不良反应报告中与药源性红斑狼疮相关的 118 种药物

药物名称(英/中文)	IC025	药物名称(英/中文)	IC025	药物名称(英/中文)	IC025
procainamide 普鲁卡因胺	7.48	golimumab 戈利木单抗	1.22	interferon beta-1b 干扰素 β-1b	0.48
hydralazine 肼屈嗪	6.63	esomeprazole 艾司奥美拉唑	1.21	alendronic acid 阿仑膦酸 vitamin D$_2$ 维生素 D$_2$	0.47
aesculus extract 七叶树提取物	4.98	flecainide 氟卡尼	1.18	riociguat 利奥西呱	0.45
minocycline 米诺环素	4.75	epoprostenol 依前列醇	1.17	selexipag 司来帕格	0.45
ethosuximide 乙琥胺	4.60	conjugated estrogens medroxyprogesterone 结合雌激素 甲羟孕酮	1.16	tocilizumab 托珠单抗	0.45
quinidine 奎尼丁	3.43	folic acid 叶酸	1.15	electrolyte solution 电解质溶液	0.44

续表

药物名称（英/中文）	IC025	药物名称（英/中文）	IC025	药物名称（英/中文）	IC025
infliximab 英夫利西单抗	3.39	desoximetasone 去羟米松	1.12	phenelzine 苯乙肼	0.44
tocainide 妥卡尼	3.32	macitentan 马昔腾坦	1.11	lansoprazole 兰索拉唑	0.43
acebutolol 醋丁洛尔	3.06	treprostinil 曲前列尼尔	1.11	perphenazine 奋乃静	0.40
corticotropin 促肾上腺皮质激素	2.92	romiplostim 罗普司亭	1.09	estrogen 雌激素	0.37
phthalylsulfathiazole 酞磺胺噻唑	2.79	etanercept 依那西普	1.07	fluoxetine 氟西汀	0.37
labetalol 拉贝洛尔	2.57	celiprolol 塞利洛尔	1.00	anastrozole 阿那曲唑	0.36
penicillamine 青霉胺	2.55	propafenone 普罗帕酮	0.97	cevimeline 西维美林	0.36
methyldopa 甲基多巴	2.53	ethinylestradiol 炔雌醇 etonogestrel 依托孕烯	0.94	bisoprolol 比索洛尔 hydrochlorothiazide 氢氯噻嗪	0.35
propylthiouracil 丙硫氧嘧啶	2.45	hepatitis A vaccine 甲型肝炎疫苗 hepatitis B vaccine 乙型肝炎疫苗	0.88	chlorpromazine 氯丙嗪	0.33
hydralazine 肼屈嗪 hydrochlorothiazide 氢氯噻嗪 reserpine 利血平	2.40	oxybate sodium 羟丁酸钠	0.87	medroxyprogesterone 甲羟孕酮	0.31
terbinafine 特比萘芬	2.33	hydrochlorothiazide 氢氯噻嗪 telmisartan 替米沙坦	0.83	pindolol 吲哚洛尔	0.31
sulfadiazine 磺胺吡啶	2.29	alendronic acid 阿仑膦酸	0.81	cinnarizine 桂利嗪	0.29
disopyramide 丙吡胺	2.24	hydrochlorothiazide 氢氯噻嗪 triamterene 氨苯蝶啶	0.81	vaccine 疫苗	0.27
carbamazepine 卡马西平	2.07	interferon beta-1a 干扰素 β-1a	0.79	blood substitutes and perfusion solutions 血液代用品及灌注液	0.26

续表

药物名称(英/中文)	IC025	药物名称(英/中文)	IC025	药物名称(英/中文)	IC025
hepatitis B vaccine 乙型肝炎疫苗	1.96	pravastatin 普伐他汀	0.78	omeprazole 奥美拉唑	0.26
ambrisentan 安立生坦	1.95	lamotrigine 拉莫三嗪	0.77	valproic acid 丙戊酸	0.25
dihydralazine 双肼屈嗪	1.91	ticlopidine 噻氯匹定	0.77	cyproterone 环丙孕酮 ethinylestradiol 炔雌醇	0.21
lovastatin 洛伐他汀	1.72	hydrochlorothiazide 氢氯噻嗪 methyldopa 甲基多巴	0.75	captopril 卡托普利	0.20
bosentan 波生坦	1.70	oxprenolol 氧烯洛尔	0.75	imiquimod 咪喹莫特	0.17
primidone 扑米酮	1.68	eculizumab 依库珠单抗	0.70	isotretinoin 异维A酸	0.16
adalimumab 阿达木单抗	1.66	atenolol 阿替洛尔	0.65	teriparatide 特立帕肽	0.15
thiamazole 甲巯咪唑	1.60	fluvastatin 氟伐他汀	0.60	diltiazem 地尔硫草	0.14
HPV vaccine HPV疫苗	1.59	interferon alpha 干扰素α	0.60	nitrofurantoin 呋喃妥因	0.13
certolizumabpegol 培塞利珠单抗	1.58	pregabalin 普瑞巴林	0.60	cetirizine 西替利嗪	0.12
carteolol 卡替洛尔	1.52	altizide 阿尔噻嗪 spironolactone 螺内酯	0.58	interferon alpha-2b 干扰素α-2b	0.11
oxcarbazepine 奥卡西平	1.52	rofecoxib 罗非考昔	0.58	denosumab 地舒单抗	0.07
practolol 普拉洛尔	1.41	gemfibrozil 吉非罗齐	0.54	alprenolol 阿普洛尔	0.06
abatacept 阿巴西普	1.40	mexiletine 美西律	0.54	fosinopril 福辛普利	0.04
propranolol 普萘洛尔	1.40	prazosin 哌唑嗪	0.54	simvastatin 辛伐他汀	0.03
Lyme disease vaccine 莱姆病疫苗	1.39	isoniazid 异烟肼	0.52	carbimazole 卡比马唑	0.01

续表

药物名称(英/中文)	IC025	药物名称(英/中文)	IC025	药物名称(英/中文)	IC025
leflunomide 来氟米特	1.38	ethinylestradiol 炔雌醇 levonorgestrel 左炔诺孕酮	0.51	nomegestrol 诺美孕酮	0.01
conjugated estrogens 结合雌激素	1.35	griseofulvin 灰黄霉素	0.51		
mesalazine 美沙拉秦	1.27	iloprost 伊洛前列素	0.51		
phenytoin 苯妥英	1.24	efalizumab 依法珠单抗	0.48		
felbamate 非尔氨酯	1.22				

注:118 种药物,包括 2~3 种药物同时作用于机体,无法确认为单一致病机制还是药物共同作用。IC 为不均衡贝叶斯的指标值,比较观察值和预期值来查找药物和不良事件之间的相关性;IC025 是 IC95% 置信区间的下限,IC025>0 被认为导致不良事件的结果是显著的。

表 15-3-2 部分诱导药源性红斑狼疮的药物及其致病风险

药物	致病概率	证据等级 *
高风险	>5%	
普鲁卡因胺	15%~20%	C
肼屈嗪	8%~13%(6.7%)	C
中度风险	1%~<5%	
奎尼丁	只有病例报告,没有风险数据	C
低风险	0.1%~<1%	
异烟肼	21.6% 的患者出现 ANA,没有风险数据	C
依那西普	0.18%(上市后研究) 0.49%	B
英夫利西单抗	0.19%~0.22%(上市后研究) 0.66%	C
阿达木单抗	0.1%(上市后研究) 0.11%	C
卡马西平	只有病例报告	C
磺胺吡啶	在 200 例类风湿关节炎患者的前瞻性随机试验中没有 DILE 病例	C
甲基多巴,卡托普利,醋丁洛尔,氯丙嗪,丙硫氧嘧啶,D-青霉胺	只有病例报告	C
极低风险	<0.1%	
他汀类药 (阿托伐他汀,氟伐他汀,洛伐他汀,普伐他汀,辛伐他汀)	一项 DILE 病例研究中,7.3% 的患者曾接触过他汀类药物;他汀类药物引起的 DILE 报告占涉及他汀类药物的不良反应的 0.16%	C
肿瘤坏死因子抑制剂	占 TNF-α 抑制剂不良反应的 0.75%	C

药物	致病概率	证据等级*
米诺环素	0.05%	B
戈利木单抗	只有病例报告	C
培塞利珠单抗	只有病例报告	C
其他类:非尔氨酯,普罗帕酮,阿替洛尔,可乐定,依那普利,拉贝洛尔,米诺地尔,吲哚洛尔,哌唑嗪,碳酸锂,苯乙肼,呋喃妥因,乙琥胺,苯妥英,扑米酮,三甲双酮,保泰松,氯噻酮,左旋多巴,噻吗洛尔(滴眼剂),α-干扰素,白介素-2	只有病例报告	C

注:* 证据等级,B 级证据,证据来自非随机临床试验、前瞻性观察研究、群组研究、回顾性研究、病例对照研究、荟萃分析和/或上市后监测研究;C 级证据,证据来自一项或多项病例个案报告或病例序列报告。

(二)发病机制

药源性红斑狼疮的确切发病机制尚不明确,有研究认为可以分为直接和间接两种作用途径,通过直接作用机制诱导红斑狼疮的药物,例如抗肿瘤坏死因子抑制剂、干扰素等,其诱导红斑狼疮的致病途径与预期治疗作用途径可能相同。以肿瘤坏死因子抑制剂为例:其可能通过选择性下调细胞毒性 T 淋巴细胞的诱导反应来促进体液自身免疫,这通常是一种参与控制 B 淋巴细胞过度活跃的机制,可能导致某些患者诱发狼疮。

间接作用机制涉及改变免疫学途径和药物代谢途径,国内外研究学者提出了多种假说,包括以下一种或多种机制的共同作用:分子拟态、核酸改变、免疫调节改变、补体通路干扰和易改变的遗传因素。

Ablin 等学者研究考察了治疗剂量的普鲁卡因胺和奎尼丁对鼠腹膜巨噬细胞存活及对摄取凋亡和坏死胸腺细胞的影响。研究发现,在普鲁卡因胺和奎尼丁的作用下,机体巨噬细胞对凋亡及坏死细胞的摄取量显著降低。因而得出结论,治疗剂量的普鲁卡因胺和奎尼丁可特异性地抑制腹膜巨噬细胞对凋亡和坏死细胞的清除,当细胞凋亡率超过清除能力时,可产生抗核抗体(ANA)、抗心磷脂抗体和抗 DNA 抗体。

另一项研究表明,T 淋巴细胞 DNA 甲基化程度降低可引起一些基因不适当的活化及分子的过度表达,并可改变细胞的功能,普鲁卡因胺和肼屈嗪等药物通过抑制 T 淋巴细胞 DNA 甲基化作用诱导狼疮(DNA 甲基化是一种酶介导的 DNA 修饰过程,参与染色质重构和个体发育及细胞分化过程中组织特异性基因表达模式的建立)。

三、临床表现

与特发性红斑狼疮相似,DILE 主要有 3 种类型:药源性系统性红斑狼疮(drug-induced systemic lupus erythematosus,DI-SLE)、药源性亚急性皮肤红斑狼疮(drug-induced subacute cutaneous lupus erythematosus,DI-SCLE)和药源性慢性皮肤红斑狼疮(drug-induced chronic cutaneous lupus erythematosus,DI-CCLE);后两种表现形式也可以定义为药源性皮肤红斑狼疮(drug-induced cutaneous lupus erythematosus,DICLE)。

(1)药源性系统性红斑狼疮:药物诱导的系统性红斑狼疮是最常见的类型,不同药物引起狼疮症状的临床表现和实验室结果各不相同,但具有某些特征性和指示性的共同表现,最常见的表现包括全身症状(低热、食欲缺乏、体重减轻、疲劳)和肌肉骨骼症状(关节痛和/或关节炎、肌痛)。高达 90% 的患者都有非常典型的关节痛症状,而且通常是唯一的临床症状。约有 50% 的患者存在典型的肌痛症状,其他特征性症状是发热、胸膜炎和心包炎,肾脏和中枢神经系统受累相对比较罕见。

皮肤受累可能发生,多见于紫癜、结节性红斑或红斑性丘疹。在系统性红斑狼疮中观察到的皮肤表现如颊部红斑、脱发和光敏反应,药源性红斑狼疮通常不存在。其他临床表现如黏膜溃疡、淋巴结肿大和雷诺现象、严重贫血、白细胞减少或血小板减少症,在典型的药源性红斑狼疮病例中也很少发生。

　　血清学特征方面,多达 90% 的药源性红斑狼疮患者抗核抗体呈阳性;典型的发现是针对不同组蛋白复合物的抗组蛋白抗体呈阳性,超过 75% 的药源性红斑狼疮患者(某些文献来源为 95%)抗组蛋白抗体呈阳性,抗 ssDNA 抗体的阳性频率较高,而抗 dsDNA 抗体的阳性频率较低(主要是肿瘤坏死因子抑制剂和干扰素所引起)。

　　(2)药源性亚急性皮肤红斑狼疮:由氢氯噻嗪、特比萘芬、钙通道阻滞剂等药物引起的狼疮样综合征多为药源性亚急性皮肤红斑狼疮,以皮肤受累为主的最常见亚型,其特征是光分布式红斑,有时是环状或多环性红斑病变和斑块,有时表现为广泛分布的丘疹性鳞状病变,也累及下肢。女性似乎比男性更易受到影响,在老年女性患者中更常见。其临床表现和血清学特征可能会有很大差异,抗 SSA 抗体/抗 SSB 抗体、抗核抗体和抗组蛋白抗体可能同时存在,相关资料有限,更容易被忽视。

　　(3)药源性慢性皮肤红斑狼疮:该类临床表现分型相关的文献报道罕见,通常认为致病药物与氟尿嘧啶衍生物尤其是替加氟、尿嘧啶替加氟相关。

四、诊断及鉴别诊断

　　与特发性红斑狼疮不同,对于 DILE 的诊断没有统一的标准,不同药物引起的狼疮表现不同,临床症状与药物暴露有关。

　　系统性红斑狼疮的 11 项分类标准:①颊部蝶形红斑;②盘状红斑;③光敏感;④口腔溃疡;⑤非侵蚀性关节炎;⑥浆膜炎,心包炎或胸膜炎;⑦肾脏病变,蛋白尿或管型尿;⑧中枢神经系统病变;⑨血液学异常;⑩免疫学异常;⑪抗核抗体滴度异常。根据美国风湿病学会(ACR)推荐,考虑系统性红斑狼疮诊断需要上述 11 项标准中的 4 项,而诊断药源性红斑狼疮时,可作为分类标准的典型阳性症状范围仅为:关节炎、浆膜炎、心包炎或胸膜炎、抗核抗体、抗组蛋白抗体、抗 ssDNA 抗体。因此,确诊药源性红斑狼疮是非常困难的。

　　Borchers 等提出一项 DILE 的诊断标准:①足够剂量和持续地接触致病药物;②至少出现一个系统性红斑狼疮的症状;③开始用药前无系统性红斑狼疮或其他自身免疫性疾病病史;④停药后几周或几个月内症状消失或者血清学检查结果迅速改善和逐渐下降。

　　此外,这种临床表现也可能是前期狼疮加重、特发性狼疮暴露、自身免疫性溶血性贫血、药物过敏、嗜酸性粒细胞增多-肌痛综合征、血清病、毒油综合征,其他非药物原因诱导的狼疮如环境因素、重金属等,必须仔细询问患者临床病史,以确定有助于诊断药源性红斑狼疮的参数,并排除其他可能性,需要鉴别诊断加以区分。一般来说,自身免疫性药品不良反应和变态反应之间的一个区别因素是,药物诱导的自身免疫通常在使用较高剂量时发生,并且与累积剂量呈正相关。SLE 与 DILE 的区别见表 15-3-3,DILE 和特发性 SLE 的主要血清学区别见表 15-3-4。

表 15-3-3　SLE 与 DILE 的区别

临床特征	SLE	DILE
平均年龄/岁	20~40	50
女性:男性	9:1	1:1(4.3:1)
发病症状	渐进	突发
发病程度	轻微-严重	轻微

临床特征	SLE	DILE
标准症状	83%	50%
关节痛和关节炎	90%	95%
心包炎或胸膜炎	50%	50%
肝大	5%~10%	15%~20%
皮肤受累	54%~70% (颊部、盘状皮疹、口腔溃疡)	<5%~25% (光敏性，紫癜)
肾脏病变	32%~53%	5%~10%
中枢神经系统病变	20%~32%	<5%
血液学异常	常见	不常见
血清学特性		
ANA	>95%	>95%
抗组蛋白抗体	60%~80%	90%~95%
dsDNA 抗体	50%~70%	<5%
抗 Sm 抗体	20%~30%	罕见
低补体血症	50%~60%	<5%

表 15-3-4 DILE 和特发性 SLE 的主要血清学区别

项目	血清学特点	
	DILE	特发性 SLE
ANA	90%~100%	90%~100%
抗 dsDNA	罕见使用 TNF-α 抑制剂引发的 DILE 为 ++	50%~80%
抗 Sm	<5%	20%~30%
抗 SSA 抗体	NK	30%~40%
抗组蛋白	90%~95%	60%~70%
低补体水平	罕见	40%~65%
贫血	<45%	30%~90%
白细胞减少	2%~33%	35%~66%
Coombs 试验阳性	<30%	18%~65%

注:NK,未知。

五、预防与监测

避免应用已知可诱发红斑狼疮的药物,若权衡利弊后确需应用,则应严密监测患者的早期症状。每 3 个月应进行全血细胞计数、红细胞沉降率及抗核抗体检测,并且应仔细询问患者病史,如患者是否出现关节痛、肌痛、皮疹和发热。不能仅以 ANA 检测结果阳性作为停药的指征,一旦患者出现类风湿关节炎症状或出现血液学检测结果异常,如白细胞减少及红细胞沉降率加快,则应立即停药。

六、治疗原则

药源性红斑狼疮的治疗是以停用诱发药物为基础的,正常病程是立即停服致病药物后临床表现逐渐消退,症状和体征通常在几周内消失,很少在几年内消失,但是抗核抗体水平通常在症状缓解平均4个月后仍保持升高,自身抗体滴度下降非常缓慢,在临床表现缓解后很长一段时间内可能都保持阳性。因此,在这些典型的病例中,自身抗体谱的变化不应被用来作为调整或者逐步减少治疗的指标。

治疗所需的时间取决于许多不同的因素,包括致病药物的种类、患者的临床表现和特点,以及潜在疾病。可能会出现几种不同的情况,因此需要个体化的治疗方案。如果停药后临床表现仍然存在,应根据临床表现的类型和严重程度进行治疗。

(1)药源性系统性红斑狼疮:可引起全身多系统损害,可以使用特发性红斑狼疮的治疗方案对症治疗,如关节炎推荐使用非甾体抗炎药缓解症状,而伴有浆膜炎的患者推荐使用小剂量糖皮质激素类药物短期治疗。全身治疗可以使用糖皮质激素类药物如泼尼松、抗疟药如羟氯喹甚至免疫抑制剂。当出现主要器官受累如肾小球肾炎、中枢神经系统疾病、严重血液学异常时,必须结合免疫抑制治疗,例如,大剂量糖皮质激素类药物、抗代谢物或烷基化剂冲击治疗,甚至联合免疫净化治疗或丙种球蛋白冲击治疗。

(2)药源性亚急性皮肤红斑狼疮:据文献报道,大多数患者停药8周内病情可缓解,8个月内抗SSB抗体可转为阴性。若停药不缓解,则首选糖皮质激素类药物或抗疟药,虽然局部使用糖皮质激素类药物也可减轻症状,但单一外用激素治疗其疗效不足,而口服泼尼松2~4周,常可帮助病情缓解;对于抗疟药,常使用羟氯喹2~3个月,约75%的患者有效。部分病情较重的患者需使用免疫抑制剂,临床常选用甲氨蝶呤或沙利度胺,其有效率分别可达98%和97%;此外,也可选用氨苯砜治疗,其有效率可达48%。另有文献报道硫唑嘌呤和吗替麦考酚酯亦有效。

(3)药源性慢性皮肤红斑狼疮:一般停药数周后皮肤受损可缓解,无须特殊治疗。个别患者需在停药的基础上局部使用糖皮质激素类药物或他克莫司治疗。

七、预后及随访

对于药源性红斑狼疮,基本原则是尽早识别致病药物、及时停用诱发药物、明确诊断、明确病情活动性和严重性,评估病情的整体进展和各器官受累程度,一般患者不经特殊治疗,停药数天或数周后通常临床表现能够逐渐缓解至消失。需要药物治疗的患者,应关注危害患者生命的具体情况,避免药物治疗的副作用,随访间隔没有确切的研究或推荐,一般建议根据具体患者情况酌情拟订随访计划。对于病情不稳定患者,临床实践中往往建议在2~4周进行随访,以明确治疗方案的有效性和药物的安全性。病情平稳后随访间隔可拉长至1~3个月进行整体评估。对于病情极稳定,没有严重器官受累和致死并发症的患者,可以将随访时间延长至每6~12个月一次,但是需要确保对患者进行充分的教育。

八、患者教育

具有新型作用机制的药物的开发,促使诱导药源性红斑狼疮的药物名单逐渐扩大,通常大多数致病药物停药后即会改善狼疮样症状,预先识别可能诱导药源性红斑狼疮的药物显得尤为重要。

提高患者对导致药源性狼疮药物的认识,谨慎使用已知的有潜在致病风险的药物;当临床治疗必须使用该类药物时,应密切监测患者血清学抗体指标,定期评估患者体征与症状以判断停药时机,避免药源性自身免疫性疾病的发生。

九、典型病例

患者女性,24 岁。因面部起红斑,伴发热就诊。自述于 10 天前因扁桃体发炎自服阿莫西林胶囊,4~5 小时后出现恶心、呕吐,面部肿胀起红斑,停用阿莫西林后接受静脉滴注地塞米松、葡萄糖酸钙、维生素 C 治疗,全身皮肤肿胀,加用利尿药后肿胀减轻。入院前患者出现发热、胸闷、咳嗽、腹胀等症状,体温最高达 38.1℃。既往体健,否认肝炎、结核病病史。对青霉素、头孢类药物过敏。否认手术、外伤及输血史。个人史无殊,家族成员无类似疾病。皮肤科检查面部皮肤潮红肿胀,面颊部对称分布水肿性紫色红斑。实验室检查:血常规 WBC $7.4 \times 10^9/L$,尿常规尿蛋白(+++),酮体(+),总蛋白 45g/L(正常值 60~80g/L),肾功能正常。立即停用阿莫西林,予吗替麦考酚酯 0.5g、0.75g(8am、8pm),泼尼松 60mg/d,利尿药等药物治疗,控制狼疮活动,减轻肾脏损伤。半个月后患者症状明显缓解出院。随访患者复查:抗核抗体 1:100 阳性,抗核糖体 P 蛋白抗体 1:100 阳性,余阴性,24 小时尿蛋白定量持续下降,2 个月后改为环磷酰胺(CTX)每个月 1g 冲击治疗,连用 4 个月,泼尼松逐渐减量至 15mg/d,维持治疗。

讨论: 患者抗核抗体阳性(1:320),抗 nRNP/Sm 抗体阳性,抗组蛋白抗体阴性,红细胞沉降率 93mm/h,IgG 2.91g/L(正常值 7.1~16g/L),24 小时尿蛋白 3.3g/L。胸部 X 线片示双侧胸腔积液,腹部彩超示肾损害声像图,腹腔少量积液。经肾内科及风湿科会诊,综合患者临床表现及实验室检查,考虑为药源性狼疮,阿莫西林引起的可能性大,肾病综合征、急性肾间质损伤。病理科肾活检病理报告示:免疫荧光检查 IgA(++),IgG(+++),IgM(++),C3(++),F(++),C1q(++),考虑符合狼疮性肾炎 I 型。

点评: 阿莫西林作为半合成青霉素类药物,有极低风险可诱发药源性红斑狼疮,故临床使用时如果患者出现不明原因发热、皮疹、肾炎或关节炎等症状时,应及时停药就诊,完善相关检查以尽快确诊。

(邱晓燕　钟明康)

第四节　药源性免疫缺陷 ICD-10:D84.9

教学目的与要求

1. 掌握药源性免疫缺陷的常见致病药物、预防和治疗。
2. 熟悉药源性免疫缺陷的临床表现及诊断。
3. 了解药源性免疫缺陷的发病机制。

免疫缺陷是由遗传因素或其他原因造成的免疫系统发育或免疫应答障碍而导致的一种或多种免疫功能不全,分为原发性免疫缺陷和继发性免疫缺陷。原发性免疫缺陷与遗传有关,多发生在婴幼儿。继发性免疫缺陷是后天因素造成的,继发于某些疾病或使用药物后所致的免疫系统暂时或持久损害。免疫缺陷患者可出现免疫细胞的发育、分化增生、调节和代谢障碍,并引起机体免疫功能低下或缺陷,临床表现为反复或持续感染,可伴发过敏性疾病和自身免疫病,并有发生恶性肿瘤的倾向。

药物导致免疫活性细胞(如淋巴细胞、中性粒细胞)和免疫活性分子(如免疫球蛋白、白介素、补体蛋白质)减少或活性降低,引起免疫功能的缺陷称为药源性免疫缺陷 ICD-10:D84.9。在临床上比较常见,特别是使用化疗的细胞毒性药物和抗排斥反应的免疫抑制剂。

一、流行病学

一项对住院患者淋巴细胞减少症原因分析的研究显示,使用糖皮质激素类药物和细胞毒性药物治疗导致的淋巴细胞减少占 20%。根据一份免疫球蛋白在继发性免疫缺陷使用的市场调查结果,在全球范围内,医源性抗体缺失占继发性抗体缺失的 12.8%~22.1%。三项大型流行病学研究报告了粒细胞缺乏症的总发病率。在欧洲和以色列进行的一项研究表明,药源性粒细胞缺乏症的发病率为每百万 3.4 例。美国的一项粒细胞病研究显示,7 年期间从美国 3 个州医院收集数据分析得出,药源性粒细胞缺乏症总发病率为每百万 7.2 例(范围为每百万 2.4~15.4)。在中国香港进行一项基于人群的病例对照研究,使用香港医院管理局临床数据分析和报告系统,评估中国人药源性粒细胞缺乏症的发生率、死亡率,时间跨度为 2004 年 1 月 1 日至 2013 年 12 月 31 日,结果显示药物诱发的粒细胞缺乏症患者发病率估计为每百万人 2.2 例,病死率为 3.9%。

药源性免疫缺陷患者继发各种病原体感染的风险和肿瘤的发生率显著增加。器官移植术后使用免疫抑制剂,80% 以上的受者至少出现过 1 次临床感染。其中细菌感染最为常见,其次为真菌和病毒感染,发生率分别约为 70%、20% 和 8%。细胞毒性药物导致的粒细胞缺乏症患者中,约有 50% 的患者出现明显或隐匿性感染。当中性粒细胞减少到 0.1×10^9/L 时,风险甚至更大,其中 20% 的发热患者出现有可能危及生命的菌血症。移植患者比未服用免疫抑制剂的人群新发肿瘤的发生率提高 2~7 倍。新发肿瘤中最常见的是皮肤癌,移植患者在接受低剂量太阳光辐射条件下,皮肤癌的长期发生率(20 年)为 50%,而在高剂量辐射下发生率可达 80%。除了皮肤癌,移植患者还面临着淋巴瘤等的威胁,存活期超过 10 年的肾移植患者约有 1/4 最终死于肿瘤。

二、致病药物和发病机制

药源性免疫缺陷的致病药物主要有细胞毒性药物和免疫抑制剂,这两类药物也有重合的部分,如环磷酰胺、硫唑嘌呤等。

细胞毒性药物包括细胞周期特异性和非特异性药物,作用于细胞的 DNA、干扰核酸的生物合成、影响核酸的转录、抑制拓扑异构酶作用和影响微管蛋白的合成,造成细胞死亡。细胞毒性药物没有定向选择性,杀伤多种免疫细胞而抑制机体的免疫功能,包括增殖期淋巴细胞及某些静止细胞,引起免疫抑制。抑制 B 淋巴细胞和 T 淋巴细胞生成,阻断体液免疫和细胞免疫反应;杀伤中性粒细胞,降低机体非特异性免疫。

肿瘤化疗药是主要的细胞毒性药物,包括以下 5 类,①烷化剂:环磷酰胺、盐酸氮芥、卡莫司汀、塞替派、白消安等;②抗代谢药:硫嘌呤、氟尿嘧啶、阿糖胞苷、替加氟、吉西他滨、羟基脲、甲氨蝶呤等;③抗生素:多柔比星、柔红霉素、丝裂霉素、平阳霉素、博来霉素等;④生物碱类:长春新碱、长春地辛、依托泊苷、紫杉醇、伊立替康等;⑤激素类:阿那曲唑、来曲唑、甲他孕酮、他莫昔芬、阿他美坦等。

免疫抑制剂降低机体的免疫能力,用于防治器官移植排斥反应和自身免疫性疾病,主要作用于免疫反应的感应期,抑制淋巴细胞增殖,也有一些作用于免疫反应的效应期。能抑制与免疫反应有关细胞(T 淋巴细胞和 B 淋巴细胞等)的增殖与功能,降低免疫应答。免疫抑制剂是一把"双刃剑",一方面其抗排斥反应疗效,另一方面则导致免疫缺陷而增加了细菌、真菌、病毒等感染的风险。并伴随着免疫监视功能的慢性损害,新发生的恶性细胞不被识别和清除,而逐渐发生逃逸、克隆、增殖和生存。免疫抑制强度越大,持续时间越长,这种风险越高,尤其是致癌病毒(如 EB 病毒、卡波西肉瘤疱疹病毒、人乳头瘤病毒或肝炎病毒)相关的肿瘤发生。

免疫抑制剂按作用靶点分为以下几类,①以 T 淋巴细胞为靶点的免疫抑制剂:钙神经蛋白抑制剂(环孢素和他克莫司),通过与钙调磷酸酶结合,从而抑制由活化 T 细胞核因子(NFAT)所引发的细胞因子的转录过程,阻断 T 淋巴细胞的活化;抗人 T 细胞 CD3 鼠单抗(OKT3),它以 T 淋巴细胞抗原受体-CD3 复合体的 CD3 亚基为靶点并导致功能性 T 淋巴细胞的快速清除;兔抗人胸腺细胞免疫球蛋白(ATG),与多种 T 淋巴细胞表面共有抗原分子结合,通过多种途径诱发强烈而持久的 T 淋巴细胞清除;抗人淋巴细胞免疫球蛋白(ALG),使淋巴细胞耗竭,T 淋巴细胞被补体依赖性溶解后从循环中清除。②以 B 淋巴细胞为靶点的免疫抑制剂:利妥昔单抗,能特异性地与前 B 淋巴细胞和成熟 B 淋巴细胞表面的跨膜抗原 CD20 结合,启动 B 淋巴细胞清除的免疫反应;硼替佐米,26S 蛋白酶体抑制剂,使浆细胞凋亡,从而清除转化的和未分化的浆细胞,减少抗体产生。③以补体为靶点的免疫抑制剂:依库珠单抗,可有效抑制 C5 向 C5a 和 C5b 分裂,封锁了补体的炎症、血栓形成和溶细胞功能。④以细胞因子为靶点的免疫抑制剂:肾上腺皮质激素(泼尼松),通过阻断转录因子,抑制细胞因子的转录并引发大量的下游效应;巴利昔单抗,特异地与激活的 T 淋巴细胞上的 CD25 抗原高亲和性地结合,从而阻断 IL-2 与 IL-2 受体结合,阻断了 T 淋巴细胞增殖信息的传导。⑤以多种细胞为靶点的免疫抑制剂:阿仑珠单抗,抗 CD52 单克隆抗体,清除体内的 T、B 淋巴细胞和抗原提呈细胞。抗代谢药(硫唑嘌呤、吗替麦考酚酯、来氟米特、甲氨蝶呤),通过影响嘌呤和嘧啶途径干扰 DNA 的合成,进而影响 T、B 淋巴细胞的增殖;环磷酰胺,烷化代谢物与 DNA 相互作用,杀伤淋巴细胞。哺乳动物雷帕霉素靶蛋白抑制剂(西罗莫司、依维莫司和替西罗莫司),与哺乳动物雷帕霉素靶蛋白结合并抑制其激活,抑制 T 淋巴细胞活化和增殖,也作用于单核-巨噬细胞、树突状细胞、自然杀伤细胞和内皮细胞。

一些非细胞毒非免疫抑制药物也会导致中性粒细胞减少而引起免疫缺陷,如某些药物可以作为一种半抗原,在敏感者体内与粒细胞蛋白结合形成抗原,刺激机体产生抗粒细胞抗体,导致粒细胞破坏或溶解,从而使粒细胞减少。其他引起中性粒细胞减少常见的有抗甲状腺药物(甲硫氧嘧啶、丙硫氧嘧啶、甲巯咪唑等)、β-内酰胺类抗生素(氨苄西林、甲氧西林、苯唑西林等)、抗精神病药与安定药(氯丙嗪和氯氮平)、非甾体抗炎药(保泰松、吲哚美辛等)、抗寄生虫药(奎宁、奎尼丁等)、抗巨细胞病毒药(更昔洛韦、缬更昔洛韦)、磺胺类药物(如复方磺胺甲噁唑)和氯霉素、西咪替丁等。部分引起中性粒细胞减少的药物见表 15-4-1。

表 15-4-1 引起中性粒细胞减少的药物

药物	发生率	证据等级	药物	发生率	证据等级
更昔洛韦	11.8%~25.7%	C	溴苯那敏	NK	C
齐多夫定	3%	C	卡托普利	NK	C
噻氯匹定	2.4%	B	卡马西平	NK	C
氯氮平	0.7%~0.8%	B	头孢菌素	NK	C
柳氮磺吡啶	0.6%	B	氯霉素	NK	C
普鲁卡因胺	0.56%	C	氯喹	NK	C
甲基咪唑	0.2%~0.5%	B	秋水仙碱	NK	C
卡马西平	0.2%~0.5%	C	地高辛	NK	C
丙硫氧嘧啶	0.2%~0.5%	C	双嘧达莫	NK	C
对乙酰氨基酚	NK	C	红霉素	NK	C
乙酰唑胺	NK	C	氟胞嘧啶	NK	C
别嘌醇	NK	C	庆大霉素	NK	C
阿司匹林	NK	C	灰黄霉素	NK	C
β-内酰胺类抗生素	NK	C	氢氯噻嗪	NK	C

续表

药物	发生率	证据等级	药物	发生率	证据等级
羟基氯喹	NK	C	苯妥英钠	NK	C
丙米嗪	NK	C	普罗帕酮	NK	C
英夫利西单抗	NK	C	普萘洛尔	NK	C
异烟肼	NK	C	乙胺嘧啶	NK	C
左旋多巴	NK	C	奎尼丁	NK	C
甲苯咪唑	NK	C	奎宁	NK	C
甲氧氯普胺	NK	C	雷尼替丁	NK	C
阿巴卡韦	NK	C	利妥昔单抗	NK	C
甲基多巴	NK	C	螺内酯	NK	C
硝苯地平	NK	C	他莫昔芬	NK	C
呋喃妥因	NK	C	复方磺胺甲噁唑	NK	C
非甾体抗炎药	NK	C	缬更昔洛韦	NK	C
奥氮平	NK	C	丙戊酸	NK	C
青霉素	NK	C	万古霉素	NK	C
吩噻嗪	NK	C			

注：NK, not known，未知；B 级证据，证据来自非随机临床试验、前瞻性观察研究、群组研究、回顾性研究、病例对照研究、荟萃分析和/或上市后监测研究；C 级证据，证据来自一项或多项病例个案报告或病例序列报告。

三、临床表现及鉴别诊断

免疫缺陷常发生机会感染，临床上常出现高热、畏寒、咽痛、颌下及颈部淋巴结肿大、压痛等症状，以及由于继发感染而引起化脓性扁桃体炎、口腔黏膜和咽峡部溃疡、肺炎、尿路感染，甚至脓毒血症或败血症。感染可能由细菌、真菌、病毒等各种病原体引起，常反复出现。长期的免疫缺陷还易诱发非霍奇金淋巴瘤、卡波西肉瘤、皮肤癌等恶性肿瘤。

实验室检查：中性粒细胞 $<1.5 \times 10^9/L$ 时，可认为是中性粒细胞减少症，可导致严重感染，若 $<0.1 \times 10^9/L$ 可发生致死性感染。总免疫球蛋白浓度 $<2g/L$ 常表示明显的抗体缺陷；浓度中度降低（如 IgG 浓度在 $2{\sim}4g/L$ 或总免疫球蛋白在 $4{\sim}6g/L$），需结合抗体功能试验。T 淋巴细胞绝对值 $<1.2 \times 10^9/L$，提示有细胞免疫缺陷可能；当辅助 T 淋巴细胞（CD4）计数 $<500/\mu l$，高度提示 T 淋巴细胞免疫缺陷；CD4 计数 $<200/\mu l$，则为重度 T 淋巴细胞免疫缺陷。CD4/CD8 细胞比值小于 1 也提示 T 淋巴细胞免疫缺陷。

导致继发性免疫缺陷的原因除了药物外，还有诸如恶性肿瘤（如慢性淋巴细胞白血病）、免疫缺陷病毒（HIV）感染、自身免疫性疾病、脾功能亢进、近期严重感染等，需首先诊断排除。要明确患者近期是否有使用细胞毒性药物和免疫抑制剂的用药史，药物导致的粒细胞缺乏症典型发病时间通常为用药后的 7~14 天。

四、预防与监测

使用细胞毒性药物化疗的患者，可以通过 2 个基本策略来预防粒细胞减少。①减少化疗剂量：前一个周期化疗中性粒细胞减少的患者，这个周期对化疗的剂量减量。②预防使用粒细胞集落刺激因子（G-CSF）：评估患者化疗方案，有发生发热性粒细胞减少症（fever and neutropenia，FN）的风险预防使用 G-CSF：发生 FN 风险>20%，预防性使用 G-CSF；发生 FN 风险 10%~20%，评估患者其他风险因素后考虑使用；对先前化疗周期进行评估，如果前一周期患者发生 FN 或剂量限制性中性粒细胞减少事件，则下一周期预防性使用 G-CSF。对于免疫缺陷的患者，可以采取隔离治疗预防交叉感染。Ⅳ度骨髓抑制的患者，需预防性使用广谱抗生素。

器官移植受者术后，需常规监测免疫抑制剂（他克莫司、环孢素）血药浓度，根据血药浓度调整给药剂量，防止抑制过度。还要进一步评估患者的免疫功能，包括淋巴细胞的数量、CD4/CD8 比值、CD4$^+$T 细胞腺苷三磷酸（ATP）活性测量、细胞因子（干扰素 γ、白介素-2）监测等。

五、治疗原则

在可能的情况下，应该减少或停止使用导致免疫缺陷的药物。药物导致的轻症免疫缺陷，大多数停药后可自行恢复。对粒细胞缺乏的患者，可使用传统的升白药物和集落刺激因子。临床常用的集落刺激因子有重组粒细胞集落刺激因子（G-CSF）和粒细胞巨噬细胞集落刺激因子（GM-CSF），通常使用剂量为 300μg/d，这一剂量能够有效地减少粒细胞缺乏持续时间。患者 IgG<4~5g/L，身体较为虚弱或已发生感染，可以使用免疫球蛋白治疗。治疗剂量推荐为 0.4~0.8g/(kg·d)，疗程为 3~4 周。并根据实际情况调整剂量，使血浆 IgG 谷值维持在 5g/L 以上来降低感染风险。淋巴细胞功能损伤的患者，可以使用胸腺激素制剂（胸腺素、胸腺五肽）、重组人白介素-2、胸腺激素类似物来提高细胞免疫力。

免疫缺陷发热，最常见的是由细菌和真菌感染引起。经验性使用广谱抗菌药物是最佳选择，具体的抗菌药物需要根据患者的临床症状和特点、当地细菌耐药情况和患者用药史进行选择。常用的抗生素有：单药，如头孢他啶、头孢吡肟、亚胺培南、美罗培南；联合用药，如氨基糖苷类 + 抗铜绿假单胞菌 β-内酰胺类，必要时联合万古霉素。若患者接受广谱抗菌药物治疗后仍持续发热，则需考虑经验性抗真菌治疗。后根据病原学结果调整方案。同时还要筛查巨细胞病毒、EB 病毒、寄生虫等其他病原微生物，并采取相应的治疗。

六、预后及随访

感染是药源性免疫缺陷最主要的死亡原因。粒细胞缺乏症感染等并发症的死亡率为 2.5%~10%。器官移植后感染或其他并发症同时合并感染，占围手术期死亡原因的 40%。

七、患者教育

接受细胞毒性药物化疗的患者，应注意个人卫生及注意保温，防止感染和交叉感染。加强食物的营养支持，以提高体内免疫功能，鼓励多饮水。监测体温，观察口腔、皮肤黏膜等部位是否有感染。使用免疫抑制剂的患者，严格按照医嘱服药，不可自行增加，定期门诊随诊。监测体温，如有发热立即就医。外出穿着防护服和使用防晒用品来限制暴露于阳光和紫外线直射，减少皮肤癌的风险。

八、典型病例

患者女性，75 岁，身高 156cm，体重 53kg，体表面积 1.54m^2。

主诉：食欲缺乏、恶心 3 个月，左上腹间断隐痛 1 个月入院。

现病史：患者 3 个月前出现食欲缺乏，伴恶心，无呕吐。2016 年 7 月做胃镜检查示：胃底可见巨大肿物,呈菜花样隆起,环周生长,大小约 7cm×5cm,表面凹凸不平。胃底、食管黏膜活检:浸润性低分化癌,结合免疫组化,考虑低分化腺癌。胸部 CT 可见食管下段至贲门区管壁不规则增厚伴强化,周围增多增大淋巴结。纵隔内增多淋巴结,肺间质性改变,双侧胸膜轻度增厚。近 1 个月来左上腹间断隐痛,伴食欲减退明显及体重减少约 5kg。既往史:既往体健,无外伤史,无手术史、输血史,预防接种史不详。余无异常。

入院诊断:贲门恶性肿瘤,分期 T4N3Mx。

入院第 2 天:查血常规,白细胞 4.44×10⁹/L,中性粒细胞 2.30×10⁹/L。

入院第 10 天:排除化疗禁忌后给予"多西他赛＋顺铂"方案化疗,过程顺利。

入院第 18 天:报血常规危急值,白细胞 0.48×10⁹/L,中性粒细胞 0.09×10⁹/L,为Ⅳ度骨髓抑制,立即准备层流病房,并给予重组人粒细胞刺激因子注射液(G-CFS)250μg 皮下注射进行治疗,连续应用 3 天。

入院第 20 天:复查血常规,白细胞 8.09×10⁹/L;中性粒细胞 5.78×10⁹/L。

讨论:根据美国国家癌症研究所(NCI)公布的分级标准,该患者为重度中性粒细胞抑制(G4 级)。《临床肿瘤内科手册》(第 6 版)指出,肿瘤患者因化疗、放疗等发生中性粒细胞减少时推荐使用 G-CFS。该药说明书中指出,当中性粒细胞数回升至 5.8×10⁹/L(白细胞 10×10⁹/L)以上,应观察病情,同时给予停药。

点评:骨髓抑制是许多抗肿瘤药的主要不良反应之一。化疗的患者通常会出现不同水平的骨髓抑制,其中以中性粒细胞减少最为常见。肿瘤化疗前后必须监测血常规。

(邱晓燕　钟明康)

第十六章 药源性生殖障碍与胚胎异常

药源性生殖障碍是指育龄期人群在用药后出现的生育功能障碍,包括性功能障碍和不孕不育。女性主要表现为月经紊乱、闭经、排卵障碍、性激素紊乱、性欲降低、性高潮障碍等;男性则主要表现为性功能障碍(勃起功能障碍、射精障碍、早泄等),精子数量、活力或形态异常。药源性胚胎异常是指备孕期或妊娠期女性在用药后,药物经母体进入胚胎或胎儿体内,通过直接或间接作用使胚胎分化、发育异常,从而导致胚胎流产、早产或导致胎儿发育畸形或功能障碍。

第一节 药源性流产与早产 ICD-10:O04

教学目的与要求

1. 掌握药源性流产与早产的常见致病药物、发病机制。
2. 熟悉药源性流产与早产的定义、临床表现及治疗原则。
3. 了解药源性流产与早产的流行病学。

胚胎或胎儿尚未具有生存能力而妊娠终止者,称为流产(abortion,miscarriage)。我国将妊娠不足28周,胎儿体重 <1 000g 而终止者称为流产,分为早期流产(≤12周)及晚期流产(12~28周)。妊娠满28周至不足37周间分娩者,称为早产。

药源性流产 ICD-10:O04 与早产是指孕妇因服用或接触某些药物而引起的妊娠提前终止。一些药物通过母体进入胚胎或胎儿体内,其药理作用或毒性作用可直接导致胚胎或胎儿发生流产或早产。如现在临床上运用已十分普遍的药物流产(medical induction),就是利用药物本身的药理作用达到终止妊娠的目的。

一、流行病学

世界卫生组织(WHO)明确指出,应优先关注的生殖健康的领域包括孕产妇保健、人工流产、避孕药具使用与不孕症的治疗、生殖道感染、促进健康,可见人工流产已成为全社会关注的公共卫生问题。据报道,我国每年约有 800 万人次的人工流产,呈现出人工流产低龄化、未婚未孕妇女比例大、间隔时间短、重复流产率高的特点。

在全球范围内,不同国家和地区之间早产发生率存在差异。早产在不同经济收入水平国家之间差异较大。在低经济收入和中低经济收入国家,早产发生率较高,分别为 11.8% 和 11.3%;在中高经济收入和高经济收入国家,早产发生率分别为 9.4% 和 9.3%。近 15 年来,发达国家采取了诸多降低早产发生率的措施,早产发生率有所下降。早产的发生率除了不同国家和地区的差异性之外,还具有种族差异性。流行病学研究提示,非洲裔美国人具有更高的早产发生率。而在中国,1993—2005 年中国 3 省 10 县(市)一共 542 923 例妊娠满 28 周且分娩单胎儿(包括死胎和死产)数据显示,早产发生率为 4.75%。2002—2003 年该数据上升为 7.8%。2005 年,中国 22 个省市的 72 家城市医院产科分娩信息显示早产发生率为 8.1%,提示 20 世纪 90 年代初到 2005 年早产发生率呈上升趋势。之后早产发生率有所回落,2011 年,Zou 等的多中心研究显示早产发生率为 7.1%。

二、致病药物和发病机制

许多药物可引起流产或早产。一般来说,凡能引起子宫肌肉兴奋、产生子宫肌肉收缩功能的药物,都有可能引起流产、早产,甚至死胎。常见的发病机制分为以下几种:①药物直接作用于子宫,使宫缩加强,胚胎排出;②药物与孕酮竞争结合蜕膜的孕激素受体,阻断孕酮活性,终止妊娠;③药物通过影响环氧合酶,抑制前列腺素,使胚胎不能顺利植入子宫壁。

(一) 兴奋子宫的药物

1. 垂体后叶素制剂及其作用机制　垂体后叶素(pituitrin)是由猪、牛脑垂体后叶中提取的水溶性成分,内含催产素和血管升压素(又称为抗利尿激素)。催产素是一种参与分娩发作和进展的神经肽,可用于终止中期妊娠。其作用机制是通过调节胎儿胎盘单位——子宫内的催产素受体,具有收缩子宫平滑肌和血管的作用。子宫体、子宫外部肌层是催产素的主要作用部位。

2. 麦角制剂及其作用机制　麦角制剂来源于麦角科真菌,麦角中含多种有效成分,其中以麦角新碱对子宫作用最强,麦角胺次之。其可直接作用于子宫肌,引起子宫收缩,作用强大而持久,对妊娠子宫更敏感。临床主要使用麦角新碱,对子宫内部肌层收缩作用强于血管平滑肌。这种刺激作用似乎与 5-羟色胺 2(5-HT$_2$)受体的激动或部分激动密切相关。

3. 前列腺素及其作用机制　前列腺素通过增加宫颈中的炎症介质并诱导宫颈重塑,在宫颈成熟中起关键作用。前列腺素 E$_1$(PGE$_1$)和前列腺素 E$_2$(PGE$_2$)对这些过程和子宫肌层收缩性产生不同的影响。子宫对前列腺素和催产素的敏感性随着孕龄的增加而增加,并且当先前给予米非司酮时会进一步升高,还可缩短诱导-分娩间隔。由于内源性前列腺素半衰期短,临床实践中最常用的为米索前列醇和地诺前列酮。

米索前列醇是一种合成的前列腺素 E$_1$ 类似物,可诱发子宫平滑肌收缩(9~10 次/10min),呈正弦不对称收缩模式,还可使子宫肌层间隙的连接数目增多以及大小改变,使宫缩加强,胚胎排出。与 PGE$_2$ 相比,米索前列醇引起的肌层收缩性更强,同时不良反应的发生率低。

地诺前列酮是一种与内源性 PGE$_2$ 类似的制剂,通过调节白介素-8 等炎症细胞因子的合成,可促进中性粒细胞的流入并诱导宫颈细胞外基质的重塑、功能性黄体酮中断以及宫颈成熟。对妊娠各期子宫均有明显的兴奋和收缩作用,对妊娠初、中期子宫的收缩作用远比缩宫素强,并且对临产前子宫最为敏感。

地诺前列酮和米索前列醇均能促进宫颈细胞外胶原的重塑,增加水分含量,促进宫颈细胞外内容物中糖胺聚糖含量的变化,这些效果一起导致子宫颈的软化,消除和扩张。

4. 其他兴奋子宫的药物及其作用机制　依沙吖啶对子宫肥大细胞具有收缩作用,并诱导 PGF$_{2\alpha}$ 和 PGE$_2$ 的释放;可引起子宫内蜕膜组织坏死,诱发宫缩;并且可能减少生理性母体-胎盘循环。

(二) 孕激素拮抗剂

米非司酮及其作用机制米非司酮是一种合成类固醇,其结构类似炔诺酮,具有抗孕酮、抗糖皮质激素和轻度抗雄激素特性。米非司酮对子宫内膜孕激素受体的亲和力比孕酮高 5 倍,因而能与孕酮竞争结合蜕膜的孕激素受体,阻断孕酮活性,终止妊娠。同时由于米非司酮引起妊娠蜕膜坏死,释放内源性前列腺素,进一步促进子宫收缩及宫颈软化。米非司酮还可以降低子宫的收缩性阈值,使子宫颈成熟,因此促进了流产过程。

（三）孕期非甾体抗炎药（NSAID）的使用与流产

1. 具体药物 包括阿司匹林、塞来昔布、双氯芬酸、依托考昔、氟比洛芬、布洛芬、吲哚美辛、美洛昔康、吡罗昔康、萘普生、舒林酸等药物（表16-1-1）。

表16-1-1 非甾体抗炎药分类

化学分类	非选择性COX抑制剂	选择性COX-2抑制剂
水杨酸类	阿司匹林	
吲哚基和茚基乙酸类	吲哚美辛、舒林酸	依托度酸
芳基乙酸类	双氯芬酸	
芳基丙酸类	布洛芬、萘普生、氟比洛芬、洛索洛芬	
吡唑酮类	保泰松	
烷酮类	萘丁美酮、羟布宗	
烯醇酸类	吡罗昔康、美洛昔康	
二芳基吡唑类		塞来昔布
二芳基呋喃酮类		罗非考昔
磺酰苯胺类		尼美舒利

2. 作用机制 动物研究表明，成功将胚胎植入子宫壁需要前列腺素参与。据报道，前列腺素通过它们自身的作用以及与子宫内和胚胎中的血小板活化因子、细胞因子等的相互作用，在人体排卵和植入中发挥重要作用。因此，外周组织（包括生殖系统）中的NSAID抑制前列腺素生物合成可能导致异常的受精卵植入，使胚胎易于流产。事实上，较新的选择性NSAID（选择性COX-2抑制剂）被归类为FDA妊娠风险分级的C类，因为在大鼠和家兔中观察到受精卵植入前和植入后的胚胎损失增加，胎儿存活率降低。然而，对于非选择性NSAID的这种效果还没有得到很好的研究。

妊娠早期，NSAID通过抑制前列腺素的合成来影响受精卵植入及胎盘循环，而前列腺素又是受精卵着床的必要保证。因此，妊娠早期使用NSAID可能导致胚胎早期流产。

妊娠晚期，由于出生前胎儿动脉导管开放主要靠PGE_2的舒张作用维持，且在动脉导管开放闭合中，COX-1，COX-2都具有功能作用；而NSAID主要通过抑制COX，进而抑制花生四烯酸生成前列腺素，使胎儿动脉导管收缩、过早闭合，导致肺动脉高压。因此一般妊娠晚期也应禁用NSAID。

3. 孕期应用NSAID的注意事项

（1）如果在受精卵形成前后及随后1周多这段时间服用该类药物，流产风险更高。建议在受孕期间不宜使用，同时使用时间不宜超过1周。

（2）妊娠早期使用NSAID易致流产，晚期使用易致胎儿动脉导管提前关闭，在妊娠早期和晚期均不宜使用。

（3）尽管大多数非甾体抗炎药为有一定的孕期用药风险（原FDA妊娠期风险分级中的B类药物），但孕妇在整个妊娠期均应慎用。因为吲哚美辛等非甾体抗炎药一方面抑制肾脏前列腺素合成，使胎儿排尿减少，导致羊水过少；另一方面，抑制血小板凝集可增加胎儿出血及孕妇产后出血的风险；再者，NSAID抑制PGE_2的合成，可能使脐静脉出现收缩，引起胎儿缺血缺氧及营养不足。

（4）其他：阿司匹林的孕期超说明书用药，对存在子痫前期复发风险和子痫前期高危因素者，在妊娠早中期开始服用小剂量阿司匹林（50~100mg/d），可维持到孕28周。吲哚美辛可能用于抑制32周前孕妇的早产宫缩。

（四）其他可能引起流产与早产的药物

1. 磺胺类药物 磺胺类药物是叶酸合成抑制剂，妊娠期使用会引起叶酸缺乏导致早产；此外，该类药物与胎儿血中胆红素竞争血浆蛋白的结合部位,使血浆游离型胆红素增高,渗入血脑屏障,致胎儿脑损伤或出生后新生儿核黄疸。包括磺胺嘧啶、复方新诺明等。

2. **抗抑郁药**　研究显示,选择性 5-羟色胺再摄取抑制剂(SSRI)与自然流产、早产及低出生体重(低于 2 500g)的风险显著增加有关。可能的发生机制为,①早期流产:SSRI 类药物抑制血小板 5-羟色胺(5-HT)回收,血小板凝血作用减退,子宫易出血(表现为阴道流血),血块刺激子宫收缩,引起腹痛,出现胚胎早期流产。②晚期流产及早产:SSRI 类药物可增加子宫局部 5-HT 浓度,5-HT 促进子宫肌肉收缩,引起腹痛;并且 5-HT 促进子宫血管收缩,引起胎盘剥离,导致阴道流血,出现流产或早产。包括帕罗西汀、氟西汀、舍曲林等。

3. **抗癫痫药**　苯妥英、卡马西平和巴比妥酸盐等药物也会引起叶酸吸收不良,而丙戊酸通过抑制谷氨酸甲酰转移酶,干扰叶酸活性代谢产物的产生。基于人群的研究中,自然流产率与较低叶酸水平具有相关性,当叶酸水平从低于 6.1ng/ml(14.0nmol/L)降到低于 2.19ng/ml 或低于 4.9nmol/L,自然流产率可从 10% 增加到 17%。叶酸太少会干扰嘌呤和嘧啶的生物合成,并减少氨基酸的代谢,如同型半胱氨酸、蛋氨酸、组氨酸、甘氨酸、丝氨酸,并与妊娠期并发症有关,如反复自然流产,胎儿宫内发育迟缓,神经管缺陷,心脏缺陷,唇裂和腭裂。

4. **中草药**　穿心莲、紫草、莪术、九里香、蒲黄、槐角、半夏、山海棠、芫花、天花粉等具有抗早孕作用,可以终止妊娠。此外,宫血宁是一种纯天然植物制剂,现代药理学研究表明宫血宁胶囊的有效成分重楼皂苷可兴奋子宫平滑肌,促进子宫收缩,从而增加流产和早产的风险。

常见药源性流产与早产药物,见表 16-1-2。

表 16-1-2　常见药源性流产与早产药物

药品通用名	发生率	药品通用名	发生率
催产素	—	非甾体抗炎药	流产风险增加 80%
麦角新碱	—	复方磺胺甲噁唑	早产:3.6%;流产:0.6%
米索前列醇	流产:81.9%	抗抑郁药	流产:12.6%
地诺前列酮	流产:77.1%	抗癫痫药	流产:10%;早产:1%
依沙吖啶	流产:79.3%~92.6%	穿心莲	流产:89.62%~92.17%
米非司酮	流产:95.8%		

三、临床表现及分型

(一) 药源性流产

药源性流产主要表现是停经后阴道流血和腹痛。早期流产者常先有阴道流血,而后出现腹痛;晚期流产与早产相似,经过阵发性子宫收缩,排出胎儿及胚胎,同时出现阴道流血。

(二) 药源性早产

主要的临床表现是子宫收缩,最初为不规则宫缩,常伴有少许阴道流血或血性分泌物,以后可发展为规则宫缩,其过程与足月临产相似。临床上,早产可分为先兆早产和早产临产两个阶段。

四、诊断及鉴别诊断

(一) 药源性流产

1. **诊断依据或诊断要点**　诊断要点为使用孕期禁用药物后出现的阴道出血、腹痛等流产症状。

病史应重点询问患者有无停经史和反复流产史;有无早孕反应、阴道流血,阴道流血量及持续时间;有无阴道排液及妊娠物排出;有无腹痛,腹痛部位、性质、程度;有无发热、阴道分泌物性状及有无臭味等。特别应注意确定用药名称、用药时间和用药剂量与临床症状的关系,有助于对药源性流产因素的判断和分析。

2. 体格及辅助检查

(1)体格检查:测量体温、脉搏、呼吸、血压;注意有无贫血及感染征象;腹部查体注意腹部张力,有无下腹压痛、反跳痛。消毒外阴后行妇科检查,注意阴道分泌物性状,宫颈口是否扩张,羊膜囊是否膨出,有无妊娠物堵塞宫颈口;子宫大小与停经周数是否相符,有无压痛;双侧附件有无压痛、增厚或包块。操作应轻柔。

(2)辅助检查:①超声检查,可明确妊娠囊的位置、形态及有无胎心搏动,确定妊娠部位和胚胎是否存活,以指导正确的治疗方法。若妊娠囊形态异常或位置下移,则提示预后不良。②尿、血人绒毛膜促性腺激素(hCG)测定,采用胶体金法 hCG 检测试纸条检测尿液,可快速明确是否妊娠。为进一步判断妊娠转归,多采用敏感性更高的血 hCG 水平动态测定,正常妊娠 6~8 周时,其值每天应以 66% 的速度增长,若 48 小时增长速度 <66%,提示妊娠预后不良。③孕酮测定,因体内孕酮呈脉冲式分泌,血孕酮的测定值波动程度很大,对临床的指导意义不大。

3. 鉴别诊断

(1)排除胚胎因素即胚胎或胎儿染色体异常导致的流产。

(2)排除母体因素(如全身性疾病、生殖器异常、内分泌异常、强烈应激与不良习惯、免疫功能异常等)导致的流产。

(3)排除父亲因素(如精子染色体异常)导致的流产。

(4)排除环境因素(如放射线、砷、铅、甲醛、苯、氯丁二烯、氧化乙烯等)导致的流产。

(二)药源性早产

1. 诊断　诊断要点为使用孕期禁用或慎用药物后出现的不规律或规律腹痛、阴道出血、阴道流液等先兆早产或早产症状,注意确定用药时间和用药剂量与临床症状的关系,有助于对药源性早产因素的判断和分析。

2. 体格检查及辅助检查

(1)体格检查:测量生命体征,注意有无贫血及感染征象;腹部查体注意有无宫缩。消毒外阴后行妇科检查,要点同药源性流产内容,但应注意宫颈长短以及容受程度。有规则或不规则宫缩,伴有宫颈管进行性缩短为先兆早产。早产临产需符合下列条件:①出现规则宫缩(20 分钟≥4 次,或 60 分钟≥8 次),伴有宫颈的进行性改变;②宫颈扩张 1cm 以上;③宫颈容受≥80%。

(2)辅助检查:超声检查可发现宫颈缩短或宫颈内口扩张。妊娠 24 周前阴道超声测量宫颈长度(cervical length,CL)<25mm。该指标被推荐用于确定患者是否需要预防性应用特殊类型的孕酮或者宫颈环扎术。

3. 鉴别诊断

(1)排除宫颈过度扩张、宫内感染等导致的早产。

(2)排除一些高危因素(如:早产产前胎膜破裂史、体重指数 <19.0,营养不良、吸烟、宫颈机能不全、子宫畸形、辅助生殖技术受孕等)导致的早产。

五、预防与监测

对于药源性流产或早产,首先应停止使用可能致流产及早产的药物。并严格进行产前检查以及时监测胚胎及胎儿发育情况,早孕期超声检查确定胎龄,排除多胎妊娠。如果是双胎应了解绒毛膜性质,如果有条件应测量胎儿颈部透明层厚度,其可了解胎儿非整倍体染色体异常及部分重要器官畸形的风险。第1次产检时应详细了解早产高危因素,以便尽可能针对性预防;提倡平衡饮食,合理增加妊娠期体重;避免吸烟饮酒。

叶酸是一种水溶性维生素B族,孕妇对叶酸的需求量比正常人高4倍。孕早期是胎儿器官系统分化、胎盘形成的关键时期,细胞生长与分裂十分旺盛。此时叶酸缺乏可导致胎儿畸形,如在中国发生率约为3.8‰的神经管畸形,包括无脑儿、脊柱裂等。另外还可能引起早期的自然流产。到了孕中、晚期,除了胎儿生长发育外,母体的血容量,乳房,胎盘的发育使得叶酸的需要量大增。叶酸不足,孕妇易发生胎盘早剥,妊娠高血压综合征,巨幼细胞贫血;胎儿易发生宫内发育迟缓,早产和出生低体重,而且这样的胎儿出生后的生长发育和智力发育都会受到影响。因此,建议孕前3个月及整个妊娠期均应补充叶酸,每天0.4~0.8mg。

六、治疗原则

(一)药源性流产

1. 对于药物引起的先兆流产,妇科检查是否宫口未开,胎膜未破,子宫大小与停经周数相符,彩超提示孕囊位置正常、大小符合孕周或胚胎存活。经休息及治疗后症状消失,可继续妊娠;若阴道流血量增多或下腹痛加剧,可发展为流产。

2. 应综合考虑患者年龄、体检和实验室结果,经验性给予孕激素治疗。经验性治疗2周后若阴道流血停止,B超提示胚胎存活可继续妊娠;若临床症状加重,B超提示胚胎发育不良,hCG持续不升或者下降,应终止妊娠。

3. 考虑到药源性先兆流产很大可能是胚胎本身出现了损害,因此保胎治疗应以卧床休息、放松心情为主,顺应自然选择。

(二)药源性早产

对于药源性早产,处理原则与一般早产原则相同。

若胎膜完整,在母胎情况允许时尽量保胎至34周。早产的治疗包括卧床、期待疗法、糖皮质激素类药物的应用、宫缩抑制剂的应用、广谱抗生素的应用及母亲胎儿监护等。

1. 宫缩抑制剂只应用于延长孕周对母儿有益者,故死胎、严重胎儿畸形、绒毛膜羊膜炎等不使用宫缩抑制剂。

2. 推荐妊娠32周前早产者常规应用硫酸镁作为胎儿中枢神经系统保护剂治疗(Ⅰ级A)。

3. 促胎肺成熟的主要药物是倍他米松和地塞米松,两者效果相当。所有妊娠28~34[+6]周的先兆早产应当给予1个疗程的糖皮质激素类药物。

4. 对于胎膜完整的早产,使用抗生素不能预防早产,除非分娩在即而下生殖道B族溶血性链球菌检测阳性,否则不推荐应用抗生素。

七、预后及随访

药源性流产与早产一般预后不好,停药或者换药后一段时间仍然会出现流产。然而有些药物在权衡利弊后需要使用,常常需要使用或者在用药前应咨询专业人员,避免流产与早产。

对患者的管理,可以通过进一步完善和优化围生期保健内容,系统、尽早地干预,对改善母婴预后尤为重要。包括对高度活动疾病的有效治疗,如有必要,还应找出流产与早产的原因,进行对因对症处理。

八、患者教育

考虑到药源性流产与早产对患者的生活质量以及用药依从性的重要影响,让患者重视流产与早产,了解使用药物的目的及长期应用的不良反应,提高其依从性,减少过度干预,使治疗规范化。

若可继续妊娠,视患者个体情况选择适当治疗药物,嘱其日常注意监测,在出现不良反应时可以考虑更换治疗方案,或者使用一些能避免药物损害的手段。比如,采用糖皮质激素类药物进行促胎肺治疗,是目前国际上公认的改善早产儿结局的最重要干预措施。若胎儿不能存活,应做好相应处理措施,对患者进行心理疏导,并为再次妊娠做准备。

九、典型病例

患者女性,37岁。孕33周时因继发胎膜早破而入院,通过剖宫产分娩一名2 490g的男婴,Apgar评分在1分钟、5分钟和10分钟后分别为8分、8分和9分。由于轻度呼吸窘迫综合征,早产儿在出生后的头几个小时需要持续气道正压通气支持。患者在5年前产下一名胎儿后,一直在服用舍曲林。此次受孕的前4个月自行停用舍曲林,然而在孕23周时,由于抑郁症状加重,重新开始使用舍曲林和心理治疗。舍曲林起始剂量25mg,并在4周内增加到150mg/d;分娩时每天剂量为150mg。实验室检查:(母亲)血清舍曲林水平为47.7μg/L,治疗范围为10~150μg/L。血清去甲基舍曲林(舍曲林的主要代谢物)水平为127μg/L,同样在7~185μg/L的治疗范围内。(新生儿)全血细胞计数、肌酐、葡萄糖、钙、钠、钾、氯化物、C反应蛋白水平以及脑电图正常。

讨论:该患者在妊娠中期开始暴露于舍曲林,其孕前已服药5年,在此次受孕初期未进行相关检查及专业指导,对于病情状况是否稳定,是否需要调整用药方案未咨询医生就擅自停药,患者在23周病情加重,并于33周胎儿早产。这可能是由于舍曲林是一种选择性5-羟色胺再摄取抑制剂,可增加子宫局部5-HT浓度,5-HT促进子宫肌肉收缩,引起腹痛;并且5-HT促进子宫血管收缩,引起胎盘剥离,导致阴道流血,出现早产。

点评:对于该患者这种情况,在自行停药时应及时咨询专业人员,并进行后期随访监测。早产儿需要良好的新生儿救治条件,故对有条件者可转到有早产儿救治能力的医院分娩;产程中加强胎心监护有助于识别胎儿窘迫,尽早处理;分娩镇痛以硬脊膜外阻滞麻醉镇痛相对安全。

(杨勇　路文柯　梅劼)

第二节　药源性精神发育迟缓

教学目的与要求

1. 掌握药源性精神发育迟缓的预防和治疗、临床表现及诊断。
2. 熟悉药源性精神发育迟缓的常见致病药物。
3. 了解药源性精神发育迟缓的发病机制。

精神发育迟缓(mental retardation,MR)也称为精神发育不全(mental deficiency),是一组由生物、心理、社会等多种因素引起的以智力发育明显落后于正常水平和适应能力缺陷为主要特征的

综合征。本病可作为单一的临床征象出现,也可同时伴有其他精神障碍或躯体疾病,与其他涉及大脑发育受损的躯体疾病并存。智力障碍的特征为以下两个方面同时存在显著缺陷,且起病于发育阶段:

(1)适应性行为-适应功能缺陷:与智力损害基础有关,且会影响患者在多种环境中的参与度,如家庭、社区和学校。适应缺陷包括在概念、社交和实用3个领域中至少存在1个领域的缺陷。智力障碍的严重程度是根据各领域所需的支持程度来确定的。

(2)智力功能-一般心智能力(智能)的缺陷:包括学习、推理、问题解决、抽象思维和逻辑推理判断方面的缺陷。智力方面的能力缺陷通常对应智力商数(简称为智商,intelligence quotient,IQ)低于均值2个标准差或更多;IQ分数通常低于65~75分。药源性精神发育迟缓是指女性在妊娠期间使用某些药物导致后代出生后出现的智力发育明显落后。

一、流行病学

1850年,医学上首次使用MR的术语是在一份地方性呆小病的杂志上。1905年,法国Alfred Binet和Theodore Simon将心理测试用于学校学生的智力评估。我国于20世纪30年代开始使用心理测试智力测验的方法,并且逐渐用在精神病理学领域。过去几十年通常称为大脑发育不全,智力低下、精神幼稚症和精神发育不全。这些名称实际上指同一类人群。

MR患病率因各调查所规定的MR的定义、诊断标准、取样方法和心理学检验方法的不同而有差异。美国智力低下协会(AAMD)和WHO报道,儿童MR患病率为1%~2%。我国1988年的调查结果显示,我国0~14岁儿童MR总患病率为1.20%;男孩总患病率为1.24%,女孩为1.16%;3岁以下者总患病率为0.76%,3~7岁儿童为1.10%,7~11岁儿童为1.44%,11~14岁儿童为1.50%,患病率随年龄的增长有增高趋势;不同经济文化条件下MR患病率不同,城市为0.78%,农村为2.41%,山区为3.84%,少数民族为3.60%。

二、致病药物和发病机制

(一)抗癫痫药

自20世纪60年代起,人们就已经开始注意到抗癫痫药、癫痫孕妇与先天缺陷之间的关系,并发现一些抗癫痫药可能导致胎儿异常。其具体机制尚不清楚,一种可能性是一些胎儿的环氧化物水解酶活性低或不足,当暴露于抗癫痫药时会引起致畸性氧化代谢产物水平升高。妊娠期间服用丙戊酸钠的严重先天畸形发生率为9%~11%,是妊娠期风险性最高的抗癫痫类药物。丙戊酸钠致精神发育迟缓的效应主要体现在头面部结缔组织和神经系统发育不全,可引起胎儿的轻度认知和神经功能问题。另一种机制为前列腺素H合成酶催化抗癫痫药的生物激活,产生的自由基中间体造成DNA氧化损伤。且丙戊酸钠对畸形风险的影响呈剂量依赖性,但尚未确定最低安全剂量。此外,叶酸缺乏也与抗癫痫药(叶酸拮抗剂)的致畸性有关。

苯妥英通过稳定电压门控型钠离子通道来抑制异常的大脑活动,由于在胎儿的中枢神经系统发育期间苯妥英的脑内浓度更高,因此胎儿对其产生的神经毒性更敏感。孕妇使用苯妥英时可能对胎儿产生一系列不良影响,形成胎儿乙内酰脲综合征,其临床表现除精神和智力发育异常外,还有生长迟缓、颅面部畸形、肢体发育不良等。

妇女在妊娠期暴露于卡马西平可使胎儿腭裂、神经管畸形、尿道下裂、心血管缺陷发生风险增加,少见认知能力发育异常。英国癫痫与妊娠登记处研究发现,与其他抗癫痫药相比,卡马西平致严重先天性畸形的概率最低:900次妊娠中为2.2%。同样,在北美抗癫痫药妊娠登记处以及欧洲先天性异常监测(EUROCAT)抗癫痫研究数据库中,卡马西平单药治疗相关的胎儿畸形风险分别为2.9%和3.3%。一项胎儿抗癫痫药暴露的研究显示,暴露于丙戊酸钠的胎儿在6岁时平均智商低于暴露于卡马西平、拉莫三嗪或苯妥英的胎儿。

(二)香豆素类抗凝血药(维生素K拮抗剂,VKA)

华法林分子量小,可通过胎盘,对胎儿可能造成不良影响,称为胎儿华法林综合征,包括:胎儿鼻发育不良、骨骼脱离、视神经萎缩、脑小及精神发育迟缓,产生影响最大的时期在妊娠6~12周。维生素K和维生素K依赖性凝血因子水平在胎儿中过低导致的神经元组织微出血是胎儿产生中枢神经系统异常或精神发育迟缓的主要原因。一项关于苯丙香豆素的队列研究显示,如果在妊娠5周前停止VKA,出生缺陷风险不会增加,但如果在妊娠7周后继续使用VKA,出生缺陷风险为10.8%;而未暴露于VKA的妊娠出生缺陷风险为2.3%。在妊娠早期停用华法林或换用低分子量肝素可能对减少胎儿不良事件有帮助。

(三)维A酸

维生素A缺乏或过剩均可在动物中产生畸变,引起眼、中枢神经系统、骨骼、心脏和其他系统异常。孕妇在孕早期使用异维A酸的致畸风险极高,其神经系统的异常包括脑积水、小头症、面神经麻痹、大脑皮质和小脑缺陷等。

(四)酒精及滥用药物

妊娠期间嗜酒,可能使胎儿发生酒精综合征,是胎儿在子宫内因酒精暴露而导致的最严重的情况,主要有以下3方面特征:颅面部形态异常、生长迟缓、中枢神经系统异常。胎儿酒精综合征是导致儿童智力发育障碍最重要的并可预防的因素之一。其发病机制可能包括DNA甲基化、组蛋白乙酰化和小分子核糖核酸(micro ribonucleic acid,miRNA)三方面,与叶酸的摄取、吸收和血清水平的降低相关。

甲基苯丙胺类(methamphetamine,MA)毒品对胎儿有强烈致畸作用,即使胎儿平安出生,其认知能力也会受到影响,出现智力发育迟缓,认知功能障碍等症状。胎儿出生前,MA很容易通过胎盘屏障进入胎儿体内。MA具有收缩血管,直接导致子宫内血流量减少、胎儿缺氧;MA使母体食欲缺乏,间接导致胎儿营养缺乏,致生长迟缓,大脑发育受损。另外,母体使用MA会缩短妊娠期,增加新生儿死亡率,新生儿的体重偏低。宫内甲基苯丙胺的暴露会影响儿童的空间记忆和语言记忆能力,这些孩子3~16岁时海马体积比同年龄正常儿童的体积减小。此外,动物实验还发现甲基苯丙胺对小鼠探知能力的损伤可能是间接通过神经递质途径,而非直接通过血液或母乳中含有的甲基苯丙胺。

而孕期吸食大麻更可能造成胚胎生长缓慢、神经系统发育不良,最终导致出生后的新生儿认知行为受损等。流行病学调查发现,吸食大麻女性的胎儿早产的概率比正常女性高2倍,且胎儿的头围、体重都略有减小;出生后,其认知执行功能会受到一定的损伤,且在少年期其记忆力相比正常对照组有所下降,这不仅由于大麻与分布在子宫及胎盘的大麻素(CB)受体结合影响了胎儿生长环境,还有部分原因是大麻的活性成分四氢大麻酚(THC)可穿过胎盘屏障,直接作用于发育中的胎儿而产生了不良后果。

(五)其他因素

有机汞化合物可引起大脑及脑皮质的退化,表现为神经系统发育迟缓、智力低下等,由于汞与胎儿的亲和力大,低浓度的甲基汞即可引起胎儿的不良反应。胎儿脐带血红细胞中汞的浓度高于母体血中的浓度,且胎儿脑内的汞浓度则是母体脑中的2倍。

能引起精神发育迟缓的部分药物及发病率见表16-2-1。

表 16-2-1 能引起精神发育迟缓的部分药物及发病率

药品通用名	发生率	药品通用名	发生率
丙戊酸钠	9%~11%	华法林	约5%
苯妥英钠	与对照组相比风险增加2.4倍	异维A酸	数据不详,但致畸性明确,孕期禁用
卡马西平	在北美约为3%		

注:表中药品证据级别均为A级。

三、临床表现

精神发育迟缓总的临床表现为不同程度的智力低下和社会适应能力不良。其特征为显著的智力发育落后。《中国精神疾病诊断标准》(CCMD-Ⅱ-R)与精神障碍国际分类法(ICD-10)根据智力商数(intelligence quotient,IQ)、智能水平、适应能力缺陷程度及训练后达到的水平,将精神发育迟缓分为以下4个等级:轻度、中度、重度、极重度与非特定的精神发育迟缓。

四、诊断及鉴别诊断

药源性精神发育迟缓与其他精神发育迟缓的不同之处在于其可预知的药物性暴露因素,因此对于孕妇的病史采集尤为重要。了解受孕期间各阶段的病史和用药史,确定用药时间和用药剂量与临床症状之间的关系,有助于对致病因素的判断和分析。

(一)药源性精神发育迟缓的诊断要点

精神发育迟缓诊断的两个特点:一是智力低下;二是社会适应不良。然而智力高低一般用智力测验测定,社会适应能力的衡量标准则较复杂,与年龄、职业、社会文化背景以及其他诸多因素有关,智力和社会适应能力并非经常一致,因此只靠智商来诊断此病是不妥的。

社会适应能力的诊断需要以下3个领域至少存在1个领域的缺陷,影响患者在多种环境下的参与度(如家庭、社区和/或学校),并需要持续的支持:

(1)概念领域:这些技能包括读写能力,数学,推理,记忆,自我指导以及在新情况中做出判断。

(2)社交领域:这些技能包括人际社交交流、共情、与同龄人做朋友及社交问题解决的能力。还可能包括社交责任感、自尊、轻信、遵守规则及避免被侵害的能力。

(3)实用领域:包括自我照料或日常生活的活动,如进食、穿衣、行动和如厕。更高的技能可能包括遵循计划或常规惯例、使用电话、管理金钱、准备膳食、职业技能以及交通/旅行、卫生保健和安全方面的能力。

诊断标准包括18岁以前起病,智商一般低于70,社会适应能力不足,表现在个人生活能力和履行社会职责有明显缺陷。三者缺一不可。

(二)实验室及辅助检查

诊断精神发育迟缓的方法一般包括体格检查和标准化智力测试。

(1)体格检查:可能有助于确定智力障碍的病因并发现相关疾病。检查应该是全面的,尤需注意以下内容:①测量身长、体重和头围,包括生长速度和使用专门针对综合征患儿的生长图。小头畸形/大头畸形和身材矮小/高大是重要的生长参数,有助于评估综合征型智力障碍。②可提示遗传病因或综合征型病因的畸形特征,用于协助疾病的诊断以及帮助指导基因检测的选择。③检查耳朵、鼻和咽喉,包括听力评估。④检查眼部,包括对视力、视野、眼外肌运动、斜视的检查和眼底评估。⑤评估心脏、肺部、腹部、泌尿生殖系统、背部、四肢和皮肤。值得重视的皮肤表现包括咖啡牛奶斑(提示神经纤维瘤病)、叶状白斑(提示结节性硬化症)以及提示躯体虐待的瘀斑或其他体征。⑥完整的神经系统和神经发育评估。⑦仔细观察儿童的行为,包括注意力、冲动行为、活动、情感、运动作态、社交沟通障碍、内化行为(如焦虑、抑郁)和外化行为(如对立行为和攻击行为),以及行为表型。

(2)标准化智力测试:韦氏智力量表是最常用的儿童测试工具。用于检测智力功能的工具必须参照儿童的适应功能水平。为了确保结果有效,测试必须考虑儿童的年龄、文化、语言、社会经济状况以及运动、感觉和沟通功能等方面。

(三)疾病严重程度的分级

精神发育迟缓临床四级分类表,见表16-2-2。

表16-2-2 精神发育迟缓临床四级分类表

分级	智力商数(IQ)	相当智龄/岁	适应能力缺陷	从特殊教育中受益水平
轻度	50~69	9~12	轻度	通过特殊教育可获得实践技巧及实用的阅读和计算能力,并能在指引下适应社会
中度	35~49	6~9	中度	可学会简单的人际交往,基本的卫生习惯和安全习惯,简单手工技巧,但阅读和计算方面无法取得进步
重度	20~34	3~6	重度	可从系统的习惯训练中受益
极重度	<20	<3	极重度	对于颌、四肢训练有反应

(四)药源性精神发育迟缓的鉴别诊断

掌握精神发育迟缓的特征及诊断要点,则鉴别诊断并不困难。但要注意始终以患者用药史为线索,与临床症状相结合进行诊断。在以其他精神病症状为主的患者中,不要忽视精神发育迟缓的症状。需鉴别的其他疾病包括:暂时性发育延缓(因营养不良、慢性躯体疾病、学习条件不良或缺乏等造成)、特定性发育障碍(表现为学习困难、人际交往困难和社会适应能力下降)、儿童精神分裂症(有确切精神病性症状可鉴别)、注意缺陷与多动障碍(注意力不集中、不守纪律、学习成绩差、社会适应能力差,但智力检查在正常范围内)。

五、预防与治疗原则

避免药源性精神发育迟缓的发生主要应以预防为主,对于新药审批要严格把关,老药的不良反应严格监控,对于药物的毒副作用进行全面评价。严格掌握适应证,因为患者是特殊人群,需要使用时根据患者实际情况尽量使用最小剂量。

1. 根据药物安全风险选择孕期药物 美国FDA的药物安全评价体系是目前公认的药物安全评价标准。其根据药物的毒副作用以及对动物和人体所具有的不同程度的致畸危险,将药物安全分为A、B、C、D、X五个级别,其中A级最安全,X级为孕妇禁用的药物。C级药物为妊娠期慎用药物,D级药物则只在无其他药物可供选择而孕妇病情又无法控制时才选择。抗癫痫药拉莫三嗪、奥卡西平等为C级药物;抗癫痫药丙戊酸、卡马西平、苯妥英为D级药物;异维A酸、华法林为X级药物。此分类看似非常简单易行,但FDA收到的反馈显示:由于该分类系统过于简单,并不能反映出有效的可用信息,未能有效地传递妊娠期、哺乳期及潜在备孕男女的用药风险。FDA在2015年弃用熟悉的ABCDX分类法则,发布了新规则又称《妊娠及哺乳妇女用药规则最终版》(*Pregnancy and lactation labeling final rule*,PLLR)。其要求药品生产商需在其药品说明书中提供妊娠期、哺乳期妇女药物风险及获益的详细相关信息。主要包括妊娠期(包括分娩)的孕期暴露登记、风险摘要、临床考虑和数据;哺乳期的风险摘要、临床考虑和数据;男女备孕时需验孕和避孕的信息提示。但具体更新说明书后的上述药物资料暂缺。所以在孕期选择药物时仍可参考 ABCDX 分类法。

2. 妊娠不同阶段药物对胚胎的敏感性有差别,妊娠 3~9 周内,胚胎迅速发生一系列复杂的变化,各器官的形成都在此期间进行,当胚胎受到有害药物作用后,即可产生各种情况的畸形,因此称为药物的敏感期,尤其是第 8 周为高分化期,亦称为药物的高敏感期,致畸危险最大。因此,应避免在妊娠早期用药。但是中枢神经系统发育贯穿整个孕期,所以对于可能影响胎儿神经系统发育的药物在孕期都应权衡利弊,尽量避免使用。

3. 多数形态上的非致死性致畸可在出生后进行手术治疗,但先天性精神发育迟缓尚无特效药物治疗,非医学措施显得更为重要。主要是特殊教育和训练以及其他康复措施。无论何种类型、程度的患者均可施行,并且年龄越小,开始训练越早,效果越好。

六、预后及随访

药源性精神发育迟缓的预后情况主要取决于病情严重程度和社会干预措施,初始病情越轻,训练干预时间越早的患儿预后越理想。

七、患者教育

此病的教育应该主要针对正在妊娠的母亲,对于患有癫痫的妇女,应该对抗癫痫药的益处和风险进行良好的分析。在仍需要医疗支持的情况下,应尽可能限制一种抗癫痫药,最好是低剂量的拉莫三嗪(<300mg/d)或卡马西平(<400mg/d)。

八、典型病例

有文献报告了 5 个同母异父的兄弟姐妹(4 个不同的父亲),他们都患有丙戊酸盐胚胎病(valproate embryopathy)。母亲从 12 岁开始有部分癫痫病史,丙戊酸钠是其 5 次妊娠期服用的唯一抗癫痫药,剂量是每天 500~2 000mg。所有儿童均接受临床遗传学家和发育儿科医生的检查,并进行正式的发育测试。足月平均出生体重 2 900g(范围:2 400~3 400g)。5 名儿童的共同特征包括:鼻梁扁平、宽(5/5),中面部发育不良(4/5),明显的远端斜视(4/5),上唇薄(5/5),手指变长(4/5)和第 5 趾甲发育不全(2/5)。少见的表现为脚趾不规则(2/5),小/短头畸形(2/5),腭裂(1/5),小肠重复畸形(1/5)和血管瘤(1/5)。无神经管缺陷。对其中 3 名 4 岁以上儿童的神经心理测试显示,认知能力处于低于正常或边缘范围(平均 IQ83;范围:75~86),且在适应行为和运动技能方面的得分明显较低。

讨论:5 名患儿中除了 1 名患有小肠重复畸形,其他所有症状都是既往报道过的丙戊酸盐胚胎病的特征。5 名患儿在被送至寄养家庭后语言和认知都有很大进步。其中两个最小的弟弟妹妹在认知能力上的表现似乎比年长的兄妹要好一些,其原因可能是他们被寄养时的年龄最小。其中,最小的妹妹出生前受到了兄弟姐妹中最高剂量的丙戊酸暴露(2 000mg/d),但她被认为是所有孩子中最善于社交的,这与一些文献中报道的丙戊酸钠对畸形风险的影响呈剂量依赖性的情况不符。

点评:该病例应用于丙戊酸钠暴露的一般人群中的儿童有局限性。首先,该数据来自同一家庭的同母异父兄弟姐妹,可能有共同的遗传因素影响了他们的发育。此病例报告的患儿智商可能在正常认知能力较低的父母后代的预期范围内。第二,三个最年长的兄弟姐妹遭到父母的忽视,可能影响了早期发育。

(杨勇 路文柯 梅劼)

第三节　药源性先天性耳聋^{ICD-10:H91.001}

先天性耳聋是指因母体妊娠、分娩过程中的异常或遗传因素造成的耳聋,多为感觉神经性耳聋(sensorineural hearing loss,SNHL)。先天性耳聋可分为遗传性和非遗传性两大类,根据病理类型又可分为传导性、感音神经性和混合性 3 类。药物是导致先天性耳聋的重要原因。然而,由于没有耳毒性药物致听力损害的统一标准,药源性先天性耳聋^{ICD-10:H91.001}的发病概率尚无确切数据。

一、流行病学

耳聋是困扰人类健康的一种常见疾病。全世界范围内每 1 000 名婴儿出生就有 1~3 名耳聋婴儿诞生。根据 2006 年中国残疾人调查统计数据显示,我国听力言语残疾者已达 2 780 万,其中听力障碍儿童约 13.9 万,并且每年新生耳聋婴儿约 3 万人。其中药物的不合理使用是重要因素。

二、致病药物和发病机制

常见的引起耳毒性的药物包括氨基糖苷类抗菌药物(链霉素、卡那霉素、新霉素、妥布霉素、庆大霉素等)、四环素类抗菌药物、糖肽类抗菌药物、利尿药(呋塞米等)、非甾体抗炎药(阿司匹林等)、局部麻醉药、抗肿瘤药(长春新碱、顺铂等)、抗疟药(奎宁、氯喹)等。

不同药物引起耳毒性的机制不同,通常是由于药物损伤了耳蜗(多引起听力的改变)或者前庭(多引起平衡性异常)。常见的损伤机制有:形成药物-脂质复合物导致细胞膜对离子非特异性渗透的改变,从而引起内耳毛细胞损害;影响钠-钾腺苷三磷酸酶活性,渗透梯度不能保持正常,从而加重内耳毛细胞损害;引起毛细胞内线粒体变性;螯合物形成;改变体液电解质平衡等。研究发现,很小或正常剂量的氨基糖苷类抗生素就可能引起某些患者的耳毒性反应,且该现象呈现母系遗传。线粒体 12S rRNA 基因位点 *A1555G* 和 *C1494T* 突变是导致该类药源性耳聋最主要的遗传性基础。据文献报道,在婴幼儿药源性耳聋患者群体中这两个突变位点的发生率约为 11.5%。

(一)氨基糖苷类抗生素

氨基糖苷类抗生素是临床上治疗革兰氏阴性杆菌的重要药物,由氨基糖和非糖部分的苷元结合而成。其抗菌机制为抑制细菌蛋白质的合成,改变细胞膜的通透性。有大量研究证实,氨基糖苷类药物对胎儿第Ⅷ对脑神经的毒害作用是不可逆的。已经有文献描述了孕妇在妊娠头 3 个月使用链霉素导致不可逆性双侧先天性耳聋的病例报告。因此,包括链霉素、卡那霉素、妥布霉素等氨基糖苷类药物被美国食品药品管理局(FDA)列为 D 级药物。孕妇尤其妊娠早期使用后,药物可经胎盘进入胎儿循环,引起胎儿耳蜗螺旋器损伤,导致先天性药源性听力损伤。哺乳期妇女使用后,药物可通过乳汁进入婴儿体内,浓度过高时也可导致婴儿听力损伤。但其他氨基糖苷类药物的使用(如肠外注射庆大霉素或口服新霉素)并没有出现相似的听力损伤,或即使出现听力损伤,症状也很轻微,没有临床意义。所以文献支持妊娠期使用常规或延长给药间隔地使用氨基糖苷类药物。如果可能的益处大于潜在的风险,可在仔细监测的情况下在孕妇中短程使用氨基糖苷类药物。并且应该向患者解释可能的风险,尤其是在受孕的头 3 个月。此外,由于氨基糖苷类药物优越的抗菌活性,改造其化学结构以减轻其耳毒性并且保留杀菌能力成为一个理想的研究方向。一项关于氨基糖苷类药物西索米星的衍生物 N1MS 的动物研究已证实,N1MS 对大肠埃希菌(*Escherichia coli*)、肺炎克雷伯菌(*Klebsiella pneumoniae*)和超广谱 β-内酰胺酶具有极好的抗菌活性,同时相对于其母体化合物保留了毛细胞和听力。

(二) 糖肽类抗生素

如万古霉素、去甲万古霉素、替考拉宁等具有一定的耳毒性,可引起耳鸣甚至不可逆的听力损伤。万古霉素诱导的耳毒性的机制被认为涉及剂量依赖性细胞内氧化损伤,从而导致耳蜗感觉毛细胞的损伤,造成高频听力损失。万古霉素和去甲万古霉素能通过胎盘屏障,因此孕妇尤其妊娠早期使用后,药物可经胎盘进入胎儿循环,引起先天性药源性听力损伤。此类药物呈剂量相关性,通常在中、小剂量下不会发生,只有在大剂量和长期使用时才可能出现一定的听力损伤。在一份报告中,万古霉素用于 10 名孕妇因耐甲氧西林金黄色葡萄球菌(MRSA)引起的感染。在中孕期或晚期妊娠期间,万古霉素治疗至少 1 周后,未发现胎儿出现异常,包括听力损失或肾毒性。但关于万古霉素在妊娠期的使用仍缺乏可靠的临床数据,特别是妊娠前 3 个月,所以在这一时期的使用要谨慎。此外,有研究发现万古霉素与庆大霉素合用时可增加庆大霉素在血浆和外周淋巴液的浓度,从而增强其耳毒性,由此推测万古霉素有可能增加了耳蜗细胞对庆大霉素的通透性,并且促进其在毛细胞内选择性积聚。

(三) 抗疟药

奎宁和氯喹都具有耳毒性,但临床特点不同。奎宁主要导致外毛细胞和血管纹萎缩以及螺旋神经节病变,耳毒性与剂量有关,但个体差异明显。氯喹主要浓集于富含黑色素的血管纹细胞并致内耳淋巴成分异常而引起毛细胞损害,临床长期应用如每天超过 1g 即可致严重的感觉神经性耳聋(又称为感音性耳聋),常为永久性,该药可透过胎盘屏障,引起胎儿先天性耳聋。

(四) 局部麻醉药

普鲁卡因、利多卡因、丁卡因等药物可直接经圆窗膜透入内耳而产生毒性作用,其机制可能与其抑制 Na^+ 通道、递质释放以及膜表面的电荷改变有关。多种麻醉方法可以产生听力损害,全脊髓麻醉或腰椎穿刺由于脑脊液压力改变,传递到内耳耳蜗引起听力损害;全身麻醉可以改变中耳压力,对内耳的血供产生影响,从而影响听力;体外循环产生的微血栓阻塞耳蜗动脉也是听力损害的重要原因。分子量在 350~450 的物质容易透过胎盘屏障,常用局麻药的分子量都在 400 以下,故均易透过胎盘,从而抑制胎儿呼吸,可能引发永久性的脑神经损伤而导致听力损伤。

(五) 顺铂等抗肿瘤药

顺铂是一种以浓度决定疗效的抗肿瘤药,短时间内给药浓度越高疗效越好,但其毒副作用限制了顺铂的大剂量使用。高浓度的顺铂可以损伤耳蜗的外毛细胞,导致听力下降和耳鸣,听力损失先由高频开始,逐渐加重,直至完全损失。顺铂具有透过胎盘屏障药物的特征,虽然顺铂具有高蛋白结合率,但该药物的低分子量可以使其很容易透过胎盘屏障。

(六) 其他因素

除孕期药物的不合理使用外,孕期感染(风疹病毒、疱疹病毒、弓形虫、巨细胞病毒、梅毒螺旋体等)、接触有毒有害物质、新生儿低出生体重、出生窒息、高胆红素血症等,也可导致胎儿出生时或出生后不久出现听力损失。

以上药物几乎都存在妊娠期使用致胎儿耳毒性的确切证据。但上述所有药物在最新的 FDA 说明书上都未发现在胎儿听力损失的具体发病率数据。

三、临床表现

药源性先天性耳聋主要是指孕妇使用某些药物治疗疾病过程中引起的胎儿听觉功能损害。轻者表现为耳鸣或者重听，重者发展为耳聋，表现在神经系统方面主要是由于药物对第Ⅷ对脑神经即前庭蜗神经的毒性损伤。药源性听力损害具有渐进性与延迟的特性。通常早期为明显的双耳或单耳高频（4 000~8 000Hz）听力损失，耳内常伴有压迫感，但对低频（125~4 000Hz）影响不大，而人类正常语音的频率为 500~2 000Hz，故一般早期不会引起听力障碍，晚期则表现为全频程的听力丧失甚至全聋。因此，胎儿一旦受到致耳聋暴露因素的侵犯，出生时的听力损害可能已经十分严重。

四、诊断及鉴别诊断

1. 诊断要点　药源性听力损害大多可根据疾病史与用药史、临床症状与体征以及听力检查等作出诊断。主要包括：①母亲疾病史和用药史，包括遗传因素，妊娠期是否患有如风疹、腮腺炎、流感等病毒感染性疾病，具体使用过的药物种类、用法用量以及疗程等，有无过敏史与药品不良反应史。②未通过新生儿普遍听力筛查（universal newborn hearing screening，UNHS）。

2. 实验室及辅助检查　新生儿无法对常规检查作出回应，所以应通过耳声发射（otoacoustic emission，OAE）和听觉脑干电位检查（auditory brainstem response，ABR）进行听力筛查。ABR 和 OAE 均是价廉、便携、可重复和自动化的检查。它们可评估外周听觉系统和耳蜗，但无法评估最高水平的中枢听觉系统活动。单凭借这些检查不足以诊断听力损失，因此，未通过它们中任一项筛查检查的儿童需要进一步的听力评估。

3. 鉴别诊断　药源性先天性耳聋应与遗传性耳聋，妊娠时病毒感染所致的耳聋，分娩时产程过长、难产、产伤致胎儿缺氧窒息等所致耳聋相鉴别，鉴别要点主要在于有无使用耳毒性药物、听力变化的情况以及是否存在其他伴发疾病等。药源性听力损伤具有共性，也因耳毒性药物不同而富有个性，因此，熟练掌握各类可能导致听力损害的药物对诊断具有极大帮助。

五、预防与治疗原则

药源性先天性耳聋主要以预防为主。首先应严格掌握耳毒性药物的适应证与用法用量，了解其对妊娠及胎儿可能的损害机制。使用前应对患者的现病史、过敏史、药品不良反应史和家族遗传史全面分析，权衡利弊用药。特别注意有遗传高危因素的孕妇，避免 2 种以上耳毒性药物联用。用药时尽量选择毒性较小的药物，选择合适的给药剂量、途径，控制给药疗程。有条件地区的患者应测定线粒体 12S rRNA 基因位点 *A1555G* 和 *C1494T* 的突变情况，定期进行血药浓度监测，并注意药物相互作用。

近年研究认为，使用某些药物能够缓解药源性的听力损害。例如针对耳毒性药物导致代谢障碍这一机制，治疗可采用改善细胞能量代谢与氧化还原的药物，如氨基酸类、ATP、辅酶 A、维生素类药物，以及 *N*-乙酰半胱氨酸等；扩血管药物能够改善耳蜗与血管纹血液循环障碍，增加血流量；糖皮质激素类药物能够有效地起到抗氧化、清除自由基等作用。若已产生不可逆的听力下降，可根据残余听力情况选配助听器。研究表明，及早安装人工耳蜗助听器有利于患儿接受日后的言语教育。

六、预后及随访

基于数项长期结局的对照研究，听力障碍婴儿的更早期诊断和干预可改善语言和发育结局。在一项对照研究中纳入上述比较 UNHS 和无筛查试验的出生队列中 120 例双侧永久性听力损失儿童，很好地证实了早期检测和干预对语言发育的益处。因此，严格对所有胎儿进行早期的听力筛查是取得良好治疗效果的前提。听力障碍会严重影响患儿早期的语言开发、社会情感的形成、认知行为的发展等。

七、患者教育

对于药源性先天性耳聋的患者教育应该注重对父母的指导，可以包括：

1. 为什么新生儿需要听力损失筛查？

2. 新生儿如何筛查听力损失？

3. 是否部分新生儿更容易发生听力损失？

4. 告知父母易导致该疾病的药物，如有再次妊娠计划应特别重视。

八、典型病例

患者是一名 34 岁的孕妇，4 年前因宫颈上皮内瘤变 3 级而行宫颈转化区环形切除术。在受孕 24 周零 2 天时出现大量阴道出血。腹部磁共振成像显示了一个巨大的宫颈部肿瘤（6.4cm×4.5cm×6cm），伴有宫旁浸润和盆腔及主动脉旁淋巴结增大。她受孕 26 周零 5 天开始接受了 5 周的顺铂和紫杉醇治疗，剂量为每周顺铂 $70mg/m^2$ 和紫杉醇 $90mg/m^2$，患者在妊娠 34 周零 4 天时进行剖宫产。出生后，新生儿被诊断为严重的双侧感知性听力损失。

讨论： 过去普遍的观点认为，顺铂可以在受孕的后 6 个月安全地用作癌症患者的治疗方法。该病例质疑此观点，认为顺铂在整个妊娠期均具有很高的耳毒性风险。其原因可能是顺铂可以经胎盘转运，并且其胎盘转运的剂量和速度会随着胎盘的成熟而增加。

点评： 该病例质疑了在受孕的中晚期以顺铂为基础的化疗不会导致耳毒性的观点。但还需要进一步的研究和报道来回答顺铂在妊娠中晚期对胎儿安全的问题。如果顺铂确实在整个妊娠期均可能导致耳毒性，则剂量在妊娠期是否影响毒性情况也很重要。众所周知，在使用相同总累积剂量顺铂治疗的患者中，当给药计划更频繁时，毒性较小。在大型研究和其他病例研究的可靠信息出现之前，必须仔细权衡顺铂治疗的潜在风险和益处。

（杨勇　路文柯　梅劼）

第四节　药源性性功能障碍及不孕不育症 ICD-10:N97.8

教学目的与要求

1. 掌握药源性性功能障碍及不孕不育症的定义，常见致病药物和临床表现。

2. 熟悉药源性性功能障碍及不孕不育症的发病机制、诊断、鉴别诊断及治疗。

3. 了解药源性性功能障碍及不孕不育症的流行病学和预防。

性功能障碍是一种性行为和性感觉的异常，常见的临床表现有性欲低下、勃起功能障碍、射精异常、性高潮障碍等；不孕不育是指未采取任何避孕措施，正常性行为 1 年后仍未受孕的情况。由药物的不良反应引起的性功能障碍及不孕不育称为药源性性功能障碍及不孕不育症 ICD-10:N97.8，譬如有些

具有性腺毒性的药物,作用于血管、神经系统的药物以及影响激素分泌的药物等均可损害生殖功能。

一、流行病学

性功能障碍和不孕不育是一类全球性的健康问题,严重影响人们的生活质量。随着医学的不断发展,药物的生殖毒性也越来越受到人们重视。然而迄今为止,药物引起各种不良反应中有关生殖毒性的研究仍然很缺乏。

据估计,有 25% 的性功能障碍是由药物引起的。药源性不孕不育虽然较少见,但在有生育需求的患者中仍需要引起重视,尽早告知患者并采取相应的预防和治疗措施是非常必要的。大多数情况下,药物对生殖功能的影响在停药后是可以逆转的。

二、致病药物和发病机制

(一) 影响下丘脑-垂体-性腺轴(hypothalamic-pituitary-gonadal axis,HPG)的药物

1. 药源性高催乳素血症　催乳素(prolactin,PRL)的分泌受到下丘脑的调节,药物可以通过增加催乳素刺激因子,减少催乳素抑制因子而引起高催乳素血症,血中过高的催乳素能通过抑制 HPG 轴,减少促性腺激素(gonadotropin,Gn)分泌,降低性腺对 Gn 的敏感性等机制,引起性功能障碍甚至不孕不育。

抗精神病药引起 PRL 升高的具体机制尚不清楚,目前主要以多巴胺和 5-羟色胺(5-HT)假说为主。抗精神病药作用于多巴胺神经系统,典型的抗精神病药对多巴胺受体的特异性不高,常常会抑制漏斗结节通路的多巴胺受体,由于失去多巴胺的抑制,血清 PRL 水平升高,从而拮抗睾酮分泌。不同药物对 5-HT 和多巴胺 D_2 受体的亲和力不同,导致其升高 PRL 水平不一致。透过血脑屏障少的药物在外周拮抗 D_2 受体,升高 PRL 更明显。抗精神病药的剂量、持续时间、药物效力、患者的年龄和性别也会影响 PRL 水平。PRL 的升高与抗精神病药呈剂量依赖性,但有时低剂量的抗精神病药也能诱发高催乳素血症。

对于育龄期女性患者,PRL 的升高会影响 HPG 轴,抑制促性腺激素释放激素(GnRH)正常的脉冲式分泌,影响 Gn 的分泌,降低卵巢对 Gn 的反应性,抑制卵泡刺激素(follicle-stimulating hormone,FSH)和黄体生成素(luteinizing hormone,LH)分泌,导致溢乳、月经不调、排卵障碍、闭经和不孕。在男性中随着睾酮水平的降低,PRL 和促性腺激素水平升高,可能造成性功能障碍,包括对勃起和射精的负面影响,同时可引起精子生成减少,精液质量下降。

抗精神病药如氟哌啶醇、利培酮等,可能影响 60% 以上的患者。而阿立哌唑、氯氮平和奥氮平则较少或几乎没有这种不良反应,可以作为育龄期患者抗精神病药的首选用药。

抗精神病药、甲氧氯普胺、多潘立酮及利血平、甲基多巴等均可引起高催乳素血症。

2. GnRH 及其类似物　GnRH 及其类似物低剂量、短期给药能引起 HPG 轴兴奋,提高 Gn 水平,但长期使用会抑制 HPG 轴,减少 Gn 分泌,降低生殖功能,甚至导致不孕不育。GnRH 及其类似物能抑制女性卵巢激素的生成、减少 Gn 受体数量、抑制卵泡成熟与排卵、延迟卵子的运输与着床;在男性中则可使睾丸重量减轻、减少激素生成与 Gn 受体含量、抑制精子生成和性副器官生长。可能的作用机制包括:①GnRH 及其类似物对垂体前叶的长时间刺激可能导致垂体 GnRH 受体"脱敏",使促性腺激素分泌减少,导致生殖器官萎缩;②GnRH 及其类似物促进 LH 大量释放,后者使性腺细胞对随后的 LH 作用"脱敏";③GnRH 直接抑制性腺细胞。该类药物如曲普瑞林、亮丙瑞林常见副作用包括性欲下降、勃起功能障碍、阴道干燥、性交困难。

3. 性激素类药物　外源性性激素类药物能通过抑制 HPG 轴,降低性腺功能,引起性功能障碍和

不孕不育。

雄激素在卵泡的募集和发育中起重要作用,但是过高的雄激素会抑制卵泡的发育,诱导卵泡凋亡和闭锁,引起卵泡生长和排卵功能障碍,女性患者常表现为月经不调、闭经、子宫内膜发育不良等。过高的外源性雄激素可以导致精子发生的部分或完全抑制,导致少精子症、隐精症甚至无精症。雄激素对精子参数的影响通常在停止治疗后的 3~12 个月恢复。

抗雄激素药物如环丙孕酮,可反馈性抑制下丘脑-垂体系统,降低血浆中的 LH、FSH 水平,从而降低睾酮的分泌。另外,环丙孕酮阻断雄激素受体,抑制内源性雄激素作用,可以抑制性功能,降低精子密度、活动率和形态,停止治疗后 6~22 周内可以恢复。

雌激素类可导致 HPG 轴的抑制,垂体分泌 LH 减少,睾酮水平降低,引起性欲减退、继发勃起功能障碍,还可以干扰精原细胞的成熟,导致不育等。口服避孕药的组成成分主要为雌激素和孕激素,作用于人体可以通过多种途径起到避孕作用:服药后体内雌激素和孕激素的水平增高,反馈性抑制 HPG 轴,导致促性腺激素分泌减少,抑制卵泡发育,影响排卵;干扰子宫内膜的生长,使受精卵不易着床;此外,还能通过增加宫颈黏液稠度,阻止精子进入,从而达到避孕效果。

4. 其他药物　长期大剂量应用糖皮质激素类药物可使睾酮水平降低约 1/3,泼尼松剂量>10mg/d 时能显著减少精子数量,在女性中可能引起性欲减退、月经不调,甚至闭经;长期使用阿片类药物可影响 HPG 轴,引起性功能障碍,生殖细胞生成障碍,性腺组织和附属性腺退变,降低生殖细胞质量。

(二) 药源性性功能障碍

1. 抗高血压药　抗高血压药由于直接作用于血管系统,可引起性功能障碍。中枢交感神经药物、利尿药、β 受体拮抗剂与性功能障碍有一定相关性,ACEI、ARB 和钙通道阻滞剂影响较小。

长期服用利尿药可以增加睾酮的肝脏清除率,降低血中睾酮的浓度,引起男性性功能障碍。噻嗪类利尿药能降低阴茎血流量和血管阻力,引起性欲降低和勃起功能障碍。该类药物缺乏必要的中枢和外周自主神经系统与激素效应,它们可能直接作用于阴茎血管平滑肌或干扰儿茶酚胺的作用,使其对乙酰胆碱的反应性降低、平滑肌松弛、血液回流量减少、外周阻力下降,从而导致勃起功能障碍。螺内酯是醛固酮的竞争性抑制剂,其对 HPG 轴的影响显著,可阻断双氢睾酮与其受体结合,抑制睾酮的产生,引起男性勃起功能障碍、乳房发育及乳腺痛,同时还可明显抑制精子生成;女性则表现为乳腺痛和月经不调。螺内酯能增加睾酮向雌二醇转化,使睾酮廓清加快;大剂量螺内酯能封闭 17-羟化酶,使睾酮合成减少,引起女性排卵紊乱。此外,螺内酯结构与孕激素和雌激素的结构极为相似,能刺激 PRL 的分泌。

β 受体拮抗剂可能通过多种机制对性功能产生影响,包括交感神经中枢外流减少、海绵体血管舒张功能受损、对黄体生成素和睾酮分泌的影响以及产生镇静或抑郁的倾向,从而导致性欲丧失,引起可逆性的性功能障碍。

甲基多巴和可乐定能通过兴奋孤束核 α_2 受体,激活抑制性神经元,抑制血中儿茶酚胺和胰岛素作用,引起高血糖和糖耐量减低,影响性功能。同时其抑制交感神经中枢的传出冲动,使外周血管扩张,血压下降,导致性欲下降和射精困难。甲基多巴还能刺激 PRL 的释放,导致勃起功能障碍、女性化和性欲降低。

利血平是去甲肾上腺素能神经末梢阻断药,常引起勃起功能障碍、早泄及性欲降低。因其可耗竭交感神经末梢的介质,降低其兴奋性,影响泄精和射精,引起勃起功能障碍。对情绪的抑制作用及刺激 PRL 的分泌,使性欲降低。此外,抑制前列腺素的生物合成也可能影响性功能。

其他心血管药物如强心药洋地黄、地高辛等,长期服用也可能引起男性性功能减退或勃起功能障碍。地高辛有性激素样结构,可能通过影响性欲或者血清睾酮、雌激素或 LH 水平而引起勃起功能障碍。

2. 抗抑郁药　性功能障碍是抗抑郁药最常见的一类不良反应,超过 45% 的抑郁症患者可能会经历与抗抑郁药相关的性功能障碍。选择性 5-羟色胺再摄取抑制剂（SSRI）和 5-羟色胺/去甲肾上腺素再吸收抑制剂（SNRI）都与性功能障碍相关，不同种类的抗抑郁药引起性功能副作用的能力不同。相对于去甲肾上腺素，服用 SSRI 的患者出现性功能障碍的概率更高，尤以艾司西酞普兰和帕罗西汀为甚。SSRI 能激动 5-HT 受体，抑制多巴胺的释放，降低性欲、性唤醒，抑制射精和性高潮。三环类抗抑郁药所致的性功能障碍较少报道，可能与其使用率较低有关，该药可能通过抑制 5-羟色胺再摄取和抗胆碱作用引起性功能障碍。由于抗抑郁药抑制射精和性高潮，该药也常常被用于治疗早泄。大部分抗抑郁药引起的性功能障碍都与剂量相关且可逆转。

3. 抗癫痫药　抗癫痫药能抑制 HPG 轴，长期应用抗癫痫药能引起女性的性激素水平紊乱。不同抗癫痫药对生殖内分泌的影响机制不同，卡马西平、苯妥英、苯巴比妥和扑米酮等能诱导细胞色素 P450 酶途径，增加雄激素的代谢，血清性激素结合蛋白含量增高，血清游离、有活性的雄激素水平降低。丙戊酸钠可能通过直接作用于卵巢的甾体激素合成或通过酶抑制剂作用，引起血清睾酮、雄烯二酮、脱氢表雄酮水平升高，高雄激素可以抑制卵泡的发育，进而可以引起女性月经紊乱、无排卵、闭经和多囊卵巢综合征。卡马西平还能增加性激素结合蛋白水平，进而引起睾酮和雌二醇的生物活性降低，最终导致患者性功能障碍。新型抗癫痫药如奥卡西平、拉莫三嗪、左乙拉西坦等的相关不良反应较少见，甚至可能通过疾病的治疗改善性功能。

4. 治疗前列腺增生的药物　治疗前列腺增生的常用药物 5α-受体还原酶抑制剂，如非那雄胺、度他雄胺，能抑制体内睾酮转化为双氢睾酮。双氢睾酮与雄激素受体的亲和力比睾酮强，降低血中双氢睾酮浓度可影响精子功能，使精子体积减小，对精子参数产生负面影响，这与剂量和治疗时间有关。长期用药可导致勃起功能障碍、射精异常、性欲低下和其他，如男性乳房女性化、乳房痛等。

根据受体特异性和剂量的不同，α 受体拮抗剂可减少精浆释放，引起逆行射精，对勃起功能的影响尚不明确，发生率为 0~2.8%。坦洛新和西罗多辛常引起射精障碍，如逆行射精或无射精，逆行射精可能是由膀胱颈平滑肌张力降低所致。坦洛新的使用导致可逆性精液改变，引起射精量、精子数量、活动率和形态减少。如果出现射精障碍，建议换用不同的 α 受体拮抗剂。

5. 其他药物　胆固醇是甾体激素合成的原料，降低胆固醇药物往往与性欲降低和勃起功能障碍有关。西咪替丁有抗雄激素作用，长期服用可能导致性腺功能发生紊乱而造成勃起功能障碍，同时可以导致可逆性的精子发生异常。胃肠道解痉药阿托品、东莨菪碱、山莨菪碱等，长期服用能抑制副交感神经，影响血管平滑肌的紧张度，使阴茎不能反射性充血勃起，导致性功能障碍。抗炎药如保泰松、非那西丁等，长期服用可引起睾丸萎缩、精子形成受到抑制、男子不育等与前列腺素有关的病症。

（三）药物的直接性腺毒性

1. 抗肿瘤药　抗肿瘤药睾丸毒性的作用机制包括：①损伤生精上皮；②精子成熟障碍；③损伤睾丸间质细胞，影响睾酮生成。抗肿瘤药主要损伤生精上皮，导致精子减少及活力下降，并可引起某些内分泌改变、性欲减退和不育。睾丸间质细胞损伤较少见，表现为睾酮水平降低，伴 LH 水平升高。如果精曲小管内的干细胞未受损伤，精子发生大约在治疗停止后 12 周开始恢复。

抗肿瘤药能抑制女性卵巢始基细胞的发育，抑制卵泡发育，导致卵巢功能受损。临床常表现为阴道上皮萎缩、子宫内膜发育不良、月经不调和卵巢衰竭等。环磷酰胺是最常见导致闭经的抗肿瘤药，严重时可导致不可逆的卵巢早衰。

不同类别抗肿瘤药的生殖毒性不同，按照生殖毒性风险可将抗肿瘤药大致分为 3 类：高风险、中风险和低风险抗肿瘤药。高风险抗肿瘤药主要为烷化剂，如环磷酰胺、苯丁酸氮芥等。中风险抗肿瘤药有铂类药物、蒽环类药物、紫杉醇类药物，如顺铂、多柔比星、紫杉醇等。低风险抗肿瘤药有抗代谢药、长春碱类药物等，如甲氨蝶呤、长春新碱等。

患者在接受治疗时的年龄、抗肿瘤药的种类、剂量和持续时间均对生殖毒性的大小有影响。抗肿瘤药在青春期前导致性腺毒性的最低累积总剂量高于成年后，因为此时生殖细胞还未开始发育，处于分化阶段的生殖细胞对细胞毒性药物最敏感。烷化剂可以损伤原始生殖细胞,可能导致永久性不孕不育,生殖毒性强,对生育力影响最大;非 DNA 损伤的药物如氟尿嘧啶、甲氨蝶呤等似乎只损伤发育中的生殖细胞,不会损伤原始生殖细胞,因此只会造成短暂的闭经或不育,生殖毒性较弱。

这些抗肿瘤药都有对应的累积剂量范围,超过上限时可能导致永久性不孕不育。如男性患者使用环磷酰胺累积剂量>6~10g 时,可能导致不可逆的无精子症。接受环磷酰胺治疗的妇女中有 30%~70% 发生卵巢衰竭,引起不孕。顺铂累积剂量>400mg/m² 或>850mg 时,50% 以上的男性会发生永久性不育;累积剂量 <400mg/m² 时,发生率降至约 10%。新型靶向治疗药物如抗体和酪氨酸激酶拮抗剂,对生育力的影响相对较小。

2. 其他　一些中药如雷公藤也可能有直接性腺毒性,升高体内促性腺激素水平,引起闭经等不良反应。

(四) 其他作用机制的药物

1. 免疫抑制剂　免疫抑制剂如环孢素、西罗莫司等,可以导致精液参数的改变,引起生殖功能的障碍。麦考酚类药物能引起男性精液异常。西罗莫司可以导致生精小管营养不良,在精原细胞水平阻止精子发生,逐渐降低精母细胞、精子细胞和精子的数量,精子参数发生可逆性改变,主要表现为精子数量减少、活力降低和精子形态改变。STAR 蛋白在睾酮合成前体胆固醇的运输中起着重要作用,西罗莫司通过降低 STAR 蛋白的表达,降低睾丸内睾酮的水平,影响精子发生。同时还能在下丘脑水平抑制 GnRH 的脉冲式分泌。

2. 非甾体抗炎药　前列腺素可能参与控制精子发生和睾丸类固醇生成,并参与精子的顶体反应。非甾体抗炎药能抑制前列腺素的合成,男性长期使用可降低精子的数量、活力和形态,该作用可逆且与剂量相关。女性患者使用非甾体抗炎药时会影响卵巢卵泡的发育,抑制排卵功能,阻止发育正常的卵泡破裂,引起女性不孕。

3. 抗感染药物　目前的研究表明,某些抗感染药物在一定程度上有性腺毒性。动物实验或体外试验提示,四环素、氨基糖苷类和大环内酯类可能引起精液参数可逆性的改变。呋喃妥因的直接促性腺激素毒性,对精子发生具有潜在危害作用,高剂量呋喃妥因能阻止精子发生过程中细胞维持功能所需的碳水化合物和氧气的摄入,从而阻止生殖细胞的成熟,对精子参数的影响是可逆的。

4. α 受体拮抗剂　根据受体特异性和剂量的不同,α 受体拮抗剂可减少精浆释放,引起逆行射精,对勃起功能的影响尚不明确。坦洛新和西罗多辛常引起射精障碍,如逆行射精或无射精,逆行射精可能是由膀胱颈平滑肌张力降低所致。坦洛新的使用导致可逆性精液改变,引起射精量、精子数量、活动率和形态减少。如果出现射精障碍,建议换用不同的 α 受体拮抗剂。

常见引起性功能障碍或不孕不育的药物,见表 16-4-1。

表 16-4-1　常见引起性功能障碍或不孕不育的药物

药品通用名	发生率	药品通用名	发生率
利培酮 *	1%~10%	β 受体拮抗剂 *	6%~40%
氯氮平 *	1%	可乐定	3%~7%,最高达 24%
曲普瑞林 *	2.3%~10%	氟西汀 *	7.8%~16%
睾酮 *	0~2.61%	帕罗西汀 *	2%~28%
来曲唑	不详	西酞普兰 *	8%
环丙孕酮	不详	文拉法辛 *	1.1%~19%
氢氯噻嗪 *	10%~20%	舍曲林 *	8.5%
螺内酯 *	4%~30%	抗癫痫药 *	不详

药品通用名	发生率	药品通用名	发生率
西咪替丁	1%~4%（大剂量）	环孢素	不详
坦洛新 *	0.1%~7.2%	西罗莫司	≥10%
非那雄胺、度他雄胺 *	1.3%~18.5%	美洛昔康 *	不详
环磷酰胺	不详	塞来昔布 *	不详
顺铂	>50%（剂量相关）	酚妥拉明	0~5%

注：* 表示证据级别为 A 级，表中只标注证据级别为 A 级的药物。

三、临床表现

男性药源性性功能障碍常表现为性欲降低、勃起功能障碍和逆行射精，女性药源性性功能障碍常表现为无性欲或性高潮障碍。药源性不孕不育主要表现为在用药期间或用药后发生的不孕不育。药源性性功能障碍及不孕不育的发生与药物的种类、剂量和疗程具有相关性，多在降低剂量、停药或换药后缓解或恢复。

四、诊断及鉴别诊断

药源性性功能障碍及不孕不育与其他原因引起的性功能障碍及不孕不育相比，需要重视病史的采集，了解患者的用药史尤为重要。目前的药源性性功能障碍及不孕不育诊断较困难，需要排除器质性改变、疾病、心理等其他因素引起的性功能障碍及不孕不育，同时患者用药史必须满足药源性不良反应的判断要求。

（一）**诊断依据或诊断要点**

1. 以性功能障碍或不孕不育为主要临床表现。

2. 起病前有明确服用相关药物的用药史，详细询问患者的家族史、月经史、生育史、性生活史、用药史和其他可能对生殖功能产生影响的因素，了解所用药物品种、剂量及使用疗程，同时应注意个体差异。

3. 排除其他可能引起性功能障碍或不孕不育的因素，如疾病和心理社会因素造成的影响。

（二）**体格检查、实验室及辅助检查**

1. 体格检查　应对患者进行细致的全身检查，以排除器质性的疾病，重点检查第二性征，注意内外生殖器官有无畸形、炎症改变，生殖器官大小、位置、硬度是否异常，是否有肿大、压痛等。

2. 实验室检查　①染色体分析；②激素水平的测定，如血清中的 FSH、LH、雄激素、雌激素和孕激素水平等。

3. 监测女性基础体温，判断有无排卵；可行宫颈黏液和阴道涂片等检查，判断排卵和激素水平，排除器质性疾病。男性精液分析，判断精子数量、活力、形态是否存在异常；连续 B 超监测卵泡发育及排卵情况。

（三）**鉴别诊断**

1. 排除输卵管、输精管畸形等器质性疾病。

2. 排除自身免疫性疾病等其他因素引起的不孕不育。

五、预防与监测

育龄期患者尽量不用或选择对生殖功能影响较小的药物，迫不得已使用该类药物时，建议使用最低的剂量和疗程,尽可能减少生殖损害。大部分药物导致的性功能障碍或不孕不育是较轻微且可逆的,应适当安抚患者,避免由于心理压力影响患者的用药依从性。用药期间需要规律饮食和运动,保持精力充沛和身心愉悦。心理方面,避免应激状态,保持幸福感,有助于提升性欲,改善性生活的质量。在性生活之后服药,能减少药物的影响。

当具有生殖毒性的治疗不能停止或治疗可能对精液参数、精子 DNA 产生不可逆的影响时,必须建议在治疗前使用生殖细胞的冻融等措施。需要准确、客观地告知患者可能的后果,并且告知可能的选择,包括①胚胎、生殖细胞或组织冻融:最简单,但是存在某些限制,如储存费用高、治疗前已经出现生殖细胞质量异常、冻融本身也会影响生殖细胞的质量且处于青春期前的患者无法使用该方法等。胚胎冷冻保存是最标准化的保存生育能力的技术,并已成功地应用于癌症患者。目前,利用冷冻-解冻胚胎进行体外受精(IVF)的成功率接近于使用新鲜胚胎的成功率②原始生殖细胞移植。③使用具有保护作用的药物:包括 GnRH 类似物、氨磷汀、抗氧化剂如维生素 C、维生素 E 等,但这些药物在预防药物性腺毒性方面的有效性仍有争议。

六、治疗原则

机体对药物副作用有一定的耐受性,使用一段时间后有的症状可自行恢复。对于已知有相关不良反应的药物,应注意观察相关的临床表现,在症状出现时及时调整治疗方案。一般来说,由药物引起的性功能障碍,在停用药物后 3~6 个月大多可逐渐恢复正常。

患者用药期间若发生性功能障碍或不孕不育时,需要及时对患者的症状进行评估,如果可以,建议停止使用目前的药物,换用影响相对较小的药物。不能更换药物时,可以适当减少药物剂量。需要注意的是,有时减少药物剂量容易引起疾病的加重和复发,因此更换药物种类是目前临床最常见也是临床共识推荐最主要的方法。对于药物引起的性功能障碍,可以考虑使用多巴胺受体激动剂如阿立哌唑或磷酸二酯酶 5(PDE-5)抑制剂等改善性功能的药物。药源性高催乳素血症引起生殖障碍时,可以使用麦角碱衍生物如溴隐亭等降低体内 PRL 水平。

七、预后及随访

治疗期间需要提供高度活动性疾病的有效治疗、计划生育、性咨询,如有必要,还应提供不孕不育症治疗。药物引起的性功能障碍或不孕不育一般预后良好,停药或换药后一段时间可自行恢复。有些药物引起的生殖毒性是不可逆的,需要在用药前采用相关的辅助生殖技术。

八、患者教育

考虑到药源性性功能障碍及不孕不育对患者的生活质量以及用药依从性的重要影响,临床医生应向患者提供特定药物所有可能与生殖相关的不良反应信息,并在开始治疗之前讨论患者的病情及治疗方案。视患者个体情况选择治疗药物,嘱其日常注意监测,在出现不良反应时可以考虑更换治疗方案,或者使用一些能避免药物损害的手段,如在开始使用生殖毒性药物治疗之前,采取相应措施保持生育能力。

患者需要对自身疾病有正确的认知,了解用药对疾病治疗的必要性,同时提醒患者用药的获益肯定是大于相应的不良反应的,只有在疾病控制得当的基础上才能有更高的生活质量,以此提高患者依从性;良好的心态和适量的运动能帮助患者提高生活质量,避免不良反应的发生。

九、典型病例

患者女性,38 岁,于 2004 年 11 月因"四肢反复出现明显紫斑,持续 8~10 年"就诊。

患者有偶发性腹痛病史,无关节疼痛。皮肤活检显示血管炎,血细胞计数正常,大便查见:3~4RBC/HPF;尿常规:白蛋白(+)、9~10RBC/HPF。诊断为过敏性血管炎。曾使用 20 天的激素后病变改善,但停药后复发。过去曾接受过激素治疗,也有短暂的好转。2004 年 12 月开始使用环磷酰胺 50mg,每天 1 次。

2005 年 7 月,用药 8 个月后患者出现闭经,停用环磷酰胺;内分泌检查提示卵巢衰竭。2006 年 7 月最后一次随访,即停用环磷酰胺 1 年后,仍没有自发月经。

讨论:患者既往史无特殊,结婚 15 年,在开始使用环磷酰胺之前有正常的月经周期和激素水平。患者在接受环磷酰胺治疗 8 个月后出现闭经,内分泌检查提示卵巢衰竭,因此考虑闭经和卵巢衰竭是由药物引起的。

点评:环磷酰胺的生殖毒性目前已被认识到,在处于生育期的患者中使用时需要注意其在生殖方面的不良反应,在造成严重不良反应之前尽可能采取预防措施。

（杨勇　路文柯　梅劼　敖海莲）

第十七章 药源性皮肤及五官疾病

药物引起的皮肤功能性或结构性改变,称为药源性皮肤病(drug-induced skin disease)或药物皮肤反应(skin reactions to drug),其实质是以皮肤损害为主的一类药品不良反应,主要表现为皮疹、瘙痒,还可伴有黏膜损伤,毛发、甲等附属器亦可受累。严重者可出现内脏损害,甚至危及生命。

口腔、眼和耳是机体重要的感觉器官,很多药物对口腔、眼和耳分别具有不同的毒性作用,且部分损害是不可逆的。因此必须提高警惕,防止或减少药源性耳聋、失明等疾病的发生。

第一节 药疹 ICD-10:L27.003

教学目的与要求

1. 掌握药疹的定义、常见致病药物及防治。
2. 熟悉药疹的类型及形态特点。
3. 了解药疹的发病机制、诊断及鉴别诊断。

药疹 ICD-10:L27.003(drug eruption)也称为药物性皮炎(dermatitis medica-mentosa),是指药物通过口服、注射、吸入和外用等途径进入机体后引起的皮肤和黏膜的炎症反应,是皮肤科常见疾病。

一、流行病学

药疹可发生于任何年龄,发生率随年龄增长而增加,随用药种类增加而增加。随着人民群众接受药物治疗的广度和频度日益增加,应用于临床的新药日益增多,药疹的患病率逐年增高。研究发现年龄超过 60 岁是药疹发生的独立危险因素之一,其发病高峰年龄在 80 岁。

二、致病药物和发病机制

几乎所有的药物都可能引起药疹。药疹的常见致病药物见表 17-1-1。

表 17-1-1　引起药疹的常见致病药物

药物分类	代表药物
抗生素	青霉素类、磺胺类、头孢菌素类、氟喹诺酮类、氨基糖苷类、四环素
磺胺类	磺胺嘧啶、磺胺甲噁唑、磺酰脲类、氨苯砜、柳氮磺吡啶
非甾体抗炎药	氨基比林、阿司匹林、保泰松、塞来昔布
镇静催眠药与抗癫痫药	苯巴比妥、苯妥英钠、卡马西平、拉莫三嗪
异种血清制品和疫苗	破伤风抗毒素、蛇毒免疫血清、狂犬病疫苗
中草药、中成药	板蓝根、鱼腥草、穿心莲、地龙、蟾蜍、六神丸、牛黄解毒片

药物分类	代表药物
新型生物靶向药物	EGFR 抑制剂:吉非替尼、厄洛替尼、西妥昔单抗、帕尼单抗 VEGFR 抑制剂:索拉非尼、舒尼替尼 MEK 抑制剂:司美替尼、曲美替尼 mTOR 抑制剂:坦罗莫司 CTLA-4 单克隆抗体:伊匹木单抗 酪氨酸激酶抑制剂:伊马替尼 丝氨酸-苏氨酸蛋白激酶抑制剂:维莫非尼、达拉非尼 PD-1/PD-L1 抑制剂:纳武利尤单抗、帕博利珠单抗、信迪利单抗、度伐利尤单抗

注:EGFR,表皮生长因子受体(epidermal growth factor receptor,EGFR);VEGFR,血管内皮生长因子受体(vascular endothelial growth factor receptor,VEGFR);MEK,丝裂原活化细胞外信号调节激酶(mitogen-activated extracellular signalregulated kinase,MEK);mTOR,哺乳动物雷帕霉素靶点(mammalian target of rapamycin,mTOR);CTLA-4,细胞毒性 T 淋巴细胞相关抗原-4(cytotoxic T-lymphocyte-associated antigen 4,CTLA-4);PD-1/PD-L1:程序性细胞死亡 1 受体(programmed cell death 1 receptor,PD-1)/程序性细胞死亡配体 1(programmed cell death ligand 1,PD-L1)。

药疹的发病机制复杂,包括变态反应机制、非变态反应机制(毒性作用、药理作用、药物相互作用、药疹的基因机制等)及其他未明机制,其中以变态反应为主。

1. 变态反应机制 大多数药物及其代谢产物属低分子量化合物,为半抗原,需与机体内高分子量的载体(蛋白、多糖、多肽)通过共价键结合,形成完全抗原。少数药物如血清制剂、疫苗等具有完全抗原作用。药物抗原通过各种途径进入机体内,刺激网状内皮系统产生抗体(IgE、IgG 或 IgM)或使淋巴细胞致敏,此为药物反应的致敏阶段;当再次用药,抗原与抗体或致敏淋巴细胞作用即可发生各型变态反应。常见致病药物及其诱发的变态反应类型见表 17-1-2。

表 17-1-2　皮肤变态反应的基本类型

变态反应类型	临床表现	作用机制	变应原性药物
Ⅰ型(速发型反应)	过敏症、荨麻疹、血管性水肿	IgE、组胺及血管活性物质释放	青霉素类、头孢菌素类、四环素类、喹诺酮类、疫苗、异种血清等
Ⅱ型(细胞毒型反应)	紫癜(血小板减少症所致)、溶血性贫血、大疱性药疹	IgG 或 IgM,吞噬作用增强,细胞毒作用	青霉素类、头孢菌素类、氨基糖苷类、四环素、喹诺酮类、抗结核药物、吩噻嗪类、硫尿嘧啶、疫苗等
Ⅲ型(免疫复合物型)	局部 Arthus 现象、血清病样综合征、血管炎	免疫复合物(IgG 或 IgM)	青霉素类、磺胺类、异烟肼、苯妥英钠、对氨基水杨酸钠、链霉素等
Ⅳ型(迟发型反应)	接触性皮炎、发疹型药疹、湿疹型药疹、固定性药疹	细胞介导免疫,激活淋巴细胞,淋巴因子产生	青霉素类、水杨酸盐、磺胺类、胰岛素等

2. 非变态反应机制

(1)毒性作用:用药剂量过大、用药时间过长或由于药物在体内排泄缓慢而发生蓄积中毒时,可引起药疹。用药剂量过大引起的为中毒性药疹,常伴有全身中毒表现。用药剂量不大,但由于药物在体内排泄缓慢而发生蓄积时,常表现为慢性中毒反应。

(2)药理作用:许多药物在治疗剂量范围内既有治疗作用,又可引起不良反应,如应用抗凝血药可引起紫癜。

(3)药物相互作用:如红霉素可抑制卡马西平代谢,引起后者血药浓度升高,从而增加其毒性。

(4)机体因素:①肝、肾功能障碍可导致药物的分解和/或排泄障碍。②参与药物代谢的酶缺陷或抑制。如苯妥英钠超敏反应综合征通常发生在环氧化物水解酶缺陷个体。③营养状况差。④遗传因素,重型药疹的发生与特定人类白细胞抗原(human leukocyte antigen,HLA)密切相关,如卡马西平在中国汉族人群中引起的SJS/TEN与 *HLA-B*15:02* 等位基因存在强关联。

(5)病毒感染:可能导致患者机体产生剧烈的免疫反应,进而增加药物变态反应的发生。此外,感染病毒的患者药物代谢发生改变,氧化作用增强也是导致药疹增加的重要因素。总之,病毒感染和药物之间的相互作用会导致病毒-药物-宿主形成复杂的循环过程。

3. 光感作用 ①光毒性反应:服用或局部接触某些药物后,由于药物能吸收中波及长波紫外线的能量,并把能量转移到邻近的细胞,引起细胞损伤。其发生与免疫机制无关,可发生于任何个体。②光变态反应:药物经光线作用后转变为抗原性物质,引起变态反应性损害。

三、临床表现及分型

药疹常突然发生,形态多样。临床常见以下类型:

(一)轻至中型药疹的临床类型和表现

1. 发疹型药疹 [ICD-11:EH60] 最常见,表现为弥漫或播散性红色斑疹、丘疹及斑丘疹,与猩红热或麻疹相似,也可类似病毒疹。常伴有瘙痒或低热,患者一般状况良好,无头痛、恶心等中毒性症状。一般在用药后7~14天发生,常由氨基青霉素类、磺胺类、头孢类、抗惊厥类药等引起。

2. 荨麻疹型药疹 [ICD10:L27.003] 较常见。皮损为大小不等的风团,较一般荨麻疹色泽更红艳,持续时间更长,瘙痒剧烈,可伴有刺痛、触痛,并可出现血清病样症状,如发热、关节痛、淋巴结肿大等。如用药后即刻出现水肿明显的泛发性风团,应注意可能发生过敏性休克。常由青霉素、巴比妥类、非甾体抗炎药、血清制品及造影剂等引起。

3. 固定性药疹 [ICD11:EH66] 固定性药疹(fixed drug eruption,FDE)的皮损为单个至数个圆形或椭圆形的水肿性暗紫红色斑疹,边界清楚,严重时中央可出现水疱,好发于口唇、生殖器等皮肤黏膜交界处,面、手、足也可累及。再次用药时皮疹常在同一部位复发,皮损消退后常留有色素沉着,长期不退。常由磺胺类、NSAID、巴比妥类、四环素类及卡马西平等引起。

4. 多形红斑型药疹 [ICD10:L27.006] 好发于四肢远端,皮损呈多形性,大小和形态不一。常有发热和流感样前驱症状,后发生皮损,典型皮疹为黄豆至蚕豆大小,圆形或椭圆形水肿性红斑或丘疹,境界清楚,边缘潮红,中央呈暗紫色,形如虹膜状,中央常会起水疱,尼科利斯基征(Nikolsky sign,又称为棘细胞松解征)阴性,自觉瘙痒,累及口腔及外生殖器黏膜时疼痛。常由磺胺类、巴比妥类、解热镇痛药等引起。

5. 紫癜型药疹 为针尖至豆大或更大的出血性紫斑,边界清楚,压之不褪色,常伴有痒感,严重时可有血疱、坏死、溃疡。皮损多发生于双下肢,重者可累及躯干、四肢和黏膜。分两类①血小板减少性:属于Ⅱ型,由药物的直接毒性或变态反应引起的血小板减少所致的非炎症性紫癜,多不隆起,好发于小腿,紫癜消退后留色素沉着。②血管炎性:属于Ⅲ型,是药物的毒性或变态反应引起的小血管广泛炎症和坏死所致的炎症性紫癜,稍隆起,高于皮肤表面,好发于关节周围和臀部等处,常伴有红斑和风团。常由磺胺类、巴比妥类、碘剂、金剂、吡唑酮类等、洋地黄毒苷、呋喃妥因、维生素 K_1、甲苯磺丁脲等引起。

6. 湿疹型药疹 常先有接触或外用青霉素、链霉素、磺胺等药物使局部皮肤致敏并引起接触性皮炎病史,由于机体敏感性增高,当再次应用致敏药物后,出现全身泛发型湿疹样改变。皮疹与一般湿疹相似,发生于躯干、四肢,对称分布。

7. 痤疮型药疹(丘疹样脓疱疹) 为毛囊性丘疹、丘脓疱疹,类似寻常痤疮,但缺乏粉刺性损害,好发于面及胸背部。多由于长期应用雄激素、糖皮质激素类药物、卤化物和避孕药等引起。此型药疹也是 EGFR 靶向药物最常见和最早期的皮肤不良反应,呈剂量依赖性,发生快、常累及头皮、伴痒,可与糖皮质激素类药物等其他药物引起的痤疮样损害鉴别。

8. 光感型药疹 ①光毒性药疹:可发生于任何人,初次暴露光后即发病(数小时至 10 余小时),于照射部位发生红斑、水疱,随后伴色素沉着及脱屑。停药后,皮疹很快消退,不再复发。②光变应性药疹:只发生于少数人,初次暴露后 7~10 天及再次暴露后 1~2 天起病,急性期类似于荨麻疹、皮炎或苔藓样丘疹;慢性期苔藓化、脱屑伴瘙痒。即使不再服用光敏性药物,但再次暴露阳光仍可发生光变态反应。常由喹诺酮类、四环素类、灰黄霉素、磺胺类、胺碘酮、奎宁、奎尼丁、吩噻嗪等引起。

9. 系统性红斑狼疮样型药疹 皮损主要见于面部,色青红,略隆起,表面可轻度脱屑,伴有发热、关节痛或淋巴结肿大等。实验室检查可有抗核抗体、抗组蛋白抗体阳性,但抗 dsDNA 抗体、抗 Sm 抗体多为阴性,补体多正常。常由普鲁卡因胺、肼屈嗪、磺胺类药物、青霉胺、异烟肼等引起。

10. 扁平苔藓样药疹 外观颇似寻常型扁平苔藓,但鳞屑较显著,其皮疹为散在、多发的平顶丘疹,色紫,常呈多角形,有明显瘙痒。常由抗疟药、氯磺丙脲、β 受体拮抗剂、呋塞米、螺内酯、甲基多巴、吩噻嗪类、噻嗪类、奎尼丁、氨苯砜、四环素、链霉素、砷剂等引起。

11. 银屑病样药疹 表现为局限性斑块或泛发性脓疱性红斑上覆盖大片的银白色鳞屑。皮损出现时间因药物不同而异。有些药物主要引起新发皮损,如锂或 β 受体拮抗剂;有些表现为原有皮损加重,如抗疟药;IFN-α 既可诱发新皮损,又可加重原有皮损。新近报道肿瘤坏死因子(TNF-α)拮抗剂、二甲双胍等均可引起银屑病样药疹。

12. 变应性接触性皮炎 ^ICD-10:L23 皮肤或黏膜接触了致敏原(变应原)后发生的急性或慢性炎症反应,一般表现为无特异性的湿疹样损害。急性型可有红斑、丘疹、水肿、风团、水疱、糜烂、渗液或溃疡;慢性型可表现鳞屑、结痂、皮肤增厚及苔藓样变。除接触部位外,皮炎亦可发生在附近或远离接触的部位。自觉症状大多有瘙痒、烧灼或胀痛感,严重者可伴全身症状。常见致病药物有青霉素类、磺胺类、新霉素、金霉素、四环素、普鲁卡因、苯佐卡因、呋喃西林、水杨酸、汞剂、碘剂等。此外,一些外用药膏剂、霜剂等基质成分,如羊毛脂、乙烯二醇、丙烯二醇、松香、松节油、树脂、乙烯二胺、橡胶成分以及外用清洁消毒剂如煤酚皂溶液、甲醛、苯扎溴铵等也可引起。

13. 结节性红斑样疹 好发于双小腿伸侧的红色皮下结节性疾病,多发于青年女性。开始先有发热、倦怠、咽痛及关节痛等前驱症状。继之,双小腿伸侧出现直径 1~5cm 大小的皮下结节,表面亮红、略高出皮肤表面,伴自觉痛及压痛,数天可由几个发展到几十个,对称分布,1~2 周后结节逐渐消退,颜色先变为暗红色,渐而呈绿黄色。结节从不破溃,愈后不留瘢痕。常由磺胺类、青霉素类、水杨酸类、砜类、雌激素、孕激素、口服避孕药、碘剂、溴剂等引起。

14. 血清病样药疹 常见于儿童,发生于使用药物后 1~3 周,典型表现有发热、关节痛、关节炎、皮疹(荨麻疹样、麻疹样)及淋巴结肿大,无低补体血症、循环免疫复合物、血管炎及肾病表现。可由头孢克洛、安非他酮、米诺环素、青霉素及普萘洛尔等引起。

15. 变应性血管炎型反应 通常表现为紫癜样丘疹,主要位于下肢。亦可见荨麻疹样的皮损、溃疡、结节、出血性血疱、脓疱或指趾端坏死。血管炎通常发生在用药后 7~21 天,再次激发少于 3 天。常由青霉素、NSAID、磺胺类和头孢菌素类等引起。

16. 玫瑰糠疹样反应 皮疹发生于躯干部或四肢近端,出现圆形或椭圆形、扁平的鳞屑性小斑片,玫瑰色或淡红色,边界清楚,表面有细薄鳞屑。损害中心鳞屑脱落,边缘附着如环状。常由 β 受体拮抗剂、卡托普利、铋剂、甲硝唑、灰黄霉素、可乐定、拉贝洛尔、青霉素、异维 A 酸、巴比妥类等引起。

(二)重型药疹的临床类型和表现

1. 急性泛发性发疹性脓疱病 ^ICD11:EH67.0 急性泛发性发疹性脓疱病(acute generalized exanthematous pustulosis,AGEP)常在药物暴露后 2~7 天内急性发疹,初发于面部、躯干和皱褶部位,很快泛发全身,皮疹表现为弥漫性潮红、肿胀的基础上出现非毛囊性、浅表性、无菌性小脓疱,多无黏膜损害和内脏受累,多数患者伴有高热。其病死率约为5%。常由β-内酰胺类、大环内酯类、磺胺甲异噁唑、多西环素、制霉菌素、非甾体抗炎药、卡马西平、羟氯喹、氨苯砜、硫唑嘌呤、环磷酰胺等引起。

2. 重症多形红斑型药疹^{ICD10:L51.1}　重症多形红斑(Stevens-Johnson syndrome,SJS)也称为史-约综合征。重症多形红斑型药疹前驱症状重,皮损泛发全身,并在原基础上出现大片红斑、大疱、糜烂及渗出,以口、眼、外阴黏膜受累严重,伴高热、关节痛、腹痛、白细胞计数升高、肝肾功能损害及继发感染等。其病死率约为10%。常由青霉素类、头孢菌素类、钙通道阻滞剂、普萘洛尔、苯妥英钠、卡马西平、异烟肼、可待因、磺胺类、巴比妥类、解热镇痛药等引起。

3. 剥脱性皮炎型药疹　剥脱性皮炎(exfoliative dermatitis,ED)型药疹潜伏期多在20~30天,由砷剂引发者可达5~6周。早期常为麻疹样或猩红热样药疹,迅速融合成片。表现为全身皮肤弥漫性潮红、肿胀,尤以面部、手足为著。颈下、腋部等皱褶部位可有糜烂、渗液、结痂,之后出现大量脱落的叶状鳞屑。手、足部常呈手套状或袜套状剥脱。黏膜也可受累,出现充血、水肿、糜烂等。发疹之前或之初常伴有畏寒、高热或低体温、恶心、呕吐等症状,严重者可并发黄疸、肝损害、淋巴结肿大、蛋白尿等。病程可长达1个月以上,可因全身衰竭或继发严重感染而死亡。其病死率高达30%。常由巴比妥类、青霉素类、链霉素、利福平、异烟肼、重金属制剂、砷剂、氨苯砜、卡马西平、苯妥英钠等引起。

4. 中毒性表皮坏死松解型药疹^{ICD10:L27.101}　该病起病急骤,可先有皮肤瘙痒、疼痛,随后迅速出现皮疹,皮疹初发为红斑或多形性红斑,很快融合成片,全身出现松弛性大疱和表皮松解,稍擦表皮即可擦掉,如烫伤样表现、尼科利斯基征阳性。全身中毒症状明显,伴有高热和内脏损害,可发生黄疸、肺炎、肾功能下降、血尿等。其病死率约为30%。常由别嘌醇、氨基糖苷类、喹诺酮类、非甾体抗炎药、磺胺类、卡马西平、苯妥英钠、氨苄西林、阿莫西林、头孢氨苄等引起。

5. 药物超敏反应综合征(drug-induced hypersensitivity syndrome,DIHS 或 drug reaction with eosinophilia and systemic symptoms,DRESS)　也称伴嗜酸性粒细胞增多和系统症状的药疹(drug rash with eosinophil and systemic symptoms,DRESS),常于用药后2~6周发生,多见于环氧化物水解酶缺陷的个体。发病突然,临床特征为发热、皮损、淋巴结肿大、血液学异常及器官受累,面部水肿具特征性。其病死率约为10%。常由抗惊厥药、磺胺类、氨苯砜、别嘌醇、非甾体抗炎药、米诺环素、金制剂等引起。

四、诊断及鉴别诊断

药疹的诊断主要依据用药史和临床症状,可结合实验室相关检查和激发试验。

1. 详细询问用药史　一般来说,在发疹前半个月已停用的药物,致病的可能性较小,但痤疮型药疹等在停药相当长时间后仍可出疹。

2. 掌握潜伏期和皮疹形态特点　用药后至皮肤发疹有一定的潜伏期,首次发病多在4~20天(平均7~9天)内;已致敏者再次用药则潜伏期较短,可数天或数小时,甚至仅有数分钟。皮疹多为泛发(固定性红斑除外)、对称性分布,颜色鲜艳,瘙痒明显,可有黏膜损害、发热等全身症状及系统损害,停用致敏药物后皮疹较快好转或消退。然而,有些药物可引起免疫学改变,停药后皮疹仍可存在。

3. 实验室及组织病理检查　实验室检查只作为参考,必要时进行血清免疫学及血常规、生化检查及组织病理检查。

4. 致敏药物检测　可分为体内和体外试验。体内试验常用的有皮肤试验(皮内试验、划痕试验、点刺试验等)和药物激发试验(禁用于速发型超敏反应型药疹和重症药疹患者,因具有一定危险性,故皮损消退半个月后才可进行)。体外试验安全性高,常用的有嗜碱性粒细胞脱颗粒试验、放射变应原吸附试验、淋巴细胞转化试验等。

除固定性药疹具有特征性表现外,其他多数药疹需注意与其他原因引起的同样症状的皮疹相区别。需根据病史及发展过程综合分析。

五、预防与监测

1. 用药前仔细询问患者及其家族成员的药物过敏史。以往曾有药物过敏史者,避免再用该种药物或与该药物结构相似的药物。

2. 使用青霉素、链霉素、普鲁卡因、破伤风抗毒素等药物,应严格执行常规皮试制度。

3. 宣传合理用药,避免滥用或乱用药物,用药种类不宜过多,剂量不宜过大,时间不宜过长,以减少药疹的发生概率。

4. 用药期间要注意药疹的先兆症状,如皮肤瘙痒、发热、黏膜充血、初发皮疹等,应警惕药疹的可能,尽早作出诊断,立即停用可疑药物。

5. 开展血药浓度监测,可以有效减少抗癫痫药等引起的药疹。

6. 筛查特定的 HLA 等位基因,如中国汉族人群在使用卡马西平前检测 *HLA-B*15:02* 基因,可在很大程度上防止重症药疹的发生。

7. 改进药品生产技术,提高药品纯度,对预防药品不良反应有重要作用。

六、治疗原则

①及时停用可疑药物,慎用结构相近的药物;②促进致敏药物排泄;③抗过敏治疗;④对症及支持治疗;⑤积极防治并发症。

(一) 轻至中型药疹的治疗

1. 首先停用致敏药物,轻型药疹多可自行消退。

2. 鼓励患者大量饮水及静脉补液,加速致敏药物及其代谢产物的排泄。

3. 抗组胺药　可有效消除皮疹引起的瘙痒,可选用氯苯那敏、氯雷他定、西替利嗪等常规剂量治疗。宜选用长效非镇静性 H_1 受体拮抗剂,效果好而不良反应小。

4. 非特异性脱敏药　10% 葡萄糖酸钙 10ml 或 10% 硫代硫酸钠 10ml,联用维生素 C1~3g 静脉滴注,每天 1 次。

5. 糖皮质激素类药物　如皮疹较多、瘙痒明显或伴低热,可口服中小剂量糖皮质激素类药物,如泼尼松 20~40mg/d。皮损消退后可逐渐减量至停药。

6. 局部治疗　根据皮疹类型选用粉剂、油剂、炉甘石洗剂、止痒洗剂、硼酸溶液、泼尼松乳膏、地塞米松乳膏、樟脑软膏、复方硫黄洗剂、硅霜等外涂或湿敷,起止痒、消炎、消肿等作用。

(二) 重型药疹治疗

重型药疹多合并有高热伴肝、肾损伤。应及时抢救,减少并发症,降低死亡率。

1. 糖皮质激素类药物　重型药疹的一线治疗药物(推荐等级 A),使用原则是早期、足量。一般采用氢化可的松(200~400mg/d)或地塞米松(10~20mg/d)静脉滴注,如 3~5 天病情未满意控制,可增加原剂量的 1/3~1/2。必要时,地塞米松静脉滴注剂量为 1.5mg/(kg·d),或甲泼尼龙 1g 冲击治疗 3 天,可降低患者的死亡率。当病情控制后,糖皮质激素类药物快速减量,一般在 4~6 周内糖皮质激素类药物减停(DRESS 除外)。但需警惕大剂量糖皮质激素类药物增加感染、消化性溃疡、血糖升高、血压升高等风险,并及时对症处理。

2. 常规给予抗组胺药、钙剂和维生素 C 等,同轻至中型药疹。

3. 免疫球蛋白　糖皮质激素类药物控制不佳或患者因为基础疾病不能使用糖皮质激素类药物治疗时,可使用免疫球蛋白静脉注射,一般推荐剂量为 0.4g/(kg·d),连用 3~5 天。亦可联合糖皮质激素类药物进行治疗。

4. 加强支持治疗　维持水、电解质平衡,保证能量供应,纠正低蛋白血症,维持血容量及胶体渗透压等。积极评估患者气道功能以及适当的疼痛控制。

5. 防治并发症　注意保护肝、肾功能,防治继发感染。应强调消毒隔离,当并发感染时,宜先选用广谱、不易过敏的抗生素,如红霉素、林可霉素、磷霉素、第三代头孢菌素等,然后结合细菌培养及药敏试验结果来筛选抗生素。

6. 加强护理　注意口腔黏膜、生殖器黏膜、眼部及皮肤创面的护理。对大面积皮损、糜烂渗出重者应注意保暖,局部应用生理盐水、3%~4% 硼酸溶液或 1∶8 000 高锰酸钾溶液湿敷,并注意防止压疮产生。

7. TNF-α 抑制剂　国内外均有研究报道,重症药疹患者接受英夫利西单抗或依那西普治疗后,病情迅速恢复且不良反应少,可酌情应用。

8. 免疫抑制剂　环孢素和环磷酰胺起效缓慢,临床上非一线用药,一般在其他治疗无效时可选用。

9. 血液净化　可迅速改善病情,减少糖皮质激素类药物用量,但可能出现变态反应、影响血流动力学、稳定性差等不良反应。

七、预后及随访

轻至中型药疹,经及时停药和适当应用抗组胺药治疗,预后良好。重型药疹虽然发病率不高,但如果停药不及时,治疗不恰当,患者可因并发严重感染或内脏损害而导致死亡,必须全力救治。

八、患者教育

1. 告知患者常见致敏药物,避免用药不当和再次发病。对于服用可能引起光敏反应的药物,需要做好防护紫外线工作。

2. 用药过程中出现药疹表现,应立即停用可疑药物。

3. 鼓励患者多饮水,注意高蛋白质、高热量、高维生素饮食。

4. 保持皮肤清洁,皮疹忌用热水洗烫、搔抓及肥皂刺激。

5. 教育患者不可滥用药物,对禁止使用的药物应按规定停用,必要时多向医生和药师咨询。

6. 发生重症药疹,必须立即住院治疗。危重病例应加强护理,注意皮肤清洁,防止继发感染。

九、典型病例

患者女性,30 岁,于 2016-09-12 因 “发热伴全身皮疹 6 天” 入院。既往癫痫病史 3 年,口服卡马西平和中药控制,1 年前换为左乙拉西坦,1 个月前换为拉莫三嗪和丙戊酸钠。2 周前出现发热,次日出现皮疹,于当地医院诊断为 “重症药疹、癫痫”。于 2016-09-08 停用抗癫痫药,予以地塞米松 10mg 静脉滴注 3 天,依巴斯汀、氯雷他定抗过敏治疗,未见好转。入院后完善相关检查,于 2016-09-12 给予丙种球蛋白 20g,连续 5 天,复方甘草酸苷、葡萄糖酸钙、多烯磷脂酰胆碱等治疗,左乙拉西坦 0.5mg,b.i.d. 控制癫痫症状,行卡马西平相关基因检测回报其 *HLA-B*15∶02* 基因型为阴性。2016-09-13,患者下颌部位出现脱皮,外用红霉素眼膏治疗。2016-09-14,因癫痫仍间断发作,将左乙拉西坦加量至早 0.5g、晚 1g。2016-09-19,患者病情平稳,皮疹恢复,予以出院。

讨论:该患者 *HLA-B*15∶02* 基因型为阴性,提示遗传因素导致卡马西平相关的皮肤不良反应风险较低。拉莫三嗪也可引起皮疹,拉莫三嗪的起始剂量高、增加的剂量超过推荐递增剂量、同时应用丙戊酸钠为拉莫三嗪致皮疹的危险因素。本例患者在换用拉莫三嗪及丙戊酸钠约2周发生皮疹,具体用量不详。丙戊酸钠可以抑制拉莫三嗪的葡糖醛酸化,减慢其代谢,增加其血药浓度,因此考虑拉莫三嗪、丙戊酸钠致重症药疹可能性大。

点评:在临床中应用拉莫三嗪、丙戊酸钠等抗癫痫药时,应仔细筛选患者,过敏体质者慎用,严格按照说明书规定剂量使用;推荐监测抗癫痫药的血药浓度可以减少药品不良反应的发生,一旦出现皮疹应迅速评估可能的原因,立即停用可疑药物并予以对症处理。

（司霞　黄琳　李厚敏）

第二节　药源性手足皮肤疾病

教学目的与要求

1. 掌握药源性手足综合征与药源性手足皮肤反应的定义、常见致病药物和防治。
2. 熟悉药源性手足综合征与药源性手足皮肤反应的临床表现及毒性分级标准。
3. 了解药源性手足综合征与药源性手足皮肤反应的发病机制。

传统化疗和多靶点酪氨酸激酶抑制剂（multikinase inhibitor,MKI）在治疗恶性肿瘤过程中诱发的掌跖部位皮肤反应有相似之处,但二者在诱因、临床表现和发病机制方面又有其独立特征（表17-2-1）。通常采用手足综合征（hand-foot syndrome,HFS）,又称为掌-趾感觉丧失性红斑综合征（palmar-plantar erythrodysesthesia syndrome,PPES）或肢端红斑（acral erythema）,描述由抗肿瘤药引起的皮肤及神经损害,而采用手足皮肤反应（hand-foot skin reaction,HFSR）描述由靶向药物导致的症状。

表 17-2-1　手足综合征（HFS）与手足皮肤反应（HFSR）的主要差异

疾病	常见致病药物	危险因素	受累部位	临床表现	组织病理学
HFS	卡培他滨、氟尿嘧啶、多柔比星脂质体、多柔比星、奥沙利铂、替吉奥、多西他赛、阿糖胞苷、长春瑞滨、顺铂、环磷酰胺、柔红霉素、依托泊苷、羟基脲、巯嘌呤、甲氨蝶呤、米托坦、紫杉醇	剂量,女性	手掌,脚底,手背和脚背,咬合、摩擦及受压区域,手掌较足底更易受累	掌跖对称性红斑和水肿,伴有神经病理性疼痛;可进展为起疱、脱屑、糜烂和溃疡	基底细胞空泡变性或坏死;海绵水肿,角化过度,角化不全
HFSR	多激酶抑制剂（索拉非尼、阿帕替尼、瑞戈非尼、吉非替尼、舒尼替尼、培唑帕尼、西地尼布、阿昔替尼、培唑帕尼）、BRF抑制剂（维莫非尼、达拉非尼）、表皮生长因子受体（EGFR）抑制剂（拉帕替尼）	肿瘤类型,白细胞计数,女性,体能状态,肝转移,受累器官数目	影响弯曲和承压部位,包括指尖、指间隙、脚后跟、足外侧及关节处,足底较手掌更易受累	摩擦或创伤区域的局部触痛性损伤;可表现为红斑基底上的水疱或局灶性角化过度	松散的角化不良角质细胞,边界清晰

一、流行病学

（一）HFS 的流行病学

随着氟尿嘧啶（5-FU）、阿糖胞苷及卡培他滨等抗肿瘤药的广泛应用,化疗引起的手足皮肤反应逐渐被报道,但表述不尽相同,包括 HFS、掌-趾感觉丧失性红斑综合征、肢端红斑等。个案报告和病例分析报道 HFS 的发病率为 6%~64%。

(二) HFSR 的流行病学

HFSR 是靶向药物治疗后最常见的不良反应,在接受索拉非尼或舒尼替尼治疗的患者中发病率为 9%~62%。阿帕替尼的 HFSR 发生率为 45.6%。一项对瑞戈非尼试验的荟萃分析显示,HFSR 的整体发生率为 60.5%,重度 HFSR 的发生率为 20.4%,肾透明细胞癌患者的发生率高达 71.4%。

二、致病药物和发病机制

(一) 引起 HFS 的常见致病药物和发病机制

HFS 与许多细胞毒性抗肿瘤药及其给药方案密切相关,致病率最高的药物是卡培他滨(50%~60%)和多柔比星脂质体(40%~50%),其次为持续静脉滴注氟尿嘧啶(34%)。与持续静脉滴注氟尿嘧啶相比,单次静脉注射氟尿嘧啶发生 HFS 的概率较小(13%)。一些联合化疗方案,如多柔比星加连续氟尿嘧啶可将 HFS 的发生率升高至 89%(所有级别反应)和 24%(严重 3 级反应)。

HFS 的发病机制尚不明确,目前主要的机制有①COX 介导的炎症反应:环氧合酶-2(COX-2)过度表达,可增加前列腺素的合成,从而导致皮肤血管扩张、通透性增加等炎症反应的发生。有研究发现,在接受卡培他滨化疗的患者中,降低 COX-2 酶活性或抑制其表达可减少 HFS 的发生率。②氧化应激:相关研究表明 HFS 可能是由于大量的自由基生成导致皮肤的抗氧化能力降低所致。③代谢相关组织酶的分布差异:手足部位的胸苷酸磷化酶(TP)和尿苷酸磷化酶(UP)表达水平较高,卡培他滨经过这两种酶代谢后生成氟尿嘧啶,聚集在手足部。氟尿嘧啶经二氢嘧啶脱氢酶(DPD)分解后的产物可对角质细胞产生细胞毒性。DPD 是氟尿嘧啶类药物(氟尿嘧啶、卡培他滨和替吉奥)分解代谢途径中的限速酶,DPD 缺乏可延长氟尿嘧啶的半衰期,导致毒性代谢产物蓄积,增加 HFS 的发生率。DPD 缺乏症在不同的种族和民族间分布存在差异。④皮肤组织损伤:与身体其他部位相比,手足部的活动较多,易对周围的毛细血管造成损伤,导致抗肿瘤药外渗,诱导 HFS 的发生。

(二) 引起 HFSR 的常见致病药物和发病机制

HFSR 常见于 MKI 等新型靶向药物。不同种类的 MKI 所引起的 HFSR 发生率及严重程度均不同。MKI 类药物剂量越高,用药时间越长,HFSR 发生风险越大,越严重。引起 HFS/HFSR 的常见致病药物参见表 17-2-2。

表 17-2-2 引起 HFS/HFSR 的常见致病药物及发生率

引起 HFS 的常见致病药物及发生率		
药物	发生率(所有级别)/%	发生率(严重)/%
多柔比星 + 连续氟尿嘧啶	89%	24%
多西他赛 + 卡培他滨	56%~63%	24%~26%
多柔比星脂质体	40%~50%	1%~20%
卡培他滨	50%~60%	11%~24%
多柔比星	22%~29%	—
阿糖胞苷	14%~33%	—
持续氟尿嘧啶	34%	7%
单剂氟尿嘧啶	6%~13%	0.5%
多西他赛	6%~58%	0~4%

续表

引起 HFSR 的常见致病药物及发生率		
MKI	发生率(所有级别)	发生率(严重)
索拉非尼 + 贝伐珠单抗	79%	57%
索拉非尼	10%~62%	2%~36%
舒尼替尼	10%~50%	4%~11%
培唑帕尼	4.5%~29%	1.8%~6%
瑞戈非尼	47%	17%
阿昔替尼	29%	9.6%
维莫非尼	60%	—

HFSR 的发病机制可能与靶向药物的药理作用相关。MKI 可同时抑制血管内皮生长因子(VEGF)受体和血小板衍生生长因子(PDGF)受体,阻断其信号通路,不仅发挥抗肿瘤作用,同时降低毛细血管修复能力,导致毛细血管损伤。当手足部遭受直接的压力如行走、洗手或其他日常活动时,受损血管再次遭受压力等机械性损伤,使有害物质进入皮肤组织产生炎症反应。当 MKI 联用血管内皮生长因子阻滞剂如贝伐珠单抗,HFSR 的发生率增加。此外,索拉非尼及舒尼替尼对外分泌腺受体的直接影响也与 HFSR 的发生有关。

三、临床表现及分型

(一) HFS 的临床表现

HFS 典型临床表现为对称性掌跖感觉丧失和刺痛,通常在化疗开始后 2~21 天出现(也有出现较晚的病例,如卡培他滨引起的 HFS 中位出现时间在 72~79 天),继而出现皮肤红斑,边界明显,可伴有灼痛和紫色水肿。主要发生于受压区域,手掌较足底更易受累,在手指外侧和远端脂肪垫最为显著,或伴有指甲改变。在肤色较深的患者中,HFS 可仅表现为色素沉着,而不出现皮肤红斑。1~2 周后,红斑可进展为水疱,而后出现脱屑、结痂、糜烂、溃疡和表皮坏死,严重者可继发感染,引起极度疼痛和功能障碍。

(二) HFSR 的临床表现

HFSR 对足底的影响大于手掌,多于治疗 2~4 周出现,前驱症状为掌跖感觉迟钝,有刺痛、灼痛、触痛及痛阈下降,之后将会经历 3 个阶段:①炎症期,表现为界限明显的对称性红斑和水疱,之后皮损处常变成疼痛的淡黄色斑块,周围绕以红斑;②角化期,特点是病变处过度角化,尤其发生在经常受压的地方,如脚掌、足跟及第一跖趾关节处,易受摩擦部位如指尖、指间隙和足部两侧也常受累;③消退期,皮损在停药或减量后 1~2 周内迅速消失。

虽然 HFS 和 HFSR 均具有双侧发生、掌跖定位、疼痛等临床特征,且发生率和严重性与剂量相关。但 HFS 更弥散,以对称性麻木、红斑和水肿为特征性改变,病变处颜色变深或紫红色,并蔓延到整个手掌和脚底的表面。而 HFSR 症状较轻,仅局限于压力部位皮肤角化、周围包绕红斑,颜色鲜亮。通常在用药的早期就会出现,随着治疗继续,其严重程度可逐级减轻,再次发生的可能性会下降。

(三) 严重程度分级系统

目前,应用最多的是世界卫生组织(WHO)和美国国家癌症研究所不良事件常见的术语标准(National Cancer Institute-Common Terminology Criteria for Adverse Events,NCI-CTCAE)的分级标准。WHO 主要分为 4 级,用于评估 HFS,NCI-CTCAE version 5.0 分为 3 级,也适用于 HFSR。在这两种分类中,1 级毒性的特点是皮肤轻微改变,包括无痛肿胀或红斑、麻木、感觉障碍/感觉异常、刺痛但不影响日常生活。而严重反应（NCI 为 3 级,WHO 为 4 级）包括剧烈疼痛、溃疡和正常活动受限（表 17-2-3）。

表 17-2-3　HFS/HFSR 分级标准

分级	世界卫生组织（WHO）	美国国家癌症研究所（NCI）
1	触痛/知觉异常,手脚刺痛	无痛性轻微皮肤改变或皮肤炎（如红斑、水肿、角化过度）,不影响日常生活活动
2	握物或行走时不适,红斑肿胀不伴疼痛	痛性红斑伴有肿胀,部分影响日常生活活动
3	手掌和足底红斑肿胀伴疼痛,甲周红斑肿胀	重度皮肤改变（脱屑、水疱、出血、肿胀、角化过度）,严重疼痛,生活自理能力受限
4	溃疡、脱屑、起泡、剧烈疼痛	

四、诊断及鉴别诊断

目前,HFS/HFSR 的诊断主要依靠临床表现。需要与过敏性药疹、接触性皮炎、血管炎、多形性红斑、红斑性肢痛症或博来霉素引起的肢端毒性相鉴别。

五、预防与监测

预防性尿素软膏有较好的证据支持,在临床上可以使用。有研究报道,中药外用泡洗预防 HFS/HFSR 安全有效,但文献较少,其疗效有待进一步探索。

六、治疗原则

有效方法是减少药物剂量、延长给药周期,甚至停药。但是改变药物剂量和周期会影响肿瘤的治疗效果,所以临床上常采用一些辅助措施来缓解 HFS/HFSR 的症状,从而达到继续抗肿瘤治疗方案并改善患者预后的目的,但尚未达到满意疗效。

1. 口服维生素　国内外均有研究报道口服维生素 B₆ 防治 HFS,然而研究结果并不一致,可以尝试。关于维生素 B₆ 防治 HFS 的有效性及最佳给药剂量还需要进一步研究。维生素 E 是皮肤中主要的脂溶性抗氧化剂,可防止脂质过氧化,对细胞膜具有稳定作用。文献报道口服维生素 E（300mg/d）可显著改善 HFS 的症状。

2. 糖皮质激素类药物　地塞米松已经被许多研究者用于防治 HFS,其对于 HFS 的作用机制可能与减轻炎症反应相关。文献报道全身或者局部应用糖皮质激素类药物对 HFS 均有一定疗效。

3. COX-2 抑制剂　塞来昔布是选择性 COX-2 抑制剂,已有大量研究结果显示塞来昔布可有效防治 HFS,但在临床应用时需要评估患者的心脏功能及胃肠道功能。

4. 二甲亚砜（DMSO）　文献报道,局部应用 DMSO 可明显改善 HFS 症状。

5. 中药治疗　HFS 使用的内服中药主要有当归、黄芪和白芍等,外用活血化瘀药中使用频率较高的有红花、川芎及鸡血藤等。HFSR 目前中药治疗相关研究较少,但也有一些报道如应用加味金黄散熏洗可有效降低索拉非尼所致重度 HFSR 的发生率。关于中药对 HFS/HFSR 的防治作用还需要进一步的研究证实。

6. 支持疗法　包括加强伤口的护理、对症治疗、心理支持及患者教育。HFS/HFSR 可能会出现剧烈疼痛、严重感染等并发症,应当按时使用镇痛药减轻疼痛,局部应用抗真菌药或抗生素防治感染。

7. 停药或者减量　当患者出现 1 级 HFS/HFSR 时,通常不需要减量或停药,出现 2 级或以上症状时,应考虑治疗药物减量或停止治疗。在实际临床治疗过程中,用药剂量应根据患者的生活状态、实验指标进行调整。

七、预后及随访

HFS 病程多为自限性,但再次给药后可复发。HFS 症状通常在停药后 1~2 周内消失,但也可能出现永久性的后遗症。如应用卡培他滨的部分患者可因表皮破坏导致指纹淡化或消失。HSFR 一旦发生,应密切监测,尤其前 6 周。因为 HFSR 在第一个周期是最严重的,在之后的治疗周期,其发生率逐渐下降,早期合适的治疗有助于靶向治疗的耐受。

八、患者教育

研究提示,通过提高患者对 HFS/HFSR 的认知并进行自我管理,可有效降低发病率。具体包括:①避免手掌和足底的机械性损伤及摩擦,例如穿宽松透气的鞋子,戴柔软全棉的手套和袜子,避免压力式剧烈运动。②使用保湿、含羊毛脂或尿素成分的润肤霜或润滑剂。③手足部位避免日光暴晒。④清淡饮食,避免辛辣刺激食物。⑤注意保暖,温水洗浴,避免冷水刺激。⑥如果有过度角化,可请足疗师帮助修剪治疗。

九、典型病例

患者女性,57 岁,于 2011 年 1 月行“右乳腺癌改良根治术”后行卡培他滨、多柔比星脂质体、曲妥珠单抗、紫杉醇多程治疗。入院前 5 天其双足出现皮肤破溃,溢液。入院完善相关检查,诊断:化疗致 3 级 HFS。予地塞米松减轻炎症反应,胸腺五肽增加免疫力及维生素 B_6 对症治疗。足部脱屑处涂抹凡士林,破溃处予以庆大霉素局部清洗。水疱避免抓破感染,可局部消毒后用无菌注射器抽出液体。

讨论:患者皮肤黏膜的表现,符合手足综合征(HFS)的诊断。

点评:HFS 为使用多柔比星脂质体和卡培他滨较为常见的药品不良反应。本例患者出现 3 级 HFS,生活自理能力受限,需要医护人员密切配合、周密制订治疗护理计划并严格落实。同时注重对患者的心理健康教育。

(司霞　黄琳　李厚敏)

第三节　药源性指(趾)甲损伤

----- 教学目的与要求 -----

1. 掌握药源性指(趾)甲损伤的常见致病药物、临床表现及治疗。

2. 熟悉药源性指(趾)甲损伤的诊断、鉴别诊断、监测及预防。

3. 了解药源性指(趾)甲损伤的发病机制。

药源性指(趾)甲损伤(drug-induced nail change)通常涉及多个甚至全部指(趾)甲,通常与药物剂量有关,并且在停药后是可逆的,但需要数个月的时间恢复,症状的严重程度与个体对药物的敏感度有关。常见的药源性指(趾)甲损伤包括甲剥离 [ICD-10:L60.1] (onycholysis)、甲沟炎 [ICD-10:L03.0] (paronychia)和化脓性肉芽肿 [ICD-10:K06.8] (pyogenic granuloma)以及色素改变。

甲剥离是指从指甲的远端部分甲板与甲床分离;甲沟炎是指(趾)甲的甲襞发生严重的红斑、肿胀和疼痛;化脓性肉芽肿则可涉及一个或几个指(趾),并且最常见于侧甲襞,特别是在趾甲中。

一、流行病学

药源性指(趾)甲损伤在人群中的发病率不详。

二、致病药物和发病机制

通常与指(趾)甲损伤相关的药物种类包括:传统及新型抗肿瘤药[如紫杉烷类和表皮生长因子受体酪氨酸激酶抑制剂(EGFR-TKI)]、维 A 酸和抗逆转录病毒药物。导致指(趾)甲损伤的常见药物详见表 17-3-1。

表 17-3-1　导致指(趾)甲损伤的常见药物及其临床表现与鉴别

症状或疾病	临床表现	鉴别	病因(药物)
甲剥离	远端甲板分离	银屑病;外伤;大疱性表皮松解症	四环素类药物、氟喹诺酮类药物、补骨脂素、NSAID、卡托普利、维 A 酸、吩噻嗪、丙戊酸钠、抗肿瘤药
脱甲病	甲板从近端开始脱离	外伤;重症药疹;大疱性表皮松解症	卡马西平、锂、系统性维 A 酸、抗肿瘤药
甲沟炎和化脓性肉芽肿	指(趾)甲襞周围皮肤感染	感染;继发于外伤	维 A 酸(异维 A 酸、乙酸阿维 A、他扎罗汀)、拉米夫定、茚地那韦、卡培他滨、紫杉烷(紫杉醇、多西他赛)、EGFR 抑制剂(西妥昔单抗、吉非替尼)
黑甲	甲床色素沉着	甲母痣;恶性黑色素瘤;甲真菌病	抗肿瘤药、齐多夫定
甲变色	甲逐渐变色	肝、肾功能不全	米诺环素、抗疟药、金制剂、氯法齐明

药源性指(趾)甲损伤的发病机制最常见的是药物对指甲生成的一个或多个环节造成损伤,其临床表现取决于损伤的程度和涉及的细胞,可能涉及甲母质、甲床、甲周组织和指甲血管。药源性指(趾)甲损伤包括博氏线(甲板的横向凹陷,提示有短暂的甲母质损伤但不足以导致甲脱落)、甲剥离、脱甲病、色素沉着、甲沟炎和缺血性改变。

甲剥离的发生可能是甲板远端受到损伤导致表皮松解、甲板无法黏附到甲床上的结果,或者可能是由于形成甲下出血性水疱而导致上皮完全破坏。指(趾)甲都会迅速发生甲剥离和甲下出血,并伴有脱离前的急性疼痛。紫杉烷类是出血性疼痛性甲剥离的最常见原因,在几个化疗周期后约 50% 的患者发生这种情况,这种指(趾)甲变化呈剂量相关且可逆,可由若干因素引起,包括血小板减少症、血管异常、直接甲床毒性或周围神经损伤。创伤和指(趾)甲护理不佳是加剧甲剥离的因素。

脱甲病是指甲板由近端部分开始脱离甲床,是药物导致甲母质有丝分裂活动暂时停止引起的。

多种药物可能导致外侧和近端甲襞的急性炎症,有时伴有化脓性肉芽肿,通常与剂量相关并且导致剧烈疼痛,发病机制最常见的是药物对与血管生成作用相关的甲襞的直接毒性。维 A 酸诱导的甲沟炎和甲周化脓性肉芽肿受多种因素影响：药物的血管生成特性和维 A 酸诱导的皮肤快速增殖，角质形成细胞之间的黏附力降低以及近端甲襞下方的鳞屑残留导致异物引发的炎症反应。

三、临床表现及分型

(一) 药物导致的甲剥离

出血性甲剥离涉及指(趾)甲，可能非常疼痛，妨碍日常活动和穿鞋。受影响的指(趾)甲显示甲剥离，或多或少明显的甲下出血。在趾甲较厚的脚趾处，一般看不到有糜烂的甲床出血，除非甲板脱落或被拔除。甲下空间的细菌定植可引起甲剥离部分伴有脓液生成的化脓性感染，导致症状进一步恶化。

(二) 甲沟炎和化脓性肉芽肿

甲沟炎是指(趾)甲的甲襞发生严重的红斑、肿胀和疼痛。化脓性肉芽肿则涉及一个或几个指(趾)，并且最常见于侧甲襞，特别是在趾甲中。有时化脓性肉芽肿可能发展到甲床中，特别是在使用紫杉烷治疗发生急性出血性甲剥离后，即使停止用药，患者仍会感到疼痛持续存在。甲床发生化脓性肉芽肿在拔除甲前很难被发现。与抗 EGFR 单克隆抗体(西妥昔单抗和吉非替尼)相关的甲沟炎会伴有手指和脚趾的进行性且极为疼痛的甲周脓肿。

(三) 药物引起的指(趾)甲色素改变

见本章第四节。

全身用药导致不同甲部位受损的甲损伤表现见表 17-3-2。

表 17-3-2　常见全身用药导致不同甲部位受损的甲损伤表现

指甲受损部位	症状或疾病
甲母质	博氏线
	脱甲病
	指甲脆弱
	黑甲
甲床	甲剥离
	光[性]甲脱离
	出血性甲脱离
	白甲病
甲襞	甲沟炎
	化脓性肉芽肿
血管	甲下出血

四、诊断及鉴别诊断

指(趾)甲损伤症状通常明显，如能确定相关药物的用药史，则在诊断上一般困难不大。但其他一些疾病及外伤也可能造成甲剥离、甲沟炎等症状，例如：银屑病、外伤和大疱性表皮松解症可能导致甲剥离、脱甲病；外伤感染可能导致甲沟炎；肝、肾功能不全可能使指甲变色。

五、预防与监测

详细询问用药史,重点关注使用抗肿瘤药、维 A 酸和抗逆转录病毒药物的患者。尽可能避免再次使用可疑药物,对于必须使用相关药品的患者应加强监测,如出现指甲损伤症状,则考虑减药或停药或采取对症治疗和护理。

六、治疗原则

药源性指(趾)甲损伤一般会在停药后逐渐恢复,应根据治疗需求和损伤的程度判断是否需要停药或减量。对于不宜停药的患者,可采取对症支持治疗。

甲剥离的治疗:此类副作用是药物剂量依赖性的,当疼痛非常严重时,可能需要降低药物剂量,甚至停止用药。常用的治疗方法有将甲剥离甲板拔除,露出甲床,预防细菌感染。每天外用抗细菌、抗真菌药,或使用类固醇和抗生素组合的乳膏,可以在很大程度上改善指甲损伤,同时避免降低药物剂量。

当数个指(趾)甲发生甲沟炎或化脓性肉芽肿时,减少药物剂量是必要的。当化脓性肉芽肿位于侧指甲襞褶皱中时,局部治疗方法类似于嵌甲式甲沟炎,可以在夜间使用丙酸氯倍他索软膏和每天外用莫匹罗星乳膏。局部治疗之前,必须在甲床和近端甲襞褶皱损伤处先进行指甲拔除术。拉米夫定和茚地那韦引起的甲沟炎,由于不可能停止使用这些抗逆转录病毒药物,可对症治疗,如局部应用抗菌剂和外用皮质类固醇可改善症状。

七、预后及随访

药物导致的各类指甲损伤在停药后都可痊愈,脱落的甲板可以重新长出。

八、患者教育

对使用相关药物的患者采用分发手册或口头宣教等形式,使患者正确认识可能出现的指甲损伤,了解这一副作用是可逆的,在治疗结束后,新甲可以重新长出,并不会带来永久性的损害,减轻患者不必要的心理负担。根据指甲损伤发生的自然病程进行有效的宣教,可以提高治疗依从性。

九、典型病例

患者女性,55 岁,胃癌晚期。此前无化疗史。治疗方案为连续 14 天口服卡培他滨,同时每 3 周静脉滴注多西他赛。2 个疗程的化疗后患者部分甲脱落,3 个化疗周期后,患者所有手指的指甲板近端 1/3 处出现指甲色素沉着(博氏线),同时伴有指尖皮肤发炎。肌电图数据正常,在前 5 次化疗周期中经历了 2 次发热性中性粒细胞减少。总共进行了 6 周期的联合化疗。

讨论:多西他赛的主要毒副作用为血液学毒性,但同时也有较高的指甲损伤发生率。指甲的损伤程度与多西他赛剂量累积相关,停用多西他赛后多可自愈,发生脱甲的患者,新甲可以重新长出。

点评:在化疗引起的中性粒细胞减少期间,根据指甲损伤级别正确护理可以减少败血症的发生。卡培他滨可能会引起手足综合征,联用多西他赛可以协同并促进这一症状。在诊断时需要区分多西他赛导致的指甲损伤和卡培他滨引起的手足综合征,确保对症护理及宣教。

(刘眎聪　黄琳　李厚敏)

第四节　药源性色素改变

教学目的与要求

1. 掌握药源性色素改变的常见致病药物及临床表现。
2. 熟悉药源性色素改变的治疗、诊断、鉴别诊断及预防。
3. 了解药源性色素改变的发病机制。

由药物引起的皮肤色素沉着（hyperpigmentation）[ICD-10:L81.]称为药源性色素改变（drug-induced pigmentation），最常见的表现是增加皮肤或黏膜的色素沉着，可单独发生，也可与药疹伴发，可为原发性或继发性，局限性或全身性，暂时性或持久性。颜色为黄色、棕褐色、青灰色或淡红色。

一、流行病学

药物引起的色素沉着占所有后天性色素沉着病例的 20%。一些药物在不同种族、性别的人群中导致色素改变的临床表现和发生率不同。白种人皮肤的改变开始为红棕色，皮肤活检发现类似黑色素样的金棕色颗粒。我国长期应用大剂量氯丙嗪治疗的患者，皮肤色素沉着常为棕褐色。

抗痉剂产生的色素沉着，常于服药 1 年后发生，约 10% 的患者可发此病，多为女性。抗疟药在服用 3~4 个月后，约有 25% 的患者发生色素沉着。有研究表明，中国人应用 0.004% 曲伏前列素滴眼液后虹膜色素沉着的发生率为 35.6%，显著高于白色人种。

二、致病药物和发病机制

可导致皮肤色素沉着的药物包括抗肿瘤药、镇痛药、抗心律失常药、抗凝血药、抗癫痫药、抗疟药、抗微生物药、抗逆转录病毒药物、金属制剂、前列腺素类似物、精神类药物和中药等。其中抗肿瘤药如甲磺酸伊马替尼，以及抗微生物药氯法齐明引起的色素沉着较为明确。详见表 17-4-1。药物诱导的皮肤色素沉着的发病机制尚未完全明确，目前已知有 5 种主要发病机制：①药物直接刺激表皮黑色素细胞过度产生黑色素，或药物本身导致的非特异性皮肤炎症反应，或者药物与黑色素形成稳定的复合物导致巨噬细胞中黑色素清除减少；黑色素可以游离形式积聚在真皮内或皮肤细胞内。②药物可以使真皮巨噬细胞饱和，无法有效消除这些异物，药物也可以在细胞外基质内表现为自由散布的颗粒（不与黑色素结合），引起色素沉着。③药物诱导的皮肤血管损伤可能诱导红细胞渗漏到真皮中，随后在真皮中裂解这些红细胞可引起含铁血黄素沉着。④某些药物如抗肿瘤药可产生自由基，促进脂褐素等合成。⑤光敏反应，某些药物可以增加紫外线的吸收量，通过作用于皮肤色素生成过程中的多种受体而发挥作用。

三、临床表现及分型

（一）色素沉着

药物诱导的皮肤色素沉着临床表现多样，有以下几点需引起注意：①有些药物诱导的皮肤色素沉着发生部位较为典型，如光暴露部位或者黏膜部位如口腔和硬腭。另外，有些色素沉着形状较为特殊,如博来霉素引起鞭状色素沉着。②皮肤颜色改变清晰可见,且是一个循序渐进的过程。浅棕色晒黑样色素沉着不是很典型,但紫色、红色、黄色、石板色、浅灰色等则可能是药物引起的。③多数情况下停止药物治疗后,色素沉着会逐渐消退。常见部分导致色素改变的药物见表17-4-1。

表17-4-1　部分导致色素改变的药物及其临床表现

药物分类/药物	色素改变的临床表现
抗肿瘤药	
普遍性	在头发、指甲、黏膜和损伤部位形成局部或弥漫性的色素沉着增加(黑色素相关)
氟尿嘧啶	手掌、脚底和口腔黏膜(色素斑)弥漫性色素沉着;指甲(色素斑,横向白甲);指间关节(横向色素带);网状图案;蛇纹状静脉色素沉着
博来霉素	红斑线性条纹/典型的鞭状色素沉着;可能涉及面部、颈部、躯干和四肢;指甲(横向白甲病)
环磷酰胺、异环磷酰胺	手掌、手指和脚趾板岩灰色至黑色沉着;指甲(弥漫性黑色素沉着,板岩灰色至黑色纵向条纹,或近端深灰色色素沉着上覆横带);牙齿和黏膜;横向白甲;蛇纹状静脉色素沉着
羟基脲	皮肤棕黑色至蓝灰色沉着;指甲(纵向、横向或弥漫性黑甲,蓝色甲弧影);巩膜和黏膜
甲磺酸伊马替尼	牙齿和口腔硬腭黏膜产生弥散性的灰蓝色或蓝褐色色素沉着
抗心律失常药	
胺碘酮	面部、耳鼻及黏膜(角膜)蓝灰色或黄棕色色素沉着
地尔硫䓬	分布于面部、颈部、胸部和前臂受光照部位蓝灰色网状沉着
抗凝血药	
艾曲泊帕	分布于面部及四肢曝光部位的灰色沉着;甲、巩膜及黏膜色素减退
抗癫痫药	
巴比妥类	全身皮肤弥漫性棕色色素沉着;黄褐斑样
苯妥英钠	面部黄褐斑样色素沉着
抗疟药	
氯喹、羟氯喹、甲氟喹	蓝灰色或深紫色沉着;氯喹可呈深棕色;初期在固定部位其后开始弥漫性播散,可分布于光暴露部位;胫前、头部(前额、鼻、面颊和耳朵);角膜色素沉着与羟氯喹相关)和口腔黏膜(硬腭);指甲(横向或弥漫性蓝黑色色素带);曾发生瘀斑和微创伤的区域(羟氯喹)
抗微生物药	
氯法齐明	初期为红蓝色后转为红棕色或紫棕色沉着;分布于皮肤、黏膜,长期应用会累及结膜
异烟肼	糙皮病样紫罗兰色至淡紫色或橙黄色(黄疸)沉着,界限分明且对称分布于面部、颈部、手足背面和前臂;光敏分布
左氧氟沙星、培氟沙星	手背、前臂伸面、胫前区和颈部蓝灰色沉着
诺氟沙星	面部黑褐色色素沉淀
多黏菌素B	色素沉着弥漫性分布于颈部及面部
利福平	皮肤、黏膜及分泌物呈红色
吡嗪酰胺	面部的褐色色素沉着
乙胺丁醇	前臂出现灰色皮肤病样斑点
青霉素V钾	伴有瘙痒症状的散在小斑片状黑褐色色素沉着,好发于双前臂外侧、双手背侧、指间皮肤
头孢氨苄	眼周出现大片黑斑
特比萘芬	面部出现灰褐色斑疹

药物分类/药物	色素改变的临床表现
抗逆转录病毒药	
恩曲他滨	手部伸侧色素沉着
齐多夫定	手掌/脚掌;指甲(弥漫性、纵向条纹、甲弧影)棕色或灰蓝棕色沉着
金属制剂	
铋剂	舌头呈黑色
金盐	光照区域、眼眶周围及接触部位发生蓝灰色沉着。注射部位黏膜色素减退
铁盐	固定于注射部位的蓝灰色或棕色沉着
前列腺素类似物	
比马前列素、拉坦前列素	不可逆的虹膜色素沉着;可逆的睫毛和眼周色素沉着
精神药物	
氯丙嗪	受光照区域:面部、四肢、甲床和眼(巩膜、角膜、晶状体)呈紫罗兰色或紫灰色沉着。面部褶皱处及黏膜色素减退
氯米帕明	日光照射部位出现蓝色至石板灰色沉着
氯氮平	角膜、视网膜、面颈部及四肢远端出现紫褐色色素沉着
丙戊酸钠和锂制剂	手指和脚趾或甲可出现黄色色素沉着
其他	
促肾上腺皮质激素	弥散性分布的青铜色沉淀(原发性慢性肾上腺皮质功能减退症样)
β-胡萝卜素、维生素A及其衍生物	局部或广泛分布的橙黄色沉着,可能以手掌/脚底、鼻和鼻唇沟上最明显
中药	
何首乌、雷公藤、火把花根片	眼部或面部色素沉着
汉防己甲素	面部、指(趾)甲、四肢出现紫褐色不规则色素沉着斑;口腔黏膜紫色斑中有高低不平的灰白色斑,呈对称分布

(二) 色素减退或消失

见表 17-4-1。

四、诊断及鉴别诊断

药物诱导的色素沉着可通过以下 5 点来诊断:①对皮肤和黏膜进行仔细的医学检查;②询问患者既往用药史,明确发病前服用过可能导致色素改变的相关药物;③发生皮肤色素沉着的时间与用药时间具有关联性;④进行组织学检查,包括电子显微镜检查和质谱法;⑤排除其他可引起皮肤色素沉着的原因解释。

药物引起的皮肤色素变化应与黄褐斑及其他色素改变性疾病鉴别。黄褐斑好发于中青年女性,呈淡褐色,边界清楚,常对称分布于面颊部;原发性慢性肾上腺皮质功能减退症为皮肤黏膜、褶皱处色素沉着,还可累及牙龈等处,无明显炎症,患者有肾上腺皮质功能低下症状;血色素沉着症和肝豆状核变性为体内铁或铜代谢异常引起类似金属色的皮肤改变。这些疾病通常有家族史,并伴有糖尿病、肝功能异常、视力改变或神经疾病等。

五、预防与监测

预防药源性色素改变,应详细了解患者的用药史,尽量避免再次使用可疑药物,如需使用则应严密监测,一旦出现相关症状,可以考虑减少用量。另外应尽量避免光照,因为光照常常会加强药物引发的黑色素合成和累积效应。

六、治疗原则

如果引起色素沉着的药物在治疗方案中不是关键药物或者可以被其他药物代替,则可考虑停用可疑药物。对于不可逆性的色素沉着,可试用 Q 开关激光治疗。

七、预后及随访

多数药源性色素改变在停药或减量后可逐渐消失。

八、患者教育

在开始用药前或用药过程中应向患者阐明所用药品可能造成的皮肤色素改变。尽管没有皮肤痛、痒等痛苦,但皮肤或黏膜的颜色异常却使大多数患者心理负担很重,多数色素沉着或减退会在停药后逐渐消失,但对某些药物而言,这一过程可持续长达数年之久。故应告知患者,减轻其心理负担,同时鼓励患者采取适当的治疗措施,日常注意防晒,避免加重症状。

九、典型病例

患者男性,62 岁。2007 年 8 月行右肺上叶癌切除术,术后病理诊断为支气管肺泡癌,术后给予长春瑞滨和卡铂化疗,期间未出现皮肤色素沉着。2011 年 2 月复查示右肺多发转移瘤。给予单药培美曲塞二钠化疗,1 个周期后患者的额部、眼睑周围、颧部、手掌心等部位皮肤变黑,伴色素沉着,无脱屑、溃疡、疼痛、瘙痒及发热。给予维生素 C、还原型谷胱甘肽治疗,嘱患者避免日光照射。后患者的皮肤色素逐渐恢复至正常。

讨论:有关培美曲塞致皮肤色素沉着、变黑的报道目前较少,其导致色素沉着机制不明,可能为:①体内黑色素水平因培美曲塞注入体内而升高;②抗肿瘤药直接刺激表皮黑色素细胞的形成导致色素沉着。维生素 C 能够起到保护巯基,抑制皮肤中多巴醌的氧化作用,减少黑色素的形成;还原型谷胱甘肽可以中和氧自由基,保护细胞内含巯基酶的活性,阻止黑色素的合成。

点评:培美曲塞为多靶点叶酸拮抗剂,其说明书注意事项中强调,为减轻药物毒性,用药前、用药过程中和用药后一段时间内应补充含叶酸的复合维生素等。应注意学习药品说明书,掌握相关信息,避免或减轻不良反应的发生。

（刘眏聪　黄琳　李厚敏）

第五节 药源性毛发损伤

药源性毛发损伤是指服用一些药物后引起毛发的分布、数量、颜色和结构上的改变,临床上以毛发脱落及多毛症较为常见,也有少数表现为毛发色素改变。药源性毛发损伤具体发病率不详。

一、致病药物和发病机制

(一)脱发

抗肿瘤药是最常见的导致脱发的原因,大部分抗肿瘤药严重影响处于生长期毛发的生长过程。抗凝血药可能使毛乳头血管痉挛,毛发营养障碍从而导致脱发。抗甲状腺药引起脱发,可能与自身免疫相关。别嘌醇由于损伤角质细胞进而抑制表皮基本单位生长,最终导致脱发。可引起脱发的药物见表 17-5-1。

表 17-5-1 引起脱发的常见致病药物

药物分类	代表药物
抗肿瘤药	曲妥珠单抗、阿法替尼、阿那曲唑、阿昔替尼、博来霉素、硼替佐米、白消安、卡铂 *、西妥昔单抗、顺铂 *、环磷酰胺、达沙替尼 *、柔红霉素、紫杉醇 *、多柔比星 *、表柔比星、司莫司汀 *、依托泊苷、来那度胺、来曲唑、甲氨蝶呤 *、丝裂霉素、米托蒽醌、奥沙利铂、培美曲塞 *、吡柔比星、索拉非尼 *、他克莫司、他莫昔芬 *、长春新碱、长春地辛
免疫抑制剂	硫唑嘌呤、环孢素、来氟米特 *、甲氨蝶呤 *、柳氮磺吡啶 *、他克莫司
抗凝血药	阿哌沙班、达比加群酯、达肝素、依诺肝素、肝素、那屈肝素、利伐沙班、华法林
内分泌系统药物	卡比马唑、甲状腺素、甲巯咪唑、丙硫氧嘧啶、布地奈德、地塞米松、氢化可的松、氟甲睾酮、达那唑、甲睾酮、羟甲烯龙、黄体酮 *、睾酮
解热镇痛药	双氯芬酸、布洛芬、吲哚美辛、美洛昔康
抗精神病药	阿米替林、阿立哌唑 *、西酞普兰、氟西汀、奥氮平 *、帕罗西汀、利培酮、舍曲林、文拉法辛
作用于心血管系统的药物	贝那普利、卡托普利、赖诺普利、雷米普利、阿替洛尔、倍他洛尔、卡维地洛、美托洛尔、普萘洛尔、硝苯地平、维拉帕米、阿托伐他汀、洛伐他汀、普伐他汀
多巴胺受体激动剂	卡麦角林、多巴胺、左旋多巴
解痉药	加巴喷丁 *、拉莫三嗪、左乙拉西坦、奥卡西平、托吡酯、丙戊酸 *、卡马西平
抗微生物药	氟康唑、伏立康唑、阿昔洛韦、阿扎那韦、茚地那韦、拉米夫定、伐昔洛韦、扎西他滨、齐多夫定
重金属	砷、铋、铅、汞、锂
其他制剂	西咪替丁、干扰素 *、可乐定、阿司匹林、吲哚美辛、左旋多巴、甲基多巴、呋喃妥因、异维 A 酸、胺碘酮、维生素 A、别嘌醇、秋水仙碱、芬太尼

注:* 表示证据级别为 A 级。

（二）多毛症

一些药物通过刺激毛囊延长生长期进而增加毛发数量，这是一种可逆性不良反应，但目前具体机制尚不明确。这类药物包括：雄激素和同化激素、皮质激素、吩噻嗪类、米诺地尔、环孢素、苯妥英钠、乙酰唑胺、口服避孕药、链霉素、他莫昔芬、甲状腺素、百日咳-白喉-破伤风疫苗及外用药曲安奈德软膏等。

（三）毛发色素异常

某些药物可使非黑化的黑色素体沉积，抑制黑色素的合成从而导致毛发色素异常。酪氨酸酶是黑色素合成中最为关键的限速酶，其表达和活性决定着黑色素生成的速度和产量，因此推测对酪氨酸酶具有抑制作用的药物则可能导致毛发色素异常。如过氧苯甲酰、氯喹、环孢素、对苯二酚、苯基硫脲、干扰素、呋喃西林、朱砂等。

二、临床表现及分型

（一）脱发

主要表现为弥漫性脱发或毛发根部直径变细，也可表现为瘢痕性脱发。药物引起的脱发，随药物的性质、剂量和患者病情不同而有所差异，一般在病情较重的情况下如全身剥脱性皮炎时，脱发常为全脱，药物剂量大时产生脱发亦较多。

（二）多毛症

药源性多毛症表现为面部、颈部乃至全身多处毛发增多，一般为可逆性。如环孢素可以可逆性地增加面部及背部毛发，呈剂量相关性，当大剂量应用环孢素时，超过 50% 的患者会出现多毛症，而剂量低于 5mg/（kg·d）时很少发生。局部应用米诺地尔可使面部和颈部毛发增多，部分患者局部使用米诺地尔后发生弥漫性多毛症，可能是由于药物全身吸收导致。

（三）毛发色素异常

在服用氯喹后，有时出现头发甚至眉毛、睫毛、阴毛变白。目前已有患者应用呋喃西林眼液治疗虹膜炎时导致双眼睫毛变白的报道。此外也有报道患者服用朱砂后，其头发、阴毛、腋毛可变红。

三、诊断及鉴别诊断

在应用药物后出现毛发损伤，且能够排除其他原因导致，通过减药或停药后症状消失，重新用药后症状再现，可以诊断为药源性毛发损伤。

注意与其他原因导致的毛发损伤进行鉴别，如脱发还可能是症状性脱发又称继发性脱发或疾病性脱发、雄激素性脱发[ICD-10:L64.000]、斑秃、精神性脱发等。多毛症可能由大脑与下丘脑病变、青年型甲状腺功能减退症、肾上腺生殖综合征又称为（肾上腺性征综合征）和皮质醇增多症等引起，绝经期、有多囊卵巢、卵泡膜增生症和卵巢肿瘤等妇女也会得多毛症。

四、预防与监测

1. 详细询问用药史，尽量避免再次使用可疑药物。
2. 当出现脱发迹象时，及时检查血浆铁和铁蛋白浓度以及甲状腺功能。
3. 保证适当的营养以及良好的心态。
4. 能采用口服给药的情况下尽量不采用静脉给药途径。

五、治疗原则

1. 及时停药　早期及时停药是防止药源性毛发损伤发生和进展的重要措施。一般停药 1~3 个月,症状即可缓解。

2. 对症支持治疗　①对于药源性脱发患者,必要时应用头发保健技术、米诺地尔等药物治疗。②对于化疗患者,采用头部置冰帽冷疗法,可降低头部细胞代谢,从而降低局部药物的浓度,减轻毒性作用。③对于毛发色素异常的患者,可采用何首乌、黑芝麻、当归、川芎、黄芪等天然药物进行治疗。④对于多毛症患者,可采用非药物结合药物治疗,前者包括剃毛和脱毛、电解除毛和激光脱毛等。药物治疗可采用口服避孕药、抗雄激素药物以及局部使用 13.9% 盐酸依氟鸟氨酸(eflornithine hydrochloride)乳膏,目前该药仅推荐面部使用。

3. 心理干预治疗　可采用心理分析法、支持疗法、行为疗法、暗示疗法及放松疗法等,分析、解释病情,暗示疾病治疗的前景,降低患者的心理压力,有利于病情的好转。

六、预后及随访

引起毛发损伤的药物涉及机体多系统用药,大部分药物停药后 2~12 个月内痊愈。小于 40 岁的年轻患者恢复性较强(即可逆性),此外可逆性还取决于药物自身的性质、体内蓄积的药量与消除程度、所患病种、激素水平、营养状况及毛发周围的角蛋白状况等。需要注意头孢唑林、氟西汀、多潘立酮、硫唑嘌呤引起的脱发,经停药同时服用中成药或其他药物对症治疗,脱发症状无好转,在应用这些药物时应当警惕。

七、患者教育

1. 用药教育　告知患者所服用药物中可能导致毛发损伤的药物,会导致哪种类型的毛发损伤,可能出现的时间及症状,如何解决,使患者从容面对这种不良反应的发生。

2. 心理健康教育　向患者解释使用该药物在所治疾病中的地位,让患者对病情和可能出现的不良反应有充分的心理准备。同时也可向患者介绍假发、发片等遮饰疗法,是帮助患者减压的重要措施。

3. 生活方式教育　嘱患者保证充足的休息并适当加强锻炼,加快新陈代谢,同时可以多吃一些对毛发健康有益的食品,如豆类、胡萝卜、绿色蔬菜、低脂牛奶、鸡肉、鸡蛋等。

八、典型病例

患者女性,29 岁,于 2010 年 6 月 1 日确诊弥漫性甲状腺肿伴甲状腺功能亢进症。予丙硫氧嘧啶治疗。2010 年 6 月 8 日患者诉脱发明显,嘱其注意洗发液的使用,观察脱发情况。2010 年 9 月 29 日复诊时仍诉脱发明显,予停用丙硫氧嘧啶,换用甲巯咪唑治疗,1 周后脱发停止,故考虑系丙硫氧嘧啶引起脱发。2013 年 3 月患者提出备孕,换用丙硫氧嘧啶,5 月底复诊时述脱发再次出现。

讨论:患者年龄较轻,否认家族脱发史,无化学性损伤因素,否认紧张、焦虑因素,结合患者的诊治过程可以判断其脱发由丙硫氧嘧啶引起。

点评:丙硫氧嘧啶引起的脱发无须特殊治疗,主要是及时停药,此种脱发是可逆的。

(刘杨　黄琳　李厚敏　封宇飞)

第六节　药源性眼及视力损伤

教学目的与要求

1. 掌握药源性眼及视力损伤的定义、常见致病药物、临床表现及治疗。
2. 熟悉药源性眼及视力损伤的诊断、鉴别诊断及预防。
3. 了解药源性眼及视力损伤的发病机制。

药源性眼及视力损伤是指由于用药不当或诱发的眼部疾病进而导致视力不同程度的下降,既可发生于治疗全身疾病时的用药,又可发生于眼部用药,可表现为一时性、渐进性或永久性。

一、流行病学

截止到 2015 年,全球视力受损的人数达到 2.53 亿,约 2.17 亿人群患有中至重度的视力损害。目前,全球每年防治视力损害的花费已高达 250 亿美元,近年来由药物所致的视力受损逐年增多,视力损害已成为我国乃至全球严重的公共卫生问题。

二、致病药物和发病机制

药源性眼及视力损伤的常见致病药物详见表 17-6-1。

不同的药物引起的视力损伤机制各不相同,具体机制尚不完全清楚,目前比较明确的机制有:长期应用肾上腺皮质激素使颅内压增高引起视盘水肿(optic disc edema);长期应用乙胺丁醇等损害视神

表 17-6-1　药源性眼及视力损伤的常见致病药物

药物分类	代表药物
抗肿瘤药	顺铂、环磷酰胺、异环磷酰胺、甲氨蝶呤、硼替佐米、卡培他滨、克唑替尼、达沙替尼、尼洛替尼、泊那替尼
抗微生物药	青霉素、两性霉素 B、乙胺丁醇、氧氟沙星、妥布霉素(罕见)、特比萘芬、四环素、磺胺嘧啶
作用于心血管系统的药物	胺碘酮、倍他洛尔、福辛普利、厄贝沙坦、伊拉地平、拉贝洛尔、美托洛尔、培哚普利、普伐他汀、雷米普利、维拉帕米
抗精神病药	西酞普兰(不常见)、度洛西汀(不常见)、氟西汀、氯丙嗪、瑞波西汀
解热镇痛药	氟比洛芬、布洛芬、双氯芬酸(罕见)
阿片类药物	氢吗啡酮、吗啡、羟考酮
消化系统药物	奥美拉唑、泮托拉唑、雷贝拉唑、西咪替丁、甲氧氯普胺
血液系统药物	双香豆素、肝素、氨甲环酸
内分泌系统药物	胰岛素、格列本脲、格列美脲、格列吡嗪、溴隐亭(罕见)、地塞米松、甲泼尼龙
其他	维生素 A、氢氯噻嗪、扎来普隆、巴氯芬(常见)、哌甲酯、苯妥英钠、奥卡西平、毛果芸香碱、坦洛新、西地那非、伐地那非、托吡酯、阿莫曲坦、呋塞米、安普乐定、去氨加压素、曲伏前列素(罕见)、维替泊芬(常见)、氯喹、吩噻嗪

经、外侧膝状体或视网膜神经节细胞,引起视神经炎(optic neuritis,ON)或视神经萎缩(opticatrophy)导致视野改变和视觉障碍。氯喹、吩噻嗪等药物与黑色素结合,可引起视网膜上皮增生或萎缩,形成色素性视网膜病变;双香豆素、肝素影响凝血机制从而导致视网膜出血。溴隐亭可引起枕叶缺血和视交叉缺血;甲氧氯普胺使多巴胺与乙酰胆碱平衡失调,黑质对纹状体的抑制作用被解除等均可致一时性黑矇;过度用药降低血压也能引起失明,可能是脑供血不足的缘故。

三、临床表现及分型

(一)药源性视力障碍

1. 药源性角膜、结膜病 新霉素、庆大霉素、阿托品、毒扁豆碱、东莨菪碱、苯扎溴铵等均可引起过敏性结膜炎。环磷酰胺、眼科局麻药丁卡因、抗病毒药等可使角膜上皮有丝分裂减慢,引起角膜溃疡,再生修复困难。

2. 药源性晶状体病变 药物对晶状体的毒性主要表现为药源性白内障。这类药物有:激素类药物通过抑制 Na^+-K^+-ATP 酶的泵吸,增加晶状体对阳离子的通透性,影响晶状体内水分的转运,造成晶状体混浊。它还易与晶状体蛋白结合,形成稳定的共价络合物,导致药源性白内障。吩噻嗪类药物可使晶状体非溶性增加,引起晶状体混浊。

3. 药源性青光眼 许多药物如激素类可抑制糖胺聚糖或透明质酸的分解,从而影响滤帘的功能而使房水外流受阻,药物还可通过影响膜的通透性或睫状体中向外结合阴离子泵的功能等影响眼压,从而引起或加重青光眼。这类药物有:激素类、氯丙嗪、抗胆碱药、三环类抗抑郁药、琥珀胆碱、前列腺素、硝酸甘油、麻黄碱、苯丙胺、新斯的明等。

4. 药源性视网膜病变 视网膜具有丰富的血管、神经和色素结构。药物引起的视网膜病变反应,均与视细胞及视网膜色素上皮细胞受累有关。

奎宁、水杨酸盐可引起视网膜水肿及变性,口服避孕药、他莫昔芬可引起黄斑区视网膜水肿。甲氧氯普胺可致黄斑中心凹反射消失、黄斑区视网膜水肿、渗出,影响视网膜功能。土霉素、乙胺丁醇使患者除视物模糊外,常有中心固定性暗点。全身应用皮质类固醇可引起中心性浆液性脉络膜视网膜病变(central serous chorioretinopathy,CSC)。双香豆素、肝素、苯茚二酮可致视网膜出血。磺胺、氯霉素、吡喹酮、保泰松亦可致视网膜出血。青霉素可致视网膜静脉炎。口服胍乙啶和去氧肾上腺素眼药水点眼均可引起视网膜中央动脉阻塞(central retinal artery occlusion,CRAO)。

5. 药源性视神经病变 长期应用某些药物引起的视盘水肿、视神经炎、球视神经炎、视神经视网膜病变和视神经萎缩均可致不同程度的视力减退,并且往往是双眼。

乙胺丁醇常引起球后视神经炎,并可见视网膜出血和色素改变、中心视力减退,中心暗点和色觉障碍,乙胺丁醇与利福平合用时更易发生视神经病变。

氯霉素引起的视神经病变主要表现为视力下降、中心暗点、视盘充血肿胀,视野缺损、缩小或偏盲,用药时间较长的患者会出现视神经萎缩。

异烟肼、对氨基水杨酸、磺胺、氯磺丙脲、灰黄霉素、制霉菌素、呋喃唑酮、呋喃妥因、左旋咪唑、呋喃丙胺均可引起急性视神经炎或球后视神经炎,中心暗点或生理盲点扩大。

6. 药源性屈光异常 全身或局部应用某种药物引起调节痉挛或麻痹而使眼屈光度改变,导致近视或远视,称为药源性屈光异常。如抗胆碱药、神经节阻滞药、三环类抗抑郁药、抗组胺药、芬氟拉明、保泰松、口服避孕药、氯喹等均可引起瞳孔扩大、视近物模糊,导致药物性远视;而拟胆碱药、氢氯噻嗪、氯噻酮、乙酰唑胺等均可引起一时性近视,临床表现为调节痉挛、视近物清楚而视远物模糊。

7. 药源性视中枢功能障碍 许多药物可对中枢神经系统起作用,引起不同程度的中枢神经系统功能障碍,轻者引起幻视、一时性黑矇,甲氧氯普胺、过量的水合氯醛、萘啶酸、乙醇、溴隐亭等均可引起一时性黑矇;重则引起皮质盲,甚至成为不可逆的皮质盲,皮质盲多见于过量应用水杨酸盐、巴比妥类药物的患者。全麻和使用抗高血压药引起低血压的患者也常发生皮质盲。

8. 药源性视盘水肿 某些药物如肾上腺皮质激素、四环素、萘啶酸、维生素 A、乙胺丁醇、氯霉素可引起视盘水肿,这种视盘水肿的发生与脑脊液压力增高有关。药源性视盘水肿的特点是起病迅速,及时停药常可消退而不留后遗症,儿童发生率明显高于成人。

(二)药源性色觉异常

全身应用某些药物后,眼不能识别自然光谱中的各种颜色或将无色物质看成是有各种颜色,称为药源性色觉异常。过量应用洋地黄对锥体细胞有直接毒性作用,常表现为红绿色视觉缺损。萘啶酸可致蓝视或紫视。大剂量磺胺、链霉素、噻嗪类利尿药亦可致黄视。大剂量乙胺丁醇可致绿视。大剂量呋塞米亦可致色觉缺损。

(三)药源性眼球运动障碍

1. 复视 两眼看一物体时感觉为两个物像的异常现象。长期或大剂量应用强心苷类、巴比妥类、苯妥英钠、磺胺、氯喹、丙米嗪、地西泮、长春新碱、单胺氧化酶抑制剂、重金属(金、铅、铊)、氯磺丙脲、阿托品、卡马西平、芬氟拉明、维生素 A 等,可致复视,但停用致病药物后,多数患者复视症状可以消失。

2. 眼震颤 一种不自主、有节律性、往返摆动的眼球运动。大剂量应用巴比妥类、链霉素、地西泮、苯妥英钠、卡马西平、水杨酸盐、芬氟拉明、单胺氧化酶抑制剂等可致病。多数药物可致水平性眼震颤,而苯巴比妥则可致垂直性眼震颤。停药后常可消失。

3. 动眼危象 两眼突然地不可控制地上提,伴有颈部退缩和肩带肌颤动,主要见于三氟拉嗪、奋乃静等吩噻嗪类药物所致的锥体外系综合征。

四、诊断及鉴别诊断

1. 诊断
(1)有明确的用药史。
(2)停药后症状缓解或消失。
(3)具有典型的眼部病变。

2. 鉴别诊断 注意与其他非药物性眼部病变区分,如高血压、动脉硬化、肾炎、糖尿病等全身疾病引起的视网膜病变;视网膜中央动脉阻塞、视网膜中央静脉阻塞、视网膜静脉周围炎、急性视神经炎、视网膜脱离等器质性病变引起的急性视力障碍;全身病与颅内占位性病变所致的视盘水肿、视神经萎缩;眶内与副鼻窦炎所致的视神经炎和球后视神经炎等。

五、预防与监测

1. 详细询问用药史。
2. 用药前进行眼部检查。
3. 用药期间定期做眼科检查,一旦有可疑药物导致视力损伤,应立即停药或改用其他无毒性药物。
4. 尽可能避免再次使用可疑药物。

六、治疗原则

1. 一般治疗
(1)及时停药。

（2）服用血管扩张剂,如烟酸、曲克芦丁等。

（3）服用促进代谢和营养神经的药物,如维生素 B_1、维生素 B_{12}、ATP、肌苷、辅酶 A 等。

2. 对症支持治疗

（1）氯霉素与维生素 B_6、维生素 B_{12} 同用,乙胺丁醇和硫酸锌同用,异烟肼与维生素 B_6 同用,可预防和治疗药源性视神经病变。

（2）抗凝血药所致的视网膜出血可应用卡巴克洛、透明质酸酶、尿激酶等止血和促进吸收的药物。

（3）睫状肌痉挛者应用睫状肌麻痹药;而睫状肌麻痹、瞳孔扩大者应用缩瞳药。

（4）诱发青光眼者给予抗青光眼治疗。

七、预后及随访

一般药源性眼病是可逆的,也有一些药物所致的视力损害是不可逆的,已引起各国医学界的重视,如糖皮质激素类药物对视力的损害大多不可逆,临床表现为一过性失明或不可逆失明。

八、患者教育

1. 用药教育　对需长期应用对眼部有损伤药物的患者,应定期进行眼部检查,发现问题应立即就医,积极治疗。

2. 生活方式教育　日常生活中注意保护眼睛,感觉到疲劳时闭眼休息,多做眼保健操等。

九、典型病例

患者女性,55 岁。2008 年 6 月诊断为肺结核,口服乙胺丁醇 1.0g/d、异烟肼 0.3g/d,否认其他眼部疾病史及全身疾病史。2009 年 10 月自觉双眼视力明显下降,于眼科就诊,完善相关检查,诊断:肺结核;双眼乙胺丁醇中毒性视神经病变。治疗经过:立即停用乙胺丁醇,给予地塞米松、阿托品、胞磷胆碱、ATP、辅酶 A、脑络通胶囊等药物,治疗后患者视力缓慢提高。

讨论:乙胺丁醇作为一线抗结核药物广泛应用于临床。但不可忽视其对视神经的毒性作用,大多发生在服药后 2~6 个月内,主要表现为视力下降、视野缩小、色觉障碍等。

点评:在处方乙胺丁醇时,务必向患者及家属说明该药对眼部的毒性作用,一旦视力有变化应立即就诊。

（刘杨　黄琳　李厚敏）

第七节　药源性耳毒性 ICD-10:L64.000

教学目的与要求

1. 掌握药源性耳毒性的定义、常见致病药物、临床表现及治疗。

2. 熟悉药源性耳毒性的诊断、鉴别诊断、预防与监测。

3. 了解药源性耳毒性的发病机制。

药源性耳毒性 $^{ICD-10:L64.000}$ 是指由于药物损害耳蜗或前庭所引起的耳鸣、耳聋、眩晕、站立和行走不稳等严重耳病症状。由于药物对听神经的损害常是渐进的,随着药物浓度的升高和时间的延长,损害加重,所以在损害早期及时发现并停药是挽救听力的关键。

一、流行病学

药源性耳毒性最早记录于 17 世纪,与奎宁治疗相关。目前,药源性耳毒性的总发生率尚不清楚。综合各类数据,氨基糖苷类药物和抗肿瘤药是致耳毒性发生率较高的两类药物。

二、致病药物和发病机制

目前已知的耳毒性药物有 130 多种,主要损害耳蜗和前庭器官,不同药物损害部位有所不同。

根据药物性质,可分为抗菌药类和非抗菌药类两部分,其中抗菌药以氨基糖苷类为主。

(一)抗菌药类

1. 氨基糖苷类　氨基糖苷类药物应用不当可导致严重的耳毒性副作用,引起平衡功能失调及中毒性耳聋。由本类药物引起的耳聋占药源性耳聋的 80% 以上。临床常用的氨基糖苷类抗菌药有妥布霉素、依替米星、阿米卡星和链霉素等,根据毒性作用,又可区分为耳蜗毒性和前庭毒性两类。

(1)耳蜗毒性:以耳蜗毒性为主的有新霉素、卡那霉素、阿米卡星等,其中新霉素最易引起耳蜗毒性,可损害毛细胞,破坏耳蜗内螺旋器结构,急性中毒者听力迅速下降,甚至全聋。现虽已禁止新霉素全身使用,但局部用药、气溶胶吸入等也可发生听力减退或耳聋。卡那霉素、阿米卡星的耳蜗毒性发生率分别为 10%~60%、3%~24%。

(2)前庭毒性:具有较强前庭毒性的药物有链霉素、庆大霉素、妥布霉素等。其中链霉素前庭毒性最强,可破坏前庭系感觉细胞,急性中毒者在用药数天内出现眩晕、自发性眼球震颤、头痛及恶心呕吐;慢性中毒者在给药后的 2~4 周出现症状。链霉素的耳损害存在家族易感因素,且与日剂量有关,并且可通过胎盘屏障进入胎儿体内,造成胎儿的听力损伤,故使用此药时需控制剂量,禁止妊娠期使用。庆大霉素前庭毒性发生率约为 30%,妥布霉素次之。

2. 大环内酯类　大环内酯类药物出现耳毒性以红霉素多见,耳毒性反应以耳聋为主,能产生剂量依赖、可逆的双侧听力损害,通常伴有耳鸣。剂量低于 2g/d 时安全,超过 4g/d 可出现耳毒性,通常在治疗后 4~8 天出现。一般停药后 1~3 天可恢复,2 周后可完全消除,偶见持久损害的报道。大剂量静脉注射,肝和肾功能不良、高龄等是增加红霉素诱发耳毒性的危险因素,同类药物琥乙红霉素、阿奇霉素也可引起听力损伤。

3. 糖肽类　糖肽类抗菌药发生耳毒性可见于万古霉素。常规剂量的万古霉素较少发生耳毒性,但剂量过大或肾功能不良时可出现耳鸣、听力减退或耳聋等毒性反应,多数及时停药后听力可恢复正常。有研究表明,万古霉素的血药浓度在 40mg/L 时患者可出现耳鸣和高频听力减退,持续几天血药浓度 ≥80mg/L 时,可出现耳聋。老年人、新生儿、早产儿、肾功能不全者或大剂量、长疗程应用更易发生。

4. 四环素类　多西环素和米诺环素可导致耳鸣,米诺环素还具有前庭毒性,剂量依赖性明显,女性发病率高于男性。眩晕、畏光、共济失调、头晕等症状常发生于口服治疗后 1~3 天。停止治疗后 2~3 天症状可缓解。四环素、土霉素、金霉素等天然四环素也有类似不良反应,发生率较低。

5. 氟喹诺酮类　口服或静脉滴注可引起耳毒性,以耳鸣为主,也可出现听力下降,多发生于连续用药后 2~7 天,停药后可缓解或消失。大剂量使用以及老年人或肝、肾功能不良时发生率升高。

6. 其他抗菌药物　临床使用多黏菌素 E 和多黏菌素 B 可引起耳鸣、耳聋等耳毒性反应,肾脏疾病时可增加毒性。氯霉素全身给药时不发生耳损害,局部用药时具有耳毒性副作用,主要表现为神经性耳聋。甲硝唑可引起眩晕、耳鸣、耳聋等毒性反应,停药后可逐渐减轻或恢复。

(二)非抗菌药类

1. 耳毒性利尿药 利尿药可通过破坏内耳蜗液体的稳态而导致暂时性的严重听力损失,从而导致内耳蜗潜能的抑制。临床常用的高效利尿药依他尼酸、呋塞米、布美他尼,可产生剂量依赖的、可逆的耳毒性。肾功能不全、血白蛋白减少、婴儿、新生儿及老龄患者都是利尿药发生耳毒性的危险因素。虽然单独使用袢利尿药通常仅引起暂时性听力损失,但它们可增强其他耳毒性药物的毒性,需注意与其他耳毒性药物的联用。

2. 解热镇痛药——非甾体抗炎药(NSAID)等 临床常见的 NSAID 如阿司匹林、水杨酸钠可产生剂量依赖性、可逆的耳毒性,表现为恶心、呕吐、耳鸣、听力损害、头痛、过度换气。耳鸣通常伴随或发生于听力损害之前,听力损害是典型的双侧,一般不影响前庭功能,停药后几天内耳鸣与听力损害可恢复。大剂量使用水杨酸盐,特别是阿司匹林,通常会引起暂时性听力下降、耳鸣和眩晕,永久性耳聋也有过报道。其他 NSAID 如布洛芬、吲哚美辛、吡罗昔康、酮咯酸等也均有发生耳毒性的报道。水杨酸盐发生耳毒性的主要机制是抑制前列腺素合成而降低耳蜗血流量。这种听力损失通常是可逆的,并且通常仅在高剂量暴露下发生。

3. 抗肿瘤药 以顺铂和卡铂为代表的铂类化合物是耳毒性发生率较高的抗肿瘤药,其中顺铂致耳毒性发生率为 11%~91%,临床表现和病理改变与氨基糖苷类抗菌药相似。顺铂的耳毒性反应与剂量有关,一般累计量达到 100mg 以上即可出现听力损害,大剂量快速静脉注射更易引起耳中毒。在临床使用时,如出现眩晕、耳鸣、听力减退等症状应减量或停药,并避免与其他耳毒性药物同时使用。卡铂和奥沙利铂的耳毒性较顺铂低。环磷酰胺在常规剂量下一般不产生耳毒性,但超量、长时间使用时,可损伤耳蜗及前庭感觉上皮,引起耳鸣、耳聋等毒性反应。紫杉醇可引起耳蜗不可逆损伤,发生感音性听力损害或耳聋,多为双侧,停药后难以恢复。其他抗肿瘤药如博来霉素、长春新碱等也可引起听力损害。

4. 抗疟药 具有耳毒性的抗疟药有奎宁、奎尼丁、氯喹和甲氟喹等。在抗菌药尚未问世之前,抗疟药为致耳聋药物之首,引发耳毒性的机制以损害耳蜗螺旋神经节为主,可引起眩晕、耳鸣、听力减退、共济失调等症状,及时停药多可恢复。若长期大剂量使用常造成不可逆的听力减退或耳聋。

5. 耳局部用药 某些耳毒性药物在耳局部应用时也会引起耳损害,如局麻药普鲁卡因、利多卡因、丁卡因等。这类药物可直接经圆窗膜透入内耳而产生毒性作用。用于中耳手术时,可引起耳蜗或前庭损害,引起眩晕、耳鸣、听力减退、耳聋等毒性反应,部分患者可发生永久性耳聋。

耳毒性抗菌药庆大霉素、新霉素、环丙沙星等用于中耳炎患者滴耳时,可通过鼓室腔及循环血流渗透至耳蜗淋巴液,可能发生滴耳侧耳聋,主要见于鼓膜穿孔患者。中耳炎症时中耳常肿胀充塞,滴耳药不易进入内耳,因此中耳炎初期应用这些药物一般不会发生内耳损害。但当炎症消退后,药物可能通过穿孔的鼓膜由中耳腔经耳蜗窗膜进入内耳,损伤毛细胞,产生感觉神经性耳聋。因此鼓膜穿孔患者使用这些滴耳药时,医务人员应常规监测,并于开始治疗 5~7 天后重新评估是否需要继续用药。

氯己定具有较强的耳毒性,不可用于耳手术局部消毒和器械消毒。过氧化氢在临床上常被用作清除外耳道耵聍和疏通堵塞的前庭管,但有研究表明,耳局部应用过氧化氢可引起耳蜗和前庭功能受损。

6. 其他药物 部分患者使用 β_2 受体拮抗剂普萘洛尔数个月后发生耳鸣、耳聋等毒性作用;钙通道阻滞剂均有引起耳鸣风险;螯合剂去铁胺产生可逆转的感觉神经性听力损害及耳鸣。甘露醇作为临床常用的脱水药,大量静脉滴注时可引起神经性耳聋,表现为耳鸣、耳闭塞、听力下降等,停药后经过治疗可逐渐恢复或改善。硝普钠为强效扩血管药,可抑制听神经复合动作电位,引起耳鸣、听力减退等耳毒性反应,其毒性与用药剂量和时间有关。干扰素耳毒性发生率较高,可引起听力失常、耳鸣、眩晕、共济失调等耳毒性反应,且 IFN-β 较 IFN-α 更易引起听力损害,听觉失常随用药的累积剂量增加而上升,停药后或可在 7~14 天内逐渐恢复。乙肝疫苗可引起耳鸣、耳充塞感、听力减退或感觉神经性耳聋,可为单侧性、波动性,停药后可逐渐恢复。另外,卡马西平、丙戊酸钠、西咪替丁、硝酸甘油、巴比妥类、阿托品、口服避孕药、氯芬黄敏、曲马多等药物均有引起耳毒性的报道。

药源性耳毒性的常见致病药物,见表 17-7-1。

表 17-7-1 药源性耳毒性的常见致病药物

药物分类	代表药物
抗菌药	氨基糖苷类(新霉素、链霉素、卡那霉素、庆大霉素、阿米卡星、妥布霉素);大环内酯类(红霉素、琥乙红霉素、阿奇霉素);万古霉素;四环素类(多西环素、米诺环素);多黏菌素 B;多黏菌素 E
解热镇痛药	阿司匹林、水杨酸钠、吲哚美辛
袢利尿药	依他尼酸、呋塞米、布美他尼
抗肿瘤药	顺铂、环磷酰胺、紫杉醇
抗疟药	奎宁、奎尼丁、氯喹、甲氟喹
耳局部用药	普鲁卡因、利多卡因、丁卡因、氯己定
其他类	普萘洛尔、钙通道阻滞剂、去铁胺、卡马西平、甘露醇、硝普钠、干扰素、环孢素、乙肝疫苗、狂犬病疫苗、丙戊酸钠、硝酸甘油、巴比妥类、阿托品、口服避孕药、曲马多、维 A 酸、雷尼替丁、奥美拉唑、阿德福韦

三、临床表现及分型

根据损伤部位,药源性耳毒性可分为两大类:药源性耳蜗损害及药源性前庭功能受损。

(一)药源性耳蜗损害的特点

药物毒性主要损伤耳蜗结构,可损伤耳蜗听毛结构甚至破坏耳蜗内螺旋器结构,造成听力障碍。患者多表现为听力逐渐下降,耳鸣甚至耳聋,高频听阈提高且常伴有重振现象,对语言的感受和辨别能力较差,且听力损害多不可逆。引起这类毒性的药物以新霉素、卡那霉素、铂类化合物、紫杉醇等为代表。

(二)药源性前庭功能受损的特点

药物毒性主要影响前庭器官,损害壶腹嵴、球囊和椭圆斑的纤毛细胞,使耳石形状不规则,皱缩或破裂,含钙量明显降低,甚至被吸收。患者主要表现为平衡共济失调,眩晕、站立和行走不稳、自发性眼球震颤,头痛及恶心、呕吐。引起这类毒性的药物以链霉素、庆大霉素为代表。

四、诊断及鉴别诊断

(一)诊断

耳毒性的诊断往往由于症状和严重程度的不同而较难准确判断。最初的症状可能包括感觉耳朵充塞感、耳鸣、听电视或电话通话困难。患者听力的变化和前庭功能的毒性可能同时出现。

(二)鉴别诊断

出现听力减弱、耳鸣、眩晕等症状时,需要先考虑排除其他致病因素。表 17-7-2 列出了药源性耳

表 17-7-2　药源性耳毒性的鉴别诊断

症状	考虑其他诊断
听力减弱	听神经瘤、自身免疫性疾病、耳气压伤、脑血管缺血/卒中、梅尼埃病、脑膜瘤、脑膜炎、多发性硬化症、噪声暴露、贯穿伤、老年性耳聋、病毒感染
耳鸣	脑血管缺血/卒中、慢性肾衰竭、糖尿病、纤维性结构不良、高血压、感染、先天成骨不全、耳硬化症、类风湿关节炎、系统性红斑狼疮、甲状腺疾病、肿瘤
眩晕	听神经瘤、良性阵发性位置性眩晕、耳带状疱疹、梅尼埃病、中耳炎、外淋巴瘘、半规管破裂综合征、前庭神经炎、前庭病变、迷路震荡

毒性鉴别诊断时应考虑的条件。

五、预防与监测

1. 详细询问用药史,患者如曾经发生过药源性听力损害,严禁再使用同类药物。

2. 严格掌握各种耳毒性药物的适应证、用法用量及疗程。耳毒性药物用药疗程不宜太长,避免联合或连续使用几种耳毒性药物。

3. 对婴幼儿、孕妇、老年人、肝肾疾病、原有感觉神经性耳聋以及有遗传性耳聋家族史的患者,应慎用或适当减小剂量。鼓膜穿孔的中耳炎患者,应用耳毒性滴耳药时不应超过 10 天,炎症消退立即停药。

4. 对高风险患者群体(如有耳聋家族史、听力残疾人群或明确为线粒体 DNA $A1555G$ 突变致聋家族),用药前应进行耳聋基因筛查和宣教。

5. 注意早期耳毒性症状,在听力下降、耳聋发生以前一般会有头痛、头晕、耳鸣等症状。发现类似症状及时停用,予以治疗。

6. 保护内耳。应用耳毒性药物时,若同时使用维生素 C、维生素 B_1、维生素 B_{12} 或泛酸钙等,对内耳有一定的保护作用。

六、治疗原则

1. 及时停药　对于可逆的药源性耳毒性,及时停药后通常耳鸣会在几天内消退。

2. 药物治疗　针对耳毒性抗菌药使内耳的毛细胞代谢障碍这一特点,治疗多采用改善细胞代谢、供给能量和促进细胞氧化还原的药物,如 ATP、细胞色素 C、辅酶 A、维生素 A、维生素 C、谷胱甘肽等。关于前庭功能障碍的治疗,抗组胺药如苯海拉明、美克洛嗪和异丙嗪已被证明有效。东莨菪碱可以切断耳毒性抗菌药与耳蜗神经突触中某些部位的特殊亲和力,阻止耳毒性抗菌药通过耳蜗传出神经而引起的毛细胞损害,同时改善内耳微循环,有助于内耳修复。牛磺酸和尼莫地平等钙通道阻滞剂可抑制耳毒性抗菌药进入血液,以保护内耳的迷路屏障。在耳毒性发生早期应用肾上腺皮质激素与抗组胺药以抑制耳毒性抗菌药等引发的变态反应与相关的一系列免疫反应,可以减轻内耳损害。

3. 高压氧综合治疗　常规药物治疗的同时,还可利用高压氧综合治疗药源性耳聋,这是因为高压氧不但能够改善听觉器官的缺氧状态,防止耳蜗及听觉器官毛细血管的病变和坏死,而且能够收缩局部血管,降低毛细血管壁的通透性,消除水肿,利于局部血管供氧,并降低血黏滞度,促进溶血,解除内耳血管阻塞,恢复血液循环,改善代谢,从而促进听觉功能的恢复。

4. 中药治疗 中药方面对于感觉神经性耳聋主要选用补肾、活血、通窍类药物和方剂或成药(如六味地黄丸等),激发或调整机体的自主调理机制,达到改善内耳(听神经)功能的目的。临床发现银杏叶提取物可用于保护内耳,改善听觉功能;活血化瘀中药红花、丹参、三七等有利于药源性耳聋的康复。

七、预后及随访

每年近数百万患者接触耳毒性药物,有时由于耳毒性引起的耳鸣甚至听力丧失会导致永久性残疾。听力困难会影响社交、情感和认知发展等,严重影响患者的生活质量。

在儿童中,听力困难会影响社交、情感和认知发展。听力丧失也会给成年患者带来社交和情感上的挑战,包括因沟通困难、认知能力下降、社会隔离和抑郁症的发展而导致的生活质量下降。

八、患者教育

在使用潜在耳毒性的药物治疗之初,应该让患者了解有关耳毒性的风险和症状,并告知患者,当出现不明原因的耳压和任何异常听力变化,应及时就医。

九、典型病例

患者男性,58 岁,因咳嗽、咳痰、胸痛伴发热入院,诊断为右下肺炎,因青霉素过敏,改用阿米卡星 0.6g,静脉滴注 1 次/d。治疗 6 天后出现眩晕、耳鸣、耳聋等症状,仍继续用药,8 天后出现头重脚轻、步态不稳等症状。停药后听力检查示双侧感觉神经性耳聋。经山莨菪碱、腺苷三磷酸、辅酶 A 以及高压氧舱治疗,听力未见明显改善。

讨论:此例为阿米卡星的耳毒性反应。阿米卡星尤其对儿童及中老年人耳毒性较大,为防止和减少此类反应,中老年人用药应谨慎、减量。在应用过程中,密切观察是否出现耳鸣、耳聋、眩晕、平衡障碍等早期症状,一旦发现应及时停药并积极采取治疗措施以制止耳聋的发展。

点评:阿米卡星为氨基糖苷类抗生素,主要用于治疗敏感需氧革兰氏阴性杆菌所致的感染,由于其耳、肾毒性,在儿童、孕妇、老年和肾功能不全患者中限制使用。

(刘悦 黄琳 李厚敏)

第八节 药源性口腔及牙齿疾病

教学目的与要求

1. 掌握药源性口腔及牙齿疾病的种类、常见致病药物、临床表现及治疗。
2. 熟悉药源性口腔及牙齿疾病的诊断、鉴别诊断、监测及预防。
3. 了解药源性口腔及牙齿疾病的发病机制。

许多药物均可引起牙齿和口腔的相关症状,严重程度不一。其中有的症状存在非特异性,与其他疾病过程难以区分,例如复发性阿弗他口炎;有些又可能是特定药物的明显特征,如苯妥英钠引起的牙龈增生。本章涉及的药源性疾病包括药源性复发性阿弗他口炎、药源性味觉障碍、药源性牙龈增生和药源性黑毛舌。

一、药源性复发性阿弗他口炎

复发性阿弗他口炎 [ICD-10:IK12.002]（recurrent aphthous stomatitis，RAS），又称为复发性阿弗他溃疡（recurrent aphthous ulcer，RAU）或复发性口腔溃疡（recurrent oral ulcer，ROU），是临床最常见的口腔黏膜疾病，病因复杂，常反复发作。许多药物能够引起复发性阿弗他口炎。

（一）流行病学

复发性阿弗他口炎是临床最常见的口腔黏膜疾病，发生率约为 20%，但目前尚无确定的关于药物引起复发性阿弗他口炎发病率的统计。有研究显示，抗肿瘤药引起的复发性阿弗他口炎发病率为 24.8%~67%。

（二）致病药物和发病机制

使用水杨酸类、磺胺类、四环素类药物可发生复发性阿弗他口炎；利多卡因可引起口腔黏膜广泛损害；氨苄西林、卡马西平、林可霉素、红霉素、链霉素、乙醇以及血清类制品都有可能引起口炎。近年还有报道血管紧张素转化酶抑制剂类药物如卡托普利，服用后可引起口腔高敏性反应。复发性阿弗他口炎的常见致病药物，见表 17-8-1。

表 17-8-1　引起复发性阿弗他口炎的常见致病药物

药物种类	常见致病药物
抗微生物药物	水杨酸类、诺氟沙星、左氧氟沙星、磺胺类、头孢氨苄、甲硝唑、替硝唑、吡嗪酰胺、四环素类
抗肿瘤药	甲氨蝶呤、氟尿嘧啶、卡培他滨等
心血管药物	硝酸酯类、卡托普利
其他	柳氮磺吡啶、奥美拉唑、西咪替丁、非甾体抗炎药、西替利嗪、利多卡因

目前认为，部分药物导致复发性阿弗他口炎的发病机制为：具有半抗原性的药物进入机体后，过敏体质所产生的口腔黏膜变态反应性炎症，常为 I 型或 IV 型变态反应。而抗肿瘤药主要通过破坏细胞核中的 DNA 或阻止 DNA 复制，从而抑制细胞分裂、繁殖，使上皮细胞脱落后不能补充，形成口腔溃疡等。

（三）临床表现及分型

复发性阿弗他口炎临床表现为口腔黏膜初起出现散在或成群小丘疹或小水疱，继而可发展为浅表的圆形小溃疡，有灰色或黄色的基底，溃烂面周围红肿突起，边缘清楚，疼痛明显，溃疡中心可有脓苔附着。损害常发生于口唇、牙龈、舌、两颊黏膜、上腭等部位，形态多样，无特异性。

（四）诊断及鉴别诊断

①急性发病；②发病前 1 周内有明确的服用致敏性药物史；③以往有与药物相关的类似发作史；④口腔前部不规则糜烂溃疡，分布广泛，无法用其他原因解释；⑤口腔黏膜急性红斑性损害或舌背乳头剥脱；⑥可能并存皮肤损害或生殖器损害。

复发性阿弗他口炎病因复杂，如感染、免疫功能、内分泌、激素变化、创伤、食物超敏反应、营养缺乏、压力、烟草等因素，因此在诊断药源性复发性阿弗他口炎时需要排除药物之外的其他因素。

（五）预防与监测

需要重视药物引起的复发性阿弗他口炎，因为口腔内经久不愈的溃疡由于经常受到咀嚼、说话的刺激，日久也可能会发生癌变。

（六）治疗

药源性疾病的处理原则是立即停用可疑药物，在基础疾病情况不允许停用治疗药物时，应采取局部对症治疗。局部治疗的原则多为消炎、止痛、促愈合，常用药物有地塞米松、叶酸、维生素 C、维生素 B 以及中药制剂；常用药物剂型有口服制剂、黏膜局部外用制剂、散剂、含漱液等。

（七）预后及随访

药源性复发性阿弗他口炎在停药后大多能够痊愈，基本无加重病例。

二、药源性味觉障碍

应用某种药物治疗疾病时引起味觉异常改变、减退或全部丧失，被称为药源性味觉障碍[ICD-11:MB41.2]（drug-induced dysgeusia）。味觉的异常改变包括正常食物味道变酸、变苦、乏味，甚至有金属味或其他怪味等。

（一）流行病学

国外文献报道药物诱导的味觉障碍占所有报告的药品不良事件的 0.4%，在老年患者中发病率更高，可达 33%。在所有味觉障碍报道中，被认为是药物诱导的高达 25%。

（二）致病药物和发病机制

目前，临床报道和药学书籍等记载的能够产生味觉障碍的药物可达 100 多种，涉及多种类别，表 17-8-2 中列举了味觉障碍的常见致病药物。

表 17-8-2　味觉障碍的常见致病药物

药物种类	代表药物
抗微生物药物	克林霉素、大环内酯类、四环素、特比萘芬、双氯芬酸、阿昔洛韦、乙胺丁醇、洛美沙星、氧氟沙星、磺胺甲噁唑、甲氧苄啶
治疗 HIV 核苷类药物和蛋白酶抑制药	齐多夫定、去羟肌苷、司他夫定、拉米夫定、茚地那韦、利托那韦、沙喹那韦、奈非那韦
心血管药物	卡托普利、依那普利、氯吡格雷
神经系统用药	苯妥英钠、佐匹克隆、多塞平、丙米嗪、苯妥英等
抗肿瘤药	甲氨蝶呤、顺铂、环磷酰胺、多柔比星、氟尿嘧啶等
其他	布洛芬、酮洛芬、异维 A 酸、利多卡因、柳氮磺吡啶、羟氯喹、青霉胺

药物引起味觉障碍存在多种机制（部分机制见表 17-8-3），包括唾液腺损伤、唾液化学成分的变化或通过药物对受体的抑制、对局部神经递质代谢的改变，以及影响味觉传入神经等机制。抗肿瘤药引起味觉障碍的机制可能是由于细胞的高更新率和味蕾细胞的死亡。还有研究表明，药物所致味觉功能低下可能主要是由于药物或代谢产物和锌形成水溶性的锌螯合物或某些药物增加锌在尿液中的排泄量，导致体内锌不足，从而引起味觉障碍。

表 17-8-3　药物引起味觉障碍部分发生机制

引起味觉障碍的药物	发生机制
四环素	味蕾或神经元功能障碍
别嘌醇、双嘧达莫、锂	第二信使系统改变导致味觉异常
苯丙胺	降低味觉阈值
卡托普利、依那普利、赖诺普利	缓激肽蓄积；锌缺乏
β-内酰胺类、乙二胺四乙酸（EDTA）、青霉胺、丙硫氧嘧啶	锌螯合物
氟尿嘧啶	黏膜毒性
地尔硫䓬、硝苯地平	降低钙离子介导的神经传递

（三）临床表现及分型

临床存在 3 种主要的味觉障碍：味觉减退（hypogeusia）、味觉缺失（ageusia）和味觉异常（dysgeusia）。味觉减退是对口味的敏感性降低，味觉缺失是味觉感知的完全丧失，味觉异常是吃东西时味道的扭曲（即品尝到酸而感觉是甜味）或味道混乱。患有味觉障碍的人可能感受到被放大的甜味、苦味、咸味或金属味。

（四）诊断及鉴别诊断

1. 使用某种药物前味觉正常，而用药后出现变味，如变苦、变酸、变辣或有金属味或乏味等味觉障碍，停药后减轻或消失。

2. 味觉测试识别阈值变化的方法有滤纸盘法、化学溶液舌面点滴法、舌局部自动味觉定量测试系统等。

3. 因导致味觉障碍的原因很多，需要排除其他如肝脏疾病、消化系统疾病、分泌腺疾病等引起的味觉改变。

（五）治疗

药源性味觉障碍目前没有特效的治疗方案，但一般不影响继续用药。补锌可纠正药源性味觉障碍，茶碱、氟化物、镁等促进 cAMP 合成的药物对部分患者也有较好疗效。若味觉异常明显影响患者饮食时，应考虑停药或改用其他药物治疗。

（六）预后及随访

药源性味觉障碍具有身体适应性、可逆性、个体差异性，与其他不良反应相比耐受性更高，部分患者在用药过程中可逐渐适应，异常感觉消失，多数情况下药物通过减量或停药后可恢复。

（七）患者教育

告知患者须遵医嘱，按时按量服药，当出现味觉障碍反应时应及时咨询医生或药师，不可擅自盲目增加药物的剂量和疗程。用药期间可适当补充一些铜、锌等金属离子，饮食上可多食含锌量高以及维生素 C、B 族丰富的食物。

三、药源性牙龈增生

药源性牙龈增生（drug-induced gingival hyperplasia）是指由药物引起的以牙龈结缔组织细胞外基质（尤其是胶原成分）堆积为特征的药源性疾病，同时伴有不同程度的炎症反应。

（一）流行病学

1939 年首次报道苯妥英钠引起牙龈增生。药源性牙龈增生的发生率因药物种类而异。有文献报道钙通道阻滞剂诱导牙龈增生的发生率为 3%~80%。高达 50% 的接受苯妥英钠治疗的患者在治疗前 3 个月会出现牙龈增生。环孢素诱导的牙龈增生可影响 25%~50% 的成人和 70%~97% 的儿童。

（二）致病药物和发病机制

牙龈增生的常见致病药物包括苯妥英钠、环孢素、丙戊酸钠、硝苯地平、地尔硫䓬、维拉帕米、氨氯地平，以及大剂量黄体酮（表 17-8-4）。

表 17-8-4　牙龈增生的常见致病药物

药物分类	常见致病药物（证据等级）
心血管药物	硝苯地平 *、维拉帕米、氨氯地平、尼莫地平、非洛地平、卡托普利、地尔硫䓬 *
抗癫痫药	苯妥英钠、苯巴比妥、丙戊酸钠、乙琥胺
免疫抑制剂	环孢素 *、他克莫司
其他	红霉素、苯丙胺、复方磺胺甲噁唑、锂

注：* 证据等级为 A 级的药物。

研究认为,药源性牙龈增生的主要机制与炎症有关。炎症可能由牙龈液中药物的直接毒性作用引发,或者可能经血小板诱导。细胞叶酸摄取减少导致胶原酶活性降低和角质形成细胞生长因子上调,导致牙龈过度生长。一旦出现过度生长的组织,细菌就会留在无法用牙刷或牙线触及的口腔,进一步导致了炎症的循环。

(三) 临床表现及分型

药源性牙龈增生通常始于无痛性肿大,可在整个口腔中泛发。牙齿间牙龈乳头弥漫性肿胀,牙床内外牙龈均可发生增生、肿胀,严重的牙龈增生可将牙齿包埋。增生的区域常因菌斑堆积而伴有不同程度的炎症。牙龈增生可引起牙齿排列不整,影响咀嚼、吞咽、发音等功能。

(四) 诊断及鉴别诊断

1. 根据患者全身疾病病史、服药史和临床表现,停药后牙龈增生症状减轻或消失,可诊断药源性牙龈增生。

2. 药源性牙龈增生须与以下疾病鉴别:①牙龈炎;②激素波动导致的牙龈变化,如妊娠、甲状腺功能减退症;③白血病,如急性单核细胞、淋巴细胞、髓细胞白血病;④营养条件不佳导致的牙龈变化,如维生素 C 缺乏等疾病导致的牙龈肿大等。

(五) 预防与监测

在治疗前选用无牙龈增生倾向或致牙龈增生倾向小的药物是预防药源性牙龈增生的最好办法。但一些药物在临床治疗中具有不可替代性,故部分患者发生药源性牙龈增生不可避免。在此情况下,保持口腔卫生可一定程度上阻止牙龈增生的发展。

(六) 治疗

1. 首要治疗措施为停用致病药物。

2. 不能停用致病药物的情况下,采取洁牙、牙龈冲洗等口腔专科治疗可改善、减缓增生。

3. 文献报道甲硝唑和罗红霉素可改善环孢素引起的牙龈增生;叶酸漱口液能有效降低苯妥英钠所致牙龈增生的复发。

4. 对于正确的口腔卫生及药物治疗无效的严重牙龈增生,牙龈切除仍是首选。

(七) 预后及随访

药源性牙龈增生一般预后良好,无严重不良后果。

四、药源性黑毛舌

黑毛舌 [ICD-10:K14.301](black hairy tongue, BHT)是由于舌面丝状乳头增生和角化过度,加上细菌或真菌作用,局部色素增加而产生舌部黑色或棕褐色改变,常见于过量吸烟、口腔卫生差、免疫功能低下、进食某些药物和食物的人群。药物导致的黑毛舌即为药源性黑毛舌。

(一) 致病药物和发病机制

可能引起黑毛舌的药物:甲硝唑、金霉素、氯丙嗪、氯硝西泮、多西环素、厄洛替尼、红霉素、氟西汀、兰索拉唑、利奈唑胺、锂剂、甲基多巴、奥氮平、帕罗西汀、四环素等。

药源性黑毛舌的“多毛”症状是由在丝状乳头上缺乏足够的角蛋白导致脱屑引起的。“变色”是由产生卟啉的发色细菌或酵母引起的。导致黑毛舌风险增高的常见非医学因素包括烟草、酒精和漱口水。除此之外,HIV、恶性肿瘤、移植物抗宿主病、肌萎缩侧索硬化症和三叉神经痛等疾病也会增加患黑毛舌的风险。许多抗生素、抗精神病药等药物也与黑毛舌的发生有关。

(二) 临床表现及分型

药源性黑毛舌可仅涉及舌背侧的丝状乳头黑色素沉着,位于周缘乳头的前方,一般不涉及舌的侧面或尖端,色素沉着除常规表现为黑色或黑褐色外,也可表现为舌背发绿或发黄或根本无色素沉着。

药源性黑毛舌一般无症状，少数患者可有呕吐、颈部淋巴结病、口臭，还可能出现灼烧感或瘙痒感。

（三）诊断及鉴别诊断

药源性黑毛舌是临床诊断，目前认为皮肤镜评估与临床病史、体格检查相结合是较为有效的疾病诊断方法。药源性黑毛舌的鉴别诊断包括但不限于"假黑毛舌"、口腔毛状白斑、舌色素性真菌乳头、黑棘皮病、先天性舌黑色素瘤、先天性黑色素细胞痣、癌前白斑、鳞状细胞癌和肥大性单纯疱疹病毒感染。

（四）治疗

药源性黑毛舌的一线治疗包括停用相关治疗药物，保持良好的口腔卫生，停止易患黑毛舌的习惯，以及温和刷牙或刮舌。二线治疗包括口服维 A 酸、抗真菌药、抗生素、三氯乙酸，外用曲安奈德、维生素 B 复合物、龙胆紫、水杨酸等。

（五）预后及随访

祛除诱因，注意口腔卫生，药源性黑毛舌经治疗后均可痊愈。

五、典型病例

患者男性，63 岁，行冠脉造影显示"三支病变"，植入药物支架 2 枚，术后给予阿司匹林（100mg，q.d.）、氯吡格雷（75mg，q.d.）、阿托伐他汀（20mg，q.d.）等药物。服药后 3 个月出现口腔溃疡，持续 3 周未缓解，于口腔科就诊诊断为"复发性阿弗他溃疡"，给予复方氯己定地塞米松贴膜、复方苯唑卡因凝胶涂抹和康复新液含漱，治疗后缓解，但溃疡仍反复出现。此次就诊医生请临床药师判断是否为药源性。药师详细询问既往病史、用药史等情况，考虑口腔溃疡为氯吡格雷导致。患者因经济原因不愿更换为替格瑞洛。鉴于溃疡处于缓解期，建议患者在 2 个月后，即 PCI 术后满 1 年时停用氯吡格雷，2 个月后患者停用氯吡格雷，停药后 5 天溃疡缓解，10 天愈合，未再复发。

讨论：复发性阿弗他溃疡病因复杂，考虑药源性时需要排除感染、免疫功能、食物超敏反应等其他致病因素。药源性复发性阿弗他溃疡的处理原则是立即停用可疑药物。及时停药不仅能终止药物对机体的继续损害，而且有助于临床对致病药物的判断，确定药物与口腔溃疡的关联性。

点评：制订停药计划前应对患者使用的所有药物进行文献调研，对于筛查致病药物非常重要。实施停药计划时需要结合患者病情、经济能力等因素，全面考虑，权衡利弊。

（刘悦　黄琳　李厚敏　连石）

第十八章　药源性感染性疾病

第一节　二　重　感　染

教学目的与要求

1. 掌握二重感染的定义、预防、监测及治疗。
2. 熟悉二重感染的致病药物和发病机制、临床表现及分型、诊断及鉴别诊断。
3. 了解二重感染的流行病学、预后及转归。

二重感染（superinfection，SI）又称为重复感染或菌群失调症，是指长期使用抗菌药物过程中或结束后，使敏感菌群被杀灭或受到抑制，而一些不敏感菌（如真菌等）趁机在体内生长繁殖，产生新的感染现象。

一、流行病学

二重感染的发生率为 2%~3%，一般出现于用药后 3 周内，多见于长期应用广谱抗菌药物者、婴儿、老年人伴严重原发病（如恶性肿瘤、白血病、糖尿病、肝硬化等）者、行腹部大手术者及长期住院者。有研究显示，肺癌放化疗患者呼吸系统二重感染的独立危险因素为年龄>65 岁、侵入性操作、住院时间> 4 周、白细胞 <4×10^9/L、长期抗菌药物的联合使用。

引起二重感染的危险因素有，①年龄：有研究表明患者年龄≥65 岁是真菌感染的危险因素；②体质：原发病严重、营养状况差、免疫抑制剂、糖皮质激素类药物的应用等；③住院时间：住院时间越长，发生二重感染的危险性越大；④抗菌药物治疗方案的合理性：抗菌药物的不合理应用是引起二重感染的主要因素。

二重感染的病原菌主要有革兰氏阴性杆菌、真菌、葡萄球菌属等，这些菌群以体内定植菌为主。他们可引起口腔、消化道、肺部、尿路等部位或全身感染。

二重感染的病原菌常对多种抗菌药物耐药，且患者免疫力可能因原发疾病和/或原发感染显著降低。此时二重感染可使原基础疾病进一步加重，加速病情进展而出现较高的死亡率。

二、致病药物和发病机制

正常情况下，人体的口腔呼吸道、肠道、生殖系统等处都有细菌寄生繁殖，这些细菌多数为机会致病菌，少数属致病菌或纯寄生菌。寄生菌群在互相拮抗制约下维持平衡状态。如宿主受外环境影响，特别是长期应用广谱抗菌药物，敏感菌群受到抑制，而未被抑制者则趁机大量繁殖。此外，患者因严重原发疾病、大手术、应用肾上腺皮质激素和抗代谢药等,免疫功能均可受损,为细菌入侵和继发感染创造有利条件,引起二重感染。二重感染可见于口咽部、胃肠道、呼吸道、血液及肛周等多部位。

1. 口腔感染(oral infection) 多见,主要由念珠菌引起,常合并维生素 B 族缺乏症。引起念珠菌口腔感染的抗菌药物包括头孢唑林、头孢吡肟、头孢泊肟、阿奇霉素、克拉霉素、环丙沙星、莫西沙星、加替沙星、美罗培南,厄他培南、利奈唑胺(发病率为 0~4%)、替加环素、两性霉素 B、灰黄霉素、泊沙康唑、替硝唑等。

2. 抗菌药物相关性腹泻 见本章第二节。

3. 肛门感染(anus infection) 多继发于肠炎持续腹泻后。病原菌可为革兰氏阴性菌和念珠菌属。

4. 肺炎(pneumonia) 多见。原因:①呼吸道与外界环境相通,病原菌易通过空气或飞沫途径直接进入呼吸道。②治疗过程中使用的免疫抑制剂和抗肿瘤药均对呼吸道黏膜有损伤。成人患者的主要病原菌是革兰氏阴性杆菌,如肺炎克雷伯菌、大肠埃希菌、铜绿假单胞菌等;其次为革兰氏阳性菌,如金黄色葡萄球菌、肺炎链球菌、肠球菌属等。婴儿和儿童患者以金黄色葡萄球菌肺炎为多见。近年来革兰氏阴性杆菌也已成为婴儿及儿童肺炎的重要病原菌。

5. 尿路感染(urinary tract infection) 主要由铜绿假单胞菌、奇异变形杆菌、大肠埃希菌等引起,金黄色葡萄球菌、肠球菌属等较少见。

6. 血流感染(bloodstream infection) 病原菌最多见于葡萄球菌属(金黄色葡萄球菌和表皮葡萄球菌),其次为革兰氏阴性杆菌如大肠埃希菌、铜绿假单胞菌、肺炎克雷伯菌、不动杆菌属等。由于广谱抗菌药物的广泛应用,近年来真菌性血流感染的发病率明显上升,据报道可居血流感染病原菌的第 4 位。

三、临床表现及分型

1. 口腔感染 临床表现为鹅口疮,乳白色斑块可遍及口腔黏膜、舌面、硬腭及咽部,严重者可蔓延至气管、食管和消化道。

2. 抗菌药物相关性腹泻 见本章第二节。

3. 肛门感染 感染波及肛门时可发生局部灼热、疼痛、发痒的感觉。可伴肛周裂隙出血。

4. 肺炎 革兰氏阴性杆菌肺炎一般无特征性表现,须取合格痰标本,多次涂片、培养,明确病原学诊断。真菌性肺炎临床上较少见,症状往往不明显,伴或不伴发热,可有咳嗽、咳痰、咯血等,肺部可闻及少许啰音;X 线检查可见致密影,边界清晰的损害或伴有晕征、空气新月征等表现。

5. 尿路感染 患者多有发热,尿频、尿急等症状不一定出现。尿中可含有较多的脓细胞,尿培养的菌落计数大多数在 1×10^5 cfu/ml 以上,脓尿往往经久不愈。

6. 血流感染 各种细菌所致的血流感染,其临床表现无特殊,可伴有迁徙性病灶,脑、肺、肾、肝、脾、脊柱等处均可被累及。真菌性血流感染一般有肺、肠道或尿路真菌感染史。

四、诊断及鉴别诊断

应对长期应用抗菌药物治疗的患者进行严密监护,及时发现二重感染的早期表现,结合患者用药史、临床症状等进行鉴别诊断和治疗。对原有疾病经治疗好转后又突然无故加重,再次出现不明原因的发热、血常规增高,经抗菌药物治疗 1 周仍无效时,应怀疑发生二重感染。尽早进行病原学检查加以证实。一经确诊或疑为二重感染,应考虑停用或调整抗菌药物,及早治疗,加强护理及营养支持,提高免疫力,促进患者早日康复。

五、预防与监测

二重感染是目前抗感染治疗中的棘手问题,一方面要控制耐药菌的感染,就必须使用广谱强效的抗菌药物;而另一方面,部分细菌被杀灭后非致病的耐药菌株或真菌趁机繁殖形成二重感染。控制二重感染必须针对病因进行积极预防,对于有慢性基础疾病、长期使用广谱抗菌药物治疗的患者,特别是体质较差的高龄老年人易造成二重感染,所以需密切关注。如果基础疾病是不可抗拒的自然因素,那么在控制耐药菌株的产生和散播,合理使用抗菌药物等加以改善,就有可能取得更加理想的抗感染疗效,从根本上减少真菌二重感染的发生。

预防和监测二重感染发生率的措施主要有:

(1)强化抗菌药物的合理使用。

(2)加强护理。

(3)控制原发性疾病。

(4)调节患者免疫力。

(5)严格无菌操作,避免出现医源性感染。

(6)加强药学监护。

(7)加强医院感染管理监控措施。

六、治疗原则

一旦发生二重感染,应及时调整方案,祛除诱因或针对继发感染的病原菌进行治疗,以控制感染及促进疾病转归为目的。加强动态监测,增强患者免疫力,加强护理,调节肠道菌群。

七、预后及随访

因患者的基础疾病不同、二重感染的病原菌常为多药耐药菌,影响因素多样,故其预后以及随访是不同的。部分患者经过积极治疗,病情转归较好,也有部分患者因各种原因而导致死亡。血流感染的病死率较高,口腔和消化道感染以及尿路感染的预后较好,原发病为肿瘤者的病死率可高达81.8%,原发为感染的病死率为35.7%。

八、患者教育

应根据相关疾病诊治情况实施患者教育,其内容应包括:疾病性质及其规律;健康观、疾病因果观;相关疾病的预防、治疗和康复;药物治疗的有关知识;各种资源的作用和利用。

九、典型病例

患者男性,63岁,身高172cm,体重60kg。因发热伴咳嗽、咳痰8天就诊。8天前淋雨后出现发热,体温最高达38.4℃,伴咳嗽、咳痰、喘憋,痰多不易咳出,为黄色脓性痰,间断痰中带血。自行口服阿奇霉素、头孢地尼、左氧氟沙星和乙酰半胱氨酸治疗,效果欠佳。既往慢性阻塞性肺疾病、支气管扩张病史11余年;11年前行肾移植手术,长期口服他克莫司、吗替麦考酚酯和甲泼尼龙。自诉既往口服茶碱片后心脏不适,服用复方甲氧那明胶囊后大便干燥,雾化后恶心不适,既往住院期间还曾出现口腔干燥,进食后口腔灼痛,舌头呈鲜红色,1 个月余后好转。查体:体温 38℃,脉搏 82 次/min,呼吸 20 次/min,血压 136/75mmHg。双肺呼吸音粗,双肺可闻及散在干啰音和湿啰音。实验室检查:白细胞计数 16.68×10⁹/L,中性粒细胞百分比 84%,CRP 107mg/L。胸部 CT 示:右肺中、下叶及左肺炎症。入院诊断为肺炎、慢性阻塞性肺疾病、肾移植术后。给予美罗培南 1gq.8h. 静脉滴注,抗感染治疗。

D3 患者症状未见明显减轻,发热,体温最高 38.7℃,考虑可能存在耐甲氧西林金黄色葡萄球菌感染,第 4 天加用利奈唑胺 600mg,q.12h. 静脉滴注。

D5 患者体温正常,咳嗽、咳痰较前减轻。考虑利奈唑胺治疗有效,停用美罗培南,换为头孢他啶 2gq.8h. 静脉滴注。

D8 感口腔干燥,吃饭偶有疼痛,7 个月前住院使用利奈唑胺曾出现类似情况。

D9 上述症状无改善,舌头稍有变红,舌苔变薄。复查血常规:白细胞计数 7.51×10⁹/L,中性粒细胞百分比 60.9%。CRP 10.2mg/L。停用利奈唑胺,给予碳酸氢钠溶液漱口。

D13 患者口腔不适感好转,舌头变红较前好转,舌苔仍较薄,予以出院。出院后 1 周恢复正常,随访 3 个月,未再出现类似不适症状。

讨论: 患者使用利奈唑胺后第 3 天出现口腔干燥,吃饭偶有疼痛,且既往使用利奈唑胺曾出现类似情况。鹅口疮典型表现为在舌和口腔黏膜表面覆盖有乳白色、凝乳样斑块物。查体未见乳白色假膜覆盖者,可表现为舌背乳头萎缩、黏膜充血。该患者自觉口腔干燥、黏膜灼痛和味觉差异。上述症状符合鹅口疮表现,称为红斑念珠菌病。

考虑与使用利奈唑胺的相关性大。原因是,①时间相关性:加用利奈唑胺第 3 天,患者出现口腔不适感并逐渐加重,停用该药,给予碳酸氢钠溶液漱口,4 天后口腔症状逐渐好转。②基础疾病因素:患者长期服用免疫抑制剂,免疫力降低,易引起口腔念珠菌病。美罗培南和头孢他啶也可能引起口腔念珠菌病,但患者既往多次因肺部感染住院治疗,曾使用其他抗感染药物,仅有一次在使用利奈唑胺 12 天后出现口腔不适,且较本次更加严重,自觉口腔干燥,进食后口腔灼痛,舌头呈鲜红色;而其余数次住院未出现不适症状。

点评: 文献报道,利奈唑胺导致口腔念珠菌病的发生率为 1.1%~2.3%,属于常见不良反应,而美罗培南和头孢他啶导致的该不良反应则较罕见。对于移植术后长期服用免疫抑制剂的患者,应用利奈唑胺等抗菌药物时,应警惕口腔念珠菌病发生的可能。嘱患者加强口腔卫生,增强抵抗力,预防疾病的发生发展,一旦出现口腔不适症状,尽早诊断、及时治疗。

(杨婉花　王渝　黄菁菁)

第二节　抗菌药物相关性腹泻

教学目的与要求

1. 掌握抗菌药物相关性腹泻的定义、致病药物、临床表现及治疗。
2. 熟悉抗菌药物相关性腹泻的诊断、鉴别诊断、监测及预防。
3. 了解抗菌药物相关性腹泻的发病机制。

抗菌药物相关性腹泻(antibiotic-associated diarrhea,AAD)是指应用抗菌药物后导致肠道菌群失调而引起的最常见的药源性腹泻。AAD 多见于长期、大量使用广谱抗菌药物的患者,通常在开始使用抗菌药物后 5~10 天发病。根据疾病严重程度不同,AAD 可分为抗菌药物相关性肠炎、艰难梭菌相关性腹泻和假膜性小肠结肠炎,其中艰难梭菌相关性腹泻占 AAD 中的 10%~20%,是导致严重结肠炎

的主要原因。

一、流行病学

AAD 发生率视抗菌药物种类不同而异,为 5%~39%。如使用阿莫西林后 AAD 发生率为5%~10%,使用阿莫西林克拉维酸钾后发生率为 10%~25%,使用头孢克肟的发生率为 15%~20%。接受其他药物如阿奇霉素、克拉霉素和四环素的发生率仅为 2%~5%。非口服抗菌药物,特别是参与肠肝循环的抗菌药物,发生率与口服药物相近。在美国,由艰难梭菌感染所致的病死率可达 7.1%。

二、致病药物和发病机制

研究表明,几乎所有抗菌药物均可导致 AAD 的发生。克林霉素、第三代头孢菌素、氟喹诺酮类药物为诱发 AAD 的高危药物;青霉素、第一代头孢菌素(如头孢唑林)、第二代头孢菌素(如头孢呋辛)、第四代头孢菌素(如头孢吡肟)、碳青霉烯类(如美罗培南)、大环内酯类(如阿奇霉素)、复方新诺明(SMX-TMP)为诱发 AAD 的中危药物;甲硝唑、四环素、万古霉素、氨基糖苷类(如阿米卡星)为低危药物。引起 AAD 的危险因素包括年龄≥65 岁、基础疾病严重程度、既往有肠道疾病史、禁食、使用抑酸剂、血清白蛋白水平≤30g/L、侵袭性操作、入住 ICU、住院时间≥10 天、使用抗菌药物种类及其种类数(≥3 种)和用药时间≥10 天等。

按照是否有致病菌参与,将 AAD 分为感染性和非感染性。感染性 AAD 通常是由于抗菌药物直接作用于肠道黏膜,通过抑制或杀灭肠道正常菌群,机会致病菌过度繁殖而导致菌群失调,引起的腹泻发生。主要致病菌为艰难梭菌,其他病原菌包括克雷伯菌属、金黄色葡萄球菌、产志贺毒素大肠埃希菌和产肠毒素脆弱拟杆菌等。非感染性 AAD 是抗菌药物导致了肠道菌群失调,肠道生理性细菌减少,对糖类代谢降低而使肠道内多糖发酵生成短链脂肪酸减少,未经发酵的多糖不易被吸收,滞留于肠道而引起渗透性腹泻。肠道菌群参与胆酸代谢,当肠道菌群紊乱后,初级胆酸(鹅去氧胆酸)不能在结肠中转化为次级胆酸,鹅去氧胆酸浓度增加,强烈刺激大肠分泌,常继发分泌性腹泻。抗菌药物可直接引起肠黏膜损害和肠上皮纤毛萎缩,引起细胞内膜(双糖酶)的活性降低,从而导致吸收障碍性腹泻。

三、临床表现及分型

抗菌药物相关性腹泻可以表现为轻度、自限性的腹泻和严重危及生命的腹泻,如假膜性小肠结肠炎。艰难梭菌引起抗菌药物相关性腹泻患者中,50%~75% 表现为抗菌药物相关性结肠炎,其中 90% 为假膜性结肠炎,临床表现为大量水样泻,每天十余次,大便中常带黏液,部分有血便,少数可排除斑块状假膜,伴发热、腹痛、腹胀、恶心及呕吐。重症患者可迅速出现脱水,电解质紊乱,循环衰竭,中毒性巨结肠、低蛋白血症,甚或出现腹水。

四、诊断及鉴别诊断

1. 临床诊断 AAD 的诊断依据为我国卫生部于 2001 年颁布的《医院感染诊断标准(试行)》中有关"抗菌药物相关性腹泻"的诊断标准。

近期曾应用或正在应用抗菌药物出现腹泻,可伴大便性状改变如水样便、血便、黏液脓血便或见斑块条索状假膜,可合并下列情况之一:

（1）发热≥38℃。

（2）腹痛或腹部压痛、反跳痛。

（3）周围血白细胞计数升高。

2. 病原学诊断 在临床诊断基础上，符合下述 3 条之一即可诊断。

（1）大便涂片提示球菌和杆菌比例失调，粪涂片多次发现阳性球菌或真菌。

（2）如情况许可时作纤维结肠镜检查，见肠壁充血、水肿、出血，或见到 2~20mm 灰黄（白）色斑块假膜。

（3）细菌毒素测定证实。

说明：①在应用抗菌药物过程中或之后出现腹泻（便次≥3 次/d），急性腹泻次数 3 次/24h，至少持续 2 天。②应排除慢性肠炎急性发作或急性胃肠道感染及非感染性原因如诊断治疗原因、基础疾病和心理紧张等所致的腹泻。

排除标准：入院前存在慢性肠炎、免疫缺陷、食物中毒等非抗菌药物相关的腹泻。

AAD 的诊断，除满足抗菌药物使用史外，需排除更多的能导致腹泻的疾病，如各种类型感染性腹泻、肠道器质性疾病、肠道功能性疾病、肠道术后改变，以及除抗菌药物使用外可导致腹泻的其他原因。排除慢性肠炎急性发作、急性胃肠道感染及非感染性原因如诊断治疗原因、基础疾病和心理紧张等所致的腹泻。

五、预防与监测

1. 预防

（1）合理使用抗菌药物：合理使用广谱抗菌药物是预防 AAD 的关键。抗菌药物应用时间越长，联用种类越多，AAD 的发生率可能越高。临床上，应结合患者感染部位、可能病原菌及感染严重程度等综合评估后，选择合适的抗菌药物抗感染治疗，积极送病原菌培养，至少每 48~72 小时进行一次疗效评估，以明确是否停药或换用或根据药敏试验结果将广谱抗菌药物改为敏感药物。

（2）给予适宜的肠内营养类型及调整给予方式：早期肠内营养支持能够改善与维护肠屏障的结构与功能，降低感染性并发症及多器官功能衰竭的发生，因此，对于无禁忌证患者应在术后 24 小时内开展肠内营养；对于肠内营养长期不能达到目标或患者耐受不佳，则考虑给予肠内联合肠外营养，以缩短禁食时间，维持肠道黏膜屏障。对于可经口进食的患者，术后 6 小时即可给予清流食，术后 12 小时后可给予少渣半流食；如患者无法经口进食，术后 24 小时可经鼻胃管或鼻空肠管给予肠内营养。

（3）避免使用抑酸药物：目前研究表明，使用质子泵抑制剂的患者发生艰难梭菌感染（*Clostridium difficile* infection，CDI）的风险是未使用质子泵抑制剂患者的 1.4~2.75 倍，但尚不明确 CDI 的风险与质子泵抑制剂剂量和持续时间之间的关系。因此，建议 CDI 患者尽量避免使用抑酸药物。

2. 监测 AAD 是由于胃肠道微生态平衡失调所致，与广谱抗菌药物的应用种类、患者年龄、体重、免疫功能、营养等密切相关，因此使用抗菌药物期间应警惕患者腹泻。如患者出现腹泻症状，应进行纤维结肠镜检查、细菌毒素检测、大便涂片检查等，以明确病因。

六、治疗原则

诊断为 AAD 的患者，应根据病情停用抗菌药物或换用窄谱抗菌药物，并给予对症处理。

1. 抗菌药物的合理使用 若明确诊断为 AAD，在综合考虑和平衡患者共存疾病严重性的基础上，尽量停用或换用抗菌药物，把握如下几个原则：

（1）在使用抗菌药物前争取留取相应的标本实施细菌培养及药敏试验，根据病原菌选药，减少广谱抗菌药物的使用。

（2）根据半衰期使用抗菌药物,维持有效的药物浓度。

（3）建议单药使用,不建议多药联合,且抗菌药物不宜频繁更换。

（4）除了特殊情况外,抗菌药物使用疗程为 3~5 天,不宜长时间使用。

（5）严格把握抗菌药物使用的适应证。

艰难梭菌相关性腹泻为 AAD 最常见的病原菌。治疗 CDI 的第一步是尽快停用诱发 CDI 的抗菌药物。使用抗菌药物是 CDI 的主要疗法,非重症 CDI 推荐使用口服药物包括甲硝唑、万古霉素和非达霉素。重症 CDI 患者口服万古霉素治疗,当万古霉素无法耐受时,可使用非达霉素。暴发性 CDI 患者口服万古霉素的同时,静脉滴注甲硝唑。对于口服抗菌药物不能到达结肠段的患者,可使用万古霉素局部灌肠。对于初始 CDI 的治疗持续时间为 10 天。

2. 微生态制剂的使用　目前有研究表明,微生态制剂可通过竞争性抑制作用限制病原菌的生长,促进有益优势菌群的生长,从而调节肠道微环境,改善并维持患者肠道功能,如双歧杆菌三联活菌胶囊、复方嗜酸乳杆菌等。但微生态制剂在 AAD 的治疗效果方面存在争议,需更多临床研究明确其在 AAD 治疗中的价值。

3. 粪菌移植　粪菌移植(FMT)已被美国 CDI 治疗指南推荐用于 CDI 的治疗,目前主要用于复发性艰难梭菌感染的治疗。研究发现,复发性 CDI 患者的肠道菌群多样性降低,且细菌量也比健康人少,将健康人的粪便菌群移植给复发性 CDI 患者,可恢复这些缺失的菌株并打破 CDI 复发的循环。对于 CDI 复发频繁(复发≥3 次)的患者,可在具备专业技术的机构进行 FMT。

七、预后及随访

AAD 的治疗效果通过临床表现进行评估。对于轻至中度疾病患者,开始抗菌治疗 48~72 小时内症状通常会改善,但 4~5 天内腹泻可能无法完全缓解。多数 AAD 患者康复后不遗留后遗症,但有复发的风险,多在停止治疗后 2~8 周内症状再次出现。对于 CDI 患者,艰难梭菌感染与院内死亡率、住院时间延长及住院费用增加相关。

八、患者教育

1. CDI 的定义　CDI 是指人们使用抗菌药物后,寄居在肠道内的艰难梭菌过度生长,引发腹泻,常表现为排出稀薄或水样的大便,并且一天发生 3 次或更多次。

2. CDI 的临床表现　常见水样泻,轻者伴腹部痛性痉挛,重者出现大便中带血或脓液、发热、腹痛等;当出现脱水时,尿液呈深黄色,同时伴有口渴、疲倦、头晕或意识模糊。

3. 生活方式教育　可以饮入大量含水、盐分和糖分的液体,如水与果汁的混合物、汽水和肉汤,同时尝试吃一点食物,如土豆、面条和水煮蔬菜等。

4. 就诊时机　若出现以下情况,应前去就诊:①一天内多次排出稀薄或水样大便;②腹泻排出的大便中带血或脓液;③发热;④腹部肿胀或严重腹痛;⑤恶心;⑥脱水症状。

九、典型病例

患者男性,50 岁,身高 170cm,体重 55kg。因上腹痛伴腹胀 2 天,伴恶心呕吐 1 天就诊。患者晨起早餐后无明显诱因自觉上腹痛,程度逐渐加重;伴有腹胀,恶心呕吐,无发热无腹泻,无胸闷、气促等不适。查体:神清,精神差,呼吸急促,双下肺叩诊呈实音,双肺呼吸音减弱,未及明显干啰音和湿啰音。全腹膨隆,腹肌紧张,上腹部可及压痛,肠鸣音减弱(1~2次/min)。余无特殊。辅助检查提示WBC $17.38 \times 10^9/L$,N% 90%,CRP 218mg/L,PCT 5.8ng/ml。腹部 CT 示急性坏死性胰腺炎。既往体健。诊断为急性坏死性胰腺炎,立即收住入院。患者病重,气管插管机械通气,禁食水,给予奥美拉唑(40mg,q.d.)抑酸抑酶,美罗培南(1g,q.8h.)抗感染等治疗。

入院后第 4 天,患者出现水样腹泻,每天 10 次,已排除疾病相关性腹泻。查大便未检出沙门菌、志贺菌等致病菌。治疗上予甲硝唑(0.4g,t.i.d.)胃管内注入。第 5 天,气管插管机械通气,水样便 8 次。CRP 221mg/L,WBC 13.03 × $10^9/L$,N% 85.6%。第 9 天,水样便 6 次,同时考虑感染加重,予美罗培南、替考拉宁联合抗感染治疗。第 12 天,大便 4 次,色黄,有粪质。第 17 天,大便 2 次,黄色糊状,出入量稳定,停用甲硝唑。以后患者未再出现腹泻。

讨论:患者治疗过程中出现腹泻,已排除疾病相关性腹泻。患者入院当天使用美罗培南抗感染治疗,4 天后出现腹泻,且该患者为急性坏死性胰腺炎重症患者,禁食水、使用奥美拉唑等均为诱发 AAD 的高危因素,且美罗培南为诱发 AAD 的中危药物,因此考虑患者为抗菌药物相关性腹泻可能性大,但大便检测未培养到病原菌,因此不能明确诊断为 AAD。由于患者感染较重,未停用抗感染药物,给予甲硝唑口服治疗后,患者腹泻症状逐渐好转,考虑治疗有效。

点评:患者临床表现多种多样,每项选择应权衡利弊、个体化处理,而非机械照搬原则。

(杨雅　杨婉花　黄菁菁)

第三节　抗病毒治疗期间的重叠感染病毒再活动

教学目的与要求

1. 掌握使用抗 HCV 药物治疗期间出现 HBV 再活动的原因及临床表现。
2. 熟悉 HCV/HBV 重叠感染病毒再活动的诊断、鉴别诊断、预防及治疗。
3. 了解 HCV/HBV 重叠感染病毒再活动的预后。

乙型肝炎病毒(hepatitis B virus,HBV)和丙型肝炎病毒(hepatitis C virus,HCV)感染是我国慢性肝炎、肝硬化和肝癌的主要病因。2006 年全国 HBV 和 HCV 血清流行病学调查结果显示,我国 HBV 感染者约 9 300 万,HCV 感染者约 1 000 万。由于两者有相同的传播途径,因此可发生 HCV/HBV 重叠感染。在慢性 HBV 感染者中,HCV 重叠感染者占 10%~15%,主要发生于静脉吸毒者。近年来,HCV/HBV 重叠感染患者应用直接抗病毒药物(direct-acting antiviral agent,DAA)治疗后出现 HBV 再活动的报道逐渐增多,并成为临床格外关注的问题。抗 HCV 治疗达到持续病毒学应答(sustained virologic response,SVR)的患者在 HBV 再活动(reactivation)后,肝脏病变再次加重,疾病进展,严重者可发生肝衰竭。这种情况称为抗病毒治疗期间的重叠感染病毒再活动,与使用抗 HCV 病毒药物相关,特别是直接抗病毒药物。

抗病毒药物所致重叠感染患者病毒再活动的定义为:HCV/HBV 重叠感染患者使用抗 HCV 病毒药物治疗后,HBV DNA 从实验室检测不出状态转变为可检出,或低复制状态的 HBV DNA 较前明显升高,伴或不伴有肝病加重和肝功能异常。

一、流行病学

各类 DAA 治疗 HCV/HBV 重叠感染患者均有可能发生 HBV 再活动,大多数发生在治疗的过程中,而且明显早于以干扰素(IFN)为基础的方案。病毒再激活率报道不一,国外报道发生率为0.1%~8.1%,国内报道再激活率30%~37.5%。

二、致病药物和发病机制

对于 HCV/HBV 重叠慢性感染者,HCV 是慢性肝炎活动的主要驱动因子,可抑制 HBV 的复制,使 HBV 感染处于非活动或隐匿状态,乙型肝炎病毒表面抗原(HBsAg)和/或 HBV DNA 检测不到。自从 2011 年第一代直接抗 HCV 口服药问世以来,抗 HCV 治疗逐渐从干扰素为基础的方案转向全口服药物治疗。使用 DAA 治疗时,当 HCV 被清除后,常常会发生 HBV 再活动,导致肝病进展,患者的肝功能再次出现异常。而以干扰素为基础的方案治疗 HCV/HBV 重叠感染时,尽管也有 HBV 再活动的报道,但较少见,且 HBV 再活动的发生时间较迟,往往在抗 HCV 治疗开始后 6~12 个月甚至更久。其原因可能是 DAA 抗 HCV 作用较强,可以更快地抑制 HCV,使 HBV 更早地失去抑制。常见的抗 HCV 病毒药见表 18-3-1:

表 18-3-1　常用的抗 HCV 病毒药物

类型	药品
直接抗病毒药物	达拉他韦(daclatasvir,DCV)
	索磷布韦(sofosbuvir,SOF)
	达塞布韦(dasabuvir,DSV)
	西米瑞韦(simeprevir,SMV)
	雷迪帕韦(ledipasvir,LDV)
	阿舒瑞韦(asunaprevir,ASV)
	奥比他韦/帕立普韦/利托那韦(ombitasvir/paritaprevir/ritonavir,OBV/PTV/r)
	格拉瑞韦/艾尔巴韦(grazoprevir/elbasvir,GZR/EBR)
干扰素	聚乙二醇干扰素 α(pegylated interferon-α,PegIFN-α)
	普通干扰素(interferon,IFN)
其他	利巴韦林(ribavirin,RBV)

已有研究显示,HCV/HBV 重叠感染者血清病毒间存在相互干扰,呈现"此消彼长"的特点,以 HBV 占主导,抑或以 HCV 占主导。Schuttler 等的研究支持 HCV/HBV 重叠感染者两种病毒载量在某一时期表现为以 HCV 占主导为主,即表现为 HCV RNA 高水平复制,HBV DNA 低水平复制的现象。HCV 对 HBV 产生抑制作用的可能机制为 HCV 的核心蛋白抑制了 HBV 的活动,影响了 HBV 的转录。也有研究表明,两种病毒载量以 HBV 占主导,与 HCV NS5 蛋白可促进 HBsAg 和 HBeAg 表达,并增加 HBV DNA 合成有关。HBV 与 HCV 间存在的相互干扰作用,使不同时期出现不同的病毒学模式,从而出现不同的"优势病毒株"。

三、临床表现

发生 HBV 再活动通常的表现有:突发的 HBV DNA 显著升高,同时伴有谷丙转氨酶(GPT)升高,有时伴有胆红素升高,严重者可致肝衰竭。

四、诊断及鉴别诊断

1. 诊断　HCV/HBV 重叠感染者,在接受抗 HCV 药物治疗期间,通过测定 HBV DNA 增高来诊断

HBV 再激活。当患者出现以下 HBV DNA 血清学证据时可诊断 HBV 再激活：

（1）对于基线时可检出 HBV DNA 的患者，在 HBV DNA 持续稳定的情况下，HBV DNA 升高 $\geqslant 2\log_{10}$U/ml。

（2）患者基线 HBV DNA 阴性转为阳性且 $\geqslant 100$U/ml，缺乏基线 HBV DNA 者 HBV DNA $\geqslant 20\ 000$U/ml。

2. 鉴别诊断 HCV/HBV 重叠感染者出现 HBV DNA 升高，以及临床肝炎症状和体征，而这些临床表现也可能由 HBV DNA 再活动以外的其他病因导致，包括：

（1）药物和/或毒素造成肝损伤，包括酒精、药物和放射性毒性，这些患者会有转氨酶水平的升高和/或肝炎症状和体征，不伴有 HBV DNA 升高。

（2）其他病毒感染，HCV/HBV 感染的患者可能因另一种病毒感染而出现肝脏转氨酶水平升高。这些病毒包括甲肝、丁肝或戊肝病毒，以及可能在免疫功能受损的宿主中造成疾病的病毒，如巨细胞病毒和疱疹病毒等。可通过病毒血清学及聚合酶链反应检查确定。

（3）其他肝病原因，如肝脏肿瘤、胆囊炎、脓毒症等也可能导致肝功能异常。可通过影像学、肿瘤标志物、降钙素原等检查进行鉴别。

五、预防与监测

在 DAA 时代，HCV/HBV 重叠感染者在接受抗 HCV 的过程中，要谨防 HBV 再活动的发生，重点有 3 个环节：DAA 抗 HCV 治疗前的筛查、DAA 治疗后及停药后的随访、及时评估是否启动抗 HBV 治疗。亚太、美国和欧洲的指南以及 FDA 达成共识，即在丙型肝炎患者接受 DAA 治疗前，需筛查 HBV 感染标志物。但是否将 HBV DNA 列入基线筛查项目仍存在争议。对于接受直接抗 HCV 口服药物治疗的 HCV/HBV 双重感染的患者存在 HBV 再活动的风险，若患者在基线时已经符合开始进行抗 HBV 治疗的标准，强烈建议在开始 DAA 抗 HCV 治疗的同时接受抗 HBV 治疗；反之，患者仍需考虑同时接受预防性的抗 HBV 治疗直至停药后 12 周；对于接受 DAA 抗 HCV 治疗的 HBsAg 阴性、乙型肝炎核心抗体（HBcAb）阳性的乙型肝炎患者，强烈建议需密切监测 HBV 再活动的发生。在接受抗 HCV 治疗之前、治疗期间以及治疗之后，任何时候观察到 HBV DNA 的升高，则必须同时启动抗 HBV 治疗。若患者 HBV DNA 处于低水平或检测限以下，随访检测 HBV 再活动的时间间隔为 4 周；对于单一HBcAb 阳性（或合并 HBcAb 阳性）的丙型肝炎患者在接受 DAA 治疗的过程中如何监测，目前尚没有明确的循证医学依据。但是，在 DAA 抗 HCV 治疗过程中及治疗后出现肝功能异常，应警惕 HBV 再激活的发生。

六、治疗原则

对于 HCV/HBV 重叠感染中，HCV 治疗期间引起的 HBV 病毒再活动，应重在预防以及治疗中的随访监测（详见预防），并根据监测中的 HBV DNA 和 GPT 水平并结合患者的肝纤维化程度，来决定是否需要同时抗 HBV 治疗。启动抗 HBV 的治疗标准和治疗药物与单纯 HBV 感染者相同，可参考相关抗 HBV 指南进行个体化选择。

七、预后及随访

PubMed 数据库收录的 DAA 致 HCV/HBV 共感染患者 HBV 再活动中的病例报告中，患者临床表现轻重不一，但大多数病例病情较重，其中 4 例发展为肝衰竭，2 例行肝移植手术。已发生肝硬化的患者在应用 DAA 后发生 HBV 再活动风险较大，并且容易进展为肝衰竭。因此，HCV/HBV 重叠感染患者在 DAA 治疗期间,除要定期随访 HBV DNA 和 GPT 水平外,还需考虑监测肝组织炎症水平或肝纤维化程度。

对于既往感染 HBV 的患者,在抗 HCV 治疗结束后的 1 年内都需要监测 HBV 的状况,防止 HBV 再活动。对未进行抗 HBV 治疗的 HBsAg 阳性患者和 HBV DNA 水平低或未检出的患者,在 DAA 治疗期间和治疗后随访期间均应监测 HBV DNA 水平(间隔不超过 4 周),警惕 HBV 再活动。

八、患者教育

HCV/HBV 重叠感染患者接受抗 HCV 药物治疗时,需高度重视 HBV 再活动发生的风险。患者必须在治疗前、治疗期间及治疗结束后严密监测是否出现 HBV 再活动,定期至医院随访 HBV 相关检查,关注自身病情变化,预防和治疗 HBV 再活动。用药期间需避免饮酒,以免加重肝脏损伤。因其他疾病需合用其他药物(特别是有肝损害药物)前,需咨询医生或药师。

九、典型病例

患者女性,59 岁,诊断为慢性丙型肝炎(1B 分型),接受索磷布韦、西米瑞韦和利巴韦林联合抗 HCV 治疗。患者既往患有伯基特淋巴瘤(处于缓解期已 2 年),很久之前接受干扰素 + 利巴韦林治疗无效。患者既往基线 HBsAg 阴性,单一的 HBcAb 阳性,HBV DNA 阴性,肝活组织检查提示炎症 2 度,纤维化程度 2/4 级,组织病理学表现为慢性丙型肝炎和非酒精性脂肪性肝炎,实验室检验结果示 GOT 235U/L,GPT 168U/L。患者在治疗第 11 周时,出现 HBV 再激活相关的急性重型肝炎,实验室检验示 GPT 2 263U/L,GOT 2 870U/L,总胆红素 155.6μmol/L,INR 1.9,HBV DNA 由检测限以下反弹到 $7.46\log_{10}$U/ml,HBsAg 由阴性转为阳性。随即启用替诺福韦的抗 HBV 治疗,但患者脑病症状不断恶化伴随 INR 持续上升。10 天后患者接受了肝移植手术,并继续替诺福韦抗 HBV 治疗。肝移植术后 12 周和 24 周 2 次随访均显示 HCV 病毒载量低于检测下限,HBV 病毒也在替诺福韦的抑制作用下持续降低。

讨论:在抗 HCV 治疗前,患者既往基线 HBsAg 阴性,单一的 HBcAb 阳性,HBV DNA 阴性。在使用索磷布韦、西米瑞韦和利巴韦林联合治疗 11 周后,其 HBV DNA 由检测限以下反弹到 $7.46\log_{10}$U/ml,HBsAg 由阴性转为阳性。抗 HCV 治疗与 HBV 再激活存在合理的时间关系。患者停止抗 HCV 治疗并采取相应治疗措施后,急性重型肝炎有所好转,HBV 病毒载量不断下降,提示治疗药物与该药品不良反应之间的相关性。

点评:有文献报道,抗病毒药物治疗前存在肝硬化是 HBV 再活动后导致肝衰竭的危险因素,使用抗病毒药物时应注意对 HBV 感染状况进行评估,并密切监测 HBV DNA 水平及肝功能。

(詹士鹏　孙凤军　夏培元)

参考文献

［1］ TISDALE J E, MILLER D A. Drug‐induced disease［M］. 3rd ed. Bethesda, Maryland: American Society of Health‐system Pharmacists, 2018.

［2］ 刘皋林, 吕迁洲, 张健. 药源性疾病［M］. 北京: 人民卫生出版社, 2019.

［3］ 周聊生, 牟燕. 药源性疾病与防治［M］. 北京: 人民卫生出版社, 2008.

［4］ 陈成伟. 药物与中毒性肝病［M］. 2 版. 上海: 上海科学技术出版社, 2012.

［5］ 合理用药国际网络（INRUD）中国中心组临床安全用药组, 中国药理学会药源性疾病学专业委员会, 中国药学会医院药学专业委员会, 等. 中国用药错误管理专家共识［J］. 药物不良反应杂志, 2014, 16（6）: 321-326.

［6］ WEAVER J, GRENADE L L, KWON H, et al. Finding, evaluating, and managing drug‐related risks: approaches taken by the US Food and Drug Administration（FDA）［J］. Dermatol Ther, 2009, 22（3）: 204-215.

［7］ VLACHOS K, GEORGOPOULOS S, EFREMIDIS M, et al. An update on risk factors for drug‐induced arrhythmias［J］. Expert Rev Clin Pharmacol, 2016, 9（1）: 117-127.

［8］ MLADĚNKA P, APPLOVÁ L, PATOČKA J, et al. Comprehensive review of cardiovascular toxicity of drugs and related agents［J］. Med Res Rev, 2018, 38（4）: 1332-1403.

［9］ KENNELLY C, ESAIAN D. Drug‐induced cardiovascular adverse events in the intensive care unit［J］. Crit Care Nurs Q, 2013, 36（4）: 323-334.

［10］《中国高血压防治指南》修订委员会, 中国高血压联盟, 中华医学会心血管病学分会, 等. 中国高血压防治指南 2018 年修订版［J］. 心脑血管病防治, 2019, 19（1）: 1-44.

［11］ ANDREJAK M, TRIBOUILLOY C. Drug‐induced valvular heart disease: an update［J］. Arch Cardiovasc Dis, 2013, 106（5）: 333-339.

［12］ SHIELDS D L. Calcium channel blockers as initial therapeutic agents in hypertension: relationship to incident heart failure［J］. Biol Res Nurs, 2014, 16（3）: 266-277.

［13］ BAE J C. Diabetes drugs and cardiovascular safety［J］. Endocrinol Metab（Seoul）, 2016, 31（2）: 239-244.

［14］ ABDEL‐QADIR H, ETHIER J L, LEE D S, et al. Cardiovascular toxicity of angiogenesis inhibitors in treatment of malignancy: a systematic review and meta‐analysis［J］. Cancer Treat Rev, 2017（53）: 120-127.

［15］ TACCONELLI S, BRUNO A, GRANDE R, et al. Nonsteroidal anti‐inflammatory drugs and cardiovascular safety‐translating pharmacological data into clinical readouts［J］. Expert Opin Drug Saf, 2017, 16（7）: 791-807.

［16］ 中华医学会肝病学分会药物性肝病学组. 药物性肝损伤诊治指南［J］. 临床肝胆病杂志, 2015, 31（11）: 1752-1769.

［17］ 国家药品监督管理局. 中药药源性肝损伤临床评价技术指导原则［J］. 临床肝胆病杂志, 2018, 34（7）: 1403-1409.

［18］ 中华医学会神经病学分会, 中华医学会神经病学分会脑血管病学组. 中国脑出血诊治指南（2019）［J］. 中华神经科杂志, 2019, 52（12）: 994-1005.

［19］ 朱云, 李永纲, 王葽, 等. 595 例中药导致药物性肝损伤临床分析［J］. 中国中西医结合杂志, 2016, 36（1）: 44-48.

［20］ 杨树民, 李鸣, 杨继章. 药源性出血 1 139 例分析［J］. 中国药房, 2005, 16（15）: 1173-1174.

［21］ LEE H L, CHUA S S, MAHADEVA S. Dyspepsia in non‐steroidal anti‐inflammatory drug users and the effect of preventive measures［J］. J Dig Dis, 2018, 19（6）: 342-349.

［22］ LEFFLER D A, LAMONT J T. Treatment of clostridium difficile‐associated disease［J］. Gastroenterology, 2009, 136（6）: 1899-1912.

［23］ PIERSON‐MARCHANDISE M, GRAS V, MORAGNY J, et al. The drugs that mostly frequently induce acute kidney injury: a case‐noncase study of a pharmacovigilance database［J］. Brit J Clin Pharmaco, 2017, 83（6）: 1341-1349.

［24］ YANG L, XING G, WANG L, et al. Acute kidney injury in China: a cross‐sectional survey［J］. Lancet, 2015, 386（10002）: 1465-1471.

［25］ PANNU N, NADIM M K. An overview of drug‐induced acute kidney injury［J］. Crit Care Med, 2008, 36（4 Suppl）:

S216-S223.

［26］ DREISCHULTE T,MORALES D R,BELL S,et al. Combined use of nonsteroidal anti-inflammatory drugs with diuretics and/or renin-angiotensin system inhibitors in the community increases the risk of acute kidney injury［J］. Kidney Int, 2015,88（2）:396-403.

［27］ PRAGA M,GONZÁLEZ E. Acute interstitial nephritis［J］. Kidney Int,2010,77（11）:956-961.

［28］ MERAZ-MUÑOZ A,AMIR E,NG P,et al. Acute kidney injury associated with immune checkpoint inhibitor therapy: incidence,risk factors and outcomes［J］. J Immunother Cancer,2020,8（1）:e000467.

［29］ MEHRAN R,DANGAS G D,WEISBORD S D. Contrast-associated acute kidney injury［J］. NEJM,2019,380（22）: 2146-2155.

［30］ EHRMANN S,HELMS J,JORET A,et al. Nephrotoxic drug burden among 1001 critically ill patients:impact on acute kidney injury［J］. Ann Intensive Care,2019,9（1）:106.

［31］ EDDY A A. Drug-induced tubulointerstitial nephritis:hypersensitivity and necroinflammatory pathways［J］. Pediatr Nephrol,2020,35（4）:547-554.

［32］ PAVKOVIC M,VAIDYA V S. MicroRNAs and drug-induced kidney injury［J］. Pharmacol Ther,2016（163）:48-57.

［33］ MEHTAR L,AWDISHU L,DAVENPORT A,et al. Phenotype standardization for drug-induced kidney disease［J］. Kidney Int,2015,88（2）:226-234.

［34］ PAZHAYATTIL G S,SHIRALI A C. Drug-induced impairment of renal function［J］. Int J Nephrol Renovasc Dis,2014 （7）:457-468.

［35］ YOKOYAMA H,NARITA I,SUGIYAMA H,et al. Drug-induced kidney disease:a study of the Japan Renal Biopsy Registry from 2007 to 2015［J］. Clin Exp Nephrol,2016,20（5）:720-730.

［36］ BRASSELET D,CHOUCHANA L,VIAL T,et al. Drug-induced retroperitoneal fibrosis:a case/non-case study in the French PharmacoVigilance Database［J］. Expert Opin Drug Saf,2020,19（7）:903-914.

［37］ TASIAN G E,JEMIELITA T,GOLDFARB D S,et al. Oral antibiotic exposure and kidney stone disease［J］. J Am Soc Nephrol,2018,29（6）:1731-1740.

［38］ DAUDON M,FROCHOT V,BAZIN D,et al. Drug-induced kidney stones and crystalline nephropathy:pathophysiology, prevention and treatment［J］. Drugs,2018,78（2）:163-201.

［39］ ALBERTI C. Drug-induced retroperitoneal fibrosis:short aetiopathogenetic note,from the past times of ergot-derivatives large use to currently applied bio-pharmacology［J］. G Chir,2015,36（4）:187-191.

［40］ 杨莉.关注药源性肾病及其防范［J］.药物不良反应杂志,2016,18（1）:2-3.

［41］ HANNA R M,BARSOUM M,VANDROSS A,et al. Atypical hemolytic uremic syndrome and complement blockade: established and emerging uses of complement inhibition［J］. Curr Opin Nephrol Hy,2019,28（3）:278-287.

［42］ BOMMER M,WÖLFLE-GUTER M,BOHL S,et al. The differential diagnosis and treatment of thrombotic microangiopathies［J］. Dtsch Arztebl Int,2018,115（19）:327-334.

［43］ SALEEM R,REESE J A,GEORGE J N. Drug-induced thrombotic microangiopathy:an updated systematic review, 2014-2018［J］. Am J Hematol,2018,93（9）:E241-E243.

［44］ FAGUER S,HUART A,FRÉMEAUX-BACCHI V,et al. Eculizumab and drug-induced haemolytic-uraemic syndrome ［J］.Clin Kidney J,2013,6（5）:484-485.

［45］ DLOTT J S,DANIELSON C F,BLUE-HNIDY D E,et al. Drug-induced thrombotic thrombocytopenic purpura/hemolytic uremic syndrome:a concise review［J］. Ther Apher Dial,2004,8（2）:102-111.

［46］ 刘小荣,沈颖,樊剑锋,等.中国儿童非典型溶血尿毒综合征诊治规范专家共识［J］.中国实用儿科杂志, 2017 （6）:401-404.

［47］ Drug-induced convulsions:report from Boston Collaborative Drug Surveillance Program［J］. Lancet,1972,300（7779）: 677-679.

［48］ TIMOTHY E W. Drug-induced neurological disease:Chapter 10 Seizures//JAMES E T,Douglas A M. Drug-induced diseases:prevention,detection,and management［M］. 2nd. Bethesda:American Society of Health-System Pharmacists, 2018.

［49］ 魏虹,刘芝修,李祥,等.31例药源性帕金森综合征临床分析.中医药临床杂志［J］,2010,22（11）:972-973.

［50］ KOSAR C M,TABLOSKI P A,TRAVISON T G,et al. Effect of preoperative pain and depressive symptoms on the risk of postoperative delirium:a prospective cohort study［J］. Lancet Psychiat,2014,1（6）:431-436.

［51］ LI J,THIPATHI R C,THIPATHI B J. Drug induced ocular disorders［J］. Drug Saf,2008 31（2）:127-141.

［52］ 寇秀静,杨晓晨,张黎明,等.甲氨蝶呤鞘内注射相关脊髓病变的国外文献回顾［J］.药物不良反应杂志,2008,10 （2）:94-99.

［53］ 唐静,王育琴.长春新碱误行鞘内注射致严重神经损害及预防［J］.药物不良反应杂志,2007,9（6）:404-409.

［54］ LISA L F. Drug-induced neurological disease:Chapter 16 Sleep Disorders//JAMES E T,DOUGLAS A M. Drug-induced diseases:prevention,detection,and management［M］. 2nd. Bethesda:American Society of Health-System Pharmacists, 2018.

［55］ VAN GASTEL A.Drug-induced insomnia and excessive sleepiness［J］.Sleep Med Clin,2018,13（2）:147-159.

［56］ SIEMINSKI M,ZEMOJTEL L.Acutedrug-induced symptoms of restless legs syndrome in an emergency department［J］. J Clin Sleep Med,2019,15（5）:779-780.

［57］ GROTE L.Drug-induced aleep-sisordered breathing and ventilatory impairment［J］.Sleep Med Clin,2018,13（2）: 161-168.

［58］ WINKELMAN J W. Insomnia disorder［J］.N Engl J Med,2015,373（15）:1437-1444.

［59］ SARGENT L,NALLS M,AMELLA E J,et al. Anticholinergic drug induced cognitive and physical impairment:results from the InCHIANTI Study［J］. J Gerontol A Biol Sci Med Sci,2020,75（5）:995-1002.

［60］ SHINOHARA M,YAMADA M.Drug-induced cognitive impairment［J］.BrainNerve,2016,68（4）:421-428.

［61］ SIDDIQUI T G,CHENG S,KRISTOFFERSEN E S,et al. Long-term use of central nervous system depressant medications is associated with reduced cognitive function in hospitalised older patients:a cross sectional study［J］. Eur J Neurol,2019（26）:785-785.

［62］ MARVANOVA M.Drug-induced cognitive impairment:effect of cardiovascular agents［J］. MHC,2016,6（4）:201-206.

［63］ KOJIMA T,AKISHITA M. Drug-induced dementia［J］. Nihon Rinsho,2016（74）:510-514.

［64］ WANG R Z,VASHISTHA V,KAUR S,et al. Serotonin syndrome:preventing,recognizing,and treating it［J］. Cleve Clin J Med,2016,83（11）:810-817.

［65］ BARTLETT D. Drug-induced serotonin syndrome［J］. Crit Care Nurse,2017,37（1）:49-54.

［66］ ABOUKARR A,GIUDICE M.Interaction between monoamine oxidase B inhibitors and selective serotonin reuptake inhibitors［J］. Can J Hosp Pharm,2018,71（3）:196-207.

［67］ JONES M R,IVAN U,JOHN W,et al. Drug-induced peripheral neuropathy:anarrative review［J］. Curr Clin Pharmacol,2020,15（1）:38-48.

［68］ 冯殿伟,高卫真. 药源性精神障碍 212 例文献分析［J］.中国医院药学杂志,2014,34（23）:2060-2063.

［69］ STEPHEN M S.Stahl 精神药理学精要:神经科学基础与临床应用［M］.司天梅,黄继忠,于欣.译. 3 版. 北京:北京大学医学出版社,2011.

［70］ WONDEMAGHEN M. Evaluating predominant causes of insanity in cases of drug-induced psychoses［J］. Int J Forensic Ment Health,2015,14（1）:76-84.

［71］ 赵陶丽,金振波,孙文辉.83 例药源性抑郁症及其文献分析［J］.中国医院用药评价与分析,2012,12（3）: 258-260.

［72］ American Psychiatric Association. Diagnostic and statistical manual of mental disorder［M］. 5th ed. Washington,DC: American Psychiatric Association,2013.

［73］ ABERS M S,SHANDERA W X,KASS J S. Neurological and psychiatric adverse effects of antiretroviral drugs［J］. CNS Drugs,2014,28（2）:131-145.

［74］ SHIM J S,SONG W J,MORICE A H.Drug-induced cough［J］.Physiol Res,2020,69（1）:81-92.

［75］ COVAR R A,MACOMBER B A,SZEFLER S J. Medications as asthma triggers［J］. Immunol Allergy Clin North Am, 2005,25（1）:169-190.

［76］ JOHN T H,STEVEN A S. Drug-induced pleural disease［J］. Clin Chest Med,2004,25（1）:141-153.

［77］ NAOMI T J,MARJOLEIN D,EUGENE P V P,et al. Drug-induced interstitial lung disease:role of pharmacogenetics in predicting cytotoxic mechanisms and risks of side effects［J］. J Clin Med,2019,25（5）:468-477.

［78］ 叶俏. 识别药物所致间质性肺疾病［J］.中华结核和呼吸杂志,2017,40（10）:723-725.

［79］ DAHAN A,AARTS L,SMITH T W. Incidence,reversal,and prevention of opioid-induced respiratory depression［J］. Anesthesiology,2010,112（1）:226-238.

［80］ KEISHI K,ARATA A,MINORU K,et al. Consensus statement for the diagnosis and treatment of drug-induced lung injuries［J］. Respir Investing,2013,51（4）:260-277.

［81］ 马莉,韩小年,黄婧,等. 433 例药源性肺部疾病文献分析［J］.中国药物警戒,2017,14（5）:304-308.

［82］ 金伟秋,吴鹏兰,杨春燕. 药物致非心源性肺水肿的诊断与急救分析［J］.药物不良反应杂志,2000,2（1）:23-25.

［83］ HOEPER M M,HUMBERT M,SOUZA R,et al. A global view of pulmonary hypertension［J］. Lancet Respir Med, 2016,4（4）:306-322.

［84］ 廖二元,袁凌青. 内分泌代谢病学［M］.4 版. 北京:人民卫生出版社,2019.

［85］ HEMANT K S，MAHENDRANATH S P，ARUN K K，et al. Tamoxifen-induced hypertriglyceridemia causing acute pancreatitis［J］. J Pharmacol Pharmacother，2016，7（1）：38-40.

［86］ FUKUI M，NAKAMURA N. Drug-induced diabetes mellitus［J］. Nihon Rinsho，2012，70（Suppl 5）：170-174.

［87］ LAURA H R，PHILIP W S，ROBERT G S，et al.Bilateral adrenal hemorrhage：the unrecognized cause of hemodynamic collapse associated with heparin-induced thrombocytopenia［J］.Crit Care Med，2011，39（4）：833-838.

［88］ 高尿酸血症相关疾病诊疗多学科共识专家组. 中国高尿酸血症相关疾病诊疗多学科专家共识［J］. 中华内科杂志，2017，56（3）：235-246.

［89］ CASPI D，LUBART E，GRAFF B，et al. The effect of mini-dose aspirin on renal function and uric acid handling elderly patients［J］. Arthritis Rheum，2000，43（1）：103-108.

［90］ 连小兰.药源性甲状腺疾病［J］.药品评价，2014，11（11）：18-21.

［91］ BURCH H B. Drug effects on the thyroid［J］. N Engl J Med，2019，381（8）：749-761.

［92］ CURTIS B R. Drug-induced immune thrombocytopenia：incidence，clinical features，laboratory testing，and pathogenic mechanisms［J］. Immunohematology，2014，30（2）：55-65.

［93］ HIRAHARA K，KANO Y，ANANO Y，et al. Osteonecrosis of the femoral head in a patient with Henoch-Schonlein purpura and drug-induced hypersensitivity syndrome treated with corticosteroids［J］.Acta Dermato-Venereol，2013，93（1）：85-86.

［94］ TERRANEO L，LAVA S，CAMOZZI P，et al. Unusual eruptions associated with Mycoplasma pneumoniae respiratory infections：review of the literature［J］.Dermatology，2015，231（2）：152-157.

［95］ 李秋爽，沈怡雯，季聪华，等.再生障碍性贫血发病影响因素的 Meta 分析［J］.预防医学，2018，30（4）：382-386.

［96］ HUBER M，ANDERSOHN F，BRONDER E，et al. Drug-induced agranulocytosis in the Berlin case-control surveillance study［J］，Eur J Clin Pharmacol，2014，70（3）：339-345.

［97］ KENNETH K. 威廉姆斯血液病学［M］.陈竺，陈赛娟，译. 9 版.北京：人民卫生出版社，2018.

［98］ HILL Q A，STAMPS R，MASSEY E，et al. Guidelines on the management of drug-induced immune and secondary autoimmune，haemolyticanaemia［J］，Br J Haematol，2017，177（2）：208-220.

［99］ RAO K V. Chapter 24. Drug-Induced Hematologic Disorders. //JOSEPH D，ROBERT T，GARY Y，et al. Pharmacotherapy：a pathophysiologic approach［M］.9th ed. New York：McGraw-Hill Medical，2014.

［100］高申，陆方林. 血栓栓塞性疾病防治的药学监护［M］.北京：人民卫生出版社，2016.

［101］FERRO J M，BOUSSER M G，CANHÃO P，et al. European Stroke Organization guideline for the diagnosis and treatment of cerebral venous thrombosis-Endorsed by the European Academy of Neurology［J］. Eur Stroke J，2017，2（3）：195-221.

［102］脑静脉系统血栓形成的治疗和预后-UpToDate.［EB/OL］.［2023-06-14］. https：//www.uptodate.com/contents/zh-Hans/cerebral-venous-thrombosis-treatment-and-prognosis？ search=CVST&source=search_result&selectedTitle=2~119&usage_type=default&display_rank=2.

［103］李晓桐，翟所迪，王强，等.《严重过敏反应急救指南》推荐意见［J］.药物不良反应杂志，2019，21（2）：85-91.

［104］ZHAO Y，SUN S，LI X，et al. Drug-induced anaphylaxis in China：a 10year retrospective analysis of the Beijing Pharmacovigilance Database［J］. Int J Clin Pharm，2018，40（5）：1349-1358.

［105］PILEGGI D J，COOK A M. Neuroleptic malignant syndrome［J］. Ann Pharmacother，2016，50（11）：973-981.

［106］董建华，李世军.毛细血管渗漏综合征研究进展［J］.肾脏病与透析肾移植杂志，2019，28（2）：151-155.

［107］BALOCH N，BIKAK M，REHMAN A，et al. Recognition and management of idiopathic systemic capillary leak syndrome：an evidence-based review［J］.Expert Rev Cardiovasc Ther，2018，16（1/6）：331-340.

［108］宋志强.药物超敏反应综合征诊治专家共识［J］.中华皮肤科杂志，2018，51（11）：787-790.

［109］MUSETTE P，JANELA B. New insights into drug reaction with eosinophilia and systemic symptoms pathophysiology［J］. Front Med，2017（4）：179.

［110］SHIOHARA T，KANO Y，TAKAHASHI R，et al. Drug-induced hypersensitivity syndrome：recent advances in the diagnosis，pathogenesis and management.［J］. Chem Immunol Allergy，2012，97（1）：122-138.

［111］KLOPSTOCK T. Drug-induced myopathies［J］. Curr Opin in Neurol，2008，21（5）：590-595.

［112］HOLDER K. Myalgias and myopathies：drug-induced myalgias and myopathies［J］. FP Essent，2016（440）：23-27.

［113］JIANG W，WANG X，ZHOU S. Rhabdomyolysis induced by antiepileptic drugs：characteristics，treatment and prognosis［J］. Expert Opin on Drug Saf，2016，15（3）：357-365.

［114］PANDAY K，GONA A，HUMPHREY M B，et al. Medication-induced osteoporosis：screening and treatment strategies［J］. Ther Adv Musculoskel Dis，2014，6（5）：185-202.

［115］王杞章，刘济远，潘剑.药物性颌骨坏死的研究进展［J］.华西口腔医学杂志，2018，36（5）：568-572.

［116］KNOBLOCH K.Drug-induced tendon disorders［J］.Adv Exp Med Biol,2016(920):229-238.

［117］BALAVOINE A S,GLINOER D,DUBUCQUOI S,et al.Antineutrophil cytoplasmic antibody-positive small-vessel vasculitis associated with antithyroid drug therapy:how significant is the clinical problem?［J］.Thyroid,2015,25(12): 1273-1281.

［118］WENG C H,LIU Z C.Drug-induced anti-neutrophil cytoplasmic antibody-associated vasculitis［J］.Chin Med J(Engl), 2019,132(23):2848-2855.

［119］KUMAR B,STROUSE J,SWEE M,et al.Hydralazine-associated vasculitis:overlapping features of drug-induced lupus and vasculitis［J］.Semin Arthritis Rheum,2018,48(2):283-287.

［120］VANEK C,SAMUELS M H. Central nervous system vasculitis caused by propylthiouracil therapy:a case report and literature review［J］.Thyroid,2005,15(1):80-84.

［121］MARZANO A V,BORGHI A,MASSIMO C. Adverse drug reactions and organ damage:the skin［J］.Eur J Intern Med, 2016(28):17-24.

［122］OKADA S,KAMB M L,PANDEY J P,et al. Immunogenetic risk and protective factors for the development of L-tryptophan-associated eosinophilia-myalgia syndrome and associated symptoms［J］.Arthritis Rheum,2009,61(10): 1305-1311.

［123］MICHELSON D,PAGE S W,CASEY R,et al. An eosinophilia-myalgia syndrome related disorder associated with exposure to L-5-hydroxytryptophan［J］.J Rheumatol,1995,21(12):2261-2265.

［124］中华医学会风湿病学分会. 系统性红斑狼疮诊断及治疗指南［J］.中华风湿病学杂志,2010,14(5):342-346.

［125］LAURENT A,PHILIPPE M,PIERRE-EDOUARD G,et al.Drug-induced systemic lupus:revisiting the ever-changing spectrum of the disease using the WHO pharmacovigilance database［J］.Ann Rheum Dis,2019,78(4):504-508.

［126］YE H,AMR H S. Drug-induced lupus erythematosus:an update on drugs and mechanisms［J］.Curr Opin Rheumatol, 2018,30(5):490-497.

［127］鲁芙爱,王永福. 药物性狼疮研究进展［J］.中国实用内科杂志,2013,33(2):157-160.

［128］MOSCA M,TANI C,ARINGER M,et al.European League Against Rheumatism recommendations for monitoring patients with systemic lupus erythematosus in clinical practice and in observational studies［J］. Ann Rheum Dis,2010,69(7): 1269-1274.

［129］熊梦欣,邓春,尹玲,等. 3 590 例女性流产原因及生殖健康流行病学调查［J］.中国妇幼保健,2019,34(6): 1354-1357.

［130］DANIEL S,KOREN G,LUNENFELD E,et al. Fetal exposure to nonsteroidal anti-inflammatory drugs and spontaneous abortions［J］.Can Med Assoc J,2014,186(5):E177-E182.

［131］ANDERSEN J T,ANDERSEN N L,HORWITZ H,et al. Exposure to selective serotonin reuptake inhibitors in early pregnancy and the risk of miscarriage［J］.Obstet Gynecol,2014,124(4):655-661.

［132］MÜLLER M J,PREUß C,PAUL T,et al. Serotonergic over stimulation in a preterm infant after sertraline intake via breast milk［J］.Breastfeed Med,2013,8(3):327-329.

［133］TOMSON T,BATTINO D,BONIZZONI E,et al. Comparative risk of major congenital malformations with eight different antiepileptic drugs:a prospective cohort study of the EURAP registry［J］.Lancet Neurol,2018,17(6):530-538.

［134］MEADOR K J,BAKER G A,BROWNING N,et al. Fetal antiepileptic drug exposure and cognitive outcomes at age 6 years(NEAD study):a prospective observational study［J］.Lancet Neurol,2013,12(3):244-252.

［135］YURDAKÖK M. Fetal and neonatal effects of anticoagulants used in pregnancy:a review［J］.Turk J Pediatr,2012,54(3): 207-215.

［136］LAMMERE J,CHEN D T,HOAR R M,et al. Retinoic acid embryopathy［J］.NEJM,1985,313(14):837-841.

［137］廖欢,李艺,彭英. 胎儿酒精综合征的发病机制研究进展［J］.中华脑科疾病与康复杂志(电子版),2015(4): 273-277.

［138］许梓枫,丁之德. 毒品对生殖系统及胚胎发育的影响［J］.国际生殖健康/计划生育杂志,2016,35(1):56-60.

［139］LAMONT H F,BLOGG H J,LAMONT R F. Safety of antimicrobial treatment during pregnancy:a current review of resistance,immunomodulation and teratogenicity［J］.Expert Opin Drug Saf,2014,13(12):1569-1581.

［140］SEMET M,PACI M,SAÏAS-MAGNAN J,et al.The impact of drugs on male fertility:a review［J］.Andrology,2017,5(4): 640-663.

［141］LIU L,ZHAO S,LI F,et al. Effect of 5α-reductase inhibitors on sexual function:a meta-analysis and systematic review of randomized controlled trials［J］.J Sex Med,2016,13(9):1297-1310.

［142］TURAN V,OKTAYK.Sexual and fertility adverse effects associated with chemotherapy treatment in women［J］.Expert Opin Drug Saf,2014,13(6):775-783.

［143］HENG Y K,LIM Y L. Cutaneous adverse drug reactions in the elderly［J］. CurrOpin Allergy Clin Immunol,2015,15（4）: 300-307.

［144］郝飞.药疹的流行病学研究进展［J］.皮肤病与性病,2018,40（5）:652-653.

［145］HUSSEIN M R. Drug-induced skin reactions:a pathologist viewpoint ［J］. Cutan Ocul Toxicol,2016,35（1）:67-79.

［146］张美华.分子靶向抗肿瘤药物的新型药疹［J］.中国医学文摘(皮肤科学),2016,33（6）:710-722.

［147］唐隽.固定性药疹的临床进展［J］.皮肤病与性病,2018,40（5）:654-655.

［148］NIKOLAOU V,SYRIGOS K,SAIF M W. Incidence and implications of chemotherapy related hand-foot syndrome ［J］. Expert Opin Drug Saf,2016,15（12）:1625-1633.

［149］彭雪,杨文博,张寒,等.抗肿瘤药物诱导的手足综合征的诊疗进展［J］.现代肿瘤医学,2019（8）:1461-1464.

［150］刁丽,彭军,王淑梅.药物诱导的皮肤色素沉着研究进展［J］.中国皮肤性病学杂志,2013,27（12）:1289-1291.

［151］NAHHAS A F,BRAUNBERGER T L,HAMZAVI I H. An update on drug-induced pigmentation ［J］. Am J Clin Dermatol,2019（20）:75.

［152］RICCI F,DE SIMONE C,DEL REGNO L,et al. Drug-induced hair colour changes ［J］. Eur J Dermatol,2016,26（6）: 531-536.

［153］PENEDONES A,MENDES D,ALVES C,et al. Drug-induced ocular adverse reactions:review of the safety alerts issued during the last decade ［J］. JOculPharmacolTher,2015,31（5）:258-268.

［154］OSTROUMOVA O,CHIKH E V,REBROVA E V,et al. Drug-induced toxic optic neuropathy ［J］. Vestn Oftalmol, 2020,136（4）:156-164.

［155］杨阳,王洁,丁红梓,等.药源性视力损害的文献分析［J］.中国医院药学杂志,2019,39（2）:178-182.

［156］雷招宝.药源性味觉障碍［J］.药物不良反应杂志,2009,11（3）:191-195.

［157］雷招宝.药源性牙龈增生［J］.中国现代应用药学,2010,27（8）:685-689.

［158］EMMA S,CHELSEA S C,KURT A,et al. Black hairy tongue:predisposing factors,diagnosis,and treatment ［J］. Am J Clin Dermatol,2017（18）:563-569.

［159］KHALID E,MUSHIRA A E,JAFFAR A A.Impact of carbapenem versus non-carbapenem treatment on the rates of superinfection:a meta-analysis of randomized controlled trials ［J］. J Infect Chemother,2018（24）:915-920.

［160］PAPPAS P G,KAUFFMAN C A,ANDES D R,et al. Clinical practice guideline for the management of candidiasis:2016 update by the Infectious Diseases Society of America ［J］. Clin Infect Dis,2016,62（4）:e1-50.

［161］KULLBERG B J,ARENDRUP M C. Invasive candidiasis ［J］. N Engl J Med,2015,373（15）:1445-1456.

［162］BOUGNOUX M E,KAC G,AEGERTER P,et al. Candidemia and candiduria in critically ill patients admitted to intensive care units in France:incidence,molecular diversity,management and outcome ［J］. Intensive Care Med,2008, 34（2）:292-299.

［163］CUENCA-ESTRELLA M,VERWEIJ P E,ARENDRUP M C,et al. ESCMID* guideline for the diagnosis and management of Candida diseases 2012:diagnostic procedures ［J］.Clin Microbiol Infect,2012（Suppl 7）:9-18.

［164］MOHAMMAD J N, MEHDI G, BAHAREH H,et al.Clostridioides（Clostridium）difficile infection in hospitalized patients with antibiotic-associated diarrhea:a systematic review and meta-analysis ［J］.Anaerobe,2018（50）:32-37.

［165］毛婷,李吉莹,王胜红,等.我国成人患者抗菌药物相关性腹泻危险因素的 Meta 分析［J］.中国药房,2018,29 （20）:114-119.

［166］NAPOLITANO L M,EDMISTON C E JR. Clostridium difficile disease:diagnosis,pathogenesis,and treatment update［J］. Surgery,2017,162（2）:325-348.

［167］SERPER M,FORDE K A,KAPLAN D E,et al. Rare clinically significant hepatic events and hepatitis B reactivation occur more frequently following rather than during direct-acting antiviral therapy for chronic hepatitis C:Data from a national US cohort［J］.J Viral Hepat,2018,25（2）:187-197.

［168］DOI A,SAKAMORI R,TAHATA Y,et al. Frequency of,and factors associated with,hepatitis b virus reactivation in hepatitis c patients treated with all-oral direct-acting antivirals:Analysis of a Japanese prospective cohort［J］. Hepatol Res,2017,47（13）:1438-1444.

［169］AASLD-IDSA HCV Guidance Panel. Hepatitis C guidance 2018 update:AASLD-IDSA recommendations for testing, managing,and treating hepatitis C virus infection ［J］. Clin Infect Dis,2018,67（10）:1477-1492.

［170］DOWNES K J,HAYES M,FITZGERALD J C,et al. Mechanisms of antimicrobial-induced nephrotoxicity in children［J］. J Antimicrob Chemother. 2020,75（1）:1-13.

55检